Psychodynamic Psychotherapy: A Clinical Manual, 2nd Edition
by Deborah L. Cabaniss, Sabrina Cherry, Carolyn J. Douglas and Anna Schwartz

감사의 글

روان درمانی تحلیلی

이것은 페르시아어로 '정신역동적 정신치료'라는 뜻이다. 5년 전, 나는 이 단어를 알게 되리라고는 꿈도 꾸지 못했다. 이 책은 초판이 출판된 이후, 한국어, 중국어, 페르시아어로 번역이 되었고 하버드 대학교와 스탠퍼드 대학교에서는 수련 프로그램으로 채택되었다. 우리는 여기까지 이르게 된 것에 감동받았고, 대부분의 초심자도 정신역동적 정신치료를 명쾌하게 배울 수 있다는 것을 학생들이 깨닫는 데 도움이 되었기에 기쁨을 금치 못했다. 우리는 특히 이 분야가 아닌 사람들조차 "제가 치료 중이었을 때 이 책이 나왔으면 얼마나 좋았을까요!"라고 말하는 것을 듣고 매우 기뻤다. 우리는 어휘 목록에 '듣기/돌이켜 생각하기/개입하기'를 추가하게 해 준 모든 독자에게 감사의 마음을 전한다.

이번에 다시 한번 Sabrina Cherry, Carolyn Douglas 그리고 Anna Schwartz와 함께 환상적인 팀을 이루어 혼자였다면 아무것도 이루지 못했을 책을 만들어 냈다. 우리의 '집단사고'가 우리를 자아심리학에서 벗어나 21세기에 걸맞는 정신역동적 정신치료 매뉴얼을 탄생케 했다. 우리 팀원들이 내가 밤늦게 보내는 질문을 다시는 받기지 않을 것이라 확신하지만, 나는 이처럼 그룹 지어 밤낮으로 함께 작업해 온 꿈만 같았던 배움의 경험들을 그리워할 것 같다.

컬럼비아 대학교의 정신과 레지던트 프로그램이 없었다면 이 책은 완성될 수 없었을 것이다. 우리의 두려움 없는 지도자인 Maria Oquendo와 Melissa Arbuckle은 정신역동적 수련에서 무언가 새로운 것을 창조하기 위한 실험과 혁신을 가능케 해 주었다. 그리고 전에도 그래 왔지만 훌륭한 컬럼비아 대학교의 전공의들은 무엇이 효과적이고 무엇이 그렇지 않은지 매일같이 우리에게 가르쳐 주었다.

Steven Roose는 개념적으로 난관에 봉착할 때마다 우리가 헤쳐 나갈 수 있도록 지혜를 주었다. Wiley 출판사의 Darren Reed는 우리가 다시 이 프로젝트에 뛰어들 수 있는 기회를 제공하였다. Joshua Gordon과 Richard Brockman은 컬럼비아 대학교에서 진행 중인 '정신역동적 정신치료의 신경과학' 교과과정을 우리와 공유해 주었다. Yael Holoshitz, Lauren Havel, Alison Lenet은 'PEPPER'에 기여하였다. William Cabaniss는 막바지에 기술적 지원을 아끼지 않았다. 그리고 초고를 읽고 우리 선생들에게 용감무쌍한 피드백을 준 Maya Nair에게 큰절을 올리고 싶다.

당연하겠지만, 우리가 작업에 빠져 돌아보지 못할 때에도 또다시 잘 인내해 준 우리 가족들에게 가장 큰 감사를 돌린다. 우리가 또 탐색해야 할 새로운 세 단계 과정을 찾아내게 된다면 다시 돌아오리라…….

Deborah L. Cabaniss, M.D.
January 2016

추천사 1

박용천 교수가 번역한 Dr. Deborah Cabaniss의 저서『카바니스의 정신역동적 정신치료: 임상 매뉴얼(Psychodynamic psychotherapy: A clinical manual)』을 여러분께 추천한다. 나는 두 분 모두를 오랫동안 알고 지내는 행운을 가졌다.

Deborah L. Cabaniss는 잘 알려진 미국 컬럼비아 대학교 정신과 교수로 정신분석 교육의 책임을 맡고 있는 교육 임상가이다.

나는 24년 동안 근무한 미시간 헨리 포드 병원을 2001년에 떠나, UCLA Kern Psychiatry Residency Program을 2003년에 시작하고 소아정신과 fellowship program을 2007년에 시작하여 미국 전역에서 많은 교수와 새로운 수련의들을 모집했을 때 역동적 정신분석 치료 교육의 필요를 절실히 느꼈다.

2010년 우리 프로그램은 다행스럽게도 뉴욕 의과대학 은사이신 Victor J. Teichner 교수를 기념하는 정신과 수련의 교육상을 수상했다. 당시 그 상금으로 Cabaniss 교수를 visiting scholar로 초청하여 우리 교수, 레지던트, 특별 연구원과 스태프를 현지에서 집중 교육하였고, 일 년 동안 계속 교육 연구한 결과를 가지고 미정신과수련의 program directors(AADPRT) 모임에서 워크숍을 같이하였다. Cabaniss 교수의 특징은 어떤 곳에서든 쉽게 정신역동적 정신치료를 할 수 있다는 신념을 가지고 있다는 것이다.

박용천 교수는 내가 재미 한인정신의학회(Association of Korean American Psychiatrists), 미국정신의학회(American Psychiatric Association) 그리고 환태평양 정신의학회(Pacific Rim College of Psychiatrists)에서 오랫동안 대한신경정신의학회(Korean NeuroPsychiatric Association) 지도자들과 협력했을 때 알게 된 정신과 교수이다.

박용천 교수는 미국 William Alanson White institute의 정신분석학 계통을 경험한 도정신치료의 창시자인 고 이동식 교수의 지도를 받고 클리블랜드 정신분석센터에서 수련한 정신치료의 전문가이다. 나는 이 번역본을 스페인에서 미국으로 오는 길에 처음부터 마지막까지 재미있게 읽었다. 전문서적의 번역이 생각보다 어려운데 아주 잘된 것으로 생각한다.

이 책이 정신과 전문의, 수련의, 그리고 정신역동적 정신치료에 관심이 있는 모든 분께 도움이 되리라 생각하며 다시 이 책을 추천한다.

Tai Pyung Yoo, MD, MBA, DLFAPA
Professor, Chairman and Director, Psychiatry
UCLA Kern Medical Center and Kern County Mental Health

추천사 2

출간된 후 단기간에 정신치료 초심자들의 필독서로 자리 잡은 Deborah L. Cabaniss의 『Psychodynamic Psychotherapy』의 2판이 번역, 출간되었다.

카바니스의 이 책이 단기간에 다수의 독자를 확보하게 된 것은 첫째로 '정신역동적 정신치료: 임상 매뉴얼'이라는 제목에서 시사하는 바와 같이 역동 정신치료의 제 원리와 개념들을 구체적이고 명쾌하게 설명하고 있으며, 둘째로 이러한 개념과 원리가 치료 장면에서 실제로 어떻게 적용되는지 구체적인 사례를 통해 분명하게 기술하고 있는 이 책의 강점에 힘입은 것으로 보인다.

유려한 번역으로 원서의 명쾌함이 전혀 손상되지 않고 그대로 전달되고 있는 것도 이 책이 가진 또 하나의 미덕이다. 역자이신 박용천 교수님은 "1판에서 직역하기 불편해 어쩔 수 없이 제 생각대로 의역했던 부분이 몇 군데 있었는데 2판에서 Dr. Cabaniss가 바로 그 부분들을 제가 원했던 대로 수정해 놨다"고 밝히고 계신바, '공감적 번역'이 이루어졌다고 해도 과언이 아닐 듯하다.

실제로 이 책을 일독한 전공의들은 "구체적인 상황에 대해 상세한 지침을 제공해 준다"거나 "초보 치료자로서 겪을 수 있는 흔한 어려움들과 해결의 방향까지 함께 제시되어 있어 도움이 된다"는 반응들을 보였다.

정신치료의 이론과 실제 모두에서 명쾌함과 구체성을 겸비한 이 책은 정신치료의 초심자들은 물론, 이들을 교육하는 지도감독자, 그리고 수련 과정을 완료한 이후 스스로의 치료 능력을 더욱 향상시킬 필요성을 느끼는 임상 전문가에게도 큰 도움이 될 것이다.

1판의 추천사에서 아직은 정신질환에 대한 편견의 벽이 높으나 변화의 흐름이 보이고 있으며 더 많은 환자가 정신치료에 대한 기대를 가지고 찾아올 미래에 대해 임상 전문가들이 잘 준비되어 있어야 할 것이라 한 바 있다. 코로나 블루를 비롯한 정신건강 문제로 정신건강의학과의 문턱을 넘는 국민들이 가파른 속도로 증가하고 있다는 일련의 보도들을 보면 당시에 예상했던 미래가 임박한 것으로 보인다. 그러한 가까운 미래를 준비하는 데에 이 책이 도움이 되길 기원하며 일독을 권한다.

한편, 2판 번역에는 '한국 문화를 바탕으로 한 주석'이 추가되었다. 이러한 시도는 매우 특이한 형태인데 내용을 보면 각 챕터를 한국 문화에 맞게 재해석한 것이다. 박용천 교수님 나름대로 평생 쌓은 경륜이 고스란히 전달되는 것이기에 한국의 후학들은 외국인에 비해 혜택을 받는 셈이다. 만약 이 주석이 영어로 번역되어 전 세계적으로 알려진다면 이 책은 호랑이에 날개를 단 격이 될 것이다.

인제대학교 상계백병원
정신건강의학과 교수
이동우

옮긴이의 글

Wiley 출판사가 Deborah L. Cabaniss의 『Psychodynamic Psychotherapy』가 호응이 좋다 하며 2판 출판 여부에 대한 의견을 물었습니다. 아마도 전 세계적으로 reference check(평판 조회)를 하며 2판 여부를 판단하는 모양입니다. 당연히 긍정적인 답변을 하였고 예상대로 2판이 출간되었습니다. 2판도 번역을 하겠냐는 학지사의 의견에 전적으로 동의하였고 2판은 쉬우려니 하고 가벼운 마음으로 시작하였습니다. 하지만 2판이라고 해서 작업이 그리 쉬운 것은 아니었습니다. 이 또한 1판 번역 못지않은 고난의 연속이었습니다. 우선, 1판과 어떤 차이가 있는지 일일이 대조를 하였습니다. 다행히 전공의들이 낭독해 준 덕분에 마침표나 쉼표들의 변화까지 일일이 파악할 수 있었습니다. 한편, 신기했던 점은 1판에서 직역하기 불편해 어쩔 수 없이 제 생각대로 의역했던 부분이 몇 군데 있었는데, 2판에서 Dr. Cabaniss가 바로 그 부분들을 제가 원했던 대로 수정해 놨습니다. 기분이 묘하긴 했지만, 제 생각이 틀리지 않았다는 점에 안도하기도 하였습니다.

Dr. Cabaniss의 저서는 전체적인 틀이 알기 쉽게 짜여 있고, 정리, 요약이 잘되어 있습니다. 2019년 초 마침 일본에 잠깐 와 있던 Dr. Cabaniss를 한국으로 초청하여 전공의들이 강의를 듣는 시간을 가졌습니다. 강의 후 저녁 식사를 겸해 정신치료에 대한 동서양의 차이에 관해 전반적인 이야기를 나누었습니다. 그리고 Dr. Cabaniss가 저자로서 독자들에게 정신치료의 근본을 잘 전달하려고 많이 노력하였다는 점에 좋은 인상을 받았습니다.

때마침 그달에 『American Journal of Psychiatry』에 제 이름이 들어간 논문이 발표되었는데, 잡지에서 제 이름을 봤다며 몹시 반색하였습니다. 자기가 "이 사람을 안다"고 주위 사람들에게 얘기했다며 잡지 원본을 선물로 주기도 했습니다. 아마도 자기 책을 번역한 사람의 이름을 잡지에서 보니 반가웠던 모양입니다.

원래 1판을 번역할 때부터 Dr. Cabaniss의 의도를 저 나름대로 우리나라 독자들에게 제대로 전달하고 싶었습니다. 왜냐하면 우리가 외국 서적을 읽을 때 다른 의학 분야와 달리 정신의학, 특히 정신치료의 경우에는 문화와 언어의 차이로 인하여 재해석을 하며 읽어야 할 때가 많기 때문입니다. 하지만 1판부터 제 의견을 드러내는 것은 부담스러웠습니다. 그리고 정신과 의사를 한 지 40년도 채 안 된 어린 사람이 자기 의견을 말한다는 게 선배 정신치료 전공 선생님들께 민망하기도 하였습니다. 하지만 Dr. Cabaniss의 『정신역동적 정신치료(1판)』과 『카바니스의 정신역동적 공식화』 두 권을 번역하다 보니 Dr. Cabaniss의 의도를 잘 알게 되었고 직접 만나 이야기를 해 보니 Dr. Cabaniss의 의견에 제 의견을 덧붙이는 것이 그리 못할 일은 아니라고 생각하였습니다. 그래서 2판 번역에서는 '한국 문화를 바탕으로 한 주석'이라는 부제를 붙여 그동안 제가 배우고 경험하였던 일들을 추가로 첨가하였습니다. 한편으로는 외국의 학문이더라도 우리 식으로 소화해서 활용해야 한다는 의도와 제가 그동안 선생님들로부터 배운 소중한 가르침을 우리나라 독자들과 공유하고 싶기도 했습니다. 그래서 주석에 나오는 이야기들은 개인적인 경험과, 저의 절대적인 스승이신 김광일 교수님, 그리고 20여 년간 저를 치료해 주시고 가르쳐 주신 소암 이동식 선생님께 배운 내용입니다. 혹시 주석에서 잘못된 부분이 있다면 그것은 전적으로 저의 책임입니다. 정년까지 학생과 전공의들에게 정신치료 교육을 하고 40여 년간 의료현장에서 정신치료를 해 온 저도 나름대로 할 말이 많지만, 따로 정신치료에 관한 책을 쓴다는 것은 불필요하게 독자들의 시간을 뺏는 일이고, 저 스스로에게도 과유불급(過猶不及)에 해당하는 일이기 때문에 자제할까 합니다.

1판에서 전공의들의 필독서로 1. Roger A. MacKinnon의 『The Psychiatric Interview in Clinical Practice』, 2. Glen O. Gabbard의 『Psychodynamic Psychiatry in Clinical Practice』, 3. Deborah L. Cabaniss의 『Psychodynamic Psychotherapy: A Clinical Manual』을 소개했는데 이에 한 가지 더 추가하여 네 번째 책으로 『카바니스의 정신역동적 공식화』를 추천하고 싶습니다. 지금 이 책이 『카바니스의 정신역동적 공식화』를 일부 포함하긴 했지만 그래도 『카바니스의 정신역동적 공식화』는 꼭 읽어 보는 게 좋을 것 같습니다. 이렇게 추천한 책을 아직도 읽지 않은 채 정신치료를 하겠다고 나서는 전공의들이 있다면, 그것은 법적으로 문제가 되는 것은 아니지만 정신과 의사로서 자질이 의심되는 행동입니다.

이 책이 나올 때쯤이면 저는 아마 정년을 맞이하게 될 것입니다. 끝이 없는 정신치료의 길목에서 번역서를 내놓으며 어쭙잖게 주석이랍시고 자신의 의견을 내놓는 것이 쑥스럽기도 하고 혹시 스승님들께 누를 끼치는 일이 되지 않을까 걱정되기도 합니다. 그래도 이제 교단을 내려오는 마당에 정신치료에 관심이 있는 분들을 위해 뭔가 해 드릴 게 있으면 좋겠다는 마음으로 감히 이렇게 주석을 단 번역서를 내놓습니다. 읽는 분들에게 조그만 도움이 되었으면 좋겠습니다.

2021년

오금동 서재에서 박용천

한국어 번역에 부쳐

정신역동적 정신치료는 독일어든, 영어 혹은 한국어든, 사람들이 자신을 더 깊이 이해하는 것을 도움으로써 더 풍부하고 보다 만족스러운 삶을 살도록 인도할 수 있다.

그러나 이러한 치료의 능력이 어떠한 언어로 사용된다 할지라도, 접할 수 있는 훈련 교재들이 항상 널리 번역되는 것은 아니다. 그렇기 때문에 우리의 책인『카바니스의 정신역동적 정신치료: 임상 매뉴얼』이 한국 독자들을 위해 번역되고 출판되기까지 모든 작업을 하고 책임을 맡아 주신 박용천 교수님께 진심으로 감사드린다.

이 책은 정신역동적 정신치료라는 중요한 치료를 배우고, 숙달하고, 평가할 수 있도록 정신치료의 전 과정을 각 단계별로 나눔으로써 가르치고 시행하는 것 모두에 대한 비결을 얻는 데 목적을 두고 있다.

저는 의과대학생, 정신건강의학과 전공의, 정신분석 수련생 그리고 교수진을 대상으로 이 책을 활용해 왔다—모든 수준의 학생들이 이 책의 명쾌함을 높이 평가하고 있다.

저는 한국의 독자들이 한국 고유의 문화에 맞게 정신역동적 정신치료를 적용해 나갈 수 있도록 이 매뉴얼을 잘 활용할 수 있기를 고대한다.

Deborah L. Cabaniss, M.D.

September 24, 2014

알아 두기

『정신역동적 정신치료: 임상 매뉴얼』이 출판되고 4년이 지나, 우리는 학생과 독자들로부터 배우게 된 엄청난 양의 지식을 마음에 새기게 되었다. '듣기/돌이켜 생각하기/개입하기' 기법의 핵심은 크게 변하지 않았지만, 이 치료법을 현 시대에 맞게 적용하기 위하여 이 개정판 매뉴얼을 만드는 데 심혈을 기울였다. 다음은 새로 개정된 내용들을 요약한 것이다.

공통 요인: 치료 효과에 관한 연구에 따르면 치료자와의 라포, 긍정적인 결과에 대한 기대와 같은 공통 요인들이 모든 면담 치료에서 최소한 어느 정도의 효과를 가져온다. 이것은 정신역동적 정신치료에서도 마찬가지이다. 이 개정판에서는 공통 요인의 역할을 치료적 기전의 주요 이론으로 소개하였고, 전체적으로 공통 요인을 강조하였다.

현대적 언어: '자아기능'과 '초자아'와 같은 용어를 사용한다는 것은 정신역동에 대해 이해할 때 자아심리학이 여전히 지배적이라는 것을 시사한다. 이 개정판에서 우리는 새 시대에 발맞춰 새로운 용어를 도입하였다. '기능의 영역'에 관한 개념—자기, 관계, 적응하기, 인지, 일과 놀이—은 미국 국립정신건강연구소의 연구 영역 기준(NIMH's Research Domain Criteria: RDoCs)과 같이 현재 통용되는 양식에 부합한다. '종결'과 같이 불길한 단어 또한 사용되지 않았다.

현재 연구: 이 매뉴얼은 후생유전학(epigenetics)부터 시작해서 오늘날 정신역동적 정신치료에 관한 개념에 영향을 미치는 최신 연구 결과들을 포함하고 있다.

공식화: 우리는『카바니스의 정신역동적 공식화』(학지사, 2019)에 소개된 공식화에 관한 개념을 이 개정판에 적용시켰다. 여기에는 공식화를 가르치고 구조화하

기 위한 '기술하기/검토하기/연결하기' 방법이 포함되어 있다.

새로운 개념들: 마음 헤아리기(mentalization)로부터 전이–중심 치료(transference-focused treatment)까지 중요하게 생각되는 최신 개념과 기법들을 포함하고 있다. 또한 저항, 방어, 꿈에 대한 접근법을 개정하였다.

매뉴얼 활용법: 오늘날, 학생과 교육자 모두에게 정신치료를 수행하고 가르치는 데 매뉴얼을 어떻게 활용할지에 관한 지침이 반드시 필요하다. 새로 추가된 '매뉴얼 활용법'은 이를 목적으로 기술되었다.

교육자 지침: 우리는 이 개정판에서 '교육자 지침'을 포함하였다. 이는『카바니스의 정신역동적 공식화』중 일부와 매우 흡사한데, 교육자들이 이 매뉴얼을 활용하여 정신역동 교과과정에 적용할 수 있게 하였다. 또한 '권장 활동'을 늘려 평가 도구와 함께 수업 중 활용할 수 있도록 하였다.

환자들을 위한 정신교육 자료: 마지막으로, 우리는 당신이 환자들에게 이 중요한 치료에 관해 이해시키는 데 도움이 되도록 정신역동적 정신치료 평가 후 교육 자료–'PEPPER'를 추가하였다.

우리는『카바니스의 정신역동적 정신치료: 임상 매뉴얼』개정판이 지금 그리고 앞으로도 정신치료 매뉴얼로서 자리매김하는 데 당신과 함께하기를 바란다.

매뉴얼 활용법

『카바니스의 정신역동적 정신치료: 임상 매뉴얼』은 정신역동적 정신치료를 수행하는 것에 관한 매뉴얼이다. 다음과 같은 것들을 수행하는 데 사용되는 기법들을 다루고 있다.

- 평가
- 치료를 시작하기
- 드러내기와 지지하기 기법을 활용하여 정신역동적 정신치료를 수행하기

모든 정신치료 매뉴얼과 마찬가지로, 치료를 가장 효과적인 방법으로 가르치고 전달하여 학습될 수 있도록 기법들을 명료하게 운용하는 것을 목표로 설계되었다. 정신치료 매뉴얼들은 대본이나 요리책이 아니다. 반대로 치료의 안내자 역할을 한다. 다음은 이 매뉴얼을 적절하게 활용하기 위한 제안들이다.

학생들을 위해: 정신치료 매뉴얼은 소설처럼 처음부터 끝까지 정독하는 것을 목적으로 하지 않는다. 이 매뉴얼은 각 장별로 읽는 것이 좋다. 모든 용어와 개념을 이해하려고 노력하고, 이후에 그것들을 당신의 환자와 치료를 해 나가면서 상황에 맞게 곧바로 활용하도록 하자. 처음부터 당신이 각 사례에서 제시된 것처럼 정확하게 표현하여 활용하지 못한다 하더라도, 매뉴얼에서 다루었던 기법들을 당신이 치료 중인 환자들에게 적용시키려고 노력하자. 새로우면서 더 진화된 방식으로 기술을 습득하기 위해 여러 단계의 수련 과정 중 이에 해당하는 각 장을 복습하도록 하자. 권장 활동을 활용하여 당신이 개인적으로 배우거나 지

도감독 중에 혹은 수업 중에 배우게 된 기술들을 연습하도록 하자.

지도감독자들을 위해: 당신이 다른 자료들을 통해 정신역동적 정신치료를 배웠다 하더라도, 이 매뉴얼로부터 지도감독하는 방법을 배우기 위해 당신의 수련생과 함께 읽기 바란다. 듣기/돌이켜 생각하기/개입하기 지시문을 활용하여 당신의 수련생들이 스스로 사용하고 있는 특정 기술들을 인식하는 데 도움을 줄 수 있다. 권장 활동들은 지도감독 상황에 맞게 수정하여 사용하는 것이 좋다.

교육자들을 위해: 당신은 이 매뉴얼뿐만 아니라 자매 도서인『카바니스의 정신역동적 공식화』를 다음 분야의 학생들에게 정식역동적 정신치료를 교육하는 데 쓰일 교과서로서 활용할 수 있다.

- 상담
- 간호
- 정신과
- 정신분석적 정신치료
- 심리학
- 사회복지

교육과 지도감독 중 매뉴얼 활용법과 관련하여 더 자세한 사항들은 부록 1 '『카바니스의 정신역동적 정신치료: 임상 매뉴얼』의 사용법—교육자를 위한 안내'를 참고하기 바란다.

참조 웹사이트에 대하여

이 책에서는 다음 웹사이트를 참조하고 있다.

www.wiley.com/go/cabaniss/psychotherapy

이 사이트는 제16장(듣는 것을 배우기) 내용 중 'listening exercise(듣기 연습)'에서 참조할 수 있다. 세부 주소는 다음과 같다.

https://higheredbcs.wiley.com/legacy/college/cabaniss/0470684712/audio/learntolisten.mp3

이것은 우리가 다른 방식으로 듣는 것에 대한 짧은 녹음 내용으로 독자들이 학습할 수 있도록 도울 것이다. 이것은 제16장 도입부에 기술된 듣기 연습과 함께 활용하는 목적으로 제작되었다.

서론

"왜 저는 좋은 관계를 찾을 수가 없을까요?"

"왜 저는 일에서 계속 실패만 할까요?"

"왜 저는 우리 아이들에게 인내심을 가질 수가 없을까요?"

"왜 저는 제 자신에 대해 만족스러워하지 못할까요?"

우리 자신에 대해 만족스러워하는 것, 다른 사람과 사랑하는 관계를 맺는 것 그리고 만족스러운 일을 하는 것—우리 대부분에게 이것들은 삶의 목표이다. 우리 모두는 목표를 이루기 위해 길을 안내해 가는 특정한 패턴을 가지고 있다. 우리가 성인이 되었을 무렵에는 패턴들이 상당히 고정되어 있다. 그래서 그것들을 변화시키는 것은 그리 쉽지 않다. 이러한 패턴의 습관적인 특성은 물이 위에서 아래로 흐르는 것과 유사하다. 시간이 흐르면, 홈이 파이고 물은 항상 물길을 따라 아래로 흐른다. 만약 당신이 물줄기를 틀기 원한다면, 당신은 방향을 바꾸기 위해 꽤 어려운 작업을 해야만 할 것이다. 이것은 우리에게도 마찬가지이다. 어느 정도 나이가 들면, 우리는 생각하고 행동하는 방식에서 무척 일관되게 행한다. 그러나 많은 사람에게 있어서, 자신에 대해 생각하고 다른 사람을 대하는 그들의 특징적인 방식은 부적응적이어서 변화되어야 할 방식이 필요하다.

문제는 사람들이 변화되기를 원한다는 것을 앎에도 불구하고, 무엇이 변화되기 원하는지는 모른다는 것이다. 그것은 습관적인 패턴들의 반 이상은 인식 밖에 있는 소망, 생각, 두려움 그리고 갈등들에 의해 동기 부여가 되어 있기 때문이다. 예를 들어, 결코 자기 주장을 해 본 적이 없고 이유는 모르지만 마음 깊은 곳에서 자신은 벌을 받아 마땅하다고 느끼는 한 여인을 보자. 아니면 외로워하면서도 거절당하는 것에 대한 자신의 두려움 때문에 실제로는 자기가 사람들을 피하게 된다는 것을 알지 못하는 한 남성을 보자. 이런 사람들에게 있어서, 깊은 곳에 자리 잡은 생각과 두려움들에 대해 알아 가는 것은 믿을 수 없으리만큼 강력한 영향을 끼칠 수 있다. 자신없어 하는 여인은 그녀의 자기태만이 평생에 걸쳐 자기징벌의 형태가 되었다는 것을 이해할 수가 있고, 외로운 남성은 그가 다른 사람을 원한다는 것을 부정함으로써 스스로 고립시키는 결과를 가져왔다는 것을 이해하기 시작할 수 있다. 그들은 새로운 행동 패턴을 개발하기 시작할 수 있다. 그들은 자신의 삶을 변화시킬 수도 있다.

이것이 정신역동적 정신치료에 관한 모든 것이다. 그것은 사람들에게 삶의 질을 향상시키기 위해 새롭게 생각하고 행동하는 방식을 창조할 수 있는 기회를 제공한다. 우리가 성장하면서 자신에 대해 생각하고 환경들을 다루는 대부분의 방식이 진화하기 때문에, 우리는 이러한 과정을 발달의 재활성화라고 생각할 수 있다. 정신역동적 정신치료의 이러한 관점 중 믿을 수 없을 정도로 흥분되는 한 가지는 신경과학의 발전과 아주 잘 들어맞는다는 것이다[1-4]. 예를 들어, 지금 우리는 모든 학습은 신경계의 변화와 함께 일어난다고 가정한다—그래서 성인의 뇌는 항상 변한다는 것이다. Eric Kandel의 말을 인용하면, 그는 "정신치료가 작동하는 한, 그것은 뇌 기능에 작용하여 작동하는 것인데, 한 개의 시냅스만이 아니라, 시냅스들에 작용한다"고 말했다[5]. 새로운 성장–새로운 연결–새로운 패턴.

이 모델에서, 모든 환경이 새로운 성장을 조성하는 것은 아니다. 당신은 사람이 충분히 안전하다고 느껴서 이러한 일이 일어나도록 할 만한 특정한 조건의 환경을 필요로 한다. 만약 당신이 전에 습관이 된 것을 변화시키려는 작업을 해 본 적이 있다면, 아마도 이 과정은 코치나 스승, 부모와 같은 또 다른 사람을 필요로 했을 것이다. 정신역동적 정신치료에서 보자면, 그 사람은 치료자이다. 사람들이 자신에 대해서 새로운 것들을 배우기 때문일 뿐만 아니라, 이러한 새로운 관계의 배경 안에서 새로운 생각과 행동 방식을 시도해 보는 것이 충분히 안전하다고 느끼기 때문에 변화가 일어나는 것이다.

이 매뉴얼은 당신에게 정신역동적 정신치료를 시행하는 것을 가르쳐 줄 것이다. 처음에는 정신과 레지던트를 가르치기 위한 교재로 만들어졌기 때문에, 여러 해 동안 강의실에서 테스트되었다. 이 책은 평가에서부터 끝내기까지 명료한 서술과 자세하게 설명된 사례를 이용하여 당신을 체계적으로 안내해 줄 것이다. 정신역동적 정신치료는 치료자가 세심하고 신중하게 면밀한 평가를 하고, 치료의 틀을 수립하며, 환자들과 특정한 방식으로 상호작용하고, 치료적 전략 가운데 선택하는 것이 필요한 특별한 유형의 치료이다. 당신은 이 책을 여행하면서, 모든 필요한 기술들을 익히게 될 것이다. 기본적인 로드맵은 다음과 같다. 제1부(정신역동적 정신치료란 무엇인가)는 당신에게 정신역동적 정신치료와 그것이 어떻게 작동하는지에 대한 가설의 일부를 소개할 것이다. 제2부(평가)는 당신에게 기능과 방어 영역의 평가를 포함하여 정신역동적 정신치료를 위해 환자를 어떻게 평가하는지를 가르쳐 줄 것이다. 제3부(치료 시작하기)에서, 당신은 치료적 동맹을 조성하기, 치료의 틀을 설정하기, 목표를 설정하기와 같이 치료를 시작하는 데 필수적인 요소들을 배우게 될 것이다. 제4부(듣기/돌이켜 생각하기/개입)는 당신이 환자의 말을 경청하고, 들은 것들을 돌이켜 생각하고, 무엇을 그리고 어떻게 말할지 결정하는 체계적인 방법을 알려 줄 것이다. 제5부(정신역동적 정신치료를 시행하기: 기법)는 당신에게 듣기/돌이켜 생각하기/개입 방법들을 정신역동적 기법의 필수 요소인 감정, 저항, 전이, 역전이, 무의식적 공상, 갈등, 꿈에 적용하는 것을 가르칠 것이다. 이때가 되면 당신은 치료적 목표를 달성하기 위해 이 방법들을 사용할 준비가 될 것이고, 제6부(치료 목표를 달성하기)에서 당신은 자기존중감, 다른 사람과의 관계, 적응하는 특징적인 방식, 인지 기능에 생긴 문제들을 다루는 데 이 기법들이 어떻게 사용되는지 알게 될 것이다. 마지막으로, 제7부(훈습과 끝내기)는 우리의 기법들이 시간이 경과하며 변화하는 방식을 다루면서, 당신을 치료의 끝으로 안내할 것이다.

배우는 것은 적극적으로 직접 해 볼 때가 최고이다. 그래서 우리는 대부분의 각 장 끝에 권장 활동들을 포함시켰다. 이것들은 당신이 이 책에서 배운 기술과 기법들을 시험해 볼 수 있도록 고안되었다. 혼자서 할 수도 있고, 동료나 혹은 학습 활동의 일부로 할 수도 있다. 돌이켜 생각하고 토의할 수 있도록 '해설'도 포함하였다. 단, 이것들이 가장 확실하거나 '올바른' 답을 의미하는 것은 아니다.

우리는 전문 용어를 신중하게 선택하여 사용하고 있다. 예를 들어, 제5부에서 '전이'와 '저항'과 같은 단어를 공식적으로 소개하기 전까지는 이들 용어를 광범위하게 사용하지 않았다. 왜냐하면 우리가 이 단어들을 조심스럽게 정의하기를 원하였고 또 당신이 이 치료에 대해서 배우기 시작할 때 가능한 한 자유롭게 생각하기를 바라기 때문이다. 우리 모두는 이 개념들에 대해 이미 알고 있기 때문에, 이전부터 알려져 있는 개념에 대해서 가능한 한 영향을 줄이고자 많이 노력하였다. 또한 우리는 대상관계이론이나 자기심리학과 같이 정신역동적 정신치료 가운데 특정 유형의 학파에 대한 논의를 의식적으로 피하기로 결정하였다. 다시 말하면 이러한 결정은 우리가 정신역동적 정신치료의 기법을 가능한 한 가장 보편적인 방법으로 가르치려는 의도를 반영한 것이다.

자, 이제 처음에 있는 제1부 '정신역동적 정신치료란 무엇인가'부터 시작해 보자.

서론: 참고문헌

1. Peterson, B. S. (2005). Clinical neuroscience and imaging studies of core psychoanalytic concepts. *Clinical Neuroscience Research, 4*(5), 349–365.
2. Rothman, J. L., and Gerber, A. J. (2009). Neural models of psychodynamic concepts and treatments: Implications for psychodynamic psychotherapy, in *Handbook of Evidence-Based Psychodynamic Psychotherapy* (eds. R. A. Levy and J. S. Ablon), Humana Press, New York, pp. 305–338.
3. Westen, D. (2002). Implications of developments in cognitive neuroscience for psychoanalytic psychotherapy. *Harvard Review of Psychiatry, 10*(6), 369–373.
4. Westen, D., and Gabbard, G. O. (2002). Developments in cognitive neuroscience: I. Conflict, compromise, and connectionism. *Journal of the American Psychoanalytic Association, 50*(1), 53–98.
5. Kandel, E. R. (1979). Psychotherapy and the single synapse: the impact of psychiatric thought on neurobiologic research. *New England Journal of Medicine, 301*(19), 1028–10.

한국 문화를 바탕으로 한 주석

서론은 책의 맨 앞에 자리 잡고 있지만, 사실은 대부분 맨 마지막까지 모든 내용을 쓴 후에 그 책을 정리한 글입니다. 서론을 보면 이 책에서 말하고자 하는 것이 무엇인지를 알 수 있습니다. 그래서 새로운 책을 판단할 때는 서론을 먼저 봐야 합니다. 지금 이 책에서 말하는 것을 몇 가지 지적하자면 우리가 갖고 있는 패턴은 이미 고정되어 있어서 쉽게 변하지 않는다는 것입니다. 임상에서 많이 경험하셨듯이 대개 보호자들은 가족 한 사람의 습관을 고쳐 달라고 말합니다. 이럴 때 우리가 하는 일은 자기 자신의 습관도 바꾸는 것이 어려운데 상대방이 바뀌는 걸 기대하는 것은 더 어려운 일이라는 것을 요령껏 전달하는 것입니다. 만약, 상대방을 고치려 하지 말고 자신이 바뀌어야 한다는 것이 받아들여진다면 치료는 성공의 길로 가고 있다고 할 수 있습니다. 이 책에서는 강물의 흐름이 변하기 쉽지 않듯이 우리의 패턴도 변하기 쉽지 않다는 비유를 합니다. 맞는 말입니다. 이와 비슷한 다른 예를 들자면 테니스를 할 때 잘못된 자세를 고치려면 어느 정도 시간이 필요하고, 지도가 필요하며, 많은 연습도 필요하다는 것과 마찬가지입니다. 물론 본인이 자세를 바꾸고 싶다는 전제하에서입니다. 임상에서는 이것이 더욱 복잡합니다. 일반적으로 사람들은 변화를 원하고, 환자들은 낫기를 원해서 병원을 찾지만, 무의식적인 동기들에 의해 그 증상들이 나타나는 것이기 때문에 그 사람의 의식적인 기대와는 관계없이 무의식적인 저항이 버티고 있어 변화가 쉽지 않습니다. 그래서 자신의 문제를 혼자 해결하는 것이 어려운 숨겨진 이유는 바로 이런 사연들 때문입니다.

그래서 테니스의 자세를 고칠 때 코치가 필요하듯이 이러한 고정된 패턴을 고칠 때는 정신치료자의 도움이 필요합니다. 이것이 정신역동적 정신치료의 모든 것이라고 저자는 말하고 있습니다. 한편, 최근 신경생물학 연구로 뇌가 항상 변한다는 것이 밝혀졌는데 Eric Kandel의 말처럼 정신치료로 인하여 신경 접합부(synapses)의 변화를 일으킬 수 있다는 것은 그동안 정신치료의 효과가 있는지 없는지의 논란에 대한 종지부를 찍는 발견이라고 할 수 있습니다.

그리고 마지막으로 가장 중요한 것은 이렇게 습관이 된 것을 고칠 때 충분히 안전하다고 느낄 수 있는 상황에서만 변화가 일어날 수 있다는 사실입니다. 불교에서도 변화를 일으키려는 노력이 있는데 그중 하나가 오래된 습관인 습기(習氣)를 없애는 것입니다. 그런데 이것은 어려워서 그 과정 중에 생기는 재미있는 얘기들이 많이 전해져 내려오고 있습니다. 그중 한 가지만 소개하겠습니다. 어느 할머니께서 될성부른 스님이 있어 10년간 잘 보살피며 도를 닦게 했답니다. 10년이 지난 어느 날 할머니가 예쁜 손녀딸을 스님 방에 들여보냈답니다. 그랬더니 그 스님이 얼른 그 아가씨를 내보냈다고 합니다. 그 모습을 본 할머니는 화를 내며 "이런 땡중 같으니라고!" "다시는 내 집에 얼씬도 하지 말라!"며 쫓아냈다고 합니다. 제대로 도를 닦았다면 정상적으로 손님을 맞아들이고 자연스럽게 얘기하다 돌려보내면 될 일인데 그 스님은 아가씨를 보고 자신이 통제를 못할까 봐 겁이 나서 쫓아냈던 겁니다. 10년 공부 도로 아미타불이 된 것입니다.

이 책은 제1~7부로 나뉘어 있어서 각 파트별로 무엇을 배워야 할지를 말하고 있습니다. 각 장의 마지막에는 직접 사례를 듣고 그것을 연습해 볼 기회가 있습니다. 이렇게 하는 것이 배우는 데 있어서 가장 좋은 방법입니다. 머릿속으로만 이해하는 것이 아니라 직접 사용해 보는 것이 배우는 데는 가장 큰 도움이 됩니다.

차례

제3부 치료 시작하기

제4부 듣기/돌이켜 생각하기/개입

제5부 정신역동적 정신치료를 시행하기: 기법

제1부

정신역동적 정신치료란 무엇인가

제1장 움직이는 마음을 위한 치료

제2장 정신역동적 정신치료는 어떻게 작동하는가

제**1**장

움직이는 마음을 위한 치료

주요 개념

정신역동이란 **움직이는 마음**을 의미한다.

정신역동적 준거의 틀(frame of reference)에 따르면, 무의식에 속한 역동적인(움직이는) 요소들이 의식적인 생각과 느낌 그리고 행동에 영향을 미친다고 가정한다.

정신역동적 준거의 틀에 기초한 정신치료를 정신역동적 정신치료라고 한다.

정신역동적 정신치료의 기본적인 목표는 삶에서 불행과 불만족을 유발하는 문제와 패턴들을 가진 사람들을 무의식적인 생각들과 감정들을 드러내는 것 그리고/혹은 치료자와의 관계 상황하에서 기능을 직접적으로 지지하는 것을 통해 돕는 것이다.

대부분의 정신역동적 정신치료는 드러내기(uncovering) 기법과 지지하기(supporting) 기법 모두를 사용한다.

정신역동적 정신치료란 무엇인가

정신치료(psychotherapy)란 문자 그대로 마음을 **치료**하는 것이다. 정신치료는 Sigmund Freud가 개발한 '대화치료(talking cure)'에 기원을 둔다[1]. 따라서 정신치료란 대화를 포함하는 치료를 의미한다. 그러나 그렇다고 아무 말이나 하는 것이 아니라, 정신치료가 되기 위하여 대화는 다음과 같이 되어야 한다.

- 치료여야 한다.
- 훈련된 전문가가 실시해야 한다.
- 설정된 틀 안에 있어야 한다.
- 환자의 정신적 · 정서적 건강을 증진시키기 위한 것이어야 한다.

그렇다면 정신역동(psychodynamic)이란 무엇인가? 당신은 이 단어를 자주 들어 보았겠지만 그것이 무엇을 의미하는 것일까? 정신(psycho)이라는 단어는 그리스어 *psyche*로부터 유래되었는데, 본래 뜻은 **혼(soul)**이었는데 점차 **마음(mind)**을 뜻하게 되었다. 역동(dynamic)은 그리스어 *dynamis*에서 유래되었고, 본래 뜻은 힘(power)이었는데 점차 움직이는 **물리적 힘(physical force in motion)**을 의미하게 되었다. 단순히 말하자면, 정신역동은 움직이고 있는 마음의 힘을 말한다. Freud는 고정된 정신(static psyche)이라는 초기 개념과는 달리 마음은 끊임없이 움직이는 활성화된 요소가 혼란을 일으키는 가운데 늘 변화하는 체계임을 알았고 이 용어를 만들었다. 마치 원자 구성 입자들이 충돌하듯 강력한 소망과 금지가 서로 충돌할 때 무의식적인 요소들이 의식으로 올라와 폭발할 수 있고 또는 반대로 작용하기도 한다[2].

Freud는 마음의 요소들이 늘 움직이고 있을 뿐만 아니라 거의 모든 격앙된 정신적 활동이 인식 밖에서 이루어지고 있음을 알게 되었다. 그는 이러한 정신적 활동을 무의식(unconscious)이라 표현하였으며 무의식이 생각, 느낌, 행동에 영향을 미칠 것이라는 가설을 세웠다. 이러한 연유로 말미암아 우리는 이 매뉴얼에 기초를 제공하는 두 가지 정의에 도달하였다.

1. 정신역동적 준거의 틀에 따르면 무의식적인 정신활동이 우리의 의식적인 생

각, 느낌, 행동에 영향을 미친다는 것이다.

2. 정신역동적 준거의 틀에 기초한 것은 어떠한 치료라도 정신역동적 정신치료이다.

무의식

우리는 보통 우리의 무의식적인 정신활동을 **무의식**(the unconscious)이라고 표현한다. 느낌, 기억, 갈등, 관계를 맺는 방법, 자기인식, 이들 모두 무의식일 수 있으며 생각과 행동에 문제를 일으키기도 한다. 무의식적인 생각과 느낌은 어린 시절부터 형성되며 초기 경험과 기질적/유전적인 요인들이 절묘하게 합쳐진 결과물이다. 모든 것이 의식으로 올라온다면 우리가 그것을 감당하기 벅차기 때문에 어떤 생각, 느낌, 공상을 의식 밖으로 밀어낸다. 이러한 것은 너무 무섭거나, 자극적일 수 있고, 또한 우리에게 수치심과 혐오감을 불러일으킬 수도 있다. 그렇기 때문에 우리는 이러한 것들을 무의식에 가두려 하지만, 이러한 것들은 없어지지 않고 활발하게 움직이는 가운데 계속해서 인식에 도달하려고 한다. 그러한 에너지는 이렇게 무의식에 숨겨진 곳에서부터 우리에게 영향을 주어 우리가 생각하고, 느끼고, 행동하는 방식에 영향력을 행사한다. 그리스 신화에서 이러한 상황에 맞는 적절한 비유를 찾아볼 수 있다.

> 가부장적인 티탄(Titans)들의 지배에 지쳐 있던 젊은 신(Zeus)은 타르타로스(Tartarus)라는 커다란 구덩이에 그들을 모두 묻어 버렸다. 땅속 깊이 묻힌 그들은 더 이상 제우스를 위협할 수 없을 것만 같았다. 정말 그렇게 되었을까? 시야에서는 없어졌지만 그들은 사라진 게 아니었다. 그래서 사람들은 티탄들의 으르렁거리며 불만을 터뜨리는 소리가 지진과 해일을 일으킨다고 여겼다.

마찬가지로 무의식적인 생각과 느낌들은 시야로부터 숨겨져 있지만 계속해서 그들만의 방법으로 으르렁거리며 부적응적인 생각과 행동을 만들어 냄으로써 불행과 고통을 일으킨다.

정신역동적 정신치료와 무의식

여러 가지 면에서 정신역동적 정신치료자는 물이 새는 천장을 고치기 위해 부르는 배관공과 흡사하다. 당신은 물이 새는 것은 보았지만 물이 새는 출처를 알 수는 없다. 당신은 떨어진 물을 들통에서 발견할 수는 있다. 하지만 그것만으로 물이 흐르는 것을 멈추게 할 수는 없다. 배관공은 보이지 않지만, 회반죽 뒷면에 있는 수도관 어딘가가 파열된 것을 안다. 하지만 여기서 배관공은 정신역동적 정신치료자보다 유리한 위치에 놓여 있다. 배관공은 망치를 이용해 회반죽을 부수고 수도관을 드러낸 뒤 새는 부위를 고치고 다시 천장을 덮을 수 있다. 반면, 정신역동적 정신치료자는 회반죽 천장이 아닌 인간의 정신을 다루기 때문에 표면 아래의 것들을 찾아내고 고치기 위해 좀 더 섬세한 도구가 필요하다.

드러내기와 지지하기

배관공과 마찬가지로 정신역동적 정신치료자의 첫 번째 목표는 표면 아래 무엇이 있는지를 이해하는 것이다. 즉, 환자의 무의식에서 무엇이 진행되는지를 이해하는 것이다. 정신역동적 정신치료에 사용되는 많은 기법이 이를 위해 설계되었다. 환자에게 동기를 부여하는 생각과 느낌이 인식 밖에 있다고 생각될 경우, 우리는 환자를 최선으로 도울 수 있도록 지금까지 배워 온 기법을 어떻게 활용할 것인지 결정을 내려야 한다. 경우에 따라 우리는 환자들에게 그들의 무의식에서 어떠한 일이 일어나는지 인식하도록 만들어 주는 것이 도움이 되리라는 것을 결정한다. 우리는 이것을 드러내기(uncovering)라고 부르며 Freud는 "여태까지 무의식적이었던 것을 의식하도록 만들기(making conscious what has so far been unconscious)"라고 표현했다 [3]. 우리는 환자가 무의식적인 요소들을 드러내거나 인식하도록 돕기 위한 기법들을 많이 갖고 있다. 우리가 드러내려고 하는 것은 환자 스스로에게는 무의식에 숨겨온 생각과 느낌들이다. 그런데 그것들은 여전히 환자의 자기인식, 다른 사람들과의 관계, 적응 방법, 행동에 영향을 미치는 것들이다.

하지만 때때로 우리는 환자에게 무의식적인 요소들을 인식하도록 만드는 것이 도움이 되지 못한다고 판단할 때도 있다. 우리가 보기에 환자가 무의식적인 요소들을 감당하기 벅찰 가능성이 있을 경우 대부분 이러한 결정을 내린다. 이러한 경우 치료자는 지금까지 발견한 무의식적인 요소들을 이용해 환자의 생각과 느낌을 드러내지 않는 가운데 그의 기능을 지지(support)한다(드러내기와 지지하기 기법에 관련된 논의는 제18장 참조).

여기에 두 가지 사례가 있다—하나는 드러내기를 선택하려 하고, 다른 하나는 지지하기를 선택하려 한다.

Ms A는 32세 여성으로 남편과 서로 신뢰하고, 여러 친한 친구와 어울릴 뿐만 아니라 만족스러운 직장에 다닌다. 과거에 그녀는 단기간 지속되던 불안감을 일기 쓰기, 요리하기, 운동으로 해소했다. 그녀는 치료자에게 불면증을 호소하였으며, 원인을 여동생 B와의 지속되는 다툼 때문이라고 여긴다. 의학 대학원 졸업식이 다가오면서 한 달 전 즈음부터 여동생 B가 적대적인 태도를 보여서 Ms A는 '혼란스러워졌다'고 말한다. 더 탐색을 하면서 여동생 B가 본래 피부과 의사가 되고 싶었으나 자리를 얻지 못하였고 대신 임시로 일 년 동안 내과에 있다가 재지원해야 한다는 사실이 드러났다. Ms A는 여동생이 겪은 좌절을 동정하지만 왜 여동생 B가 자기에게 적대적으로 대하는지 모른다고 한다. 당신은 두 사람이 전에는 어떠한 사이였는지 물어보면서 Ms A는 아주 쉽게 명문대에서 Ivy league 학교 사이를 옮겨 다닌 반면, 여동생 B는 학업적으로 고생했음을 알게 된다. 당신은 Ms A를 향한 여동생 B의 적대적 감정이 질투심에서 비롯되었으며, Ms A는 죄책감 때문에 무의식적으로 이러한 상황을 스스로에게 인식하지 못하게 하였다는 가설을 세운다. 당신은 Ms A가 그녀 자신의 무의식적인 죄책감을 알게 되면 유익할 것이라 판단하고 그녀가 그것을 드러내도록(uncover) 도와주기로 결정한다. 그녀는 그녀의 죄책감과 씨름하고 난 후 여동생의 적개심과 질투심을 인식할 수 있게 되었다. 이 인식을 통해 그녀는 최근 두 사람 사이의 대인관계의 어려움을 이해하고 불면증도 해결하는 데 도움이 되었다.

Ms C는 32세 여성으로 고립된 생활을 하고, 직장을 자주 옮겨 다니며, 스트레스에 대해 폭식과 구토로 반응한다. 그녀는 당신에게 불면증을 호소하며 찾아왔고 여동생 D와의 다툼이 원인이라고 생각한다. 동생은 '교외 주택에서 다른 사커맘[1]들과 편하게 지내며 돈

1) 역자 주: 자녀를 스포츠, 음악 교습 등의 활동에 데리고 다니느라 여념이 없는 전형적인 중산층 엄마를 가리킴

이나 쓰는 동안' 그녀는 오랫동안 병을 앓아 오신 어머니를 자기 혼자서 간호해야 하는 짐을 짊어지고 있다고 말한다. 겨우 먹고 살 만큼 돈을 버는 Ms C는 돈 많은 남자와 결혼한 여동생 D를 '천박하고 물질주의적'이라며 '누가 나에게 돈을 줘도 동생과는 삶을 바꾸지 않겠다'고 말한다. 그녀는 여동생 D가 어머니를 더 도우려고 하지 않는 것에 '분통이 터지며' 이 일이 자꾸 생각나 밤에 잠을 이루지 못한다고 한다. 당신은 Ms C의 분노가 여동생 D를 향한 질투심에서 비롯되었다는 가설을 세우나, 이 시기에 질투심이 불면증에 미치는 영향을 Ms C가 알도록 하는 게 도움이 되지 않을 것이라는 판단을 내린다. 대신에 당신은 Ms C가 어머니를 돌보느라 짊어지는 부담에 대해 공감하고, 노인부양을 돕기 위해 의료보호(Medicare) 혜택을 사용할 것을 제안하여 그녀의 기능을 지지한다. Ms C는 자신의 정당함이 인정받는다고 느끼자 안정을 찾고, 불면증이 해결되며, 많은 면에서 그녀가 처한 현재 상황을 이해하게 된다.

이 두 가지 사례에서 정신역동적 정신치료자가 해야 할 첫 번째 일은 환자의 무의식적인 생각과 느낌이 의식적인 행동에 영향을 미치는 방식을 이해하는 것이었다. 그러나 한 사례에서 치료자는 드러내기로 결정한 반면, 다른 사례에서 치료자는 지지하기로 결정했다. 따라서 정신역동적 정신치료의 기본적인 기법들은 다음과 같다고 말할 수 있다.

1. 인식 밖에 있는 생각과 느낌에 의해 환자가 영향을 받는 방식을 이해한다.
2. 이 시기에 드러내기 또는 지지하기 중 어느 것이 가장 도움이 될지 결정한다.
3. 환자에게 가장 도움이 되는 방식으로 무의식적인 내용을 드러내거나, 그리고/또는 정신기능을 지지한다.

두 번째 단계에서 현재 상황에 가장 적합한 기법을 결정하는 것은 치료가 시작되는 순간부터 치료 기간 내내 지속적으로 주의 깊은 평가를 하는 것에 달려 있다(제2부 참조). 정신역동적 정신치료가 주로 드러내기 기법을 사용할 때 이를 통찰 지향적(insight-oriented), 표현적(expressive), 해석적(interpretive), 탐색적(exploratory), 또는 정신분석적 정신치료(psychoanalytic psychotherapy)라고 부르고, 지지하기를 주로 사용할 때 보통 지지적 정신치료(supportive psychotherapy)라고 부른다[4]. 불행하게도 종종 이들 두 기법은 서로 완전히 분리되었다고 여겨졌었다. 그러나 반대로 **드러**

내기와 지지하기의 두 가지 기법은 분리된 치료가 아니라, 오히려 두 기법 모두 모든 **정신역동적 정신치료에서 왔다 갔다 하는(oscillating) 식으로 사용되는 기법이다.** 어떤 환자는 드러내기 기법이 주로 사용되는 치료가 유익할 수 있고, 또 다른 환자는 지지하기 기법이 지배적일수록 유익할 수 있지만, 모든 치료는 서로 약간씩은 다른 시점에 사용한다.

개인의 강점, 문제, 필요가 다르기 때문에 지지하기와 드러내기 기법을 어느 정도로 적절히 섞을지는 환자와 시기에 따라 달라진다. 어떤 환자들은 치료자의 공감, 이해, 관심에 대한 태도에서 암묵적인 지지가 전달되는 것만을 요구한다. 또 다른 환자들은 치료받는 동안 지속적으로 더욱 분명한 지지를 필요로 한다. 치료를 시작하면서 세운 전반적인 목표가 무엇이든 간에, 환자의 변화하는 요구에 따라 치료자는 유연하게 접근 방법을 바꿀 준비가 되어 있어야 한다.

치료적 관계의 중요성

드러내기와 지지하기는 외부와 단절된 상태에서 일어나는 것이 아니라 치료자와 환자의 관계의 상황 속에서 일어난다. 정신역동적 정신치료라는 정의를 내리려면 이 관계가 가장 중심이 된다. 이것은 환자가 자신의 문제를 말할 수 있도록 안전한 환경을 제공할 뿐만 아니라 치료자와의 상호작용을 통해 타인과 맺은 관계와 자신에 대해 알 수 있게 해 준다. 환자가 알 수 있도록 돕는 '관계의 실험실(relationship laboratory)'이 되기도 하고 성장과 변화를 조성하는 지지적 근원이기도 하다는 점에서 치료적 관계 자체가 정신역동적 정신치료에서 변화의 원인이 될 가능성이 높다. 전이(transference)에 대한 논의는 치료적 관계를 다루고 치료적 관계(therapeutic relationship)로부터 알게 되는 것을 말하며(제12장과 제21장 참조), 종종 정신역동적 정신치료의 중요한 초점이다.

이런 것들을 더하여 정신역동적 정신치료에 대한 우리의 정의를 다음의 방식으로 정리할 수 있다.

> 정신역동적 정신치료란 대화치료이며 사람들은 무의식적인 생각과 느낌에 영향을 받는다는 생각에 기초를 둔다. 그것의 목표는 치료자와의 관계의 상황 속에서 사람들이 자

신의 마음이 어떻게 움직이는지 알게 되도록 돕는다. 그리고/또는 직접적으로 그들의 기능을 지지함으로써 습관적인 생각과 행동의 방식을 바꾸도록 돕는 것이다.

하지만 이 일이 어떻게 일어날까? 제2장으로 이동하여 이 기법 뒤에 있는 이론들을 탐색해 보도록 하자.

참고문헌

1. Vaughan, S. C. (1998). *The Talking Cure: The Science behind Psychotherapy*. Henry Holt, New York.
2. Moore, B. E., and Fine, B. D. (eds.) (1990). *Psychoanalytic Terms and Concepts.* Yale University Press, New Haven, p. 152.
3. Freud, S. (1894). The neuro-psychoses of defense, in *The Standard Edition of the Complete Psychological Works of Sigmund Freud (1893-1899): Early Psycho-Analytic Publications*, Vol. III. Hogarth Press, London, p. 164.
4. Winston, A., Rosenthal, R. N., and Pinsker, H. (2004). *Introduction to Supportive Psychotherapy*. American Psychiatric Publishing, Washington, DC.

한국 문화를 바탕으로 한 주석

제1장에서는 정신역동이 무엇인가에 대한 정의에 관해 이야기합니다. 정신역동이란 말 그대로 움직이는 것인데, 이런 것들은 주로 무의식에서 움직입니다. 그래서 이런 움직임을 설명하기 위해 의식과 무의식을 나눕니다. 의식이 없는 것이 아니라 우리가 인식하지 못하는 것을 무의식이라고 합니다. 무의식이라 하면 의식이 없는 혼수상태로 오해할 소지가 있어 비의식이라는 단어를 선호하는 분도 계시지만 대부분은 편의상 무의식이라는 말을 사용합니다. 이 책에서는 티탄의 예를 들며 생각과 느낌이 시야로부터 숨겨져 있지만 계속 으르렁거린다고 하였습니다. 이것은 억압(repression)을 생각하면 이해하기 쉽습니다. 불안전한 방어기제이기 때문에 무의식적으로 숨겨져 있지만 언제 튀어나올지 모르는 불안정한 상태라는 것이 문제입니다. 일부 어떤 사람들은 "내 병은 내가 잘 안다. 또는 나 자신은 내가 잘 안다"고 합니다. 하지만 이것이야말로 빙산의

일각만 보았다는 말입니다. 내가 모르는 나의 부분을 무의식이라고 합니다. 그래서 무의식을 의식화하는 것, 이것이 치료라고 정의하기도 합니다. 하지만 무의식을 다루는 것은 위험한 일이기 때문에 조심해야 합니다. 혹시 남의 무의식을 알았다고 해서 준비되지 않은 사람에게 함부로 지적하면 큰 낭패를 보는 경우가 대부분이기 때문에 특히 초보자들은 주의해야 합니다. 수도(修道)나 정신치료를 통해서만 자신의 모르던 부분을 조금씩 알아 가게 될 수 있습니다. 과거 자기분석(self analysis)이라는 말도 있었는데 지금은 보통 사람들은 할 수 없다는 것이 대부분의 의견입니다. 또 그런 것을 힘들여 할 필요도 당연히 없습니다.

무의식이라는 것을 다른 식으로 표현하는 경우가 많은데 "자기_자신은 의식하지 못하고 있지만 남이 볼 때는 빤히 보이는 것"이 무의식이라고 소암(素巖) 이동식(李東植) 선생은 아주 간단하게 정의한 바가 있습니다.

두 번째로 제1장에서는 드러내기와 지지하기 치료에 대해서 간단히 설명합니다. 보통은 드러내기와 지지하기를 전혀 별개의 것으로 생각하기 쉽지만 원래 이것은 하나의 연속체(continuum)로 되어 있습니다. 그래서 양극단의 것이 지지와 드러내기, 또 다른 식으로 얘기하면 지지치료와 분석치료라고 말할 수 있습니다. 이것을 설명할 때는 분석치료, 지지치료로 따로 말하지만, 실제 치료에 있어서는 지지치료와 분석치료가 동시에 사용되기도 합니다. 물론 어떤 치료에서는 지지하기를 위주로 하는 경우가 있고 드러내기를 위주로 하는 경우가 있습니다. 그러나 한 환자의 같은 치료 시간 내에서도 어느 때는 지지하기를 해야 할 때가 있고, 어느 때는 드러내기를 해야 할 때가 있습니다. 이 때문에 Glen O. Gabbard는 "모든 정신치료는 지지적(supportive)이다"라고 이야기한 적이 있습니다. 전공의 시절에는 지지정신치료와 분석정신치료를 별개의 것으로 구분해서 분석치료는 멀리 떨어져 환자를 감상만 하는, 즉 참여적 관찰자(participant observer)가 아니라 단순히 객관적 관찰자(observer)의 역할만 하는 것으로 오해하고 환자와의 관계를 제대로 형성하지 못해 치료에 실패하는 경우들이 많습니다. 그리고 지지치료는 누구나 다 할 수 있는 쉬운 것으로 생각하는데, 사실은 그렇지 않습니다. 분석적 정신치료를 제대로 할 수 있는 사람만이 지지하기의 기법을 제대로 할 수 있습니다. 왜냐하면 지지를 올바로 하기 위해서는 그 환자의 정신역동을 완전히 이해한 다음에 그 사람에 적합한 지지 방법을 찾을 수 있기 때문입니다. 그래서 지지치료에서 분석치료로 가는 것은 어렵다고 이전부터 이야기해 왔습니다. 다만, 예외적으로 경계성 환자(borderline patient)의 경우에서는 지지치료를 하다가 분석치료로 바뀔 수도 있다고 합니다. 그러나 실제에 있어서는 지지와 분석치료는 섞여 있다는 것, 이것이 가장 핵심입니다. 자동차 운전을 배우는 과정에서 기어와 클러치 변화를 따로따로 배우지만 실제로 운전할 때는 두 가지가 동시에 이루어지는 것과 마찬가지로 정신치료에 있어서는 분석과 지지가 동시에 이루어질 때가 많습니다.

세 번째로 이 단원에서 강조하는 것은 치료관계의 중요성입니다. 이전에는 '전이의 해석'만이 치료적이라고 알려져 왔지만 최근 여러 가지 연구 결과에 의하면 치료적 관계, 즉 치료 동맹(therapeutic alliance) 자체가 치료에 가장 중요한 요인이라고 밝혀졌습니다. 여기서도 마지막에 이를 강조하고 있는데 이것은 앞으로 좀 더 많은 설명이 필요하며 더 의논할 필요가 있습니다. 이 책에서 마지막으로 다시 강조합니다. "치료자와의 관계의 상황 속에서 자신의 마음이 어떻게 움직이는지 알게 되도록 돕는다." 이 말을 정신치료의 정의라고 생각해 두십시오. 그러면 환자를 대하다 난관에 부닥쳐 헤맬 때 정신치료의 출발점으로 돌아오기 쉽습니다.

제**2**장

정신역동적 정신치료는 어떻게 작동하는가

주요 개념

치료적 활동의 이론은 정신치료가 어떻게 작동하는지 설명한다. 정신역동적 정신치료의 치료적 활동에 대한 기본적인 이론들은 다음을 포함한다.

- 공통 요인의 역할
- 무의식을 의식으로 만들기
- 약해진 자아기능을 지지하기
- 발달을 재활성화하기

정신역동적 정신치료는 치료자와 맺은 관계의 상황 속에서 환자의 발달이 재활성화되고 새로운 성장이 일어나는 일종의 개선 과정이라고 생각할 수 있다.

환자에게 치료가 어떻게 작동하는지를 설명하는 것이 더욱 효과적이다.

치료적 활동에 대한 이론

우리는 환자들에게 어떤 말을 할 것인지 선택하기 위하여 왜 우리가 말하는 것이 그들에게 도움이 되는지를 어느 정도 생각하고 있어야 한다. 이 말은 곧 우리가 생각하기에 어떻게 치료가 작동하는지 설명하는 이론을 갖추어야 한다는 뜻이다. 정신치료가 어떻게 작동하는지 설명하는 이론을 **치료적 활동의 이론**(theory of therapeutic action)이라고 부른다[1]. 정신역동적 정신치료에서 우리는 우리의 작업을 안내하는 데 도움을 줄 몇 가지 치료적 활동의 이론들을 갖고 있다.

공통 요인의 역할

연구에 따르면 가장 효과적인 형태의 정신치료들—정신역동적 정신치료를 포함하여—은 적어도 치료적 결과를 부분적으로나마 설명할 수 있는 유사한 요소들을 공유한다[2-10]. 이러한 것들을 일반적으로 **공통 요인**이라고 부른다. 이것들은 환자와 치료자 사이의 **치료적 동맹**과 가깝게 연관되어 있다—이는, 환자가 비판단적인 분위기에서 안전하고, 잘 들어 주고, 이해받았다고 느낄 때 생겨나는 신뢰이다(제9장을 보시오). 공통 요인은 다음과 같다.

- 치료자와 환자 사이의 라포
- 치료의 긍정적 기대감을 조성하기
- 협력적 목표 설정
- 치료에서 역할 준비
- 치료에 대한 설득력 있는 근거 제공하기

이 요소들은 환자들에게 치료자는 믿을 수 있고 자신들을 돕는 것에 헌신하고 있다는 것을 전달해 준다. 그것들은 치료자가 경청하고 환자들의 필요와 목표에 반응하고 있다는 것을 가리킨다. 그리고 그것들은 치료가 환자의 문제를 다루고 더 나아지게 될 것이라는 희망을 제공한다.

우리는 제3부 '치료 시작하기'에서 공통 요인에 관해 다시 논의하게 될 것이다.

무의식을 의식으로 만들기

정신역동적 정신치료에서, 우리가 환자를 도와준다고 생각하는 것 중 하나가 '무의식을 의식으로 만드는 것(making the unconscious conscious)'이다. 이 생각은 Freud가 세운 치료적 활동의 첫 번째 이론의 기초였다[11]. Freud는 그의 임상 작업을 활용하여 의식에 접근할 수 없는 생각과 느낌이 그들의 의식 기능에 병적인 영향을 끼쳤기 때문에 증상이 발생하였다는 가설을 세웠다. Freud는 이러한 많은 생각이 기억이었다는 아이디어를 통해 이 환자들이 "주로 회상으로부터 고통을 받는다(suffer mainly from reminiscences)"라는 유명한 말을 남겼다[12]. 처음에 Freud는 최면을 이용해 깊이 숨겨진 기억들을 의식으로 가져오려 했으나, 그와 환자들은 모두 자유롭게 말하는 것만으로도 무의식적인 생각과 느낌이 수면 위로 떠오른다는 사실을 알게 되었다. 그 후로부터 치료적 활동에 대한 아이디어들이 더 복잡해졌다. 하지만 기본적인 아이디어들은 다음과 같다.

- 인식 밖에 있는 생각과 느낌은 주로 습관적이고 부적응적인 방식의 사고와 행동으로 이어지도록 사람들에게 영향을 미치고 동기 부여를 한다.
- 이러한 생각과 느낌을 인식하게 되는 것은 치료적일 수 있다.

이것들은 여전히 정신역동적 정신치료의 중심 신조이다.

왜 무의식적인 생각과 느낌을 인식하게 되는 것이 치료적일까

다음과 같이 여러 방면으로 생각해 볼 수 있다.

- 종기 절개하기(lancing the abscess): 갇혀 있는 생각과 느낌은 해로울 수 있으며 이를 배출할 때 후련해질 수 있다. 신체 질환으로 비교하자면 피부 밑에 숨겨졌더라도 통증을 일으키는 고름이 찬 종기와도 같다. 이 이론은 종기를 절개하고 제거해야 하는 것처럼, 격리된 느낌이 표출되어야 한다고 말한다. 정신역동적 정신치료에서 여전히 중요시하는 이 개념을 제반응(abreaction)이라고 일컫는다[13].
- 어둠 속에서 확산하는 것을 방지하기: Freud는 무의식에 있는 요소가 대화를 통해

의식에 도달하지 못하게 되면 '어두움 속에서 증식'하여 거대하고 부적절한 규모로 자란다고 말하였다[14]. 또한 우리는 모두 무언가에 대해 대화를 하면 두려움이 덜해지는 것을 경험한 적이 있다. 이 방식은 마치 침실에 불을 켜서 방구석에 있는 것이 괴물이 아니라 실은 의자에 걸쳐진 모자라는 사실을 밝혀내는 것과 같다.

- **자기 자신을 더 알수록 더 나은 선택을 한다:** 우리의 생각, 느낌, 행동을 다루는 힘이 무의식이라면 우리는 그것들을 통제할 수 없다. 그것은 우리의 의사결정을 유도하고, 불안을 유발하며, 느낌을 이끌어 낸다. 따라서 사람들이 이 힘을 인식할수록 의사결정을 내리거나, 자신에 대한 생각을 하거나, 타인들과 관계를 맺을 때 조금 더 의식적으로 삶을 통제하도록 돕는다는 것은 일리가 있다. 이 개념을 환자들에게 설명해 주는 것은 이 치료와 치료적 잠재력을 환자들이 이해하도록 돕는 데 굉장히 효과적이다.

어떻게 인식 밖에 있는 것들을 인식하도록 도울 수 있을까

만약 무의식적인 생각과 느낌이 의식적인 고통을 일으킨다고 생각되면 우리는 그것들에 접근해야 한다. 문제는 어떻게 접근하는가이다. 이는 마치 미지의 영역을 지도 없이 찾아가는 것과 같다. 지도가 있다고 하여도 무의식인 마음과 의식적인 마음은 서로 다른 유형의 사고 과정을 사용하기 때문에 그 영역에서 무언가를 찾았다고 한들 이해하지 못할 것이다. 무의식적인 마음을 주관하는 **일차 과정**(primary process)이 비선형(non-linear)이고 비언어적인 꿈과 같은 반면, 의식적인 마음은 선형(linear)이고 언어적인 의식적 생각과 같이 **이차 과정**(secondary process)이 지배한다[15]. 따라서 무의식적인 생각과 느낌을 이해하려면 우리는 그것들을 의식적인 마음이 이해할 수 있는 형태로 번역해야만 한다. 이를 위해 우리는 **말(words)**을 사용한다. 당신은 말을 마음의 무의식과 의식적인 부분 사이에서 생각들을 실어 나르는 배로 생각할 수 있다. 우리는 모두 지금 막 떠오르는 생각을 말로 구체화하려고 노력할 때 "아하!" 하는 순간을 경험한 적이 있다. 이것은 굉장히 큰 도움을 줄 뿐만 아니라 불안도 감소시킬 수 있다. 우리가 생각이나 느낌에 맞는 말을 갖게 되면, 우리는 그것에 대해 이야기를 나눌 수 있고, 그 내용을 의식적으로 철저하게 조사할 수 있으며, 우리 자신을 더 많이 이해하도록 사용할 수 있다.

당신은 환자들이 무의식적인 생각과 느낌을 드러내도록 돕는 구체적인 기법을 이 매뉴얼의 제4부와 제5부에서 배울 것이다.

기능을 지지하기

치료적 활동의 세 번째 이론은 정신역동적 정신치료는 환자들이 여러 영역에 걸쳐 기능을 강화시키는 것을 돕는 작업이라는 것이다. 이전에는 자아기능(ego functions)이라고 불리던 것으로(제4장을 보시오), 이러한 기능의 영역들은 현실검증력, 충동통제, 자기존중감 규제와 같은 우리의 내적 정신 생활과 세상과의 관계를 관리할 수 있도록 돕는 과정들을 포함한다. 이것들은 전반적이거나 선택적으로, 혹은 일시적이거나 지속적으로 약화될 수 있다.

마음과 신경과학에 대한 이해가 발전하면서, 점차 이 분야의 연구자들은 이러한 기능들을 이해하는 최선의 방법이 이것들을 차원 혹은 영역으로 분류화하는 것이라고 밝히고 있다[16, 17]. 이 매뉴얼의 자매 도서인『카바니스의 정신역동적 공식화』에 따르면, 우리는 다음 다섯 가지 기능의 영역을 활용하여 이 접근법을 따른다(제4장에서 자세히 살펴보시오).

- 자기
- 관계
- 적응하기
- 인지
- 일과 놀이

정신역동적 정신치료는 환자들이 이들 모든 영역에서 기능을 개선시키도록 돕는다. 치료적 활동의 이러한 이론은 환자들이 그들의 치료자로부터 기능을 '빌려와서(borrowing)' 일시적인 유익을 얻을 수 있을 뿐만 아니라, 새로운 방식으로 생각하고 행동하는 것을 내재화하여 기능을 영구적으로 강화할 수 있다고 말한다. 이 매뉴얼에서 기술하고 있는 지지하기 기법의 모든 것은 이러한 기능들을 발전시키는 데 목적을 두고 있다(제18장).

발달을 재활성화하기

정신역동적 정신치료에서 또 다른 치료적 활동의 이론은 이 치료가 새롭고 더 건강한 성장을 조성하기 위하여 정신적 · 정서적 발달을 재활성화할 수 있다는 것이다. 이에 대한 좋은 비유로서, 한 테니스 선수가 자신의 서브가 약하다는 것 때문에 실력 향상이 멈췄을 때, 무슨 일이 일어날지를 보면 알 수 있다. 새로운 코치는 이 문제를 진단하고 그녀를 도와서 이전 서브 방법을 '잊게 도와주었고', 새로운 기술을 가르쳐 준다. 새롭고 더 강력한 서브를 익힌 후부터, 그녀의 게임은 더 개선된다. 마찬가지로, 사람들은 그 사람의 고유한 기질적 그리고 유전적 배경 속에서 학대나 방임의 결과로 발생한 문제 기능들 때문에 성인으로 나아가는 데 어려움을 겪을 수 있다[18]. 코치처럼, 치료자는 사람들에게 **치료자와의 새로운 관계의 상황 속에서** 더 건강한 기능을 성장시키고 발달시키는 기회를 제공할 수 있다. 새로운 성장이 일어날 수 있는 분야는 다음과 같은 발달을 포함한다.

- 새로운 방식으로 자신에 대해 생각하고 자기존중감을 규제하기
- 새로운 방식으로 타인들과 관계 맺기
- 더 유연하고, 적응적인 대처기제
- 향상된 인지 기능

예를 들어, 아무도 자신을 돌봐 주지 않는다고 믿고 있는 사람이 치료자가 자신을 돌봐 주고 있다는 것을 알게 된다면, 우리는 그가 자기존중감을 규제하고 다른 사람과 관계를 맺는 능력의 발달을 재활성화하게 하여 더 새롭고 건강하게 성장할 것이라고 가정한다. 어떤 환자의 경우, 이러한 경험을 말로 옮기는 것을 통해 문제점과 그것의 잠재적인 이유를 알게 할 뿐만 아니라, 치료적 관계를 통해 새롭게 생각하고 느끼는 패턴을 발달시키도록 도울 수 있다. 또 어떤 환자들은 말로는 명확하게 표현하기 힘들지만 경험적으로 잘 알 수 있다. 최근에야, 우리는 정신치료가 발달을 재활성화한다는 신경생물학적 기전에 대해 이해하기 시작했다. 신경과학이 발전하면서 초기 경험은 지속적인 신경생물학적 변화를 유발하지만 이는 특정 환경하에 가역적일 수 있다는 것을 말해 주고 있다[19]. 예를 들어, 동물 모델에서 모계 양육의 변화는 세포 내 DNA를 둘러싸고 있는 단백질인 히스톤 메틸화에 영향을

준다. 메틸화는 히스톤의 구조를 변화시켜, DNA의 일부분에 영향을 줌으로써 전사(transcription)가 일어나게 해 준다. 이러한 방식으로, 모계 양육은 유전체(genome) 자체 변화 없이도 유전자 전사에 영향을 미친다. 이를 **후생학적 변화**(epigenetic chage)라고 부른다[20, 21]. 이들 변화가 일생 동안 유전자 전사에 영향을 줄 수 있지만, 설치류 실험에서 양육에 무관심한 어미에게서 자란 새끼가 양육에 적극적인 어미에게서 교차 양육될 때 가역적으로 변할 수 있다는 것도 밝혀졌다[22].

초기에 부모를 잃거나 정서적 결핍을 겪으면서 발생한 후생학적 변화는 뇌의 편도체(amygdala)와 같은 특정 부위에 무리지어 발생할 수 있다[23]. 다행히도, 뇌는 일생에 걸쳐 지속적으로 만들어지고 재건되기를 반복하는 유연한 기관이다. 우리는 정신치료를 하는 중에 이러한 현상이 일어난다는 충분한 근거를 갖고 있다. 뇌영상 연구는 정신치료적 개입 이후 뇌 기능에 상당한 변화가 있음을 더욱더 보여 주고 있다[24-27]. 과학자들은 정신치료가 유전자에 후생학적 변화를 일으켜 뇌 신경회로의 화학적 성질에 영향을 주어 새로운 시냅스 연결을 만들어 낸다는 것을 밝혀 왔다[28-30]. 이를 실제적인 의미에서 비춰 본다면, 치료는 치료자가 신경가소성이나 신경회로에서 나타나는 변화가 유발되는 조건을 만들고 발전시키는 수준까지 간다면 성공적이라 할 것이다[31-34].

정신역동적 정신치료가 어떻게 작동하는지 환자에게 설명하기

치료자로서 정신역동적 정신치료가 어떻게 작동하고 있는지 이해하는 것은 매우 중요하다. 환자들 또한 이것을 이해할 필요가 있다. 우리는 제3부에서 이것에 관해 더 논의하겠지만, 우리가 치료 초기에 환자들에게 증상에 대해 납득할 만한 근거나 '이야기'를 제공하고, 여기에 치료가 실제로 어떻게 작동하는지 설명해 준다면 치료는 더욱 효과를 발휘할 것이다[8]. 부록 3을 보면, 우리는 당신이 치료를 시작하는 시점에 환자들에게 설명할 수 있는 정신역동적 정신치료에 관한 기본적인 정보와 흔히 하는 질문들에 대한 답변의 예를 제공하고 있다. 이 교육 자료는 환자들이 기대하는 것("나의 치료자는 말을 할까?")과 환자들이 치료에 가장 잘 참여하는 방법(가령, 마음에 떠오르는 대로 이야기하기)뿐만 아니라, 우리가 생각하는 정신역동적 정신치료가 작동하는 방식에 대한 것을 포함한다. 우리는 사전고지 동의를 받을 때 환자와 이 내용에 대해 공유하는 것을 추천한다(제7장을 보시오). 당연히, 당신은 치료가 어떻게 작동하는지에 대해서 환자들마다 다르게 설명할 것이다. 이 중 일부는 그 사람의 문제에 따라 달라질 것이다. 예를 들면, 당신은 심각한 아동기 정신적 외상 과거력을 가진 사람에게는 발달을 재활성화하는 것에 대한 중요성을 강조하겠지만, 화를 표현하는 것에 대한 무의식적인 두려움으로 어려움을 겪고 있는 사람에게는 무의식을 의식화하는 것에 대한 유익을 강조하게 될 것이다.

지금까지 정신역동적 정신치료가 무엇이고 어떻게 작동하는지, 그리고 이것을 환자들과 어떻게 공유하는지 알게 되었을 것이다. 이 치료를 받는 환자를 우리가 어떻게 평가하고, 또 누구에게 가장 도움을 줄 수 있는지 생각하기로 이동하자.

치료적 활동의 이론

공통 요인의 역할

무의식을 의식으로 만들기

기능을 지지하기

발달을 재활성화하기

참고문헌

1. Michels, R. (2005). The theory of therapeutic action. *The Psychoanalytic Quarterly, 76,* 1725–1733.
2. Frank, J. D. (1982). Therapeutic components shared by all psychotherapies, in *Psychotherapy Research and Behavior Change: Master Lecture Series,* Vol. 1 (eds. J. H. Harvey and M. M. Parks), American Psychological Association, Washington, DC, pp. 9–37.
3. DeFife, J. A., and Hilsenroth, M. J. (2011). Starting off on the right foot: Common factor elements in early psychotherapy process. *Journal of Psychotherapy Integration, 21*(2), 172–191.
4. Bordin, E. S. (1994). Theory and research on the therapeutic alliance: New directions, in *The Working Alliance: Theory, Research and Practice* (eds. A. O. Horvath and L. S. Greenberg). John Wiley & Sons, New York, pp. 13–37.
5. Hilsenroth, M. J., and Cromer, T. D. (2007). Clinician interventions related to the alliance during the initial interview and psychological assessment. *Psychotherapy: Theory,*

Research, Practice, Training, 44, 205–218.

6. Safran, J. D., Muran, J. C., and Eubanks-Carter, C. (2011). Repairing alliance ruptures. *Psychotherapy, 48*(1), 80–87.
7. Safran, J. D., Muran J. C., and Proskurov, B. (2009). Alliance, negotiation and rupture resolution, in *Handbook of Evidence-Based Psychodynamic Psychotherapy* (eds. R. A. Levy and J. S. Ablon). Humana Press, New York.
8. Summers, R. F., and Barber, J. P. (2010). *Psychodynamic Therapy: A Guide to Evidence-Based Practice.* Guilford, New York.
9. Horvath, A. O., Del Re, A. C., Fluckiger, C., and Symonds, D. (2011). Alliance in individual psychotherapy. *Psychotherapy, 48*(1), 9–16.
10. Barber, J. P., Muran, J. C., McCarthy, K. S., and Keefe, J. R. (2013). Research on psychodynamic therapies, in Bergen and Garfield's *Handbook of Psychotherapy and Behavior Change*, 6th ed. (ed. M. J. Lambert). John Wiley & Sons, New York, pp. 443–494.
11. Lear, J. (2005). *Freud.* Routledge, New York.
12. Breuer, J., and Freud, S. (1894). On the psychical mechanism of hysterical phenomena: Preliminary communication, *in The Standard Edition of the Complete Psychological Works of Sigmund Freud (1893–1895), Studies on Hysteria,* Vol. II . Hogarth, London, p. 7.
13. Auchincloss, E. L., and Samberg, E. (1990). *Psychoanalytic Terms and Concepts.* Yale University Press, New Haven, p. 1.
14. Freud, S. (1915). On the history of the psycho-analytic movement, in *The Standard Edition of the Complete Psychological Works of Sigmund Freud (1914–1916), Papers on Metapsychology and Other Works*, Vol. XIV. Hogarth, London, p. 149.
15. Auchincloss, E. L., and Samberg, E. (1990). *Psychoanalytic Terms and Concepts.* Yale University Press, New Haven, pp. 199–201.
16. Cloninger, C. R. (2000). Biology of personality dimensions. *Current Opinion in Psychiatry, 13*(6), 611–616.
17. Widiger, T. A. (2005). Five factor model of personality disorder: Integrating science and practice. *Journal of Research in Personality, 39*(1), 67–83.
18. Cabaniss, D. L., Cherry, S., Graver, R. L., and Schwartz, A. (2013). *Psychodynamic Formulation.* Wiley Blackwell, Oxford.
19. Kandel, E. R. (1998). A new intellectual framework for psychiatry. *American Journal of Psychiatry, 155*(4), 457–469.

20. Bagot, R. C., and Meaney, M. J. (2010). Epigenetics and the biological basis of gene X environment interactions. *Journal of the American Academy of Child & Adolescent Psychiatry, 49*(8), 752–771.
21. Duncan, L. E., and Keller, M. C. (2011). A critical review of the first 10 years of candidate gene-by-environment interaction research in psychiatry. *American Journal of Psychiatry, 168*(10), 1041–1049.
22. Champagne, F. (2008). Epigenetic mechanisms and the transgenerational effects of maternal care. *Frontiers in Neuroendocrinology, 29*(3), 386–397.
23. Suderman, M., McGowan, P. O., Sasaki, A., et al. (2012). Conserved epigenetic sensitivity to early life experience in the rat and human hippocampus. *Proceedings of the National Acadacdemy of Sciences USA, 109*(Suppl. 2), 17266–17272.
24. Protopopescu, X., and Gerber, A. J. (2013). Bridging the gap between neuroscientific and psychodynamic models in child and adolescent psychiatry. *Child Adolescent Psychiatric Clinics of North America, 22,* 1–31.
25. Beutel, M. E., Stark, R., Pan, H., Silbersweig, D., and Dietrich, S. (2010). Changes of brain activation pre-post short-term psychodynamic inpatient psychotherapy: An fMRI study of panic disorder patients. *Psychiatry Research, 184*(2), 96–104.
26. deGreck, M., Scheidt, L., Bolter, A. F., et al. Multimodal psychodynamic psychotherapy induces normalization of reward related activity in somatoform disorder. *World Journal of Biological Psychiatry, 12*(4), 293–308.
27. Buchheim, A., Viviani, R., Kessler, H., et al. (2012). Changes in prefrontal-limbic function in major depression after 15 months of long-term psychotherapy. *PLoS ONE, 7*(3): e33745. doi: 10.1371/journal.pone.0033745
28. Beauregard, M. (2014). Functional neuroimaging studies of the effects of psychotherapy. *Dialogues in Clinical Neuroscience, 16*(1), 75–81.
29. Stahl, S. (2012). Psychotherapy as an epigenetic 'drug': Psychiatric therapeutics target symptoms linked to malfunctioning brain circuits with psychotherapy as well as drugs. *Journal of Clinical Pharmacy and Therapeutics, 37,* 249–253.
30. Perroud, N., Salzmann, A., Prada, P., et al. (2013). Response to psychotherapy in borderline personality disorder and methylation status of the BDNF gene. *Translational Psychiatry, 3*(1) e207. doi: 10.1038/tp.2012.140
31. Yehuda, R., Daskalakis, N. P., Desarnaud, F., et al. (2013). Epigenetic biomarkers as predictors and correlates of symptom improvement following psychotherapy in combat

veterans. *Frontiers in Psychiatry, 4*(118). doi: 10.3389/fpsyt.2013.00118

32. Cozolino, L. (2010). *The Neuroscience of Psychotherapy: Healing the Social Brain.* Norton, New York.
33. Barsaglini, A. (2014). The effects of psychotherapy on brain function: A systematic and critical review. *Progress in Neurobiology, 114,* 1-14.
34. Meaney, M. J. (2001). Maternal care, gene expression, and the transmission of individual differences in stress reactivity across generations. *Annual Review of Neuroscience, 24,* 1161-1192.

한국 문화를 바탕으로 한 주석

제2장은 정신역동적 정신치료가 어떻게 해서 효과를 나타내는지를 대략 설명하는 장입니다. 사실 제2장에서 말하는 것이 정신치료의 모든 것을 함축하고 있다고 볼 수 있습니다.

첫 번째로 공통 요인의 역할이라고 큰 제목을 붙였는데 모든 치료에서 공통으로 바탕이 되어야 하는 가장 기본적인 자세를 설명한 것이라 보면 되겠습니다. 이것을 좀 더 간편하게 설명한 사람은 Carl Rogers인데 그는 정신치료자의 자세를 세 가지로 압축하였습니다. 이 세 가지가 유용한 이유는 실제로 정신치료자가 모든 이론을 머릿속에 넣고 환자를 대하기란 힘들기 때문입니다. 특히 초보자의 경우, 다른 이론은 다 잊어버린다 해도 다음과 같은 세 가지 자세만 견지한다면 치료는 우려를 딛고 의외로 잘 진행될 수 있습니다.

1. congruence(일관성), 또는 genuineness(진실함)입니다. 이것은 치료자의 언행일치, 순수함 등을 말하는 것인데 치료자의 말과 태도가 일관성 있고 진실하여야 한다는 것입니다. 치료자가 그렇다는 것을 환자가 이해해야 안심하고 자신의 문제를 치료자와 같이 들여다볼 수 있으므로 꼭 필요한 치료자의 덕목입니다.
2. unconditional positive regard(무조건적인 긍정적 존중)입니다. 말 그대로 조건이 붙지 않은 무조건의 긍정적인 존중입니다. 예를 들어, 어린아이가 가게에서 빵을 훔친 경우를 생각해 봅시다. 엄한 주인이라면 "어린놈이 싹수가 노랗다"며 경찰에 신고하여 혼을 내 줘서 다시는 그런 일을 못하게 하겠다고 다짐할 것입니다. 물론 아주 틀린 생각은 아닐 겁니다. 하지만 그 아이의 할머니라면 다르게 반

응할 것입니다. "잘못한 것은 사실인데 애가 오죽이나 배가 고팠으면 빵을 훔쳤을까?"라며 측은지심(惻隱之心)을 보일 것입니다. 〈레미제라블〉에서 나오는 장발장 얘기가 연상됩니다. 신부님은 은 촛대를 훔친 장발장을 보고 경찰에게 내가 준 것이라고 말합니다. 이때 장발장은 생전 처음 자신을 옹호해 주는 사람을 만났고 그 신부님의 태도에 크게 감동하여 새사람으로 거듭났습니다. 회심(回心: conversion) 또는 회개의 순간입니다.

3. empathic understanding(공감적 이해)입니다. 말 그대로 이해해 주는데 공감적으로 환자의 마음을 그대로 같이 느끼면서 이해하는 겁니다.

반복하지만 이러한 세 가지 자세만 잊지 않고 유지한다면 결코 치료는 실패하지 않습니다.

두 번째로는 기본적 이론인 무의식을 의식으로 만들기입니다. 이것은 Sigmund Freud가 처음 이론을 만들 때 사용한 것인데, 과거에 자기도 모르게 형성된 어린 시절의 무의식, 즉 어린 시절에 익혔던 사고방식이나 행동, 느낌을 무의식적으로 발휘하여 어른이 된 지금에도 무의식적으로 작동시킵니다. 그런데 어린아이 때는 그것이 가장 타당하였지만 어른이 된 지금 상황에서 어른이 어린아이의 생각과 행동과 느낌을 갖게 되니 그것은 상당히 유치하고 병적인 것입니다. 그래서 무의식을 의식화시키면 현재 어른이 된 상태에서 자신이 하는 행동과 생각과 느낌을 어른의 관점에서 다시 한번 판단할 수 있습니다. 그러면 한 발자국 떨어진 입장에서 자신의 문제를 보게 되고 유치한 방향으로 행동하던 것을 바꿀 수가 있습니다. 이것은 성경에도 나오는 얘기입니다. 사랑에 대한 묘사로 유명한 고린도전서 13장을 보면 기독교의 근본인 사랑에 대한 자세한 지침과 설명이 끝난 후 11절에 얼핏 보면 생뚱맞을지도 모르게 "내가 어렸을 때에는 말하는 것이 어린아이와 같고 깨닫는 것이 어린아이와 같고, 생각하는 것이 어린아이와 같다가 장성한 사람이 되어서는 어린아이의 일을 버렸노라"는 말이 나옵니다. 무심코 읽을 때는 너무 당연한 말이라 '귀중한 성경에 이런 말이 쓸데없이 왜 나오나?' 하며 깊이 생각하지 않고 넘어가는 부분이지만 사도 바울은 자신의 체험을 이렇게 표현한 것입니다. 성경이 은유가 많아 이해하기 어렵다는 말이 있지만, 이 구절은 은유가 아니라 너무 당연한 일을 직접적으로 표현한 것입니다. 다만, 이렇게 노골적인 표현일지라도 그 말을 알아듣지 못하면 아무 소용이 없습니다. 이 말은 머리로 이해하려는 사람보다는 직접 경험한 사람끼리만 알 수 있는 신앙의 경험이기도 합니다. 그래서 무의식을 의식으로 만드는 것 하나만으로도 치료 효과가 있다고 말할 수 있습니다. 이것은 우리가 스트레스를 받았을 때 감정을 명명화(naming)하는 것만으로도 그 스트레스를 쉽게 다룰 수 있는 것과 비슷합니다. 우리가 느끼지 못했던 감정을 의식으로 올려서, 예를 들어 '아! 이런 것이 내가 힘들었던 거구나'라고 깨닫게 되면 그것을 다룰 능력이 생기게 됩니다. 또는 치료자가 환자의 무의식적인 것을 지적할 수도 있습니다. "아! 힘들었겠구나." "그때 화가 났었겠구나."라고 치료자가 지적하면 환자는 "그래! 내가 그때 화가 났었지." 하면서 새로운 시각으로 자기도 그동안 명확하게 몰랐던 생각이나 느낌을 재평가하게 됩니다. 이런 것들이 치료자가 환자를 도와주는 좋은 방법의 하나입니다.

여기에서 또 인상적인 것은, 첫째 "왜 무의식적인 생각과 느낌을 인식하는 것이 치료적인가?"라는 질문에 대한 답으로 종기를 절개하는 것을 예로 들었습니다. 소암 선생께서도 고름을 빼낸다는 비유를 자주 하셨었는데, 속에 갇혀 있던 고름을 배출해 마음을 청소한다는 것입니다. 즉, 어렸을 때 맺혀 있던 분노, 화를 배출하는 것을 고름을 짜내는 것이라고 표현했습니다. 그래서 고름을 짜내고 고름의 뿌리까지 뽑아야 새살이 돋아난다고 이야기하셨습니다. 이것은 치료 방법 중에 상당히 중요한 방법이고 이것만으로도 치료가 많이 됩니다. 그런데 신기하게도 Cabaniss 역시 종기 절개라는 표현을 했습니다. Cabaniss가 한국에 왔을 때 제가 "내가 당신의 lancing the abcess라는 표현을 보고, 우리도 평소에 그런 말을 사용하는데 당신의 표현과 너무나 똑같아서 이 책에 관심을 갖게 되었다."라고 하니 자기도 자기가 지어낸 말이 아니라 과거에 서양에서도 이미 다른 사람들이 사용하던 말이라고 답을 하였습니다. 이런 것을 보면 진리는 동서고금을 막론하고 똑같다는 생각이 듭니다. 예를 들어, '사랑에 빠졌을 때는 남녀노소, 동서고금을 불문하고 입에서 나오는 대사는 똑같다'는 것과 비슷하다고 볼 수 있습니다. 로미오와 줄리엣이든 성춘향과 이몽룡이든 같은 내용의 대사를 말합니다. 어쨌든 고름을 짜내는 것은 속에 있는 것을 드러내는 것이고 단순히 말로만 드러내는 것보다 감정까지 다 드러내는 것이 효과적입니다. 이것을 '제반응(abreaction)'이라고 하는데, 정신역동에서는 이런 제반응을 잘 다룹니다.

그런데 안구운동 민감소실 및 재처리(Eye Movement Desensitization and Reprocessing: EMDR) 같은 치료에서는 제반응이 나타날 때 상당히 조심하라 하고 다루기를 어려워합니다. 왜냐하면 서양의 EMDR 치료자 중에는 정신역동에 관한 탄탄한 기초가 없이 하는 사람들이 많기 때문에 그런 치료자들은 제반응을 잘 다루지 못합니다. 그래서 한국에서는 정신역동을 어느 정도 익힌 사람만이 수련을 받도록 한국식으로 EMDR의 수련 자격을 정한 바도 있습니다. 어느 경우든 이 제반응은 상당히 치료적이고 처음 경험하는 환자는 엄청난 충격의 경험을 하게 됩니다. 이때 그 분위기가 긍정적이라면 환자들은 새로운 세계를 경험하게 되는 것입니다. 고통 속에서 밤새도록 기도하며 하나님을 저주하던 성직자가 새벽에 하나님의 은혜를 경험하는 것과 비슷한 현상입니다. 어떤 성직자는 밤새워 기도하고 새벽에 밖에 나와 보니 하늘의 달이 어제 보던 달이 아니고 나무의 잎도 어제 보던 잎이 아니라는 표현을 합니다. 이러한 경험을 한 사람만이 그 경지를 알고 경험을 해 보지 못한 사람은 아무리 책을 읽어도 결코 알 수 없습니다. 그래서 이런 현상을 기독교에서는 신앙의 비밀이라고 합니다.

두 번째 예를 든 것도 우리가 평소에 해 오던 말과 거의 비슷한 얘기입니다. 예를 들어, 밤에 도깨비가 나타났는데, 낮에 알고 보니 몽당 빗자루였더라는 옛날 이야기가 있습니다. 어두웠을 때는 모호함 때문에 그 모호함이 불안을 가중시켜 더 불안하게 만듭니다. 하지만 명확하게 그것을 봤을 때, 즉 대낮에 그것이 몽당 빗자루였음을 알게 되면 어두워졌을 때 다시 그것을 봐도 그것이 귀신이 아니라 몽당 빗자루라는 것을 이해해서 더는 두려워하지 않게 되는 것과 마찬가지입니다.

마지막으로, 약해진 자아기능을 지지하는 것이 도움이 된다는 것은 자아기능이 약할 때 치료자가 도와주는 겁니다. 자아기능이라는 말이 모호하게 사용되는 경우가 많습니다. Cabaniss는 자아기능을 자기(self), 관계(relationship), 적응하기(adaptation), 인지(cognition), 일과 놀이(wok and play) 등 다섯 가지 영역으로 간략히 정의했고 이것은 나중에 상세히 설명할 예정입니다. 지지해 준다는 것은, 예를 들어 6·25 때 북이 쳐들어왔을 때, 연합군이 도와주어서 이길 수 있게 된 상황과 비슷합니다. 그리고 치료자의 자아기능을 빌려 온다는 표현은 정신치료 상황에서 환자가 치료자의 태도나 행동을 보고 실제 생활에서 치료자의 모습을 떠올리며 과거와는 다른 대처를 하여 어려움을 극복하는 것입니다. 그래서 많은 환자는 치료자를 동일시하여 치료자의 생각이나 행동, 판단 같은 것들을 보고 배우게 됩니다. 그러면 환자는 어려움이 생겼을 때 "우리 선생님이라면 이럴 땐 어떻게 판단하실까?"라는 생각을 하면서 치료자의 자아기능을 빌려 올 수 있다는 것입니다. 치료자-환자 관계가 중요하게 사용되는 이유가 바로 그런 것들입니다. 따라서 치료자의 성숙한 기능을 내재화하면 연합군인 치료자로부터 지원을 받는 상태로 발전하게 되므로 과거에 자기가 갖고 있었던 능력보다 훨씬 나은 판단을 하게 된다는 얘기입니다.

다음으로는 재활성화에 관한 이야기가 나옵니다. 정신치료를 다른 말로 표현하면 재교육(re-education) 또는 사후 교육(after education)이라고 이야기합니다. Sigmund Freud가 그렇게 얘기했고, 소암 선생께서는 "정신치료는 자라지 못한 환자가 제대로 자라도록 도와주는 것이다"라는 이야기를 합니다. 보통 부모는 환자가 잘 안 자랄 때 논에 벼가 잘 자라지 않는다고 벼를 잡아 뽑는 식의 실수를 합니다. 그러나 그렇게 강제로 뽑게 되면 벼는 결국 죽고 맙니다. 따라서 치료자는 물을 주고 햇볕을 받게 하여 벼가 잘 자라도록 기다려 주고 해충이 있을 때는 그것을 막아 주며 벼가 스스로 잘 자라도록 돌봐 주는 역할을 해야 합니다.

Eric Kandel의 신경가소성에 대한 설명 중 신경세포가 생물학적 변화를 일으킬 수 있다는 사실은 정신치료에 있어서 굉장히 고무적인 발견입니다. 즉, 어떤 특정한 환경에서 신경회로의 변화가 유발되는 조건을 만들고 시냅스를 변화시킬 수 있는 수준으로 회복될 수 있다고 증명한 사실은 그동안 정신치료자들이 환자들에게 정신치료의 효과를 설명할 때 어려웠던 점을 해소하게 해 주는 큰 역할을 합니다. 이와 비슷하게 소암 선생은 “마음속에 있는 어린 애를 자라도록 하는 것이 정신치료”라고 하였습니다. 앞에서 환자를 이끌어 나가는 것이 아니라 뒤에서 환자를 따라가며 ‘앞에 낭떠러지가 있다’ ‘벽이 있다’는 것을 알려 주면서 환자 스스로 갈 수 있도록 도와주는 겁니다. 자전거를 처음 배우는 사람에게 처음엔 뒤에서 잡아 주다가 나중에 잘 타게 되면 자전거를 놓아 주며 혼자서 탈 수 있게 하는 것과 비슷합니다. 신경세포가 재생될 수 있다는 점은 정신치료자들에게는 큰 희망을 줍니다.

또 치료자와의 관계가 중요한 이유는 자기존중감(self esteem)이 올라가기 때문입니다. 정신치료에서는 다음과 같은 유명한 말들이 있습니다. ‘내가 감히 한 사람 앞에서 마음 놓고 숨을 쉴 수 있다’는 안정감, 그리고 ‘나를 돌봐 주는 사람이 있다’는 것을 경험하게 되면 자기존중감이 올라가게 됩니다. 내가 이렇게 존중받을 수 있는 사람이라는 것을 알게 되고 그 사실에 힘을 받아 자기 자신을 더 발전시킬 수 있습니다. 치료자와의 관계를 통해서 다른 사람과 관계 맺는 것을 연습할 수 있고, 또한 치료자의 대처방식을 배워서 활용할 수도 있습니다. 이런 것들이 정신치료의 대부분을 차지합니다. 현대 기독교 음악(CCM)에서도 ‘당신은 사랑받기 위해 태어난 사람’이라는 노랫말이 있습니다. 이 가사 또한 자기존중감을 올려 줍니다.

제**2**부

평가

서론

주요 개념

정신역동적 정신치료의 기본 4단계가 있다.

- 평가
- 시작하기
- 중간
- 끝내기

정신역동적 정신치료의 평가 단계에는 다음과 같은 두 가지 주요 목표가 있다.

- 사례를 공식화(formulation)하고 치료 권고를 만들기 위해 환자에 대한 정보를 수집하기
- 환자와 연결을 맺고, 치료의 강도를 설정하기

정신역동적 정신치료는 다음과 같은 기본 4단계로 구성된다.

단계	목표
평가	급성적 문제와 기능의 지속적인 패턴을 평가하기, 과거력 조사하기, 초기 공식화를 구성하기, 치료적 권고하기를 포함한다.
시작하기	치료의 시작: 틀을 만들기, 동맹을 발달시키기, 목표를 설정하기, 환자가 치료를 사용하는 방법을 배우도록 돕는 것을 포함한다. 때때로 도입기라고 부르기도 한다.
중간	치료의 주요 작업 시기: 환자와 치료자는 함께 작업해 나가며 치료 목표를 이뤄 간다. 때때로 중기라고 부르기도 한다.
끝내기	치료를 끝내기: 목표를 공고히 하기, 치료를 재검토하기, 지금까지의 변화와 앞으로 발달 가능성에 대해 현실적으로 평가하기, 필요할 경우 미래 치료에 대해 계획하며 마무리 짓는다. 때때로 종결기라고 부르기도 한다.

이 매뉴얼은 치료의 모든 단계를 다룰 것이다. 여기에서 우리는 평가부터 시작한다.

환자를 최선으로 돕기 위해, 우리는 환자가 가지고 오는 문제들과 그들의 마음이 특징적으로 작동하는 방식에 대해 가능한 한 많이 이해할 필요가 있다. 이것이 평가 단계에서 해야 할 일이다. 제3장은 환자가 당신에게 편안하고 정서적으로 안정감을 느끼게 하여 자유롭고 솔직하게 말할 수 있도록 격려하면서 어떻게 과거력을 조사하는지에 대해 가르칠 것이다. 제4장은 방어기제와 같은 기능을 평가하는 것에 초점을 맞추고 있다. 제5장에서 당신은 당신과 당신의 환자가 정신역동적 정신치료에서 특정한 목표를 세울 수 있도록 도와주는 초기 공식화를 만드는 것에 대해 알게 될 것이다. 마지막으로 제6장에서는 정신역동적 정신치료의 일반적인 적응증에 대한 설명을 통해, 당신은 어떤 환자가 이러한 치료를 통하여 가장 도움을 많이 받을 수 있을지 분명하게 알 수 있을 것이다.

제**3**장

안전한 장소를 만들고 평가를 수행하기

주요 개념

모든 정신역동적 정신치료는 평가와 함께 시작한다. 치료 유형과 치료 설정에 따라서 이것은 1회에서 4회까지의 치료 시간(session)이 걸린다. 이 단계 동안 치료자는 다음과 같이 해야 한다.

- 환자가 이야기를 시작할 수 있도록 안전한 환경을 만든다.
- 개방형 질문으로 물어서 환자의 주소(chief complaint)를 밝혀낸다.
- 발달력뿐만 아니라 현 병력 및 정신과적 과거력을 철저하게 조사한다.
- 다음 사항들을 평가한다.
  - 『정신장애의 진단과 통계 편람(Diagnostic and Statistical Manual of Mental Disorders: DSM)』에 기반한 진단명, 주소 및 현재 증상들
  - 강점과 약점을 포함한 기능의 영역들
  - 성찰 능력과 심리적 마음가짐
  - 동기와 자원들

3차 의료 기관에서 근무 중인 심장중재술 전문의(interventional cardiologist) Dr Z는 그날 첫 혈관조영술을 준비하고 있었다. 첫 환자였던 Mr A는 1차 의원에서 '전형적인 협심증'을 진단받고 왔다. Dr Z는 "안녕하세요, Mr A." 하고 인사하며 "어떠세요?"라고 물었다. Mr A는 "좋아요."라고 대답했다. "항상 복통이 지속되는 것만 빼면 말이죠." "항상이요?" Dr Z가 물었다. "어디 계속 들어 봅시다." 환자는 혈관조영술을 위해 '보내졌는데', Dr Z는 진단에 대해 회의적이 되었고 예정되었던 '중재술'을 앞두고 다시 평가하기 시작하였다.

정신역동적 정신치료에서도 같은 일들이 벌어진다. 옛 속담에 '만약 당신이 목수라면, 모든 것이 못으로 보인다'는 말이 있다. 우리는 정신역동적 정신치료자이지만 정신역동적 정신치료가 항상 알맞은 치료라고 생각하지 말아야 한다는 것이다. 우리가 모든 환자를 볼 때마다 꼭 해야 하는 첫 번째 일은 환자를 충분히 평가해서 알맞은 치료를 받도록 하는 것이다. 비록 당신이 정신역동적 정신치료 때문에 '보내진' 환자를 봐야 하는 수련생일지라도 자세한 정보에 의한 권고를 하기 위하여 당신은 평가를 해야만 한다.

오랫동안 주간지인 『New Yorker』 풍자만화에서는 정신치료자가 수동적이며 환자가 말할 때까지 기다리는 것으로 묘사해 왔다. 결코 틀린 것은 아니다. 평가 단계를 시작할 때, 두 가지 중요한 작업을 해야 한다. 첫 번째는 환자가 편안하게 느껴서 매우 사적인 것들까지도 이야기할 수 있도록 환경을 만드는 것이다. 두 번째는 다음과 같은 사항을 밝혀내는 것이다.

- 이 사람이 어떤 사람인가?
- 이 사람이 하필이면 왜 지금 도움을 받으려고 왔는가?

말하기에 안전한 장소 만들기

환자가 안전하고, 자기 이야기를 들어 주며, 비판단적인 분위기에서 이해받고 있다고 느낄 수 있도록 도와주는 것을 **품어 주는 환경(holding environment)**을 제공한다고 말한다[1, 2]. 치료적 관계에서 품어 주는 환경을 제공하는 것은 환자가 위험이 없고, 안전하고, 신뢰할 수 있는 기분을 느낄 수 있도록 돕는 것이다. 이것은 환자와 치료자 사이의 **치료적 동맹**을 위한 기초적인 배경 작업이 된다(제9장 참조).

우리는 다음과 같은 여러 가지 방법으로 안전한 환경을 만들 수 있다.

공감적이고 비판단적인 태도 취하기

앞으로 제3부에서 다루겠지만, 각 환자에게 '공감적이고 비판단적인 태도(empathic, non-judgmental stance)'를 가지고 접근하는 것은 안전한 장소를 만드는 열쇠가 된다. 이 중에는 개방형 질문으로 시작하여 환자가 치료받으러 오게 된 문제에 대해 이야기하도록 격려하는 것도 포함된다. 비록 환자에 대해 알아야 할 것들이 많을지라도, 초기 치료 시간을 시작할 때는 환자가 잠시 동안(45~50분 치료 시간 중 5~10분 정도) 먼저 이야기할 수 있도록 해서 환자의 주소(chief complaint)가 무엇인지 제대로 이해할 필요가 있다. 여기서는 아무리 개인적인 내용이라도 괜찮다. 어떤 환자는 자신의 성적인 관계에서부터 가장 깊은 두려움에 대해서까지 자유롭게 이야기할 것이다. 또 다른 환자는 수치심을 느끼거나, 비판을 받을까 봐 두려워하거나, 사람들에 대한 불신 문제 때문에 말하기를 더 어려워할 수도 있다. 이 때문에 주의 깊게 들으면서, 가장 비판단적인 톤의 목소리로 적절한 질문을 해야 한다. 어떤 환자들은 치료자가 아무리 노력해도 여전히 긴장하고 불편해하기도 한다. 이때는 환자가 불편해하는 것을 다루면서 줄여 주기도 하겠지만, 이들이 느끼는 불안은 환자가 어떤 사람인지 알려 주는 중요한 정보임을 기억해야 한다.

치료자 저는 Dr Y에게서 당신이 클리닉으로 올 거라고 전해 들었습니다만, 저는 당신이 오늘 무엇 때문에 여기에 오게 되었는지는 잘 알지 못합니다. 제게 이것에 대해 말해 주시겠어요?

Ms B 음, 제 남자 친구 때문이에요. 우린 결혼할 예정이었는데 미뤄졌어요. 전 며칠 동안 계속 울었죠. 전 제 인생을 망쳐 버렸다고 생각하고 있어요. 전 그것에 대해 거의 말을 할 수가 없어요.

치료자 아주 화가 나셨겠네요. 무슨 일이 있었는지 좀 더 이야기해 주시겠어요?

Ms B 참 창피한 일이에요. 전 정말 형편없는 사람이거든요. 3주 전 즈음에 제가 술을 많이 마시고 다른 사람과 잠자리를 가졌는데 그이가 알아 버렸어요. 전 그 이후로 제 정신이 아니에요. 선생님도 절 형편없는 사람이라고 생각하실 거예요.

치료자 이렇게 이야기 꺼내기 참 힘드셨을 겁니다. 하지만 당신을 그토록 속상하게 만든 사실 때문에 오늘 제게 오신 거죠. 전 단지 무슨 일이 있었는지 듣고 싶습니다. 그래야 제가 당신으로 하여금 느낌이 개선되도록, 그리고 당신이 상황을 이해하도록 최선의 도움을 줄 수 있습니다. 이제 처음부터 시작하죠. 언제 결혼할 예정이었죠?

따스함과 관심이 중요하다. 전체 이야기를 듣는 것은 당신의 관심을 환자에게 전달해 주는 것이고 환자가 충분히 안전하게 느껴서 가장 어려운 이야기라도 치료자에게 말할 수 있게 할 것이다.

환자의 신체적 편안함에 신경쓰기

환자가 이야기하기에 깨끗하고 조용한 장소를 제공하는 것은 매우 중요하다. 편안한 의자를 충분히 가까운 거리에 두어 대화를 격려하되 환자와 치료자가 서로 손이 닿을 정도로 너무 가깝지 않도록 하는 것이 필수적이다. 치료 중에 전화를 꺼 놓거나, 온열기를 조절하는 것은 환자가 안전하고 편안하다고 느낄 수 있게 하는 작은 제스처들이다.

비밀 유지를 보장하기

환자가 치료자와 하는 이야기들은 모두 비밀이라는 것을 확실히 해 주는 것이 환자가 안전하다고 느끼는 데 중요한 열쇠가 된다. 치료자는 이것을 분명히 전달하고 또한 치료 시간들 중간에 방해받지 않도록 한다.

이해한다는 것을 보여 주기

당신의 첫인상을 이야기를 잘 들어 주고, 정당함을 인정해 주고, 이해하였다고 환자들이 느끼게 하는 방식으로 단순히 전달하는 것만으로도 매우 치료적일 수 있다 (제9장 참조).

Mr C 그래서 지난 두 달 동안은 정말 힘들었어요. 정확히 무슨 일이 있었는지 말로 옮기는 것조차 힘들어요. 그렇지만 아내가 죽은 이후로 정말 끔찍했어요. 먹지도 않고 자지도 않고 그냥 배회하기만 했죠. 전 왜 일하러 돌아갈 수 없었는지 이유를 모르겠어요.

치료자 당신은 정말 우울했던 것 같네요. 그렇게 안 좋게 느낄 때는 일하러 가기 정말 힘들 거예요.

Mr C 그래요. 전 우울했죠. 맞아요. 제 누이는 저보고 계속 일하러 가라고 말했는데, 선생님 말씀이 맞아요. 그건 그렇게 쉬운 일이 아니에요.

틀과 경계선 설정하기

'좋은 울타리가 좋은 이웃을 만든다'는 속담이 있듯이, 이처럼 좋은 틀은 안전한 평가를 제공한다. 불투명함과 추측하기는 사람을 불안하게 만드는 반면, 개방성과 투명함은 안전하다고 느끼게 한다. 환자에게 치료자가 누구인지, 얼마나 오랫동안 이야기할지 그리고 지금은 정신치료에서 평가하는 단계라고 알려 주는 것은 환자가 면담하는 상황을 이해하도록 돕는다. 이에 대해서는 제8장에서 다룰 것이다.

전문적이고 철저히 하기

전문가적인 목소리의 톤으로 말하는 것은 환자로 하여금 안전하다고 느끼게 도울 것이다. 이것은 허물없지는 않으면서도 따뜻하다는 것을 의미한다. 이는 일방적인 관계임을 명심해야 한다. 목석 같지 않으면서 그렇게 하는 것이 바로 예술이다.

Mr D 그래요. 전 로체스터 근처 외곽에서 자랐어요.

치료자 오, 정말요? 저도요! 고등학교는 어디 나왔어요?

이런 반응은 너무 허물없는 것이다. 환자는 치료자가 어디 출신인지까지 알 필요는 없다.

Mr D 그래요. 전 로체스터 근처 외곽에서 자랐어요.

치료자 거기서 얼마 동안 살았나요? 언제 미니애폴리스로 이사하셨죠?

이런 반응은 허물없지 않으면서도 관심을 전달할 수 있다.

평가하기

당신은 안전한 장소를 만들어 주면서 동시에 환자를 평가한다. 비록 환자에게 속사포같이 질문들을 퍼붓고 싶지는 않겠지만, 처음 몇 번의 치료 시간 내에 당신은 환자의 현 병력, 과거력, 개인력/발달력에 대해 자세히 알고 싶을 것이다. 정신치료를 처방하는 것은—당신이 환자의 병력을 청취하고 진단을 내리기 전에는 이것이 적절한 치료인지 결정할 수 없다는 측면에서—다른 치료 방법을 처방하는 것과 똑같다. 또한 꼼꼼하게 평가를 하는 것은 환자에게 당신이 그들과 그들의 문제의 본질을 완전하게 이해하려고 하는 사려 깊은 임상가라고 안심시켜 주기 때문에 치료적 동맹을 형성하는 데 매우 좋은 방법이 된다(제9장 참조).

첫 치료 시간에, 당신이 평가를 어떻게 시작하게 될지에 대해 분명하게 이야기하라. 보통 당신이 환자에게 하는 첫 마디는 다음과 같다.

오늘 무엇 때문에 저를 만나러 여기에 오게 되셨는지 말씀해 주시겠어요?

이것은 환자들이 무엇 때문에 당신을 찾게 되었는지에 대해 당신이 관심을 갖고 있다는 것을 환자에게 알리는 것이다. 만약 환자들이 힘들어하고 있다면, 당장 급한 문제가 무엇인지 바로 탐색에 들어갈 수 있다. 만약 그리 급한 상황이 아니라면, 평가 단계 동안 적절한 틀을 설정하기 위해 다음과 같이 말할 수 있다.

Mr E, 오늘은 무엇 때문에 저를 찾아오시게 되었는지 이야기하는 것으로 시작하지요. 우리는 처음 몇 번 치료 시간 동안은 이것에 대해서 이야기하고 당신에 대해 더 잘 알 수 있게 할 만한 것들에 대해서도 이야기할 것입니다. 그러고 나서, 우리는 지금까지 이야기한 것들을 종합해서 주요 문제가 무엇인지 파악할 것이고, 마지막으로 우리는 어떤 치료를 할지에 대해서도 이야기할 수가 있을 것입니다.

이런 치료의 틀 작업은 환자가 초반 치료 시간들이 어떻게 진행되고 어떻게 참여하는지, 그리고 언제 당신의 치료적 권고들을 기대하게 되는지에 대해 이해하게 해 준다. 그렇다고 이것이 꼭 당신이 환자를 치료하게 될 것이라고 확정하는 것은 아니다. 아직 평가를 마친 것이 아니기 때문에 당신은 이 시점에서 어떤 치료를 하게 될지 약속해서는 안 된다.

평가하는 동안 개방형 질문을 활용하면 환자가 자신의 이야기를 말하는 데 도움이 된다. 다음 두 질문 사이의 차이점을 살펴보자.

당신은 우울한 적이 있습니까?

당신의 기분이 어땠는지 더 자세히 이야기해 주시겠습니까?

첫 번째 질문의 답변은 단순히 "네" 혹은 "아니요"가 되겠지만, 두 번째 질문은 환자가 구체적으로 묘사할 수 있게 해 준다. 개방형 질문은 환자가 자신이 겪고 있는 문제에 대해 자신의 말로 표현할 수 있게 한다. 이것은 당신에게 환자가 세상을 어떻게 바라보는지 그리고 자기 삶에서 일어나는 일들을 어떻게 해석하는지 이해하기 시작하는 기회가 된다. 보다시피, 개인적인 삶의 이야기들은 정신역동적 정신치료에서 중요하기 때문에, 그 사람이 당신을 보러 오게 된 사연은 아주 중요하게 귀 기울여야 할 첫 이야기이다. 또한 이런 식의 질문하기는 그 사람이 기분을 표현하기 쉽게 해 주는데, 이는 치료적 동맹을 구축하는 데 필수적이고 그 자체가 치료적이기도 하다. 폐쇄형 질문도 그 역할이 있겠지만, 가령 당신이 자세히("당신은 얼마나 많은 약을 먹었나요?" "그 사고는 언제 일어난 것이지요?") 알아야 할 필요가 있다면, 이 단계에서 반드시 개방형 질문으로 묻는 것이 필수적이다.

정신치료를 위해 환자를 평가할 때는 다음과 같이 많은 것을 살펴보아야 한다.

주소와 현재 증상들

당신이 해야 할 첫 번째 작업은 환자의 주소와 현재 증상을 면밀히 평가하는 것이다. 이것들은 환자가 당신을 보러 오게 된 이유이기 때문에, 가장 앞서 주의를 기울이는 것이 중요하다. 이것은 가령 응급 약물치료나 입원이 필요한지와 같이, 당신이 우선시할 목표들과 치료적 권고들을 이해하는 데 도움이 될 것이다. 환자가 당장 겪고 있는 문제들에 대해 먼저 이야기하는 것 또한 치료적 동맹을 구축하는 데 도움이 된다. 당신이 현재 증상들을 평가할 때, 어떠한 DSM 진단이 존재할지 판단하는 것에 대해서는 철저하게 확인해야 한다[3]. 정신치료를 받으러 오는 환자 중에는 기분장애와 불안장애가 가장 흔하다. 환자에게 문제를 일으킬 만한 신체 질환에 대한 것뿐만 아니라 약물남용에 대해서 묻는 것도 잊지 말아야 한다. 당신의 진단은 정신역동적 정신치료를 시작할지, 아니면 다른 종류의 치료를 하게 될지 결정하기 수월하게 해 준다. 정신역동적 정신치료는 많은 기분장애와 불안장애에 적합하지만(제6장 참조), DSM 진단 여부는 약물치료와 같은 또 다른 치료 또한 적합할 수 있다는 것을 의미한다. 환자가 적응적으로 기능하기에 능력이 부칠 정도로 심각한 증상이 있을 때는 적어도 초반에는 더 지지적인 자세가 필요할 수도 있다.

병력

다음과 같은 것들이 여기에 포함된다.

- **현 병력**—환자가 마지막으로 평상시의 정신적, 정서적 기능을 유지하던 때 이후부터 시작된 증상
- **증상들의 과거력**—과거 삽화 시의 증상들에 대한 자세한 기술
- **발달력/개인력**—초기 기질, 아동기 증상, 초기 관계 및 애착의 질, 교육 · 직업 및 현재와 관련된 과거력 등의 평가를 포함한다.

최선의 공식화(formulation)를 작성하고 가능한 치료적 권고를 하기 위하여, 당신은 치료 초기부터 과거력에 대해 분명하게 물어보아야 한다. 당연히 과거력과 관련된 자료가 치료 과정 중에 지속적으로 나온다는 사실에 주의를 기울여야 하고, 새롭게 발견되는 것들이 당신의 초기 진단(impressions)을 바꾸게 할 수 있다는 것도 허용해야 한다.

기능의 영역들

앞으로 제4장에서 더 자세히 다루기는 하겠지만, 환자 고유의 생각하고, 느끼고, 행동하는 방식(이전에는 이를 자아기능이라고 불렀다)을 평가하는 것 또한 치료를 결정하는 데 있어서 필수적이다. 우리는 환자가 치료자와 관계를 형성할 수 있는지, 감정을 관리할 수 있는지, 현실을 정확하게 지각할 수 있는지, 충동을 통제할 수 있는지 그리고 만족(gratification)을 지연시킬 수 있는지의 여부에 대해 알아야 한다. 또한 이 과정은 **도덕적 판단**—환자가 옳고 그름을 판단할 수 있는 능력—을 평가하는 것을 포함하고 있다(제4장 참조). 강점과 약점 모두를 평가하는 것을 잊지 말아야 한다. 우리는 사람들이 가지고 있는 약점들을 돕는 데 관심이 있지만, 치료하면서 우리를 돕는 것은 바로 강점의 영역이다. 만약 정신역동적 정신치료를 하게 된다면, 이 기능의 영역들 평가는 우리가 주로 드러내기 자세를 견지할지 혹은 지지하기 자세를 견지할지 결정하는 것을 안내해 줄 것이다.

성찰 능력

사람들이 그들의 행동, 공상, 타인과의 관계에 대해 생각을 시작하려면 그들은 자신을 비판적으로 보기 위하여 그들의 즉각적인(immediate) 생각에서 '밖으로 물러날(step outside)' 수 있어야 한다. 평가 단계에서 이러한 **성찰 능력(reflective capacity)**을 파악하는 것 역시 매우 중요하다. 환자에게 자신과 자신의 행동에 대해 비판적으로 생각하도록 요구하는 질문들은 당신이 그들의 자기성찰 능력을 가늠하는 데 도움을 줄 것이다.

여기에 몇 가지 예가 있다.

> 다른 사람에게 당신을 어떻게 설명하시겠습니까?
>
> 당신의 파트너가 당신을 어떻게 설명할 것이라고 생각하십니까?
>
> 관계 속에서 당신에게 가장 쉽거나 어려운 것들은 무엇이라고 생각하십니까?

이러한 질문들이 환자가 자발적으로 말하고 있는 것들로부터 조직적으로 이어질 경우 더욱 효과적이다. 다음의 예를 생각해 보자.

Ms F는 남편과 계속 싸워 왔다며 정신치료를 받으러 왔다. 환자는 남편이 무뚝뚝하고 지지적이지 못하다고 말했다. 한 가지 예로, 자신이 매우 중요하게 여기는 최근의 아마추어 연주회에 남편이 오지 않았다는 것이다. 당신은 이야기를 들으면서 혹시 그녀가 부부가 겪는 어려움에 문제를 제공하는지 궁금해졌다. 당신은 Ms F의 자기성찰 능력을 알아보기 위해 이것에 대해 물어보기로 했다.

당신은 다음과 같이 말한다.

당신과 당신의 남편이 힘든 시간을 보내고 있는 것 같군요. 또 남편이 지지적이지 못한 부분 때문에 당신이 많이 화가 나셨고요. 두 분의 관계를 좀 더 잘 이해하기 위해 혹시 당신이 두 분이 겪고 계신 문제에 원인을 제공할 가능성은 없는지 돌이켜 생각해 보실 수 있는지 궁금합니다.

만약 환자가 편협한 자기성찰 능력을 가졌을 경우 이렇게 말할 수 있다.

절대 아니에요. 다 남편 잘못이에요. 그이는 정말 못됐어요.

또 한편으로 어느 정도 성찰 능력을 갖고 있는 환자라면 이렇게 말할 수 있다.

생각해 보니……, 제가 너무 화가 나서 남편에게 아주 차갑게 대했던 것 같아요. 그래서 그이가 지지적이지 않았던 것 같기도 해요.

성찰할 수 있는 능력은 치료와 치료자와의 관계에 대해 생각할 수 있는 능력에 결정적이다. 많은 드러내기 기법에서 치료적 관계를 논의하는 것이 중요한 부분이므로 치료적 권고를 할 때도 환자의 이것을 파악하는 것이 중요하다. 당신은 치료 초기에 다음과 같은 간단하고 직설적인 질문들을 통해 이것을 평가하기 시작할 수 있다.

오늘 이곳에 오셔서 어떤 경험을 하셨나요?
이곳에 오시기 전에 제가 어떠할 것이라는 생각이나 기대가 있으셨나요?
경험해 보니 기대하셨던 것과 어떤 차이가 있으신가요?

만약 환자가 이전에 정신치료를 받은 적이 있다면, 이전 치료자에 대한 것과 현 치료자와 이야기하는 것이 과거에 경험한 것과 얼마나 비슷하거나 다른지 물어보는 것을 주저하지 말아야 한다.

심리적 마음가짐

정신역동적 정신치료를 받는 누군가를 평가할 때 중요하게 이해해야 할 성찰 능력의 특정한 측면은 바로 **심리적 마음가짐(psychological mindedness)**이다. 어떤 사람들은 자신의 마음 상태에 대해 무의식적인 요소가 있다는 것을 개념화할 수 있지만, 그렇지 못한 사람들도 있다. 어떤 사람은 이런 식으로 생각하는 법을 배울 수도 있지만, 그렇지 못한 사람들도 있다. 환자가 자신의 마음에 대해 어떻게 생각하는지 그 방식을 우리가 평가하는 것은 어떤 종류의 정신치료가 가장 적절한지 결정하는 데 필수적이다. 다음과 같이 평가 단계 동안 **시험적 해석(trial interpretation)**을 해 보는 것이 이것을 평가하는 데 크게 도움이 될 수 있다.

> 34세 남성이 한 여성과 관계를 맺는 데 어려움이 있어 내원하였다. 평가 단계 중에, 환자가 8세 때 부모가 이혼했다는 것을 밝혔다. 더 논의한 후, 치료자는 환자 가족에게 일어난 일이 환자가 성인이 되어서 관계를 맺는 것에 어려움을 겪게 만드는지 물어보았다.

심리적 마음가짐이 된 사람의 경우 다음과 같이 말할 수 있다.

> 아, 네. 저는 이미 알고 있었지만 이 일을 어떻게 해결할 수 있을지 모르겠어요.

아니면,

> 흠, 두 개를 연결해서 생각해 본 적은 없지만 흥미롭네요.

또는

> 다른 사람에게는 사실일 수 있다고 생각하지만 제 경우에는 아닌 것 같아요.

드러내기 기법은 그가 부모들의 관계에 대해 가지고 있는 느낌이 그 자신의 관계 수행 능력에 영향을 끼치는 방식을 더 깊이 이해하도록 도울 가능성이 높다. 반대로, 심리적 마음가짐이 없는(non-psychologically minded) 사람인 경우 이렇게 말 할 수 있다.

> 두 분의 사이가 저랑 무슨 상관이 있죠? 전 단지 제게 맞는 여자를 찾지 못했을 뿐이에요.

아니면,

> 두 분은 단지 사이가 안 좋았어요. 그게 제 상황하고는 관련이 없다고 보는데요.

지지적 기법(supportive technique)은 이러한 사람이 그가 좌절하는 상황을 이해하도록 도울 수 있는데, 이렇게 하면 사람들과 만날 때 새로운 방법을 사용할 수 있게 된다.

평가하는 동안에 심리적 마음가짐을 파악하는 것이 환자에게 가장 적합한 치료 기법을 결정하는 데 있어서 매우 중요하다.

문제의 우선순위 정하기

응급실에서 중증도 분류 간호사(triage nurse)와 같이, 치료자는 환자의 문제가 무엇인지뿐만 아니라, 가장 긴급한 게 무엇인지 알아야 한다. 예를 들어, 환자가 공황장애가 있으면서 자살할 가능성이 있다면 안전 문제가 최우선 순위이다. 일반적으로, 잠재적 폭력성(자신 혹은 타인에 대해)은 가장 우선시되는 문제이다. 또한 환자 스스로가 가장 중요하다고 느끼는 것들이 무엇인지를 평가하는 것도 중요하다. 우리는 제7장에서 목표 설정에 대해 좀 더 광범위하게 논의할 것이다.

치료에 대한 동기 부여

흔히 정신역동적 정신치료는 어떤 환자에게는 최선의 치료라고 생각할 수 있지만, 만약에 환자가 다르게 생각하고 있다면 최선이 아닐 수도 있다. 우리는 환자에게 치료에 대해 어떻게 생각하는지 알아보기 위해 고안된 질문을 하여 치료에 대한 동기 부여(motivation)를 측정할 수 있다.

> 당신은 정신치료가 어떤 것이라고 생각하셨습니까?
> 당신은 얼마나 자주 오게 될 것이라고 생각하셨습니까?
> 당신은 정신치료가 당신에게 도움을 줄 것이라는 느낌이 드십니까?

자원과 사회적 기반

치료자는 반드시 환자의 문제와 내적 자원뿐만 아니라, 외적 자원 그리고 사회적 상황에 대해서 평가해야 한다. 예를 들어, 그 나라에 2개월 정도만 머무를 예정이라면 장기적인 정신역동적 정신치료에 좋은 대상자는 아니고, 직장 혹은 학자 보조금을 받는 학생이라면 아마도 차등제 의원(sliding-scale clinic)에서 치료를 받아야만 할 것이다.

어떤 환자에게는 한 종류 이상의 치료가 필요할 수 있다. 예컨대, 정신역동적 정신치료와 약물치료가 함께 필요할 수도 있다. 때때로 이런 치료는 순차적으로 시행될 수도 있고 어떤 때는 동시에 시행될 수도 있다. 이 부분에 대해서는 제15장에서 다룰 것이다.

이제 평가의 단계 준비는 다 설정됐으니, 제4장 **기능 평가하기**로 가 보도록 하자.

평가(the assessment)

- 주소와 현재 증상들(DSM 진단 포함)
- 병력
- 기능의 영역들–강점과 약점
- 성찰 능력과 심리적 마음가짐
- 동기 부여와 자원

권장 활동

당신은 다음에 소개되는 환자의 성찰 능력을 어떻게 평가하겠는가? 정신역동적 정신치료를 통해 도움을 받는 능력에 대해 어떻게 말할 수 있겠는가? 당신은 환자가 치료에 참여할 수 있도록 어떻게 말하겠는가?

1. Ms A

이 평가를 하는 데 시간이 얼마가 걸릴까요? 제 남편이 저를 데리고 왔어요—그이는 이걸 하든지 아니면 변호사를 찾아가든지 선택하라고 했어요. 그이는 마치 모든 것이 다 내 잘못이라고 해요. 제가 우리 관계를 망쳐 버리고 있는 것처럼 말이에요. 하지만 외도를 한 사람은 바로 그 사람이에요. 그래요. 저는 같이 사는 게 편치가 않아요. 그이도 마찬가지겠지요. 저는 우리가 단지 아이 때문에 함께 지내는 것이라고 생각해요—이제 아이들도 집을 떠났으니 우리는 남남이나 마찬가지잖아요. 어쨌든 이건 또 무슨 치료예요? 저는 미치지 않았어요—불안, 그래요, 저는 불안해요—하지만 제 어머니도 그랬는데 아버지가 어머니를 사랑하고 어머니의 불안을 잘 감당해 주셨기 때문에 두 분은 꽤 잘 지내셨어요. 제 남편은 저를 사랑하지 않아요. 계속하세요. 저한테 질문해 보세요.

해설

Ms A는 성찰 기능에 문제가 있다. 그녀는 인생의 어려움들이 대부분 그녀를 둘러싼 문제들 때문에 생겨난다고 여기고 있다. 그녀는 자기 자신을 인생에서 변화의 주체로 여기지 않고 있다. 비록 그녀가 자신의 불안에 대해서 어느 정도 인식을 하고 있고 어머니로부터 이러한 것을 물려받았다고 생각하지만, 그녀는 다른 사람들이 불안에 반응하는 방식이 차이를 만든다고 믿고 있다. Ms A를 정신역동적 정신치료에 참여시키는 것이 어렵긴 하겠지만, 불가능한 것은 아니다. 최선의 방법은 그녀가 현재 겪는 어려움들을 공감하고 현재 받고 있는 스트레스에 대해 지지하는 것이 도움이 될지 탐색하는 것일 수 있다. "당신은 불안하다고 말씀하셨는데요. 그것 때문에 지금 당신에게 어려움이 생겼나요?"와 같은 질문을 통해 그녀의 결혼과 관련된 어려움들에 대해 그녀가 생각하고 있는 원인을 부정하지 않으면서 초기 치료에 대한 가능한 목표들을 살펴볼 수가 있다.

2. Mr B

전 이 이력서를 쓰는게 왜 이렇게 힘든지 도통 이유를 모르겠어요. 책상에 앉아 작성하려고 화면을 주시하고 있거든요—샤워하면서 무얼 써야 할지 생각했던 것들이 모두 머릿속에서 지워져 버린 것 같아요. 이건 제가 대학에 들어가려고 원서를 쓸 때 있었던 일이에요. 그때, 제 어머니는 항상 옆에서 일거수 일투족을 지켜보고 계셨어요—아주 고문이었지요. 이제 어머니는 2,000마일 떨어진 곳에 계시지만, 제 머릿속에 계신 것만 같아요. 그건 마치 제 일부분이 되어 버린 것 같아요—완벽해야 한다는 것이 제게는 항상 장애물이 되었어요. 선생님은 이런 저를 도울 수 있으세요?

해설

Mr B의 성찰 능력은 꽤 좋은 편이다. 비록 그는 자신이 왜 어려움을 겪고 있는지 알지 못하지만, 문제의 근원을 자기 자신의 마음에서부터 찾는다. 그리고 그는 그 어려움이 어머니와의 관계에서 시작됐다고 느끼지만, 지금은 자신의 일부분이 되었다고 믿는다. 또한 그는 두 개의 다른 상황을 연결 짓고 있는데, 각 상황에서 그의 행동은 공통점을 갖고 있다는 것에 주목할 수 있다. 그는 정신역동적 정신치료를 잘 받을 수 있을 것 같다. 다음과 같이 언급함으로써 Mr B의 성찰 능력을 인식시킬 수 있을 것이다. "당신은 자신의 내면을 들여다보는 것이 문제를 극복하는 데 도움이 될 것이라는 것을 정말 잘 이해하고 있군요. 저는 그게 맞다고 생각해요. 그리고 그 문제가 당신의 초기 관계들과 연관이 있을 수 있겠지만, 그것들을 다르게 생각함으로써 변화를 꾀할 수 있는 능력이 당신에게 있다는 것에 저 또한 동의합니다. 바로 그것이 우리가 앞으로 이 치료에서 하게 될 것들이지요."

참고문헌

1. Winnicott, D. W. (1965). Psychiatric disorders in terms of infantile maturational processes, in *The Maturational Processes and the Facilitating Environment: Studies in the Theory of Emotional Development*. International Universities Press, New York, pp. 30-41.
2. Winnicott, D. W. (1963). Dependence in infant care, in child care, and in the psycho-analytic setting. *International Journal of Psychoanalysis, 44*, 339-344.
3. American Psychiatric Association (2000). *Diagnostic and Statistical Manual of Mental Disorders: DSM-IV-TR*, 4th ed., Text Revision, American Psychiatric Association, Washington, DC.

한국 문화를 바탕으로 한 주석

제2부는 평가에 대한 파트이고, 제3, 4, 5, 6장으로 나뉘어 있습니다. 평가한 다음에 치료를 시작하는데, 전체적으로 보면 도입기, 중기, 종결, 이러한 단계로 되어 있습니다.

그중에서 제3장은 평가에 대한 것을 주로 이야기합니다. 제3장 평가에서 첫째로 중요한 점은 안전한 장소를 만드는 겁니다. 안전한 장소(safe place)는 모든 정신치료에서 가장 기본이 되는 조건인데, 특히 EMDR에서는 안전한 장소에 있다는 느낌을 갖게 하는 것을 첫 번째 치료과정으로 삼을 정도로 가장 중요한 전제조건입니다. 어느 환자든지 편안하지 않은 조건에서는 자유롭게 얘기를 못합니다. 마음에 떠오르는 대로 자유롭게 얘기를 하는 것이 기본적인 환자의 자세입니다. 치료를 시작할 때 이것에 대해서 가장 먼저 교육해야 합니다. 그런데 환자가 편안하게 되기 위해서는 치료자의 역할이 매우 중요합니다. 치료자가 안전한 환경을 만들어 주는 겁니다. 물리적으로 편안하고 안락한 환경도 중요한데, 더 중요한 것은 치료자의 자세입니다. 면담 초기에 의사가 환자를 파악하려 애쓰듯이 환자도 의사를 파악하려 노력합니다. 의사의 외모, 말투라든지 이런 것에서 5분 만에 의사에 대한 느낌을 갖게 됩니다. 이럴 때 치료자의 말투나 표정, 자세 등이 환자에게 안정감을 줄 수도 있고 그렇지 않을 수도 있습니다. 그런데 이렇게 안전한 장소라는 사실을 환자에게 전달하기 위해서는 치료자가 공감적이고 비판단적인 자세를 취하는 것이 제일 좋습니다. 환자가 하는 말에 대해서 어떤 치료자들은 이 말이 사실인지, 사실이 아닌지 정확하게 진위를 가리려고 신경을 많이 씁니다만 정신치료에서는 환자가 말하는 것은 100% 사실이라고 받아들여야 합니다. 이것은 객관적인 현실(external reality)을 말하는 것이 아니라 환자의 정신적 현실(psychic reality)을 말하는 것입니다. '환자가 말하는 것은 100% 옳다'는 것을 치료자가 인정해 주어야 합니다. 소암 선생은 정신치료란 "환자가 편하게 말할 수 있도록 치료자 자신을 변화시키는(change) 것이다"라고 또 다른 시각에서 정의한 바 있습니다. 이것은 치료적 동맹을 위해서 필요한 전제조건입니다.

이러한 조건을 바탕으로 환자를 평가할 때 왜 하필이면 이 환자가 지금, 이 순간에 다른 치료자도 아닌 나에게 왔을까 하는 점을 계속 마음에 새기고 있어야 합니다. 처음부터 알기는 결코 쉽지 않지만 되도록 빨리 그 사정을 아는 것이 결정적으로 중요한 단서를 제공할 때가 많습니다. 소개를 받아서 왔을 수도 있고, 그냥 왔을 수도 있습니다. 소개를 받았을 때는 어떤 느낌을 갖고 오는지 알아야 합니다. 이미 전이가 형성된 상태에서 오는 경우가 많습니다. 따라서 환자가 오는 이유를, 시간적으로도 왜 지금인지를 파악하는 것은 매우 중요합니다. 치료자가 가장 먼저 물어보는 내용은 당연히 주소(chief complaint)인데 일반적으로 처음 주소를 들을 때에는 환자가 왜 왔는지에 대해 자세히 알기가 힘듭니다. 하지만 환자의 병력 조사를 다 끝내고 나면, 또는 늦은 경우에는 치료가 어느 정도 진행된 후에야 비로소 환자가 말하는 주소가 어떤 의미를 가지고 있는지 알 수 있습니다. 그래서 가능하면 환자의 주소를 빨리 파악하도록 노력하는 것이 가장 중요합니다.

다음에 평가에 관한 얘기가 나옵니다. 이 책에서는 DSM 진단을 이야기하지만, 다만 환자의 진단이 어느 계통의 질환인지 알고 거기에 어떤 약물치료가 적합할지를 파악하는 데 필요한 것입니다. 보통 초보자들은 DSM으로 진단을 하고 끝나는 경우가 많습니다만 DSM은 횡단적인(cross-section) 현재 나타나는 증상들만 가지고 진단을 내리는 것이기 때문에 정신역동의 진단과는 전혀 다른 차원입니다. 정신역동 진단은 그 사람의 일생을 관통하는 종단적인(longitudinal) 진단이기 때문에, 두 가지를 겸비하는 것이 좋습니다.

병력은 현 병력과 발달력을 파악하는 것이 중요한데, 초보자 대부분은 0세부터 6세까지의 발달력을 건너뛰는 경우들이 많습니다. 환자나 보호자들이 기억을 잘하지 못하기도 하고 대답하는 것을 귀찮아하기 때문이기도 하지만 치료자조차도 그 중요성을 잘 이해하지 못하기 때문인 경우가 더 많습니다. 하지만 여기에 환자의 모든 비밀이 숨겨져 있습니다. 소암 선생은 Leon J. Saul의 의견을 존중하여 0~3세에 정신적 문제가 있었는데 해결이 안 되면 나중에 정신병에 걸릴 가능성이 많고, 3~6세에 문제해결이 안 되면 노이로제가 된다고 강조하였습니다. 대부분 환자의 핵심감정이 0세에서부터 6세 사이에 형성되기 때문인데, 이 핵심감정은 일평생을 두고 지속됩니다. 핵심감정이 마음속에 남아 있다가 일거수일투족에 묻어 나오기 때문에 여기에 문제가 있으면 정신적인 증상으로 나타납니다. 따라서 핵심감정을 파악해야 하는데 0세부터 6세까지의 발달과정에서 보고되는 첫 기억은 많은 기억 중에서 환자가 기억하는 것이기 때문에 겉으로 볼 때는 별 의미가 없어 보일 수도 있습니다. 하지만 이렇게 하찮아 보이는 첫 기억이라 할지라도 많은 내용이 숨어 있습니다. 따라서 첫 기억은 단 하나의 기억만이 아니라 몇 가지의 여러 기억을 보아야 합니다. 그러면 그 일관된 맥락을 파악할 수 있고, 그 기억들 중 공통적인 핵심감정을 알 수 있습니다. 그 당시에 느꼈던 감정도 물어봐야 하고 지금 다시 생각했을 때 느끼는 감정까지 물어보면 그 속에 있는 핵심감정을 분별하기 쉽습니다.

다음으로 환자의 평가에서 관심 있는 것이 심리적 마음가짐(psychological mindedness)입니다. 이것에 따라서 치료의 방법이 달라집니다. 자기를 들여다볼 수 있는 사람과 그렇지 않은 사람의 차이인데, 이것이 가능한 환자는 드러내기 기법을 사용할 수 있고 이것이 안 되는 사람에게는 지지적 기법밖에 사용할 수 없습니다. 심리적 마음가짐이 없는 사람은 예를 드는 것조차 이해를 못하고 자기에 관한 것이라고 생각을 합니다. 가령, "혈압이 높은 사람이 있는데요……."라고 할 때 어떤 환자는 대뜸 "내가 무슨 혈압이 높아요?"라고 반응을 하는 경우가 있습니다. 이럴 때는 심리적 마음가짐이 없다고 생각하고 여기에 맞게 치료 방법을 선택해야 합니다. 다음으로 자기성찰(self reflection)에 대해서도 언급을 합니다. 자기성찰은 불교에서 말하는 자심반조(自心返照)인데 중생이 교법을 알아듣고 이를 얻을 만한 능력입니다. 정신치료에서는 치료받는 환자의 자아의 힘을 근기(根機)라고 합니다. 따라서 모든 치료는 각 환자의 근기에 맞추어 시행해야 합니다. 자아기능의 영역에서 강점과 약점이 있습니다. 보통 치료는 자아기능의 약점이 있는 정신병리 부분을 찾아 그것을 교정하는 것인데, 한편으로는 자아기능의 강점을 찾아 그것을 강화해 주는 방법도 있습니다. 초보 치료자일 경우에는 환자의 정신병리를 찾는 데 모든 노력을 기울입니다. 그리고 그 문제를 교정하기 위해 무척 애를 쓰나 잘 고쳐지지 않아 실망하고 짜증 나는 경우가 많습니다. 그런 경우에는 시각을 바꾸어 그 사람의 장점을 찾아보는 것도 새로운 발상입니다. 그 환자의 장점이 보이면 환자에 대한 긍정적인 역전이도 생기고 치료에 힘을 낼 수 있습니다. 저의 경험을 되돌이켜 보면 저도 한때 환자의 부정적인 면을 보고 그것을 수정하려고 노력하였으나 진전이 없었던 경우가 있었습니다. 그래서 시각을 바꾸어 환자의 긍정적인 면을 발견하려고 노력하였는데 1년 만에 간신히 "그래도 환자가 병원에 오긴 오는구나!" 하며 긍정적인 면을 찾아 치료를 계속할 수 있게 된 적이 있습니다.

제**4**장

기능의 영역들을 평가하기

주요 개념

사람들이 자신의 내적 정신 생활과 세상과의 관계를 관리하기 위해 사용하는 과정은 다음의 다섯 가지 기초적인 기능의 영역들로 조직화될 수 있다.

- 자기
- 관계
- 적응하기
- 인지
- 일과 놀이

이들 기능들은 의식적일 수도 있고 무의식적일 수도 있다.

사람들은 보통 **모자이크**와 같아서, 어떤 것에서의 기능은 강점을 나타내면서 다른 기능에서는 어려움을 겪는다.

방어는 사람들이 자신을 압도시키거나 감당하기 어려운 불안을 일으키는 생각과 느낌에 대처하기 위해 사용하는 무의식적인 기제이다.

기능의 영역들을 평가하는 것은 다음과 같은 것들을 결정하는 데 있어서 필수적이다.

- 어떤 종류의 정신치료가 가장 이득이 되는지
- 드러내기 혹은 지지하기 기법 중 어느 것이 환자에게 가장 이득이 되는지

드러내기 기법으로 이득을 얻기 위해서, 환자들은 치료 과정을 잘 견디게 하고, 퇴행을 제한하며, 현실검증력을 지지하고 또한 외적인 삶에서도 기능을 하게 허용하는 충분한 기능적 강도가 있어야 한다. 기능의 여러 영역에서 문제가 있다면 이는 지지하기 기법의 중요한 표지가 된다.

기능의 영역들을 평가하기

모든 것이 안정적일 때 우리가 평정을 유지하는 것은 쉬운 일이다. 그러나 힘든 일들이 생긴다면 우리는 어떻게 되겠는가? 이를 위해서, 우리는 자기존중감을 규제하는 것부터 시작해서 감정을 관리하는 것까지 모든 것을 할 수 있도록 돕는 다양한 기능을 갖고 있다[1-7]. 우리는 과거에 이것을 자아기능이라고 불렀는데, Freud가 마음을 원본능(id), 자아(ego), 초자아(super-ego) 이 세 부분으로 나눈 것에 기초했던 것이다. Freud의 모델에 따르면, 원본능은 소망과 욕구, 양심과 개인적 이상으로 구성된 초자아, 개인의 내적 정신 생활과 세상과의 관계를 관리하는 자아로 이뤄져 있다고 생각되었다. 이 부분들은 문자 그대로 마음의 구획들로 나눠지는 것도 아니고 뇌의 특정 영역에 자리 잡은 것이라고 여겨지지도 않았다. 오히려 기능의 집단으로 개념지어졌다. 흥미롭게도, 뇌가 마음을 만들어 내는 방식에 대해 우리가 더 많이 알아 갈수록, 그것은 Freud의 구조 이론이 어느 정도 신경생물학적 연관성을 갖고 있다는 의미이기도 하다. 예를 들어, Freud가 기술했던 원본능과 뇌의 변연계 사이에 유사점이 존재하고, 특히 전두엽에 위치한 상위 수준인 신피질 구조는 수많은 정신적 활동을 통합하고 조절하는데 이는 대략 우리가 자아기능이라고 부르는 것에 해당된다[1].

오늘날 우리는 더이상 Freud의 모델에 따라 마음이 나누어진다고 생각하지 않기 때문에, 이러한 기능들을 새로운 방식으로 이해하는 것이 필요하다. 제2장에서 다룬 것과 같이, 우리는 이러한 기능들을 다음 다섯 가지 기초적인 영역들로 조직화할 것이다.

- 자기
- 관계
- 적응하기
- 인지
- 일과 놀이

이들 기능들은 어떻게 생겨났을까? 타고난 것일까? 아니면 학습된 것인가? 우리의 가설을 소개하자면, 이에 대한 답변으로는 천성과 양육(nature and nurture)의 어느 정도의 조합과 유전과 기질, 뿐만 아니라 생애 초기의 정신적 외상, 그리고/또는 정신병리가 그것들의 발달에 반드시 영향을 미친다는 것을 포함한다는 것이다. 이것은 당신이 결정적인 기능들을 평가하고, 발달력을 청취하여, 그것들이 어떻게 연결되는지 이해하기 시작할 때 고려해야 할 중요한 부분이다.

이상적으로, 당신은 당신 환자의 이야기로부터 이 기능의 영역들에 대해 알 수 있을 것이다. 만약 당신이 이 기능들을 잘 염두에 둔다면, 당신은 다음의 첫 번째 치료 시간 사례에서 보는 바와 같이, 이것들에 대해 질문할 기회를 찾을 수 있을 것이다.

치료자 이렇게 오시게 되니 반갑습니다. 오늘 무슨 문제로 저를 찾아오셨나요?

환자 저는 제정신이 아닌 듯해요. 잠을 못 자고요. 어떻게 해야 할지 모르겠어요. 전 한 달 전 새 직장을 소개받았는데 해야 할지 말아야 할지 모르겠어요. 매일 생각이 바뀌거든요. 보세요. 지금 그것에 대해 이야기하면서도 숨쉬는 것조차 힘들어요.

치료자 정말 힘겨워 보이네요. 당신은 결정을 내리기 위해 어떻게 해 왔나요?

의사결정을 하기에 어려움을 겪는 것이 여기에서 핵심적인 문제이고, 이는 중요한 인지 기능을 평가하는 좋은 기회가 된다. 그러나 기능 문제가 항상 처음부터 분명하게 드러나는 것은 아니기 때문에, 당신은 그것들에 대해서 질문할 필요가 있을 것이다. 이 장에서 우리는 각 영역에 대해 개괄하고 환자가 자신의 내적 정신 생활을 관리하고 세상과 관계를 맺는 특징적인 방식에 대해 당신이 알 수 있도록 돕는 질문 예시들을 제시할 것이다.

자기

성인기에 이를 때까지, 사람들은 자기 자신을 경험하는 특징적인 패턴을 발달시킨다. 여기에는 **자기지각**(self-perception)과 **자기존중감**(self-esteem) 규제가 모두 포함된다.

자기지각

우리가 자신을 바라보는 방식은 우리가 세상에서 기능하는 방식에 중대한 영향을 미친다. 우리의 자기지각은 **주체성**(identity)에 대한 감각과 **자기평가**(self-appraisal) 두 가지 모두와 관련이 있다.

- **주체성**이란 우리가 누구인가에 대한 느낌이다. 여기에는 우리가 좋아하는 것과 싫어하는 것, 뿐만 아니라 우리의 재능과 한계가 해당된다. 주체성은 보통 십대 시기 동안에 견고해진다.
- **자기평가**는 우리 능력에 대한 주관적인 느낌이 실제로 우리가 할 수 있는 것과 얼마나 잘 일치하느냐를 말한다. 자신의 능력을 과대평가하는 사람들은 '삼킬 수 있는 것보다 더 많이 먹으려 하기' 때문에 자신을 실패로 내몰고, 반면에 자신을 과소평가하는 사람들은 종종 낮은 자기존중감으로 고통을 겪는다. 일반적으로 현실적인 자기평가는 사람들이 적절한 목표를 세우고 자신이 세상으로부터 필요한 것을 얻기 위해 효과적으로 행동하게 해 준다.

또한 자기평가는 우리 자신에 대한 **이상**을 포함한다(과거에는 이를 **자아이상**이라고 불렀다). 이것은 우리가 되고 싶어 하는 우리 자신에 대한 내적 상 혹은 공상을 말한다. 우리 모두는 개인적으로 의미가 있는 이상적인 자기에 대한 독특한 관점을 갖고 있다. 우리의 내적 이상과 조화를 이룬 생각과 행동은 우리 스스로 자랑스럽고 성취감을 느끼게 해 주고, 반면에 그것들이 서로 조화되지 못할 경우 죄책감과 무가치감, 실패 감정을 만들어 낼 수 있다.

자기존중감 규제

일이 잘 풀릴 때 우리 자신에 대해 기분 좋게 느끼는 것은 쉬운 일이다. 그러나 자기존중감 타격으로부터 회복할 수 있는 능력이야말로 자기존중감 규제의 척도가 된다. 누구나 자기존중감이 일시적으로 요동치는 상황에 놓일 수 있지만, 어떤 사람들은 다른 사람들에 비해서 일이 뜻대로 되지 않을 때 자신에 관한 느낌을 잘 지탱해 내는 것이 더 어렵다. 우리는 사람들이 자기존중감 위협에 얼마나 취약한가뿐만 아니라, 그 위협에 반응하는 방식에 대해서도 함께 생각해 볼 필요가 있다. 어떤 사람은 기분이 우울해지는 것으로 반응을 하는 반면, 어떤 사람은 사랑하는 사람에게 분풀이를 하기도 한다.

자기를 평가하는 예시 질문

자기지각

당신은 자신에 대해서 어떻게 묘사합니까?

당신은 당신이 좋아하는 것과 당신이 좋아하지 않는 것들에 대해 잘 분별하나요? 당신이 좋아하는 사람들과 좋아하지 않는 사람들에 대해서는요? 미래에 대한 당신의 목표에 대해서는 어떤가요?

당신 자신에 대해 스스로 생각하는 것이 보통 다른 사람들이 당신에 대해 생각하는 것과 일치합니까?

자기존중감 규제

당신은 자신이 '예민하다'고 생각합니까? 당신은 자신이 비판이나 반응에 민감하다고 생각합니까?

당신은 일이 뜻대로 되지 않을 때 어떻게 감당합니까?

당신은 일이 잘못되면 자책하는 경향이 있습니까?

C 관계

관계를 맺는 능력은 사람들이 발전하고 기능하는 방식에 있어서 매우 중요하다. 이것은 관계를 형성하고 유지하는 능력 그 이상이다. 오히려 안정적이고, 친밀하며, 사랑을 주고받고, 서로 간에 만족스러운 관계를 유지하는 능력을 말하며, 이를 통해 다른 사람들을 전체적으로, 독립적으로, 삼차원적으로 보게 된다. 우리가 삼차원적이라 함은, 사람들이 자기 자신과 다른 사람들에 대해 다음과 같이 생각할 수 있다는 것을 의미한다.

- 좋은 면과 나쁜 면 모두 갖고 있음
- 독립적이고 특별한 느낌과 믿음, 욕구, 동기를 갖고 있음
- 자기 자신과 다른 사람에 대해 과거로부터 현재까지에 걸쳐 대체로 일관된 느낌을 갖고 있음

공감 능력과 마음 헤아리기 능력은 이 영역에서 잘 기능하는 데 중요한 요소이고 꼼꼼하게 평가되어야 한다. 공감(empathy)은 다른 사람들이 세상을 경험하는 방식에 대해서 잘 인식하는 능력을 말하고, 반면 마음 헤아리기(mentalization)는 다른 사람들에 대해서 자기 자신과는 구별되는 생각과 느낌을 갖고 있다고 여기는 능력을 말한다[8]. 이 영역에 손상이 있는 사람들의 경우를 보면 은둔자처럼 살고 사람들 사이에서 멀찌감치 떨어져 있고 싶어 하는 사람, 분리되는 것을 견딜 수가 없어서 지속적으로 안심을 필요로 하는 사람, 공감이 부족해서 타인의 느낌에도 아랑곳하지 않고 그들을 조종하려는 사람이다.

이 기능의 영역을 평가하는 것은 사람들이 실제로 맺고 있는 관계를 이해하는 것뿐만 아니라, 다른 사람들에 대해 갖고 있는 의식적인 기대와 무의식적인 기대, 관계에 관한 공상을 이해하는 것을 말한다. 예를 들어, 어떤 사람은 항상 다른 사람들이 자신을 버리게 될 것이라고 예상하는 반면, 어떤 사람은 자신이 소중하고 사랑받는 관계 속에 있다는 공상을 갖기도 한다.

관계를 평가하는 예시 질문

당신의 인생에서 누가 당신에게 중요한 사람입니까? 당신은 그들을 언제부터 알고 지냈습니까?

당신의 삶 속에서 위급한 일이 생겼을 때 연락할 사람이 있습니까? 그/그녀에 대해서 이야기해 주세요.

당신은 당신의 관계에 만족합니까? 당신은 그 관계가 어떻게 달라졌으면 좋겠습니까?

당신은 다른 사람들이 해 줄 수 없는 것들을 종종 기대하기도 하나요?

살아오면서 당신과의 관계에 대해서 불평하는 사람이 있었나요?

당신은 누이가 그 상황에 대해 어떻게 느낀다고 생각합니까? (마음 헤아리기)

적응하기

적응하기란 새로운 환경에 익숙해지는 것을 말한다. 우리에게는 매일같이 적응해야 하는 다양한 유형의 내적 그리고 외적 스트레스가 있다. **내적 스트레스**에는 생각과 공상, 느낌과 불안, 고통과 다른 신체적 감각들이 있다. **외적 스트레스**에는 다른 사람들과의 관계, 경제생활과 직업적 압박, 정신적 외상, 기타 환경 사건들이 있다. 사람들은 다음 두 가지 상황에서 스트레스에 적응하는 문제를 겪을 수 있다.

- 실제로 수많은 외적 혹은 내적 스트레스가 있을 때
- 그 사람이 스트레스를 다루는 데 문제가 있을 때

두 가지 모두 적응하기 능력을 평가할 때 고려되어야 할 것들이다.

사람들은 자극을 견디는 데 각자의 한계치가 있다. 어떤 사람들은 높은 수준의 감정, 불안, 환경적 스트레스를 잘 견딜 수 있는 반면에, 어떤 사람들은 훨씬 낮은 수준의 스트레스에도 어려움이 발생한다.

방어

방어란 **무의식적** 그리고 **자동적**으로 마음이 내적 그리고 외적 스트레스와 정서적 갈등에 대처하는 방식을 말한다[9]. 이는 대처기제로서 개인이 의식하는 불안, 우울, 질투와 같은 고통스러운 감정을 한정하며 내적인 정서적 갈등을 해소한다. 우리 모두가 이를 필요로 하는데, 어떤 방어는 다른 방어에 비해서 보다 더 적응적이다[5, 9-14]. 예를 들면, 자신의 문제에 대한 책을 읽는 것이 그 문제를 무시하는 것보다 더 적응적이다. 적응적인 방어일수록 억압(repression)에 기반을 두고 덜 적응적인 방어일수록 분열(splitting)에 기반을 둔다. 방어의 주요한 기반이 억압인지 분열인지는 사람들이 대상 항상성(object constancy)을 성취했는지의 여부에 따른다 [주목할 점: 대상 영속성(object permanence)이란 무언가가 시야에 없어도 여전히 존재함을 아는 것이고 대상 항상성이란 한 사람 안에 선과 악이 공존할 수 있음을 아는 것이다[15]]. 만약 사람들이 좋고 나쁜 느낌이 자신과 남들 안에 공존할 수 있다는 생각을 견뎌 낼 수 있다면 그들은 고통스럽거나 불안을 일으키는 생각과 감정을 무의식으로 만들어 자신의 내부에 가두는 방법으로 다룰 수 있다(억압). 하지만 어떠한 나쁜 것이 좋은 사람 안에 존재하거나 또는 그와 반대로 나쁜 사람에게도 좋은 것이 존재한다는 생각을 견딜 수 없다면 사람들은 좋은 것을 나쁜 것으로부터 분리할 필요가 있다. 이것이 가능하려면 자신의 느낌 중 몇 가지가 마치 자신의 외부로부터 오는 것처럼 경험해야 한다(분열). 발달적으로 볼 때 분열은 어린아이들에게 일어나는 정상적인 과정이지만, 성인이 되어서도 학대하거나 방임하는 부모나 양육자의 선한 이미지를 보호하려는 사람들에게는 분열이 지속되어 대상 항상성 결여로까지 이어질 수 있다. 얼마나 적응적이냐에 따라 분류할 수 있는 주요 방어들의 목록은 다음과 같다.

덜 적응적인 방어

앞서 언급했듯이, 분열을 기반으로 한 방어는 부정적 느낌과 생각으로부터 사람을 보호하기 위해 매우 큰 희생을 치르기 때문에 덜 적응적이다[16]. 대상 항상성을 성취하지 못했을 경우 분열을 기반으로 한 방어가 지배적이 된다. 이 방어기제는 좋은 느낌을 유지하도록 돕는 대신 자신과 타인을 바라보는 삼차원적인 관점을 공고히 하는 것을 희생시키는 대가를 치러야 한다. 분열을 기반으로 한 방어가 지배적이라는 말은 기능적 약점을 가리키는 좋은 표지가 되며 그 사람이 타인과 건강한 관계를 맺는 능력의 저해를 초래한다. 분열을 기반으로 한 방어를 또 다른 말로 미성숙(immature), 원초적(primitive), 경계성(borderline)이라고 부른다. 그것들은 다음과 같다.

- **분열(splitting)**은 좋은 느낌을 유지하고 나쁜 느낌을 회피하기 위해 이것들을 다른 사람들 각각에게 나누어 주어 갈라놓는 것이다[13].

  Ms A의 어머니는 집 안에 음식을 장만해 둔 적이 없고, 가혹하게 비판적이었음에도 불구하고, Ms A는 어머니를 이상화하고 아버지를 비방한다. 성인인 Ms A는 이성과의 관계를 갈급히 소망함에도 불구하고 남자들이 좋은 품성을 갖고 있는 것을 볼 능력이 없다.

- **투사(projection)**는 받아들일 수 없는 생각, 느낌, 공상으로부터 스스로를 보호하기 위해 이것들이 자기의 외부로부터 비롯되었다고 본다.

Mr B의 여자친구가 바람을 피웠다. 그는 그녀에 대해 전혀 화가 나지 않은 대신 여자 친구가 사람들에게 자신에 대한 호의적이지 않은 소문을 퍼뜨린다며 편집증적이 되었다.

- **투사적 동일시(projective identification)**는 한 사람이 다른 사람에게 어떤 생각이나 느낌을 투사한 뒤 그 두 번째 사람이 투사된 느낌(projected feeling)을 경험하게 만드는 방식으로 행동할 때 일어나는 것이다. 우리는 첫 번째 사람이 이러한 방법으로 투사된 느낌이 있는 **동일시(identification)**를 유지한다고 말한다.

  Mr C는 상사에 의해 진급에서 탈락되었다. 그는 상사에 대해 아무렇지도 않다고 말했지만, 무의식적인 분노를 감당하기 벅차지자 상사가 격분하여 그를 해고하기 전까지 일주일 동안 두 시간 늦게 출근했다.

- **병적인 이상화와 평가절하(pathological idealization and devaluation)**는 분열에서 자연적으로 따라오는 결과물이다. 오늘 이상화된 사람이 내일은 쉽게 평가절하될 수 있음을 기억하자.

  어느 한 주, Ms D는 치료자가 자신을 완전히 이해하는 반면, 남편은 얼간이라고 생각했다. 다음 주는 반대였다.

다음은 덜 적응적인 방어이지만 분열과 명확하게 연관되어 있지는 않다. 분열과 마찬가지로 '효과'를 볼 수는 있지만 자아가 기능하는 데에 큰 대가를 치러야 한다.

- **부정(denial)**은 받아들일 수 없는 느낌이 존재하지 않는다고 부인함으로써 사람들을 보호한다. 부정은 현실을 부인하는 정도에 따라 낮은 또는 높은 수준의 적응적인 방어가 될 수 있다.

  Mr E는 여드름을 호소하며 피부과를 찾아갔다. 그리고 엄청난 크기의 종양이 그의 볼에서 돌출되어 있음이 발견되었다.

- **해리(dissociation)**는 지금 현실의 측면으로부터 자기를 차단함으로써 자아가 받아들일 수 없는 생각과 감정을 회피하는 것이다. 이는 그 사람이 일관된 주체성 감각, 기억, 감성이나 지금의 현실감을 지각하는 능력을 상실하는 것을 포함할 수 있다. 이것은 주요 인지 기능을 희생하여 심한 정신적 외상의 경험과 기

억을 차단하기 때문에 전형적인 '비싼 대가를 지불하는' 방어이다.

어머니가 Ms F를 구타했을 때 그녀는 고통을 느끼지 않는 상태로 자신을 피신시켰다. 이것은 후에 그녀의 삶에서 남편이 소리 지를 때마다 발생하였다.

- **행동화**(acting out)는 의식적으로 그것을 인식하지 않으며 느낌을 실행(enacting)함으로써 고통스럽고 불편한 느낌을 회피하는 것이다.

  Ms G는 기말고사 프랑스어 과목에서 낙제점을 받은 뒤 너무 화가 나서 친구들과 술을 마시러 나갔다가 결국에는 낯선 남자의 아파트에서 술에 의한 일시적 기억 상실에 처하게 되었다.

  고전적인 의미에서 행동화는 치료 중에 발생하는 느낌을 실행하는 것을 말한다.

  Ms H는 자기 치료자가 출산 휴가를 갖는 것에 대해 아무런 느낌이 없다고 했지만, 되돌아갈 수 없도록 그녀의 정규적인 치료 시간에 여러 가지 요가 수업에 등록했다.

- **퇴행**(regression)은 사람들이 불안 유발 느낌을 회피하기 위해 초기의 기능 방식으로 되돌아갈 때 나타난다. 일반적으로 매우 높은 수준에서 기능하는 사람들이 스트레스를 받는 동안 이 방어를 사용하기도 한다.

  의대 시험 네 과목을 앞두고 있는 Ms I는 식사를 마련해 주고 빨래를 해 주는 부모의 집으로 되돌아갔다.

보다 더 적응적인 방어

보다 더 적응적인 방어(more adaptive defenses)는 억압에 기반을 두는 경향이 있다. 억압을 기반으로 한 방어(repression-based defenses)는 받아들일 수 없는 생각 또는 느낌을 모두 또는 부분적으로 무의식화한다. 우리는 다음과 같은 예를 들어 생각과 느낌이 하나의 구성 단위(생각-느낌)로 연결되었다고 생각할 수 있다.

Mr J는 어머니의 사망에 대해 생각할 때(생각, 기억) 슬퍼졌다(감정).

여기서 슬픔은 어머니의 사망 기억과 연결되어 있다. 만일 Mr J가 이를 받아들일 수 없다면, 그의 마음은 이를 무의식에 가두어 두려고 할 것이다. 여기에서 억압에는 세 가지 선택권이 주어진다.

1. 마음은 감정과 생각을 모두 억압할 수 있다. 이 경우에 Mr J는 더 이상 어머니의 죽음에 대해 생각하지 않는다.

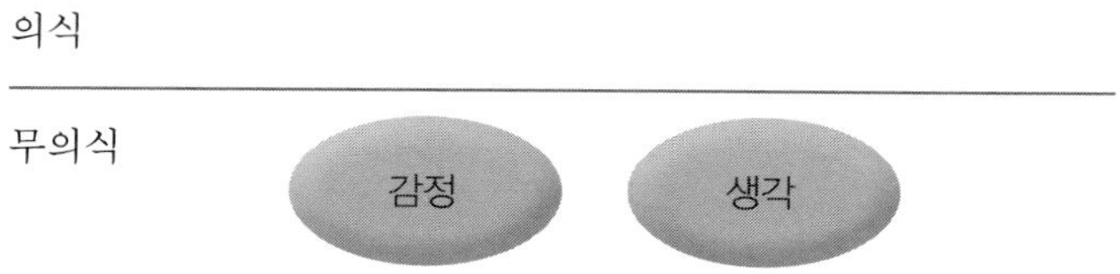

감정과 생각 모두가 억압됨

2. 마음은 생각을 억압하고 감정은 의식에 남겨 둘 수 있다. 이 경우에 Mr J는 슬프지만 그 이유를 알지 못한다.

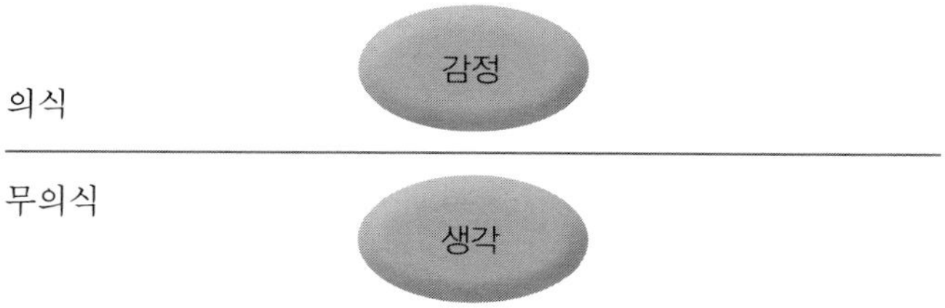

감정은 의식에 남고, 생각이 억압됨

3. 자아는 감정을 억압하고 생각은 의식에 남겨 둘 수 있다. 이 경우에 Mr J는 어머니의 죽음을 기억하지만 그것에 대해 아무런 느낌이 없다.

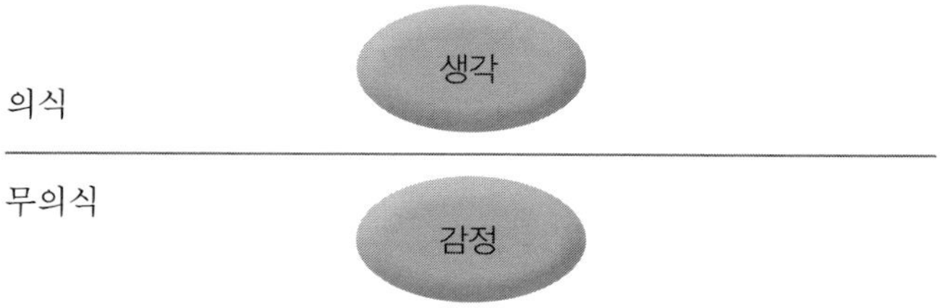

생각은 의식에 남고, 감정이 억압됨

다른 방어들은 다른 요소들을 억압한다. 또한 마음은 대상을 바꾸고 그에 따른 감정을 반대로(reverse) 함으로써 받아들일 수 없는 무의식적인 요소를 변형시킬 수 있다. 여기에 몇 가지 억압에 기반을 둔 방어들이 있다.

- 감정의 고립(isolation of affect)은 마음이 감정만 억압하고 생각은 의식에 남겨 둘 때 나타난다(앞의 3번). 이 방어는 그 사람에게서 기분이 결여된 것처럼 보이게 한다.

  Mr K는 아내가 방금 떠나간 것에 대해 아무런 느낌이 없다고 말했다.

- 지식화(intellectualization)는 과도한 생각의 대치(substitution)를 사용하여 고통스럽거나 불편한 느낌을 대신하도록 한다.

  Mr L은 치료를 시작하기에 앞서 찾아온 불안한 느낌을 어떻게 처리할 수 없어서 Freud에 관련된 책 10권을 읽은 뒤 새로 만난 치료자와 전이의 신경생물학(neurobiology of transference)에 대한 논의로 대화를 시작한다.

- 합리화(rationalization)는 받아들이기 어려운 느낌을 다루기 위해, 문제가 되는 상황/느낌을 정당화하는 적절한 이유나 당위성을 만들어 낸다.

  Mr M은 아내에게 자신이 오랫동안 일터에서 행복하지 않았기에 해고당한 게 오히려 잘된 일이라고 말한다.

- 이동(displacement)은 소망 또는 느낌의 대상을 좀 더 편하게 느끼는 것으로 교환한다.

  Nate는 원래 아버지를 두려워하지만, 대신 교장 선생님에게 두려움을 느낀다.

- 신체화(somatization)는 생각 또는 감정이 신체의 감각으로 경험되게 한다.

  Mr O은 10월부터 위경련을 앓기 시작했다. 혹시 아내의 두 번째 기일이 다가와서 그런 것은 아닌지 치료자가 궁금해하자 그는 그것이 임박했다는 것을 까마득하게 잊고 있었음을 알게 되었다.

- 취소(undoing)는 마음이 '다시 하기(do-over)'를 통해 받아들이기 어렵거나 불편하게 느끼는 무언가를 반전시킨다.

  Ms P는 일터에서 하루종일 사람들을 속이고, 거리에서 구걸하는 사람에게 1달러를 줬다.

- 반동 형성(reaction formation)은 받아들일 수 없는 감정을 반대로 바꾸어 버린다.

  Ms Q는 밤에 제대로 잠을 못 자는 젖먹이 아들을 향한 분노로부터 자신을 보호하기 위해 아들을 지나치게 과잉보호한다.

- 동일시(identification)는 '이길 수 없다면 같이하라(if you can't beat 'em, join 'em)'라는 방어이다. 이 방어기제는 질투심과 경쟁심과 같은 느낌이 다른 사람의 모습을 내재화하는 것으로 다루어진다. 많은 사례에서 동일시는 매우 적응적일 수 있다. 예로, 어떤 사람이 멘토와 효율적인 방식으로 함께 일할 때를 들 수 있다. 이는 청소년 시기에 정상적이며 발달에서 중요한 부분이기도 하다.

  Reina는 언니가 대학 진학 때문에 집을 떠났지만 그리워하지는 않는다고 말했다. 그러나 그녀는 언니가 집에 두고 간 옷들을 입기 시작했다.

  Dr S는 환자의 새로운 헤어스타일이 자신을 닮았다는 것을 알아차린다.

- 과도한 정서성(excessive emotionality)은 생각이 억압된 반면, 감정만 의식에 남는다. 어떤 점에서는 지식화와 감정의 고립과 같은 방어의 반대이기도 하다.

  이혼이 오늘 확정되었을 때 별다른 반응을 보이지 않았던 Ms T는 마트에서 배달이 지연됐다는 소식에 히스테리적인 반응을 보였다.

- 외현화(externalization)는 사람들이 내적인 갈등을 외적인 갈등인 것처럼 지각하게 한다. 주목해야 할 것은 느낌이 여전히 자기(self)에게서 비롯된다고 지각되기 때문에 이것은 분열을 기반으로 한 방어가 아니라는 점이다.

  Ms U는 약혼한 남자와 함께 있어야 할지 아니면 다시 연락을 주고받게 된 예전 남자친구와 계속 만나야 할지 얘기를 나누기 위해 치료자를 찾았다. 치료받은 지 몇 개월이 지난 후 Ms U는 결혼 자체에 양가감정을 품고 있음을 알게 되었다.

- 성애화(sexualization)는 성적이 아닌 문제들을 가지고 더 깊은 곳에 존재하는 불편한 느낌을 회피하려고 그것들을 성적으로 만든다.

  어머니가 우울증을 겪는 동안 방황하던 14세인 Vanna는 남자 체육교사를 유혹하기 시작했다.

- 억압(repression)은 생각, 느낌, 공상들을 의식으로부터 숨겨 깜빡 잊거나, 부정하거나, 금지되었던 성성(sexuality)을 일으킨다.

  Ms W는 이혼 후, 20년 만에 처음으로 세금을 혼자서 내야 하는 부담감이 너무나 컸던 나머지 세금 납부 마감일을 깜빡 잊어버렸다.

- 자기에게로 향함(turning against the self)은 특히 부정적인 감정을 불러오는 대상을 자기로 대치한다.

  Mr X는 자기 대학교 등록금 일 년치를 내주는 대신 새 집을 구매한 아버지에게 화가 났다. 하지만 그는 첫 학기에 최선을 다하지 않았다고 자기 비판하는 것으로 이 분노를 경험하였다.

건강하게 기능하는 사람도 앞에서 언급한 '억압에 기반을 둔' 방어를 **매일** 사용하며, 긴장이 연속될 경우 퇴행하여 일시적으로 분열에 기반을 둔 방어를 사용할 수 있다. 따라서 진정으로 사람들이 사랑, 일, 놀이에서 제대로 기능하기 어렵게 만드는 것은 분열에 기반을 둔 방어의 존재 여부가 아니라 그것들이 지배적으로 되는 경우이다.

가장 적응적인 방어

잘 기능하는 사람들은 또 다른 다양한 책략을 통해 자기존중감을 높이고 고통스러운 감정을 포용하는 것을 돕는다[17, 18]. 이 방법들은 의식적일 수도 있고 또 아닐 수도 있기 때문에 모두가 고전적으로 말하는 방어기제는 아니다. 이것들이 매우 적응적이라 할지라도, 만약 유연하지 못하고 고집스럽게 그것들만 사용한다면 문제가 될 수 있다.

• 유머(humor)는 불편한 생각과 감정을 완화시켜 준다.

적응적인 경우—Mr Y는 구입을 권유하는 도중 민망한 실수를 저지르자 고객들에게 그것을 가지고 농담을 하였다.

덜 적응적인 경우—Ms Z는 그녀의 남자 친구가 둘의 관계에 대해 전혀 진지하게 대화를 나눌 줄 모르며 모든 일을 농담으로 받아 넘긴다고 불평한다.

• 이타주의(altruism)는 고통스러운 감정을 다루는 방식으로 타인을 위해 무언가를 하는 것을 포함한다.

적응적인 경우—Mr AA는 아버지가 암으로 돌아가신 후, 암 연구를 위한 기금을 모으는 재단을 설립하기 시작하였다.

덜 적응적인 경우—Ms BB는 자기 자신을 돌보는 대신 다친 동물들을 돌보는 데에 모든 시간을 쏟는다.

• 승화(sublimation)는 물리학에서 한 요소가 액체 상태를 거치지 않고 고체에서 기체로 곧바로 전환될 때 일어난다. 정신역동에서 승화는 불편한 생각과 감정이 무의식으로부터 유용한 형태인 의식으로 곧바로 바뀔 때 나타난다. 따라서 만약 어떤 사람이 격분한 느낌을 표출하기 위해 분노에 대한 시를 쓰거나 운동을 하러 간다면, 노골적인 '방어(defense)'를 할 필요 없이 감정이 완전히 표출되는 것이다. 승화는 보통 그 결과가 유용하거나 긍정적인 것이라는 의미를 내포하고 있다.

Ms CC는 일 때문에 좌절을 겪을 때마다 퇴근 후 꼭 오랜 시간 동안 달리기를 한다.

• 억제(suppression)는 억압과는 달리, 의식적인 선택에 의해 생각이나 감정을 마음에서 제외하는 것을 말한다. 〈바람과 함께 사라지다〉에서 스칼렛 오하라가 말한다. "지금은 더 이상 생각하지 않을 거야. 당장 생각해 봤자 기분만 상하잖아."[19] 이 말은 전형적인 억제의 예를 보여 준다. 억제 또한 적응적이거나 비적응적일 수 있다. 만일 어떤 사람이 고지서를 마음에서 몇 개월씩 제외시킨다면 빚이 늘어나게 마련이다. 하지만 염려를 잠시 '제쳐 둘' 수 있는 능력은 정신건강을 위해 필수적이다.

Mr DD는 알츠하이머 병에 걸린 어머니를 염려했지만 친구들과 함께 즐거운 시간을 보내는 동안에는 그의 마음에서 잠시 그것을 제쳐 두었다.

적응하기를 평가하는 예시 질문

당신은 제게 매우 슬픈 이야기를 말해 주는데도 감정을 별로 보이지 않으시네요. 당신에게는 이런 모습이 익숙하신가요?

당신은 지난 1년 동안 당신의 어머니를 돌보기 위해 자신의 욕구를 잘 참아 오셨네요. 전에도 당신에게 이런 일이 있었나요?

방어기제(Defense mechanisms, Gabbard에서 인용 [13])		
덜 적응적인(Less adaptive)	보다 더 적응적인(more adaptive)	가장 적응적(most adaptive)
• 분열(splitting) • 투사(projection) • 병적인 이상화와 평가절하(pathological idealization and devaluation) • 투사적 동일시(projective identification) • 부정(denial) • 해리(dissociation) • 행동화(acting out) • 퇴행(regression)	• 감정의 고립(isolation of affect) • 지식화(intellectualization) • 합리화(rationalization) • 이동(displacement) • 신체화(somatization) • 취소(undoing) • 반동 형성(reaction formation) • 동일시(identification) • 과도한 정서성(excessive emotionality) • 외현화(externalization) • 성애화(sexualization) • 억압(repression) • 자기에게로 향함(turning against the self)	• 유머(humor) • 이타주의(altruism) • 승화(sublimation) • 억제(suppression)

인지

인지를 평가하는 것은 누군가가 세상에서 어떻게 기능하고 있는지를 이해하는 데 매우 중요하다. 인지 기능은 다음과 같다.

- 일반적 인지 능력(지능, 기억력, 주의집중력, 말하기, 언어능력)
- 성찰 능력(현실검증력을 포함)
- 판단력(윤리적 판단력을 포함)과 충동통제
- 감정 관리
- 감각 자극 규제
- 조직화, 계획, 문제해결

이 가운데 대부분을 보통 실행 기능이라고 부르는데, 경영진이 회사의 활동들을 조직화하는 것처럼, 이들이 마음의 활동들을 조직화할 수 있게 돕기 때문이다[20]. 이 기능들은 사람마다 다양한데, 이것들로 인해 일과 관계에서 크나큰 어려움을 유발할 수 있으면서도, 치료를 활용하는 사람들의 능력에 영향을 미치기도 한다.

일반적 인지 능력

이것은 사람에게 내재된 인지적 장치로서, 지능, 기억력, 말하기, 언어능력, 논리적인 사고능력을 포함한다. 이 기능들은 소통, 이해, 관계 형성에 필수적이기 때문에, 이 영역에서 중대한 손상이 있을 경우 정신치료로 도움을 받기 어려울 수 있다.

성찰 능력

이것은 자신의 생각과 행동을 살펴보고, 경험의 서로 다른 측면들을 연결하며, 패턴을 인식하고, 불일치하는 태도와 느낌들을 조정하는 능력을 말한다[8]. 적어도 일부 성찰 능력은 드러내기 기법을 통해 도움을 받는 데 필수적이다. 성찰 능력의 다른 두 가지 측면은 다음과 같다.

- 심리적 마음가짐이란, 누군가의 생각과 느낌, 행동과 관련하여 있을 수 있는 무의식적인 동기에 대해 이해할 수 있는 능력을 말한다.
- 현실검증력이란, 현실과 공상을 구분하는 능력을 말한다. 지각된 것을 실제로 존재하는 것과 그렇지 않은 것(가령, 환각, 망상, 착각, 혹은 사건에 대해 전반적으로 왜곡된 지각) 사이에서 판별하는 능력이 여기에 해당한다. 온전한 현실감을

갖고 있다는 것은 자신의 신체뿐만 아니라 외부에서 일어나는 사건들을 실제적이고 친숙하게 경험하는 것을 의미한다(비현실감, 비인격화, 기시감 경험, 마치 꿈을 꾸는 듯한 상태, 유체 이탈 체험, 타인과 하나가 되는 듯한 느낌, 심하게 왜곡된 신체상과는 반대되는 것이다).

판단력/충동통제

온전한 **판단력**을 갖고 있다는 것은 다음과 같은 사람을 말한다.

- 의도한 행동에 대한 타당성과 가능한 결과들(예상되는 위험, 사회적 결과, 법적 파문 포함)에 대해 인식한다.
- 이런 인식에 대해 돌이켜 생각하는 방식으로 행동한다.

즉, 결과를 아는 것 자체만으로 좋은 판단력을 뜻하는 것은 아니다. 예를 들어, 환자들이 무분별한 성관계가 위험하다는 것은 알고 있으면서도, 실제로 안전한 성행위를 하지 않고 있다면, 이들의 판단력은 손상된 것이다.

이 기능의 중요한 측면은 **윤리적 판단력(양심)** 혹은 옳은 것과 그른 것을 구별하는 능력(이전에는 이를 초자아기능이라고 불렀다)이다. 앞으로 제25장에서 더 충분히 다루겠지만, 다음 사례에서처럼 지나치게 가혹한 양심은 무언가 사소한 것에도 너무 과하게 죄책감을 느끼게 할 수가 있다.

> 나이 든 어머니를 모시던 Mr EE는 가끔 어머니가 돌아가시기를 소망하는 자신을 아주 형편없는 사람으로 생각했다.

Mr EE는 단지 생각만 했을 뿐 아무런 잘못을 하지 않았다. 하지만 그는 상당히 자기징벌적이다. 이러한 자기징벌은 불안과 우울 증상을 갖게 한다. 또한 자기 자신에 대한 생각과 타인과 관계를 갖는 방식에 영향을 미칠 수도 있다. 반면, 어떤 사람들은 선과 악의 감각이 덜 발달된 사람들은 다른 사람에게 상처를 주어도 죄책감을 느끼지 않는다.

Ms FF는 자기 아이들이 잘못을 저지를 때마다 총채로 때리기 일쑤이다. 이에 대해 묻자 그녀가 대답했다. "아이들을 때릴 때 마음이 불편하냐고요? 농담하세요 지금? 걔들은 매를 자초했어요. 만약 말을 듣지 않으면 더 맞아야지요."

여기서, 대부분의 사람이라면 불편해했을 행동에 Ms FF는 아무런 양심의 가책을 느끼지 않았다. 건강한 양심은 선과 악의 감각을 갖게 해 주며 적당한 죄책감을 통해 자신과 남에게 친절하게 대하도록 한다. 생각, 느낌, 공상뿐만 아니라 행동과 태만함 때문에 사람들이 죄책감을 느낄 수 있음을 기억하자. 다른 기능의 영역을 평가하는 것과 같이, 어떠한 이야기든 당신이 윤리적 판단력을 평가하는 데 도움이 될 수 있다. 당신이 죄책감과 관련된 것이나 죄책감의 결여와 관련된 것을 들을 때마다, 감정적 기능의 중요한 측면에 대해서 알 수 있는 기회로 활용할 수 있다.

판단력과 많은 관련이 있는, **충동통제**는 자신의 느낌, 충동, 욕구를 통제된 방식으로 행동하거나 내보내는 능력을 말한다. 충동통제가 빈약한 사람은 계속 움직이려고 하거나, 분노 발작을 보이거나, 폭식을 하거나, 술 또는 약물을 남용하거나, 충동적으로 성관계를 갖거나, 자해를 하는 것과 같이 통제되지 않고 부적응적인 방식으로 느낌과 충동을 행동으로 옮긴다. 또한 좌절 내성과 만족을 지연시키는 능력이 이와 관련되어 있다.

감정 관리

이것은 불안과 그외 강렬한 긍정적/부정적 감정(가령, 분노, 질투, 절망, 갈망, 사랑)을 인내하고 규제하는 능력을 말한다. 어떤 사람들은 다른 사람들보다 다양한 범위의 느낌을 더 잘 경험하고 인내하며 표현할 수 있다. 감정 관리능력이 빈약한 사람들은 자신의 느낌 때문에 쉽게 혼란스럽고 좌절감을 느끼거나, 혹은 한 기분 상태에서 다른 기분 상태로 급격하게 변하기도 한다.

감각 자극 규제

자극 규제가 온전한 사람들은 불필요한 자극(가령, 교실 밖 자동차 소음)을 자동적으로 소멸시켜 환경의 중요한 일들(가령, 교사의 강의)로부터 주의가 흐트러지지 않는다. 이러한 기능이 없으면 소음이나 냄새, 시각적 자극 등에 압도되는 듯한 기분을 느끼게 될 것이다. 예를 들어, 자극 규제가 손상된 사람은 열/소음/냄새 때문에 사람이 많은 곳을 피하려 할 것이고, 어떤 사람은 완전히 조용한 공간이 아니면 매우 힘들어할 것이다. 너무 많은 환경적 자극은 이런 사람들로 하여금 위축되고, 움츠러들거나 감당하기 벅찬 느낌을 갖게 한다.

조직화, 계획, 문제해결, 의사결정

실행 기능 그룹 중 한 부분으로서, 이들 기능들은 일을 하고 사랑하고 놀이를 즐기는 데 필수적이다. 종종, 주소 증상들이 의사결정이나 문제해결과 같은 것일 때처럼, 현재 겪는 문제가 이 기능들에 대한 무언가를 직접 말해 줄 때가 있다. 만약 그렇지 않다면, 다음 질문들을 통해 이 중요한 기능들을 어떻게 평가할 수 있는지 알 수 있다.

인지를 평가하는 예시 질문

일반적 인지 기능

지난 몇 주 동안의 생활을 이야기해 주세요. 그 일들이 일어난 순서대로 이야기해 주실 수 있나요?

당신은 집중하는 데 어려움을 겪거나 마음이 갈피를 못잡는 것을 발견한 적이 있습니까? 이것이 문제가 된 적은 있나요?

(필요한 상황에서 정식 기억력 검사뿐만 아니라 표준화된 도구를 이용한 집중력 평가를 고려한다.)

성찰 능력

당신은 이런 어려움을 겪게 된 것을 어떻게 이해하고 있습니까? 당신이 어떤 역할을 했다고 생각합니까?

이러한 패턴들이 당신에게는 익숙하게 느껴집니까? 어떻게 시작했다고 생각하시나요?

당신이 인식하지 못하는 생각과 느낌이 작용하고 있을 것이라고 생각해 본 적이 있습니까? (심리적 마음가짐)

당신의 남편이 당신에 대해 그렇게 느낀다고 확신하십니까, 아니면 그저 당신이 사물

을 보는 방식입니까? (현실검증력)

판단력

당신의 약물 복용을 중단하는 것에 대해서 어떻게 생각하십니까?

당신이 그렇게 행동하고/생각하고 난 이후 어떻게 느끼셨나요? 당신은 무언가 잘못을 저질렀다고 생각했나요? 당신은 그것 때문에 벌을 받아야 마땅하다고 생각하나요? 그렇게 행동하는 것/생각하는 것 때문에 자신에 대해서 어떻게 느끼셨나요? (윤리적 판단력)

충동통제

당신은 보통 일주일에 술을 얼마나 많이 마시나요? 한밤중에 나가시나요? 스스로 어떻게 제한하시나요?

당신은 무언가 참는 데 어려움이 있으신가요? 당신이 해서는 안 된다고 생각할 때조차도 그런가요?

감정 관리

누구나 시시때때로 정말 강렬한 느낌을 갖습니다. 당신은 그럴 때 어떻게 대처하십니까?

당신이 정말 화가 난 것 때문에 사람들로부터 불평을 들은 적이 있습니까? 불안해하는 것 때문에는요? 일을 하거나 어떤 관계에 있어서 방해가 되는 강렬한 느낌이 들었던 적이 있나요?

감각 규제

당신은 소리/냄새/촉감에 정말 민감하다고 생각하나요? 이것 때문에 당신이 하고 싶어 하는 것을 하는 능력에 제한을 받나요? 당신은 이것을 어떻게 대처하시나요?

조직화, 계획, 문제해결, 의사결정

당신이 최근에 한 큰 결정에 대해서 이야기해 주세요. 당신은 어떻게 그렇게 했지요? 조직화하는 것이나 시간 관리하는 것에 대해서 당신에게 문제가 되었던 적이 있나요?

일과 놀이 능력

Freud는 정신건강이 '사랑하고 일하는' 능력에 달려 있다고 말한 것으로 유명한데, 많은 사람이 여기에 '놀이'를 추가했다. 정신건강 전문가로서, 우리는 사람들이 삶에서 **해야만** 하는 것에 대한 선입견을 갖고 있지 않고, 그들이 하고자 **선택하는** 것이 그들의 발달 수준/재능/한계에 얼마나 잘 부합하느냐를 평가하는 것, 그들을 만족시키는 것, 개인과 사회 구성원으로서 삶에 얼마나 잘 맞게 사는지에 관심을 갖는다. 놀이 능력은 긴장을 풀고, 공상과 백일몽에 빠지기도 하며, 깊게 자리 잡은 감정과 충동을 불안이나 과자극을 느끼지 않으면서 경험할 수 있는 능력을 말한다. 놀이 능력은 정신치료에서 더 중요하다—이 능력은 환자들로 하여금 무의식적인 생각과 느낌을 이끌어 내고 경험하게 하며 치료자에게는 공감을 촉진시킨다.

일과 놀이를 평가하는 예시 질문

당신은 무엇을 하며 노는 것을 좋아하나요? 당신은 어떻게 긴장을 푸시나요?

당신 일에 대해서 이야기해 주세요. 그 일이 당신이 하고 싶어 하던 것인가요? 그것은 당신이 훈련받은 것인가요? 그 일을 즐기고 만족스럽게 느끼나요?

정신역동적 정신치료를 하기 위해 사람을 평가할 때 기능적 영역을 평가하는 것이 왜 중요한가

건전한 정신적 그리고 정서적 기능을 가진 사람은 내적, 외적 자극에 압도당하지 않고 잘 견뎌 낼 수 있다. 이런 사람은 자극을 피하는 데 엄청난 힘을 쏟지 않아도 되기 때문에 사색, 사랑, 놀이와 같은 다른 것에 힘을 활용할 수 있다. 반대로 기능의 영역에 문제를 가진 사람은 자신을 압도할 것만 같은 수준의 내적, 외적 자극을 해소하려는 데 거의 모든 힘을 쏟는다. 그러니 어떻게 다른 일을 할 힘이 남아 있겠는가?

이것을 더 잘 이해하기 위해서, 다음 두 동네를 비교해 보자. 강 바로 옆에 있어서 계속해서 홍수가 나는 동네와 높은 언덕에 잘 자리 잡은 동네가 있다. 강에서 가까운 동네는 홍수를 예측하고, 홍수를 해결하고, 홍수로 인한 피해를 복구하는 데 모든 자원을 활용해야 하는 반면, 언덕 위에 자리 잡은 동네는 휴식을 취하고, 즐기고, 문화적 활동을 개발할 수 있다. 만약 당신이 강 옆에 있는 동네 사람들을 도와주려면 홍수 문제를 도와주어야 한다. 다른 한편, 언덕 위에 자리 잡은 동네 사람들을 돕는 것은 이들이 꼭 생존에만 신경쓰는 것이 아니기 때문에 다른 형태를 취할 수 있다. 이 비유를 들어 다시 설명하자면, 매일 충동통제와 감정 관리를 붙잡고 씨름하는 사람에게는 정기적으로 또 직접적으로 이들 기능을 강화시키는 데 도움을 주는 치료가 필요한 반면, 기본적인 이들 기능에 어려움을 겪지 않는 사람은 무의식적인 생각, 느낌, 공상과 관련된 어려움에 집중할 수 있다.

드러내기 기법을 통해 가장 좋은 효과를 얻기 위해서, 환자들은 몇 가지 중요한 기능의 영역에서 강점들이 필요하다. 제1장에서 논의했던 것과 같이, 드러내기 정신역동적 정신치료는 환자의 방어기제, 타인과의 관계, 자기지각을 이해하기 위해 치료적 관계(전이)의 논의를 자주 관련시킨다(제12장, 제21장 참조). 이 기법을 효과적으로 활용하려면 치료자에 대한 느낌을 환자가 논의한다고 해서 치료 상황 밖에서도 치료자와의 관계가 이어지는 것이 아님을 환자가 분명히 이해해야 한다. 이것이 가능하려면 추상적으로 생각하고, 충동을 통제하고, 현실을 검증하고, 옳고 그른 것에 대해 발달된 감각이 있어야 하고, 감정을 관리할 수 있는 능력이 필요하다. 놀이 능력(꿈과 공상에 연결하고 연상하기 위해)과 만족 지연 능력(길어질 수 있는 치료 과정을 견디기 위해)과 같은 기능 또한 드러내기 과정에서 도움이 된다.

이러한 모든 이유 때문에 기능에 문제가 있는 환자들은 대부분 지지가 필요한 반면, 더 건전한 기능을 가진 환자들은 무의식적인 생각과 공상을 드러내는 것을 견딜 수 있고 또한 그렇게 함으로써 이득을 얻을 수 있다.

당연히 모든 규칙에는 예외가 있다. 예를 들어, 경계성 인격장애 환자들처럼, 여러 기능의 영역에서 어려움이 있는 환자들에게 드러내기 작업은 덜 적합하다고 오래전부터 여겨졌다. 그러나 최근 연구에 따르면 이 환자들이 전이 해석을 강조하는 드러내기 치료에 잘 반응한다고 밝혀지고 있다[21-24]. 우리는 이것에 대해 제21장에서 더 논의할 것이다.

강점과 어려움

기능의 관점에서, 사람들은 일반적으로 모자이크와 같아서, 어떤 영역에서는 강점을 갖고 어떤 영역에서는 어려움을 갖는다. 한 가지 기능의 영역에서조차 강점과 어려움을 동시에 갖는 경우도 있다. 예를 들어, 가까운 친구들이 많은 한 남자가 오랜 연애 관계를 가져 본 적이 한 번도 없다. 어떤 환자들은 모든 영역에서 전반적인 문제를 갖고 있는 반면, 다른 환자들은 한 영역에서 좋은 기능을 갖고 있고 다른 영역에서는 더 어려움을 겪기도 한다. 누군가의 기능의 영역을 평가할 때 강점(strength)과 취약점(vulnerability)을 모두 찾아야 한다는 것을 기억하는 것은 중요하다. 이는 평가에서뿐만 아니라 치료에서도 필요한데 치료 과정을 통해 지속적으로 강점이 있는 영역들을 활용할 것이기 때문이다.

Mr GG는 극심한 불안 때문에 사람들과 교제를 피한다. 고립된 상황에서 그는 많은 시간을 아름다운 가구를 짓는 데 할애하여 매우 훌륭한 목수가 되었다.

Mr GG에게는 관계의 어려움이 취약점의 영역이지만, 그의 재능과 공예에 대한 열정은 강점이다. 그의 집중력과 인내력은 치료에서 작업을 할 때에도 중요해질 수 있다.

수시로 변하는 기능의 패턴들

기능은 고정되어 있지 않으며, 따라서 외부에서 오는 지지에 대한 욕구가 오르락내리락 할 수 있다. 신체적 또 정신적 질병, 사별, 역할 전환(role transitions), 자기존중감에 대한 타격 때문에 생긴 스트레스가 일시적으로 기능을 약화시킬 수 있다. 예를 들어, 평소에 감정 관리를 잘하던 여성이 출산 이후 호르몬의 변화, 수면 박탈, 부모가 되면서 받는 스트레스 등으로 인해 불안정해질 수 있다. 다른 예로, 환자가 치료자로부터 오해를 받았다거나 비난을 받았다고 느낄 때 기능이 시시각각 영향을 받을 수 있다. 약물과 술도 충동통제와 판단력과 같은 다방면의 기능을 변화시킬 수 있다. 이러한 변화는 우리에게 드러내기와 지지하기 활용에 유연성을 요구하며 지속적으로 다음과 같이 우리 자신에게 물어봐야 한다.

- 치료에서 이 순간의 목표는 무엇인가?
- 치료에서 이 순간 환자의 기능은 어떤 수준인가?

이제 당신은 환자를 철저하게 평가하였으므로 제5장으로 넘어가 지금까지 모은 정보를 가지고 공식화(formulation)를 어떻게 만들어 내는지 생각해 보자.

권장 활동

다음은 기능의 영역들을 평가하는 데 도움을 줄 몇 가지 연습 문제들이다.

활동 1: 기능의 영역들을 평가하기

이 환자들에게는 어떤 기능들이 손상되었는가?

1. Ms A는 남자친구에게 전화나 문자를 받은 날에만 행복하다고 느낀다.
2. Mr B는 아내와 싸운 뒤 폭음한다.
3. Ms C는 술집에서 만난 낯선 남자와 집에 가는 것을 멈추지를 못한다.
4. Ms D는 친구가 많다고 하지만 응급 상황에 처했을 때 연락할 만한 친구가 단 한 명도 없다.
5. Mr E는 치료자가 빠진 시간까지 치료비를 청구하기 때문에 자기를 더 이상 환자로 받아들이지 않으려 한다고 생각한다.
6. 직장에서 힘든 하루를 보낸 Ms F는 집에 와서 아이들에게 소리를 지른다.

해설

1. Ms A는 자기존중감을 규제하는 능력이 극도로 약하다.
2. Mr B는 감정 관리에 문제가 있다-그는 술을 마셔야만 자신을 가라앉힐 수 있다.
3. Ms C는 충동통제가 약하며 판단력이 손상되었다.

4. Ms D는 다른 사람들과 빈약한 관계를 맺고 있다–그녀의 우정은 모두 피상적이다.
5. Mr E는 현실검증력이 빈약하다.
6. Ms F는 감정 관리에 문제가 있다.

활동 2: 방어를 평가하기

이 사람들이 어떤 방어를 사용한다고 생각하는가? 억압에 기반을 둔 방어(repression based)인가 아니면 분열에 기반을 둔 방어인가?

1. Ms A는 낮과 밤을 가리지 않고 우는 3개월 된 아들이 있다. 남편은 밤에 일어나긴커녕 전혀 그녀를 돕지 않는다. 그녀의 두 눈 밑에는 다크서클이 생겼고 너무나 지쳤다. 하지만 아이에게 무슨 일이 생길까 봐 친정 어머니를 포함해 어느 누구에게도 아들을 맡기지 않는다.
2. 사법고시를 준비하던 25세의 건강한 법학 전문대학원생인 Mr B는 심장마비에 걸릴까 봐 공황 상태에 빠졌다. 그는 가슴에 이상한 감각을 느끼기 시작했고 계단을 오를 때마다 숨이 찬다고 염려한다.
3. 구두시험에 불합격한 Mr C는 고대 중국 역사를 열심히 공부할 수 있어서 차라리 잘됐다고 룸메이트에게 말했다.
4. Ms D는 그녀의 룸메이트가 둘이 같이 알던 친구와 사귀기 시작하자, 그녀의 룸메이트가 그녀를 싫어하며 다른 모든 친구까지 강탈해 갈 것이라고 확신한다.
5. Mr E는 국세청으로부터 경고를 받기 전까지는 세금을 납부해야 한다는 사실을 완전히 잊고 있었다.
6. Ms F가 그녀의 치료 시간에 늦은 날 그녀는 치료자가 치료 시간 끝에 조금 더 추가 시간을 할애해 주지 않는 것을 질책했다. 치료자는 죄책감을 느끼며 떠났다.
7. Mr G는 직장에서 해고를 당한 뒤 치료자를 찾았지만, 첫 번째 시간에 자신의 상황을 단조롭게 설명했다. 치료자가 이 일로 그에게 화가 났는지 물어보자 그는 이렇게 대답했다. "왜 내가 그래야만 하죠? 원래 직장이란 게 다 그런 거잖아요."

해설

1. **반동 형성:** Ms A의 과잉보호가 달랠 수 없는 아들에 대한 억압된 분노를 덮는다고 볼 수 있다. Ms A 안에 분노가 남아 있지만 의식적으로는 그 반대로 경험되기 때문에 이는 억압을 기반으로 한 것이다.
2. **신체화:** Mr B는 불안을 마치 신체적 증상에서 비롯된 것처럼 경험하고 있다. Mr B 안에 불안이 남아 있지만 신체적 증상으로 경험되기 때문에 이는 억압을 기반으로 한 것이다.
3. **합리화:** Mr C는 실망을 다루기 위해 자신의 실패에 대해 적절한 이유를 찾는다. Mr C 안에 실패에 대한 좌절감이 남아 있지만 감정이 없이 경험되었기 때문에 이는 억압을 기반으로 한 것이다.
4. **투사:** Ms D는 분노가 마치 룸메이트로부터 비롯된 것으로 경험함으로써 룸메이트에게 분노를 처리한다. Ms D가 감정을 그녀 자신 안에서 지키지 못하기 때문에 이는 분열을 기반으로 한 것이다.
5. **억압:** Mr E는 세금을 납부해야 하는 불안감을 처리하기 위해 아예 마음에 두지 않는다. Mr E 안에 남아 있지만 의식하지 못하는 것이므로 이는 억압을 기반으로 한 것이다.
6. **투사적 동일시:** Ms F는 그녀의 느낌을 치료자에게 투사한 뒤 치료자가 스스로 느낌을 경험하도록 행동하는 식으로 느낌을 처리한다. Ms F가 느낌을 자신 안에 포용하여 둘 수 없기 때문에 이는 분열을 기반으로 한 것이다.
7. **감정의 고립과 합리화:** Mr G는 무슨 일이 일어났는지 알지만, 감정을 억압한다. 감정은 Mr G 안에 남아 있지만 인식하지 못하므로 이는 억압을 기반으로 한 것이다. 게다가 그는 합리화를 통해 해고를 당한 것에 타당성을 제공한다. 이것도 역시 억압을 기반으로 한 것이다.

활동 3: 강점과 어려움

이 환자들에게서 강점과 어려움 모두를 생각해 보자.

1. 45세인 Mr H는 혼외정사로 인한 갈등 때문에 치료를 받으러 왔다. 최근 해고당하기 전까지 그는 수년간 도급업자로 일해 왔다. 근처 술집에서 조합 동료들과 만날 때마다 그는 그들에게 아내와 매일 말다툼을 한다고 속사정을 털어

놓았다. 그는 낮 동안에 기력이 없고 인터넷 포르노를 끊는 것을 어려워하고 있다. 그가 최근에 자신을 '남자'로 다시 느낀 때는 술집 여종업원과 몇 번 '관계를 가졌을 때'뿐이라고 한다. 그녀는 '어리고 예쁘다'. 하지만 그녀가 그를 곧 '버릴' 것이라고 확신했다.

2. 65세인 Ms I는 40년 동안 함께 살아온 남편이 최근에 죽었다. 그녀의 친구들은 더 이상 가까운 이웃에 살지 않으며 아이들도 멀리 다른 주에서 살다 보니 그녀는 외롭고 고립된 느낌이다. 그녀는 매일 규칙적으로 수영을 하고, 독서를 하고, 텃밭을 가꾸며, 집안을 치웠지만 모든 게 '공허'하게 느껴진다고 말한다. 그녀는 수줍음이 많아서 늘 남편이 그들의 활동적인 사회 생활을 주도해 왔다고 한다. 그녀는 자신의 삶에서 다음 단계가 어떠할지 궁금하다며 당신에게 도움을 요청하고 있다.

해설

1. Mr H는 현재 자신의 삶에서 자기존중감 규제, 충동조절, 감정 관리를 하는 데에 어려움을 겪고 있다. 그는 친구들과 지속적인 관계에서 도움을 받는다. 그가 정신치료를 받기로 결심한 것은 어느 정도 성찰 능력이 있음을 나타낸다.
2. Ms I는 일과 놀이의 패턴을 활용하면서 남편을 애도하는 기간을 보내려고 노력한다. 비록 그녀는 어린 시절에 관계 맺는 데 어려움(수줍음)이 있었지만, 남편의 도움으로 그녀는 많은 사람을 만나 왔다. 이제 남편이 떠나자, 그녀는 자신의 '관계 조력자'를 잃었고 이 어려움을 극복하기 위해 새로운 방식으로 도움을 받을 필요가 있다. 그녀의 성찰 능력 그리고 당신과 치료 작업을 하고자 하는 욕구가 그녀의 강점이다.

참고문헌

1. Lacy, T. J., and Hughes, J. D. (2006). A systems approach to behavioral neurobiology: Integrating psychodynamics and neuroscience in a psychiatric curriculum. *Journal of the American Academy of Psychoanalysis and Dynamic Psychiatry, 34*(1), 43-74.
2. Bellak. L., and Goldsmith, L.A. (eds.) (1984). *The Broad Scope of Ego Function Assessment.* John Wiley & Sons, New York.
3. Bellak, L., and Meyers, B. (1975). Ego function assessment and analyzability. *Journal of the American Psychoanalytic Association, 2*, 413-427.
4. Bellak, L. (1975). *Ego Function Assessment (EFA): A Manual.* CPS, Larchmont, NY.
5. Vaillant, G. E. (1992). *Ego Mechanisms of Defense: A Guide for Clinicians and Researchers.* American Psychiatric Press, Washington, DC.
6. Pine, F. (1990). *The concept of ego defect, in Drive, Ego, Object, and Self: A Synthesis for Clinical Work.* Basic Books, New York, pp. 198-231.
7. MacKinnon, R. A., and Yudofsky, S. C. (1986). *The Psychiatric Evaluation in Clinical Practice.* Lippincott, Williams & Wilkins, Philadelphia.
8. Auchincloss, E. L., and Samberg, S. (2012). *Psychoanalytic Terms and Concepts.* Yale University Press, New Haven, pp. 151-153.
9. Freud, A. (1937). *The Ego and the Mechanisms of Defence.* Hogarth Press and the Institute of Psychoanalysis, London.
10. Perry, C. J., Beck, S. M., Constantinides, P., et al. (2009). Studying change in defensive functioning in psychotherapy using the defense mechanism rating scales: Four hypotheses, four cases, in *The Handbook of Evidence-Based Psychodynamic Psychotherapy* (eds. R. A. Levy and J. S. Ablon), Humana Press, New York, pp. 121-153.
11. Freud, S. (1894). The neuro-psychoses of defense, in *The Standard Edition of the Complete Psychological Works of Sigmund Freud (1893-1899): Early Psycho-Analytic Publications,* Vol. III. Hogarth Press, London, pp. 41-61.
12. Kernberg, O. F. (1976). *Object-Relations Theory and Clinical Psychoanalysis.* Aronson, New York.
13. Gabbard, G. O. (2005). *Psychodynamic Psychiatry in Clinical Practice,* 4th ed. American Psychiatric Publishing, Washington, DC.
14. Perry, J. C., and Bond, M. (2005). *Defensive functioning, in The American Psychiatric Publishing Textbook of Personality Disorders* (eds. J. M. Oldham, A. E. Skodol, and D. S.

Bender). American Psychiatric Publishing, Washington, DC, pp. 523-540.

15. Caligor, E., Kernberg, O. F., and Clarkin, J. F. (2007). *Handbook of Dynamic Psychotherapy for Higher Level Personality Pathology*. American Psychiatric Publishing, Washington, DC.
16. Kernberg, O. F., Selzer, M. A., Koenigsberg, H. W., et al. (1989). *Psychodynamic Psychotherapy of Borderline Patients*. Basic Books, New York.
17. Vaillant, G. E. (1977). A glossary of defenses, *in Adaptation to Life: How the Best and the Brightest Came of Age*. Little, Brown, Boston, pp. 383-386.
18. American Psychiatric Association (2000). *Defensive functioning scale, in Diagnostic and Statistical Manual of Mental Disorders: DSM-IV-R*. American Psychiatric Association, Washington, DC, pp. 807-813.
19. Mitchell, M. (1993). *Gone with the Wind*. Warner Books, New York, p. 76.
20. Loring, D.W. (ed.) (1999). *INS Dictionary of Neuropsychology*. Oxford University Press, New York, pp. 1-2.
21. Clarkin J. F., Yoemans, F. E., and Kernberg, O. F. (2006). *Psychotherapy for Borderline Personality Disorder Focusing on Object Relations*. American Psychiatric Association, Washington, DC.
22. Clarkin, J. F., Levy, K. N., Lenzenweger, M. F., and Kernberg, O. F. (2007). Evaluating three treatments for borderline personality disorder: A multiwave study. *American Journal of Psychiatry, 164*, 922-928.
23. Levy, K. N., Meehan, K. B., Kelly, K. M., et al . (2006). Change in attachment patterns and reflective function in a randomized control trial of transference-focused psychotherapy for borderline personality disorder. *Journal of Consulting and Clinical Psychology, 74*(6), 1027-1040.
24. Hoglend, P. (2014). Exploration of the patient-therapist relationship in psychotherapy. *American Journal of Psychiatry, 171*, 1056-1066.

한국 문화를 바탕으로 한 주석

제4장의 내용은 자아기능의 영역에 대해 평가하기입니다. 원래 자아기능은 자아심리학(ego-psychology) 쪽에서는 굉장히 중요한 개념이고, 자아기능이 건강한 정도를 그 사람의 정신건강 기능으로 판단합니다. 자아기능이 튼튼한 사람들은 드러내기 정신치료를 해서 자신의 무의식에 있는 것들을 더 알아낼 수 있고, 자아기능이 떨어지는 사람들은 지지정신치료를 해서 자아기능을 튼튼하게 해 주는 등 이러한 것들이 얼핏 보기에는 정반대되는 것 같지만 결국에는 자아기능을 도와주기 위한 치료 방법들입니다. 그런데 이 책의 1판에서는 자아기능이라는 단어를 썼는데 2판에서는 의도적으로 특정 학파의 이론에 매몰되지 않으려고 그냥 기능이라는 단어를 사용하였습니다.

이 장은 자매 도서인『카바니스의 정신역동적 공식화』중 환자의 상태를 기술하기에 해당하는 부분을 소개한 것입니다. 즉, 환자에 대해 파악할 때 다섯 가지 영역으로 조직화하여 환자를 파악하면 가장 쉽게 환자에 대한 전반적인 모습을 볼 수 있게끔 고안해 낸 것입니다. Cabaniss의 능력이 돋보이는 부분입니다. 이 다섯 가지 영역은 아예 외워 두는 것이 여러모로 편할 겁니다. ① 자기, ② 관계, ③ 적응하기, ④ 인지, ⑤ 일과 놀이 이렇게 다섯 가지만 외우면 됩니다. 각 영역을 간단히 정리하면 다음과 같습니다.

첫 번째 영역인 '자기'에는 자기지각과 자기존중감 규제(self esteem regulation)가 포함됩니다. 자기지각은 주체성(identity)에 대한 감각과 자기평가 두 가지로 생각하면 됩니다. 여기에서 자기존중감(self esteem)에 대해 잠깐 생각해 보겠습니다. 어떻게 보면 이것이 궁극적인 정신건강의 목표라고 볼 수 있습니다. '천상천하 유아독존(天上天下 唯我獨尊)'처럼 나 자신에게 있어서는 내가 가장 소중한 존재라는 것입니다. 이것이 얼마나 준비되어 있느냐가 정신건강의 척도라고도 볼 수 있습니다. 정신건강이 제일 취약한 사람들은 자기를 멸시합니다. 자기존중감이 낮은 겁니다.

원래 self esteem의 번역은 자존심이 가장 적당합니다. 하지만 자존심이라는 단어가 이상하게 사용되는 바람에 오해를 피하려고 조금 낯설지만 자기존중감이라고 번역을 하였습니다. 자존감이라 표현하기도 하지만 이것 역시 혼동의 우려가 있어 피했습니다. 우리가 보통 '자존심이 강하다'라는 말을 들을 때가 있습니다. 이것은 엄밀히 말하면 그 주장이 무너지면 그 사람은 완전히 붕괴되기 때문에 무슨 수를 써서라도 자기의 주장을 굽히지 않겠다는 의미입니다. 우리의 상식으로 말하면 자기존중감이 가장 낮아 다른 것을 허용하지 못하고 마지막 남은 자신의 의사를 굽히지 못하는 딱한 상태를 말합니다. 그래서 self esteem을 자존심이라고 번역하기 어려웠습니다. 이때 사용하는 자존심이라는 말은 열등감과 같은 맥락으로 보면 됩니다. 개인의 열등감은 집단 열등감으로 될 수 있고 더 나아가 국가적인 열등감, 민족 열등감으로 발전할 수 있습니다. 열등감이 있는 사람일수록 보상하기 위해서 남을 낮추고 자신은 그 사람보다 낫다는 자기애적 방어(narcissistic defense)를 많이 사용합니다. 의대생들이 주로 쓰는 방어기제이기도 합니다. 이러한 것들은 열등감을 감추기 위해 나름대로 노력하는 모습인데 정말로 자기가 충분히 자기 자신을 존중(respect)하는 사람들은 그걸 강조하지 않아도 됩니다. 그런데 자기존중감이라는 것은 어렸을 때 어느 정도로 자기가 그런 존중을 받았느냐에 따라 평생 좌우되기 때문에 0~6세까지 아이들을 존중해 주는 것이 중요합니다. 제가 아는 훌륭한 아버지가 있습니다. 자식을 잘 키우고 관계가 좋은 아버지인데, 비결을 물었을 때 대답하는 말이 "자식을 respect한다"고 했습니다. 아무리 어린아이라도 존중해 주면 나는 존중받는 존재구나 하고 자기존중감이 올라갑니다. 이것이 정신건강의 척도라고 볼 수 있습니다. 자중자애(自重自愛)할 수 있는 마음 상태, 이것이 궁극적인 정신건강의 목표라고 볼 수 있는 겁니다. 불교의 '천상천하 유아독존'이나 기독교의 'I am who I am'이나 같은 얘기라고 볼 수 있습니다.

두 번째 영역인 '관계'는 공감 능력과 마음 헤아리기 능력에 따라 형성됩니다.

세 번째 영역인 '적응하기'는 내적, 외적인 스트레스에 대해 어떤 방어기제를 사용하며 적응해 나가느냐가 관건인데 덜 적응적인, 더 적응적인, 가장 적응적인 이렇게 3단계로 구분할 수 있습니다. 우리가 보통 정신과적 증상이라고 볼 수 있는 것은 방어기제(defense mechanism)의 결과라고 얘기를 합니다. 어떤 외적인, 내적인 스트레스가 왔을 때 어떤 방어기제를 사용하느냐에 따라서 그 사람의 증상이 나타납니다. 신경증적인 방어(neurotic defense)나 정신병적인 방어(psychotic defense)를 사용하면 신경증이나 정신병으로 나타나고, 성숙한 방어기제를 사용하면 사회적으로 성숙한 사람이 되는 겁니다. 어떤 방어기제를 많이 사용하느냐에 따라서 그 사람의 성숙도가 결정된다고 볼 수 있습니다. 방어기제 중 몇 가지 소개할 만한 것들이 있습니다. 투사적 동일시라는 방어기제는 다른 사람에게 생각이나 느낌을 투사하여 그 사람으로 하여금 투사된 느낌을 경험하게 만드는 것입니다. 환자들은 상대방에게 과거 자기가 경험한 사람에 대한 느낌을 투사합니다. 그러면 상대방은 환자의 그러한 태도에 따라 환자들이 기대했던 대로 반응을 합니다. 환자는 상대를 이렇게 유도하는 것입니다. 쉬운 말로 표현하면 이런 환자들이 하는 행동을 '물귀신 작전을 쓴다'고 말하는데 우리는 환자의 물귀신 작전에 말려들지 않도록 정신을 똑바로 차리고 주의하여야 합니다.

한편, 퇴행 중 자아를 위한 퇴행(regression in the service of the ego)이라는 것이 있습니다. 이 말은 원래 문화정신의학(cultural psychiatry)에서 나온 것입니다. 예를 들어, '기도를 한다'는 것은 남들이 보면 퇴행(regression) 상태에 해당합니다. 그래서 자기를 다 드러내 놓고 하나님이나 절대자 앞에 모든 것을 맡기는 이런 형태로 보입니다. 그것이 외부 사람이 볼 때는 퇴행으로 보이지만 당사자에 있어서는 자아(ego)가 건강해지기 위한 일시적인 퇴행입니다. 이것은 필요한 자아기능에 해당이 됩니다. 즉, 퇴행할 수 있는 능력, 이런 것도 정신건강에 중요한 것인데, 일시적 퇴행을 함으로써 에너지 소모를 막고, 휴식을 취하고, 재충전을 할 수 있는 능력입니다.

네 번째 영역은 '인지'인데 여기에는 일반적 인지 능력, 성찰 능력 등이 있습니다. 성찰 능력 중 심리적 마음가짐(psychological mindedness)이라는 용어가 나옵니다. 자기 자신에 대해 잘 아는 것이 중요하고, 정신치료의 목표가 '환자가 자기 자신을 알아 가는 것을 도와주는 것'인데 이것이 바로 정신치료자의 역할입니다. 그래서 자각을 완전히 할 수 있으면 자신에 대한 모든 것을 샅샅이 다 알 수 있는 깨달은 사람이 됩니다. 이것은 상각자(常覺者), 즉 항상 자기 자신을 깨닫고 있는 사람이 되는 것이고, 이는 바로 성인의 경지에 해당됩니다. 내가 뭘 하는지, 무슨 생각을 하는지, 어떤 느낌이 있는지를 늘 깨닫고 있는 것을 말합니다. 환자 중에서도 이런 심리적 마음가짐을 가진 환자들을 치료할 때는 드러내기 기법을 활용할 수 있습니다. 치료를 Sidney Tarachow가 말하는 as-if 상황으로 인식하고, 치료 상황을 real로 보지 않는, 그래서 자기 자신을 객관적으로 관찰할 수 있는 능력을 가진 사람을 말합니다.

또한 우리가 한 가지 생각해야 할 방어기제 중 부정(denial)이 있습니다. 보통 부정은 미성숙한 방어라고 할 때가 많은데 어떤 경우에는 부정이라는 방어기제를 사용하는 것이 필요하기도 합니다. 일시적으로 부정을 사용해서 어려운 고비들을 넘길 수가 있습니다. 특히 가까운 사람이 사망했을 때, 가장 유용하게 사용할 수 있는 방어기제가 바로 부정입니다. 아무리 인격적으로 성숙한 사람이라 해도 처음부터 받아들이기는 힘들고, 부정을 통해서 일단 다른 문제를 일으키지 않고 지내다가 서서히 이것을 해결하는 것, 이것도 한 가지 방법입니다.

또 하나는 자기에게로 향함(turning against the self)이라는 방어기제인데, 이것은 우울증에서 아주 흔하게 보이는 방어기제입니다. 화가 났는데 화를 밖으로 표현하지 못하고 안쪽으로, 즉 내부로 향하게 하여 내공(內攻)이 됩니다. 자기가 자기 자신을 공격하게 되는데, 만약 다른 사람이 나를 공격하는 경우에는 도망 다니며 피할 수 있지만, 내가 나를 공격하면 내가 어디를 가도 나를 따라오기 때문에 항상 공격을 당하게 됩니다. 쉬지 않고 당하게 되면 지치게 되죠. 그래서 그 지친 정도가 심하게 되면 무원감(helplessness)의 상태가 되어 어떤 일도 할 수 없는 정도가 됩니다. 다른 사람들은 화나는 분노의 감정 이것을 '독'이라고 얘기를 합니다. 그래서 '독을 밖으로 뱉어야지 안으로 품으면 몸을 상하게 한다' 이런 얘기를 하는 사람도 있습니다. 그렇다고 독을 다른 사람에게 행동으로 쏟아 내면 곤란합니다.

다섯 번째 영역인 '일과 놀이'는 Sigmund Freud가 말하는 정신건강의 조건인 '사랑하고 일하기'에 놀이가 추가된 것입니다. 놀이의 능력에 대해서는 더 자세한 소개가 필요하나 여기에서는 정신치료에도 필요한 능력이라는 점만 강조하고 넘어갑니다.

이렇게 기능의 영역을 파악해야 하는 이유는 충동통제와 감정관리에 지나친 에너지를 소모하면 막상 자신이 해야 할 일을 할 때 지쳐서 제대로 능력을 발휘하지 못하는 경우가 많기 때문입니다. 예를 들면, 의과대학생 중 성적이 떨어져 낙제하거나 시험에 불합격하게 되는 경우는 결코 지능이 낮아서가 아니라 다른 데에 정신적 에너지를 과다 사용하여 공부할 힘이 없어졌기 때문입니다. 그래서 스트레스는 건전한 취미생활로 중화시키거나 스스로 소화할 수 있어야 합니다.

제**5**장

초기 공식화

주요 개념

평가를 한 이후, 우리는 치료를 권고하기 위해 **초기 공식화**(initial formulation)를 작성해야 한다.

공식화는 가설이다. 정신건강 분야에서 공식화는 환자가 치료를 받으러 오게 된 문제들이 어떻게 그리고 왜 생겨나게 되었는지에 관한 가설이다. **정신역동적 공식화**(psychodynamic formulation)란 그 문제들의 원인 중 무의식적인 과정과 발달의 역할을 고려하는 것이다.

우리는 공식화를 다음과 같은 과정으로 만들 수 있다.

- 그 사람의 기능의 문제와 패턴을 **기술하기**
- 과거력을 **검토하기**
- 다음과 같은 질문에 답할 수 있도록 우리가 기술한 것들을 과거력과 **연결하기**
  - 왜 지금 이 사람이 어려움에 빠졌는가?
  - 우리가 어떠한 도움을 줄 수 있는가?

공식화는 목표를 설정하는 데 중요하다.

우리의 공식화는 치료 과정 동안 변화한다.

호흡곤란을 호소하는 두 사람이 일차 진료의사를 찾아왔다. 이 두 사람이 동일한 치료를 받겠는가? 꼭 그렇다고 할 수는 없다—치료는 문제의 원인에 따라 달라진다. 의사는 각 사람에게 발생한 문제의 원인이 무엇인지 가설을 세우기 위해 과거력을 청취하고 신체 검진을 할 것이다. 이러한 가설이 **공식화**이고, 이것이 치료 방향을 결정해 줄 것이다. 정신건강 분야에서, 공식화는 사람들이 치료를 받으러 오게 된 문제가 어떻게 그리고 왜 생겨나게 되었는지에 관한 가설이다. 치료를 시작할 때, 공식화는 종종 **치료 계획**이라고 불리는 치료적 권고를 내리는 데 안내 역할을 한다. 치료가 진행되면서, 개입하기부터 치료를 언제 종결할 것인지까지, 치료자가 하는 모든 것의 안내 역할을 한다. 공식화는 다양한 종류가 존재한다—몇 가지만 소개하자면, 정신약물학적 공식화, CBT(인지행동치료, cognitive behavioral therapy) 공식화, 가족 관계 공식화가 있다. 공식화가 **정신역동적**이라고 하기 위해서는 무의식적인 생각과 느낌이 어려움 발생의 원인 제공을 한다는 식의 개념이 포함되어야 한다.

학생들은 정신역동적 공식화를 작성하는 것 때문에 겁먹을 필요가 없다. 공식화하는 것은 상당히 단순명료하기 때문에 다음 세 가지 기본 단계를 거치면 된다. 기술하기, 검토하기, 연결하기. 이번 장에서, 당신은 이 모델을 활용하여 환자에게 가장 적합한 치료적 권고를 하는 방법을 알게 될 것이다. 이는 당신이 다음 사항을 결정하는 데 도움이 될 것이다.

- 정신역동적 정신치료가 적응증이 되는가
- 드러내기 혹은 지지하기 중 어떤 것이 더 도움이 될 것인가

우리는 여기서 이 모델에 관해 짧게 살펴보겠지만, 이 주제에 관해 더 많은 것을 이해하기 위해서는 자매 도서인『카바니스의 정신역동적 공식화』를 참고하기 바란다.

기술하기

당신이 원인에 대한 가설을 세우고 치료를 권고하기 전에, 어려움이 무엇인지를 잘 알아야 한다. 이것은 두 부분으로 나뉜다—**문제**를 기술하기와 **사람**을 기술하기.

먼저, 이 두 가지 사이의 차이점을 살펴보자. 문제는 환자가 지금 치료를 받으러 오게 된 어려움을 의미하고, 한편 사람은 강점과 어려움의 영역과 같이, 기본적인 기능의 전반적 측면을 의미한다. 우리는 적합한 치료를 권고하기 위해서 두 가지 모두를 알 필요가 있다. 두 사람이 비슷한 문제를 가졌더라도 기능의 패턴이 다르다면 다른 유형의 치료법을 통해서 도움을 받을 수 있다. 다음을 살펴보자.

35세 여성은 진로에 대해 혼란스럽다는 것을 주소로 치료자를 찾아왔다. 그녀는 지난 6개월 동안 일을 해 오면서 안정된 삶을 보장하는 직장에 계속 다녀야 할지 아니면 직장을 그만두고 미술사 박사학위 과정을 밟아야 할지 갈등하고 있다고 말한다.

이 사례는 사람들이 정신치료자에게 가져오는 꽤 전형적인 주소이다. 그녀는 삶에서 무엇을 선택해야 할지 혼란스러워한다—우리는 환자가 어떤 갈등이 있을 것이라고 가정한다. 하지만 같은 주소로 치료자를 찾아온 다른 두 사람의 사례를 살펴보자.

35세 Ms A는 진로에 대한 혼란스러움을 주소로 치료자를 찾아왔다. 그녀는 지난 6개월 동안 일을 해 오면서 안정된 삶을 보장하는 직장에 계속 다녀야 할지 아니면 직장을 그만두고 미술사 박사학위 과정을 밟아야 할지 갈등하고 있다. 그녀는 "내 친구들이 가진 직업과 조금 더 유사한" 직업을 원한다고 말한다. Ms A는 지난 5년 동안 직장을 8군데 옮겼다. 그녀는 치료 초기에 직장을 옮긴 이유를 사람들이 "너무 멍청해서"라고 말하지만, 치료가 진행되면서 그녀가 상사들과 충돌하여 해고당했을 가능성이 커 보였다. 그녀가 언급한 '친구들'은 3개월 전 자기실현 수련회에서 만난 사람들이다. 현 직장 생활에서 오는 불안감 때문에 그녀는 주말에 폭음을 하였다. 왜 미술사 박사학위 과정을 밟고 싶어 하는지 물어보면 이 과정이 무엇을 필요로 하는지 모호하게만 알 뿐, 실은 미술에 대해서도 별로 아는 것이 없다고 고백했다. 그녀가 말했다. "제 친구들 중 한 명이 하고 있는데 멋져 보였어요. 한번은 그 친구 집에 놀러 갔더니 친구가 속해 있는 프로그램에서 함께 배우는 사람들도 많이 있었는데, 다들 정말 똑똑했어요. 거기가 제가 있어야 할 곳이에요."

35세 Ms B는 진로에 대한 혼란스러움을 주소로 찾아왔다. 그녀는 지난 6개월 동안 일을 해 오면서 안정된 삶을 보장하는 직장에 계속 다녀야 할지 아니면 직장을 그만두고 미술사 박사학위 과정을 밟아야 할지 갈등하고 있다. 대학 학부 시절에 Ms B는 이탈리아 르네상스 미술에 심취해 있었지만, 두 분 모두 변호사로 성공한 부모님은 '전문직(의학 또는 법학)'이 아니면 시간 낭비라고 말했다. 대학 끝 무렵 그녀와 그녀의 친한 친구들은 법학 전문대학원 입학 시험을 준비하였다. 그녀는 몇몇 좋은 법학 전문대학원에 합격하였지만, 학기가 시작할 무렵 '전염성 단핵세포증'과 비슷한 병이 생겨 결국 법대에 입학하지 않았다. 그녀는 지금은 행복하지 않게 살아가는 변호사인 학부 시절 친구들과 여전히 친하게 지낸다. Ms B는 한동안 방황하다가 비영리 단체 직원으로 일하면서 성공하였다. 최근에 그녀는 또 다른 비영리 단체에 고위 관리직으로 고용되었는데, 그녀는 '지금 아니면' 미술사 교수가 되고 싶었던 꿈을 절대 못 이룰 것이라고 실감한다. 그녀는 가까운 박물관에서 강의를 듣고 르네상스 미술과 관련된 새로운 책들을 읽는 등 다시 미술 세계에 몰두하는 것으로 좌절을 다스렸다.

Ms A와 Ms B 모두 비슷한 주소를 보였지만, 둘은 각자 다음과 같은 영역에서 매우 다른 패턴의 생각, 느낌, 행동을 보인다.

- 자기경험과 자기존중감 규제 능력
- 타인과의 관계
- 스트레스에 적응하는 독특한 방식
- 의사결정
- 일 패턴

따라서 문제(problem)가 아무리 비슷하게 들려도 Ms A와 Ms B는 굉장히 다른 사람들(people)이다. 갈등을 겪고 있는 Ms A는 불안을 억제하지 못하고 여러 가지 자기파괴적인 방식으로 행동화한다. 그녀의 불규칙적인 직업력은 직업에 대한 갈등 중 가장 최근의 양상이었고 박사학위를 추구하는 것 또한 피상적으로 보인다. 반면, Ms B는 그녀가 의사나 변호사가 되길 바라는 부모님의 소망에 따라 오랫동안 관심 있었던 미술사를 다음으로 미뤄야 했다. 그녀는 미술 세계에 몰두하는 열망을 만족시킴으로써 좌절을 다스렸다.

정신역동적 정신치료를 받는 것은 종종 매우 어렵다. 우리가 드러내기 기법을 사용할수록 우리는 두렵거나 부끄러운 느낌, 갈등, 공상을 끄집어 내려고 노력하고,

익숙했던 반사적인 방어를 바꾸며, 압도적인 불안으로부터 자신을 '보호'하던 행동을 바꾸려 한다. 이것이 가능하려면 사람들은 그들을 돕는 **강점**이 필요하다. 따라서 현재 환자의 상황에 가장 적합한 정신치료 또는 기법을 결정하는 데 있어서 '환자가 제시한 문제 외에' 환자의 강점과 어려움을 완전히 이해하는 것이 필수적이다. 요약하면, 그 사람(person)을 이해하려면 환자에게서 드러나는 증상과 행동뿐만 아니라 모든 주요한 기능의 영역에서 나타나는 지속적인 패턴을 확인해야 한다.

문제

먼저, 문제를 살펴보자. 종종 환자의 문제를 정의내리는 것은 실제보다 쉬워 보인다. 환자는 자신의 문제가 무엇인지 인식하지 못하거나 가장 위급한 문제가 환자의 주소가 아닐 경우도 있다. 평가 단계에서 치료자의 주요 임무는 환자의 문제가 무엇인지 파악하고, 만일 문제가 여러 개일 경우 우선순위를 정하는 것이다.

> Ms C는 외롭다는 이유로 정신치료를 받으러 왔으며, 사회적으로 참여하는 문제에 정신치료가 도움이 될 수 있다는 이야기를 들었다고 한다. 평가하는 도중 당신은 Ms C가 매일 밤 와인 한 병씩을 마셔 왔다는 것을 알게 된다.

이 사례에서 Ms C는 그녀가 관계에 문제가 있다고 말하지만, 점차적으로 음주에 문제가 있다는 것이 드러났다. 따라서 그녀의 주소가 가장 위급한 문제가 아닐 수도 있다. 중요한 점은 환자가 주관적으로 가장 중요하게 생각하는 문제를 묵살하지 않으면서 문제들의 우선순위를 정하는 것이다. 계속해서 Ms C의 이야기로 돌아가 치료자가 이것을 어떻게 논의할지 빨리 나아가 보자.

> Ms C, 저는 당신이 치료에 대해 알고 그것을 탐색하는 것에 관심을 가지니 매우 반갑습니다. 당신은 사람들과의 관계에서 별로 행복하지 않으셨는데 그 부분에서 제가 도움을 드릴 수 있으리라 생각합니다. 그리고 평소보다 음주를 더 하시다 보니 이것이 당신이 겪는 어려움을 더 악화시킬 수도 있습니다. 앞으로 이 두 문제를 다룰 수 있도록 계획을 세워 봅시다.

우리가 정신치료를 위해 환자를 평가한다고 해서 다른 형태의 치료 방법이 적용되지 않을 것임을 의미하는 것은 아님을 기억해야 한다. 정신치료를 받으러 온 환자라도 기분장애, 불안장애, 식이장애, 약물남용과 같은 다양한 형태의 문제들을 갖고 있을 수 있다. 또한 약물치료를 필요로 하는 장애라고 해서 정신역동적 정신치료를 포함한 정신치료의 사용을 배제시키는 것은 아니고, 경우에 따라 정신치료를 시작하기 전에 약물로 환자를 안정시켜야 할 때도 있다. 예를 들어, 정신운동 지체를 동반한 매우 우울한 환자는 치료 시간 중에 말하는 것을 어려워할 수 있지만 증상이 개선된 후에는 정신치료로 도움을 받을 수 있다. 반면, 기분부전증과 관계 문제가 있는 환자는 약물치료와 정신치료를 동시에 시작할 수 있다(약물치료와 정신치료에 대한 논의는 제15장을 참조).

사람

제4장에서 논의한 것과 같이, 사람들은 다섯 가지 주요 기능의 영역에서 자신의 내적 그리고 외적 환경에 대해 각자 특징적인 방식으로 대처한다. 이러한 것들은 일생에 걸쳐 발달하며 그들이 특징적인 방식으로 기능하는 기반을 제공한다. 최선의 치료 계획을 수립하기 위해, 우리는 환자가 우리를 만나러 오게 된 현재 문제뿐만 아니라, 이들이 생각하고, 느끼고, 행동하는 기저의 방식들을 고려할 필요가 있다. 우리는 이것을 **사람**을 이해하는 것이라고 부른다. 여기에는 제4장에서 기술했던 다섯 가지 주요 기능의 영역에서 나타나는 강점과 어려움의 평가를 포함한다.

- 자기
- 관계
- 적응하기
- 인지
- 일과 놀이

검토하기

일단 문제와 사람에 대해 기술하고 나면, 우리는 발달 과거력을 검토할 준비가 된 것이다. 종종, 사람들이 인생 초기에 경험한 것들은 현재의 문제와 패턴에 영향을 미친다—그 연관성을 인식하지 못하는 경우에조차도 그렇다. 그렇기 때문에, "왜 이 사람이 지금 이 어려움을 겪을까?"라는 질문에 대한 가설을 세우기 위해서 우리는 이들의 인생 전반에 걸친 발달 과거력을 검토할 필요가 있다. 이것은 흔히 말하는 '현병력' 이상의 것으로, 아동기 시절부터 현재에 이르기까지의 과거력을 말한다.

발달 단계(Erikson에서 인용함[1])

발달 단계	연령	중요한 발달 요소
산전 발달	임신부터 출생까지	유전, 산전 발달, 분만기 사건
초기 아동기	0~3세	기질, 애착, 아이가 태어난 환경, 주 양육자와의 관계의 질
중기 아동기	4~6세	아이의 초기 성에 대한 양육자의 반응, 가족 간의 질투/경쟁
후기 아동기	7~12세	또래 관계, 학교 생활, 기술 습득
청소년기	13~18세	주체성 형성
청년기	19~23세	친밀한 관계의 형성, 세상에서 스스로에 대한 책임감 완수
성인기	24~65세	가족 생활, 직업적 발달, 성공과 실패
노년기	66세 이후	상실, 신체적 문제, 노화에 대한 반응

인생의 각 단계마다 탐색해야 할 특징적인 발달 요소들이 있는데, 특히 어떠한 단계든지 간에 정신적인 외상 과거력과 정신적 그리고 정서적 어려움에는 주의를 기울여야 한다(상기 글상자에 기술한 발달 단계별 중요한 요소들을 살펴보고 우리의 자매 도서인 『카바니스의 정신역동적 공식화』를 참고하면 각 발달 단계별로 더욱 빈틈없는 치료를 제공하고, 발달 과거력을 청취하며, 초기 인생 경험이 성인기 문제/패턴에 어떻게 영향을 미치는지 이해하는 데 도움이 될 것이다). 우리가 치료 초기에 완벽한 과거력을 획득하

고자 하더라도, 평가를 하는 상황에 따라 항상 가능한 것은 아니다—가령, 단 기간 입원 상황에서 치료를 할 경우가 그렇다. 뿐만 아니라, 치료를 시작할 때 환자들이 과거에 대해서 잘 기억하지 못하는 부분들이 치료를 진행하면서 더 떠오를 수도 있다. 그렇다 하더라도, 환자의 삶에서 각 단계별로 최소한 어느 정도는 이해를 하는 것이 초기 공식화를 작성하는 데 중요하다.

연결하기

문제와 사람에 대해 기술하고, 발달 과거력을 청취하고 난 뒤, 우리는 이것들을 연결하여 초기 공식화를 구축할 수 있다. 연결하기는 한 사람의 과거로부터 그들의 문제와 패턴들이 어떻게 생겨났는지에 관한 가설을 세우는 것을 포함한다. 우리는 다음 두 가지 질문에 답하기 위해서 이와 같은 작업을 한다.

- 왜 지금 이 사람이 어려움에 빠졌는가?
- 우리가 어떠한 도움을 줄 수 있는가?

초기 공식화의 사례

초기 공식화를 구축하기 위해 Mr D의 사례를 들어 기술하기/검토하기/연결하기를 어떻게 사용하는지 살펴보도록 하자.

Mr D는 65세 남성으로 '아내와 잘 지내지 못한다'는 것을 주소로 치료자를 찾았다.

기술하기

문제: 부부 불화

Mr D는 지난 6개월 동안 예전에 비해 부부가 훨씬 많이 다툰다고 말한다. 이때는 Mr D의 장모가 중병에서 회복하는 동안 아내가 장모를 간호하기 위해서 함께 살게 된 상황이다. 기분장애 또는 불안장애의 증거는 없다.

사람

기능의 영역

자기 Mr D는 확고한 주체성을 가지고 있고 자기존중감을 잘 조절할 수 있다.

관계 Mr D는 많은 사람과 오랜 관계를 유지하고 있다. 그는 다른 사람들을 여러 관점에서 이해하고 그들이 장단점을 함께 가지고 있다고 생각한다.

적응하기 그는 전반적으로 억압에 기반을 둔 적응적인 방어기제를 사용한다. 그는 운동을 뛰어나게 잘하는 것과 목제 공예와 같은 취미생활을 추구하는 것으로 불안과 공격성을 승화한다. 그는 불안과 스트레스에 대처하기 위해 여러 사람과 깊은 관계를 맺고 있다. 그는 습관적으로 강렬한 느낌을 인식 바깥으로 밀어내는 것으로 보아 방어로서 감정의 고립에 두드러지게 의지하는 듯하다. 그는 종종 지식화한다. 가령, 그는 최근에 중년기 결혼생활과 관련된 책들을 읽고 있다.

인지 Mr D는 매우 훌륭한 판단력을 가지고 있고 전반적으로 감정을 잘 조절할 수 있다. 그렇기에 그가 최근에 갖게 된 분노가 도드라진 문제로 보이게 된 것도 있다. 그는 꽤 심리적 마음가짐을 갖고 있어서, 그의 아내에게 향한 분노가 그의 장모에 대한 느낌과 연결될 수 있겠다고 이해한다는 것을 표현한다. 그는 개인적으로 가까운 관계들을 통해 불안과 스트레스를 다루는 데 도움을 받는다. 또한 Mr D는 옳고 그름에 대한 감각이 발달했다. 그가 이 문제 때문에 자문을 구하러 온 것으로 보아, 그의 죄책감 조절은 적절한 편이다.

일과 놀이 Mr D는 한 직장에서 꾸준히 일하면서 탁월함을 보여 왔고 또 일을 즐긴다. 그는 취미가 있긴 하지만, 보통 주말이나 휴가 기간에 제대로 쉬지 못한다.

검토하기

Mr D는 결혼한 부모의 두 아들 중 장남으로 태어났다. 그는 인생 초기에 어머니와 아버지 모두에게서 친밀했던 느낌을 기억하고 있고 전반적으로 욕구가 충족되었었다. 그가 다섯 살이 되었을 때, 어머니는 갑작스러운 뇌동맥류로 인해 돌아가셨다. 그는 '강한 꼬마 소년'이라는 칭찬을 들었던 기억이 있고 '조용하고 단호한' 아이라는 말을 들었다. 그는 학교 생활도 잘하여서, 학업 성취와 운동에서 우수한 성취를 거뒀다. 그의 아버지는 어머니가 돌아가신 지 2년 뒤 재혼하였다. Mr D는 6학년 이후 기숙 학교로 들어갔다. 친구들이 생겼고 방학에도 종종 공부를 하기 위해 머물렀다. 그는 21세 때 아내를 만났고, "그녀와의 결혼은 제가 한 것들 중 최고의 일이에요. 아내는 저를 뒷바라지하며 살아왔지요."라고 말한다. Mr D는 일을 즐기며 열심히 했다. 그는 결코 불안이나 우울을 겪지 않았지만, 35세에서 55세 때까지 평일 밤마다 서너 잔의 술을 마셨고 주말이면 더 마셨다. 그와 그의 아내에게는 두 자녀가 있는데, 모두 각자의 삶을 잘 살아가고 있다.

연결하기

Mr D는 그의 주된 문제가 아내와의 대인관계 갈등이라고 인식한다. 비록 그가 전반적으로 잘 발달된 자기 감각, 좋은 관계, 스트레스를 다루는 많은 적응적인 방법, 훌륭한 인지 기능, 준수한 수준의 심리적 마음가짐과 같이 많은 강점을 갖고 있음에도 불구하고, 그의 주된 문제는 인식할 수 없는 강렬한 느낌이 지속되는 경향이다. 그의 과거력으로 보아 그에게는 어머니 죽음과 관련된 해소되지 못한 느낌들이 있을 것이고, 그의 아내가 인생에서 어머니 역할을 해 왔을 것으로 생각된다. 아마도 그는 장모님을 모시고 챙겨 드려야 하는 것이 그가 평소에 아내로부터 받아 왔던 양육을 못 받게 하기 때문에 불안할 것이고, 이 불안을 과민과 분노로 경험하고 있을 것이다.

이 공식화는 Mr D가 가진 현재 문제들의 원인에 대한 초기 가설을 세우기 위해 우리가 알게 된 것들을 종합한 것이다. Mr D의 현재 어려움은 그의 아내를 장모님과 공유해야 하는 상황에서 생겨나는 버림받는 것에 대한 초기 무의식적인 두려움에서 비롯되었음을 시사한다. 앞으로 제6장에서 살펴보겠지만, 우리는 공식화에서 알게 된 것들을 활용하여 어떤 정신역동적 정신치료가 적합할지 결정하는 데 도움을 받을 수 있을 것이다.

공식화는 목표 설정의 핵심이다

당신이 세운 공식화는 환자의 문제를 유발한 것에 관한 가설이기 때문에, 치료 목표를 설정하는 데 핵심이 된다. 예를 들어, Mr D의 경우, 그의 주소는 아내와의 대인관계 갈등이지만, 우리의 공식화에 따르면 내재된 불안과 해소되지 못한 애도가 이 문제의 중심에 있을지도 모른다는 것을 시사하고 있다. 따라서 우리의 목표는 그가 이 느낌들, 특히 그의 아내와 그의 어머니와 관련된 것들을 더 잘 인식하게끔 돕는 것이고, 그가 감정과 거리를 두게 만드는 특징적인 적응 방식을 이해하는 것이다. 당신이 작성한 공식화는 목표를 설정하는 당신의 역량을 판단받을 때 매우 중요한 역할을 한다.

치료 전반에 걸친 공식화

우리가 환자들과 치료 작업을 할 때 시간이 흐르면서 그들에 대해 더 많은 것을 알게 됨에 따라, 우리의 공식화는 성장하고 변화한다. 치료를 시작할 때, 공식화는 우리가 치료적 권고를 내리는 데 도움을 주지만, 치료의 모든 측면을 수행하기 위해 우리는 환자들이 각자의 방식으로 어떻게 그리고 왜 그렇게 생각하고, 느끼고, 행동하는지 이해할 필요가 있다. 우리가 세운 공식화는 매 순간순간의 치료적 전략, 개입에 대한 선택, 끝내기에 관한 결정에 지침을 제공해 준다. 치료자로서 우리는 혼자서 공식화를 만들지 않는다—우리는 환자들의 삶과 마음을 서로 이해해 가면서 환자들과 함께 공식화를 작성해 간다. 치료 전반에 걸쳐 정신역동 공식화를 작성하는 것에 대해 더 많은 것을 이해하기 위해, 우리의 자매 도서인『카바니스의 정신역동 공식화』를 참고하기 바란다. 다음 장에서는, 공식화를 사용하여 당신이 환자와 함께 가장 적합한 치료 계획을 찾아볼 수 있도록 정신역동적 정신치료의 적응증을 검토해 보자.

권장 활동

활동 1

각 환자에서 문제가 되는 것 두 개와 사람을 특징짓는 것 두 개의 이름을 붙이시오.

45세 Mr A는 16세 딸 문제와 관련하여 새로 발생한 불안 때문에 찾아왔다. 아내가 5년 전 죽은 후 편부모로 살아가면서 딸이 난잡하게 생활하고, 마리화나를 피우는 것을 어떻게 다뤄야 할지 모르겠다고 말한다. 그는 "저는 아내가 했던 것 같은 대화를 딸에게 할 수가 없어요."라고 하소연하면서, 그는 자주 뒤로 물러나 딸의 행동에 대해 직면하지 않는다고 말한다. 그는 이러한 자신의 행동 패턴이 '활발했던' 아내를 대하던 자신의 태도를 생각나게 한다고 말한다. '잘못된 길'에 들어선 딸에 대한 염려로 그는 불면증에 시달리고, 매일 곰곰이 생각하며, 저녁에 '약간 과하게' 맥주를 마시게 됐다고 한다.

35세 Ms B는 남자 친구와 헤어져서 찾아왔다. 그녀는 직장에서 계속 눈물이 나오고 지난 일주일 동안 집중하기가 어려웠다고 한다. 그녀는 남자 친구가 유부남이지만, 그의 아내보다 자기와 더 가까웠다면서 왜 자기와 헤어졌는지 이해할 수 없다고 한다. 그녀는 전에도 유부남들과 사귀어 본 적이 있었지만, 이번만큼은 무언가가 '달랐으며' 남자 친구가 그의 아내를 떠날 것이라는 '확신'이 들었다고 말한다.

해설

Mr A

문제:

- 불안 증상
- 딸과 대화하는 것을 어려워함
- 음주 증가

사람:

- 직면하기보다 물러남
- 편부모
- 적당한 성찰 능력

Ms B

문제:

- 우울 증상
- 최근에 헤어짐

사람:

- 사귈 수 없는 사람과 사귀는 패턴
- 어려움을 다루기 위해 부정을 사용하는 경향
- 제한된 성찰 능력

활동 2

당신은 공식화를 작성하기 위해 Ms C의 문제와 사람에 대한 기술을 그녀의 발달 과거력과 어떻게 연결지을 것인가?

기술하기

문제

Ms C는 30세 여성으로 지난 2개월간 우울한 기분과 무기력감을 겪어 왔다고 보고하고 있다. 우울증과 관련된 다른 자율신경 증상들은 없다. 또한 그녀는 회사의 해외 주재 사무소로의 승진을 받아들여야 할지 계속 고민하고 있다.

사람

다섯 가지 기능의 영역

자기 학창 시절 매우 우수했고 직장에서도 매우 높은 직위에 자리 잡았는데도 불구하고, Ms C는 평생 동안 낮은 자기존중감이 있었다고 보고한다.

관계 그녀에게는 매우 가까운 친구들이 있는데, 그녀는 친구들 말에 거절을 거의 하지 않아서, 종종 그들의 아이들을 돌봐 주고 그들의 필요를 먼저 생각한다.

적응하기 Ms C는 종종 다른 사람들 때문에 생긴 일도 자신의 탓으로 돌린다. 그녀는 종종 자신의 느낌을 인식하지 않고, 친구들과 가족에게 항상 '좋은 모습'을 보여 주려고 한다.

인지 그녀는 훌륭한 판단력을 갖고 충동통제를 잘하지만, 주말 동안 제대로 쉴 줄 모른다. 그녀는 끊임없이 장단점을 따져 가며 과도하게 조심스러운 방식으로 의사결정을 하는 경향이 있다. 그녀는 자기성찰을 할 수 있다. 그녀는 옳고 그름에 대한 잘 발달된 감각을 갖고 있지만, 종종 자신에게 과도하게 엄격하다.

일과 놀이 Ms C는 뛰어나게 일을 잘한다. 그러나 긴장을 잘 풀지 못한다.

검토하기

Ms C는 서민층 가정에서 자랐는데, 그녀의 부모는 정치적인 이유로 이민을 오기 전 또 다른 나라에서 고등교육을 받았었다. 그녀는 아버지에 대해 유연하고 전반적으로 행복한 사람이어서, 새롭고 변화된 환경들을 최대한 활용할 줄 아는 분이라고 기술한다. 그는 울혈성 심부전증으로 인해 조기 은퇴하기 전까지만 해도 기술직에서 평생을 일해 왔다. 그녀는 그녀의 어머니에 대해 정말로 총명하고 빈틈없는 사람이어서, 항상 Ms C가 학업에서 훌륭한 성적을 얻어 대학 진학을 잘하도록 압박했다고 기술한다. 그녀는 "저는 어머니가 너무 안됐다고 느꼈어요—어머니는 여기서 대학 교수가 되려고 노력하고 또 노력했는데 되질 못했어요. 결국 어머니는 고등학교에서 그녀의 우수성을 알아보지 못하는 아이들을 가르치셨어요."라고 보고한다. Ms C는 자신이 많은 집안일을 감당한 덕분에 어머니가 비록 한 번도 출판한 적은 없었더라도 글쓰기를 지속할 수 있었다고 말한다. 그녀는 학교에서 꽤 인기가 있었고 항상 친구가 있었지만, 또래 그룹의 일원이 된 적은 한 번도 없었다. 그녀는 학업 성적이 우수해서 회계 쪽으로 전공을 택했는데, 자신은 이를 좋아하지만 그녀의 어머니는 '그저 장사일 뿐'이라고 생각한다. 그녀는 남자 친구들이 있었지만, 그녀 말로 '나에게 그다지 관심이 없는' 남자들을 만나는 경향이 있었다. 그녀는 항상 부모님 근처에서 살아왔고, 계속해서 집안일을 돕고 있다. 3개월 전, 그녀는 회사의 해외 주재 사무소로의 승진 근무를 제안받았다. 그녀는 이 제안이 기뻤지만, 이를 받아들여야 할지 계속 고민에 빠져 있다.

연결하기

당신은 다음 질문들에 답하기 위해 Ms C의 발달 과거력에 관하여 검토한 것들을 그녀의 문제/사람/목표 그리고 자원에 대해 기술된 것들과 어떻게 연결할 것인가?

- 왜 지금 Ms C는 이 문제를 겪고 있는가?
- 우리가 그녀를 돕기 위해 무엇을 할 수 있는가?

해설

Ms C는 자기존중감 문제에 관한 일평생의 과거력을 갖고 있고 자신을 돕기보다 다른 사람들을 돕는 것을 우선시하는 경향이 있다. 그녀는 현재 우울한 기분과 무기력감을 겪고 있다. 이것은 그녀가 최근에 직장에서 제안받은 것과 연결되어 있을 수 있다. Ms C는 자신의 진로 선택을 어머니가 평가절하하였는데, 계속해서 Ms C로 하여금 개인적 희생을 감내하게 만든 어머니를 향한 무의식적인 느낌을 갖고 있을 가능성이 높다. 그녀는 오랫동안 실망 속에서 살아온 어머니를 더 이상 돕지 못하게 된다 하더라도 자신의 진로를 추구하며 살아야 할지에 대한 갈등에 빠졌을 것이다. 그녀는 전반적으로 자신의 느낌을 억압하는 경향이 있어 어머니에 대한 부정적인 느낌을 의식 밖으로 몰아냈을 것이다. 그녀는 똑똑하고, 자신의 마음에 관심이 많기 때문에, 정신치료를 꾸준히 받을 수 있다. 이 문제는 무의식적인 생각과 느낌에 연결되어 있을 가능성이 높기 때문에, 정신역동적 정신치료가 적응증이 될 수 있다(제6장을 보시오).

참고문헌

1. Erikson, E.(1993). *Childhood and Society*, 2nd ed. Norton, New York, pp. 247-274.

한국 문화를 바탕으로 한 주석

psychodynamic formulation을 우리말로 옮기기가 참 어려웠습니다. 수년간 혼자 고민도 해 보고, 동료들에게 자문을 구하기도 했습니다. 공식화라고 번역은 해 왔지만, 이 단어는 수학 공식이나 화장품 성분 구성의 뜻이 먼저 떠올라 공식화라는 단어를 사용하는 것은 성의가 없어 보였습니다. 그래서 1판에서는 '체계적인 작성'이라는 표현을 써 보기도 했습니다만 이것도 그리 완벽하지는 않습니다. 원 저자인 Deborah L. Cabaniss는 '가설적인 설명'이라는 말을 사용하며 psychodynamic formulation을 설명했는데, 뜻은 그것이 정확하게 옳습니다. 그런데 이걸 단어로 사용하려다 보니 한국의 독자들에게는 더욱 낯설었습니다. 어쩔 수 없이 '공식화'와 '체계적인 작성' 두 가지를 동시에 표기하였습니다. 그러던 중 『카바니스의 정신역동적 공식화』라는 자매 도서를 번역하다 보니 그래도 공식화라는 단어가 더 낫다고 판단하여 이 책에서는 결국 그동안 관행적으로 더 많이 사용된 공식화로 통일하였습니다.

우리는 정신과 환자들을 처음 면접하고 평가할 때 마지막에 정신역동적 공식화를 작성해야 한다는 것을 잘 알고 있습니다. 하지만 지금까지 정신역동적 공식화를 어떤 식으로 작성해야 할지에 대해서는 그 누구도 명확하게 기준을 제공해 주지 못했습니다. 그래서 평소에는 대충 넘어가는데 사례발표 회의 석상에서 공식적으로 발표할 때는 소설을 쓰는 심정으로 많은 부담감을 느꼈던 영역입니다. 그런데 Cabaniss는 이렇게 혼란스러운 상황을 명쾌하게 정리해 주었습니다. 『카바니스의 정신역동적 공식화』를 통해 공식화를 ① 기술하기, ② 검토하기, ③ 연결하기로 현재의 문제가 과거로부터 어떻게 기원해 왔는지 알기 쉽게 정리해 놓았습니다. 그리고 1단계인 기술하기 단계에서는 문제가 무엇인지 명확히 밝히게 하였고, 그 사람이 어떤 사람인지에 대해 평가를 할 때 자아기능의 영역을 자기, 관계, 적응하기, 인지, 일과 놀이 등 다섯 가지 측면에서 파악하게 하였습니다. 기능의 영역에 대해서는 앞의 제4장에 설명되어 있습니다. 2단계인 검토하기 단계는 유전적인 측면과 산전 산후의 문제점, 생의 초기, 중기 아동기, 후기 아동기, 청소년기, 성인기 등 발달단계가 어떠했는지를 검토하도록 하였습니다. 마지막 3단계인 연결하기 단계에서는 발달력에서 생겼던 사건들이 현재의 문제와 어떻게 연결되는가를 보여 주는 것입니다. 이때 정신적 외상, 초기의 인지적 · 감정적 어려움, 갈등과 방어, 타인과의 관계, 자기의 발달, 애착 등의 부분에서 어떤 문제가 있었는지를 파악하여 연결하면 됩니다.

일단 이러한 큰 그림을 머리에 넣어 두고 있다가 환자와 인터뷰가 거듭되면서 새롭게 알게 된 사실을 하나하나 추가하면 정신역동적 공식화의 완성도가 점점 더 높아집니다. 정신역동적이라는 의미가 무의식적인 생각과 느낌이 문제 발생의 원인이 된다는 것을 기본 가정으로 한다는 것만 알고 있으면 정신역동적 공식화를 작성하는 일이라는 게 한번 해 볼 만하다는 자신감을 갖게 됩니다. 제5장의 제목이 초기 공식화라는 점도 유의하시면 좋겠습니다. 이 말은 정신역동적 공식화가 변할 수 없는 결론이 아니라 가설이라는 점을 의미하는 것입니다. 그래서 초기의 공식화는 면담을 통해 조금씩 바뀔 수 있다는 점이 우리를 조금 더 자유롭게 해 줍니다. 그리고 공식화가 치료자 혼자만의 비밀이 아니라 환자와 같이 상의할 수도 있다는 점은 환자의 기능 상태에 따라 환자와 깊이 논의할 수도 있다는 장점이 되고, 이것은 치료적으로 유용하다는 의미입니다. 실제로 저는 의과대학생들에게 정신과 실습 중 정신치료를 직접 실행해 왔습니다. 한 학생에게 약 90분 정도의 시간이 소요되는데 최종적으로는 정신역동적 공식화를 작성하는 것이 목표가 됩니다. 이 과정을 통해 학생들은 무의식이 현재의 문제점에 어떻게 연결되어 있는지를 알게 되고 정신과에 대한 흥미를 느끼게 됩니다.

제**6**장

정신역동적 정신치료의 적응증

주요
개념

정신역동적 공식화는 우리가 정신역동적 정신치료를 언제 권고해야 할지 결정할 수 있도록 돕는다.

우리는 환자들의 **문제**가 다음과 같은 요인들에 연결되어 있다고 가설을 세우게 되면 정신역동적 정신치료를 최우선 치료로 생각한다.

- 무의식적 요인들
- 급성 혹은 지속적인 기능적 어려움

한 사람의 특징적인 기능의 패턴들은 우리가 주로 드러내기를 할지 혹은 지지하기를 할지 결정할 수 있도록 돕는다.

환자의 **목표**와 **자원**을 고려하는 것 또한 치료적 권고를 하는 데 핵심적이다.

정신역동적 정신치료 선택하기

정신역동적 정신치료는 근거 기반 치료이다. 거의 40개의 무작위 대조군 연구(randomized controlled trials: RCT)의 결과는 정신역동적 정신치료가 주요우울장애(major depressive disorder: MDD), 사회불안장애, 신체화 통증장애, 신경성 식욕부진증, 경계성 인격장애, C군집 인격장애와 같은 『정신질환의 진단 및 통계 편람(Diagnostic and Statistical Manual of Mental Disorders: DSM)』상 많은 정신질환에서 효과가 있음을 입증하고 있다. 또한 기분부전증, 공황장애, 범불안장애, 복합성 애도 반응과 같은 질환에서도 효과가 있다는 근거가 늘어나고 있다. 전이 중심 정신치료(transference focused psychotherapy: TFP)는 정신역동적 원리와 기법을 기반으로 한 치료로, 경계성 인격장애에 효과가 있다고 알려져 있다. 주로 지지적 입장에서 수행되는 정신역동적 정신치료에 관한 데이터를 살펴보면 인격장애, 신체적 질환, 범불안장애, 사회불안증, 우울증, 적응장애, 아편계 중독, 코카인 남용과 같은 광범위한 문제에 효과적이라는 것을 시사하고 있다. 정신역동적 정신치료에 관한 더 많은 무작위 대조군 연구가 필요하겠지만, 근거를 기반으로 한다는 것은 분명하다[1-21].

그럼에도 우리는 정신역동적 정신치료를 권고할 것인지를 결정할 때 연구 결과 이상의 것들에 대해 고려한다. 우리가 지난 몇 개의 장들을 통해서 검토했던 바와 같이, 우리는 환자의 급성 문제들뿐만 아니라 그들의 전반적인 기능, 성찰 능력, 목표, 자원들 또한 주목한다. 우리는 모든 환자를 평가할 때, 어느 DSM 진단기준에 충족되는지 판단하기 위해서 그들의 현재/급성 증상들을 철저하게 탐색한다. 급성 우울증과 불안증은 종종 단기 혹은 지속적인 약물치료를 필요로 하기 때문에, 처음부터 신중하게 진단을 내리는 것이 중요하다. 동시에, 우리는 무의식적 과정이 연관되었을 수 있기 때문에 정신역동적 정신치료가 적응증이 될 수 있겠다는 시사점들에 대해 주의를 기울인다. 비록 기분이나 불안 문제를 유발한 것이 무엇인지 아무도 알지 못한다 하더라도, 정신역동적 정신치료자로서 우리는 그것들이 무의식적인 요인, 즉 갈등, 억압된 느낌, 자기존중감과 관련된 어려움, 타인에 대한 부적응적인 기대와 같은 것들과 연결될 수 있다는 가설을 세운다. 우리가 무의식적인 요인들과 관련되어 있다는 단서들에 귀를 기울일 때, 이를 통해 정신역동적 정신치료가 적응증이 된다는 것을 알게 된다. 따라서 그러한 단서들에 주의를 기울일 줄 아는 것이 매우 중요하다—이번 장에서는 당신이 그렇게 하는 것을 도울 것이다.

우리는 다섯 가지 영역—자기, 관계, 적응하기, 인지, 일과 놀이—의 전반적인 기능이 급성으로 혹은 지속적으로 약화되었을 수 있다는 증거에도 주의를 기울인다. 약화된 기능은 정신역동적 정신치료가 적응증이 될 수 있다는 두 번째 시사점이 된다. 그래서 우리는 공식화에서 우리 환자들의 문제가 다음과 같은 영역에 연결되어 있다는 것을 시사한다면 정신역동적 정신치료가 적응증이 된다고 말할 수 있다.

- 무의식적인 요인들
- 기능의 영역에 있어서 급성 혹은 지속적인 문제들

이제 이러한 임상적 상황을 어떻게 식별할 수 있는지 살펴보도록 하자.

무의식적 요인들

대인관계의 어려움, 왜곡된 자기지각, 스트레스를 다루는 부적응적인 방식과 같은 문제들은 선천적인 기질적 요인, 초기 애착의 영향, 정신적 외상의 경험, 기분과 불안장애, 인지적 강점과 어려움을 포함한 무수히 많은 요인의 복잡한 결과물이다. 하지만 우리의 임상 경험에 의하면 무의식적인 요소를 의식적인 인식으로 끌어올렸을 때 개선되는 모종의 문제들이 있다.

제2장에서 논의한 바와 같이, 우리는 발달적 모델을 사용해서 이와 관련하여 생각해 볼 수 있다. 우리가 발달함에 따라 특정한 감정, 소망, 공상, 두려움, 갈등들이 우리로 하여금 감당하기 어려운 불안을 일으키게 위협한다. 이 모델에 따르면, 우리는 감정, 두려움, 소망을 인식하지 못하게 하여 견디기 어려운 불안으로부터 자신을 보호하지만, 우리는 **지속적인 정상적 발달을 희생하는 대가**를 치르게 된다. 우리가 무엇을 억압하느냐에 따라 발달은 크고 작은 정도로 영향을 받는다. 여기에 두 가지 사례가 있다.

Ms A는 만성적으로 어머니에게 학대를 받아 왔다. 어머니를 향한 부정적인 느낌을 인식하지 못하게 하는 것은 신뢰, 자기존중감 관리, 애착 능력 외에도 다른 중대한 기능 발달에 전반적인 문제를 가져온다.

Mr B는 다정한 부모를 두었지만, 어머니의 관심을 끌기 위해 남동생과 경쟁한다. 동생을 향한 공격적인 기분을 인식하지 못하게 하는 것은 다른 또래의 남성들과 건강한 방식으로 경쟁하는 것을 방해하며 성인이 된 후에도 직업적 발전의 측면에도 어느 정도 영향을 미친다.

Ms A에게 가해진 학대의 정도 때문에, Ms A의 억압이 Mr B가 그랬던 것보다 그녀의 기능에 더 큰 영향을 준다.

정신역동적 정신치료를 위해 환자를 평가할 때 우리는 우리가 보고 있는 문제가 무의식적인 요인에 연결되어 있다는 것을 암시하는 지표를 찾는다. 그런데 인식에 없는 요인을 어떻게 찾을 수 있을까? 때로 우리는 병력을 통해 이것을 결정한다—다시 말해, 환자는 치료 초기에 그들의 문제는 그들 과거의 무언가와 관련되어 있으며 그것은 현재 상황에서 부적절하게 바뀌었다는 단서를 남긴다. 여기에 사례가 있다.

34세 이성애자인 Mr C는 사귀던 여성과의 관계가 진지해지려고 할 때마다 불안해진다고 설명한다. 당신이 그를 면밀히 평가해 본 결과, 당신은 그에게 불안장애나 기분장애가 없다는 것을 알게 된다. 그는 역시 전반적으로 건전한 기능을 갖고 있다—그는 좋은 친구들을 사귀고, 총명하며, 직장에서 기능을 잘하고 감정을 관리할 줄 안다. DSM에 따르면, 그는 건강하다—문제가 전혀 없다. 그런데 그는 매우 화가 나서 당신에게 왔다—그는 장기적인 관계를 갖기 원했다. 그리고 그는 그렇게 못하는 것 때문에 삶의 질에 큰 영향을 받고 있다. 당신은 발달력을 통해 그의 아버지가 아내와 아들을 부양하기 위해 작가라는 꿈을 버려야 했던 것을 발견한다. 환자에 따르면, 그의 아버지는 지속적으로 가족으로부터 은둔해 있었고 그의 어머니는 정서적 지지를 위해 환자에게 의지했다고 한다.

발달력을 듣고 당신은 환자의 장기적 관계에 대한 두려움이 현재 삶에서 만나는 실제의 여성들보다 부모에 대한 생각, 느낌, 공상과 더욱 관련되어 있다고 가정한다. 드러내기 정신역동적 정신치료는 환자가 이것을 인식하는 것을 도울 수 있고 성인으로서 앞으로 나아갈 수 있도록 도울 수 있다.

그러나 만약 우리가 환자의 과거와 이렇게 연결된 것을 명시적으로 듣지 못하면 어떻게 할까? 환자의 문제가 무의식적인 요인과 연결되어 있다면 우리는 어떻게 말할 수 있을까? 이러한 경우에 우리는 지층을 찾을 때 지표면에 의지하는 지질학자와 비슷하다. 환자의 문제가 무의식적인 요인과 연결되어 있는지 알기 위하여 우리가 어떤 종류의 단서를 사용할 수 있을까? 여기에 무의식적인 요소가 현재 작동하고 있다고 신호를 보내는 몇 가지 주소가 있다.

"저는 오도 가도 못하게 됐어요(I'm stuck)"

왠지 오도 가도 못하는 기분이라는 표현은 정신역동적 정신치료자가 환자로부터 가장 흔히 듣는 주소이다. 어떤 사람은 직업에서 오도 가도 못하고, 또 다른 이는 이성관계에서 오도 가도 못하고 있다—그것이 무엇이든 간에 그들은 어떻게 앞으로 나아가야 할지를 모른다. 일반적으로 환자들은 이러한 상황을 곧 아무런 진전이 없는 것으로 간주하지만 치료자로서 우리는 더 잘 안다. 즉, 오도 가도 못하게 된 기분은 대부분 인식하지 못하는 갈등에서 비롯되었다는 것을 안다. 만일 말 두 마리가 수레를 끌고 가는데 한 마리는 동쪽으로, 또 다른 한 마리는 서쪽으로 가려고 한다면, 물리적인 힘은 가해지지만 수레는 꿈쩍하지 않는다. 한마디로 오도 가도 못한다. 이것이 바로 우리 환자들이 느끼는 것이다. 여기 사례가 있다.

> 30세 작가인 Mr D는 소설 한 편을 출판한 뒤 두 번째 소설을 시작할 수 없을 것 같다고 말하며 찾아왔다. 그는 그것을 몇 백 장이 넘게 메모를 하였지만, 막상 쓰기 시작하려고만 하면 얼어붙는다. 그는 두 번째 소설을 쓰고 싶다고 말한다. 그러나 당신이 그와 이것에 대해 의논하는 가운데 그는 나쁜 평판을 받아 예전의 성공이 '가짜'로 보일까 봐 절망적으로 두려워하고 있음이 명백해졌다.

Mr D는 오도 가도 못하게 됐다. 그러나 그 이유는 그의 무의식 속에서 두 개의 동일한 힘이 반대로 작용하고 있기 때문이다. 하나의 소망은 앞으로 전진해서 두 번째 소설을 쓰는 것이다. 반면, 동일한 반대의 힘은 자신을 비난에 노출시키는 것에 대한 두려움 혹은 수치심이다. 만약 그가 평생 쓰지 않으면 평가를 받을 일도 없다. 만약 Mr E가 이것을 이해하도록 우리가 도와줄 수 있다면, 그는 이러한 갈등을 해결하고 삶에서 앞으로 나아갈 수 있을 것이다.

"이것만 없다면 내 인생은 정말 좋았을 텐데(My life is great except for…)"

어떤 발달 궤도가 멈추었다는 좋은 표시는 개인의 삶에서 한쪽 면만이 문제를 일으키는 경우이다. 직업에서 성공적이며 친구들이 많지만, 친밀한 이성관계에 지속적으로 어려움을 호소하는 사람들이 흔하다. 반대로 어떤 사람들은 관계에 전혀 문제가 없지만, 주장하기, 야망 또는 경쟁에 어려움이 있고 그것이 직업의 불만족으로까지 이어진다. 물론 더 깊이 살펴봐야겠지만, 이러한 유형의 표현은 대체적으로 무의식적인 결정 요인이 존재한다는 좋은 단서이다.

"왜 자꾸 ~하게 되는지 모르겠어요(I don't know why I keep doing…)"

더 나은 선택을 할 수 있음에도 불구하고 반복해서 부적응적인 선택을 하는 경우, 이는 무의식에서 무언가가 상황을 영구화시키고 있다는 좋은 표시이다. 어떤 여성이 총명하고, 젊고, 주위에 친한 여자 친구들도 많은데 반복해서 유부남을 만난다거나, 성실한 젊은 아버지가 빈번히 막다른 사업에 부딪히는 사례들을 고려해 보라.

"~할 때면 기분이 나빠지기 시작해요(I started to feel bad when…)"

환자들의 어려움을 유발하는 것들에 대해 듣는 것은 무의식적인 과정과 초기 발달 경험들을 연결짓는 데 핵심이 된다. 이별, 이혼, 상실, 관계의 갈등과 같은 대인관계적 어려움과 관련된 기분과 불안 증상들은 자기존중감 타격과 관련된 증상들과 마찬가지로 무의식적인 요인과의 연결을 의미한다.

"항상 기분이 나빠요(I always feel bad)"

급성 혹은 지속적으로 부정적인 감정 상태(가령, 슬픔, 분노, 질투, 수치심)가 지속적으로 나타나지만 기저의 주요 정신장애(가령, 주요우울장애 혹은 공황장애)의 증상들이 아닐 경우 이는 무의식적인 요인들과의 연결을 의미한다[22-24]. 이것들은 기질 그리고/혹은 정신적 외상의 과거력 혹은 불안정한 애착과 관련되었을 수 있다. Ms E의 사례를 보자.

Ms E는 40세 여성으로 화가 나고 슬픈 느낌을 자주 경험하며, 다른 사람들과 관계에서 가깝게 지내지 못한다는 것을 호소하며 찾아왔다. 그녀는 "사람들은 항상 나를 실망시켜요. 그래서 제가 화가 나는 거예요."라고 말한다. 그녀는 다른 기분 혹은 불안 증상은 없고, DSM 진단기준상으로도 기분장애나 여타 진단기준에도 맞지 않는다. 그녀의 어머니는 알코올 중독자였고 종종 너무 과음한 탓에 Ms E와 다른 형제들을 제대로 돌보지 못했다. 그녀의 아버지는 일에만 너무 몰두한 나머지, 주말이면 그녀와 공원에 놀러간다든지 아니면 그녀에게 필요한 것들을 사러 간다든지 하는 것처럼 종종 지키지 못할 약속을 하곤 했다.

Ms E는 부모님 때문에 실망하는 것을 내재화하였고, 이로 인해 그녀는 성인이 되어서 사람들이 자신을 실망시키거나 신경쓰지 않는다고 경험한다. 그녀의 지속적인 분노는 과거 그녀의 부모가 행동한 것에 비추어 보면 이해할 만하고 적절하다고 할 수 있겠지만, 현재 상황에서는 부적절한 것일 수 있고 이로 인해 다른 사람들로부터 그녀를 멀어지게 할 수 있기 때문에 부정적인 감정을 영구화시킨다. Ms E가 이러한 패턴을 인식할 수 있도록 돕는 것은 그녀가 분노와 슬픔을 덜 느끼고 다른 사람들과 더 만족스러운 상호작용을 할 수 있게 해 줄 것이다.

급성 혹은 지속적인 기능적 어려움

다섯 가지 기능의 영역(자기, 관계, 적응하기, 인지, 일과 놀이)에서 급성(일시적) 혹은 지속적인 어려움으로부터 기원한 문제들을 가진 사람들은 지지하기 입장의 정신역동적 정신치료로 도움을 받을 가능성이 높다.

건강하고 적응적으로 보이는 21세의 대학교 졸업반인 학생은 졸업을 몇 달 앞두고 대학병원의 학생건강센터를 찾았다. 그는 여자 친구에게 차인 후 우울하고 압박당하는 느

> 낌이 들고, 공부가 안 되고, 중간 고사에서 낙제할 위험에 빠졌기 때문에 공황 상태와 자살충동을 느낀다고 말했다. 평소보다 더 술을 많이 마시는 것을 알기는 했지만, 자기 자신을 안정시킬 다른 방식을 찾을 수 없다. 그는 자신을 언제나 '강인한' 사람이라고 여겨 왔으며, 이번에 '완전히 무너진' 것 때문에 끔찍하고 수치스러워했다. 만약 졸업을 하게 된다면 그는 카리브해 지역에 있는 의학 전문 대학원에 갈 계획이었지만, 자기에게 맞는 직업을 택한 것인지 의심이 들기 시작했다. 그의 본래 꿈은 철학을 공부하는 것이었지만 그의 부모는 그의 꿈이 '너무 비현실적'이라며, 의예과 과정에서 소질이 부족했고 의대 입학 시험을 그럭저럭 치른 그에게 의사가 되기를 강요했다.

치료자는 이 젊은 청년이 여자 친구를 잃은 급성적 애도 반응 외에도 그가 부모의 뜻에 반항하기 위해 무의식적으로 '제 발등을 제가 찍는다'고 생각하여, 드러내기 기법의 정신역동적 정신치료가 그에게 도움이 될 것이라 보았다. 하지만 지금 이 순간에서의 사실을 말하자면, 그는 자신의 문제를 더 깊이 이해하는 것보다 신속하게 증상을 완화시키고 시험에 합격하기 위해 철저히 계획을 세우는 것에 관심을 더 보이고 있다. 그의 생활환경과 보건 센터의 규정 때문에 치료는 단기간이 될 것이다. 그렇다면 정신역동적 정신치료는 금기인가? 꼭 그런 것은 아니지만, 환자의 절박한 필요성은 그의 행동에 영향을 미치는 어느 정도의 무의식적인 생각과 느낌을 탐색할 필요 없이 지지적인 접근을 하게 할 수도 있다.

지지하기 입장의 정신역동적 정신치료에 대한 적응증은 다음과 같다.

대체적으로 좋은 기능을 가진 사람이 스트레스를 받을 때 다음과 같이 일시적으로 특정 영역이 약화되는 것을 경험하는 경우

- **새로 진단받은 신체질환**: 신체적 기능에 대한 타격은 흔히 정서적 기능에도 영향을 미친다. 지지는 최근에 신체적으로 병이 생긴 환자가 분노와 상실의 느낌을 관리하고 변화된 수준의 신체적 기능을 다루도록 대처기제를 개발하게 도울 수 있다.
- **사회적 대변동**: 우리의 주변에서 우리가 사람들과 관계를 맺는 방식이 급격하게 바뀌는 사건은 종종 기능에 극적인 영향을 미칠 수 있다. 예를 들면, 이혼, 부모나 배우자의 사망, 관계의 상실이나 파탄, 집을 떠나는 일, 결혼, 부모가 되는

것, 직업을 잃는 것 그리고 은퇴 등이다.

- **기타 위기 상황:** 무엇이든 기저 기능의 능력을 급격하게 압도하는 것은 일시적으로 기능을 약화시킬 가능성이 있다. 사업 전환, 재정적 문제, 천재지변, 신체적 위협/외상, 법률 문제와 같은 어려움이 이에 해당된다.
- **드러내기 정신치료 도중 스트레스를 많이 받을 때:** 때때로 정신역동적 정신치료의 정서적 작업은 환자의 기능을 압도할 수 있다. 이때 환자에게 생기는 매우 강렬한 감정이나 불안을 다룰 수 있도록 지지의 기간이 요구될 수도 있다.

지속적으로 기능에 어려움이 있는 사람은 다음과 같다

- **심리적 마음가짐 그리고/또는 이해하고자 하는 동기 부여의 결핍:** 무의식적인 요인이 그들의 삶에 영향을 미치는 방식에 대해 생각하는 능력이나 동기 부여가 지속적으로 부족한 사람은 겉으로 드러나는 기능을 더 직접적으로 다루는 치료에서 도움을 받을 수 있다.
- **감정 관리의 어려움과 이별에 대한 압도적인 불안:** 어떤 사람은 다른 사람보다 고통을 잘 참지 못하며 항상 즉각적인 안심을 필요로 할 수 있다. 기능의 지지는 이러한 것을 제공할 수 있다.
- **신뢰 결핍 그리고/또는 문제가 되는 관계의 병력:** 관계가 심각하게 손상되고 타인을 극도로 신뢰하지 못하는 사람은 타인과의 관계를 향상시키는 데 있어서 지속적인 지지로부터 도움을 받을 수 있다.
- **빈약한 충동통제:** 충동통제가 빈약한 사람에게는 최소 치료 초반만이라도 지지하기 기법을 사용하는 것이 최선의 치료인데, 느낌과 충동을 충분히 말하게 함으로써 그것들을 통제하도록 돕는다. 이러한 환자는 감정의 폭풍이 일어나거나 분노 발작으로 고통을 받기도 하고, 음식과 술 또는 마약을 탐닉하거나, 자해를 하거나, 위험한 성관계를 갖거나, 전반적으로 통제되지 않고 부적응적인 방법으로 느낌에 따라 행동할 수 있다.
- **지속적인 정신병적, 기분, 불안장애:** 지속적인 주요 정신장애를 겪는 사람은 현실검증력이 지속적으로 손상되어 있고, 충동통제가 빈약하며, 감정 관리의 어려움이 있다. 그들은 약해진 기능에 초점을 맞추어 적극적으로 지지하는 정신역동적 정신치료로부터 도움을 받을 수 있다.

- **지속적인 신체 질환**: 진행되는 신체적 질환은 기능을 약화시킬 수 있다. 이러한 이유에는 치료의 스트레스, 정신적 그리고 신체적 기능의 영구적 상실, 그리고 일, 놀이, 관계 맺기에 잇따르는 변화 등을 포함한다. 지지는 암, 당뇨, 신경퇴행성 질환, HIV 관련 상태 같은 무수한 질병의 유지 치료에서 핵심적인 요소이다.

기능의 영역을 평가하는 것은 치료적 전략의 지침을 제공해 준다

우리가 공식화에서 **사람**이라고 부르는 환자의 기저 기능(제5장)은 우리가 드러내기 기법이나 지지하기 기법 가운데 어느 것이 가장 좋을지 결정하는 데 도움을 줄 수 있다. 앞선 장들과 이 장의 앞에서 언급한 것처럼, 기능적 어려움을 가진 환자들은 지지하기로 가장 도움을 받을 수 있는 반면, 더 강한 기능을 갖춘 환자들에게는 드러내기 기법이 유익할 수 있다.

우리는 또한 환자의 **동기 부여**와 심리적 **마음가짐**을 평가해야 한다. 대부분의 사람은 어떤 방식으로건 성인으로서 기능하지 못하도록 방해하는 무의식적인 요인들이 있지만, 그들 모두가 이것들을 탐색하고 싶어 하는 것은 아니며, 또 현재 삶에서 일어나는 문제들과 관련되었을 수 있다고 생각하는 것도 아니다. 예를 들어, 우리가 생각하기에 무의식적인 내용을 드러내는 것이 그 환자가 가진 문제에 도움을 줄 수 있더라도, 동기 부여 또는 자원이 부족하여 치료가 어려워질 수도 있다. 여기에 사례가 있다.

Mr F는 16세 아들과의 관계에 어려움을 갖고 있어 치료자를 찾았다. 평상시에는 참을성 있고 남들을 배려하는 자신이 왜 계속해서 아들에게 고함을 지르는지 그는 이해할 수가 없다. 병력을 살펴보니 Mr F의 아버지는 변덕스럽고 폭력적인 사람이었고 Mr F는 아버지로부터 오랫동안 사이가 멀어져 있었다. 당신은 Mr F가 무의식적으로 아버지와 동일시하여 아들을 대한다고 생각하여 이를 드러내는 것이 이들 관계에 도움이 될 수 있다고 생각한다. 하지만 치료자가 Mr F에게 이것을 탐색하기 시작하자 그는 화가 나서 다음과 같이 말한다.

- 그는 자기 아버지와 전혀 다르다.
- 그는 3주 안으로 모든 상황을 깨끗이 해결하고 싶어 한다.

Mr F의 문제가 무의식에 있는 무엇인가에서 비롯되었다는 치료자의 가설에도 불구하고, 환자는 이러한 치료유형에 동기 부여가 되지 못하고 더 깊이 드러내는 치료법에 필요한 자원을 활용하고 싶어 하지 않는다.

이것은 환자들이 시간이 흘러도 이해와 동기 부여를 얻지 못한다는 말은 아니다. 정신역동적 정신치료를 받을 환자들은 만들어지는 것이지 타고난 것이 아니다—다시 말해, 우리는 환자에게 정신역동적 원리를 가르쳐 주고 그것들이 효과가 있다는 것을 알려 준다. 그리고 이런 방식으로 환자가 이런 종류의 치료로부터 이득을 얻는 능력을 발달시키도록 도울 수 있다.

C 목표

장기 또 단기 목표들 모두 정신역동적 정신치료에 의해 다루어질 수 있다. 치료를 받으러 왔을 때 대부분의 사람은 어떤 종류의 위기에 처해 있기 때문에 단기적인 목표가 우선이다. 일반적으로 우리는 정신치료만으로 또는 약물과 정신치료의 어떠한 연합으로 아주 신속하게 환자가 위기를 극복하도록 도울 수 있다. 하지만 많은 사람은 급성적인 문제가 결국 더 긴 패턴의 일부분이며 이것이 다루어지지 못하면 계속 어려움이 반복될 것임을 곧 알게 될 것이다. 때때로 우리는 환자들이 이를 인식하고 단기 목표를 장기 목표로 재구성하도록 도울 수 있다. 여기에 두 개의 예가 있다.

단기 목표 저는 다음 달에 파혼하지 않고 무사히 결혼만 했으면 좋겠어요.

장기 목표 저는 왜 지속적으로 저의 관계 형성에 대해 미심쩍어하는지 알고 싶어요.

단기 목표 저는 아버지가 그만 좀 간섭했으면 좋겠어요.

장기 목표 저는 어떻게 부모님과 좀 더 어른스러운 관계를 맺을 수 있을지 알고 싶어요.

전반적으로 정신역동적 정신치료에 알맞은 목표는 다음과 같은 것들을 향상시키는 데 관련이 있다.

- 자기지각과 자기존중감 관리
- 타인과의 관계
- 스트레스에 대한 특징적인 적응 방식
- 인지 기능

현재 문제가 기분 혹은 불안장애일지라도, 우리는 증상을 직접적으로 다루는 것을 고려하지 않는다. 오히려 우리는 기저에 있는 무의식적인 요인들을 다루는 것 그리고/혹은 기능의 영역들을 강화시키는 것을 고려한다. 예를 들어, 우울증 치료는 보통 자기 기능을 호전시키는 것과 상관관계가 있는 반면 [25], 공황장애 치료는 보통 분노에 대한 인내력(적응하기)과 의존을 둘러싼 갈등(관계)을 호전시키는 것과 상관관계가 있다[26]. 치료 목표를 이해하는 것은 치료 권고를 고지하는 데 필수적이고, 제7장에서 살펴보겠지만 치료 시작의 중요한 부분이다.

자원

때때로, 정신역동적 정신치료가 적응증이 되지만 자원이 불충분한 경우가 있다. 자원은 다음과 같다.

- 치료자에 대한 접근성, 치료 유형, 치료 시간과 같은 시스템과 연관된 요인들
- 경제적 상황, 건강 보험, 가족의 지지, 시간과 같은 환자의 자원과 연관된 요인들

다음 상황들을 살펴보자.

Ms G는 정신역동적 정신치료를 받는 데 관심이 있지만, 그녀가 사는 지역에는 이런 형태의 치료에 능숙한 치료자가 없다.

Mr H는 정신치료를 위해 평가를 받았지만 이를 감당할 수 없겠다고 결론을 내린다.

Mr I는 정신치료 예약 대기자 명단에 올려져 있다.

8세 아이 Javier는 정신치료로 도움을 받을 수는 있겠지만, 부모 모두 너무 바쁘게 일을 하고 있어서 아이가 하교 후에 치료받으러 데리고 오지 못한다.

완벽한 세상이라면 이러한 것들이 문제가 되지 않겠지만 현실에서는 문제가 된다. 만약 우리가 이것들을 고려하지 않는다면, 우리는 잠재적으로 비현실적인 치료 계획을 제안하는 것이다. 따라서 자원에 대해 생각하는 것은 정신역동적 정신치료가 적응증이 되는지 결정하는 데 필수적이다.

이제 우리는 초기 평가를 끝마치고 이 책의 제3부 주제인 **치료를 시작**할 준비가 된 것이다.

권장 활동

다음 각 환자의 경우에 당신은 드러내기 입장과 지지하기 입장이 지배적인 정신역동적 정신치료 가운데 무엇으로 시작하겠는가? 각 사례에서 두 가지 이유를 말하시오.

1. 29세 대학원생인 Ms A는 논문을 끝내기 어렵다는 문제로 치료자를 찾았다. 주제를 무엇으로 정할지 하루 종일 강박적으로 생각하지만 앉아서 쓰는 게 어렵다고 했다. 그녀는 "논문이 마치 거대한 얼룩처럼 보여요. 어디서부터 시작해야 할지 막막해요."라고 말했다. 그녀는 룸메이트들과 함께 숙식하지만 교제하지는 않으며, "어느 누구에게도 의지할 곳이 없다"고 했다. 그녀에 따르면, 지도교수가 그녀를 '증오'하여 그녀의 학구적인 노력을 좌절시켜 대학원에서 쫓아내려 한다고 했다. 또 그녀의 학교와 경쟁 상대인 대학에서 '실력 있는 교수'였던 아버지는 자녀들에게 '굉장히 높은 기대치'를 가지고 있고, 특히 오빠를 '편애'한다고 말했다. 그녀는 강박증 외에는 우울증이나 불안 증상이 없다고 부정했다. 어렸을 적에 '몇몇 선생님'이 그녀에게 주의력 결핍장애가 있는 건 아닌지 생각했다고 하고, 대학에서도 좋은 성적을 냈지만 '덜 구조화된' 수업에서는 주의가 산만해져 문제가 있다고 말했다.

2. 32세 Mr B는 여자 친구 Y에게 청혼할까 고민 중이다. 수년 동안 다른 여자들을 만나 본 그는 Y를 '진심으로 사랑'하며 처음으로 '평생 함께 삶을 나눌 수' 있을 것 같은 여자라고 했다. 대학 때부터 알고 지내 온 그의 친구들은 Y를 무척 좋아하며 얼른 '마무리를 지으라고' 격려했다. 하지만 그는 여전히 마음을 정하지 못했고 이 때문에 불안해졌다. 그는 어떠한 우울 증상이나 불안 증상도 보고하지 않았다. Y를 '별로 달갑게 생각하지 않는' 단 한 명은 그의 어머니였는데, 그녀는 Y가 Mr B와 달리 '대학원 학위가 없다'며 그에게 '맞지 않는 짝'이라고 걱정했다. 최근 몇 주 동안 어머니에게 더 자주 전화를 거는 자신을 발견한 Mr B는 이러한 행동이 약간 '자동적인' 것처럼 느껴진다면서 자신이 '왜 이러는지 궁금하다'고 말했다. 아버지가 10년 전 돌아가신 후 그는 어머니에 대해 '책임감'을 느끼다고 하였고, 이런 것들이 그를 '자랑스럽게'도 하고 '원망스럽게'도 한다고 말했다.

해설

1. **지지하기 입장으로 시작**—Ms A의 고립(다른 사람과의 관계에서 오는 문제), 논문 작성 계획에서 겪는 어려움(인지적 문제), 어쩌면 약간의 편집증(현실 검증력 문제)으로 미루어 볼 때 현재 치료 단계에서는 지지가 필요함을 시사한다. 그녀는 총명해 보이고(강점), 무의식적인 요소가 영향을 미치는 것으로 보이지만(아버지와의 경쟁관계), 먼저 약해진 기능을 도와주어야 현재 상황을 호전시킬 수 있다.
2. **드러내기 입장으로 시작**—Mr B는 무의식적인 갈등으로 인해 전형적으로 '오도 가도 못하는' 상황이다. '나는 여자 친구를 사랑해'와 '나는 어머니를 보살펴야 해'라는 갈등을 일으키는 두 가지 공상이 서로 충돌하면서 그를 어느 방향으로도 나아가지 못하도록 느끼게 한다고 볼 수 있다. 어머니에게 전화를 거는 것이 '자동적'으로 느껴진다는 것과 이에 대해 '궁금했다'는 그의 말에서 어느 정도 그가 무의식적인 요인들을 인식하고 있음을 알 수 있다. 현재 그에게서 기능상 어려움의 징후는 나타나지 않는 반면, 속내를 털어놓을 수 있는 아주 친한 친구들을 둔 듯하다. 드러내기 접근법은 무의식적인 요인들이 그에게 어떻게 영향을 미치는지 그가 이해하도록 도울 것 같고, 그가 결정을 하는 데 좀 더 자유를 줄 것 같다.

참고문헌

1. Clarkin, J. F., Levy, K. N., Lenzenweger, M. F., and Kernberg, O. F. (2007). Evaluating three treatments for borderline personality disorder: A multiwave study. *American Journal of Psychiatry, 164,* 922-928.
2. Levy, K. N., Meehan, K. B., Kelly, J. M., et al. (2006). Change in attachment patterns and reflective function in a randomized control trial of transference-focused psychotherapy for borderline personality disorder. *Journal of Consulting and Clinical Psychology, 74*(6), 1027-1040.
3. Hoglend, P. (2014). Exploration of the patient-therapist relationship in psychotherapy. *American Journal of Psychiatry, 171,* 1056-1066.
4. Shedler, J. (2010). The efficacy of psychodynamic psychotherapy. *American Psychologist, 65*(2), 98-109.
5. Leichsenring, F., Rabung, S., and Leibing, E. (2004). The efficacy of short-term psychodynamic psychotherapy in specific psychiatric disorders: A meta-analysis. *Archives of General Psychiatry, 61*(12), 1208-1216.
6. Leichsenring, F., and Rabung, S. (2008). Effectiveness of long-term psychodynamic psychotherapy: A meta-analysis. *Journal of the American Medical Association, 300*(13), 1551-1565.
7. Leichsenring, F. (2009). Applications of psychodynamic psychotherapy to specific disorders, in *Textbook of Psychotherapeutic Treatments* (ed. G. Gabbard), American Psychiatric Publishing, Washington, DC, pp. 97-132.
8. Leichsenring, F., Salzer, S., Beutel, M.E., et al. (2014). Long-term outcome of psychodynamic therapy and cognitive-behavioral therapy in social anxiety disorder. *American Journal of Psychiatry, 171*(10), 1074-1082.
9. Leichsenring, F., and Slein, S. (2014). Evidence for psychodynamic psychotherapy in specific mental disorders: A systematic review. *Psychoanalytic Psychotherapy, 28*(1), 4-32.
10. Leichsenring, F., Leweke, F., Klein, S., and Steinert, C. (2015). The empirical status of psychodynamic psychotherapy, an update: Bambi's alive and kicking. *Psychotherapy and Psychosomatics, 84,* 129-148.
11. Conte, H. R. (1994). Review of research in supportive psychotherapy: An update. *American Journal of Psychotherapy, 48*(4), 494-504.
12. Milrod, B., Leon, A. C., Busch, F., et al. (2007). A randomized controlled clinical trial of

psychoanalytic psychotherapy for panic disorder. *American Journal of Psychiatry, 164*(2), 265-272.

13. Buckley, P. (2009). Applications of individual supportive psychotherapy to psychiatric disorders, in *Textbook of Psychotherapeutic Treatments* (ed. G. O. Gabbard). American Psychiatric Publishing, Washington, DC, pp. 447-463.
14. Winston, A., Rosenthal, R. N., and Pinsker, H. (2004). Assessment, case formulation, goal setting and outcome research, and applicability to special populations, in *Introduction to Supportive Psychotherapy* (eds. A. Winston, R.N. Rosenthal, and H. Pinsker). American Psychiatric Publishing, Washington, DC, pp. 115-132.
15. Gerber, A. J., Kocsis, J. H., Milrod, B. L., et al. (2011). A quality-based review of randomized controlled trials of psychodynamic psychotherapy. *American Journal of Psychiatry, 168*(1), 19-28.
16. Driessen, E., Van, H.L., Don, F.J., et al. (2013). The efficacy of cognitive-behavioral therapy and psychodynamic therapy in the outpatient treatment of major depression: A randomized clinical trial. *American Journal of Psychiatry, 170*(9), 1014-1050.
17. Driessen, E., Van, H. L., Peen, J., et al. (2015). Therapist-rated outcomes in a randomized clinical trial comparing cognitive-behavioral therapy and psychodynamic therapy for major depression. *Journal of Affective Disorders, 170,* 112-118.
18. Town, J. M., Abbass, A., and Hardy, G. (2011). Short term psychodynamic psychotherapy for personality disorder: A critical review of randomized controlled trials. *Journal of Personality Disorders, 25*(6), 723-740.
19. Barber, J. P., Muran, J. C., McCarthy, K., et al. (2013). Research on psychodynamic therapies, in *Bergin and Garfield's Handbook of Psychotherapy and Behavior Change,* 6th ed. (ed. M. J. Lambert). John Wiley & Sons, Inc., New York, pp. 443-494.
20. Doering, S., Horz, S., Rentrop, M., et al. (2010). Transference-focused psychotherapy v. treatment by community psychotherapists for borderline personality disorder: Randomised controlled trial. *British Journal of Psychiatry, 196,* 389-395.
21. Giesen-Bloo, J., van Dyck, R., Spinhoven, P., et al. (2006). Outpatient psychotherapy for borderline personality disorder: Randomized trial of schema-focused therapy vs. transference-focused psychotherapy. *Archives of General Psychiatry, 63,* 649-658.
22. Kohut, H. (1972). Thoughts on narcissism and narcissistic rage. *Psychoanalytic Study of the Child, XXVI*, 360-399.
23. Morrison, A. P. (1983). Shame, ideal self, and narcissism. *Contemporary Psychoanalysis,*

19, 295-318.

24. Ornstein, P. H. (1999). Conceptualization and treatment of rage in self psychology. *Journal of Clinical Psychology, 55*, 283-293.
25. Busch, F. N., Rudden, M., and Shapiro, T. (2004). *Psychodynamic Treatment of Depression.* American Psychiatric Press, Washington, DC.
26. Milrod, B., Busch, F., Cooper, A., and Shapiro, T. (1997). *Manual of Panic-Focused Psychodynamic Psychotherapy.* American Psychiatric Press, Washington, DC.

한국 문화를 바탕으로 한 주석

정신역동적 정신치료가 효과가 있느냐에 대한 질문에 답을 먼저 해야 할 것입니다. 그동안의 연구 자료들을 보면 대부분 인지행동치료(cognitive behavioural therapy)같이 매뉴얼화 된 치료법들이 연구 도구로 삼기가 좋았기 때문에 이에 대한 효과가 입증된 논문들은 많이 있습니다. 하지만 정신분석이나 정신역동적 정신치료는 연구하기가 상당히 어려워서 이에 대한 연구 결과가 많지 않습니다. 그러나 몇몇 자료를 볼 때 무작위 대조군 연구(randomized controlled trial)를 통해 효과가 있다는 것이 밝혀졌고, 이 책에서 말하는 것처럼 인지행동치료와 대등하다는 정도의 결과를 보였지만, 실제로 정신역동적 정신치료를 하는 치료자들은 이 치료가 정신분석이나 인지행동치료와 마찬가지로 치료 효과가 있다는 것은 경험적으로 잘 알 수 있습니다. 문제는 이렇게 검증된 논문이 많지 않기 때문에 교과서에서 인용하기가 어려워 소개가 안 되었을 뿐입니다. 실제 정신분석가들은 이러한 논란에 그리 신경 쓰지 않습니다. 그래서 정신역동적 정신치료가 치료적 효과가 있다거나 없다는 것을 자꾸 이야기하는 것은 불필요한 논쟁이 될 것입니다. 다만, 적응증에 있어서 어떤 환자들에 적용하는 것이 좋겠느냐 하는 문제만 남았습니다. 정신역동적 정신치료의 적응증을 문자 그대로 해석해 보면 무의식적인 요인들이 관련된 문제를 가진 사람들을 치료하는 것입니다. 방법론적으로는 정신역동적 정신치료가 지지하기와 드러내기 두 가지 방법을 다 사용할 수 있으므로 실제로는 어떤 종류의 자아기능을 가졌든지, 어떤 문제든지 또 어떤 목표든지에 따라서 지지와 분석을 적절히 분배해서 사용할 수가 있습니다. 그리고 또한 약물치료까지도 같이 사용할 수 있으므로 실제로 모든 정신과적인 진단이나 설사 진단을 붙일 수 없는 상태라도 적응증이 된다고 얘기할 수 있습니다. 물론 외상후 스트레스 장애나 약물중독, 반사회적 인격장애 같은 질병에 대해서는 특별한 치료법이 더 효과가 있다고 할 수 있지만,

정신역동적 정신치료는 모든 정신질환에 대해 치료가 가능하고, 효과가 있다고 할 수 있습니다.

그런데 그중에서도 지지적인 입장을 많이 취할 것인지 드러내기 입장을 많이 취할 것인지는 환자의 자아기능이나 목표, 자원 등에 따라서 비율만 조금 달라지는 정도라고 생각하면 될 것 같습니다. 지지적인 치료는 건전한 기능을 가진 사람들이 스트레스를 받아 일시적으로 특정 기능이 약화될 때도 가능합니다. 또한 지속적으로 기능에 어려움이 있는 사람에게도 지지적 치료는 가능합니다. 드러내기 기법은 더 강한 기능을 갖춘 환자들에게 유익합니다. 그리고 처음 치료할 때 보통 환자들은 단기간에 목표를 해결하고 싶어 합니다. 하지만 단기간에 모든 것이 해결될 수 없는 경우가 많으므로 단기 목표에서 장기 목표로 전환하는 것도 중요한 일 중의 하나입니다.

제**3**부

치료 시작하기

서론

주요 개념

정신역동적 정신치료의 시작 단계의 중요한 목표는 다음과 같다.

- 사전 동의를 얻기 위하여 치료 권고 사항과 대안을 의논하기
- 협동적 치료 목표 설정
- 틀의 설정
- 경계선 수립
- 치료적 동맹 발달시키기

이들 기법에는 모든 형태의 정신치료 결과에 영향을 미치는 **공통 요인**을 다수 포함하고 있다.

이 단계 동안, 그리고 치료 내내, 공감적 청취와 치료자에 대한 환자의 느낌과 환자에 대한 치료자의 느낌에 집중하는 것은 환자를 이해하는 데 있어서 필수적인 도구이다.

정신역동적 정신치료의 시작하기는 약물치료를 포함할 수도 있다. 두 개의 치료가 같이 작업하는 방식을 이해하는 것은 치료를 시작할 때와 치료의 전 과정에 걸쳐 중요하다.

시작할 때부터 일들을 명확히 설정하기

삶의 대부분의 일에서 좋은 시작은 과제의 나머지에 결정적이다. 다음에 대하여 생각해 보자.

- 논문의 개요 쓰기
- 조리법에서 최상의 재료를 모으기
- 여행 일정표를 계획하기
- 빌딩 건축을 위해 밑바닥을 파내기

이 모든 사례에서 탄탄한 시작과 좋은 계획은 종종 성공의 열쇠이다.

정신역동적 정신치료의 시작하기도 마찬가지이다. 치료 골격을 설정하기, 환자와 관계 맺기, 목표 설정하기 등은 치료 성공 가능성에 결정적이다. 이들 기법들은 정신역동적 정신치료뿐만 아니라 당신이 하는 어떤 형태의 정신치료에도 중요하다. 게다가 그것들은 정신치료적 치료 결과에서 주요한 역할을 해 온다고 알려져 있는 공통 요인 다수와 가깝게 연결되어 있다. 다음 장에서 우리는 정신역동적 정신치료를 시작하기에 필수적인 요인들에 대해 토의할 것이다. 제7장은 사전 동의와 협력적 목표 설정에 관해 환자에게 어떻게 이야기할 것인지에 대해 개괄한다. 당신은 제8장에서 준거 틀을 설정하고 경계를 설정하는 방법을 알게 될 것이다. 제9장에서 당신은 강한 동맹을 형성하는 방법을 알게 될 것이다. 또한 이 책의 제3부에서는 공감적 청취, 정신치료 수행하기, 병합 치료와 같이 치료를 시작하는 데 핵심적인 모든 것과 같은 주제에 대해 알게 될 것이다.

제7장

사전 동의와 협력적 목표 설정

주요 개념

정신역동적 정신치료를 시작하기에 앞서 치료자와 환자가 반드시 다루어야 할 사항은 다음과 같다.

- 사전 동의를 얻기 위해 치료 권고와 대안을 의논한다.
- 치료에 대한 현실적인 목표를 의논하고 협력하여 설정한다.

평가를 끝냈으면 당신은 환자와 치료 권고 사항에 대해 의논하고 목표를 설정할 필요가 있다. 정신역동적 정신치료가 제한이 없는 치료일 수는 있지만, 당신과 환자 사이에 치료가 어떠할 것이라는 것과 치료에서 얻고자 하는 것이 무엇인지는 서로 어느 정도의 동의가 여전히 필요하다. 이런 논의는 개방적이고 협력적인 방식으로 수행될 수 있고, 이렇게 함으로써 환자가 치료에 관여하는 것을 돕고 환자가 치료에 적극적으로 참여해야 할 필요성을 보여 준다.

정신역동적 정신치료를 위한 사전 동의

왜 당신이 환자에게 정신역동적 정신치료를 권하는지에 대해 이야기하는 것과 더불어 대체 가능한 것들에 대해 논의하는 것은 환자로 하여금 치료 시작에 대한 사전 동의(informed consent)를 할 수 있도록 한다. 우리는 사전 동의란 종종 시술을 하기 전 외과나 마취과 의사에게 필요한 것으로 생각하지만, 정신역동적 정신치료도 시술이므로 우리도 그렇게 해야 한다. 사전 동의에 포함되어야 할 사항에 대해서는 여러 가지 견해가 있다. Rutherford 등은 '최소한의(minimum)'와 좀 더 '포괄적인(comprehensive)' 사전 동의에 대하여 개략적인 설명을 하였다[1]. 최소한의 사전 동의는 다음과 같은 것들을 포함한다.

- 문제의 진술
- 권고하는 치료에 대한 설명
- 치료를 했을 때와 하지 않았을 때 예상되는 과정
- 흔하고 심각한 부작용
- 비용
- 지도감독(예: 수련생이 시행할 경우)

좀 더 포괄적인 사전 동의는 다음을 포함한다.

- 감별해야 할 진단 등의 가능성과 치료 선택 사항들에 대해 보다 광범위한 논의

- 예상되는 치료 기간
- 비밀 유지 문제
- 임상가의 자격에 대한 정보

이러한 요소들에 대해 환자와 간단명료한 방식으로 이야기 나누는 것을 배운다면 환자가 치료를 이해하는 데 도움을 줄 수 있을 뿐만 아니라 당신이 치료 권고를 명확하게 생각하는 것도 도울 수 있다.

한 가지 예로, 치료 초기에 Mr A와 사전 동의에 대해 우리가 어떻게 그와 이야기를 나눌 것인지 생각해 보자. 먼저, Mr A에 대한 평가에서 얻은 정보들이다.

> Mr A는 45세 남성으로 자신의 직업과 대인관계에서 무언가 불만족스러운 느낌을 갖고 찾아왔다. 당신은 평가를 통해 환자가 주요 정신장애에 해당되지는 않지만, 낮은 자기존중감을 갖고 있고 자기패배적인 결정을 자주 내린다는 것을 알게 되었다. 그는 많은 친구가 있고, 감정을 잘 관리하며, 충동통제가 양호한 것으로 보아 당신도 그의 전반적인 기능 수준이 건전하다고 판단하였다. 당신은 정신역동적 정신치료가 최선의 치료라고 결정한다.

여기에 있는 것은 세 번째 치료 시간에 Mr A와 나눈 대화 내용이다.

치료자 지금까지 당신을 괴롭혔던 문제에 대해 이야기를 해 왔으니, 이제 모든 것을 함께 끌어모아 당신에게 무엇이 가장 도움이 될지 이야기해 보도록 하지요.

Mr A 그래서 선생님은 제 문제가 무엇이라고 생각하시나요?

치료자 당신과 이야기를 나누다 보니 실제로는 상황이 괜찮은데도 불구하고, 당신은 자신에 대한 좋은 느낌을 갖는 데 어려움을 갖고 있다는 생각까지 이르게 되네요. 그렇다는 것은 종종 당신이 인식하지 못하고 있는 느낌이 당신의 자기존중감에 영향을 미치고 있다는 것을 의미하겠지요. **(문제의 진술)**

Mr A 네. 저도 알아요—상황이 좋은 것처럼 보이는데도 전 여전히 기분이 나빠요. 그런데 이런 것들에 대해 제가 무엇을 할 수 있나요?

치료자 당신 자신의 내면을 들여다보고 당신은 그것들을 인식하지는 않지만, 당신의 자기존중감에 영향을 끼치는 것들에 대해 알게 되도록 도움을 주는 정신

치료로 이러한 문제가 종종 아주 잘 치료될 수 있습니다. (**권장되는 치료에 대한 기술**)

Mr A 어려울 것 같은데요. 그것이 유일한 선택인가요?

치료자 다른 사람들은 인지행동치료와 대인관계치료와 같은 다른 형태의 정신치료를 권하기도 하지만, 제가 느끼기에는 이 문제로 오래 지속되어 온 어려움은 표면 아래에 숨겨진 것들을 찾아보는 것으로 가장 잘 치료될 것이라는 것입니다. (**치료법의 차이에 대한 논의**)

Mr A 얼마나 걸릴까요?

치료자 이런 유형의 치료는 일반적으로 시간이 걸립니다. 45년에 걸쳐 당신의 행동패턴이 형성된 것처럼 이를 바꾸기 위해서 몇 달 또는 몇 년이 걸리는 것은 당연합니다. (**예상되는 치료 기간**) 당신이 지금 이 치료를 받기 위해 오신 것은 아주 잘한 일입니다. 왜냐하면 제 감각으로는 이것이 과거에 계속해서 당신을 괴롭히던 문제였고 앞으로도 지속될 가능성이 크기 때문입니다. (**치료를 받지 않을 경우의 예상 과정**)

Mr A 제 생각에도 그럴 것 같아요. 오래 걸린다는 게 생각하기 싫지만 선생님 말씀을 이해해요. 제가 한 가지 걱정되는 게 비용이에요.

치료자 저희 병원에서는 당신에게 차등제에 따라 치료를 제공해 드리고 있어요. (**비용**) 제가 당신의 치료자가 될 것입니다. 저는 현재 정신과 전공의 3년차입니다. 정신과 전문의가 되기 위한 수련을 받고 있는 의사라는 뜻이에요. 저의 지도감독자이신 이 병원의 정신과 교수님에게만 이 사례를 논의할 것입니다. (**비밀 유지와 지도감독**)

언제나 그러하듯 정직함이 가장 중요한 방침이다. 만약 당신이 수련생이라면 당신의 환자에게 이 사실을 알려야 한다. 이해할 수 있듯이, 사람들은 경험이 부족한 의사에게 맡겨지기를 꺼려할 수도 있지만, 당신이 개방적이고 방어적이지 않은 방식으로 그들의 염려를 적극적으로 의논하려는 의지가 있다면 그들이 가지고 있던 걱정을 충분히 가라앉힐 수 있다. 앞의 사례에서 살펴보았듯이, 환자가 편하고 보살핌을 잘 받는다고 느끼게 하는 방식들이 있다. 어떤 치료자들은 환자에게 사전 동의서에 서명하도록 요구하지만, 이 과정은 당신의 기록지에 작성해 놓는 것만으로도 충분할 것이다.

환자에게 치료 권고에 대해 분명하게 설명해 주는 것은 일주일에 몇 번의 치료 시간이 있을 것이라고 말하는 것 이상을 의미한다(치료 시간 횟수에 대해서는 제11장을 보시오). 이는 우리가 정신역동적 정신치료의 작동 방식에 대해 생각하고 있는 바를 현실적으로 이해시키는 것을 의미한다. 치료에 대한 설득력 있는 설명이나 근거를 제시하는 것은 좋은 결과를 예측케 하는 **공통 요인**들 중 하나이다[2]. 이는 치료를 처음부터 끝까지 본 적이 없는 수련생이나 정신역동적 정신치료가 어떻게 작동하는지 이해하는 문제를 두고 씨름하고 있는 사람들에게는 종종 어려운 일이다. 수련생과 임상의들은 평가 후 정신역동적 정신치료 교육 자료(the Post-evaluation Psychodynamic Psychotherapy Educational Resource, the PEPPER—부록 3을 보시오)와 같이 짧은 정신건강 교육 자료를 활용하여 환자들에게 제공하고 함께 논의할 수 있다. 우리는 사전 동의 과정 중에 환자가 치료 권고를 더 잘 이해할 수 있도록 이것들을 활용할 것을 권한다.

공통 요인—치료 근거 설명하기

협력적 목표 설정

치료를 시작하도록 환자가 사전 동의를 하였다면, 다음은 목표를 설정해야 한다. 협력적 목표 설정은 결과에 중대한 영향을 미치는 또 다른 공통 요인이다. 연구에 따르면 환자들은 만약 그들이 겪는 고통의 원인에 대해서 듣고, 이해하고, 명확히 하며, 합리적인 치료 목표에 대한 어느 정도의 합의에 이른다면 다음 치료를 받으러 올 가능성이 훨씬 높아진다[3].

공통 요인—협력적 목표 설정

목표를 설정하는 능력은 환자에게만큼이나 치료자에게도 중요하다. 목표는 굉장히 명확할 때도 있다. 우울한 환자는 증상의 완화가 필요하며, 자살 위험이 있는 환자에게는 안전이 가장 중요하다. 우리는 우울증으로 찾아온 환자에게 "Mr B씨, 제가 보기에는 주요 우울증이 있으시네요. 우리는 당신의 기분이 좋아지도록 할 필요

가 있습니다. 약물치료를 하게 되면 잠을 잘 주무실 수 있고 식욕도 돌아올 뿐만 아니라 직장에서 정상적인 근무를 할 수 있도록 힘과 집중력을 되찾으실 수 있을 겁니다."라고 말해 줄 수 있다. 또한 여전히 우리는 대인관계의 어려움과 자기존중감 문제와 같은 것들에 대한 분명한 목표를 세울 수 있다. 그렇게 하는 데 있어서 우리는 다음 사항에 대해 생각할 수 있다.

호소의 긴급함: 무언가 당장 처리해야 할 문제가 있는가? 자기 자신 또는 남을 해칠 위험이 있는 환자가 이런 경우에 해당한다. 당신은 가장 긴급한 목표부터 나중에 다루어도 될 목표까지 우선순위를 정해 여러 층으로 이루어진 목표를 설정할 수 있다.

설정하기의 본질: 당신과 당신의 환자는 치료가 일어나는 설정에 합당한 목표를 설정해야 할 것이다. 예를 들어, 수련생인 당신이 일 년밖에 환자를 치료할 수 없다면 기간 제한 없이 치료를 할 수 있는 상황과는 다르게 목표를 설정해야 할 것이다. 환자가 얼마 뒤에 멀리 이사를 가야 하는 경우도 마찬가지이다.

환자는 무엇이 문제라고 생각하는가: 목표를 설정할 때 당신은 환자가 가져오는 문제를 갖고 작업해야 한다. 당신이 생각하는 목표가 따로 있다 하더라도 환자와 관계를 맺는 가장 좋은 방법은 이들이 당장 해결하고 싶어 하는 것을 듣는 것이다. 거기서부터 시작하라. 그 치료 설정에 맞게 현실적인 목표를 설정할 수 있도록 환자를 도우라. 이는 책임을 회피하거나 수박 겉핥기 식으로 다루는 게 아니며, 오히려 환자를 돕고 치료적 동맹을 수립하는 것이다.

다음 몇 가지 사례를 살펴보고 정신역동적 정신치료를 시작하는 데 있어서 현실적인 목표를 어떻게 협력하여 설정할 것인지 생각해 보자.

34세 미혼 여성으로 이성애자인 Ms C는 자신에 대한 '나쁜 느낌'을 주소로 찾아왔다. 그녀는 친구들이 벌써 전부 결혼하고 애까지 낳아서 화가 난다고 설명했다. 또 그녀가 만나는 남자들마다 처음에는 그녀에게 관심을 보이지만, 결국 무책임한 모습을 '드러낸다'고 말했다. 이러한 만남의 패턴 때문에 그녀는 혼란스럽고 좌절하였다. 그녀에게서 기분장애나 불안장애의 증상은 없었다. 그녀가 일곱 살이었을 때 부모가 이혼했고, 그 이후로도 아버지는 세 번 결혼하고 이혼한 경력이 있다. 당신이 혹시 부모의 결혼사가 그녀의 어려움과 연관되는 것은 아닌지 물어보자 그녀는 그 가능성에 관심을 보이면서 더 많은 기억을 떠올렸다.

Ms C에게 당면해 있는 긴급한 문제는 없다. 그녀는 당장 고쳐야 할 것이 없는 대신 장기적인 문제에 대해 도움을 받고 싶어 한다. 당신은 그녀의 어려움이 무의식적인 과정과 관련되었다고 가정하고 그녀 또한 이 생각에 관심을 보이는 듯하다. 그녀는 정해진 기한이 없는 치료에 관여할 자원을 갖고 있다. 그녀는 심리적 마음가짐이 되어 있었으며, 자신에 대해 알고자 하는 의욕을 보인다. 당신은 그녀에게 일주일에 두 번 정신역동적 정신치료를 받을 것을 권하면서 다음과 같은 목표들을 설정하였다.

- 그녀의 자기상(sense of self)과 자기존중감을 향상시키기
- 남자와의 관계를 향상시키기

당신은 다음과 같이 말한다.

> 아직도 미혼이라는 당신의 느낌을 다루는 것이 당신으로 하여금 어렸을 때 사람들과의 관계, 예를 들면 부모님과의 관계가 현재 당신의 삶에 영향을 미쳤을지 생각하게 할 수 있습니다. 그 점이 바로 이 힘든 시기에 긍정적인 측면이기도 합니다. 당신은 여러 가지를 생각해 보기 시작하였고, 이것이 당신으로 하여금 여기에 와서 그것들에 대해 말하고 싶은 동기 부여를 하였습니다. 저는 당신이 관계를 맺을 때 선택에 영향을 끼치는, 당신이 인식하지 못하는 무의식적인 생각과 느낌이 있을 것이라고 생각합니다. 제가 보기에 우리에게 최선의 목표는 당신이 왜 지속적으로 당신에게 만족스럽지 못한 관계를 맺어 왔는지 이해하려는 것이고 이렇게 하는 최선의 방식은 정신역동적 정신치료에 있을 것입니다. 이것을 알게 되면 당신 자신에 대해 느끼는 방식을 향상시킬 수 있으리라 봅니다. 그런 것이 당신이 목표로 하는 것과 같아 보입니까?

이 목표들은 폭넓고 개방적이다. 그런 것들은 하룻밤 사이에 성취될 수 없을 것이다. 이러한 목표들을 세우려면 당신의 환자가 지연된 만족을 견뎌 낼 수 있어야 한다. 이 사례에서 치료자가 환자에게 목표에 대한 그녀의 느낌을 의논할 기회를 주고 또 그녀의 의견을 더할 기회를 주었음을 주목하라.

환자에게 문제가 되는 기능의 패턴들이 더 많이 있다면, 목표는 방문 간격이 더 짧아져야 하고 구체적이어야 할 것이다. 치료자가 이러한 환자들의 목표에 매우 적극적으로 참여하는 것도 필요하다. 목표를 설정하는 것은 정신치료에 체계를 제공하고, 희망을 심어 주며, 개인적으로도 정리할 수 있기 때문에 그것이 환자에게 매우 치료적이라는 것을 기억해야 한다. 환자가 자신의 목표를 명확히 하는 데 어려움을 겪더라도 당신은 환자에게 '여기서 무엇을 성취하고 싶은지' 질문하고 특수하고 현실적인 목표들을 제안하여 이 과정을 공동작업으로 이끌어 갈 수 있다. "당신도 같은 생각이신가요?"와 같은 질문을 통해 늘 환자에게 피드백을 구하는 것을 잊지 말자. 지지적인 정신역동적 정신치료의 전반적인 목표가 증상을 감소시키고, 행동을 바꾸며, 기능을 향상시키는 것인 반면, 특수한 목표들은 환자의 다양한 강점과 취약점과 필요에 따라 상당히 다를 수 있다. 여기에 지배적으로 지지하기 입장을 사용하는 치료에서 목표를 설정하는 두 가지 사례가 있다.

47세 남성인 Mr D는 양극성 장애 환자이다. 약물치료를 중단하기로 결정한 이후로 발생한 우울증 때문에 그는 방금 재입원하였다. 당신이 그를 처음 만났을 때 그는 불안하고 우울해했으며 빨리 좋아져서 퇴원하길 원했다. 병력을 조사하면서 당신은 그와 이러한 대화를 나눴다.

Mr D 의사 선생님, 전 그저 빨리 나았으면 좋겠어요. 충격이 가시질 않아요. 끔찍해요.

치료자 듣기만 해도 얼마나 힘드실지 상상할 수 있을 것 같습니다. 우리가 가장 먼저 해야 할 일은 당신의 기분이 나아지도록 충분한 양의 약물치료를 다시 하는 것입니다.

Mr D 그게 제 목표예요. 가능한 한 빨리 집에 가서 다시 일을 하고 싶어요.

치료자 그 점에 대해서 우리는 확실히 동의합니다. 그런데 처음에 왜 약물치료를 중단하셨는지 알게 되면 도움이 되지 않을까 생각하는데요.

Mr D 저도 잘 모르겠어요. 그냥 머릿속에서 멈추자라는 생각이 떠올라서 그렇게 했고, 그러고 나서 이렇게 엉망진창이 되었어요.

치료자 그것도 앞으로 우리가 다루어야 할 문제인 것 같습니다. 당신이 약물치료를 중단하고 싶게 만드는 것이 무엇인지 알아내고, 앞으로도 당신이 다시 중단하지 않도록 하려면 어떻게 해야 할 것인지 생각해 봐야겠습니다.

이 사례에서는 다음과 같은 몇 가지 단기 목표가 있다.

- 증상 완화
- 환자가 왜 약물치료를 중단하고 싶어 하는지 이해하기
- 그가 약물치료를 중단하고 싶을 때 충동통제력을 향상시키기

Ms E를 위한 목표도 살펴보자.

40세 여성인 Ms E는 전반적으로 건전한 기능을 가졌으나 이혼이라는 아주 쓰라린 경험을 한 뒤 우울증의 상황에서 일시적인 퇴행을 하였다.

다음은 그녀가 치료자와 목표를 설정하면서 나눈 대화이다.

Ms E 저는 늘 정상적인 사람이었다고 느꼈어요. 이제는 이혼이라는 꼬리표를 달게 됐어요. 도대체 제게 무슨 일이 일어난 거죠? 제가 앞으로 좋아질 수 있을까요?

치료자 당연히 그러실 거예요. 우리는 이 시기에 당신이 할 수 있는 모든 일을 기억할 수 있도록 돕는 작업을 할 겁니다.

Ms E 그런데 제일 두려운 것은 제가 처음에 그 사람을 골랐다는 거예요. 이 치료가 끝난 뒤에 저는 또 얼간이를 고르게 될까요?

치료자 그것은 우리가 작업을 하기에 아주 적합한 문제입니다. 당신은 왜 정말 가능성이 없는 남자를 자꾸 선택하는지 알아볼 준비가 되신 듯합니다. 제 말이 맞나요?

여기에서는 두 가지 목표가 있다.

- 자기존중감을 긴급히 부양시키도록 도와주기
- 그녀가 부적합한 이성을 선택하는 이유를 알아내기 위해 협력하여 작업하기

지배적으로 사용하는 것이 드러내기이든 지지하기이든, 시간 제한적이든 제한이 없든지 간에 모든 정신역동적 정신치료에는 당신이 환자와 함께 상의하며 조정할 수 있는 목표가 있다. 치료가 진행되면서 목표가 바뀐다는 것을 기억하고, 환자와 목표 설정에 대한 대화를 나눠야 한다. 목표 설정에 대한 대화가 정해진 것이 아니라 치료 가운데 자연스럽게 나누는 대화의 일부분임을 주목하자. 하지만 이 대화는 명확할 수 있고 또 그래야만 한다.

당신이 그것을 실행하고 나서, 다음 단계에서는 치료의 틀을 설정(setting the frame)한다. 다음 장에서 이 주제에 대해 살펴보도록 하자.

권장 활동

활동 1: 사전 동의

이 사례에서 치료자가 환자에게 사전 동의에 필요한 정보를 제공하고 있다. 이 사전 동의에 포함된 요소들이 무엇인지 말할 수 있는가? 무엇이 빠졌는가?

> Ms A씨, 지금까지 당신이 말한 것을 제가 정리해 보겠습니다. 당신의 분야에서 정말로 흥미가 없다는 사실과 관련될 수 있는 실제적인 어려움은 최근에 직장에서 겪고 계신 일인 것처럼 들립니다. 그리고 몇몇 친구들과의 관계처럼 100% 관심이 없으면서도 당신이 지속하는 삶의 또 다른 부분이 있는 것 같습니다. 이러한 문제들로 비추어 볼 때 정신역동적 정신치료가 도움이 되리라 봅니다. 이것은 당신이 인식하지 못하는 것들조차도 우리로 하여금 당신에 대해 더 많이 알게 하여 당신이 더 만족스러운 선택을 내릴 수 있게 해 주는 종류의 치료법입니다. 일주일에 두 번으로 시작하는 것을 권해 드리고, 당신이 편한 시간에 맞게 일정을 잡도록 의논할 수 있습니다. 한 번 치료 시간당 150달러입니다. 어떠세요?

해설

치료자는 훌륭하게 문제를 진술하였다. 그녀는 왜 일주일에 두 번이라는 횟수를 권고하는지 설명하지는 않았지만, 치료 권고에 대해 기술하기 시작하였다. 비용에 대한 정보도 제공한다. 그러나 치료를 받거나 받지 않았을 때 예상되는 과정, 부작용, 선택

가능한 다른 치료법, 예상하는 치료 기간, 비밀 유지를 포함하지 않았다. 이러한 것들을 추가하면 이렇게 될 것이다.

나는 표면 밑에 무엇이 있는지 이해하려면 시간이 걸리기 때문에 우리는 일주일에 한 번 이상 만날 필요가 있다고 권고합니다. 일주일에 한 번만 만나면 일주일 동안 무슨 일이 일어났는지 정도만 이야기할 시간밖에 주어지지 않거든요. 다른 종류의 유용한 정신치료도 있고 그것에 대해 더 이야기할 수도 있지만, 제가 보기에는 당신이 설명한 오랜 기간 동안 지속된 종류의 패턴에는 정신역동적 정신치료가 가장 적합한 치료법이라고 봅니다. 우리의 목표에 따라 가능한 한 당신이 자신을 충분히 이해하려면 치료 기간이 몇 개월에서 몇 년까지 길어질 수 있습니다. 당신이 자신의 삶 가운데 별로 만족스럽지 않은 것들 곁에 계속해서 머물러 있는 패턴을 저에게 설명하셨는데, 제 추측으로는 당신이 그 원인을 이해하기 전까지는 그런 것은 계속될 것입니다. 다른 몇 가지 당신이 알아야 할 일은 우리는 항상 이곳에서 만나고, 규칙적인 스케줄을 잡을 것이며, 당연히 이 치료는 모두 비밀로 유지될 것이라는 점입니다. 당신이 그것들에 대해 확실히 이해하기 위해 이야기를 나누고 질문을 할 수 있도록 시간을 조금 더 사용합시다.

활동 2: 협력적 목표 설정

다음 각각의 환자에 대하여, 환자에게 어떻게 이것을 이야기할지에 대해 두 가지 목표와 몇 문장을 써 보시오.

환자 1

54세인 남성이 아내와 심각하게 싸운다며 정신치료를 받으러 왔다. 당신은 그와 이야기하면서 그가 주요 우울증을 갖고 있지만, 어떠한 치료도 받고 있지 않음이 명백해졌다.

- 목표는 무엇인가?
- 당신은 그것들을 어떻게 설명할 것인가?

환자 2

25세인 여성은 남자 친구와 헤어진 뒤 외롭고 우울하다며 찾아왔다. 평가를 진행하면서 당신은 그녀가 주말마다 친구들과 술을 마시고 일시적인 의식 상실을 한다는 것을 알게 됐다. 그녀는 매우 훌륭한 학생이지만 대인관계에서의 어려움이라는 오래된 병력을 갖고 있다.

- 목표는 무엇인가?
- 당신은 그것들을 어떻게 설명할 것인가?

환자 3

50세인 남성은 아들을 다른 주에 있는 대학에 데려다준 이후로 늙은 느낌이 든다고 말하며 찾아왔다. 의사는 그를 보고 완벽하게 건강하다고 말하지만, 그는 온몸이 쑤시고 아프다고 했다. 그는 그의 아버지가 젊은 나이인 56세에 돌아가신 것이 그가 느끼는 방식과 관련 있음을 알고 있다. 그는 아내와 행복하게 지내지만, 최근에 직장에서 함께 일하는 여성에게 관심을 갖기 시작했다. 그는 치료가 필요한지는 모르겠지만, 기분은 좋지 못하다고 했다. 그는 우울증 증상이 없고 약물남용도 부정했다.

- 목표는 무엇인가?
- 당신은 그것들을 어떻게 설명할 것인가?

해설

환자 1

- 목표 #1: 환자의 우울 증상 줄이기
- 목표 #2: 그의 아내와의 관계에서 무엇이 어려움을 일으키는지 이해하도록 돕기

환자가 급성 우울증의 한가운데에 있기 때문에 아내와의 문제가 지속적인 것인지, 아니면 기분장애와 관련된 것인지 불명확하다. 따라서 당신의 첫 번째 목표는 우울 증상을 돕는 가운데 그의 대인관계에 대한 논의에 그를 참여시키는 것이다. 다음과 같이 말할 수 있다.

당신과 부인은 결혼생활에서 어느 정도 실제로 어려움을 겪고 계시고 또 최근에는 많이 우울해하시는 게 틀림없어 보입니다. 종종 당신이 그렇게 우울할 때는 대인관계에서 일어나는 일들을 다루기 시작하는 것조차 정말 힘들 때가 많아요. 그래서 제 생각에는 당신의 기분이 나아지도록 돕는 게 우리의 첫 번째 할 일이라고 봅니다.

환자 2

- 목표 #1: 환자의 폭음을 줄이기
- 목표 #2: 환자로 하여금 남자와의 불만족스러운 관계의 패턴을 이해하도록 돕기

이 환자는 단기와 장기 목표 모두를 갖고 있다. 남자 친구와 헤어진 것 때문에 정신치료를 찾게 된 환자에게 자기성찰을 할 능력이 있다면 그녀의 불만족스러운 패턴의 관계를 조사하는 치료를 시작할 수 있을 것이다. 하지만 아주 중요한 단기 목표로 환자가 주말마다 폭음하는 것 또한 그녀가 도움을 필요로 하는 알코올 중독의 형태임을 이해하도록 돕는 것이다. 당신은 다음과 같이 말할 수 있다.

> 제 생각에는 당신의 관계를 되돌아보는 것이 당신에게 큰 도움이 될 것 같습니다. 첫 번째 단계에서는 당신이 반복하는 패턴을 알아내는 것입니다. 이를 통해 당신이 관계를 시작할 때 어떤 종류의 선택을 내리는지 알도록 도울 수 있고, 당신이 해 왔던 관계가 왜 불만족스러웠는지 이해하도록 도울 것입니다. 그리고 주말에 술로 인한 일시적 기억상실에 대해 저에게 알려 주셔서 참 다행이라고 생각합니다. 이 시기에 심각한 문제이기도 하고 술을 조절할 수 있다면 삶에 전반적으로 도움이 될 것입니다. 저는 그것도 이번 치료의 목표로 삼기를 권합니다.

환자 3

- 목표 #1: 환자의 신체화와 다른 여성에 대한 집착의 일시적인 증상을 감소시키기
- 목표 #2: 환자가 인생의 새로운 단계로 이동하도록 돕기

환자 2처럼 이번 환자도 단기와 장기 목표를 모두 세웠다. 단기 목표는 증상을 완화시키는 것이지만, 우리는 그의 증상들이야말로 더 깊은 문제와 관련되어 있다는 것을 알 수 있다. 아들을 대학에 데려다주는 것이 그에게 노년이 시작되었다는 것을 알리는 상징처럼 느낄 것이며, 아버지의 요절도 또 한편으로는 그의 인생의 종말에 대한 서막처럼 느껴질 것이라고 당신은 추측해 본다. 이러한 과도기를 지나가도록 도와주고, 또 나이 들어 가는 것에 대한 상상을 탐색해 보도록 도와주는 것은 환자에게 도움이 될 것이다. 당신은 다음과 같이 말할 수 있다.

> 아이가 대학에 가는 것은 인생에서 정말 중요한 사건이죠. 아들이 정말 자랑스러우시겠어요. 하지만 당신이 인식하든 인식하지 못하든 아들을 대학에 데려다주는 것은 당신에게도 또 다른 의미를 가져왔다고 생각합니다—'나도 이제 늙었구나.' 같은 생각 말이에요. 이러한 이유 때문에 갑자기 건강이 염려되고 주의를 딴 데로 돌릴 만한 것들을 찾게 되는 게 아닌가 싶습니다. 그렇다면 이제 몇 가지 목표를 세워 보죠. 당신의 건강에 대한

느낌이 나아지도록 돕고, 무엇이 당신을 직장 동료에게 집착하게 하는지 이해하도록 도울 필요가 있습니다. 하지만 제가 추측하기에 이 목표들은 또 다른 목표인 당신이 현재 인생의 어디에 있는지 생각해 보고 또 살아갈 날이 얼마나 많이 남았는지 바라볼 수 있도록 돕는 것과 연결되어 있습니다.

참고문헌

1. Rutherford, B. R., Aizaga, K., and Sneed, J. (2007). A survey of psychiatry residents' informed consent practices. *Journal of Clinical Psychiatry, 68,* 558-565.
2. Frank, J. D. (1982). Therapeutic components shared by all psychotherapies. *Psychotherapy Research and Behavior Change: Master Lecture Series,* Vol. 1 (eds. J. H. Harvey and M. M. Parks). American Psychological Association, Washington, DC, pp. 9-37.
3. Bordin, E. S. (1994). Theory and research on the therapeutic alliance: New directions, in *The Working Alliance: Theory, Research and Practice* (eds. A. O. Horvath and L. S. Greenberg). John Wiley & Sons, New York, pp. 13-37.

한국 문화를 바탕으로 한 주석

사전 동의는 우리나라 정신과에서 사용되는 경우가 거의 없었고, 그야말로 다른 나라 이야기였습니다. 하지만 최근 들어 수술하는 과에서는 반드시 사전 동의가 서류로 존재해야 합니다. 환자와 계약서를 쓰는 것부터 정신치료를 시작하는 것에 대해 국내에서는 받아들이기 힘들었습니다. 왜냐하면 올바른 의사-환자 관계는 깊은 신뢰를 바탕으로 이루어지는 것이므로 서로를 믿지 못한다는 전제하에 이루어지는 계약서는 전통적인 동양적 사고방식으로는 받아들이기 곤란했습니다. 예를 들어, 서양 정치에서 삼권분립이라는 제도는 서로가 믿을 수 없는 상대라는 전제하에 서로를 견제해야 안심할 수 있다는 사고방식에서 출발한 것입니다. 하지만 우리가 서양의학을 배우는 처지라 서양적 사고가 많이 침투된 방식을 사용할 수밖에 없는데 그렇더라도 맹목적으로 따라가기보다는 서양식 사고방식의 장단점을 알면서 따라가야 하겠습니다. 어쨌건 사회적 분위기는 점점 바뀌고 있습니다. 언젠가는 우리도 정신치료를 할 때 사전 동의서를 꼭 받으라고 강요당할 때가 올 것입니다. 하지만 사전 동의서를 작성한다 해도 그런 행위가 의사와 환자 사이에 신뢰도를 떨어뜨릴 수 있다는 사실은 알고 있어야겠습니다. 최근에 사회가 험악해지다 보니 사전 동의서를 받는 것이 오히려 우리를 보호하는 방법이 될지도 모르겠습니다.

그러나 사전 동의서 작성 여부를 떠나서라도 사전 준비 작업은 반드시 필요합니다. 환자에게 정신치료가 어떤 것인지에 대해서는 미리 알려 줄 필요가 있습니다. 그리고 환자가 해야 할 일과 치료 진행 중 벌어질 수 있는 일에 대해 미리 교육적 목적으로 설명을 해 줄 필요도 있습니다. 이 책에서 언급한 대로 최소한의 그리고 포괄적인 사전 동의는 계약서를 쓰는 여부를 떠나 필요한 부분입니다. 환자가 치료를 시작할 때 안심할 수 있는 정도면 됩니다. 초보자들의 경우에는 정신치료를 끝까지 해 본 경험이 부족하므로 환자에게 설명이 부족한 경우가 의외로 많습니다. 심지어는 처음 시작을 어떻게 해야 하는지조차 안내해 주지 않거나 설명을 했더라도 환자가 잊어먹기 때문에 한 시간 내내 환자와 한마디 말도 안 하고 버티다가 치료 시간을 끝내는 경우도 있습니다. 이 경험은 저만이 아니고 미국정신의학회 회장을 역임한 Alan Tasman도 사석에서 자기도 초보자 시절 그런 실수를 했노라고 말한 바 있습니다. 책에 나오는 중립성 지키기, 익명성 유지하기, 환자의 말을 먼저 듣기라는 단어에 얽매여 있을 때 하기 쉬운 실수입니다.

둘째로 목표를 설정하는 것이 제7장에서 또 다른 중요한 주제입니다. 목표는 단기 목표와 장기 목표로 나눠서 설정할 수 있는데, 우선은 환자가 가지고 오는 문제를 먼저 다루는 것이 가장 기본입니다. 환자는 병원에 올 때는 문제가 있어서 그것을 해결하기 위해 오기 때문에 치료자가 볼 때 더 큰 다른 문제가 있는 것을 알았더라도 환자가 급하다고 생각하는 문제를 먼저 다루어 주어야 합니다. 그러고 난 뒤에 그 문제를 일으킨 근본적인 원인이 무엇인지에 대해서 더 깊이 알아 나가는 것이 순서입니다.

협력하여 목표 세우기라는 과제를 문화적 잣대를 갖고 들여다볼 때, 한국에서는 서로 간의 계약이라는 관계가 서로 간의 신뢰라는 전통과 잘 어울리지 않습니다. 한국 전통 사회에서 서로 간의 관계는 서양처럼 서로 못 믿는다는 전제조건이 되지 않기 때문에 외국처럼 철저하게 목표를 세우는 것은 약한 편입니다. 한편, 한국적인 방식이 서로 의심하지 않는 관계라는 긍정적인 면이 있지만 환자의 의존심을 너무 허용하는 것은 바람직하지 않습니다. 환자가 좀 더 적극적으로 참여하기 위해 협력적인 목표 세우기는 필요합니다. 대개 환자와 치료자와의 첫 만남이기 때문에 앞으로의 치료 방향 같은 것들을 이야기할 수 있습니다. 다시 반복하지만 '환자에게 가장 시급한 것을 먼저 다루는 것', 이것이 첫 번째라고 생각하면 될 것입니다.

제8장

틀을 설정하기와 경계선을 수립하기

주요 개념

어떤 유형의 정신치료에서든 틀을 설정하는 것은 필수적이다. 그것은 경계선을 수립하고 환자가 작업을 할 수 있는 안전한 관계를 설정해 준다. 또한 치료에 대한 계약과 치료 기간 동안 치료자와 환자의 상호작용에 적용되는 규칙을 수립한다.

치료 초기에 적극적으로 틀을 설정해야 한다.

정신치료의 틀은 다음을 포함한다.

- 역할
- 시간
- 설정
- 비용
- 연락처 정보
- 응급 상황 시 어떻게 할지
- 비밀 유지
- 수련제도와 관련된 사항

경계선(boundary)은 적절한 행동의 한계로 정의된다.

경계선 '횡단(crossing)'은 틀에서 해롭지 않은 이탈(benign deviation)을 하는 것으로 환자에게 해가 되지 않고 오히려 치료를 진전시킬 수 있다.

경계선 '침범(violation)'은 틀에서 이탈하여 명백히 환자에게 해롭거나 부당한 방법으로 착취하는 것이다.

경계선 침범을 방지하기 위한 가장 좋은 방법은 다음과 같다.

- 환자와 적극적으로 틀을 수립한다.
- 모든 환자에게 적용할 수 있는 보편적인 치료 시행 방식을 수립한다.
- 경계선에 대한 의구심이 생길 경우 지도감독자나 동료에게서 지도감독을 구한다.

틀을 설정하기

틀을 설정하는 것은 정신역동적 정신치료를 시작할 때 필수적이다. 그것은 치료를 시작할 때 사려 깊고 명확하게 되어야 한다. 이 장에서는 치료 틀의 요소를 개괄하고, 각기 다른 치료 상황에서 그것을 수립하는 방법을 제시하고자 한다.

우리는 왜 틀이 필요한가

정신역동적 정신치료의 모든 요소 가운데 틀은 가장 희화화된 요소에 속해 있다. '50분의 시간(50−minute hour)' '시간이 다 됐네요(our time's up)'와 같은 표현과 의자 두 개가 서로 마주 보고 있는 모습은 만화부터 영화까지 자주 패러디된 장면이다. 아무래도 치료적 관계는 다른 관계와 다르기 때문일 것이다. 우리는 치료 안에서 일어나는 일과 밖에서 일어나는 일을 분리하고 싶다. 취약점, 강렬한 감정, 수치심을 드러내기에 어려울 수밖에 없는 상황인 정신치료를 환자가 견딜 수 있도록 치료적 설정이 안전하다는 것을 확신시켜 줄 필요가 있다. 환자가 치료실에 도착하기 **전에** 치료자는 환자가 방해받지 않도록 깨끗하고 조용한 방, 그리고 따로 앉을 수 있는 자리와 같은 특정한 환경을 마련해 준다. 또 스케줄과 경계선 같은 다른 일들을 환자와 **함께** 설정한다. 우리의 개인적인 취향에 따라 이러한 틀을 설정하는 방식이 영향을 받는다. 예를 들어, 어떤 치료자는 항상 휴대전화 연락을 받는 반면, 다른 치료자들은 자동응답기를 사용하기도 하고, 주말에 집으로 연락할 수 있도록 조치해 둔 치료자가 있는 반면, 그렇지 않은 치료자도 있다. 무엇을 선택하든 우리는 모든 환자에게 표준 방식으로 그것을 사용하려고 노력하고 환자들이 아는 방식으로 한다. 치료자가 정해진 시간에 나타날지 불확실한 경우 환자가 얼마나 불안해할지 상상해 보자. **치료자는 아무런 설명 없이 환자가 틀에 대해 알 것이라고 상상하면 안 된다**—아무리 경험이 많은 환자라 할지라도 이미 다른 치료자와의 관계에서 다른 틀을 갖고 있을 수도 있기 때문이다.

틀에 대해 생각하는 한 가지 방식은 틀의 요소들은 '기본 원칙'이라는 것이다. 여러 명이 함께 놀이를 할 경우 같은 규칙에 모두 따르지 않는 이상 함께 놀 수 없다.

네 명이 테니스를 하는데 두 명은 다른 선을 이용하고 나머지 두 명은 저 선을 이용한다면 혼란과 싸움이 일어날 게 뻔하다. 또 두 아이가 보드게임을 하는데 한 아이는 주사위를 한 번만 던질 수 있다고 하고 다른 아이는 다시 던질 수 있다고 주장한다면, 순식간에 눈물바다가 되고 말 것이다!

틀의 요소들

틀은 여러 부분으로 나뉜다. 어떤 것은 구체적이고 어떤 것은 추상적이나, 이러한 것들이 모두 중요하다. 그것들은 다음과 같다(Gutheil과 Gabbard(1993)에서 인용함[1]).

- 역할(role)
- 시간(time)
- 설정(setting)
- 비용(money)
- 연락처 정보(contact information)
- 응급 상황 시 어떻게 할지(what to do in the event of an emergency)
- 비밀 유지(confidentiality)
- 수련제도와 관련된 사항(issues related to traineeship)

역할

Gutheil과 Gabbard가 주장하듯이, 치료자와 환자의 역할을 규정하고 논의하는 것은 치료의 틀에서 중요한 부분이다[1]. 역할이란 특정한 상황에서 개인이 맡은 부분이나 기능을 말한다. 우리는 우리 삶의 모든 면에서 역할을 한다. 어떤 때 우리는 딸이나 아들이기도 하고, 어떤 때는 주말 손님일 수도 있고, 어떤 때는 환자가 될 때도 있다. 맡은 역할이 있고 모든 사람이 그 역할을 받아들일 때 이러한 모든 상황은 더욱 좋아진다. 정신치료도 마찬가지이다. 당신은 치료자와 환자가 맡은 역할이 분명하다고 생각할지 모르지만, 꼭 그런 것만은 아니다. 먼저, 각각의 정신치료자에 따라 각각 다른 종류의 역할을 맡는다. 정신과 전공의일 경우, 환자와 정신치료를 시행하고 나서 나중에 그 환자의 피를 뽑아야 할 수도 있다. 행동치료자라면 환자의 비행 공포증을 치료하기 위해 함께 공항에 갈 수도 있다. 인지치료자는 과제를 위한 지시사항을 내릴 수 있다. 이렇게 모든 치료자는 각기 조금씩 다른 역할을 맡고 있다.

역할의 개념은 다양한 면이 있다. 기능(function)이 있는데, 그것은 우리가 무엇을 하는 것을 말한다. 당신은 정신역동적 정신치료자가 가진 많은 기능을 떠올려 볼 수 있다. 그중 몇 가지는 우리가 이미 논의하였다. 정신역동적 치료자의 역할과 관련된 기능들 중에는 평가하기, 듣기, 비판단적인 방식으로 공감하고 이해하기 등이 포함된다. 몇몇 치료에서는 치료자의 역할 가운데 약 처방하기, 약물 부작용 평가하기, 다른 건강관리 전문가 또는 학교 관계자와 의논하기와 같이 다른 기능이 포함된다. 이것들은 치료자의 책임(responsibilities)과 겹치기도 한다. 책임은 말 그대로 의무이다—누군가가 다른 사람이 하도록 맡기는 것을 의미한다. 치료자의 책임 가운데 일부는 너무 당연해서 오히려 언급하는 것이 터무니없어 보이지만 그것들은 가장 중요하기도 하다. 여기에는 서로 약속한 시간과 장소에 나타나기, 휴가 전에 미리 알려 주기, 치료 시간 중에 졸지 않고 깨어 있기, 집중하기, 환자가 말한 내용을 기억하기, 경계선을 넘지 않고 치료의 틀을 준수하기가 포함된다. 주변에 이러한 책임을 진심으로 지키는 사람들이 없었던 환자들은 당신이 이것들을 지킬 것이라는 사실만으로도 큰 의미를 갖게 된다.

치료자도 상황에 따라 늦을 수도 있고, 피곤할 수도 있으며, 잊어버릴 수도 있기 때문에 평균적으로 받아들일 수 있을 정도로 지키면 된다. 그러한 일은 모든 치료자가 겪을 수 있으며 지극히 정상적이고 인간적인 것이다. 여기서 말하고자 하는 것은 당신이 책임과 기능을 진지하게 받아들임으로써 이것들로부터 해롭지 않은 방식으로 벗어나더라도 오히려 이 경험을 활용하여 당신 자신과 당신 환자에 대해서 알게 될 수 있다는 것이다.

늘 정확하게 약속 시간을 지키는 치료자가 치료 시간에 5분 늦게 도착했다.

환자 1 선생님이 늦다니 믿을 수가 없어요! 전 이제 45분이 아니라 40분밖에 시간이 없다고요.

치료자 왜 그렇게 추측하시죠?

환자 1 그게 세상이 돌아가는 이치예요—누구나 항상 상대방을 속이려고 하죠.

치료자가 이미 틀을 설정하였고 약속 시간을 잘 지켰기 때문에 그는 이번에 일어난 해롭지 않은 이탈(benign deviation)을 이용해 이 환자의 완고함과 신뢰할 만한 치료자 상을 유지하는 데 어려움이 있다는 것을 알게 된다.

환자 2는 치료자가 그것에 대해 먼저 물어보기 전에 언급하지 않는다.

치료자 제가 5분 늦게 도착했다는 사실을 언급하지 않으셨습니다.

환자 2 아, 그거요. 괜찮아요. 선생님은 늘 시간을 지키셨으니까요. 병동에 급한 일이 있으셨겠죠.

여기서 치료자는 환자가 치료자에 대하여 좋은 느낌을 단단히 갖고 있다는 것과, 또 한편으로는 환자 자신의 욕구를 뒤로하는 경향이 있는 사람임을 암시한다는 것을 알게 된다.

만약 치료자의 역할이 듣기, 이해하기, 신뢰성을 포함한다면, 환자의 역할은 치료에 출석하기, 시간 엄수하기, 비용 지불하기, 말하기, 정신치료 과정에 참여하기를 포함한다. 무엇이 적합하고 적합하지 않은 행동인지 알아야 하는 것은 치료적 관계에 놓인 두 사람 각자가 맡은 역할의 한 부분이다. 예를 들어, 정신역동적 정신치료는 대화로 이루어지는 치료이므로 신체적 접촉은 양쪽 어느 누구의 역할도 아니다. 환자의 역할은 생각나는 대로 말하는 것인 반면, 치료자의 역할은 생각나는 대로 말하는 것이 아니다. 환자는 치료자에게 화가 났다고 말할 수 있지만, 화가 난 정도와 상관없이 치료자에게 잔인하게 하거나 치료자를 인종차별적인 발언으로 비하하거나 성추행할 수는 없다.

의사소통 역할

틀을 설정하기의 일부분은 의사소통 역할(communicating role)과 역할에 대한 기대를 포함한다. 연구에 따르면 이런 종류의 **사전 역할 준비**(정신치료들마다 공유하는 공통 요인들 중 하나)는 치료적 동맹과 치료 결과에 긍정적인 효과가 있다고 한다[2]. 드러내기 치료의 초기 치료 시간에 당신이 어떤 의사소통 역할을 할지 여기에 사례가 있다.

> 여기에서 가져야 할 기본적인 개념은 가능한 한 제지하거나 고치지 말고 떠오르는 대로 말하는 것입니다. 당신이 주목해야 할 부분은 꿈과 치료에 대한 생각과 느낌이지만, 무엇이든지 생각나는 대로 얘기하십시오. 저는 들을 것입니다. 그리고 질문이나 언급을 하며 끼어들겠습니다. 우리는 인식의 밖에 있는 것들을 끄집어 내려 하기 때문에 그렇게 하려면 연속적으로 생각을 이어 가는 당신의 능력에 의지하게 됩니다. 당신이 침묵하시더라도 다음 생각을 떠올릴 수 있도록 저도 침묵할 것입니다.

치료자로부터 지지가 필요한 환자에게는 역할에 대해 말하는 내용이 약간 다를 수 있다. 예를 들어, 환자는 치료 시간에 대한 전반적인 구조를 알려 주길 원할 수 있고, 만약 당신이 환자들에게 그들의 꿈, 공상, 전이 감정에 주목하라고 제안할 경우 혼란스러워할 수도 있다. 하지만 어느 정도 역할에 대한 설명을 하는 것은 여전히 중요하다. 다음과 같이 말할 수 있을 것이다.

> 지난번 치료를 받고 나서 무엇을 했는지, 약물치료로 발생할 수 있는 어려움은 무엇인지, 집에서 겪는 문제들은 무엇인지 등, 무엇이든 당신의 마음에 떠오르는 생각을 자유롭게 말하셔야 합니다. 저는 듣고, 질문하고, 제 의견을 말씀드리겠습니다. 그리고 당신이 다른 문제들에 대해서도 같이 나눌 시간을 확보하기 위해 우리 대화가 순조롭게 진행되도록 노력하겠습니다.

가끔 환자는 치료 도중에 생각나는 역할에 대해 질문할 수도 있다. 예를 들어, 환자는 우리에게 개인적인 질문을 던지기도 한다. 이런 경우, 우리는 우리의 역할을 이렇게 설명해 줄 수 있다.

환자 왜 저만 제 모든 것을 말하고 선생님에 대해서는 아무것도 알 수 없죠?

치료자 당신 말이 맞습니다. 이런 종류의 대화는 진료실 밖에서 친구들이나 직장동료와 나누는 대화와는 다릅니다. 이상하게 들릴 수도 있지만, 거기에는 이유가 있습니다. 이 대화는 당신에 관한 것이고, 우리가 당신을 더 잘 이해하기 위해 나누는 대화이기 때문입니다. 우리가 무엇에 대해 이야기를 할 때 특별히 저에 대해 알고 싶어지셨나요?

치료적 역할이 보통 사회적 역할과 다르다는 사실을 알려 주는 것은 환자들이 치료적 상황에 익숙해지는 데 도움을 준다.

공통 요인-역할 준비

시간

틀에서 시간은 가장 중요한 측면 중 하나이다. 우리가 정신치료적 상황을 마련할 때 우리는 규칙적이고 특정한 시간을 따로 떼어내는데 그동안 우리의 관심은 주로 환자들에게 맞추어진다. 생각해 보면 이는 아주 놀라운 일이다. 어느 누가 계속 앉아서 45분 동안 다른 사람의 말을 들어 주겠는가? 그럼에도 환자에게는 치료자가 무조건적인 또는 무제한적인 관심을 보여 주길 바라는 소망이 저변에 깔려 있다. 그것은 공식적으로 지켜야 하는 '정해진 시간' 또는 시간 제한을 엄격하게 만들 수 있다. 시간 제한과 예정되고 규칙적인 일정이 환자를 보호한다는 믿음이 당신에게 있어야(혹은 나중에 생기더라도) 틀에서 '시간'의 중요성을 환자에게 잘 전달할 수 있다. 만일 어느 날 치료 시간이 지겹다고 치료자가 시간을 단축시킨다면? 만일 치료자가 하루 동안 휴진하기로 결정하고 환자에게 알리지 않았다면? 만일 환자가 치료를 받으러 오지 않기로 결정하고 치료자에게 알리지 않았다면? 치료자가 치료 시간을 연장하여 더 늘린다면 환자가 어떻게 받아들일까? 다시 또 게임에 비유하자면 시간 제한은 규칙의 일부분이다. 이는 치료자가 독단적이거나 거부하기를 소망하는 것이 아니라 환자를 보호하기 위해서이다. 치료자가 환자에게 설명해야 하는 시간의 틀은 개인 치료 시간의 길이, 치료 시간의 일정(치료받으러 오는 날), 치료 기간에 대한 생각들을 포함한다. 시간 제한적인 치료일 경우, 치료자는 초기에 정확한 치료 기간을 말해 줄 수 있다("치료는 24회가 될 겁니다."). 시간 제한이 없는 치료의 경우 이것이 어렵지만 아주 불가능한 것도 아니다("정신역동적 정신치료는 대체로 일 년이 넘게 걸립니다."). (치료 시간의 빈도와 기간에 대한 토론은 제11장을 보시오.)

일정을 설정할 때 유연하게 해야 하지만 당신의 한계를 알아야 한다. 한 주 동안 한두 시간만 한다면 너무 제한적이지만, 또 한편으로는 아무리 수련생이라 할지라도 당신의 근무 시간을 알아야 한다. 당신이 근무 시간을 오전 9시부터 오후 7시까지 또는 오전 8시부터 오후 6시까지로 정했다면 그 외의 시간에는 어떠한 것도 제공해서는 안 된다. 당신이 자신의 생활과 관련된 이유로 일정을 세웠음에도 불구하고 특정한 한 환자를 위해 그 일정에서 벗어날 경우 당신은 분명 분개하게 될 것이다. 당신은 자신이 언제 가장 효율적으로 일하는지 안다. 만약 치료자가 아침형 인간이 아니라면 환자가 요구한다고 해서 치료 시간을 오전 7시로 옮기지 말아야 한다. 게다가 다른 일의 책임과 관련된 한계도 있을 것이다. 일정을 설정하는 것에 궁금한 점이 있다면 먼저 지도감독자나 동료와 의논하라. 너무 자주 훈련생들이 불합리한 시간에 환자를 만나느라 '괴롭힘을 당하는데' 당신이 스스로의 한계를 안다면 이렇게 하는 것이 틀에서 이탈한 것이라고 생각할 수 있다. 마찬가지로 스케줄은 환자에게도 공정하게 합리적이어야 한다. 환자의 수업 시간이나 근무 시간에 치료받으러 오기를 요구하는 것은 대부분 불가능하다. 만약 치료자와 환자가 도저히 시간을 맞출 수 없다면 다른 치료자에게 소개해 줄 필요가 있다.

당신은 정확한 시간에 시작하고 끝내는 것이 틀의 일부분이라는 것을 환자와 의논해야 한다. "우리는 오전 11시에 시작해서 오전 11시 45분에 마칠 겁니다."라고 말했다면 그대로 실천해야 한다. 기차가 늦어서 환자가 11시 15분에 도착했어도 끝나는 시간은 11시 45분이어야 한다. 이를 통해 틀의 중요성을 전달할 수 있다. 환자가 불만을 토로할 경우, 당신은 기차가 늦어서 안타깝지만 남은 시간이 그것뿐이라고 말할 수 있다. 다시 한번 당신은 이런 방식으로 환자에 대해 더 알게 될 것이다. 수준 높은 기능을 하는 환자들은 실망해도 이해하고 넘어가지만, 요구가 많은 환자의 경우 치료자가 그들의 생활에 맞추어 일정을 조정해야 한다고 생각한다. 그렇다고 해서 너무 완고하게 지키라는 의미는 아니고 치료 시간 끝에 눈물을 몹시 흘리는 환자가 있다면 여분의 시간을 몇 분 더 할애해서 환자 스스로 마음을 가라앉힐 수 있도록 해야 한다. 반면, 환자가 주어진 시간이 끝나면 바로 갈 수 있게 치료 시간을 잘 분배하도록 도울 수도 있다.

설정

치료가 이루어지는 장소는 틀의 또 다른 결정적인 부분이다. 당신은 환자를 공원이나 카페 또는 술집에서 만나지 않고 특별히 정신치료를 위해 구성된 장소에서 만난다. 그 장소가 병원의 진료실이든 개업가의 진료실이든, 바로 그곳이 당신의 정신치료 '공간'이다. 이것은 치료가 사교적 상호작용이 아니라 전문적인 만남이라는 것을 보여 준다. 이는 정신치료와 환자 및 치료자의 보호와 안전을 위해 매우 중요하다. 아무리 일 년 중에 가장 아름다운 날씨여도 치료자가 "오늘은 테라스에서 치료 시간을 갖는 것은 어떨까요?"라고 물어보는 것은 적절하지 않다. 환자는 합당한 정도로 안락하고 사적인 환경을 기대할 수 있다. 대부분의 치료자는 가구, 조명, 사진을 활용하여 치료자의 취향에 따라 안락한 느낌을 주는 분위기로 치료실을 꾸민다. 하지만 '안락한' 구성이라고 해서 환자가 치료자의 개인적인 정보들로 둘러싸여 있어서는 안 된다. 즉, 친구와 가족을 담은 사진과 매우 개인적인 수집품은 전반적으로 환자를 과잉 자극할 수 있다. 예를 들어, 치료자가 본인의 전문의 자격증을 벽에 걸어 두고 전문직과 관련된 수료증, 상장을 전시하는 정도는 괜찮지만 볼링 트로피나 스쿠버 수료증을 전시하는 것은 적절하지 않다.

비용

아, 돈. 정신역동적 설화에 따르면, 많은 사람이 돈보다 차라리 성(sex)에 대해 이야기하는 것을 더 편안해한다! 사람들은 대부분 자신이 돈을 얼마나 적게 또는 많이 갖고 있는지에 대해 부끄러워하고, 치료자가 무료로 치료해 주기를 소망하는 등 돈에 신경을 많이 쓰는데, 이러한 것들은 환자가 비용에 대해 말하기 어렵게 만드는 많은 이유 중 일부에 불과하다. 그럼에도 비용은 틀의 필수적인 또 다른 요소이다 [3-6]. 다시 말하자면, 정신치료적 상황의 현실은 보통 전문적으로 진료별 수가(fee-for-service)에 따라 이루어진다는 것이다. 언젠가는 치료를 하다 보면 "선생님이 저를 정말 염려하신다면 제가 이 돈을 낼 필요가 없을 거예요."라고 말하는 환자를 만나게 될 것이다. 그러나 현실적으로 이 환자의 말만큼 진실에서 거리가 먼 것도 없다. 우리는 지불을 요구할 만큼 환자를 돌보고 가장 전문적인 방법으로 치료하기 때문이다. 또 우리도 생활비를 쓴다. 정신치료자가 되는 것도 직업이다.

어떤 비용은 정해져 있고, 어떤 비용은 환자와 협의해서 정한다. 차등제를 적용할 경우 치료자는 환자가 얼마를 버는지, 또 한 주에 정신치료를 받기 위해 얼마를 지출할 수 있는지 알아야 한다. 이 말은 곧 환자에게 얼마를 버는지, 또 다른 수입원(신탁 자금, 치료 비용에 도움을 줄 수 있는 부모님, 보험 등)은 있는지 물어봐야 한다는 뜻이다. 자신이 얼마를 버는지 잘 모르는 환자들에게는 예산을 세워 보고 치료 비용을 협의할 수 있도록 격려하는 좋은 기회이다. 이에 대해 터놓고 직접적으로 이야기를 나누는 것이 오히려 환자에게는 큰 도움이 된다. 가끔 비용에 대해 의논한 결과 환자가 치료 비용을 감당할 형편이 아닌 경우가 있다. 이럴 때 치료자는 환자가 지불할 수 있는 비용에 알맞은 치료적 상황을 찾도록 도와줄 수 있다. 이것은 좋은 결과를 가져온다. 치료 일정을 계획할 경우, 정신치료자 자신의 한계를 알고 어느 정도 여유를 가질 때 가장 효율적으로 일할 수 있게 된다. 자신의 한계를 벗어나 일하는 치료자는 금세 환자들에게 화가 나고 만다.

비용이 정해졌다면, 치료자는 환자와 함께 언제 그리고 어떻게 치료비를 지불해야 할지 의논해야 한다. 그리고 어떤 치료자는 제삼자로부터 지불받고 다른 치료자들은 자비 부담을 기본으로 운용한다. 이것은 처음부터 명확하게 해야 한다.

> 매월 초에 제가 청구서를 드릴 테니 같은 달 중순까지 지불해 주시면 됩니다. 보험 회사에 제출할 청구서에 필요한 정보가 모두 실려 있습니다.

틀이 모두 합의되었다면, 당신은 치료 중 일탈을 다룰 수 있을 것이다. 치료비를 지불하지 않는 것은 허용하지 말아야 하며, 그 상황은 최대한 빨리 다루어야 한다. 그것은 많은 것을 의미하고 있을지 모른다. 환자가 치료자에게 화가 났다거나, 환자가 반사회적 특성을 지녔다거나, 환자가 감당할 수 없는 정신치료적 환경에 처했을 경우, 치료의 틀을 유지하기 위해 각각의 상황을 탐색하고 다루어야 한다.

연락처 정보

환자가 치료 시간 외에 치료자에게 연락해야 하는 세 가지 중요한 이유가 있다. 응급 상황, 치료 시간에 못 오거나 시간을 변경해야 할 필요가 있을 때, 약물 처방을 받아야 할 때(치료자가 약물 처방하고 있을 때에도). 치료자는 환자에게 단도직입적으로 다음과 같이 전해야 한다.

> 치료는 여기에서 우리의 정해진 일정에 따르겠지만, 응급 상황 시 또는 치료 시간을 취소하거나 변경하셔야 할 경우 다음과 같이 연락 주시기 바랍니다.

치료자는 환자에게 연락 가능한 방법을 제공할 뿐만 아니라 연락할 만한 적절한 이유까지 알려 줄 수 있다. 환자는 틀에 적합하지 않은 단순히 '접촉(touch base)'하기 위한 연락을 하면 안 된다. 특히 치료 초기에 불안정한 환자일수록 치료 시간 외에 치료자에게 자주 연락할 수 있다. 그것은 스스로 진정(self-soothing)하는 능력이 매우 낮아서 정서적 분노를 마치 대형화재처럼 느끼거나, 또는 치료 시간들 사이에 당신과의 연결감을 유지하는 능력이 미흡하기 때문이다. 특정한 상황에 따라 지지가 필요한 환자에게는 치료 시간 외에도 당신이 접근성을 열어 두거나 추가로 시간을 내어 주는 것이 도움이 될 수 있다. 동시에 당신의 최종 목표는 그들이 자신의 느낌을 포용하는 능력을 개발하고 당신을 만나서 대화하기 전까지 견뎌 낼 수 있게 하는 것이다. 이 모든 것이 치료자에게 쉬운 결정이 아니기 때문에 의구심이 들 때는 망설이지 말고 지도감독자에게 조언을 구해야 한다.

요즘은 이메일, 문자, 휴대전화 시대이지만, 환자와 치료사 사이의 연락 수단으로 사용이 된다면 심사숙고할 필요가 있다. 이메일은 비밀 유지에 한계가 있고, 문자와 휴대전화는 지속적으로 연락을 취하는 수단이기 때문에 보통 친구와 가족에게만 연락처를 열어 둔다. 사람들은 자신이 보낸 이메일과 문자를 치료자가 바로 읽을 것이라고 잘못된 가정을 하기도 하는데, 특히 응급 상황일 때 문제는 더욱 커진다. 다시 말하자면, 전문적인 틀은 한계를 필요로 한다. 만약 당신이 환자와 이메일이나 문자를 주고받기로 결정하였다면, 우리는 이 의사소통 수단이 치료 스케줄을 잡기 위한 용도임을 분명히 하길 권한다. 그 외, 얼굴을 마주보고 의사소통이 되어야 하는 생각과 느낌에 대해서 쓰기에는 디지털 기술이 너무 편리하다. 뿐만 아니라, 디지털을 이용한 의사소통을 할 때에는 프라이버시 존중을 위해 세워 둔 의무 사항을 고수하고 추가적인 안전장치를 마련하여 비밀 유지를 지키도록 주의를 기울여야 한다.

전화 연락과 관련하여, 당신은 진료용 전화번호를 마련하여 개인 전화번호와 구분해야 하고, 부재시 자동응답 메시지를 설정해서 당신이 누구이고 응급 상황이 발생했을 때 어떻게 해야 하는지를 녹음해야 한다. 다음은 그 예시이다.

> 여기는 Dr. John Doe의 음성사서함입니다. 제가 당신의 전화번호를 갖고 있다 생각하시더라도 당신의 이름, 연락하신 날짜와 시간, 연락처를 남겨 주시기 바랍니다. 최대한 빠른 시간 내에 다시 연락 드리겠습니다. 만일 응급 상황이라면 이 전화를 끊고 119로 연락하시거나 제일 가까운 응급실로 가셔서 그곳에 있는 의사들이 저와 연락하도록 하십시오.

자신의 치료 역량을 아는 개인 정신치료자는 아마도 앞의 사례에서 언급한 마지막 문장이 불필요하다고 느낄지도 모르겠지만, 수련기관에서 일하는 수련생에게는 대체적으로 유용한 편이다. 이 문제에 대해 동료 그리고 지도감독자와 논의해 볼 수 있다.

응급 상황 시 어떻게 할지

앞서 언급한 것처럼, 응급 상황 시 대처하는 방법에 대해 논의하는 것은 대체로 틀을 설정하는 데 매우 중요한 부분을 차지한다. 특히 자해 행동의 위험성이 높은 환자일수록 그렇다. 처음부터 당신이 당신의 환자와 응급 상황 시 대처하는 방법에 대해 동의했다면 당신은 단지 치료자로서의 기능만 할 수 있다. 가장 좋은 방법은 환자가 119에 연락한다거나 가능하다면 가까운 응급실로 가는 것이다. 거기에서 그들은 당신에게 연락할 수 있다. 당신 자신이 전화 통화로 응급 상황을 해결하려고 하지 말라.

비밀 유지

틀의 일부분은 당신이 환자의 비밀을 유지하는 치료를 제공하는 것이다. 당신이 지도감독을 받는 중이라면(다음 부분을 참고하시오), 약간은 수정될 수 있으나 이러한 수정은 오직 훈련을 위한 목적일 때만 가능하다. 만약 당신이 환자에 대해 다른 사람(가령, 가족, 혹은 또 다른 건강 전문가)에게 이야기할 필요가 있다면, 당신은 환자에게서 동의를 구해야 한다. 당신은 비밀 유지가 틀의 일부라는 것을 환자에게 말해 주어야 하고 당신은 계약의 끝까지 지켜야 한다. 당신은 저녁파티에서 나누면 매료될 만한 몇몇 아주 흥미로운 사례들을 알고 있겠지만 그 유혹을 단호하게 뿌리쳐야 한다! 분리(separation)에는 6단계가 있다고들 하지만 가끔 두 개로 느껴질 때가 있다. 환자를 오랫동안 보지 못한 환자의 언니에게 환자에 대한 이야기를 했다고 가정해 보자. 이는 명백하게 틀을 침범한 것이다. 환자는 자신의 치료에 대한 이야기를 자신이 원하는 아무하고나 할 수 있지만, 치료자는 그래서는 안 된다. 하지만 지도감독자(다음을 보시오)나 동료들과 가끔 특정한 사례에 대해 논의해야 할 경우가 있다. 특히 수련이 끝나면 동료 지도감독(peer supervision)은 전문가로서 치료자의 일생에 필수적이다. 동료 지도감독자로서 자신의 역할을 진지하고 전문가답게 담당해야 하고, 보통 본명을 쓸 필요는 없다는 것을 기억하자. 출판을 위해 사례를 사용할 경우 Gabbard의 '위장 또는 동의(disguise or consent)' 금언을 따르면 된다[7]. 전문적인 발표에도 마찬가지로 적용한다.

지도감독 및 수련제도와 관련된 사항

당신이 수련생일 경우, 환자가 당신의 수련생 신분을 반드시 알아야 한다. 당신이 지도감독자와 사례를 논의한다는 것 자체가 틀의 일부분이다. 이러한 사실을 숨길 이유가 없다. 만약 당신이 환자이고 당신의 치료자가 수련생이라면 당신은 그가 지도감독자가 있다는 것이 아마도 반가울 것이다. 하지만 이 말은 곧 사례가 규칙적으로 다른 사람과 논의된다는 뜻이기도 하다. 수련생인 치료자는 치료 시간을 녹화하도록 지시를 받을 수 있다. 이것은 치료의 또 다른 틀이 되며 당신은 이에 대해 의논하고 동의를 얻어 내야 한다.

수련생들은 종종 이러한 틀 문제가 환자들을 화나게 할까 봐 걱정한다. 하지만 환자 대부분이 이러한 문제를 솔직하게 털어놓고 이야기하는 것에 안도감을 느끼는 반면, 치료 기간 중간에 이러한 사실을 갑자기 알게 될 때 더욱 화를 낸다. 여기에 환자와 이러한 문제를 논의한 사례가 있다.

> 아시다시피 우리의 수련병원에서는 무료로 치료를 제공합니다. 이 병원의 치료자들은 모두 심리학 수련생(psychology intern)입니다. 즉, 우리는 대학원을 졸업하였고 임상심리학자가 되었습니다. 이 병원의 훈련과정으로 수련생들은 지도감독자들과 사례들을 의논합니다. 앞으로 몇 주 안으로 당신과 제가 지도감독자를 만나게 될 것입니다. 이것은 치료의 자문에 도움을 줄 뿐만 아니라 제가 면담과 정신치료에 대해 배울 수 있도록 도움을 줍니다.

우리가 사전 동의의 장에서 의논했듯이, 당신이 수련생 신분이라는 것을 두려워하지 말라. 당신이 누구라는 것을 환자에게 알려 주어야 한다. 이러한 당신의 투명성이 치료적 관계를 구축하는 데 도움을 줄 것이다.

여기에 틀을 설정하는 대화의 사례가 있다.

치료자 이제 함께 작업을 시작할 텐데요, 언제, 어떻게 만날지 이야기를 나누어 봅시다. 우리가 의논했듯이 우리가 세운 목표들을 보면 일주일에 두 번 만나는 게 좋을 것 같습니다. 저는 수요일 오전 9시나 10시, 아니면 목요일 오후 2시나 3시에 시간이 괜찮습니다.

환자 전 이른 시간이 나을 것 같아요.

치료자 좋아요. 그럼 우리 치료 시간은 45분이 될 것이고 이 진료실에서 보도록 합시다. 치료 시간들 사이에 제게 연락해야 할 일이 있으시다면 제 진료실 번호로 언제든지 연락하시면 됩니다. 제가 다른 환자들을 볼 때에는 전화를 받지 못할 수도 있지만 최대한 빨리 다시 연락 드리겠습니다. 주말에는 보통 오전과 오후에 메시지를 확인합니다. 치료 비용은 한 시간당 90달러이고 일정을 잡으면 치료 시간에 빠지더라도 치료 비용이 청구될 것입니다.

환자 왜죠?

치료자 당신이 치료를 받기 위해 이곳에 오실 수 있도록 그 시간을 당신을 위해 비워 둘 것입니다. 당신이 그 시간을 대여하는 것과 마찬가지입니다. 치료 시간에 오지 않는 것은 당신의 선택이며 오지 않겠다는 이유까지 제가 좋다, 나쁘다라고 말할 수는 없습니다. 만약 사전에 치료 시간에 오시기 어렵다고 알려 주시면 다른 시간으로 조정해 드리고 비용도 따로 청구하지 않겠습니다.

환자 아, 알겠습니다. 매 시간마다 지불해야 하나요?

치료자 네. 매주 치료실에 들어오시기 전에 병원 접수처에 내시면 됩니다.

환자 선생님은 치료 도중에 말씀하시나요? 제 친구의 치료자는 단 한마디도 안 한다고 해서요.

치료자 당연히 하죠. 저희 둘 모두 말할 겁니다. 하지만 이 시간은 당신의 시간인 만큼 당신이 중요하게 느끼는 것을 얘기해 주세요. 저는 듣다가 당신이 더 말할 수 있도록 돕기 위해 말하고, 묻고 또는 당신이 무엇을 생각하고 느끼는지 이해할 수 있도록 도울 겁니다.

드러내기 입장을 주로 취하는 치료자는 다음과 같은 내용을 더할 수도 있다는 것에 유의하자.

당신의 인식 외에 자리 잡은 생각과 느낌을 밝혀내려는 우리의 치료 목적을 달성하기 위해 가장 좋은 방식은 당신이 마음에 떠오르는 생각을 뭐든지 말하는 것입니다. 당신의 느낌, 꿈, 치료에 관련된 것에 특별히 집중해서 최대한 능력을 발휘해 보세요.

이러한 대화에서, 치료자는 시간, 장소, 비용과 같은 틀의 많은 부분을 다룬다.

틀을 바꾸기

삶도 그렇지만 치료 또한 정적이지 않기 때문에, 우리는 때때로 틀을 변화시켜야 한다. 이것은 일회성으로 할 수 있는데, 예를 들어 장애나 위기 상황(가령, 우울증이나 조증의 악화, 자살 사고, 외상적 상황) 때문에 다음 예정된 치료 시간이 되기 전에 환자를 만나야 할 때 혹은 일부 치료 시간의 길이 때문에 스케줄을 변경해야 할 때(가령, 위기의 시기 동안 수개월간 주당 치료 횟수를 증가시키기)가 그렇다. 이러한 일이 일어났을 때에는, 환자에게 당신이 왜 틀을 바꾸려는 제안을 하는지 그리고 어떻게 바꾸려는지를 알린다. 다음의 예를 보자.

일주일에 한 번 만나는 것으로 치료가 잘되고 있지만, 당신이 겪고 있는 우울증 정도로 보면 우리가 다음 몇 주 동안 일주일에 두 번 만나는 것이 납득할 만하다고 생각합니다. 특히 우리는 당신이 극복하고 다시 일할 수 있도록 애쓸 것입니다. 원래의 고정 스케줄로 언제 돌아가는 것이 좋을지 알기 위해서 약 한 달 정도 뒤에 이것에 관해 돌아보며 확인해 보도록 하지요.

만약 당신이 특정 환자에게서 틀을 자주 바꾸고 있는 자신을 발견한다면, 이는 당신이 잘못된 틀을 갖고 있음을 의미할 수 있다. 예를 들어, 일주일에 한 번 만나고 있는 환자가 감정을 참아 내는 데 어려움이 있고 추가 치료 시간을 자주 요구하고 있다면 일주일에 두 번 만나는 것이 더 합리적일 것이라는 신호를 당신에게 주고 있는 것이다.

틀을 유지하기보다 바꿔야 할 시기를 당신은 어떻게 알 것인가? 응급 상황인지 당신의 판단력을 활용하고, 만약 확실치 않다면 지도감독자나 신뢰할 만한 동료에게 자문을 구한다. 만약 당신이 추가 치료 시간을 제공하고 나서 상황이 응급하지 않다는 것을 알게 된다면, 이에 대해 환자와 상의한다. 틀은 환자가 다른 것을 필요로 할 때, 견고한 방호벽이 아니라 당신과 당신의 환자가 둘 모두에게 효과를 낼 수 있는 치료 상황을 만드는 데 도움을 주기 위해 있는 것이다.

환자들은 종종 틀의 요소들에 대해 궁금증을 갖기 때문에, 당신이 그것들을 어떻게 다루어 나가게 될지 앞서 고려해 두는 것은 타당하다. 만약 당신이 틀의 기저에 있는 근거를 이해한다면, 다른 사람들에게 설명해 주는 것이 더욱 손쉬워질 것이다.

경계선, 경계선 횡단, 경계선 침범

당신도 알다시피 모든 치료는 틀을 갖추고 있으며, 틀을 설정하는 대화부터 주의 깊게 시작해야 좋은 치료라 할 수 있다. 일단 틀이 설정되면 거기에서 이탈하는 것을 명백하게 구분할 수 있다. 적절한 행동이라 할 수 있는 한계를 **경계선(boundary)**이라고 하며[8], 따라서 틀에서 이탈하는 것은 경계선을 벗어나는 것이다. 경계선을 넘어가는 몇몇 경계선 횡단은 해롭지 않은 것(benign)으로 간주한다. Gutheil과 Gabbard에 따르면, '평상시 언어적 행동에서 벗어난 이탈의 최종 결과가 환자에게 해를 입히지 않는 한에서 치료를 체계적으로 향상시킬 경우' 이를 **해롭지 않은 경계선 횡단(benign boundary crossing)**이라고 한다[8]. 그들은 환자가 치료실에서 나가다가 넘어졌을 경우 잡아 준다거나, 아이의 사망 소식을 듣고 포옹해 주기를 바라는 환자를 안아 주는 것 등을 예로 든다. 9 · 11 테러 이후 정신분석가들의 행동을 연구한 자료에 따르면, 조사에 참여한 대부분의 분석가가 외상적 성격의 사건을 다루는 데 도움을 주기 위해 자기드러냄, 조언을 하는 것 등의 해롭지 않은 경계선 횡단을 한 것으로 나타났다[9].

가끔 우리는 의식적으로 해롭지 않은 경계선 횡단에 관여하고(환자들이 스스로 마음을 가라앉힐 수 있도록 몇 분 더 시간을 허용하거나, 환자가 곤경에 처해 있어서 약간의 불편함을 감수하더라도 스케줄을 재조정하는 것), 가끔은 나중에 깨닫기도 한다(예: 지도감독을 받는 상황에서)—어느 쪽이든 환자와 이에 대해 얘기를 나누는 것이 좋다. 예를 들어, 여행을 떠나기 이틀 전까지 환자에게 알리는 것을 잊어버렸을 경우 당신은 환자에게 "당신이 맞습니다. 보통은 더 일찍 알려 드리는데 제가 실수를 했네요. 이것 때문에 무슨 생각이 드셨나요?"라고 말할 수 있다. 당신은 자신의 실수를 인정할 수 있지만 또 한편으로 환자로 하여금 이 일에 대한 느낌을 표현하게 할 수 있다.

다른 한편으로 Gutheil과 Gabbard는 **경계선 침범(boundary violation)**을 '환자를 착취하거나 해를 입히는' 위반으로 정의하였다[8]. 이러한 예로는 환자와 사교적인 만남을 갖는 것, 악수 외에 신체적 접촉을 하는 것, 선물을 받거나(치료를 끝낼 때나 명절을 맞아 작은 성의 표시하는 것은 예외, 다음 부분을 보시오) 주는 것, 토요일 오후 9시와 같이 엉뚱한 시간에 만나는 것, 카페나 레스토랑 같은 부적절한 환경에서 만나는 것을 들 수 있다. 이 분야에 속한 대부분의 연구자는 경계선 횡단과 경계선 침범 사이에 '미끄러운 비탈길'이 놓여 있음에 동의한다. 따라서 경계선 횡단이 대체적으로 해롭지 않고, 인간적이고, 심지어 치료적일 수 있다고 하더라도 특정한 환자들을 치료하는 가운데 자주 경계선을 횡단한다면 스스로 그리고 지도감독자와 함께 돌이켜 생각해 보아야 한다.

선물

선물은 틀과 경계선에 대해 심사숙고해 볼 수 있는 좋은 지점이다. 치료자로서, 우리는 환자들이 우리에게 선물을 주지 않을 것이라고 가정한다. 때에 맞게 지불되는 치료비는 우리가 시간과 노력을 들이는 것에 대한 보상으로서 기대하는 전부이다. 또한 우리는 환자들이 이러한 것들을 선물 주기로 보여 주기보다는 우리에게 말로 그 느낌을 표현하게 하도록 한다. 그럼에도 이따금 누군가는 선물을 가지고 올 것이다. 보통 겨울 연말연시나 치료를 끝낼 때 일어나는 일이다. 환자들이 선물을 가지고 오면, 그것들을 항상 치료 시간 중에 열어 보아야 한다. 당신은 이렇게 해야 다음과 같은 것을 할 수 있다.

- 적절한 선물인지 확인한다. 부적절한 선물은 매우 값비싸거나, 과하게 성적이거나, 너무 개인적(환자의 어머니가 환자에게 준 것이라고 알고 있는 기념품 같은 것)인 것들이다. 만약 당신이 생각하기에 선물이 부적절하다면, 선물을 준 환자의 마음에 대해 감사하게 느끼지만, 이것은 당신이 받을 수 없는 것이라고 세심하게 말한다. 그 뒤 이것에 관한 환자의 느낌을 탐색한다.
- 적절한 선물에 대해 이야기한다. "아, 이건 당신이 일 년 동안 그렇게나 많이 이야기했던 소설책이네요. 감사합니다. 이것을 제게 주는 것에 대해 어떤 생각을 하셨나요?"

정신역동적 정신치료에서 일어나는 다른 것들과 마찬가지로, 당신이 선물 기저에 있는 의미를 이해하는 것은 환자들에 대해 그리고 당신과 치료에 대한 그들의 느낌을 알 수 있도록 돕는다.

치료의 건강성과 환자와 치료자의 안전을 위해 당신의 초기 틀은 절대적으로 필수적이다. 수련생 시절부터 '틀을 설정하기'를 시작한다면 앞으로 평생 치료를 하는데 자연스러운 일부분이 될 것이다.

권장 활동

경계선 횡단, 침범, 또는 둘 다 아니다?

1. 환자가 어려워하는 과목에 뛰어난 실력을 가지고 있는 치료자는 매 시간마다 15분씩 추가하여 그녀에게 과외를 해 주겠다고 권했다.
2. 치료자는 그의 환자에게 "다음에는 당신의 남편을 모셔와서 당신이 알코올 중독으로 어려워하는 부분을 더 알 수 있도록 하는 게 좋겠습니다."라고 말했다.
3. 치료자는 그녀의 환자에게 "우리는 제 연구소에 당신에게 딱 맞을 만한 일자리가 있어요. 인사 담당자 이름을 알려 드릴게요."라고 말했다.
4. 치료자는 그의 환자에게 "저도 고등학교에서 졸업할 즈음 그런 방식으로 느꼈던 게 기억나네요. 그때는 확실히 두려운 시간이었죠."라고 말했다.
5. 치료자는 마지막 치료 시간에 환자로부터 책 한 권을 선물받았다. 치료자는 책을 열어 보고 자신의 견해를 말하며 고맙다고 인사했다.
6. 치료자는 환자와 치료를 하는 중 폭풍우가 몰려오는 것을 보았다. 그는 치료가 끝나고 환자에게 우산을 빌려주었다.
7. 치료자는 환자가 세금을 내야 하기 때문에 2주 뒤에 치료 비용을 지불하는 것을 허용했다.

해설

1. 경계선 침범: 과외는 명백하게 치료적 틀 이외의 것이다. '추가된' 15분이 단서이며, 이는 분명하게 틀의 침범이다.

2. 둘 다 아니다: 치료 시간에 가족을 동반하는 것은 치료적 작업에 매우 중요한 부분이고 또 정신적 교육에 필수적일 수 있다.
3. 경계선 침범: 환자에게 직장을 소개해 주는 것이 친절하게 보일 수 있지만, 이는 명백한 경계선 침범이다.
4. 둘 다 아니다: 치료자는 자신에 대해 말하고 있지만, 이는 포괄적이고 환자의 인생에서 중요한 순간을 알아 가도록 도우려 계획된 것이다.
5. 둘 다 아니다: 환자는 종종 치료가 다 끝나면 감사함의 표시로 작은 선물을 한다.
6. 경계선 횡단: 엄밀히 따지면 틀 내에서는 환자에게 무언가 빌려주어도 된다는 항목이 포함되어 있지는 않지만, 환자가 젖지 않도록 돕는 게 치료에 해를 입히지는 않을 것이다. 하지만 빌려주는 행위가 지속된다면 경계선 침범으로 이어질 수 있다.
7. 경계선 횡단: 한 번 허락하는 정도는 경계선 횡단일 수 있다. 이것도 마찬가지로 지속될 경우 치료를 위협할 수 있다.

참고문헌

1. Gutheil, T. G., and Gabbard, G. O. (1993). The concept of boundaries in clinical practice: Theoretical and risk-management dimensions. *American Journal of Psychiatry, 150*(2), 188-196.
2. DeFife, J. A., and Hilsenroth, M. J. (2011). Starting off on the right foot: Common factor elements in early psychotherapy process. *Journal of Psychotherapy Integration, 21*(2), 172-191.
3. Schlesinger, H. J. (2003). *The Texture of Treatment: On the Matter of Psychoanalytic Technique*. Analytic Press, Hillsdale, NJ, pp. 195-197.
4. MacKinnon, R. A., Michels, R., and Buckley, P. J. (2006). General principles of the interview, in *The Psychiatric Interview in Clinical Practice*, 2nd ed. American Psychiatric Publishing, Washington, DC, pp. 62-63.
5. Gabbard, G. O. (2009). Professional boundaries in psychotherapy, in *Textbook of Psychotherapeutic Techniques*. American Psychiatric Publishing, Washington, DC, p. 818.

6. Bender, S., and Messner, E. (2004). Setting the fee and billing, in *Becoming a Therapist.* Guilford Press, New York, pp. 109-133.
7. Gabbard, G. O. (2000). Disguise or consent: Problems and recommendations concerning the publication and presentation of clinical material. *International Journal of Psychoanalysis, 81* (Pt. G) 1071-1086.
8. Gutheil, T. G., and Gabbard, G. O. (1998). Misuses and misunderstandings of boundary theory in clinical and regulatory settings. *American Journal of Psychiatry, 155,* 409-414.
9. Cabaniss, D. L., Forand, N., Roose, S. P. (2004). Conducting analysis after September 11: Implications for psychoanalytic technique. *Journal of the American Psychoanalytic Association, 52*(3), 717-734.

한국 문화를 바탕으로 한 주석

치료를 시작할 때 틀을 설정하고 경계선을 미리 수립해 놓는 것이 중요합니다. 모든 틀의 설정에서 가장 중요한 요소는 환자와 치료적 설정을 할 때 환자로 하여금 '여기에서는 무슨 말을 하여도 안전하다'는 확신을 갖게 해 주는 것입니다. 이렇게 안전함을 느끼게 하는 틀이 여러 가지가 있는데 먼저 역할에 대해 알아보겠습니다. 정신치료에서 환자와 치료자의 대화는 일반적 사회생활의 대화와는 다릅니다. 환자가 주로 이야기를 하고 치료자는 듣는 입장입니다. 이런 식의 대화로 환자가 자신을 좀 더 드러낼 수 있게 하는 것이 치료의 목적입니다. 그래서 치료자는 가능한 한 말을 적게 하는데 환자가 자기 자신을 드러낼 수 있도록 돕는 말을 합니다. 일상적인 사교적 대화와는 전혀 다릅니다. 대화가 자연스럽게 진행되는 것은 좋지만 결코 친구와의 대화는 아닙니다. 그래서 이 같은 사실을 처음부터 환자에게 알려 주어야 합니다. 환자에게 미리 말하지 않은 상태에서 치료자가 침묵을 지키게 된다면 환자는 당황하게 됩니다.

그리고 시간도 얼마나 할지 정해 놓아야 합니다. 흔한 예로 환자가 지각했을 때 정시에 끝내야 할지 아니면 늦은 만큼 시간을 더 연장해야 할지를 궁금해하는 경우가 많습니다. 원칙은 끝나기로 정해진 시간에 정확하게 끝내는 것입니다. 만약 늦게 온 환자에게 끝나는 시간을 연장해 주게 되면 환자는 처음에는 고마운 생각이 들지만, 나중에는 치료자에게 미안한 마음을 갖게 됩니다. 그런 마음이 있으면 환자는 치료자의 눈치를 보게 되며 하고 싶은 말을 제대로 다 못하게 됩니다. 그래서 치료는 성공적으로 되기 어려워집니다. 하지만 정시에 끝난다면 환자 스스로가 자신의 시간을 허비한 것이기 때문에 치료자에 대해 미안해할 필요가 없게 됩니다. 따라서 제시간에 끝내는 것이 환자의 마음을 편하게 해 주는 것이 됩니다. 만약 치료자가 미안한 마음이 든다면 치료자 자신의 해결되지 못한 문제가 걸려 있다고 봐야 합니다.

치료 장소에 관한 것도 언급되어 있습니다. 당연히 이는 진료실에서 하는 것이 원칙입니다. 물론 예외가 있을 수 있겠지만 진료실에서 치료하는 것을 원칙으로 해야 합니다. 그렇지 않으면 치료가 사회적인 관계로 흐를 가능성이 있습니다.

다음에 비용 문제가 나오는데 우리나라 상황에서는 비용을 정할 때 어려움이 많습니다. 과거에는 고용된 치료자의 치료 동기를 유발하기 위하여 병원 측에서 운용의 묘를 살리는 일도 있었습니다. 하지만 그것도 우리나라의 현실에서는 받아들여지지 않는 경우가 많습니다. 비용 문제는 앞으로 의료환경이 많이 달라질 수 있으므로 미국의 이야기만 하겠습니다. 원칙적으로 비용은 환자가 치를 수 있는 값이 어느 정도인지 치료자와 타협을 합니다. 환자의 사정에 따라서 많이 받을 수도 또 적게 받을 수도 있습니다. 그것은 환자와 치료자의 상의하에 결정할 수 있는 사항입니다. 만약 그것이 맞지 않을 경우는 다른 치료자에게 인계하는 것이 차선의 방법입니다. 그리고 환자가 치료 비용을 늦게 낸다든지 안 낼 때는 이에 대해 빨리 대처해야 합니다. 금액은 한국의 기형적인 의료제도 때문에 구체적으로 언급하기 어렵지만, 서양에서는 전통적으로 1회의 면담시간은 구두 한 켤레 값이라는 통념이 있었습니다.

한편, 정규 치료 시간이 아닌데 환자가 치료자와 연락하고 싶어 할 때가 있습니다. 이 책에서 언급했듯이 응급실에 찾아가서 응급실 의사가 치료자에게 연락하는 것이 가장 안전합니다. 하지만 요즘은 어떻게 해서든지 치료자의 이메일을 알아내고 SNS 등으로 치료자와 연락할 수 있습니다. 가능한 한 그런 인터넷 사용은 하지 않는 것이 더 낫습니다. 그리고 연락처는 치료자의 사생활을 보호해야 하므로 제3의 연락처를 통해 연락하도록 하는 방법 등이 있습니다. 비밀 유지는 너무나 기본적인 상식이므로 따로 언급하지 않겠습니다.

그리고 전공의인 경우에는 전문가에게 지도감독(supervision)을 받고 있다는 사실을 환자에게 말해 주는 것이 오히려 환자가 안심할 수 있게 하므로 이것은 권장하는 바입니다.

다음으로는 경계선 문제가 나옵니다. 경계선 침범(boundary violation)이 최근 모든 진료과에서 의료윤리적 문제로 대두되는데, 이러한 경계선 침범은 정신역동과 관계가 있으므로 정신과 의사가 다루는 것이 좋습니다. 그리고 정신치료 상황에서도 언제든지 일어날 수 있으므로 잘 알아 두는 것이 좋습니다. 경계선 이탈은 횡단(crossing)과 침범(violation)으로 나눌 수 있는데, 횡단은 환자에게 해를 끼치지 않으면서 경계선을 넘나드는 것입니다. 이는 치료에 도움이 되는 때도 있지만 조심해서 사용해야 합니다. 그리고 침범은 명백하게 환자에게 해를 주는 것이기 때문에 절대 해서는 안 됩니다. 경계선 침범을 할 때는 '미끄러운 비탈길'이라는 표현을 하는 것처럼 아주 미세하게 변화가 일어나는데 그 변화가 한 번 일어나면 걷잡을 수 없이 미끄러지게 되는 경우입니다. 가장 중요한 것은 'chair to door'를 점검하는 것입니다.

환자가 의자에서 일어나서 문까지 걸어가는 시간이 연장되는 것이 가장 첫 번째 나타나는 현상입니다. 이런 신호가 보이면 빨리 자기성찰을 하거나, 지도를 받거나, 동료들과 의논하는 것이 좋습니다. 이 책에서는 경계선 침범에 대해서는 많이 다루지는 않지만, 이것은 반드시 우리가 알아야 하는 사항입니다.

경계선 침범은 매우 중요한 문제입니다. Glen O. Gabbard도 경계선 침범에 대해 주의하라고 경고하면서 예를 드는 것이 〈고소당하는 것은 질병이나 죽음보다 더 견디기 어렵다–어느 법무부 장관의 말〉입니다. '정신과 의사가 되려면 배가 고픈 사람은 안 된다'는 말은 시사하는 바가 큽니다. 배가 고픈 만큼 유혹에 흔들리기 쉽다는 말입니다. 예를 들면, 환자를 통해 우연히 주식투자 등 경제문제에 대한 고급 정보를 얻을 수 있습니다. 심지어는 환자가 고마운 마음에 보답하려는 의미로 고급 정보를 알려 주기도 합니다. 운이 좋으면 의사를 그만두어도 될 만큼의 재산 형성을 할 수 있는 기회이기도 합니다. 배가 고픈 사람에게는 뿌리치기 어려운 유혹일 겁니다. 또는 합리화를 하여 환자의 제안을 받아들일 수도 있습니다. 하지만 이 또한 윤리적으로 어긋날뿐더러 법적으로도 처벌을 받을 가능성이 큽니다. 하지만 찬밥 더운밥 가릴 처지가 안 되는 사람에게는 이런 경고도 통하지 않을 수 있습니다. 그래서 정신과 의사는 적당히 행복해야 합니다. 애정 문제에 대한 경계선 침범 또한 드러나지 않은 은밀한 거래인 경우가 많습니다. Erich Fromm과 Frieda Fromm Reichmann의 관계도 과거의 일이지만 아직까지 회자되는 이유는 그만큼 애정 문제는 통제하기가 어렵습니다. 현재 미국에서는 주마다 차이가 있긴 하지만 대개 의사–환자 사이의 애정 문제만큼은 금지하고 있다고 보면 됩니다. 애정 문제의 경계선 침범은 패가망신할 가능성이 아주 큰 영역이기 때문에 조심해야 합니다.

이야기가 조금 빗나가긴 하겠지만 이참에 애정 문제를 다루는 방법을 생각해 보겠습니다. 생뚱맞지만 인생의 목적에 대해 생각해 보신 적이 있으신지요? 어떠한 경우라도 고민 끝에 결정을 내릴 단계에서는 '내가 왜 사나? 무엇 때문에 사나?' 하는 생각을 해 보셨을 겁니다. 어디에서도 속 시원한 답을 들어 본 적은 드물 겁니다. 하지만 시야를 조금만 더 다른 방향으로 넓힌다면 인정하실 수 있을 겁니다. 성직자나 특수한 입장에 계신 분들은 예외로 하고 보통 평범한 사람들에게 인생의 목적이라는 질문에 대한 정답은 '자손 번식'입니다. 인생을 고생하며 살든, 행복하게 살든, 결국에 사람이 죽고 남는 것은 그의 자식입니다. 자손을 잘 번식시키기 위해 노력하다 죽게 됩니다. 우수한 자손이 대대로 번식에 유리하므로 자식에게 지극정성을 다합니다. 사람뿐만 아니라 모든 생명체에게 공통되는 현상이지요. 그래서 사랑에 빠지는 것을 누군가는 '하나님의 트릭'이라고 표현하였습니다. 사랑에 대한 경험이 있으신 분들은 그 당시에는 그렇게도 '고귀했다'고 생각했던 사랑이 결국은 '소유하고 싶은 욕망' 때문이었다는 것을 인정합니다. 젊었을 때의 사랑은 정말 대단하지요. 물불 안 가릴 정도라는 것은 누구나 인정할 것입니다. 심지어 미국의 어느 계곡에는 떨어져 죽은 젊은 남자들이 많다고 합니다. 그 당시 아름다운 여인이 살고 있었는데 하도 많은 남자가 구애하니 그 여인이 "정말로 나를 사랑한다면 이 절벽에서 뛰어내려 보라"고 하여 많은 남자가 그 여인으로부터 사랑을 인정받기 위해 뛰어내렸고, 100% 사망했다고 합니다.

진료 현장이 아닌 일상생활에서도 애정 문제는 무수한 사회적 물의를 일으킵니다. 이때 자기성찰의 능력이 있는 사람이라면 이런 어려운 고비를 빠져나올 수 있습니다. 젊은이들의 사랑은 지금 얘기할 필요가 없고, 안정된 가정을 꾸린 후 특히 중년의 남성들에게 일어날 수 있는 현상에 관한 이야기입니다. 예를 들어 봅시다. 안정된 가정을 가졌음에도 불구하고 다른 이성에 대해 애정이 솟구치는 시기가 꼭 있습니다. 여성들의 경우는 '홧김에 서방질한다'는 말만 소개하고 넘어가겠습니다. 다른 이성에 대한 애정이 솟구칠 때 대부분 무의식적으로 행동으로 옮기는 경우가 비일비재합니다. 이때 정신치료자라면 당연히 자신의 느낌에 대한 무의식을 들여다봐야 합니다. 처음부터 무의식을 알게 될 수는 없습니다. 하지만 자신이 하는 일의 결과에 대한 예측은 가능할 수 있습니다. 인생의 목표에 대해 생각했듯이 지금 상대 이성에 대한 애정의 목적을 생각해 볼 수 있습니다. 그런 애정행각에 대한 최종 결과물은 역시 자손 번식입니다. 여기까지만 생각이 따라오면 거의 해결이 됐다고 봐도 무방합니다. 현재 무의식적으로 본능에 따라 행동하는 애정행각의 최종 목표가 또 다른 자손을 번식시키려는 것이라는 숨겨진 진리를 의식 수준에서 자각하게 되면 현실에 걸맞은 행동을 하게 될 것입니다. '자신에게 유리하게 행동하는 것이 정신건강이다'라는 말을 떠올리며 현실을 직시하고 그에 따라 행동하면 난관에서 빠져나올 수 있습니다. 정신치료가 무의식을 의식화하는 작업이라는 것이 이런 상황에서도 어김없이 적용됩니다. 이성에 대한 애정의 무의식을 스스로 의식할 수 없어서 행동으로 옮긴다는 점도 환자가 증상을 나타내는 상황에 해당하고, 치료자의 도움을 받아 무의식을 의식화해서 문제를 해결하는 치료 방법도 환자를 치료할 때와 똑같이 그대로 적용됩니다. 그래서 애정 문제의 경계선 침범도 무의식이 관여하는 영역이기 때문에 혼자 해결하기는 어렵고 지도감독자의 도움을 받아야만 합니다.

제**9**장

치료적 동맹을 발달시키기

주요 개념

치료자와 환자가 함께 효과적으로 작업할 수 있는 신뢰관계를 치료적 동맹이라고 한다.

이는 종종 **작업 동맹(working alliance)**이라고도 불린다.

여러 연구에 따르면, 정신치료 결과의 최고의 예측변수(predictor) 중 하나는 치료적 동맹의 상태라고 한다.

치료자는 치료적 동맹을 적극적으로 촉진시키기 위해 다음을 보여 주어야 한다.

- 관심(interest)
- 공감(empathy)
- 이해(understanding)
- 치료에 대한 희망적이고 긍정적인 기대

치료자는 신뢰가 문젯거리일 때는 동맹을 강화시키는 데 특히 적극적이어야 한다.

치료적 동맹이란 무엇인가

당신은 하던 방식을 뭔가 바꿔 보려고 노력해 본 적이 있는가? 테니스 라켓을 잡는 방식, 플루트를 부는 방식, 묵상하는 방식 등 아주 다양하다. 그렇다면 이제 그 경험들을 떠올려 보라. 당신이 아무리 변화하려는 동기 부여가 되어 있고, 이러한 변화가 서브에 도움을 주고, 음악성을 향상시키고, 내적 평화를 가져온다는 것을 안다고 해도, 아주 작은 변화조차 매우 어렵고 두려울 수 있다. 변화를 꾀하려면 새로운 방식을 시도하기 전에 먼저 무언가 해 오던 오래된 방식을 포기해야 한다. 그래서 당분간은 자유 낙하하는 기분과 같을 것이다—다시는 오래된 습관에 의지할 수 없지만, 그렇다고 아직 새로운 것을 가진 것도 아니다. 이제 이 한 가지를 변화시키려고 할 때 오는 불안에 백만을 곱해 보라. 그러면 당신은 아마도 스트레스에 적응하는 특정한 방식을 형성하거나, 또는 다른 사람과 관계를 형성하는 것 정도의 복잡하고 견고한 것을 변화시키려고 할 때 따라오는 극심한 공포에 가까워지게 될 것이다. 도대체 누가 이런 일을 할까? 바로 우리가 정신역동적 정신치료를 받는 환자들에게 이러한 변화를 요구한다. 당신이 코치와 교사들을 신뢰하는 것처럼 정신역동적 정신치료 환자들도 두려운 모험을 헤쳐 나갈 수 있도록 당신이 도울 것이라는 믿음이 필요하다. 이 기초적인 신뢰가 **치료적 동맹**(therapeutic alliance)이라고 불리는 것의 중심에 있다[1, 2].

치료적 동맹을 수립하기

치료 초기에 치료적 동맹을 수립하는 것은 가장 중요한 부분이 될 것이다. 많은 연구에 따르면, 치료적 동맹이 치료 결과에 대하여 최고의 예측 변수(predictor)라고 한다[3-13]. 그렇다면 치료적 동맹이란 무엇인가? 때때로 **작업 동맹**(working alliance)이라고도 불리는 치료적 동맹은 **치료자와 환자가 함께 효과적으로 작업할 수 있게 하는 둘 사이의 신뢰**를 말한다. 신뢰는 기초적인 구성요소이다. 환자는 치료자가 신뢰할 만한 사람이고 진심으로 환자가 잘되기를 바라는 사람이라고 믿는다. 따라서 환자가 일시적으로 치료자에게 화가 났어도 환자는 계속해서 함께 생산적으로 치료를 이루어 나갈 수 있다고 이해한다.

공통 요인-치료적 동맹

이런 형태의 신뢰는 발전되는 데 시간이 걸린다—장기간의 정신역동적 정신치료에서 신뢰가 발달하려면 수개월이 걸릴 수 있지만 첫 번째 만남부터 치료적 동맹의 수립을 시작할 수 있다. 여기에 몇 가지 지침이 있다.

관심을 보이라

최근에 저녁 파티에서 낯선 사람 옆에 앉았던 기억을 떠올려 보라. 그녀가 당신에 대해 물어보거나 아니면 그저 그녀 자신에 대해 말했는가? 당신에게 진심으로 관심을 갖고 있는 사람들이 있다면 당신은 그 사람들에게 말을 걸고 싶어지고, 당신은 그 사람들이 당신이 말하는 것에 신경을 쓰고 있다는 느낌을 받을 것이다. 서로 주의를 기울이고(무선호출기나 전화 또는 이메일 확인에 응답하지 않으며), ('이름, 나이, 일련번호' 유형의 질문들 외에) 적절한 질문을 하고, 조금 전에 나누었던 내용을 자세하게 기억하여 대화를 이어 감으로써 서로 듣고 있음을 보여 주며, 시선을 마주침으로써 다양한 방면으로 관심을 보인다. 대화 내용을 자세하게 기억하는 것이 동맹을 구축하는 데 얼마나 도움을 주는지 살펴보면 참으로 놀랍다. 예를 들어, 환자가 "전 어젯밤에 Alice와 나가려고 했어요. Alice는 제 직장 동료예요."라고 말하는 도중 치료자가 Alice에 대한 내용을 기억하고 "아 네, 애틀랜타 회의에서 만난 동료 말씀하시는군요."라고 대답할 수 있다. 치료 초기에 이러한 행동은 환자들에 대한 중요한 정보를 뇌세포에 저장할 만큼 치료자가 들었고 관심이 있다는 것을 환자들이 알게 도와준다.

공감을 보여 주라

우리의 환자들은 대체로 어떤 면으로든 고통을 받고 있다. 그들은 우울해하고, 이혼하고, 최근에 해고되고, 걱정이 많다. 우리는 그들에게 우리가 이것을 이해한다는 것을 알도록 해 주어야만 한다. 우리는 종종 얼굴 표정으로 공감하고 있음을 나타낼 수도 있지만, 적극적으로 환자들의 느낌을 이해하고 그것을 말로 표현해 주는 것도 필수적이다. 그저 당신이 고개만 끄덕이는 것은 누군가 이해받았다고 느끼기에는 불충분하다. 다음 사례들을 살펴보자.

환자 #1

환자 그러고 나서, 어머니께서 Brian 앞에서, 결혼을 준비하는 모든 게 지긋지긋하시다면서 돈 한 푼도 안 내겠다고 나에게 말했어요. 얼마나 굴욕적이었는지 몰라요. 쥐구멍에라도 숨고 싶은 심정이었어요.

치료자 끔찍했겠네요. 그래서 어떻게 되었나요?

환자 #2

환자 그러고 나서, 집에 들어가니까 둘이 우리 침대에 있었어요. Carol하고 그녀의 트레이너하고요. 정말 믿기지가 않았어요!

치료자 저런! 그래서 어떻게 하셨어요?

환자 #3

환자 이제는 직장에서 Dee를 보기만 해도 속이 울렁거려요.

치료자 그런 일이 몇 주 동안 지속되고 있군요. 가장 최근에 겪은 것을 좀 더 이야기해 주시겠어요?

치료자가 선택하는 공감적 언급의 유형은 반드시 환자가 표현하는 느낌을 거울처럼 반사해 주는 것이어야 한다. 아내가 다른 남자와 성관계를 갖는 현장을 환자가 목격한 것은 치료자에게도 충격적이었던 만큼 극적인 표현으로 공감할 수 있다. 다른 환자가 동료에 대해 느낀 것에 대해서는 조금 더 조용하지만 동일하게 이해하는 표현을 필요로 한다. 공감적인 치료자가 되는 것은 적절히 대응하는 어머니가 되는 것과 같다. 당신은 환자들의 말을 듣고 환자들의 느낌을 조금 변형된 방식으로 반사하여 준다. 어떤 느낌이라도 보여 주는 것을 두려워하지 않기를 바란다. 요점을 정리하자면, 환자가 말하는 내용이 인간적인 반응을 요구한다면 **무엇인가**를 말하라. 침묵도 일종의 의사소통임을 기억하라. 그런데 그것이 치료 초기에는 공감과 관심의 결여로 전달될 수도 있다.

이해함을 보여 주라

당신은 "치료 초기부터 어떻게 환자에게 이해한다고 보여 줄 수 있을까? 치료하면서 차차 나의 공식화(formulation)를 발달시켜 나가야 하지 않을까?"라고 물어볼 수 있다. 맞는 말이지만 처음부터라도 **무언가는**(something) 이해할 수 있다. **왜**(why) 환자가 장기적인 관계에서 어려움을 겪는지 또는 자기 패배적으로 행동하는지는 이해할 수 없지만 환자가 그렇다는 **것**(that)은 알 수 있다. 누군가를 치료적 과업에 동참시키는 가장 좋은 방법은 첫 번째 치료 시간일지라도 환자에게 이해함을 전달하는 것이다. 여기에 첫 번째 치료 시간(또는 초기)에 적합한 '이해한다는 언급(understanding comments)'에 대한 몇 가지 사례가 있다. 첫 사례에서 치료자는 문제의 원인이 아닌 현재 일어난 사건에 대한 이해를 전달한다.

> 당신은 최근에 헤어지고 나서 당신에게서 장기간 관계를 지속하는 것을 힘들게 만드는 뭔가가 있다고 느끼신 것 같군요.

다음 사례에서는 치료자가 문제의 지속성에 대한 이해를 전달한다.

> 이번에 우울증이 재발하면서 당신에게 지속적인 문제가 되지 않을까란 느낌을 갖게 하고, 당신은 마음을 추스리는 데도 어려움이 있으셨군요.

마지막으로, 다음 치료자는 환자의 방어적 경직성이 관계에 미치는 영향과 관련된 이해를 보여 준다.

> 무슨 이유 때문인지는 몰라도, 당신은 어머니로부터 물러서는 방법 외에는 다르게 반응하는 것을 어려워하는데, 이러한 방법이 정말로 어머니와 당신과의 관계에 부담을 주는군요.

우리 환자들의 증상에 대해 잠정적인 내용이라 하더라도 납득할 만한 설명을 해 주는 것은 우리가 그들을 잘 '이해'하고 도울 수 있다는 즉각적인 안도감과 낙관을 주는 것이다. 치료자가 한 이러한 말들은 여러 요소를 공유하고 있다는 점을 유의하라. 확언이 아닌 가설로 언급하였고, 문제의 원인이 아닌 현재에 일어나는 상황에 대한 이해를 전달하였다. 이렇게 말을 공식화할 수 있도록 훈련받는 것이 곧 치료적 동맹의 '씨앗을 뿌리는' 열쇠이기도 하다.

치료에 대한 희망적이고 긍정적인 기대를 보여 주라

환자들이 처음 우리를 찾아왔을 때 어떻게 느낄 것인지 그 순간을 생각해 보자. 그들은 종종 정서적으로 고통 속에 있고, 미래에 대해서 절망적이라고 느낄 것이다. 첫 전화 통화를 하면서, 우리가 대답하고, 우리에게 느껴지는 말투로 환자들과의 관계가 시작되는데, 이와 같은 것들이 첫 예약을 잡고 치료를 지속하게 될지 영향을 미친다. 환자들 중 약 15%만이 치료자와 연락한 뒤 더 희망적이라고 느낀다고 하지만, 대부분의 환자에게 우리가 다음과 같이 해야 할 필요가 있다.

- 치료를 통해 좋아지게 될 것이라는 자신감을 적극적으로 표현한다.
- 그렇게 될 수 있도록 우리는 환자들과 함께 작업하게 될 것이라는 확신을 준다 [14].

치료에 대한 긍정적인 기대감을 불어넣는 것은 또 하나의 공통 요인이며, 정신치료를 시작할 때 더 긍정적인 기대감을 갖고 있는 환자들은 더 큰 치료적 변화를 경험한 것으로 알려져 있다[15].

공통 요인–치료에 대한 긍정적 기대

치료에 대한 긍정적인 기대감을 만들고 희망을 불어넣기 위해서, 첫 치료 시간이라도 치료자가 해 줄 수 있는 언급들 가운데 두 가지 유형의 사례가 있다.

#1: 오늘 당신이 오기로 결정해서 매우 기쁩니다. 비록 제가 이야기의 일부만 들었지

만—이제 하실 이야기가 더 많다는 것을 알지요—저는 당신이 조만간 기분이 더 나아질 수 있도록 함께 작업을 하면서 우리가 도울 수 있을 것이라고 확신합니다.

#2: 지난 수개월 동안 당신이 겪어 왔던 일들을 제게 매우 잘 설명해 주셨어요. 이렇게 이야기한다는 것이 결코 쉽지 않은 일이었을 거예요. 제게는 당신이 치료에 대해 기대가 클 것으로 보입니다. 저는 그러한 모습이 우리가 함께 작업을 하는 가운데 도움이 되리라는 것을 압니다.

당신이 평가를 끝내고 정신역동적 정신치료를 권고하고 나면, 더욱 확신을 심어 줄 수 있다.

당신이 이야기한 것들을 보면 당신은 직장에서 능력 때문에 심하게 걱정을 하고 있지만 놀랄 정도로 거기서 잘 해내고 있어요. 그러니 당신의 지각은 당신이 할 수 있는 것과는 일치하지가 않네요. 무언가가 당신이 있는 그대로를 보지 못하게 막고 있어요—그건 아마도 당신이 인식하지 못하는 무언가이겠지요. 그래서 바로 이것이 당신에게 가장 알맞은 종류의 치료인 이유지요. 노력이 어느 정도는 필요하겠지만, 저는 최종적으로 우리가 당신 자신을 더 현실적으로 볼 수 있고 인생을 더 즐길 수 있도록 할 것이라고 확신합니다.

수련생들은 변화를 가져올 수 있는 자신들의 능력에 대해 아직 확신이 없기 때문에 긍정적인 기대를 불어넣는 데 어려움을 겪을 수 있다. 그런 경우 시작부터 낙관을 전달하기 위해서 지도감독자로부터 어느 정도의 확신을 빌려 오는 것이 도움이 된다.

강한 동맹을 만드는 다른 기여 요소들

우리가 논의해 온 요소들은 치료 시작에 매우 중요하지만, 이는 당신이 환자와 하는 작업 전반에 걸쳐서도 지속적으로 중요하다. 예를 들어, 진행 과정에 대해 "당신이 지난밤 어머니에게 그런 식으로 말했다는 것은 새롭네요. 우리가 치료를 시작할 때까지만 해도 당신은 그렇게 할 수 없었거든요."라고 언급하는 것은 환자들에게 그들의 노력이 삶에 변화를 가져온다는 긍정적인 기대를 심어 줄 것이다(훈습에 대해서는 제29장을 보시오). 협력적 목표 설정(제7장), 치료 과정에 관한 정신건강 교육을 제공하기(제7장), 감정의 표현을 촉진시키기(제19장) 또한 동맹 강화에 기여하고 있음을 보여 준다[3, 4, 9, 13, 16, 17].

신뢰가 문제가 될 때

환자가 신뢰를 갖는 데 어려움이 있을 때 우리는 어떻게 치료적 동맹을 조성할 수 있을까? 종종 환자들 가운데

- 편집증적이고
- 다른 사람이 그들에게 관심을 갖고 있다는 것을 믿기 어려워하고
- 다른 사람이 그들을 돌보아 준다는 것을 믿기 어려워하고
- 도움이 필요함을 인정하는 것이 수치스럽다고 여기고
- 다른 사람들로부터 가혹하게 판단받을 것으로 예상한다면

치료자가 환자의 편이라는 것을 믿기 어려워할 것이다. 이러한 환자들을 위해서 치료자는 치료 과정 초기부터 처음부터 끝까지 지속적으로 동맹을 구축하고 환자의 안정감을 향상시키고자 더 적극적으로 작업하여야 한다. 우리가 환자의 염려, 의심, 비판, 치료에 대한 부정적 느낌 모두에 관심이 있다는 것을 보여 주는 것, 방어적이지 않고 비판단적인 것, 협력적 분위기를 조성하는 것이 도움이 될 수 있다. 예를 들어, 정신역동적 정신치료를 받기 시작한 지 얼마 안 된 환자의 말에 주목해 보자.

> 대기실에 있을 때 저는 선생님께서 다른 의사와 통로에서 이야기를 주고받는 것을 봤어요. 무슨 이야기를 나누셨는지 궁금해요.

일반적으로 환자가 다른 사람을 신뢰하는 편이라면 치료자는 환자의 생각에 관심을 보이면서 다음과 같이 물어볼 수 있다.

그런 생각에 대해 더 이야기해 주시겠어요?

다른 한편으로, 환자가 일반적으로 다른 사람을 신뢰하지 못하는 편이라면 잠재적 편집증에 대해 선제적으로 다음과 같이 말할 수 있다.

당신과 나눈 대화를 다른 누군가에게 이야기할지 걱정되어서 그렇게 말씀하시는 게 아닌가 모르겠네요. 당신과 나눈 대화는 철저하게 비밀 유지가 된다는 것을 기억하세요. 만약 이 부분이 걱정되시면 더 이야기를 나눠 보도록 합시다.

다음에 또 다른 사례가 있다. 수개월 동안 치료받아 온 한 남성이 지난 두 주 동안 연속해서 15분씩 지각을 하고, 그다음 치료 시간 초반에는 말이 없다. 치료자는 환자에게 "무슨 생각을 하시나요?"라고 묻자 환자는 이렇게 대답한다.

예약 시간이 제게는 정말로 불편합니다. 직장에서 빨리 나오는 것이 힘들고 여기 올 때면 러시아워와 겹치지요.

만약 환자가 전반적으로 다른 사람들을 신뢰하고 있다면, 당신은 그가 말하지 않고 있는 또 다른 부정적인 느낌들이 있는지 궁금해서 이렇게 말한다.

저는 예약 시간에 여기에 오기 위해서 애쓰고 계신다는 것을 이해합니다만, 우리가 함께하는 작업에 대해 당신이 만족스럽지 못하다고 느끼는 또 다른 무언가가 있는 것은 아닌지 모르겠습니다.

그러나 만약 환자가 신뢰에 어려움이 있다면, 당신은 언급된 불만에 초점을 맞춰서 이렇게 말한다.

힘드신가 보군요. 당신에게 더 편안한 시간은 언제인지 우리 스케줄을 살펴보는 것은 어떨까요?

비록 환자가 다른 부정적인 느낌들을 갖고 있을지는 몰라도, 치료자는 먼저 환자의 불만을 심각하게 받아들이고 그것을 다루기 위해 협력적으로 작업하고 있음을 보여 주고 있다.

당신은 좋은 치료적 동맹을 갖고 있는지 어떻게 알 수 있는가

좋은 동맹의 한 가지 지표는 치료에서 적극적이고 생산적으로 작업할 수 있는 환자의 능력이다. 또 다른 아주 중요한 신호로 치료자 편의 낮은 불안이다. 반대로, 치료자가 상당한 불안을 갖고 있으면 이는 빈약한 동맹을 가리킨다.

모든 환자에게 있어서 치료 초기 동안 적극적으로 동맹을 조성하는 것은 필수적이다. 당신은 환자의 건강한 부분과 동맹을 맺는 것임을 기억하자—당신은 연결을 위해 그 부분을 찾을 필요가 있다.

권장 활동

각 장면을 읽고 그다음에 이해를 전달하고 치료적 동맹을 강화시키기 위해 무엇이라고 말할지 한두 줄로 적어 보시오.

환자 #1

62세 여성인 Ms A는 함께 사는 며느리 B가 자신을 미워하고 삶을 비참하게 만든다며 병원을 찾아왔다. 내과의사는 Ms A가 B와 심하게 다툰 후 혈압이 높아지게 되면 내원할 것을 권했다. 당신의 평가에 따르면 환자는 기분장애나 불안장애가 없었다. 당신은 또한 환자에게는 몇몇의 친구만 있다는 것도 알게 되었다. 그녀는 당신에게 "친구들은 모두 자기들만 위해서 살아가지요."라고 말한다. 치료하는 동안 당신은 Ms A가 그녀의 문제를 그저 외부 탓으로만 돌리고 있다고 느낀다. 그녀가 이것을 문제라고 여기지는 않는지 알아보기 위해 "혹시 며느리가 화가 날 만하게 행동을 한 적이 있다고 생각하시나요?"라고 묻자, 환자는 곧 맹비난을 쏟아부었다. 당신은 환자와 며느리 사이의 문제가 환자가 오랫동안 대인관계에서 겪어 왔던 어려움의 일부분임을 알게 되었다. 환자는 정신과 의사 진료실에 있는 게 달갑지 않다. 그리고 "그래서 제게 무슨 도움을 주실 수 있다고 생각하시나요?"라고 말한다. 당신은 말한다…….

해설

사실, 이것은 치료 초기인 첫 번째 치료 시간이다. 표면적인 문제는 이 여인이 자신은 피해를 당하고, 화가 나고, 오해를 받고 있다고 느끼면서 고통스러워하는 것이다. 당신은 비록 기저의 성격적인 문제들이 작동하고 있다는 생각이 들더라도, 그녀가 생각하는 가장 중요한 문제들을 당신이 이해한다는 것을 그녀가 알기를 원한다. 따라서 당신은 다음과 같이 말할 수 있다.

당신은 정말 고생하셨군요. 제 생각으로는 신체 건강에 문제가 생길 만큼 당신을 고통스럽게 하는 것이 있기 때문에 우리가 가장 먼저 해야 할 일은 우선 집에서 무슨 일이 일어나고 있는지 정확하게 이해할 필요가 있다는 것입니다. 제 생각으로는 우리가 이러한 것들에 대해 더 많이 알면 이 상황이 더 나아질 수 있는 방법을 찾아볼 수 있을 것 같습니다.

환자 #2

29세 남성인 Mr C가 수면과다, 과식증, 무기력증, 집중 곤란, 낮은 자기존중감과 같은 주요 우울증 증상으로 당신을 찾아왔다. 직장 생활에서도 힘들어지고 있었다. 그는 삶이 고립되었고 이성관계에서 좌절을 겪는다고 호소하였다. 당신은 환자에게 주요 우울증이라는 진단을 내리고 설트랄린(sertraline)으로 약물치료를 시작할 것을 권했다. 매일 150mg씩 투여한 지 6주 경과 후, 그는 정상적으로 잠자고, 식사하며, 집중력이 향상되었고, 작업 능력도 원래대로 돌아왔다. 그는 우울증이 한결 나아져서 만족스러워하고 있다. 하지만 여전히 인간관계에서 어려움을 느낀다. 그는 인터넷에서 만난 D라는 여성과 사귀기 시작하였다. 그는 그 관계에 매우 빠져 있었지만, 그녀가 어떤 취향에서는 자신만큼 '교양' 있지 않다는 이유로 헤어졌다. 우울했을 때에도 치료 시간에 맞춰 항상 정각에 도착했는데, 조금 늦게 도착하기 시작하면서 당신에게 추가로 시간을 내줄 수 있는지 물어볼 때가 종종 있다. 그는 "이 치료가 효과가 있는지 모르겠어요. 전 여전히 이성관계에 문제를 겪고 있어요."라고 말한다. 당신은 말한다…….

해설

목표들이 바뀔 수 있는 시점이기도 하지만 이것은 어느 정도 치료가 경과된 상태이다. 표면적인 문제는 환자가 좌절감을 느끼는 것이며, 당신은 이를 이해하고 있다는 것을 전달하고 싶다. 당신은 다음과 같이 말할 수 있다.

제 생각으로는 당신의 기분 문제가 해결된 것만큼 빨리 이성관계 문제가 해결되지 못해서 정말로 좌절감을 느끼시는 것 같군요. 하지만 치료에서는 정상적인 일이랍니다. 사람들은 위기에 처해 치료를 받으러 오고, 증상이 빨리 사라지고, 인생의 다른 문제들을 더 가까이 볼 수 있게 됩니다. 그러니 우리는 정상 궤도에 있는 겁니다. D와 어떤 일이 있었는지 조금 더 자세히 이야기를 나눠 봅시다.

환자 #3

34세 여성인 Ms E가 당신에게 6개월간 매주 두 번씩 정신역동적 정신치료를 받아 왔다. 그녀는 다른 사람의 무능함을 참지 못해 겪는 인간관계 문제 때문에 치료를 받기 시작하였다. 그녀는 이것이 문제가 되는 것을 알면서도 직장 동료가 제대로 그녀의 일을 돕지 못할 때면 몹시 화를 냈다. 그녀는 당신이 아주 똑똑하다고 생각하고 치료를 즐거워한다. 당신과의 작업을 통해 그녀는 그녀 자신과 다른 사람들에게 너무 높은 기대를 하고 있다는 것을 알게 되었고 직장동료들과의 관계도 더 나아졌다. 하루는 치료 시간에 치료자가 그녀와 다른 환자에 대한 정보를 혼동하여 잘못 기억했다. "저는 Ilene이라는 이모가 없어요. 제 말을 듣고 계시는 건가요? 정말 어이없군요……. 선생님은 다를 줄 알았어요."라고 그녀가 고함을 쳤다. 당신은 다음과 같이 말한다.

해설

치료가 많이 경과된 후이다. 환자는 치료자와 좋은 동맹을 맺어 온 상태이다. 당신은 이것이 그녀가 다른 사람들에게 경험한 것과 정확히 같다는 것을 알도록 도와주면서 당신에게 느끼는 실망을 이해한다는 것을 전달하고 싶다. 당신은 말한다.

당신은 제가 당신에 대해 잘못 기억한 것 때문에 매우 실망하고 화가 났는데 그것이 제가 당신에게 전혀 집중하지 않는다고 느끼게 했군요.

참고문헌

1. Bender, D. S. (2005). Therapeutic alliance, in *The American Psychiatric Publishing Textbook of Personality Disorders* (eds. J. M. Oldham, A. E. Skodol, and D. S. Bender). American Psychiatric Publishing, Washington, DC, pp. 405-420.
2. Ackerman, S., and Hilsenroth, M. (2003). A review of therapist characteristics and techniques positively impacting the therapeutic alliance. *Clinical Psychology Review, 23*, 1-33.
3. Bordin, E. S. (1994). Theory and research on the therapeutic alliance: New directions, in *The Working Alliance: Theory, Research and Practice* (eds. A. O. Horvath and L. S. Greenberg). John Wiley & Sons, New York, pp. 13-37.
4. Safran, J. D., Muran, J. C., and Proskurov, B. (2009). Alliance, negotiation, and rupture resolution, in *Handbook of Evidence Based Psychodynamic Psychotherapy* (eds. R. A. Levy and J. S. Ablon). Humana Press, New York, pp. 201-225.
5. Horvath, A. O., and Symonds, B. D. (1991). Relation between working alliance and outcome in psychotherapy: A meta-analysis. *Journal of Counseling Psychology, 38*(2), 139-149.
6. Martin, D., Garske, J., and Davis, M. (2000). Relation of the therapeutic alliance with other outcome and other variables: A meta-analytic review. *Journal of Consulting and Clinical Psychology, 68*, 438-450.
7. Horvath, A. O., Del Re, A. C., Flukiger, C., and Symonds, D. (2011). Alliance in individual psychotherapy. *Psychotherapy, 48*, 9-16.
8. Owen, J., and Hilsenroth, M. J. (2011). Interaction between alliance and technique in predicting patient outcome during psychodynamic psychotherapy. *Journal of Nervous and Mental Diseases, 199*(6), 384-389.
9. Hilsenroth, M. J., and Cromer, T. D. (2007). Clinician interventions related to alliance during the initial interview and psychological assessment. *Psychotherapy: Theory, Research, Practice, Training, 44*(2), 205-218.
10. Crits-Christoph, P. F., Gibbons, M. B. C., Hamilton, J., Ring-Kurtz, S., and Gallop, R. (2011). The dependability of alliance assessments: The alliance-outcome correlation is larger than you may think. *Journal of Consulting and Clinical Psychology, 79*, 267-278.
11. Bond, M., Banon, E., and Grenier, M. (1998). Differential effects of interventions on the therapeutic alliance with patients with personality disorder. *Journal of Psychotherapy*

Practice and Research, 7, 301-318.

12. Cailhol, L., Rodgers, R., Burnand, Y., Brunet, A., Damsad, A., and Andreoli, A. (2009). Therapeutic alliance in short-term supportive and psychodynamic psychotherapies. *Psychiatry Research, 170,* 229-233.
13. Barber, J. P., Muran, J. C., McCarthy, K. S., and Keefe, J. R. (2013). Research on dynamic therapies, in *Bergin and Garfield's Handbook of Psychotherapy and Behavior Change*, 6th ed. (ed. M. J. Lambert). John Wiley & Sons, New York, pp. 443-494.
14. Cuijpers, P., Driessen, E., Hollon, S. D., van Oppen, P., Barth, J., and Andersson, G. (2012). The efficacy of non-directive supportive therapy for adult depression: A meta-analysis. *Clinical Psychology Review, 32,* 280-291.
15. Howard, K. I., Kopta, S. M., Krause, M. S., and Orlinsky, E. E. (1986). The dose-effect relationship in psychotherapy. *American Psycholology, 41,* 159-164.
16. Frank, J. D. (1982). Therapeutic components shared by all psychotherapies, in *Psychotherapy Research and Behavior Change: Master Lecture Series,* Vol. 1 (eds. J. H. Harvey and M. M. Parks). American Psychological Association, Washington, DC, pp. 9-37.
17. DeFife, J. A., and Hilsenroth, M. J. (2011). Starting off on the right foot: Common factor elements in early psychotherapy process. *Journal of Psychotherapy Integration, 21*(2), 172-191.
18. Winston, A., Rosenthal, R. N., and Pinsker, H. (2012). The therapeutic relationship, in *Introduction to Supportive Psychotherapy-Core Competencies in Psychotherapy.* American Psychiatric Publishing, Washington, DC, pp. 107-122.
19. Markowitz, J. C., and Milrod, B. L. (2011). The importance of responding to negative affect in psychotherapies. *American Journal of Psychiatry, 168*(2), 124-128.
20. Safran, J., and Kraus, J. (2014). Alliance ruptures, impasses and enactments: A relational perspective. *Psychotherapy, 51*(3), 381-387.

한국 문화를 바탕으로 한 주석

관심, 공감, 이해 이 세 가지가 치료적 동맹을 형성하는 데 중요한 요소라고 합니다. 이것은 맞는 말입니다. 치료적 동맹이 치료 효과를 예측하는 가장 강력한 요인이라는 말은 많이 반복되었을 정도로 중요한 일입니다. 이러한 중요한 신뢰 관계를 형성하는 것은 전적으로 치료자 자신의 능력에 달려 있습니다. 이 책에서는 역시 서양식으로 하나하나 분석하여 접근하는 방법을 설명합니다. 그런데 이런 점에서 동양의 사고방식은 전체를 직관적으로 파악하여 대처한다는 점에서 방법론적인 차이가 있습니다. 결국 말을 사용하긴 하는데 우리가 서양인들의 말투를 그대로 흉내 낸다는 것은 불편하고 어색합니다. 그래서 저는 이러한 모든 것을 공감적 반응(empathic response)이라는 한 단어로 표현하고 싶습니다. 즉, 반응하긴 하는데 공감적이어야 한다는 것입니다.

몇 가지 예를 들어 보겠습니다. 초보자에게 가장 흔히 관찰되는 공통적인 반응의 태도가 있습니다. 초보자도 환자의 말을 열심히 듣습니다. 그리고 공감을 하며 같은 감정을 느낍니다. 그래서 환자의 말을 들으며 마음속에 환자의 고통을 같이 느낍니다. 그런데 머릿속에는 중립성이라는 단어가 단단히 자리 잡고 있습니다. 그런 마음으로 나름대로 고개를 끄덕입니다. 그런데 이러한 초보 치료자의 태도에 대한 환자의 반응은 초보자의 기대와는 전혀 다르게 나타납니다. 노골적으로 말하기를 좋아하는 환자는 그런 치료자를 보고 몹시 화를 냅니다. 다음과 같은 말을 합니다. "그 선생은 틀려먹었어요. 내가 그런 얘기를 해도 돌부처처럼 가만히 앉아서 고개만 끄덕여요." 초보 치료자는 매우 당황합니다. 자기 딴에는 정말로 환자의 상태에 공감했다고 합니다. 이 대목에서 약간의 기술이 필요합니다. Leon J. Saul은 치료자에게 필요한 것이 사랑(love)보다는 기술(skill)이라고 했습니다. 치료자가 아무리 공감을 했다 하더라도 환자에게 제대로 전달되지 않으면 아무 소용이 없는 것입니다.

우리 문화에는 서양처럼 분석하는 식의 설명이 아니더라도 환자에게 쉽게 전달하는 방법이 무수히 많습니다. 일상생활에서는 교육을 받지 않은 사람들도 곧잘 합니다. 각자의 특성에 따라 다르겠지만 경험 많은 치료자라면 아주 간단히 공감적 반응을 합니다. "저런!" "아이구!" "쯧쯧" "그래요? 그랬어요?" 하며 아주 친근하게 반응합니다. 치료자의 이런 간단한 말 한마디에도 환자는 위로를 받으며 엉엉 울기도 합니다. Glen O. Gabbard는 환자가 정신치료를 받고 시간이 오래 지난 후에 기억나는 것은 치료했던 내용이나 치료자의 명쾌한 해석보다는 치료자와 한바탕 호탕하게 웃거나, 치료자와 교환했던 눈빛이었다고 합니다. 소암 선생과 몇 번 면담하고 개인 사정상 치료를 중단했던 환자의 경우가 있습니다. 그 환자는 자기가 치료를 그만하겠다고 말했을 때 소암 선생이 보여 준 안타까워하는 표정이 오랜 시간이 지났어도 잊을 수 없다며 소암 선생을 그리워하는 모습을 보였습니다. 치료는 거기서 멈추었지만, 소암 선생에 대한 환자의 긍정적인 느낌은 시간이 많이 흘러도 계속 그 환자의 마음에 남아 있던 것입니다.

치료 동맹을 강화하는 방법 중에는 치료에 대한 희망을 보여 주는 것이 필요합니다. 대부분 양심이 비대한 초보 치료자들은 이 부분에서 어려움을 겪습니다. 치료에 대해 자신 없는 것이 가장 첫 번째 이유입니다. 그것은 초보자로서는 자연스러운 현상입니다. 초보자가 치료에 대해 장담을 하며 큰소리를 친다면 아마도 돌팔이일 가능성이 크겠죠. 치료자는 경험이 쌓이면서 환자의 장점을 정확하게 파악하게 됩니다. 그렇게 된다면 환자에게 긍정적인 희망을 발견할 것이고 이것이 환자에게 전달되면 환자와 치료적 동맹은 강화될 수 있습니다. 우리 문화의 경우에는 이것 또한 단순한 말로 전달이 가능합니다. 신체화 증상이나 우울증을 호소하는 경우, 내용을 잘 들어 보면 다음과 같은 진단적인 설명을 하게 됩니다. "화병이네요!" "화를 제대로 풀지 못해 병이 생겼네요!" 하면, "맞아요!" 하면서 꺼이꺼이 우는 환자들도 많습니다. 환자들은 병원에 오기 전에 이미 전이가 생긴 상태에서 오는 경우가 많습니다. 억지로 가족에 의해 끌려온 환자들의 경우는 치료적 동맹을 형성하는 것이 불가능에 가까울 정도로 어렵습니다. 이런 경우 가끔은 속칭 '밀당'을 시도해 보는 수도 있습니다. 유도의 기본 기술 중 하나가 상대가 잡아당기면 오히려 상대를 밀고, 상대가 밀면 그 힘을 역이용하여 잡아당기며 기술을 발휘하는 것입니다. 고난도의 기술이기 때문에 초보자들은 사용하기 어렵습니다다만 가끔은 효과를 볼 때도 있습니다. 만약 긍정적인 전이를 가지고 온 환자를 놓치게 된다면 그때는 치료자 자신을 다시 되돌이켜 봐야 합니다.

환자의 건강한 부분과 동맹을 맺어야 한다는 말은 환자의 긍정적인 면을 발견하고 그것을 환자에게 적절히 전달하는 것입니다. 이때 치료자는 진실로 그렇게 말해야 하고 가식적이거나 영혼 없는 립서비스는 처음에는 안 하는 것보다 나을지 모르지만, 곧 들통나기 때문에 치료자의 자기존중감만 상처를 받게 되므로 권장하지 않습니다.

제**10**장

기법적 중립성

주요 개념

기법적 중립성이란 치료자가 판단 없이 환자의 말을 듣고 반응하는 능력을 말한다.

고전적으로 기법적 중립성의 개념은 치료자가 환자의 원본능, 자아, 초자아로부터 등거리를 유지하는 능력을 의미한다.

치료자에게 기법적 중립성이 늘 적합한 자세는 아니다.

만일 환자가

- 본인 또는 타인을 해할 가능성이 있거나
- 약물을 남용하거나
- 위험성이 큰 성적 행동에 관여하거나
- 의학적 질환을 부정하거나
- 정신치료의 틀을 침범한다면

치료자는 비중립적인 자세(non-neutral stance)를 취해야 한다.

치료자가 자기 자신의 요구를 충족시키지 않으면서 치료할 수 있는 능력을 치료적 절제(therapeutic abstinence)라고 한다.

기법적 중립성이나 치료적 절제가 개인의 성격을 억눌러야 한다거나 치료자로서 무뚝뚝해야 한다는 것을 의미하는 것은 아니다.

정신치료자들은 온갖 이야기를 듣는다. 여러 가지 공상, 크고 작은 범죄, 욕망, 분노, 질투 등 아주 다양하다. 이 모두 하루 일과에 속한다. 어떤 것은 듣기 쉽고, 어떤 것은 흥을 돋우며, 어떤 것은 매혹적이고, 어떤 것은 혐오스럽고, 어떤 것은 따분하다. 환자 또는 다른 사람이 위험에 처했다는 생각이 들지 않는 이상 우리는 대부분 듣고, 이해하려고 노력하며, 적절한 때에 도움을 줄 수 있도록 개입하려고 한다. 그것이 우리의 일이다. 우리는 환자가 우리에게 하는 말에 비난하거나, 벌을 주거나, 책망하거나, 바꾸거나, 판단하지 않는다. 편견 없이 듣고, 들은 내용을 판단하기 위해서가 아닌 이해하기 위해 사용하는 것을 **기법적 중립성**(technical neutrality)이라고 한다[1, 2].

기법적 중립성

아무리 경험이 풍부한 치료자라도 완벽하게 중립적이지는 않다. 자유 연상하려고 노력하듯이 중립을 달성하는 것은 아무리 노력해도 온전히 성취할 수 없는 점근적(asymptotic)[1] 과제이다. 시간이 지나면서 우리는 어떤 환자와 어떤 종류의 내용들이 우리가 중립적이 되는 것을 어렵게 만드는지 파악하게 된다. 우리의 가치관, 신앙, 배경, 과거 또한 여기에 영향을 미친다. 예를 들어, 가족이 아르메니아인 인종학살과 연관된 치료자는 반유대주의 환자의 말을 들으면서 중립을 유지하기가 어려울 수 있고, 형제를 잃은 치료자는 방금 자녀를 잃은 한 어머니의 말을 들어 주는 것이 힘겨울 수 있다. 이러한 상황에서는 지도감독과 개인 치료가 큰 도움이 될 수 있다.

Sigmund Freud의 딸인 Anna Freud가 처음으로 기법적 중립성을 치료자가 환자의 원본능, 자아, 초자아에서 등거리를 두는 것이라고 정의 내렸다[3]. 이 의미가 추상적으로 보여도 굉장히 임상적인 지혜를 담고 있다. 즉, 마음의 부분들은 지속적으로 서로 갈등을 일으키는데 치료자는 그것들 중 그 어느 부분에도 '편'을 들지 않는다는 뜻이다. 더 이상 우리가 이와 같은 개념으로 마음을 이해하지 않는다 하더라도, 환자의 한 부분에 '편 드는 것'을 지양해야 한다는 개념은 여전히 훌륭한 임상적

---

1) 역자 주: 수학의 점근선(곡선에서의 거리가 한없이 0에 접근하는 직선)

지혜이다. 다음 세 명의 치료자가 Mr A에게 접근하는 방식을 살펴보자.

60세 남성인 Mr A는 결혼한 지 30년이 되었다. 그의 아내는 착하지만 특별히 성관계에 적극적이지 않았고 Mr A는 평생을 성적으로 불만족스럽게 느꼈다. 현재 알츠하이머 치매를 앓고 있는 그의 아내는 Mr A보다 10세 젊고 입주해서 함께 사는 여성 간호사 B에게 보살핌을 받고 있다. Mr A와 간호사 B는 가까운 사이로 발전했고 최근에는 성관계를 갖기 시작했다. Mr A는 이 관계가 흥분되고 만족스럽지만 죄책감과 불안에 시달리고 있어 치료를 받으러 왔다.

여기에 Mr A의 상황에 세 명의 치료자가 접근한 방식이 있다.

치료자 #1은 Mr A가 인생의 성년기에 불공평하게 성적으로 억눌려 있었다고 생각하고 드디어 성적으로 만족감을 주는 동반자를 만난 것에 기뻐한다. 그는 Mr A에게 죄책감을 느끼지 말고 새로운 관계를 즐기라고 말한다.

치료자 #2는 Mr A가 불안을 느끼는 이유는 본인이 무언가 잘못하고 있다는 것을 알기 때문이라고 생각한다. 그는 Mr A가 부적절한 관계를 지속하는 한 그의 불안 또한 멈추지 않을 것이라고 말한다.

치료자 #3은 Mr A가 갈등을 겪고 있다고 생각한다. 그는 한편으로는 오랫동안 충족되지 못했던 성적 욕구를 만족시키를 원하지만, 또 한편으로는 아내에게 충실하고 싶어 한다. 치료자는 Mr A에게 이러한 갈등에서 불안이 생겨났을 것이라고 설명한다. 치료자는 치료 시간에 이에 대한 대화를 나눔으로써 Mr A가 내린 선택을 이해하도록 도울 수 있으며, 최종적으로 그의 불안을 감소시킬 것이라고 Mr A에게 제안한다.

세 명의 치료자 가운데 3번 치료자만이 기법적으로 중립적인 자세를 가졌다. 1번 치료자는 Mr A의 성적 욕구를 격려한 반면, 2번 치료자는 금지 쪽으로 편을 든다. 3번 치료자는 확실하게 중간 지점에 자리를 잡고서 갈등을 파악한 뒤 이를 환자에게 설명하지만 어느 편에도 서지 않는다.

편들기

그러나 정신역동적 정신치료자가 편을 들어야 할 때가 있다. 다음은 기법적 중립성이 적합하지 않은 사례들이다.

환자가 자신 또는 타인에게 해를 입힐 가능성이 있을 때

전에 언급하였던 것처럼, 환자들이 자신 또는 타인을 위험에 처하게 할 경우 보호하는 것이 기법적 중립성보다 급선무이다. 예를 들어, 환자들이 아이나 배우자를 가해할 경우 치료자는

- 환자들에게 멈추라고 말해야 하고,
- 환자들이 그렇게 하도록 도와야 한다.

이럴 때는 사회복지기관에 연결해 주거나 입원하는 등 다른 방법으로 개입할 수 있다.

약물남용

만일 환자에게서 약물을 남용한다는 말을 들으면 환자가 치료를 받을 수 있도록 잠시 기법적인 중립 자세를 포기하는 것이 바람직하다. 다음의 예를 보자.

> 35세 여성 변호사가 코가 부러진 채 정신역동적 정신치료자를 찾아왔다. 당신은 이것을 보고 무슨 일이 있었는지 그녀에게 물었다. 그녀는 잘 모르겠다고 대답했다. 더 탐색하던 가운데 그녀가 어느 파티에서 술을 마셔 일시적 기억 상실이 되었고 깨어 보니 낯선 남자의 아파트였다고 말했다. 그녀는 넘어지면서 얼굴을 땅에 박은 것 같다고 생각했다. 그녀는 주말 밤마다 술을 8~10잔 정도 마시고, 일시적 기억 상실이 된 적도 여러 번 있다고 밝혔다. 당신은 그녀에게 폭음도 알코올 중독이라는 것을 이해할 수 있도록 돕고 지속적인 치료를 위해 단주회(Alcoholics Anonymous: AA)에 참석할 것을 권했다.

이와 같은 비중립적 개입은 그녀의 생명을 구할 수 있다.

위험성이 큰 성적 행동

모든 환자에게 안전한 성관계를 갖는지에 대해 물어보아야 한다. 만약 환자가 그렇지 않다고 드러낼 경우 당신은 그들에게 안전한 성관계를 가질 필요가 있다고 알려 줘야 한다. 그런 다음, 당신은 그들의 행동의 의미와 함께 또 당신의 지시적인 입장에 대한 느낌을 탐색할 수 있다. 다시 말하지만, 이것은 기법적 중립이 아니라 잠재적으로 생명을 구하는 것이다.

질환에 대한 부정

만약 환자가 진료받기를 회피하여 건강이 위태롭게 될 가능성이 있다면 당신은 기법적이지 않더라도(non-technically) 중립적인 방식으로 환자에게 알릴 필요가 있다.

> 어머니가 유방암으로 돌아가신 후에도 자신은 유방암 검사를 전혀 받지 않은 34세 여성이 자가진단으로 왼쪽 유방에 작은 혹이 느껴진다고 당신에게 말했다. 그녀는 만질 때 통증이 느껴지는 것으로 보아 낭종이 분명하다고 말했다. 당신은 유방암과 유방 검사에서 나올 결과에 대한 그녀의 두려움을 탐색하고자 했으나 그녀는 낭종이 확실하다고 계속 말하였다. 그래서 당신은 그녀에게 유방암 검사는 꼭 받아야 하며 그녀가 의뢰처를 찾을 수 있도록 기꺼이 돕겠다고 했다.

당신은 탐색하려 시도했지만 실패했고, 이때는 잠시 기법적 중립성을 포기해야 할 때이다.

틀의 침범

만약 당신의 환자가 경계선을 넘어가려고 하거나 틀에서 이탈하려고 한다면 기법적으로 중립을 취할 시기가 아니다. 예를 들어, 만약 환자가 치료 시간 외에 만날 것을 요구하거나 신체적 접촉에 관여하려 한다면 치료자는 “안 됩니다. 그것은 우리가 정신치료에서 하는 일이 아닙니다."라고 말해야 한다. 그것은 기법적으로는 중립적이지 않지만 치료가 유지되려면 필요한 것이다. 마찬가지로 환자가 치료비를 지불하지 않을 때 그 이유를 탐색해야겠지만, 만약 이러한 행동이 지속된다면 납부 마감일을 설정해 치료의 틀이 유지되도록 할 필요가 있다.

치료적 절제

정신역동적 정신치료에서 치료자와 환자 사이는 일방통행적인 관계이다. 즉, 치료자가 환자를 돕는 위치에 있는 반면, 그 반대는 아니다. 정신치료 도중에 치료자가 개인적인 요구를 충족시키기 쉬운 순간들이 찾아오지만 그렇게 된다면 더 이상 정신치료가 아니게 된다[4-8]. 다음 사례들을 살펴보자.

치료자는 지방에 있는 법학 전문대학원 원장을 치료하고 있다. 환자는 정신치료로 상당한 도움을 받아 왔으며 이를 감사하게 생각한다. 그는 마을에서 떠도는 소문에 치료자의 아들이 법대를 가고 싶어 한다는 것을 들었다. 그는 치료자에게 그녀의 아들이 자신의 프로그램에 들어올 수 있도록 얼마든지 돕겠다고 말했다. 치료자는 아들이 똑똑하지만 법학 전문대학원 입학시험 기준에서 약간 미달인 것을 알고 있다. 따라서 이번 도움이 아들이 법학 전문대학원에 입학하는 데 절호의 기회가 될 수 있다. 그럼에도 그녀는 그에게 "감사하지만 사양해야겠습니다."라고 말한 뒤 그의 호의에 대해 탐색한다. 그들은 그의 고마움에 대한 불편함과 '공평한 경쟁의 장(level the playing field)'에 대한 소망을 밝혔다.

최근에 사별한 치료자가 젊은 예술가를 치료하고 있다. 환자는 유명한 과학자였던 치료자의 아내에 대한 사망 기사를 신문에서 보고 이 소식을 알고 있었다. 환자는 미술 전시회에 초대를 많이 받는데 그 가운데 한 전시회에 치료자를 초청했다. 고통스럽게 외로웠던 치료자는 젊고 활기찬 환자의 초대에 응하고 싶지만 치료의 일부분이 아님을 안다. 그는 환자에게 고맙다고 하며 사양하고, 그의 초대에 대해 탐색한다. 그들의 대화 주제는 외로웠던 환자의 할아버지에 대한 느낌으로 이어졌다.

3년차 정신과 전공의는 그의 두 번째 환자를 정신역동적 정신치료로 치료하고 있다. 전공의는 응급실에서 근무를 마친 후 환자를 목요일 오후 7시에 보기로 하였는데 그 시간이 두 사람이 서로 맞출 수 있는 유일한 시간이었다. 환자는 전공의 눈가에 다크서클이 있는 것을 보고 치료 시간에 커피 한 잔을 가져왔다. 전공의는 너무 피곤해서 받아들였다. 치료 시간에 맞추기 위해 전공의는 말 그대로 응급실에서 뛰어와야 하기 때문에 커피 한 잔을 마실 시간조차 없다. 환자는 다음 시간에도 커피를 가져온다. 전공의는 이러한 행동이 자신의 욕구를 충족시켜 주는 것임을 깨닫고 그 여자 환자에게 좋은 생각이긴 하지만 다음부터는 커피를 가져오지 않아도 된다고 말했다. 그들은 이러한 상호작용을 탐색하면서 환자와 그녀의 어머니와의 전반적으로 피학적인 관계에 대해 알게 된다.

개업을 병행하는 한 연구 심리학자는 굉장히 부유한 자선가를 치료하고 있다. 연구자는 새롭고 매우 중요한 연구센터를 짓기 위해 50만 달러가 필요한 상황이다. 자선가는 그 정도 이상의 액수가 되는 돈을 대학교의 다른 부분을 포함한 가치 있는 목적에 늘 기부하고 있다. 환자는 정신치료를 잘 받고 감사하게 생각하고 있다. 환자가 100만 달러를 다른 연구 사업에 기부하자 치료자는 초조해지고 화가 났다. 다음 시간에 치료자는 환자에게 기부해 달라는 부탁을 할 뻔했지만 자제했다.

이들 같은 각 사례에서 치료적 절제를 위반하고 싶게 만드는 유혹들이 강렬하지만, 치료를 유지하려면 치료자가 자신의 욕구를 충족시키는 것을 참아야 한다. 연구 심리학자의 상황처럼 어떤 경우에는 전혀 해가 되지 않는 상황들이 있다고 생각할 수 있으나, 그렇게 되면 치료적 관계의 균형이 영구적으로 변할 것이다. 치료가 작동하려면 환자들은 그들이 정신치료를 통해 도움을 받는 유일한 사람이라고 느낄 필요가 있다.

그러나 여전히 상황을 복잡하게 만드는 문제들이 존재한다. 예를 들어, 환자들의 치료자가 수련생이라면 환자를 치료하는 것을 통해 치료자도 배운다는 것을 환자들이 안다. 이것이 상황의 현실이다. 환자가 치료비를 지불하기 때문에 치료로 인해 치료자가 생계를 꾸려 갈 수 있다. 교육적인 이득과 치료비를 받는다는 것이 치료자의 요구를 충족시켜 주는 것은 사실이지만, 이러한 종류의 충족은 틀의 일부분이다. 환자가 수련생이 근무하는 병원에 오기로 선택하였고, 정신치료는 대체적으로 각 시간에 따른 치료비로 이루어진다. 이를 제외하고 치료자는 사람들을 도와주는 것에서, 흥미로운 일을 한다는 것에서, 환자로부터 새로운 것들을 알아 가는 것에서 만족을 얻지만, 이러한 만족은 어느 정신건강 또는 의료 전문가라도 평균적으로 기대하는 것이기도 하다.

치료자가 '평균적으로 기대하는(average expectable)' 만족을 넘어섰음을 알려 주는 단서들은 다음과 같다.

- 환자를 만나는 것이 무척 기다려지는 경우
- 치료 시간이나 지도감독 시간 외에도 환자에 대해 많이 생각할 경우
- 환자의 치료 시간이 있는 날 입을 특별한 옷을 고르는 경우
- 경계선을 횡단하거나 침범에 연루되는 경우(제8장 참조)

다시 한번 말하지만, 이런 경우에는 지도감독이나 개인 치료가 많은 도움이 된다. 치료자는 어느 환자에 대해 강렬한 느낌을 갖는 것에 대해 수치스러워져 그것들을 억제하려고 한다—이것은 난관으로 이끄는 확실한 길이다. 오히려 당신이 치료나 지도감독을 받을 때 그러한 느낌을 의논하는 것이 당신 자신과 환자를 더욱 잘 이해하도록 도울 수 있다.

중립성, 절제 그리고 '무뚝뚝함'

"치료 시간에 말씀을 하실 건가요?"라고 처음 정신치료를 받는 환자가 그녀의 치료자인 당신에게 물어본다고 하자. 당연히 치료자는 대답하겠지만, 환자가 난데없이 이런 질문을 던진 것은 아니다. 영화, TV 쇼, 만화에서는 치료자들을 굳은 표정과 입을 꾹 닫은 채 거의 한마디도 안 하는 별나게 무뚝뚝한 인물로 묘사한다. 안타깝게도 오랜 기간 동안 Sigmund Freud가 초기에 말한 중립성이 마치 치료자가 로보트처럼 딱딱해야 한다는 의미로 오해되어 왔다. 그와는 반대로 치료자는 기법적으로 중립인 상태에서도 미소를 지을 수 있고, 눈썹을 찌푸릴 수 있으며, 질문할 수 있고, 당연히 웃을 수도 있다. 다음의 사례를 살펴보자.

환자 선생님을 훔쳐보고 있었던 것은 아니지만 오늘 들어오시는데 심하게 망가진

우산을 들고 오시는 것을 봤어요. 이렇게 말하고 싶진 않지만 정말 이상하게 보였어요.

치료자 (웃으면서 자신의 신발을 가리킨다) 그러게요—우산이 오늘은 별로 도움이 못 됐네요! 제가 형편없는 우산을 갖고 있었던 것에 대해 또 다른 생각은 없으셨나요?

환자 네, 있었어요—'선생님의 아이들이 좋은 우산을 가져갔겠지.'라고 생각했어요. 그러니까 제 아이들이 제가 생각하는 것만큼 그렇게 이기적이진 않은 것 같네요.

'감정적 냉담함'은 필요하지 않다. 이와 같이 자연스러운 순간을 통해 환자로 하여금 치료자 또한 사람이라는 것을 기억하게 한다. 정신역동적 정신치료자로서 기법적으로 중립을 지키면서도 자연스러운 입장을 찾기까지는 어느 정도 시간이 걸린다.

치료자가 치료 초기와 각 시간 초반에 너무 조용하고, 무뚝뚝하며, 불명료할 경우, 기능이 약한 환자일수록 불안, 비하, 불신과 같은 느낌에 취약하다. 이러한 환자를 위해 품어 주는 환경을 조성하려면 치료자가 다른 환자와 있을 때보다 더 개인적이고, 적극적이고, 즉각적으로 반응을 보이고, 많은 대화가 필요할 수 있다. 특히 사색적이고 내성적인 치료자일 경우, 이러한 환자를 위해 활기찬 태도, 따뜻한 말투, 또는 얼굴 표정으로 치료자의 '존재감'을 나타내야 한다. 가끔은 농담하거나 의견을 말하기도 하고, 치료자의 개인적인 경험에서 비롯된 일화를 들려주거나, 환자의 질문에 대한 반응으로 치료자 자신에 대한 것을 조금 더 드러냄으로써 치료에 도움을 줄 수 있다.

주로 지지하는 입장을 사용하는 당신에게 치료받는 수줍음이 많은 환자가 업무상 중요한 발표를 앞두고 몹시 겁에 질려 있다. 그녀가 당신에게 대중연설을 앞두고 불안해했던 적이 있는지 물어봤다. 치료 초반에는 동료들을 제대로 쳐다보지도 못했던 그녀가 오랫동안 치료를 받아 왔고, 당신은 새롭게 용기를 내는 그녀를 지지하고 싶었다. 당신은 "당연하죠. 원래 가장 가까운 동료들 앞에서 발표하는 게 가장 어려워요." 라고 말한다.

그러나 지지적인 입장에서 치료한다고 해도 환자에게 가장 좋은 것이 무엇인지 고려하지 않고 당신 자신에 대해 자유롭게 말해도 된다는 뜻은 아니라는 것을 유의

해야 한다. 언제나 그렇듯이 환자의 요구, 문제점, 취약점들을 고려하여 이 시점에서 당신에 대한 정보가 환자에게 최선의 도움을 주는지 결정을 내려야 한다. 얼마나 개방적이어야 할지 아니면 특정한 질문에 답해도 괜찮은지 의문이 든다면 당신은 더 정보를 얻을 때까지 기다리거나 지도감독을 받는 방법이 있다. 개인적인 정보의 요구를 다룰 때 당신에게 도움이 될 만한 몇 개의 품위 있는 문장들이 여기 있다.

> 무슨 일로 방금 그런 생각이 떠오르셨나요?
> 제가 답해 드릴 수 있지만, 당신에게 이쪽이나 저쪽이 어떤 의미가 있나요?
> 무슨 일이 이런 생각을 떠오르게 하였나요?
> 당신이 하신 질문의 배경을 알려 주시겠어요?

대체로 환자의 입장이 되어 치료자에게 듣고 싶은 말이 무엇인지 생각해 보면 기법적 중립을 유지하면서 인간적인 선택을 하도록 도울 수 있다.

권장 활동

대답할 것인가 하지 말 것인가

환자가 다음과 같이 말할 때 어떻게 대답할 것인지 답하시오.

1. 선생님의 머리 스타일이 정말 마음에 들어요. 선생님을 담당한 미용사 이름 좀 알 수 있을까요?
2. 선생님 박사학위는 어느 학교에서 받으셨나요? 좋은 학교인가요? 진료도 하셨나요? 아니면 연구만 하셨나요?
3. 이 빌딩에 왜 사무실을 내셨죠? 주차장이 정말 엉망이에요.
4. 왜 제 꿈이 그런 의미를 담고 있다고 생각하시죠? 저는 전혀 이해할 수 없어요.
5. 정신치료가 어떻게 작업하는 건지 알 수 있는 좋은 책 좀 추천해 주실 수 있나요?
6. 혹시 제가 약물치료가 필요하다고 생각하시나요?
7. 선생님, 이혼하셨나요? 선생님이 이혼하지 않으셨는데 저를 이해하실 수 있을지 모르겠어요.

해설

1. 대답하지 않는다–이러한 질문은 명백히 치료의 틀을 이탈하는 것이다. 치료자는 자신의 사생활과 경계선을 존중받는 것이 마땅하다. 하지만 이러한 질문은 환자가 치료와 치료자에 대한 느낌을 갖고 있을 것이라는 시사점이 있기 때문에 도움이 된다. 당신은 다음과 같이 말할 수 있다.

   감사합니다. 당신이 제 머리 스타일에 대해 질문하신 것은 알지만 혹시 당신이 제게 또는 제 외모에 어떤 느낌이 드셔서 그렇게 물어보신 것은 아닌지요?

   이런 종류의 대답은 자기 인식과 치료자에 대한 느낌을 살펴보도록 돕기 때문에 암묵적으로 정신건강 교육인 셈이다.

2. 대답한다–이는 타당한 질문이며 사전 동의 과정의 일부분이기도 하다. 치료자가 어디서 어떻게 훈련을 받았는지 환자가 당연히 물어볼 수 있다. 치료자가 어떻게 훈련을 받았는지 환자가 항상 알지 못하므로 이러한 정보를 알려 주는 것이 바람직하다.
3. 대답한다–특히 치료 초기라면 치료자 진료실의 위치에 대해 알려 주는 것이 좋다. 하지만 다른 사례와 마찬가지로 환자가 이러한 질문을 했다는 것은 치료와 치료자에 대해 어떤 느낌을 가지고 있음을 가리킬 수도 있다. 따라서 "주차에 어려움을 겪으시게 해서 죄송합니다. 그런데 치료를 시작하면서 생기는 다른 느낌들이 있는지 이야기를 나눴으면 좋겠네요."라는 치료자의 말을 통해 환자가 느끼는 방식에 대한 이해를 더욱 심화시킬 수 있다.
4. 대답한다–다시 말하지만, 치료 초기에 당신이 제시하는 의견을 투명하게 설명하는 것이 좋다. 먼저, 당신의 생각을 설명하고 다음에 왜 와닿지 않는지 물어보는 것은 해가 되지 않는다.
5. 대답한다–정신치료를 받는 환자가 이와 관련된 책을 읽지 말아야 할 이유는 없으니, 당연히 추천을 하게 된다. 그러나 이 요청이 다른 걱정거리를 숨기고 있는 것은 아닌지 탐색하는 것을 잊지 말아야 한다. 당신은 "정신치료에 관련된 책들은 아주 많지요. 한 가지 추천 드릴 수 있어 기쁩니다. 당신은 이 과정이 어떻게 이루어지는지 궁금해하시는 것 같군요. 특별히 궁금하셨던 질문들부터 시작할까요?"라고 말할 수 있다.

6. 대답한다—이것은 치료에 대해 직접적인 질문이다. 당신은 솔직하게 대답해야 한다. 그러고 난 후 지금 무엇 때문에 이 질문이 생각났는지 탐색한다.
7. 대답하지 않는다—1번 사례와 마찬가지로 이는 사적인 정보이며 치료자가 굳이 밝히지 않아도 된다. 그러나 다시 말하자면, 이는 환자에게 치료자가 다뤄야 할 걱정이 있다는 것을 의미한다.

당신과 또 당신이 어떤 일들을 겪고 계신지 제가 이해할 수 있을지 걱정되시는 것 같군요. 그것에 대해 더 이야기를 나눠 봅시다.

참고문헌

1. Auchincloss, E. L., and Samberg, E. (1990). *Psychoanalytic Terms and Concepts*. Yale University Press, New Haven, p. 1.
2. Gabbard, G. O. (2004). *Long-Term Psychodynamic Psychotherapy: A Basic Text*. American Psychiatric Publishing, Washington, DC.
3. Freud, A. (1937). *The Ego and the Mechanisms of Defence*. Hogarth Press and the Institute of Psychoanalysis, London.
4. Bordin, E. S. (1994). Theory and research on the therapeutic alliance: New directions, in *The Working Alliance: Theory, Research and Practice* (eds. A. O. Horvath and L. S. Greenberg). John Wiley & Sons, New York, pp. 13-37.
5. Greenson, R. R. (1967). *The Technique and Practice of Psychoanalysis*. International Universities Press, New York.
6. Greenacre, P. (1954). The role of transference: Practical considerations in relation to psychoanalytic therapy. *Journal of the American Psychoanalytic Association, 2*, 671-684.
7. Freud, S. (1915). Observations on transference-love (further recommendations on the technique of psycho-analysis III), in *The Standard Edition of the Complete Psychological Works of Sigmund Freud (1911-1913), The Case of Schreber, Papers on Technique and Other Works*, Vol. XII. Hogarth Press, London, pp. 157-171.
8. Freud, S. (1912). Recommendations to physicians practicing psycho-analysis, in *The Standard Edition of the Complete Psychological Works of Sigmund Freud (1911-1913), The*

Case of Schreber, Papers on Technique and Other Works, Vol. XII. Hogarth Press, London, pp. 109-120.

한국 문화를 바탕으로 한 주석

Anna Freud의 말 그대로 원본능, 자아, 초자아에서 등거리를 두는 것이라는 정의는 지당하신 말씀인데 처음 들을 때는 얼른 와닿지 않는 것이 우리의 입장입니다. 그래서 아주 간단하게, 치료자는 치료 상황에서 정치적으로 공화당과 민주당 사이에 중립을 지키는 것이라는 생각에서 출발하는 것이 편합니다. 그러면서 차츰 영역을 넓히다 보면 결국에 Anna Freud가 말한 정의가 옳다는 것을 느끼게 됩니다. 초보자의 경우는 이 중립성이라는 단어를 금과옥조(金科玉條)처럼 여기며 아무 데나 적용하는데 그런 태도의 저변에는 실수하지 않아야 한다는 모범생 출신 치료자들 특유의 강박성이 발휘되기 때문입니다. 그런데 이러한 경직된 사고방식은 곧 좌절을 경험하게 됩니다. 시간이 지나면 어느 정도로 비중립적인 위치를 유지하는 것이 치료에 도움이 되는지 경험을 통해 알게 됩니다. 실제로는 비중립적 자세를 취해야 할 경우가 꽤 많은데 이때가 바로 내가 어느 정도 중립적인 위치에서 벗어나 있는지 늘 점검해야 할 때입니다. 만일 환자가 자살하려고 창문에서 뛰어내리려 한다면 치료자는 몸을 날려서라도 막아야 합니다. 또한 치료자를 가해하려는 환자가 있다면 정당방위 차원에서라도 수단과 방법을 가리지 말고 방어해야 합니다. 칼을 들이대는 환자에게 전기충격기를 쏘는 의사를 희화화한 드라마의 장면은 결코 남의 일이 아닙니다.

또한 치료 중에 알게 된 환자의 비밀을 지키는 것이 법적으로나 의학적으로도 맞는 말이지만 만일 그 비밀이 타인이나 공공의 안전과 심각하게 연관된 것이라면 때에 따라 공공의 안전이 더 우선순위가 될 때도 있습니다. 중립성의 포기 여부는 쉬울 때도 있지만 어려울 때도 있습니다. 순간적으로 판단하더라도 평소에 지혜를 많이 쌓아 두면 반사적 행동에 문제가 없게 됩니다. 예를 들어, 비행기 내의 응급 상황이 발생했을 때 위에서 산소마스크가 내려오면 어린이를 동반한 보호자는 본능적으로 어린이에게 먼저 씌워 주기 쉬운데 안내방송을 유심히 듣거나 매뉴얼을 잘 들여다보면 자신이 먼저 써야 한다고 되어 있습니다. 이것을 미리 알고 있으면 대처하기 쉬운 것과 마찬가지입니다.

치료적 절제 이야기가 나왔는데 이는 꼭 정신치료가 아니더라도 정신과 의사가 갖추어야 할 덕목이기도 하고 다른 과 의사들도 겸비해야 할 덕목입니다. 즉, 치료와 관련해서 환자로 하여금 치료자의 욕구를 충족시키도록 하는 거래가 이루어져서는 안 된다는 이야기입니다. 왜냐하면 치료자와 환자의 관계는 치료자가 환자를 돕는 것이라는 일방적인 위치에 있기 때문입니다. 그리고 그에 대한 대가는 치료비를 받는 것입니다. 그래서 치료비는 적당한 정도로 꼭 받아야 합니다. 그래야 환자도 치료자도 서로에게 부담을 갖게 되지 않고 더 이상 요구도 하지 않게 됩니다. 만일 치료자가 환자를 통해 사적인 이익을 취하는 데 도움을 받게 되면 그 순간 치료자 환자의 의료적 관계는 깨지고 다른 사업상의 거래가 발생하게 됩니다. 치료자는 치료비 이외에 환자를 도와주는 것, 흥미로운 일을 한다는 것, 환자로부터 새로운 것을 알아 가는 것 정도의 치료자로서 평균적인 기대 이외의 것은 허용되지 않습니다.

한편, 환자가 치료와 관련이 없는 질문을 할 때 초보자들은 반사적으로 어렸을 때부터 선생님의 질문에 정답을 말해야 했던 오랜 습관을 갖고 있어서 당황하거나 답을 못 찾으면 화가 나기도 합니다. 하지만 환자들의 질문 중에는 정답이 없는 경우가 많습니다. 경험을 쌓아 가면서 치료자는 자신의 반사적인 습관에서 벗어나 정답을 찾으려고 노력할 게 아니라 왜 그런 질문을 하는지를 물어봐야 합니다. 초보자들은 "왜 그게 궁금하시죠?"라는 말을 입에 달고 다녀야 합니다. 중립성, 절제를 철저히 지키려고 노력한 나머지 그 반응이 환자에게 무뚝뚝함, 감정적 냉담함으로 전달되면 낭패를 보기 쉽습니다.

제**11**장

정신치료 시행하기

주요 개념

각 치료 시간은 시작과 중간과 끝이 있다.

치료 시간의 각 부분은 특정한 목표와 기법이 있다.

치료자가 해야 할 일은 유연하게 치료 시간을 이끌어 나가면서 거기에 형식을 제공하고 주제를 전개해 나가는 것이다.

우리가 환자를 처음 대면할 때, 대기실일 수 있는데, 그때가 치료 시간의 시작이며 환자가 방을 떠날 때 끝난다. 오고 가는 것 또한 과정의 일부분이다.

우리는 평가와 공식화를 기초로 하여 치료 시간의 기간과 빈도를 결정한다.

소나타 음악의 형식은 제시부, 전개부, 재현부의 세 부분으로 구성되어 있다. 운동 수업은 몸 풀기, 운동, 정리 운동 순서로 이루어진다. 정신치료의 치료 시간도 마찬가지이다. 소나타나 운동 수업처럼 정신치료도 형식을 갖추고 있다. 치료 시간의 각 부분은 서로 다르며, 별개의 목표와 기법이 있다. 이런 점에 대해 생각하는 것이 우리가 치료 시간에 어떤 행동과 말을 할지 결정을 내리는 데 도움을 줄 수 있다.

정신치료를 전체적으로 시행해 보면 각 치료 시간이 결국 정신치료 전체를 축소한 모형임을 알 수 있다. 각 치료 시간의 지형은 시작, 깊이 작업하는 시간, 끝으로 구성되어 있다.

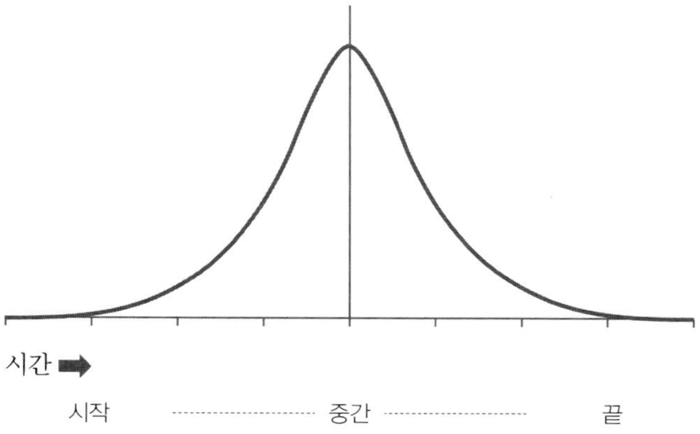

시작-개시

사람들은 외부 세계에서 생활하다가 치료를 받으러 온다. 그들은 외적인 삶, 즉 직장, 가족, 스트레스를 처리해 왔다. 그리고 치료자의 진료실에 들어오는 순간 무엇인가 변한다. 그들은 이제 그들의 내적인 삶에 대해 생각하고 말할 장소에 온 것이다. 이것은 결코 하기 쉬운 변환이 아니다. 우리는 이러한 잠재적인 어려움을 존중하고 그것이 부드럽게 일어나도록 도와야 한다. 그 단계를 점진적인 개시로 볼 수 있다. 환자가 매주 한두 번 또는 세 번 오든, 치료 초기에는 변환기가 필요하다. 이러한 변환기는 환자가 말하기 시작하는 순간부터가 아닌 치료자가 환자를 맞이하는 순간 또는 환자가 대기실에서 기다리는 순간부터 시작된다.

도입/인사하기

각 치료 시간마다 시작하는 순간이 있다. 이때 보통은 서로 인사를 한다. 첫 치료 시간에 당신은 환자에게 자신을 소개한다. 성인 환자에게는 자신과 환자에게 격식을 차려서 호칭을 부르는 게 적합하다. 관계는 첫 상호작용부터 곧바로 시작되며, 만약 당신이 환자의 이름을 'Jane'이라 부르고 당신 자신을 'Dr Smith'라고 소개한다면, 치료 시작부터 차별되는 권한을 설정하는 것이다. 첫 만남에서는 대체로 악수도 한다. 미소는 관심과 따뜻함을 전해 준다. 수다스러울 필요는 없지만 진료실로 안내하면서 무언가 말할 거리가 있는 것도 나쁘진 않다. 이 순간이 중요한 관계의 시작이며 아주 처음부터 동맹이 구축된다는 것을 기억하자.

> 안녕하세요. Mrs Jones시군요. 저는 Mr Anderson입니다. (악수하면서) 이쪽으로 오시면 됩니다. 이 복도를 조금 가다 보면 우리가 만날 장소가 있습니다. 병원 찾아오시는 데 어려움은 없으셨나요? (진료실로 걸어가면서)

> (분주한 대기실에서) 잠시 실례하겠습니다. Dr Brown 만나러 오신 분이 계신가요? (한 환자가 일어서서 다가온다) 안녕하세요. Mr Wilson이시군요. 전 Dr Brown입니다. 만나서 반갑습니다. 우리는 B번 방에서 만날 겁니다. 오래 기다리셨나요?

환자와 마찬가지로 당신도 인격을 가진 존재로서 둘이 만나면 인간적인 상호작용이 이루어진다. 정신치료 상황을 설정하면서 너무 친근하게 대하지 않아도 충분히 반갑게 환자를 맞이할 수 있다. Dr Brown이 Mr Wilson의 프라이버시를 존중하여 대기실에서 그의 이름을 불러서 찾지 않았던 것을 유념하자.

다음 치료 시간부터는 처음 만났을 때와 같이 악수하거나(몇몇은 지속하기도 한다) 처음 소개하는 방식으로 인사하지 않아도 된다. 하지만 늘 미소로 반갑게 맞아 주는 것이 중요하다.

치료자의 개시

누군가 먼저 움직여야 한다는 점에서 치료는 체스와도 같은데, 그 사람이 바로 당신이다. 말 없는 치료자가 방에 들어와 앉아서 아무 말도 안 하는 모습은 단지 풍자된 만화일 뿐이다. 당신의 할 일은 섬세하게 치료 시간 형태를 갖추는 것인데, 이런 일은 처음 시작부터 일어난다. 환자들 가운데 특히 화가 나 있거나, 혼란스럽거나, 조급한 환자가 먼저 시작하는 경우도 있는데, 그들이 그렇게 하면 당신은 잠깐 환자가 먼저 말하도록 허용할 수 있다. 하지만 1, 2분 정도 지나면 그때는 발레의 안무(choreography)가 시작할 시간이다. 숙련된 치료자는 티 나지 않게 치료 시간의 흐름을 조절하면서도 마치 부모가 이제 막 걷기를 배우는 아이를 이끌어 주듯 환자를 부드럽게 끌어 준다. 개시는 바로 그렇게 여는 것이며, 전반적으로 개방형 질문으로 이루어져야 한다. 치료 시간의 시작은 환자들이 자유롭게 말하는 시간이며, 당신은 이를 격려하는 것으로 시작해야 한다. 약 5분 정도 환자들이 잠깐 동안 자기의 방식으로 말하게 한다. 이렇게 함으로써 치료자는 환자의 대화 패턴과 사고 과정을 들을 수 있다. 또 이것은 그들이 어디에서 시작하는지와 어떤 일에 우선순위를 두고 있는지 볼 수 있게 해 준다.

> Dr Z에게서 당신이 연락하실 거란 이야기를 들었습니다만, 문제에 대해서는 자세하게 알려 주지 않았습니다. 처음부터 시작하도록 하지요. 오늘 이곳에는 어떻게 오시게 된 건가요?

> 전화상으로는 당신이 정신치료에 대한 상담을 받고 싶다고 하셨는데, 지금 그게 왜 좋은 생각이라고 여기셨는지부터 시작해 볼까요?

다음 치료 시간부터는 과거력으로 대화를 시작하지 않아도 되지만 무언가 말을 하는 것으로 치료 시간을 시작하는 것이 좋다. 환자가 누구인지, 당신이 시행하는 치료의 종류, 현재 겪고 있는 사건과 문제들 그리고 당신 자신의 스타일에 따라 당신이 무슨 말을 할지가 달려 있다. 만약 당신이 자유 연상을 강조하는 드러내기가 주된 정신치료를 한다면 당신은 “무슨 생각을 하시나요?”라고 시작할 수 있다. 만약 당신이 지지적인 개입을 사용한다면 당신은 “일주일 동안 어떠셨나요?”라든가 “어떻게 지내셨는지 말해 주세요."라고 말할 수 있다. 거듭 말하지만, 당신도 사람이고 당신의 환자도 사람이기 때문에 아무런 말을 하지 않는 사람에게 말을 하기 위해 앉아 있는 것은 어색하기 짝이 없다. 당신은 각각 다른 환자에게 다른 식으로 개시하는 것을 실험해 볼 수 있다.

치료 시간의 개시 부분은 당신에게 환자들이 어떻게 느끼는지 그리고 무슨 생각을 하는지 정보를 제공해 준다. 이를 통해 당신은 치료 시간의 중간 부분에서 당신이 전개시킬 주제를 알 수 있다.

중간-심화

치료 시간의 중간은 치료 개시에 드러난 문제들을 심화하는 시기이다. 치료 시간의 이 부분에서는 개시할 때 들었던 내용 가운데 더 물어보고 싶은 것을 선택할 수 있다. 치료 시간의 지형 관점에서 보면, 단편 소설에서 그러하듯이 이 단계를 '정점'이라고 볼 수 있다. 한 가지 꼭 기억해야 할 것은 치료 시간의 '중간' 지점이 꼭 시간상 중간을 의미하지는 않는다는 점이다—그것은 10분 또는 40분 뒤에 일어날 수도 있다. '정점'은 극적이어야 할 필요도 없다—단지 치료 시간 가운데 가장 많은 일이 일어나는 시기인 것이다. 이것은 많은 것을 의미할 수 있는데, 주로 환자가 새로운 감정과 연결하거나 자신에 대해 새로운 것을 알게 되었을 때 발생한다. 이런 식으로 타이밍을 맞추는 것은 치료 시간의 끝부분을 마무리하기 위해서이다—당신은 환자가 정리되지 않은 상태에서 치료 시간을 끝내는 것을 원하지 않고, 또한 당신의 언급에 환자들이 반응할 수 있는 시간을 마련해 주기 위해서이다. 따라서 치료 시간의 중간은 치료적 작업에서 환자가 전진할 수 있도록 고안된 언급을 하는 시간이다.

> 치료 시간의 개시 단계에서 Mr A는 승진을 퇴짜 놓은 상사에게 화가 났다고 말했다. 그는 평소에 요리하는 것을 즐거워하지만 요리를 별로 하고 싶지 않다고 말했다. 치료자는 이러한 것들이 서로 연결된 것은 아닌지 추정하여 치료 시간 중반부에 "요리가 하기 싫어진 이유 중 하나가 직장에서 일어난 일에 대한 느낌들 때문에 그런 것은 아닌지 궁금합니다."라고 물었다. 이렇게 함으로써 Mr A는 직장에 대한 자신의 느낌과 그것들이 그에게 어떠한 영향을 미치는지에 대해 더 깊이 들여다볼 수 있었다.

Ms B는 불안함을 느끼는데 왜 그런지 알 수 없다며 치료 시간을 시작하였다. 치료자는 Ms B가 치료 시간에 5분 늦은 것을 기억했다. 치료 시간 중간에 치료자는 Ms B에게 "오늘 조금 늦으신 것에 대해 어떤 생각을 갖고 계신지 궁금하네요."라고 물어봤다. 잠깐 멈추었다가 Ms B는 지난번 치료 시간 후에 얼마나 화가 났었는지 생각할 수 있었다. 그리고 그들은 Ms B의 이것이 오늘 치료 시간에 오는 것에 대해 양가적인 감정을 가지게 한 것은 아닌지 의논하였다.

이 두 사례 모두에서 치료자는 환자와 무엇을 탐색할지 미리 생각해 두었으나 내용을 좀 더 심화할 수 있도록 치료 시간 중간까지 기다렸다.

끝–마무리

치료 시간의 시작이 내적 성찰로 들어가는 변환인 것처럼, 치료 시간의 끝은 외부 세계로 다시 돌아가는 변환이다. 우리는 환자들이 다시 일상으로 되돌아가기 얼마 전에 '마무리(close)'할 시간을 충분히 주어야 한다. 이렇게 하는 이유들에는 타이밍이 포함된다—우리는 끝날 시간 무렵에 새로운 주제나 캐묻는 질문을 꺼내어 환자가 이러한 것들을 충분히 돌아보거나 반응할 시간이 없게 되는 것을 원치 않기 때문이다. 우리는 아무리 할 말이 있더라도 끝나기 직전에 언급하기보다는 차라리 다음 치료 시간까지 기다린다. 때때로 우리는 마무리를 명확하게 해야 할 필요가 있다. 예를 들어, 환자가 아주 중요한 주제를 치료 시간 끝에 언급한다면 우리는 다음과 같이 말할 수 있다.

아주 흥미롭고 중요한 주제인데 다음 주에 우리가 시간을 충분히 갖고 다시 이야기하도록 합시다.

우리는 통합적으로 정리하는 말로 환자들이 마무리할 수 있도록 도와줄 수 있다.

오늘 당신과 어머니와의 관계에 대해 많은 것을 탐색할 수 있었습니다.

이는 치료 시간의 틀을 세울 수 있도록 돕고, 치료 시간의 끝이 다가왔음을 알려준다. 환자의 치료 시간이 당신의 하루에서 그저 또 다른 45분일 수 있지만, 환자에게는 매우 중요하고 소중히 여기는 날이거나 한 주가 될 수 있다는 것을 당신은 기억해야 한다. 전달되든 되지 않든, 의식적이든 무의식적이든 간에, 이로 인해 치료 시간이 끝나는 것은 강렬한 느낌의 시간이 될 것이다. 따라서 치료를 시작할 때의 상냥함과 공손함은 끝 부분에서도 마찬가지이다. 갑자기 끝날 시간을 알려 주는 것은 어색하며 불필요하다—끝날 시간이 되었다고 말하는 것은 여러 가지 방식이 있다. 예를 들어, "좋습니다, 오늘은 여기까지 할까요?"라고 말하는 것이 "시간이 다 됐어요." 또는 "이제 멈춰야 돼요."라고 하는 것보다 훨씬 덜 갑작스럽다.

작별 인사

환자들이 찾아왔을 때 반갑게 맞아 주었던 것처럼 환자들이 떠날 때에 작별 인사도 해야 한다. 환자들이 문을 나설 때 "다음 주에 봅시다." 또는 "다음에 봅시다."는 아주 적절하다. 치료 시작과 마찬가지로 길게 대화를 나눌 필요는 없다—당신의 마무리는 둘이 함께한 작업을 존중하는 마음으로 끝내는 것이어야 한다.

치료 시간–기간, 빈도, 횟수

치료 시간 형태를 구축해 가는 방법을 배우면서 우리는 치료 시간의 빈도와 길이에 대한 결정들도 내려야 한다[22, 23].

치료 시간은 얼마나 길어야 할까

'50분 시간(50-minute hour)'은 Freud에게서 유래되었으며, 그는 50분 동안 환자를 보고 10분 동안 필기와 공식화를 하였다. 많은 정신치료자가 이 스케줄을 따른다. 치료 시간은 환자들이 마음을 열고 주제가 전개될 정도로 길어야겠지만, 환자들이 압도당하고 집중하지 못할 정도로 길어서는 안 된다. 드러내기 기법을 주로 사용할 경우, 대부분의 치료자는 이렇게 하려면 최소한 45분이 사용된다. 감정 관리하기와 집중하는 능력이 제한된 환자에게는 비교적 짧은 치료 시간이 적합하지만, 좀 더 지지적인 기법에는 45분간의 치료 시간도 괜찮다. 환자와 치료 시간을 짧게 하기로 결정했다면 당신은 치료 시작의 시점에 이것을 틀의 일부분으로 설정한 후 일관성 있게 해야 한다.

몇몇 치료자는 첫 평가 시간에서 충분한 병력을 얻기 위해 좀 더 길게 하는데 보통 1시간에서 1시간 30분이다. 치료자가 그렇게 하기로 결정을 내렸다면 첫 평가 시간이 주기적인 치료 시간과는 다르다는 것을 환자에게 설명해 주어서 그들로 하여금 앞으로 어떨 것인지를 알게 해 주어야 한다.

나는 얼마나 자주 환자를 만나야 할까

정신역동적 정신치료에서 치료 시간의 빈도는 환자의 목표와 필요에 달려 있다. 정신역동적 정신치료는 자기성찰을 요구하기 때문에 매주 한 번 이하로 만날 경우 치료의 연속성에 어려움을 겪게 된다. 다음 두 경우는 치료 시간을 더 자주 가져야 한다.

심층 드러내기 작업을 향상시키기

환자들이 심층 드러내기 작업을 하는 것이 가능하고 동기 부여가 되어 있을 때 또 당신이 느끼기에 목표가 적응적 기능, 자기존중감 관리, 대인관계 등에서 변화를 기대하는 것이라면, 매주 두세 번의 치료 시간을 가져야 정신역동적 정신치료를 극대화할 수 있다. 치료 시간 빈도를 늘리면 자유 연상을 촉진하고, 저항을 감소시키며, 치료적 관계에 대한 논의를 향상시킬 수 있다. 한편, 빈도가 증가하면 치료 강도가 높아져 불안과 고통스러운 감정 또한 증가할 수 있다. 만약 당신이 치료 시간 빈도를 늘렸는데 환자가 악화되었다면, 환자가 높은 수준의 강도를 견디지 못하는 것이라고 볼 수 있다. 정해진 법칙은 없으며 당신은 언제든지 매주 한 번으로 돌아갈 수 있고, 현 상태를 유지하거나 환자의 기능이 개선되면 다시 빈도를 늘릴 수 있다.

위기에 처한 환자를 더욱 강력하게 지지하기

기능이 약해진 환자들이 예측 불허한 하루의 일상생활을 견디려면 한 주에 여러 번 만나야 할 수도 있다. 여기에는 자살의 느낌이 증가한 단기간, 큰 상실 후의 몇 주 또는 다른 위기 상황을 포함할 수 있다. 다시 말하지만, 당신이 틀을 바꿀 때마다 변경과 이전 틀로의 복귀 양쪽 모두에 대해 환자와 논의해야 한다.

치료 기간은 얼마나 길어야 할까

정신역동적 정신치료는 때때로 몇 주, 가끔은 몇 년이 걸리기도 한다. 한 가지 증상을 완화시키거나 특정한 인간관계 상황을 해결하는 문제 등 별개의 목표는 몇 주 또는 몇 개월 안에 달성할 수도 있다. 목표들만 명확하다면 이 책에 기술된 드러내기와 지지하기 기법들이 단기 치료에 사용될 수 있다. 몇 달에서 몇 년까지 걸릴 수 있는 장기 정신역동적 정신치료는 다음과 같은 목표들에 적합하다.

- 기능의 영역에서 본질적인 변화—특징적인 적응 방식, 자기존중감 관리, 타인과의 관계에서 중요한 변화로 정의된 것
- 기능의 지지에 대한 지속적인 필요

제8장에서 언급하였듯이, 기간과 빈도는 틀의 한 부분이며 치료의 시작에서 명확하게 논의되어야 한다.

권장 활동

다음에서 치료 시간의 개시(openings)와 마무리(closings)를 연습해 보는 문제들을 살펴보자.

활동 1: 인사말과 개시

1. 55세 남성인 Mr A는 30년째 망상형 조현병(paranoid schizophrenia)을 앓고 있다. 그는 어젯밤에 당직 의사에 의해 병동에 입원되었다. 회진을 하다가 입원 진료 기록이 요약되어 있는 것과 당신이 이 환자를 맡게 될 것을 알게 됐다. 회진 후 차트를 보고 있는데, 그가 간호사실 주변을 서성거리는 것을 보았다. 한 간호사가 당신에게 다가와 이렇게 말한다. “Mr A를 만나 보셔야 할 것 같아요.”

당신은 다음에 어떻게 할 것인가? 어떻게 말하겠는가?

해설

Mr A, 안녕하세요. 저는 Dr Z입니다. 당신이 이 병원에 계시는 동안 제가 담당 의사가 될 것입니다. 지금 잠깐 말씀하시는 건 어떠세요? 그러시다면 간호사실 옆에서 몇 분 동안 이야기를 나누고 다음에 조금 더 말하도록 하죠.

환자와 갖는 첫 면담을 엄중하게 할 필요는 없지만, 그 순간이 대화를 시작하기에 얼마나 적합한 상황인지는 늘 평가해야 한다.

2. 43세 여성인 Ms B는 최근에 자살 기도로 입원했었고, 퇴원 후 낮병원 치료 프로그램을 소개받았다. 당신은 수요일 오전에 환자를 맡게 되었다. 치료 시간이 다가왔다. 당신은 몇몇 사람이 앉아 있는 대기실로 갔다.

당신은 다음에 어떻게 할 것인가? 어떻게 말하겠는가?

해설

안녕하세요. 전 Dr Y인데 오늘 아침에 제게 예약하신 분 계신가요?

당신은 환자의 이름 대신 자신의 이름을 사용하여 대기실에서 환자의 프라이버시를 보호할 수 있다.

3. 62세 남성인 Mr C는 첫 외래 진료 예약을 했다. 환자는 예약 담당자에게 전화를 걸어 '우울증을 고치기 위해' 예약하고 싶다고 말했다. 이것이 당신이 아는 전부이다. Mr C가 진료실에 들어왔을 때 그는 차트에 기록된 것보다 더 나이 들어 보였고 목발을 짚고 있었다.

당신은 다음에 어떻게 할 것인가? 어떻게 말하겠는가?

해설

안녕하세요. 전 Ms X이고 이 병원에 있는 치료자들 중 한 명입니다. 제가 좀 도와드릴까요? 우선 여기 앉으시겠어요? 오늘 오시게 되어 반갑습니다. 병원 직원에게서 당신께서 예약하고 싶으셨다는 것 외에는 별다른 이야기를 듣지 못했습니다. 그러면 처음부터 시작해 보도록 하죠. 오늘 무엇 때문에 저를 보러 오셨나요?

당신의 소개말은 환자가 편하게 느끼고 말을 시작할 수 있도록 고안되었다.

4. 45세 여성인 Ms D는 당신의 개인 진료실에서 치료를 받기로 예약했다. 전화로 그녀는 남편과 겪는 어려움에 대해 의논하고 싶다고 말했다. 시간에 맞춰서 환자가 찾아왔다.

당신은 다음에 어떻게 할 것인가? 어떻게 말하겠는가?

해설

안녕하세요. 저는 Ms W라고 합니다. 만나서 반갑습니다. 전화로 잠깐 통화했지만 무슨 일로 오늘 이곳에 저를 보러 오셨는지부터 시작해 볼까요?

친절하고 개방적이며 명확하게 개시함으로써 환자가 시작하도록 도움을 줄 수 있다. 문제가 남편과 겪는 어려움일 수도 있고 그것이 전화상 언급하기 가장 편한 주제였을 수도 있기 때문에 이런 개시는 환자에게 가장 폭넓게 이야기할 수 있는 기회이다.

활동 2: 마무리

1. 당신은 면담을 시작한 지 10분이 지나자 Mr A가 의자에 가만히 앉아 있지 못하는 것을 알아챘다. 당신은 아직 환자가 병원을 찾아온 이유를 살짝 들여다보았을 뿐이다. 어느 순간 환자가 일어서기 시작한다.

당신은 다음에 어떻게 할 것인가? 어떻게 말하겠는가?

해설

우리가 이야기를 나눌 수 있는 시간을 가져서 좋았습니다. 지금은 끝내고 나중에 더 이야기하죠.

초조해하는 환자는 첫 평가 시간 내내 앉아 있지 못할 수 있다. 환자가 편안해하고 면담을 지속하도록 도와주는 것은, 환자에 대한 모든 정보를 얻도록 신경 써야 하는 것만큼이나 매우 중요하다.

2. 당신은 Ms B를 면담한 지 45분이 지났다. 그녀는 면담 내내 울었고 차를 몰고 벽에 들이박고 싶은 강박적인 생각을 갖고 있다는 말을 반복하였다. 그녀는 자신이 그렇

게 하지는 않을 것이라 생각한다고 말하지만, 당신은 굉장히 긴장이 되고 어떻게 해야 할지 모르는 상태에서 시간은 거의 끝나간다.

당신은 다음에 어떻게 할 것인가? 어떻게 말하겠는가?

해설

퇴원하신 지 얼마 안 되셨지만, 당신은 여전히 어려움이 많으신 것 같군요. 우리의 치료 시간은 끝났지만, 제 생각에는 당신에게 가장 도움이 될 수 있는 방법들을 더 모색해 봐야 할 것 같습니다. 제 지도감독자이신 Dr Z를 저와 함께 찾아 뵙고 조금 더 이야기를 나눠 보도록 할까요?

당신은 평가 시간 동안 어떤 것을 알게 될지 예상할 수 없다. 응급 상황에서는 평가 시간을 늘릴 준비를 해야 한다.

3. 당신은 최근에 사별을 겪고 무릎 수술에서 회복하고 있는 Mr C를 면담한 지 45분이 지났다. 환자는 충실하게 자신의 병력을 이야기했고 우울하고 외롭다고 말한다. 그럼에도 그는 밖에 나가고, 잘 먹고 잘 자며, 최근에는 손주들을 만나는 즐거운 여행을 하고 왔다. 그는 자살 생각이 없다. 당신은 그가 주요 우울증을 가졌고 약물치료가 필요한지 불확실하다. 치료 시간은 거의 끝나간다.

당신은 다음에 어떻게 할 것인가? 어떻게 말하겠는가?

해설

당신이 말씀해 주셔서 지난 몇 주 동안 우울해하셨다고 잘 알고 있습니다. 가장 적합한 치료가 무엇인지 결정하기 전에 당신을 다시 만나서 며칠 동안 어떠셨는지 그리고 당신에 대해 더 듣고 싶군요. 다음 주 초에 시간이 어떠신가요?

몇 번의 치료 시간에 걸쳐 평가 단계가 이어질 수 있다. 응급 상황이 아니라면 치료 시간 한 번 만에 치료에 대한 결정을 내려야 하는 압박을 받지 말아야 한다.

4. 당신은 15년간의 결혼생활이 '위태롭고', 외도하고 있다고 말하는 Ms D를 면담한 지 45분이 지났다. 면담이 거의 끝나가고 다음 환자 치료 시간까지 10분밖에 남지 않았다. Ms D가 말하고 싶어 하는 병력은 아직도 많이 남아 있지만 응급 상황은 아니다.

당신은 다음에 어떻게 할 것인가? 어떻게 말하겠는가?

해설

아시겠지만 오늘은 시간이 거의 끝나 가네요. 당신이 겪고 계신 어려움에 대해 우리가 이야기할 수 있어서 좋았지만, 저에게 말할 것이 더 많아 보이는군요. 대체로 몇 번의 치료 시간에 걸쳐서 모든 이야기를 나누는 게 보통입니다. 이어서 이야기를 나눌 수 있도록 다음에 만날 날을 정해 보죠.

다시 말하자면, 이해하는 마음을 전달하는 동시에 이것이 장기간 진행되는 과정의 시작임을 알려 주는 것이 마무리의 중요한 기능이다.

참고문헌

1. Gabbard, G. O. (2004). *Psychodynamic Psychiatry in Clinical Practice*, 4th ed. American Psychiatric Publishing, Washington, DC, pp. 98-99.
2. Luborsky, L. (1984). *Principles of Psychoanalytic Psychotherapy: A Manual for Supportive-Expressive Treatment.* Basic Books, New York, pp. 64-67.

한국 문화를 바탕으로 한 주석

이제 비로소 치료를 시작하는 단계로 들어갑니다. 누구라도 일상생활에서 처음 만나는 사람과 이야기를 시작하는 것이 쉬운 일은 아니지만 처음 치료를 시작하는 초보자들에게는 평생 기억에 남을 만큼 긴장되는 순간입니다. 하지만 어느 정도 시간이 지나면 자연스럽게 나름대로 틀을 갖추게 되어 편하게 시작을 할 수 있습니다. 기술이나 운동을 배울 때 기초를 탄탄하게 잘 배워야 하듯이 면담을 처음 시작하는 것을 배울 때도 기본 틀을 몸에 익힐 때까지는 기본 원칙을 잘 준수하며 숙달시켜야 합니다. 기초가 튼튼해야 된다는 것을 보여 준 사람은 2002년 축구 월드컵 때 히딩크 감독이었습니다. '오대영'이라는 별명을 들으면서도 거의 시합 전까지 기초훈련을 많이 하여 온 국민의 걱정을 한 몸에 받았는데 결과는 대성공이었던 기억이 아직도 남아 있습니다. 전체적인 과정이나 각 시간의 세부 과정은 책에 나오는 대로 따르면 됩니다. 즉, 치료는 시작과 중간과 끝이 있다는 것과 치료 시간의 계획을 어떻게 세울지, 시작과 끝마무리는 어떻게 할지는 이 책에 나와 있는 대로 이해하시면 됩니다. 그런데 문제는 여기에서 나오는 대화는 서양식이기 때문에 이것을 우리말로 번역해서 그대로 사용하는 것은 매우 부자연스럽습니다. 제가 우리 문화에 맞는 주석을 달아야겠다고 마음을 먹게 된 계기도 바로 여기에 있습니다. 우리 문화에서는 정신치료에서 가장 이상적인 대화는 지금은 보기 드물어졌지만 복덕방 할아버지와 대화하는 방식이 가장 편하고 자연스럽다고 합니다. 이 책에서도 환자가 편안함을 느끼게 해 주는 것이 중요하다고 강조합니다. 실제로 미국의 정신분석가에게 슈퍼비전을 받았을 때 한국에서 슈퍼비전 받을 때와 비슷하게 편안함을 느낄 수 있었습니다. 하지만 이 책을 통해 배울 때 표현방식이나 단어의 선택은 한국에서는 한국식으로 바꾸어야 자연스럽습니다. 환자와 처음 만날 때도 우리는 이 책에서 제시하는 그런 악수를 하지 않습니다. 그저 "안녕하세요, 들어오시죠, 어서 오세요, 또는 어떻게 오셨나요"라고 합니다. 하지만 치료자와 환자의 조건에 따라 이러한 단어도 그 상황에 적합하게 바뀔 수 있습니다. 같은 단어를 사용하더라도 '아' 다르고 '어' 다르듯이 표정이나 말투가 부드럽고 자상해야 한다는 것은 기본입니다.

예비 면담에서는 정신치료에 대한 전반적인 소개와 안내가 꼭 필요합니다. 그 후 정신치료를 시작하였을 때 첫 말문을 여는 것이 중요합니다. 대부분은 치료자가 환자에게 말을 하라는 신호를 줍니다. 서로 익숙하다면 눈빛으로 비언어적 신호를 보내기도 하고 "음" 정도로 치료자가 들을 준비가 되었다는 신호를 보낼 수도 있습니다. 보통은 "시작해 볼까요?"라며 출발하는 것이 가장 무난합니다. 말할 내용은 특별한 경우를 빼고는 환자가 먼저 꺼내는 것이 보통입니다. 초보자들의 경우 침묵을 두려워하여 앉자마자 "그동안 어떻게 지내셨어요? 또는 1주일간 어떻게 지내셨어요?"라며 시작하는 경우가 꽤 많습니다. 물론 의도적으로 필요해서 그런 것을 물어볼 경우도 있긴 합니다. 또는 환자가 자아기능이 약해서 어떻게 시작해야 할지 모를 때 혹은 환자가 무슨 말을 해야 할지 오랫동안 망설이며 시간을 끌 때 무조건 기다릴 수만은 없고 시간을 아껴야 하므로 그렇게 시작하기도 합니다. 그런데 치료자가 무심코 말하는 1주일이라는 단어는 치료자의 의도와는 달리 환자에게 1주일간 일어난 일만 말하라는 뜻으로 잘못 전달될 수가 있습니다. 치료자의 이런 질문은 환자에게 치료자가 추궁하는 대로 답을 해야 한다는 부담을 느끼게 하거나, 치료자가 묻는 말에만 대답을 해야 한다는 수동적인 자세를 강요하게 되어 환자를 위축시키기도 합니다. 가장 좋은 것은 지금 이 순간 환자가 떠오르는 생각을 말하게 하는 것입니다. 지난 시간에 중요한 내용을 말하려다가 시간이 없어 다음 시간에 이야기하자고 약속을 했더라도 환자가 다른 이야기를 먼저 하고 싶다면 환자에게 우선권을 주어야 합니다.

환자가 말을 편하게 할 수 있게 하는 것이 치료자의 역할인데 주제는 환자가 정합니다. 이게 핵심입니다. 그다음에 환자의 문제점을 더 드러내는 과정이 있고, 다음에 마무리 단계가 있습니다. 마무리할 때 중요한 점은 치료자가 시간 관리를 잘해야 한다는 겁니다. 보통은 치료자가 볼 수 있는 큰 시계가 앞에 있으면 좋습니다. 치료자가 손목시계를 들여다보는 것은 빨리 끝내자는 신호를 보내는 것과 같습니다.

환자가 중요하고 어려운 문제를 얘기하는데 끝날 시간이 얼마 남지 않을 때가 있습니다. 만약에 어려운 일이면 다음 시간에 얘기하기로 하고 정리를 해 줄 수가 있습니다. 환자가 감정을 많이 드러냈을 때는 감정을 추스르고 끝낼 수 있게 해야 합니다. 예를 들면, 목욕탕을 들어갈 때는 옷을 벗고, 나갈 때 옷을 입는 것과 같이 환자가 떠날 때는 안정된 상태로 떠나게 해야 합니다. 자극시킨 상태로 치료실을 떠나게 된다면 밖에 나가 그 감정에 휩싸인 상태로 어떤 행동을 할지, 상당히 위험한 경우도 있습니다. 예를 들면, 환자의 sexual acting out이 겉으로 보기에는 환자만의 문제 같지만 사실은 치료자와의 관계 때문에 발생하는 경우도 꽤 있습니다. 마무리도 부드럽게 하는 것이 좋습니다. 많은 초보자가 상투적으로 그날 면담한 내용을 정리해서 끝맺는 말로 이야기해 주는 경우가 꽤 많습니다. 하지만 이것이 반드시 옳은 것은 아닙니다. 왜냐하면 치료자로서는 감명을 받은 일이라 하더라도 환자의 입장에서는 아닐 수도 있기 때문입니다. 보통 끝맺는 말은 어떤 형식이 있는 것은 아닙니다. "여기서 끝낼까요?"라든지, 말이 끊어질 기색이 안 보이는 환자의 경우에는 5분 전 알림이라는 방법을 사용하여 "5분 동안 하실 말씀이 있으신가요?"라는 말로 면담을 끝낼 수 있습니다.

보통은 50분 면담하고 10분 쉽니다. 요즘은 45분 면담하고 정리하는 시간을 갖기도 하는데 테이프 녹음을 하던 시절 테이프의 길이가 90분짜리였던 영향도 있었습니다. 다만, 응급 상황이나 첫 평가면담은 1~1.5시간 걸리기도 합니다. 환자에게는 오늘은 평가하는 시간이라 오래 걸렸고 다음부터는 45분 하리라는 것을 미리 얘기해 줘야 합니다.

개업해야 진정한 정신치료자가 된다는 얘기가 있었습니다. 그 이유는 개업하면 환자를 잘 봐야 자기 가족들의 생계가 유지되기 때문에 정신을 똑바로 차린다는 것입니다. 이런 면에서 생각해 보면 어느 책에도 나와 있지 않은 얘기지만 저의 개인적인 경험으로는 환자가 치료 시간에 뭔가 한 가지는 얻어 간다는 느낌을 받아야 치료를 계속 받고 싶은 마음을 갖게 됩니다. 아무것도 얻어 가는 것이 없는 치료 시간을 몇 번 경험하면 환자는 더는 치료받을 필요를 못 느끼게 될 겁니다.

제12장

우리에 대한 환자의 느낌과 환자에 대한 우리의 느낌

주요 개념

정신역동적 정신치료에서 우리는 다음에 대해 알고 싶고 이해하고 싶어 한다.

- 우리에 대한 환자의 느낌
- 환자에 대한 우리의 느낌

이러한 느낌은 편재해 있고(ubiquitous), 치료에 중요하다.

정신역동적 정신치료를 시작할 때 이 두 가지의 느낌을 알아내는 것이 중요한데, 환자와의 작업에서 이용할 수 있기 때문이다.

환자에 대하여 우리가 갖는 느낌을 알아채고 관리하는 것을 자기성찰(self-reflection)이라고 부른다.

정신역동적 정신치료의 핵심은 환자와 치료자의 관계이다. 기법적인 방식(technical mode)이 드러내기 기법이든 지지하기 기법이든 관계가 열쇠이다. 따라서 환자와 치료자가 서로에 대해 갖는 느낌이 치료에서 빠뜨릴 수 없는 부분이며, 정신역동적 정신치료 초기에 그것들을 알아채기 시작하는 것이 필수적 부분이라는 것은 일리가 있다.

우리에 대한 환자의 느낌

환자가 치료자에 대해 강하고 복잡한 느낌을 가진다는 사실은 정신치료적 만남에서만 나타나는 독특한 것은 아니다. 의사, 상사, 교사, 심지어 배우자와의 관계는 모두 기대, 소망, 두려움 등을 고조시키는 상황을 만들어 내는 사례들이다. 정신역동적 정신치료에서 우리에 대한 환자들의 느낌은 그들의 정서적 삶에 대한 중요한 단서를 제공한다. 우리의 목표는

- 이러한 느낌을 알아채고
- 환자들이 이러한 것들에 관심을 갖도록 격려하는 것이다.

환자들은 우리를 만나기 전부터 이미 우리에 대한 느낌을 갖고 있다

처음부터 우리에 대한 환자의 정서적 반응에 귀를 기울이는 것은 절대 이른 것이 아니다. 첫 전화 통화에서조차도 귀 기울여 들을 수 있다. 환자는 흥분했는가, 불안해하는가, 거들먹거리는가, 아니면 비위를 맞추려고 하는가? 당신의 환자들은 첫 치료 시간에 그들이 느낀 첫인상에 대해 말하기도 한다.

Mr A는 그의 내과 의사가 평가를 위해 의뢰하였기에 오게 되었다. 첫 5분 만에 그는 치료자에게 "선생님은 제가 예상했던 모습과는 완전히 다르시네요. Dr Z가 선생님에 대해 말했던 것과 선생님 이름 때문에 선생님이 늙고 고집 센 유럽인일 거라 생각했어요. 그래서 오늘 여기 오는 것이 약간 신경 쓰였어요."라고 말했다.

당신의 환자가 이런 느낌들에 대해 말하도록 격려하라

우리에 대한 환자의 느낌에 관심을 갖고 말하도록 환자를 격려하는 것은 치료 시작의 중요한 부분이다. 처음 정신치료를 접해 보는 환자는 이러한 느낌들에 우리가 관심을 둔다거나, 그런 것들이 치료에 유용하다는 사실을 모를 수 있다. 이때 정신건강 교육이 열쇠이다. 여기 사례가 있다.

환자 저는 두 번째 면담에 오고 싶었는지 잘 모르겠어요.

치료자 그것을 말씀해 주셔서 감사합니다. 지난번 여기에서 당신이 경험한 것과 관련 있는지, 아니면 당신이 저에 대해 가진 어떤 느낌 때문인지 궁금하군요.

환자 이렇게 말하는 게 우습지만 선생님께서 저보다 더 심각한 환자들을 보실 텐데 저의 대수롭지 않은 문제들이 선생님을 지루하게 만들 것이라고 생각했어요. 벽에 걸린 선생님의 커다란 졸업장을 보고 선생님께서는 더 중요한 일들을 다루셔야 한다고 생각했거든요.

치료자 어느 한 사람의 문제가 다른 사람의 문제보다 더 중요한 것은 없어요. 하지만 당신이 저에게 당신의 느낌에 대해 말씀해 주신 것은 중요합니다. 우리가 계속 진행하면서 저에 대해서, 혹은 치료하면서 들었던 생각이나 느낌을 최대한 많이 말씀해 주셨으면 합니다. 그러한 느낌은 치료에서 함께 작업하는 데 도움을 줄 뿐만 아니라 우리가 당신에 대해 더 알아 가도록 도움을 줄 것입니다.

치료 시간에 환자들이 당신에 대한 느낌을 말하려면 어느 정도의 허락을 필요로 하기 때문에 이것을 명확하게 말하는 것은 중요하다. 당신은 진행해 나가면서 다음과 같이 질문해 볼 수 있다.

이전 치료 시간에 대해 당신의 느낌은 어떠셨나요?

지금 대화에서 무엇을 경험하셨나요?

지난번에 굉장히 화가 나셨는데 제가 말한 것에 대해 어떻게 느끼셨나요?

이러한 것은 당신의 환자가 이러한 느낌에 대해 계속 이어서 말하도록 격려할 것이다.

우리에 대한 강렬한 초기 반응은 환자에 대한 것을 우리에게 말해 줄 수 있다

치료 시작 때 환자가 우리에게 정서적으로 어떻게 반응하는지에 따라 환자가 스트레스와 타인에 대해 어떻게 반응하는지 알 수 있다. 다음 사례들을 살펴보자.

> 젊은 여성인 Ms B는 병동에 입원한 환자이다. 그녀가 담당 치료자로 정해진 전공의를 처음 만나 "선생님은 23세쯤 됐나요? Dr Y가 선생님보다 경험이 더 많아요. 선생님께 제대로 치료를 받을 수 있을지 모르겠군요. 그리고 나쁘게 말하려는 건 아니지만 지금 입고 계신 셔츠 정말 볼품없네요."라고 말했다.

> 중년 여성인 Ms C는 새로운 치료자와 함께한 첫 자문 면담 끝에 "선생님은 다른 치료자들과 다르군요. 어떤 사람도 제 남편이 얼마나 끔찍했는지 이해하지 못했어요. 그런데 선생님은 마치 직감처럼 금방 알아채셨어요. 전 벌써 선생님과 유대감이 느껴져서 정말 환상적이에요."라고 말했다.

> 30대 남성인 Mr D는 경한 우울증과 공황장애로 치료를 받으러 왔다. 두 번째 치료 시간에서 그는 "지난번에 선생님을 만나고 많이 좋아졌어요. 선생님께서 제가 공황 증상이 있다는 것을 확인해 주시고 투약이 도움 될 것이라고 말씀해 주셔서 안심되었어요. 또 현재 왜 제게 이러한 일들이 일어나는지 설명해 주셔서 많이 알게 되었어요."라고 말했다.

Ms B는 치료자에게 과하게 공격적이고, 평가절하하며, 모욕적이다. 따라서 그녀가 스트레스를 받는 상황에 대처하기 위해 분열 기반의 방어를 사용한다고 예측할 수 있다. 그녀는 자신이 없거나, 무력하거나, 질투심이 일어난다고 느낄 때—이 경우에는 치료자를—비하하고 공격적으로 대한다.

Ms C는 새로 만난 치료자를 과하게 칭찬한다. 우리는 그녀가 사람들을 쉽게 이상화하거나 평가절하한다고 의심해 볼 수 있다. 그녀는 자신의 자기존중감을 높이기 위해 그녀가 생각하기에 총명하거나, 재능이 있거나, 능력이 있는 사람과 특별한 연결의 느낌을 갈망한다.

Mr D는 대체적으로 긍정적이지만 이상화하지 않는 방식으로 치료자에게 반응한다. 우리는 그가 전반적으로 스트레스에 건강하게 반응하고, 그와 다른 사람의 관계는 깊고 균형 잡혔다고 추측할 수 있다.

이 모든 사례에서 보는 바와 같이, 치료자에게 보이는 환자의 초기 반응은 스트레스를 다루고 다른 사람과 관계를 맺는 환자들의 특징적인 방식에 대하여 흥미 있는 정보를 제공한다.

환자는 우리에 대한 느낌을 언어적으로 또 비언어적으로 전달한다

앞의 사례에서 소개된 환자들은 시키지 않았어도 치료자에 대한 그들의 느낌을 언어로 표현했다. 하지만 대부분 환자의 치료자에 대한 느낌은 더욱 간접적으로 표현된다. 이러한 종류의 의사소통은 감정, 처신, 태도 또는 신체 언어와 같이 비언어적일 수 있다. 또는 예를 들어, 환자가 다른 사람에 대한 느낌을 말할 때 그것은 이동(displacement)을 통해 표현될 수 있다. 스스로에게 다음과 같은 질문을 자주 하면서 환자의 말을 들으면 도움이 된다.

- 환자는 지금 이 순간 나에 대해 또는 우리의 관계에 대해 어떻게 느끼고 생각하는가?
- 환자는 이것을 어떻게 표현하는가?
- 생각과 느낌은 앞에 나와 있는가? 아니면 배경으로 물러나 있는가?

치료자에 대한 또는 치료자와 관련된 느낌을 전혀 표현하지 않는 것조차도 정서적 반응이고 주목해야 할 점이다.

> 19세인 남성이 이성관계에 대한 어려움을 주소로 정신치료를 받기 위해 치료자를 찾아왔다. 그는 그의 여성 치료자에 대한 자신의 느낌을 명확하게 말하지 않는다. 하지만 치료자는 다음과 같은 행동을 관찰했다. 그는 휴지에 코를 푼 뒤 휴지통이 가까이 있음에도 불구하고 자기가 앉은 의자 옆에 놓인 탁자 위에 아무렇게나 흩어 놓는다. 그는 휴대전화를 자주 꺼내서 문자를 주고받는다. 또 그는 일어나서 치료자에게 등을 돌린 채 몸을 푼다. 그는 치료자가 말하는 도중에 끼어들거나 아랑곳하지 않고 말한다.

불안감과 낮은 자기존중감 때문에 치료 중인 28세 여성은 어머니와 아주 가깝지만 또 한편으로는 깊은 애증관계로 얽혀 있다. 그녀는 어머니가 극도로 비판적이고, 생활을 침범하며, 지배적이었던 경험을 하였다. 그녀는 치료자의 관찰을 비난이라고 반응하는 경향이 있다. 또 그녀는 치료자를 기쁘게 하려는 열망을 보이지만 치료자의 아주 노골적으로 지지적인 말 이외에는 쉽게 상처를 받는다.

40세인 기혼여성이 최근에 남성 치료자에게 정신치료를 받기 시작하면서 그녀가 매력적으로 느끼는 한 남자 직장 동료에 대해 말했다. 그녀의 치료 시간에서 직장 동료에게 추파를 던지면서 점점 깊어지는 친밀감과 동시에 죄책감, 그리고 남편에게 '정서적으로 바람피우는 것'에 대한 갈등에 관한 논의를 하는 데 사용하는 시간이 늘어난다.

언어적 · 비언어적 소통방식을 알아채는 치료자는 이러한 환자들에 대하여 많은 것을 배울 수 있다.

초보 치료자들의 어려움: 내가 환자에게 어떻게 그렇게도 중요하게 될 수 있을까

초보 치료자들에게 있어서 가장 큰 도전 중 하나는 치료자에 대한 환자의 느낌을 편하게 듣고 인정하는 것이다. 당신에 대한 환자의 공격적이거나 성적인 느낌을 직면할 때 개방적이고, 관심을 갖고, 수용적인 태도를 전달하기란 매우 어려울 수 있다. 하지만 대부분 그런 태도가 가장 도움이 되는 자세이다.

환자 선생님이 너무 어려서 저는 선생님께 치료받을 수 있다고 생각하지 않아요. 선생님께 무례하게 대하려는 것은 아니지만 선생님 같은 나이의 사람이 저 같은 나이의 사람을 어떻게 도울 수 있을지 모르겠군요.

치료자 아직 수련 중인 대학원생에게 치료받는 것이 걱정되시는 것을 저는 이해합니다. 저는 그 부분에 대해 더 이야기를 듣고 싶습니다. 어떠신가요? 더 정확하게 말하면, 당신은 제가 이해하지 못할 것 같아 걱정되시나요?

이 사례에서 치료자는 환자의 '현실적인' 불평의 측면을 정당하다고 인정하는 가운데 비판단적이고, 관심을 보이고, 더 구체적으로 탐색하는 것을 유지한다.

치료자로서 우리는 환자의 삶에 매우 중요한 인물로 자리매김을 할 수 있다. 이제 초보 치료자가 이러한 역할을 인정하고 편하게 느끼게 되기까지는 시간이 걸리기 마련이다. 여행, 질병 또는 기타 다른 이유 때문에 치료를 중단하는 것은 매우 큰 의미를 부여한다. 일상적인 치료의 틀에 변화가 생길 경우 환자들의 반응에 귀를 기울이고, 그것에 대해 질문하는 것을 두려워하지 말아야 한다.

입원 환자 병실의 응급 상황으로 인해 4년차 정신과 전공의는 그의 환자와의 약속 시간을 직전에 취소할 수밖에 없었다. 환자에게 말하기 위해 전화를 걸자, 환자는 "아, 괜찮아요. 다음 주에 뵙겠습니다."라고 말했다. 다음 치료 시간에 그의 환자는 지난번 일을 전혀 언급하지 않는다. 치료 시간 중간 즈음 전공의가 이에 대해 이야기를 꺼냈다.

치료자 제가 지난번 약속 시간을 취소한 것에 대해 전혀 말씀이 없으시네요. 전에는 이런 일이 전혀 없었는데 그것에 대해 어떻게 느끼셨는지 궁금합니다.

환자 선생님이 병원에서 일하시는 만큼 응급 상황이 발생한다는 것을 저는 압니다. 그러니 어쩔 수 없죠. 그래도 실망스럽게 느꼈어요. 저는 직장 면접이 어떻게 되었는지 선생님께 말씀 드리고 싶어서 치료 시간이 무척 기다려졌거든요.

치료자 제가 물어보기 전까지 그런 것을 말씀해 주시지 않으셨네요.

환자 네. 특히 제가 거절당했다는 느낌이 들 때 사람들에게 화가 났다는 마음을 잘 표현하지 못해요. 특히 이번처럼 정말로 선생님 잘못이 아닌 상황일 때 그 사람들이 저한테 화를 낼 것 같아 늘 두렵거든요.

다른 치료자는 환자가 말하지 않으면 취소된 치료 시간에 대해 언급하지 않았을 수도 있다. 치료 시간을 취소한 것에 대해 불안과 죄책감을 느껴서 환자의 반응을 외면하고 싶었는지도 모른다. 하지만 이 치료자는 주제를 제시하고 환자의 반응에 관심을 보임으로써 취소된 치료 시간에 대한 환자의 '합리적인' 반응 뒤에 숨겨진 거절당하는 느낌을 드러나게 할 수 있었다.

환자에 대한 우리의 느낌

우리에 대해 환자가 아주 다양한 느낌을 품게 되는 것처럼 우리 또한 환자에게 정서적으로 반응한다. 치료적으로 능숙하려면 이러한 느낌을 알아채고 다룰 줄 알아야 한다. 이러한 느낌들은 환자가 무의식적 혹은 의식적으로 경험하는 것을 우리가 이해하도록 돕는다. 우리는 이러한 자기성찰(self-reflection) 과정을 공감적인 청취(empathic listening)와 대응 관계(counterpart)로 생각할 수 있다.

때때로 환자에 대한 우리의 반응은 극적일 수 있고 우리의 관심 중에서 가장 중요한 위치를 차지할 수도 있다. 때로 그것들은 미묘하면서도 우리가 인식하지 못할 수도 있지만, 환자와 우리의 상호작용에서 전반적인 배경을 형성한다. 당신 자신에게 주기적으로 다음과 같은 질문을 하는 것이 도움이 될 것이다.

- 나는 현재 환자에 대해 어떻게 느끼는가?
- 나는 환자가 나에 대해 어떻게 느낀다고 생각하는가? 그것에 대해 나는 어떻게 느끼는가?
- 환자의 말(언어적 또는 비언어적) 가운데 나는 무엇에 반응하게 될까?
- 환자는 내게 어떤 특정한 '역할'을 부여하는 것처럼 보이는가?
- 나에게 구체적이거나 특별한 무언가 중에 이 상황에 영향을 끼치는 것들(태도, 기억, 편견)이 있는가?
- 환자에게 보이는 나의 반응은 일반적으로 치료자가 보일 만한 평균 범위 내에 있는가?
- 나는 현재 환자에게 의무적으로 무언가 말해 줘야 한다거나 행동을 취해야만 한다고 느끼는가?

모든 치료자는 그들의 환자에게 온갖 종류의 느낌을 갖고 있다

환자에 대한 우리의 반응과 관련하여 생각해 보면, 환자가 우리에 대해 온갖 느낌을 갖게 될 것을 예상하듯이 우리 또한 환자에 대해 온갖 종류의 느낌을 갖는 것은 당연한 일이다. 여기에는 애정, 사랑, 분노, 보살핌, 반감, 호감, 혐오감, 지루함, 홍분 같은 것들이 있다. 이러한 느낌을 알아채고 인정하는 것에서 더 나아가 동료, 지도감독자, 또는 자신의 치료자에게 이러한 느낌들을 이야기하는 기회를 갖는 것이 중요하다.

자기성찰이 핵심이다

우리 자신이 환자에 대한 우리의 느낌을 인정하고 알아채는 것을 통해 환자가 누구인지, 환자가 무엇을 느끼는지 또 그들이 어떻게 세상을 경험하는지에 대한 매우 중요한 정보를 얻어 낼 수 있다. 때로는 우리의 정서적인 반응이 환자가 느끼는 것과 매우 비슷할 수 있다.

최근에 23세인 남성을 병원에 입원시킨 뒤 첫 면담을 진행하게 되었다. 환자는 활기 넘쳐 보였고, 활발하게 말했으며, 자주 웃고 또 가끔 의자에서 벌떡 일어나기도 했다. 환자는 자신이 천재적이라고 느끼며 최근에 착수하게 된 예술 프로젝트에 대해 설명했다. 그는 며칠 밤을 지새웠지만 힘이 넘쳐나는 것처럼 느낀다. 당신은 환자의 말을 들으면서 늦은 시간임에도 불구하고 힘이 솟는 느낌이 들었다. 당신은 환자의 이야기를 파악하는 데 어려움이 있었지만, 당신은 환자가 대단히 흥미로운 사람이라고 생각했다. 그가 웃을 때는 전염이라도 되는 듯 미소 짓고 있는 자기 자신을 발견했다.

한 59세 여성이 경도의 범불안과 적응장애로 정신치료를 받는다. 그녀는 어느 정도 강박적이고 스스로 '걱정을 달고 사는 사람'이라고 불렀다. 그녀는 최근에 남편이 퇴직한 것과 부부의 재정 상태에 대한 불안을 말했다. 그녀는 "주식 시장이 하락하고 있고 나머지 세계 경제도 그 뒤를 따를 거예요."라고 말했다. 그녀는 남편이 퇴직한 것이 과연 잘한 것인지 확신할 수 없었고, 특히 아이 셋을 키우면서 엄청난 담보 대출까지 감당해야 하는 성인인 딸을 걱정스러워했다. 당신은 들으면서 당신 자신도 불안과 불편함을 느끼는 것을 알게 됐다. 어느 시점에서는 당신이 다른 생각에 빠져 당신 자신의 재정 상황을 걱정하고 있다는 것을 발견했다. 당신은 '그녀 말이 맞고 우리 모두 그녀처럼 불안해하고 있어야 한다'고 생각했다.

치료자가 자기성찰을 할 때 첫 번째로 해야 할 일은 자신의 감정을 파악하는 것이다. 예를 들어, 처음 사례에서 소개된 치료자는 행복하고 힘이 넘치는 반면, 두 번째 치료자는 불안해하고 있다. 치료자 자신의 감정이 환자의 감정과 공명하고 있다. 그다음에 치료자는 앞서 언급한 일련의 질문들을 스스로에게 해 볼 수 있다.

환자에 대한 우리의 정서적 반응은 대부분 한 가지 감정 이상으로 더 복잡하게 나타난다. 그것들은 일련의 태도들로 구조화되기도 하고, 또는 환자에게 한 가지 또는 다양한 역할을 해 주어야 한다고 느낄 수도 있다. 물론 우리는 의사 또는 치료자라는 역할을 기대하며 보통 그것을 당연시한다. 하지만 그 이상을 넘어 우리는 우리의 환자가 우리를 마치 부모, 형제, 동료, 친구, 애인 또는 원수인 것처럼 우리에게 반응한다고 느낄 수 있다. 다시 말하지만, 자기성찰의 과정을 통해 이러한 것을 해결해 나갈 수 있다.

환자 #1

새 환자가 처음으로 진료실에 걸어 들어온다. 그는 "안녕하신가? Joe, 잘 지내고 계신가?"라고 당신의 이름을 부르면서 친근하고 가볍게 인사한다. 그는 의자 팔걸이에 발을 걸치면서 앉는다. 그는 앉자마자 진료실을 찾아오기까지 버스에서 겪었던 어려움을 말하기 시작한다.

여기에 두 가지 가능한 반응이 있다.

당신은 처음에 당황스럽고 그리고 어색해진다. 마치 파티에서 누군가를 만나는 듯한 느낌이 들고 가벼운 대화를 주고받아야 할 것만 같다. 그런 다음 당신은 자신이 이완되는 것을 느끼고, 대중교통에 대한 농담을 한다.

또는

당신은 처음에 당황스럽고 그리고 짜증이 난다. 마치 환자와 무슨 경쟁 관계에 놓인 기분이 든다. 당신은 환자에게 다리를 내리라 하고, 당신에게 '의사 선생님(Doctor)'이라고 부르라고 말해야 하나 생각한다.

환자 #2

당신에게 정신치료를 받던 환자는 자주 조언과 안심시켜 주기를 원한다. 그녀는 당신이나 다른 사람으로부터 많은 지지와 조언을 받기 전까지는 스스로 결정을 내리기 어려워한다. 지금 그녀는 새로 제안받은 직장에 다녀야 할지 당신에게 열 번째 묻고 있다.

다음 두 가지 반응을 살펴보자.

당신은 이 환자에게 애정을 주며, 보살펴 줘야 한다고 느낀다. 당신은 환자에게 새 직장을 다녀야 한다고 말해 주고 싶고 또 아주 좋은 기회를 얻게 된 것에 대해 칭찬해 주고 싶은 충동이 생긴다.

또는

당신은 환자에게 따뜻함과 짜증이 섞인 복합적인 감정을 느낀다. 당신은 그녀가 무엇을 해야 할지에 대해 당신이 어떻게 생각하는지 반복해서 질문하는 것에 지쳤다. 당신은 그녀에게 이제 마음을 정하고 그만 좀 집착하라고 말해 주고 싶은 충동을 느낀다.

첫 번째 사례에서 치료자는 자신에게 친근한 동료 또는 경쟁자 역할이 주어졌다고 생각할 수 있다. 두 번째 사례에서 치료자는 사랑해 주고 격려해 주는 부모 또는 불만스럽고 조급한 부모의 역할이 맡겨졌다고 느낄 수 있다.

이러한 간단한 장면은 치료자들 자신의 인격 및 인생 경험과 환자와의 상호작용의 영향으로 모든 환자에 대해 각각의 치료자가 자신의 독특한 반응을 불러일으키는 것을 보여 준다. 환자에 대해 어떠한 '표준' 또는 정확한 감정적 반응이라는 것은 없다.

미리 보기—전이와 역전이

정신역동적 정신치료에서 우리에 대한 환자의 반응을 **전이**(transference)라 부르고, 환자에 대한 우리의 반응을 **역전이**(countertransference)라고 부른다. 전이와 역전이는 이러한 치료에서 활용하는 많은 기법 중 핵심으로 자리 잡고 있다. 이에 대해 제17, 21, 22장에서 더 자세히 다룰 것이다. 이어지는 두 개의 장에서 자기성찰을 통해 정신역동적 정신치료자가 어떻게 공감하면서 듣고 무의식적인 의미를 탐색할 수 있는지 살펴볼 것이다.

권장 활동

다음 장면들을 읽고 끝에 소개된 질문들을 고려해 보자.

1. Mr A

당신은 정신과 병동의 한 수련생으로 새로운 환자를 입원시키고 있다. 응급실 전공의에게서 받은 정보에 따르면, Mr A는 35세 남성으로 양극성 장애 병력이 있고, 기분 안정제를 끊은 지 한 달이 지났으며, 현재 조증으로 병원을 찾아왔다. 문을 두드리고 면담실에 들어선 당신은 "안녕하세요. 저는 Dr Z입니다. 이 병동에서 저와 함께 치료를 시작하게 될 겁니다. 먼저, 어떻게 병원에 오게 되셨는지 이야기를 나누었으면 합니다."라고 말했다. Mr A는 양팔을 꼬고 앉아서 경멸하는 듯한 미소를 짓고 있다. 그는 약간 부스스한 차림이다. 멸시하는 톤의 목소리로 그는 "난 당신이 누군지 상관하지도 않고, 나는 당신과 말하고 싶지도 않아. 나 좀 쉴 수 있게 당신이 온 곳으로 되돌아가라고. 이곳에 오래 있을 생각 없으니까."라고 말한다.

- 당신은 Dr Z를 향해 Mr A가 어떻게 느낄 것이라고 설명하겠는가?
- 당신이 Dr Z의 입장이라면 어떤 느낌이 들겠는가?
- 당신은 Mr A에게 뭐라고 말하겠는가?

해설

Mr A는 조증 삽화의 증상을 나타내는 것으로 보인다. 당신은 정확하게 환자가 무엇을 느끼는지 알 수 없지만, 그의 반응을 통해 환자가 짜증, 분노, 의심 또는 과대함(grandiose)을 느낀다고 추측할 수 있다. 혹은 불안, 두려움, 피곤함, 또는 연약함을 느낄 수도 있다. 환자의 복합적인 느낌이 무엇이든 간에 환자는 직간접적(신체

언어, 목소리의 톤)으로 당신에 대한 강렬한 느낌을 표현하고 있다. 당신은 그를 방금 만났기 때문에, 그는 당신에 대해 구체적이거나 사적인 느낌을 품은 것이 아니라 당신이 맡은 역할과 둘이 처한 상황에 반응을 보이는 것이다. 이러한 상황에서는 앞으로 더 진행하기 전에 당신 또한 자신의 정서적 상태를 살펴보는 것이 중요하다. Mr A로 인해 두렵거나 위협을 느낀다면 방에 단 둘이 있는 것은 좋지 않다. 당신은 다음과 같이 말할 수 있다.

다시 만나기 전에 조금 쉬고 싶다면 그렇게 하셔도 괜찮습니다. 저는 간호사실에 있겠습니다. 쉬고 조금 뒤에 이쪽으로 들러 주시는 건 어떠세요? 오늘은 몇 분간만 이야기를 나누도록 하죠.

당신이 두려움을 느끼지 않는다 할지라도 당신이 Mr A에게 어떤 종류의 느낌을 가질 가능성이 있다. 환자에게 느끼는 '올바른(right)' 정서적 반응이란 없다는 것을 명심하자. 그에 대한 정서적 반응의 범위에는 불안, 짜증, 좌절감(당신은 저녁 식사 시간 전에 입원 절차를 끝내고 싶어 했다), 흥분(당신은 처음으로 조증 환자를 치료하는 것이어서 이 상황을 어려워하고 있다), 또는 위협이나 불안정한 느낌을 포함할 수 있다. 면담을 이어 갈 정도로 편안하다고 느껴진다면, 당신은 다음과 같이 말할 수 있다.

지금 이야기하고 싶지 않으시다니 유감입니다. 그래도 우리는 언젠가 다시 만나서 이야기를 나누면서 당신에 대해 더 알아 가고 병원에 입원해 있는 기간을 정해야 합니다. 우리가 지금 몇 분 동안만 그 이야기를 나눌 수 있을까요?

2. Ms B

당신은 28세 여성인 Ms B를 일주일에 두 번 정신치료를 하고 있다. 그녀는 지역 헤드스타트(head-start)[1] 교육과정에서 교사로 일하고 있다. 당신과 그녀는 주로 드러내기 기법을 사용해 그녀가 겪는 어려움을 이해하고 해결하도록 돕고 있다. 치료를 받은 지 일 년이 지난 그녀는 현저히 나아졌다. 당신은 Ms B와 강한 치료적 동맹을 맺고 있으며,

1) 역자 주: 미국 연방 정부에서 경제적, 문화적으로 불우한 아동들을 위하여 국가적으로 개입하여 만든 유아 교육 프로그램

당신을 좋아하고 믿어 준다고 생각한다. 당신 또한 그녀를 아주 좋게 생각하고 지금까지 함께 잘 협동하여 치료가 잘 진행되었다고 여긴다. 한 치료 시간에서 Ms B는 새로운 친구들을 만나는 것에 대해 이야기를 꺼내면서 "토요일 저녁 어떤 파티에서 즐거운 시간을 보냈어요. 아주 괜찮은 몇몇 사람을 만났어요. 선생님도 거기 계셨다면 분명 아주 좋은 시간을 보내셨을 거예요. 선생님이 만약 제 치료자가 아니라 어느 파티에서 만났다면 친구로 지낼 수 있었을까요?"라고 말한다.

- 이 순간 Ms B는 당신에 대해 어떻게 느끼는가?
- 당신은 Ms B에 대해 어떻게 느끼는가?
- 당신은 Ms B에게 무엇을 말하겠는가?

해설

Ms B는 당신에 대한 그녀의 긍정적인 느낌을 말하고 있다. 여기에는 호감, 애정, 고마움, 존경, 친밀함에 대한 바람이 포함될 수 있다. 또 사랑이나 성적인 느낌이 포함될 수도 있다. 게다가 그녀는 당신에 대한 호기심을 표현하고 있다—당신이 치료실 밖에서는 어떠한 사람인가 그리고 당신이 그녀에 대해서 어떠한 느낌을 갖고 있는가?

Ms B의 치료자로서 당신도 마찬가지로 그녀에게 호감, 애정과 친해지고 싶은 소망을 가지고 있을 수 있다. 더 나아가 당신은 성공적으로 치료를 할 수 있게 된 것에 대해 그녀와 당신 자신에 대해 자랑스럽게 여길 수도 있다. 이 치료는 지금까지 드러내기 기법이었으므로 현재 Ms B가 당신에 대해 가진 생각과 느낌을 지속적으로 드러내길 원할 수 있다. 당신은 그녀에게 다음과 같이 말할 수 있다.

당신은 파티에서 제가 어떤 느낌을 가졌을지, 또 치료적 환경을 벗어나서 제가 어떤 사람일지 궁금하시군요. 이러한 생각과 느낌에 대해 더 말해 주시겠어요?

한국 문화를 바탕으로 한 주석

제12장은 우리에 대한 환자의 느낌과 환자에 대한 우리의 느낌이라는 말을 사용하여 넓은 의미의 전이와 역전이에 대한 개괄적인 설명을 합니다. 여기에서 전이와 역전이라는 말을 사용하지 않는 이유는 그 단어를 사용했을 때 정신치료라는 틀 안에 갇혀 버릴 수 있기 때문입니다. 실제 일상생활에서도 이렇게 나에 대한 상대방의 느낌과 상대방에 대한 나의 느낌은 늘 존재합니다. 그런데 여기서 핵심은 환자나 치료자가 갖는 각각의 느낌이 있을 수 있다는 것을 강조하고 또 둘 사이에 오가는 느낌에 대하여 자기성찰을 해야 한다는 것입니다. 그때 느끼는 것에 대해서 정답이란 것은 없습니다. 다만, 치료자가 과연 그 상황에서 환자에 대한 느낌과 환자가 갖는 느낌을 어느 정도 파악을 하느냐, 이것이 관건입니다. 정신치료에 있어서 가장 중요한 것은 치료자가 이런 자기성찰을 어느 정도 할 수 있느냐 하는 것입니다. 자기성찰을 아주 완벽하게 잘할 수 있는 치료자가 있고 그렇지 않은 치료자도 있을 겁니다. 이런 치료자들은 타고나기도 하겠지만, 수련을 통해서 또는 연습을 통해서 나아질 수 있습니다. 가장 좋은 것은 자기가 치료를 직접 받아 보면서 그런 느낌을 경험해 보는 것이라는 데에는 반론의 여지가 없습니다.

먼저, 환자가 치료자에 대해 어떤 느낌을 나타낼 때, 그것이 물론 치료자의 현재 상황에 대한 느낌을 말하는 수도 있지만, 과거에 환자가 경험했던 것을 바탕으로 지금 상황을 해석하여 반응하는 경우가 많습니다. 그래서 이런 환자의 느낌을 정확히 파악하고 있어야 환자가 과거 어떤 경험을 했다는 것을 알고 깊숙이 자리 잡은 감정의 뿌리들을 파악할 수 있습니다. 이런 가장 밑바닥에 있는 감정을 핵심감정이라고 하는데, 핵심감정은 그 사람의 일거수일투족에 늘 반영되어 나타나기 때문에, 핵심감정을 파악해야 그 사람의 전체 행동을 이해할 수 있습니다. 환자에 대한 이해가 많아질수록 치료는 더 잘 진행이 됩니다. 왜냐하면 치료자가 환자에 대해서 더 많이 이해해야 환자가 자기 자신을 이해하도록 도움을 줄 수 있기 때문입니다.

환자에 대한 치료자의 느낌은 치료에 많은 보탬이 됩니다. 이 장에서는 치료자의 자기성찰을 위해 환자를 만났을 때 치료자 자신의 느낌을 살펴야 한다고 강조했습니다. 이러한 습관은 일상생활에서도 만나는 상대방에 따라 변하는 자신의 느낌을 알아차려야 자기성찰을 할 기회가 생기고 반응을 할 때도 무의식적인 반응이 아니라 무의식적인 느낌을 의식으로 끌어올려 상황에 맞게 적절히 반응을 해야 합니다. 치료자의 무의식도 역시 환자의 경우와 마찬가지로 어렸을 때 인지 능력 내에서 형성되었던 방어기제가 그 당시로서는 최선이지만 현재 어른이 된 상태에서 그때의 것을 적용하자면 유치할 수밖에 없습니다. 그래서 치료자도 무의식적인 반응을 할 게 아니라 현실에 맞게 의식적으로 판단하여 행동해야 합니다. 이렇게 환자를 대하면서 드러나는 자신의 무의식적인 느낌을 알아채는 것 또한 자기성찰의 좋은 기회가 됩니다.

환자가 자신을 이해하면 자신의 행동에 대해서 과거에 무의식적으로 행동했던 것을 의식의 범위 내에서, 의식에 떠올려서 새로운 판단기준을 갖고 자기 행동을 변화시킬 수 있기 때문에 환자가 자기의 감정을 파악하는 것이 중요합니다. 그렇게 되기 위해서는 치료자가 먼저 환자의 감정을 파악해야 하고 그게 환자에게 전달되고, 의논하는 가운데서 환자가 그걸 깨닫게 되는 것이 치료의 중요한 과정입니다. 정신치료에서의 핵심은 이러한 감정을 어느 정도 파악을 하고 있느냐입니다. 그리고 '치료의 길을 잃었을 때 감정의 맥을 따라가는 것이 가장 지름길이다'라는 유명한 말이 있습니다. 이번 장에서는 구체적인 얘기는 나중에 나오겠지만 그런 감정 파악에 대한 중요성, 즉 치료자의 자기성찰을 통한 자신의 감정을 알아채는 것이 중요하다는 것을 말하고 있습니다.

처음부터 환자가 드러내는 전이를 파악하는 것도 중요합니다. 하지만 치료 중간에 언제라도 환자의 전이를 파악해야 하고 어떤 경우에는 직접 물어볼 수도 있습니다. "지금 나에 대해서 어떻게 생각하십니까?"라고 묻습니다. 사실 이런 표현은 남녀 간에 연애하며 관계가 무르익었을 때 자신 있게 확인하기 위해 물어볼 정도로 긍정적인 대답을 기대할 때 할 수 있는 질문입니다. 하지만 정신치료가 어느 정도 진행되었을 때 환자의 감정 표현을 도와주기 위해 소위 줄탁동기(啐啄同機), 즉 병아리가 알에서 깨어 나올 때 어미 닭과 병아리가 안팎에서 같이 쪼아야 한다는 식으로 환자가 편하게 표현하는 것을 도와줄 수 있습니다. 물론 관계 형성이 잘된 상태라도 처음 이런 질문을 받았을 때는 그 생소함에 조금 당황합니다. 그러나 곧 익숙해지고, 다음번에는 부담 없이 더 자유로움을 느끼며 대답합니다.

저는 전이현상을 강의하는 수업 시간에 학생들에게 마이크를 들이대며 "나에 대해 어떻게 생각하느냐?"고 질문을 합니다. 졸던 학생들도 화들짝 놀라 깨고, 질문을 받은 학생은 대단히 난감해하면서도 예의를 잃지 않고 좋은 면을 말합니다. 하지만 좋은 내용이든 나쁜 내용이든 질문하는 선생과는 전혀 관계가 없습니다. 왜냐하면 학생들은 선생에 대해 잘 모릅니다. 모르는 상태에서 과거 자기가 경험했던 권위상(authority figure)에 대한 경험을 말할 뿐입니다. 전이는 과거의 경험을 반영하는 것이라는 사실을 늘 염두에 두어야 합니다. 하지만 환자의 반응 중에는 어느 정도 현실이 반영된 부분도 있다는 사실 또한 기억하고 있어야 합니다.

한편, '어떻게 생각하느냐?'는 질문은 단순히 사고(thinking)만 물어보는 것이 아니라, 느낌(feeling)까지 포함된 질문입니다. 영어식으로 표현하자면 "어떻게 생각하고 어떻게 느끼냐?"고 물어봐야겠지만, 우리말은 그렇게 물어보면 오히려 부자연스러워지고 순간적으로 환자는 지식화(intellectualization)를 사용하게 되면서 감정을 배제한 지식만 전달합니다. 그렇게 되면 당연히 치료는 수박 겉핥기로 가게 됩니다. 우리말로는 영어식인 '나의 아버지'가 아니라 '우리 아버지'라고 말해야 아버지에 대한 감정이 자연스럽게 같이 올라옵니다.

치료 중 치료자에 대한 표현이 극적인 효과를 가져온 소암 선생의 경우를 소개하겠습니다. 치료받던 제자들과 저녁 식사를 하는 자리였다고 합니다. 서로 이야기를 주고받던 중 한 제자가 소암 선생에 대한 느낌을 얘기하게 되었다고 합니다. 그때 그 제자는 소암 선생을 향하여 "I want to come and kill you"라고 했다 합니다. 이때 소암 선생은 껄껄 웃으며 "세상에 그렇게 말할 수 있는 사람이 몇 명이나 있나?"라며 제자의 적개심을 그대로 받아 주었다 합니다. 이러한 소암 선생의 반응을 대하면서 그 제자는 "정말로 선생님이 나를 받아 주시는구나!" 하며 말할 수 없는 깊은 감동을 받았다고 합니다. 아마 그 제자는 한국말로 하였을 텐데 막상 글로 쓸 때 굳이 영어로 표현한 것을 보니 아마도 자기도 모르게 심한 적대적인 말을 했던 것 같습니다. 중요한 점은 환자가 겉으로 나타낸 표현에 치료자가 반응한 것이 아니라 환자의 속마음을 알아듣고 그것에 대한 측은지심으로 환자를 받아 주었다는 사실입니다. 그러면서 적개심은 자꾸 폭발시키며 발산하는 게 아니라 그렇게 녹여 버려야 한다는 것입니다.

환자에 대한 치료자의 느낌을 빨리 알아채야 하는 이유는 또 있습니다. 환자의 진단에 매우 도움이 되고 치료 방향을 설정하기에 좋기 때문입니다. 대부분 착한 아이로 자라 온 치료자들은 환자에 대해 부정적인 느낌을 받아도 그런 느낌을 가지면 안 된다고 생각하여 애써 부정적인 느낌을 받아들이지 않으려 합니다. 그래야 좋은 치료자라고 착각하는 겁니다. 저는 그런 초보 치료자들에게 환자의 나쁜 점을 빨리 파악하라고 지시합니다. 나쁜 점을 파악하는 것과 미워하는 것은 전혀 다른 것입니다. 나쁜 점을 빨리 파악해야 환자의 대인관계 패턴을 알 수 있습니다. 그래야 진단을 정확히 할 수 있습니다. 진단을 정확히 하려면 좋은 면만 보려는 태도는 버려야 합니다. 선악을 떠나 중립적 입장에서, 있는 그대로의 사실을 알아야 정확한 진단이 가능합니다. 내과나 외과 질환에서도 소위 VIP 증후군이 있습니다. 자신의 가족이나 사회적으로 중요한 사람을 환자로 대할 때 개인적인 감정이 개입되면 진단과 치료가 오히려 잘못된 방향으로 진행되는 경우가 많습니다. 의사도 사람이기 때문에 자연스럽게 생기는 현상입니다. 하지만 의사가 전문가가 되려면 그러한 마음가짐도 훈련을 통해 제대로 다스려야 합니다.

한편, 정신치료에서도 치료자가 환자에 대해 다른 사람들과 똑같은 반응을 하게 되면 그 치료는 성공할 수 없겠죠. 환자에게 '다른 사람들은 나를 비난하지만, 우리 선생님은 그렇지 않구나!'라는 확신이 생겨야 치료가 진행될 수 있습니다. 다른 사람과 똑같이 반응하는 것은 아닌지 자기성찰을 해야 하는 이유도 바로 여기에 있는 것입니다.

제13장

공감적인 청취

주요 개념

공감(empathy)이란 다른 사람의 정신적 그리고 정서적 상태를 알아채고 이해하는 능력을 말한다. 가끔 '다른 사람 입장에서 생각할 수 있는' 능력이라고도 한다.

공감적인 청취(empathic listening)란 다른 사람들이 그들 자신과 그들의 세상을 어떻게 경험하는지 이해하기 위해 듣는 것이다.

공감적으로 듣기 위해 환자에게 느끼는 우리의 정서적 반응에 주의를 기울이는 것은 필수적이다.

정신역동적 정신치료에서 우리는 환자의 입장과 우리의 입장 사이를 오가며 들어야 한다.

무엇보다도 정신역동적 정신치료자는 듣는 사람들이다. 우리는 환자의 말을 들어줄 뿐만 아니라 특별한 방식으로 듣는다. 우리는 어떻게 들어야 하는지 그 방법은 물론 들은 것들에 대해 어떻게 생각하고 체계화해야 할지도 배워야 한다. 제16장에서는 듣는 기술에 대해 더욱 자세하게 논의할 것이다. 그러나 정신역동적 청취에서 가장 중요한 측면 중 하나는 환자가 자신과 자신의 세상을 어떻게 경험하는지 이해하기 위해 우리가 들은 것을 활용하는 능력이다. 이것을 우리는 **공감적인 청취**라고 부른다.

다른 사람이 어떻게 세상을 경험하는지 이해하는 능력은 사람들 간의 정서적 연결에서 강력한 구성요소가 된다. 우리 각자는 현실을 바라보는 자기만의 관점을 갖고 있지만, 자신의 상상을 이용하고 경험을 동원하여 다른 사람의 입장을 대략적으로 알 수 있을 뿐이다. 이러한 능력을 **공감**이라고 한다. 그렇다면 우리는 어떻게 환자의 말을 공감적으로 청취하는 것을 배울 수 있을까?

적극적인 청취자가 되는 것을 배우기

질문하기

공감적인 청취자로서, 우리는 환자가 경험하는 것을 제대로 파악하기 위해 환자의 말을 **적극적으로** 들어야 한다. 이러한 유형의 청취로 안내하는 두 가지 중요한 원칙은 '환자가 하는 말의 의미에 대해 추정을 내리지 않기'와 '사소한 곳에 문제가 있다'는 것이다. 세세한 것과 뉘앙스를 이해한다는 것은 큰 차이가 있다. 예를 들어, 한 환자가 어머니와 다툰 뒤 '화가 났다'고 하자. 우리는 화가 났다는 것이 **우리**에게 어떤 의미인지 알겠지만, **환자**에게는 어떤 의미일까? '화가 났다'는 말은 슬픔, 아픔, 좌절, 짜증, 분노와 같은 다양한 의미를 내포하고 있다. 다음 질문을 살펴보자.

> 당신이 화가 났다고 말씀하셨는데 무슨 뜻인지 설명해 주시겠어요?

또는

당신이 화가 나셨을 때 정확하게 어떻게 느끼셨는지 말씀해 주시겠어요?

이렇게 질문함으로써 당신과 환자 모두 환자의 경험을 더 깊고 자세하게 이해하도록 도울 수 있다.

반향하는 말을 사용하기

반향하는(reflecting) 말을 통해 확인하거나 서로 간의 이해를 수정하도록 도울 수 있다.

환자 어머니께서 제 생일에 요리책을 선물해 주셨어요. 하지만 어머니는 제가 요리라면 질색하는 것을 잘 알아요. 정말 화가 나더라고요!

치료자 당신이 무엇을 원하는지 어머니께서 별로 신경 쓰지 않으셨던 것처럼 들리는군요.

환자 네, 그게 정말 화가 났어요.

치료자는 무엇인가를 들은 뒤 어느 정도 환자의 상황을 보는 관점을 이해했다고 생각하지만, 그것이 맞는지 확실히 하기 위해 반향하는 말을 사용한다. 반향하는 말은 '그것은 마치……,' '제가 듣기에는……' '당신의 말에 따르면……'과 같은 표현으로 시작한다. 때로는 우리의 공감적인 청취 능력을 환자가 교정해 줄 수도 있다.

환자 제 언니가 크리스마스에 집에 온다고 해서 정말 기뻤어요.

치료자 몇 개월이 지나서 언니를 볼 수 있으니 참 반갑겠군요.

환자 아마도요. 하지만 실은 저 혼자 부모님과 함께 있지 않아도 된다는 뜻이죠.

이렇듯 반향하는 말은 환자의 경험을 명확하게 하도록 도와주어서 치료자는 환자가 상황을 바라보는 관점에 대해 더 잘 이해하게 된다.

다른 사람을 이해하기 위해 자신을 들여다보기

환자가 전달하려는 것에 대해 가능한 한 명확하게 당신이 알아내는 것을 확실히 하는 것 이외에, 공감적으로 듣는 다른 방식은 환자의 경험을 이해하는 것을 돕기 위하여 환자에 대한 당신 자신의 반응을 사용하는 것이다. 당신은 여러 가지 방법으로 이것을 할 수 있다.

환자의 입장에서 생각해 보기

환자의 말을 들으면서 당신은 환자의 입장에 처한 자신을 상상해 볼 수 있다. 비슷한 경험, 상황 또는 느낌에 대한 기억이 당신에게 떠오를 수 있다.

당신은 정말 '알겠다'라거나, 환자가 말하는 것에 관련시킬 수 있는 느낌을 가질 수 있다.

> 25세의 학생인 Ms A는 부당하게 요구하는 한 교수를 향한 분노와 억울함에 대해 말한다. 그녀의 치료자인 Dr Z는 3년차 심리학과 대학원생이다. Ms A의 말을 듣고 있던 Dr Z는 최근에 자신이 논문 지도자로부터 느꼈던 비합리적이고 부담스러운 요구가 떠올랐는데, 그는 Ms A의 분노가 자신에게 매우 친숙하게 느껴진다는 것을 알게 된다.

환자의 경험이 당신 자신의 것과 공명하는 방식을 알아채는 것이 매우 도움이 될 수 있다. 하지만 기억해야 할 점은 단지 당신이 이러한 공감적인 반응을 가졌기 때문에 환자가 무엇을 의미하는지 정확하게 안다고 추정하지 말고, 분명하게 하기 위해 반향하는 말로 테스트해 봐야 한다는 것이다.

우리 자신의 느낌에 주목하기

때로는 환자들이 그들 자신의 느낌을 인식하기도 전에, 우리가 먼저 환자들의 경험과 관련하여 갖게 되는 자신의 느낌을 인식할 수 있다. 정신역동적 정신치료에서는 많은 환자가 어려움을 야기하는 무의식적인 느낌을 갖고 있기 때문에 이는 흔한 현상이다. 여기 사례가 있다.

> 33세 기혼 남성으로 두 어린 자녀를 둔 Mr B는 지난주에 가족과 함께 '처음으로 장만

> 한 집'에서 좋은 동네에 있는 더 큰 집으로 이사했다고 말했다. Mr B는 이사에 관해 자세하게 설명하면서 이 모든 것이 어떻게 발전을 나타내는 조짐인지 합리적으로 설명했다. 그가 말하는 동안 치료자인 그녀는 자신이 두드러지게 슬픈 느낌을 갖는 것을 알았다. Mr B가 말하는 것을 멈추자 치료자는 "당신이 이번에 이사해서 얼마나 흥분되는지 알 것 같아요. 그런데 그것에 대해 다른 느낌은 없는지 궁금하군요."라고 말했다. Mr B는 곰곰이 생각하더니 아내가 이사하기를 엄청 고대했지만, 정작 본인은 이전에 살던 집을 정말 좋아했고 이사하는 것이 아쉬웠다고 했다. 그는 또 이사하면서 재정적으로 더 부담되면서 자신을 불안하게 만든다고 말했다.

환자가 직접적으로 자신의 경험을 표현하지 않았더라도 치료자가 그녀 자신의 느낌에 주목함으로써 공감적으로 듣는 데 도움이 되었다.

공감적인 청취의 어려움

환자의 말에 치료자가 강렬한 느낌을 가질 때

청취하는 동안에 공감을 유지하기 어렵게 만드는 많은 장애물이 있을 수 있다. 예를 들어, 환자들이 듣기에 거북한 말을 한다면 그들의 관점에 주의를 기울이기가 더욱 어려워질 수 있다. 이것은 우리를 혐오감, 두려움, 슬픔으로 가득 차게 하는 것이다. 인종 차별을 당한 적이 있는 치료자가 특정한 인종 집단에 대해 혐오하는 느낌을 논의하는 환자의 말을 듣는 것이 얼마나 힘들지 상상해 보자. 또는 최근에 남자 친구에게 실연을 당한 여성 치료자가 최대한 많은 여성을 유혹하고 싶은 소망에 대해 말하는 남성 환자의 말을 듣고 있는 상황을 상상해 보라. 우리는 환자들에게 떠오르는 대로 말하라고 권하기 때문에 환자들은 우리에게 가끔 듣기 어려운 내용을 말할 수도 있다. 만약 우리가 어느 특정한 환자에게서 우리의 공감적 청취 능력이 어려움을 겪게 된다면, 동료나 멘토로부터 지도감독을 받는 것이 큰 도움이 될 수 있다.

환자가 공감하기에 매우 어려운 내용을 기술할 때

가끔은 당신의 경험과 너무 달라서 당신이 공감할 수 없다고 느끼는 것에 대해 환자가 이야기할 수도 있다. 그런 경우 당신은 무심하거나, 불안하거나, 지루해하거나, 비판적인 느낌이 들 수도 있다. 이러한 상황에서는 당신의 반응에 호기심을 가지는 것이 매우 도움이 될 수 있다. 당신 자신에게 다음과 같은 질문을 해 보자.

- 나는 이 내용을 어떻게 듣고 있는가?
- 나는 환자의 관점에서 듣고 있는가?
- 내 안에 어떤 특정한 것을 자극하게 만드는 것으로서 내가 듣고 반응하는 것은 무엇인가? 아니면 그것이 내게서 이러한 반응을 끌어내려고 이 사람이 하는 것 이상으로 느끼게 하는가?
- 이 순간 환자가 말하는 내용에 대해 다른 사람(동료, 지도감독자)이 내 입장이라면 어떻게 느꼈을 것이라고 생각하는가?

어쩌면 이 환자의 경험과 갈등, 방어 수단이 당신 자신의 것과 근본적으로 다를 수 있다. 또는 환자가 말하는 것이 정신병적인 경험이나 반사회적 성격 특성과 같이 선천적으로 관련시키기에 어려울 수도 있다. 다시 말해, 환자에게 자세한 것을 명료하게 말해 줄 것을 부탁하고 당신이 이해한 것을 요약하는 것이 도움이 될 수 있다.

환자 직장을 나왔을 때 상사에게 너무 화가 나서 화를 가라앉혀야 했어요. 늦은 시간이었지만 집까지 걸어갔죠. 그러다가 보도 위에 놓인 돌을 보고, 그 돌을 주워서 제일 가까이 주차해 있는 차에 던졌죠. 차 창문이 부서졌어요. 진짜 기분이 좋더라고요.

치료자 어떤 식으로 기분이 좋았죠? 당신이 무슨 생각을 했고 느꼈는지 좀 더 이야기해 주시겠어요?

환자 돌을 던지는 것처럼 물리적으로 무언가 할 수 있는 것이 좋았어요. 그런데 차 창문이 깨지자마자 바로 깨어난 기분이었어요. 더 이상 화가 나지 않았고 단지 무섭고 정말 미안한 마음이 들었어요. 그 차 창문을 깨부숴다니 정말 믿기지가 않아요!

치료자 그러니까 돌을 던져서 긴장을 풀어 준 느낌이 들었지만, 후에 당신의 행동이 파괴적이었다는 것을 아셨군요.

환자 네, 그런 것 같아요.

또는

치료자 어떤 식으로 기분이 좋으셨나요? 무슨 생각을 하셨고 무슨 느낌이 들었는지 더 말해 주시겠어요?

환자 제가 통제한다는 느낌이었어요. 유리 창문이 깨지는 소리는 굉장했어요. 전혀 미안한 마음이 안 들었죠. 만약에 돌이 하나 더 있었으면 그것도 던졌을 거예요.

치료자 그러니까 파괴적인 행동이 당신의 기분을 좋게 해 줬다는 말씀이군요. 다른 사람의 차를 망가뜨린 것에 대해 어떠한 후회도 느끼지 않으셨나요?

환자 전혀요. 그 사람 자동차 보험이 다 해결해 줄 거예요.

이런 사례들에서 치료자는 질문을 통해 관련시키기 어려운 경험을 이해하는 데 도움이 되었다.

환자가 치료자에 대해 강렬한 느낌을 가질 때

환자가 우리를 향해 욕구나 분노와 같은 강렬한 느낌을 표출할 때 우리는 지속적으로 환자의 관점에 맞추는 것을 유지하기가 어려울 수 있다. 이러한 경우 우리는 환자의 경험에 지속적으로 머물러 있기보다는 설명 또는 우리 자신에 대한 방어를 통해 환자의 감정을 완화시키고 싶어질 수 있다.

최근 정신치료 시간에서 Mr C는 다음 날로 예정되어 있는 의학적 시술(elective medical procedure)에 대한 양가감정을 논의했다. 이 시술을 받을지 결정을 내릴 수 있도록 치료자가 그를 도와주었음에도 불구하고, 그는 치료자가 그다지 지지적이지 않았다는 느낌을 받았다고 최근 몇 주 동안 이야기해 왔다. 치료 시간이 끝나고 진료실을 나가면서 그는 "선생님, 제게 행운을 빈다고 말해 주실 수도 있잖아요."라고 빈정대는 투로 말했다. 시술 후 치료 시간에 그는 치료자가 행운을 빌어 주지 않은 것에 대해 무척 화가 났고 치료자가 냉담하고 공감할 줄 모른다고 말했다.

이러한 상황에서 치료자는 '환자가 참 과잉 반응을 보이는군! 내가 치료 시간 내내 그의 말을 심각하게 들어 주고 그의 느낌에 대해 이야기를 나누었는데 어떻게 나 보고 냉담하고 공감할 줄 모른다고 말할 수 있을까! 뭐, 내가 행운을 빌어 준다고 말할 수도 있었겠지만, 그렇다고 내가 지지적이지 않다는 건 아니잖아!'라고 생각할 수 있다. 여기에서의 어려운 점은 환자의 경험에 같이 머물기 위하여 우리 자신의 정서적인 반응을 잠시 미루어야 하는 것이다. 이 책의 후반부에 우리가 더 자세하게 다루겠지만, 이 말은 당신은 당신의 반응을 반드시 무시해야 한다는 뜻이 아니다. 왜냐하면 그것은 당신으로 하여금 환자, 그리고 다른 사람과 관계를 맺는 환자의 특징적인 방식에 대해 이해하도록 도울 수 있기 때문이다. 환자의 경험을 이해하기 위해서 치료자는 자신의 느낌을 마음에 새기는 동시에 환자의 입장에 맞추어 머물러 있어야 한다. 예를 들어, 치료자는 "당신에게 행운을 빈다고 말하지 않아서 당신이 무엇을 필요로 하는지 아니면 무엇을 원하는지 제가 이해하지 못했다고 느끼셨군요."라고 말할 수 있다. 여기 다른 사례가 있다.

Ms D는 치료 시간마다 5~10분 늦게 오는 경향이 있다. 하루는 그녀가 10분 늦게 도착했는데, 그때 치료자가 통화를 마칠 때까지 몇 분간 그녀를 대기실에서 기다리게 했다. 그녀는 진료실에 들어설 때 짜증스러워 보였다. 그녀는 어머니와 상사 때문에 짜증이 난다고 말하기 시작했다. 치료자가 그녀의 분노감정에 대해 언급하자 아무 말이 없었다. 그러고 나서 그녀는 치료자에게 자신을 계속 기다리게 해서 화가 났다고 말한 뒤, 치료자가 늦게 나타남으로써 자신의 지각에 대해 보복하는 것은 불공평하다고 말했다.

이 사례에서도 환자가 처음에는 비언어적 그리고 간접적으로 표현했지만, 환자는 치료자가 공감이 부족하다고 비난하고 있다. 치료자는 '이 환자는 거의 매번 늦으면서 왜 내가 몇 분 기다리게 하는 건 못하게 하지?'라는 생각을 하며 자신을 방어하고 싶을 수 있다. 다시 말하지만, 치료자에게 어려운 과제일지라도 환자의 입장에서서 환자에게 유리한 위치에서 경험하려고 노력해야 한다. 치료자는 다음과 같이 반응할 수 있다.

당신이 늦는 것과 치료 시간을 허비하는 것에 대해 자주 기분이 나쁠 것을 압니다. 그러니 오셨는데 제가 기다리게 해서 좌절하셨을 것입니다. 이에 대한 당신의 느낌에 대해 좀 더 이야기를 나눠 보도록 합시다.

치료자가 환자의 삶에 연관된 어느 인물과 자신을 동일시할 때

공감적인 청취를 어렵게 하는 또 다른 잠재적인 장애물은 우리가 환자의 이야기에 나오는 어느 인물의 관점에서 상상하면서 들을 때 나타난다. 그 인물은 주로 가족, 친구, 동료와 같이 환자와 관계가 있는 사람들이다. 때로는 우리가 외부 관찰자 또는 해설자의 입장에서 듣기도 한다. 그럴 때면 우리는 "환자의 말을 객관적으로 바라봄으로써 숨겨진 의미, 감정, 방어를 드러내는 것이 치료자가 해야 할 일 아닌가요?"라고 질문할지도 모르겠다. 이에 대한 답은 네와 아니요 모두이다. 궁극적으로 우리는 환자가 말하는 것과 말하지 않는 것에 지속적으로 호기심을 유지하면서 그들 자신이 보지 못하는 것을 보도록 도와주려고 노력한다. 하지만 너무 빨리 우리의 결론으로 뛰어들지 않을 때가 가장 유익하고 생산적일 수 있다. 첫 단계는 환자의 방식대로 보고 느끼도록 노력하고, 이해한 것을 환자에게 전달해야 한다.

Ms E는 30대 여성으로 우울증과 대인관계의 어려움을 호소하며 치료를 받으러 왔다. 그녀는 혼자 살면서 사회적으로 소수의 만남을 갖고 있지만 가까운 친구는 없다. 가수로 데뷔하려고 준비하면서 여러 직장에서 비서로 일해 왔지만, 그녀는 모든 직장에서 해고당하거나 사직을 했다. Ms E는 외로움과 남들에게 푸대접받는 기분을 지속적으로 느낀다고 불평한다. 그녀는 전반적으로 사람들에 대해 무례하거나, 이기적이거나, 둔감하거나, 잔혹하다고 표현한다. 그녀는 불행하게도 이런 불쾌한 사람들을 반복적으로 만나게 된다면서 왜 자신만 늘 피해자가 되는지 모르겠다고 말한다. Ms E는 초기 치료 시간에 주말 동안 브런치를 먹기 위해 만났던 직장 동료와 다투었던 이야기를 꺼낸다.

"S에게 일요일에 만날 수 있겠냐고 물었어요. 그녀는 11시에 볼 수 있다고 했지만, 저는 주말에 늦게까지 잔다고 말했어요. 그런데 이미 티켓까지 구해 놓은 공연 때문에 오후 내내 바쁘다는 핑계를 대는 거예요. 아마 저와 함께 있기 싫어서였겠지만, 그녀는 수동 공격적이라 그렇게 말하지도 못해요. 저는 그래서 계속 어떻게 나오는지 보려고, '좋아. 브

> 런치 먹으러 가자'고 말했어요. 이미 발뺌하기에는 늦었다고 느꼈는지 승낙하더라고요. 제게 굉장히 불리했지만 우리는 정오에 그녀가 가기로 한 공연장 근처에서 보기로 했어요. 알람이 제대로 작동을 안 했는지 저는 늦게 일어났어요. 그리고 30분 넘도록 버스를 기다렸는데도 오지 않는 거예요! 그녀에게 전화를 걸어서 늦는다고 알렸죠. 결국 제가 도착했을 때는 12시 30분이었는데, 그녀가 '미안해. 내가 먼저 주문했어. 친구들과 공연장에서 만나기로 했는데 늦고 싶지 않거든.'이라고 말했어요. 선생님은 그걸 믿을 수 있으세요? 나는 너무 화가 나서 식사하는 동안 거의 말도 하지 않았어요."

여기에 두 명의 다른 치료자가 어떻게 반응했는지 예가 있다.

> 치료자 1: 당신은 S에게 굉장히 화가 난 것처럼 들리는군요. 하지만 그녀에 대해 너무 빨리 판단을 내리는 것은 아닐까요? 그녀가 이미 계획이 있었어도 진심으로 당신과 시간을 보내고 싶었을 수도 있으니까요. 그리고 늦게 도착한 것에 대해 어떻게 느끼셨나요? 당신이 기다리는 쪽이었다면 화가 나지 않았을까요?

> 치료자 2: 당신은 S가 진심으로 당신과 함께 시간을 보내고 싶어 하지 않는 것처럼 느끼셨군요. 그리고 그녀를 만나기 위해 당신에게 불리한 시간과 장소에서 만나는 수고를 하신 것처럼 들리네요. 버스를 놓쳐서 상심이 크셨는데, 거기에다 그녀가 당신 없이 미리 음식을 주문해서 화가 나셨군요.

치료자 1은 Ms E의 말을 S의 관점에서 또는 '객관적인' 외부 관찰자의 입장에서 들었다. 그의 질문들은 Ms E 내부에서 경험한 것을 이해하기보다는 그녀 자신의 경험 외부로 나가도록 하는 데 목적을 두고 있다. 반면, 치료자 2는 비판 없이 Ms E의 관점이라고 그가 믿는 것을 말하고 있다. Ms E와 강한 치료적 동맹이 형성되었고, 그녀에게 다른 사람들의 관점에서 볼 수 있는 능력이 어느 정도 생겼다면, 그녀는 그녀의 태도에 대해 부드럽게 직면하는 말을 들을 수 있을지도 모른다. 하지만 Ms E가 상황을 설명하는 방식을 보면 현재 자기성찰 또는 S의 관점에서 바라볼 수 있는 그녀의 능력이 충분히 의심스러울 수 있다. 특히 Ms E가 치료 초기에 있다면, 그녀는 치료자 1의 말을 가장 좋게는 도움이 안 된다고 생각하거나, 가장 나쁘게는 치료자가 비판적이고 공감하지 못한다고 들을 것이다. 그녀가 이해를 받는다고 느끼게

끔 도와줌으로써 치료자 2의 개입은 동맹을 강화할 수 있다.

우리의 관점과 환자의 관점 사이를 오가기

궁극적으로 정신역동적 정신치료자로서 우리는 환자의 관점에서 사물을 보기와 우리의 관점에서 사물을 보기 사이를 오간다. 또한 우리는 환자와 관계를 가진 사람으로서, 다른 사람의 관점에서 사물을 보는 데 시간을 사용할 수도 있다[1, 2]. 이 모든 관점은 환자를 돕는 우리의 능력에 있어서 중요하다. 그러나 어느 하나 또는 다른 관점에서 너무 시간을 보내는 것은 공감적으로 듣는 데 어려움을 겪고 있다는 신호일 수 있다. 여기에 언제 다른 관점으로 옮겨야 할지 스스로에게 물어볼 수 있는 것들이 있다.

나는 아주 강렬한 느낌을 갖고 있는가

이것은 당신이 한 가지 관점에 꽂혀 있다는 것을 의미할 수 있다.

> Ms F가 딸에 대한 그녀의 분노를 말하자 치료자는 무척 화가 났다. 이것은 치료자가 자신이 Ms F의 딸과 동일시(자기 어머니에 대한 자기 자신의 관계와 관련되어)하고 있었고 관점을 바꿔야 할 필요가 있음을 알도록 도와주었다.

나는 환자에게서 분리되었다고 느끼는가

이는 공감적 청취가 흔들리고 있다는 또 다른 좋은 신호이다. 지루하고, 환자의 말을 기억하지 못하고, 치료 시간 중에 집중이 안 되는 경우가 이것이 생길 수 있다는 단서이다.

공감적으로 듣기 위해 관점을 바꾸기를 배우는 것은 마치 근거리와 원거리에 있는 사물 사이에서 초점 맞추기를 배우는 것과 약간 비슷하다. 연습을 하면 자동적으로 환자의 경험에 늘 가까이 머물러 있게 될 것이다.

권장 활동

다음 각각의 예에서 질문 또는 반향하는 언급 등 '적극적 청취'의 예를 제시하시오. 각 사례에 대한 당신 자신의 정서적인 반응은 어떠한가?

1. 당신은 노년에 홀아비로 지내는 Mr A와 첫 외래 환자 평가(initial outpatient evaluation)를 위해 만났다. 그가 말했다.

   작년에 아내가 죽은 뒤로 제 삶에 의미가 없어졌어요. 더 이상 아무것도 이전 같지 않을 거예요. 인생의 목적이 무엇인가? 그런 생각이 가끔 듭니다.

2. 28세 남성인 Mr B는 불안과 경도의 우울증을 호소하며 한 달 전부터 당신을 보러 왔다. 그는 방금 치료자에게 일주일에 몇 번씩 코카인을 사용하고, 직장에 늦게 출근하거나 아프다고 결근하는 일이 잦아졌다고 밝혔다. 첫 면담에서 그는 최근 약물이나 알코올 사용을 부인했었다. 그가 말했다.

   제가 코카인을 사용한다고 미리 말씀드렸어야 했겠지만 사람들은 너무 비판적이에요. 부모님은 누가 저녁을 먹으면서 포도주 한 잔씩 마신다고 하면 술 중독자라고 생각하시거든요. 전 제가 원하면 절제할 수 있어요.

3. 둘째 아이를 낳고 직장에 돌아가야 할지 갈등을 겪고 있는 40세 여성인 Ms C가 정신치료를 받으러 왔다. 초기 치료 시간에 그녀가 말했다.

   이번 결정에 대해 무척 혼란스러워요. 전문가로서 이 자리에 올라오기까지 제 삶 전부를 바쳤어요. 제 직업을 포기할 거란 생각은 한 번도 해 본 적이 없지만 아이들과 너무 많이 떨어져 있는 것도 견딜 수 없어요. 남편은 별로 신경 쓰지도 않고 훨씬 편안해 보여요. 선생님은 제가 어떻게 해야 한다고 생각하세요?

4. 35세 여성인 Ms D는 조현병 진단을 받은 사람이다. 정기적인 약물 처방을 받기 위해 병원을 찾아왔다. 그녀가 말했다.

   저는 약을 끊었어요. 사람들은 저보고 약을 먹으라고 했지만, 어떤 사람들은 먹지 말라고 했어요. 예전과 같은 색상의 약도 아니었어요. 그 색상의 약을 먹으면 안 돼요. 독약일 수 있어요.

5. 50세 남성 Mr E는 최근에 관상 동맥 질환을 진단받았다. 그는 불안과 불면증을 호소하며 자문을 받으러 왔다. 환자가 말했다.

제 추측에는 제가 불안한 게 당연하죠. 저의 아버지는 55세에 심장마비로 갑자기 돌아가셨는데, 이제는 제가 같은 병을 얻었어요. 병원에서 처방한 저지방 식단에 익숙해지고 정말로 운동을 시작하면 될 것 같아요. 기초적인 것부터 빠짐없이 다루면서 스트레스 관리에 대해 누군가를 보는 게 좋겠다고 생각했어요. 스트레스가 제 심장에 좋진 않을 테니까요.

해설

1. Mr A는 깊은 상실감과 절망감에 대해 말하고 있다. 치료자는 반드시 이러한 느낌에 공감적으로 반응하고 자살에 대한 생각을 물어보아야 한다. 다음 예를 살펴보자.

아내를 잃으셔서 충격이 크셨군요. 많이 절망스러워하시는 것 같아요. "인생의 목적이 무엇인가?"라고 하신 것에 대해 더 이야기해 주셨으면 좋겠어요. 자신의 죽음이나 자살에 대해 생각해 보신 적이 있나요?

2. Mr B는 코카인 관련 문제와 치료자에게 중요한 정보를 숨기는 것으로 자신의 문제를 최소화시키는 듯하다. 첫 번째 전략으로 Mr B의 느낌을 당신이 비판단적인 방식으로 이해한 것을 반향시켜 줌(reflecting)으로써 가장 생산적인 결과를 가져올 수 있다(제10장에서 언급한 것과 같이 환자가 코카인을 지속적으로 사용할 경우 후에 다른 입장을 취해야 할 필요도 있다). 다음 예를 살펴보자.

당신이 코카인을 사용하는 것을 제게 말했을 때 제가 비판적으로 반응할까 봐 걱정하시는 것 같군요. 지금 이것에 대해 이야기를 나누는 것은 어떻게 느끼시나요?

3. Mr C는 어려운 갈등으로 힘들어하고 있으며 치료자에게 조언을 구하고 있다. 대체로 치료자는 자신의 의견을 갖고 있으며 환자의 질문에 답해 주고 싶은 유혹을 느낄 수도 있다. 공감적인 반응은 환자가 스스로 결정을 내릴 수 있도록 환자의 갈등하는 느낌과 어려움을 반향시킬 수 있을 것이다. 다음 예를 살펴보자.

당신이 아이들을 돌보지 못하더라도 직장으로 돌아가야 할지, 아니면 직장을 그만 두고 집에 있어야 할지 심각한 고민에 빠지셨고, 또 어느 쪽을 선택하든 굉장히 고통스러우리라는 것을 이해합니다. 저는 어느 것이 당신에게 올바른 결정인지 알 수는 없지만, 당신이 자신의 느낌과 선택을 자세히 살펴보도록 도와드릴 수는 있습니다.

4. Ms D가 혼란스러운 방식으로 말을 하는 것과 진단받은 것을 감안하면, 치료자는 환자가 정신병 또는 환청이 있다는 것을 의심해 볼 수 있다. 치료자가 첫 번째로 해야 할 일은 환자의 생각과 느낌을 명료하게 하는 것이다. 다음 예를 살펴보자.

당신이 처방받은 약에 대해 불안하고 두려워서 약 드시는 것을 멈추셨군요. 약에 대한 것을 누가 당신에게 이야기했는지 더 자세하게 말해 주시겠어요?

5. Mr E는 명백히 진단과 예후에 대해 불안해하고 있다. 그는 자신의 불안과 치료를 받으러 왔다는 사실에 대해 치료자가 안심시켜 주기를 바라고 있을지도 모른다. 따라서 환자에게 이를 반향시켜 주고 치료를 받으러 온 그의 결정을 지지해 주어 안심시킬 수 있다. 다음 예를 살펴보자.

당신뿐만 아니라 어느 누구라도 당신과 같은 상황에서 이러한 진단을 받게 되면 스트레스를 받을 것이라는 것을 알 수 있습니다. 당신이 저를 보러 오는 것을 포함해 스스로 이런 상황을 대처하기 위해 노력하는 모습이 아주 좋습니다.

참고문헌

1. Fosshage, J. L. (1997). Listening/experiencing perspectives and the quest for a facilitating responsiveness. *Progress in Self Psychology, 13*, 33-55.
2. Schwaber, E. A. (1992). Countertransference: The analyst's retreat from the patient's vantage point. *Progress in Self-Psychology, 1*, 43-61.

한국 문화를 바탕으로 한 주석

어느 정도 정신과의 수련 경험이 쌓이게 되면 겸손의 표현을 할 때 "나는 다른 건 잘 하지 못하고 듣는 건 좀 할 수 있다"고 말하는 경우가 많습니다. 하지만 경험이 쌓일수록 이런 말은 점점 하기 어려워집니다. 말은 듣는다는 것을 영어로는 'hear'와 'listen'으로 구분할 수 있습니다. 단어로는 구분이 쉽지만 소위 전문가라는 우리도 가끔 hear와 listen 사이를 오갈 때가 있습니다. 하지만 정신치료 상황에서는 반드시 listen이 되어야 합니다. 그것도 단순한 listen이 아니라 공감적인 listen이 필요합니다. 그러기 위해서 첫 번째로 갖추어야 할 자세는 적극적으로 듣는 것(active listening)을 해야 한다는 것입니다. 이것은 환자가 말하는 것을 치료자가 완전히 이해할 수 있을 때까지 자세하게 물어봐서, 환자의 뜻을 치료자가 정확하게 파악하는 것이 중요하다는 얘기입니다. 그러기 위해서는 적극적으로 환자의 뜻을 이해하도록 노력을 해야 하고, 그다음에 자기가 이해한 것이 맞는지 환자에게 다시 확인해야 합니다. 환자가 말하는 것을 환자와 같은 느낌으로 치료자가 정확하게 파악을 했는지 환자에게 다시 언급해서 치료자와 환자 두 사람이 '똑같은 느낌이다' 하는 것을 확인하는 것이 중요합니다. 이렇게 다시 확인하며 물어보는 것은 환자에게도 도움이 됩니다. 환자가 치료자의 반응을 보면서 자신의 감정이 어떠했는지를 좀 더 명확하게 전달하도록 도와주는 것입니다. 이렇게 해야 치료자가 좀 더 환자와 같은 시각에서 상황을 바라보게 도와줄 수 있습니다.

소암 선생의 면담 과정을 보면 남들이 들을 때 민망할 정도로 자세히 물어봅니다. 예를 들어, 성추행당했다고 호소하는 환자가 있었습니다. 환자는 "그 사람이 어렸을 때 저에게 이상한 짓을 했어요"라며 운을 뗍니다. 그러면 소암 선생은 신문 기사를 쓸 때처럼 5W 1H의 원칙에 따라 아주 자세하게 물어봅니다. 언제, 어디서, 누가, 무엇을, 왜, 어떻게를 정확히 따릅니다. 그리고 민망할 만한 신체 부위에 대한 명칭도 소암 선생이 환자보다 먼저 비속어를 그대로 사용합니다. 그런데 희한한 것은 환자가 아주 자연스럽게 편하게 줄줄 말을 하는 것이었습니다. 물론 누구나 다 이렇게 할 수 있다는 말은 아닙니다. 그리고 어떨 때는 이렇게 하면 안 될 때도 있습니다. 하지만 소암 선생의 경우는 이미 치료자와 환자의 신뢰가 튼튼하고, 환자는 말하는 가운데서도 자신이 비난받지 않는다는 것을 느끼기 때문에 안심하고 말하는 것입니다. 이런 것이 적극적 청취이며 청취 과정에서 지극히 공감적이기 때문에 이러한 면담이 가능한 것입니다. 한편, 같은 단어라도 환자와 치료자가 그 단어에 대해 다른 뜻이나 느낌을 가질 수 있습니다. 그래서 대화를 하면서 같은 단어를 쓰더라도 치료자와 환자가 주고받는 것이 일치하는지 계속 확인하는 것이 좋습니다. 특히 환자와 치료자의 사투리가 서로 다를 경우에는 100% 똑같이 공감하며 알아듣기가 어렵습니다.

또 다른 한 가지 방법은 치료자가 치료자 자신의 반응을 살펴보는 겁니다. 가장 쉬운 것은 환자의 입장에서 상상하면서 느끼는 것입니다. 그것도 역시 자기가 느낀 것이 환자가 말한 것과 맞는지 다시 한번 확인을 해야 합니다. 그리고 치료자 자신의 느낌도 파악을 하면서 환자가 얘기하지 않았다 하더라도 그런 느낌이 환자의 의식하에 있는지 확인할 필요도 있습니다. 이러한 공감적인 청취에서 역시 어려운 점 중의 하나는 치료자의 문제입니다. 이것은 치료자가 환자의 말에 반응할 때, 환자의 말이 치료자의 어떤 부분을 건드리는지에 따라 치료자의 반응이 달라질 수 있습니다. 가장 이상적인 치료자의 태도는 환자가 어떤 이야기를 하더라도 치료자는 거기에 흔들리는 반응을 하지 말아야 한다는 것입니다. 반응하지 말라는 얘기가 아니라 어떤 것이라도 받아들여서 치료자의 문제가 대화에 걸림돌이 되지 말아야 한다는 뜻입니다. 그래서 잘 치료된 사례들을 듣다 보면, 듣는 사람들 대부분은 '치료자가 없다'는 표현을 합니다. 즉, 치료자의 존재가 느껴지지 않습니다. 이러한 상황은 환자가 말하는 것을 치료자가 다 받아들이기 때문에 일어나는 현상인데, 실제로 이것이 쉽지는 않습니다. 왜냐하면 치료자도 사람이기 때문에 환자가 말하는 것에 대해 정서적인 반응을 느낄 수밖에 없습니다. 환자의 말을 들으면서 기분이 나빠지거나 유쾌해지거나 슬퍼지거나 하는 감정을 느낄 수 있는데, 이런 환자의 말에 치료자가 걸려들지 말아야 한다는 얘기입니다. 즉, 환자의 말에 치료자가 자극을 받아서 환자의 말을 이해하는 데 방해가 되지 않도록 해야 한다는 말입니다. 예를 들어, 바람이 불 때 커튼은 사정없이 휘날리지만, 그물은 움직임 없이 바람을 통과시킵니다. 이렇게 환자의 말에 치료자가 영향을 받지 말아야 하고, 이상한 반응을 하지 말아야 한다는 의미입니다.

치료자가 환자의 말에 영향을 받지 않으려면 치료자는 감정을 억압해서 환자의 말에 동요되지 말아야 한다는 것이 아니라, 오히려 치료자가 자신의 느낌을 빨리 알아차려서 그것을 의식하고 있는 가운데 감정을 적절히 관리해야 합니다. 또한 '치료자의 반응을 미루라' 하는 얘기도 있는데 이것도 지금 얘기한 것과 마찬가지입니다. 환자의 말을 치료자의 입장에서 받아들이라는 것이 아니라 환자의 입장에서 100% 그대로 받아들이는 것이 가장 이상적인 공감적 청취의 자세라고 말할 수 있습니다. 옛날에 황희 정승이 한 사람의 말을 듣고 "네 말이 맞다" 하고, 반대 측 사람의 말을 듣고는 또 "네 말이 맞다" 했으며, 그 이상한 반응을 지적하는 사람에게도 "그렇게 하는 네 말도 맞다"라고 했다는 유명한 일화도 기억하실 겁니다.

마지막으로, 치료자는 환자의 말을 들으면서, 반드시 참여적 관찰자(participant observer)의 입장을 유지해야 합니다. 다시 말하면 한 발은 환자의 입장에 두면서, 한 발은 객관적인 관찰자의 입장에 두며 봐야 한다는 것입니다. 이렇게 두 가지 관점 사이에서 균형을 유지해야 합니다. 이 기법은 안구운동 민감소실 및 재처리(Eye Movement

Desensitization and Reprocessing: EMDR)에서도 강조하는 것입니다. EMDR에서 환자의 과거 정신적 외상의 연상을 들을 때 환자는 과거와 현재를 오가며 뒤섞여 말할 수 있습니다. 이때 치료자는 과거와 현재의 균형을 갖고 '한 발은 과거, 한 발은 현재에 딛고 있으면서 환자의 말을 들어라' 하는 것과 일맥상통하는 것입니다.

제**14**장

의미를 찾기

주요 개념

정신역동적으로 생각한다는 것은 곧 환자들이 말하고 행동하는 것에 있는 무의식적인 의미를 찾는 것을 말한다.

환자들의 말과 행동에 내재된 특성뿐만 아니라 그것들에 대한 우리의 반응은 무의식적 의미로 가는 길잡이이다.

우리가 잠재적인 무의식적 의미를 환자들과 논의할지 말지 결정하는 것은 우리가 이것들이 그들에게 도움이 된다고 생각하느냐에 달려 있다.

정신건강전문가를 한 번도 만나 본 적이 없는 50세 남성 Mr A는 심하게 우울하여 치료자를 처음으로 방문하였다. 처음 방문에서 치료자는 Mr A에게 부모님에 대해 물어봤다. Mr A는 알코올 중독자이며 폭력적이었던 아버지에 대해 어렵게 입을 열었다. 치료 시간 끝에 둘은 다음 주 월요일에 다시 만나기로 예약했다. 다음 치료 시간 당일에 Mr A는 치료자에게 아프다는 이유로 올 수 없다고 연락했다. 둘은 금요일에 만나기로 일정을 변경했다. Mr A는 변경한 치료 시간에 20분 늦게 도착하였고, 기차가 늦었다고 설명했다.

Mr A는 왜 두 번째 약속 시간에 오지 않았을까? Mr A는 왜 변경된 치료 시간에 늦게 왔을까? 어쩌면 실제로 Mr A가 아팠을 수도 있고 기차가 늦었을 수도 있다. 하지만 Mr A는 속상했을 법한 치료 시간 후에 다시 치료자를 만나는 것에 대해 양가감정을 품고 있었는지도 모른다. 혹시 이런 양가감정이 결석과 지각으로 나타날 수 있을까? 우리가 알 수는 없지만, 우리는 **모든 말과 행동에는 여러 가지 의미가 있으며, 어떤 것들은 무의식적**이라고 믿는다. 어쩌면 양가감정으로 인해 A가 대중교통이 혼잡해지는 시간까지 집에서 지체하는 바람에 지각할 수밖에 없는 상황이 되었을 수도 있다. 그리고 두 가지 이유 모두 사실일 수도 있다.

의미를 찾는 것은 정신역동적 정신치료자처럼 생각하는 데 필수적이다

우리의 환자들은 다중의 의미가 담겨 있는 말과 행동을 한다. 어려운 생각이나 느낌이 무의식적일 경우 이는 주로 행동으로 표현된다. 특히 인식하기 어려운 공격적이고 성적인 소망들은 종종 행동으로 드러난다. 다음 예들을 살펴보자.

- 치료 시간 결석과 지각: 환자가 치료 시간에 결석하거나 지각할 때는 여러 가지 이유가 있지만, 반복적으로 그런 행동을 보이는 환자는 치료 시간에 대한 불안이나 치료에 대한 양가감정 또는 치료를 망치고 싶어 하는 소망과 같은 것을 전달하고 있는 것일 수도 있다.
- 진료실에 개인적인 물건을 놓고 감: 어느 누구나 무언가를 잊어버릴 수 있지만, 환

자가 진료실에 무언가를 놓고 가는 경우는 치료자가 자신을 기억해 주기를 소망하거나 치료자에게 선물하고 싶은 소망을 의미할 수 있다.

- **치료 시간에 먹고 마심**: 치료 시간에 자주 먹거나 마시는 환자는 치료를 심각해지지 않고 조금 더 사교적인 분위기로 만들거나, 치료자와 친구가 되기를 원하는 소망을 무의식적으로 전달하는 것일 수 있다.
- **당신을 이름으로만 부름**: 만약 당신이 환자에게 '○○씨'와 같이 존칭하고 또 당신 자신을 같은 방식으로 소개했음에도 불구하고, 환자가 당신을 이름으로만 부른다면 이는 환자가 치료자로서 당신의 역할을 거부하거나 '당신을 격하시키기'를 소망하는 표현일 수 있다.
- **당신에게 선물하기**: 치료에서는 커피 한 잔조차도 선물이다. 선물을 가져오는 환자들은 당신이 그들에 대해 비판적이지 않기를 바라거나 선물이 없으면 당신이 관심을 잃을 것이라고 느끼는 것일 수 있다.
- **복장 선택**: 환자들의 복장 선택 또한 우리에게 무언가를 전달해 준다. 도발적이거나 드러나 보이는 옷을 입고 오는 환자의 경우, 당신에게 무의식적으로 성적인 느낌을 전달하는 것일 수도 있고, 평소에는 말끔하게 하고 다니는 사람이 치료받으러 올 때는 헝클어져서 온다면, 돌봄에 대한 소망을 전달하는 것일 수도 있다.

이러한 목록은 무궁무진하다. 어떤 행동이든 무의식적인 의미를 가질 수 있다. 마찬가지로 앞서 제시된 가능한 의미들은 말 그대로 '가능성'일 뿐이다. 가령, 지각과 같이 한 가지 유형의 행동이라도 늘 같은 것을 의미하지는 않는다. 반면에 각 행동의 의미는 환자마다 다르다.

의미에 귀를 기울이기 시작하기

우리는 어떻게 무의식적인 의미에 대해 생각하기 시작할 수 있을까? 여기에 당신 자신에게 질문하여 무의식적인 의미에 대해 생각할 수 있도록 돕는 세 가지 중요한 질문이 있다.

- **환자가 그렇게 말하고 행동하는 내재적인 특성은 무엇인가?** 당신의 환자가 말하거나 행동하는 것이 내재적으로 공격적인가? 권리를 당연시하는가? 애정이 있는가? 아무리 행동에 악의가 없어 보여도 다른 방식으로 해석될 만한 무언가가 있는가? 예를 들어, 환자가 진료실에 들어올 때마다 방문을 세게 닫는다고 해보자. 문을 세게 닫는 행동은 내재적인 공격성을 나타낸다. 혹시 환자가 당신을 향한 공격성을 전달하고자 하는 어떤 방식이 있을 수 있을까? 때로는 행동 자체를 보는 것이 당신에게 그것의 무의식적인 의미에 대한 실마리를 제공할 수 있다.
- **우리는 환자의 말과 행동에 대해 어떻게 느끼는가?** 당신이 행동에 대해 어떻게 느끼는지 마음에 새기는 것 또한 중요하다. Ms B가 치료 시간에 결석했을 때에 당신은 별다른 느낌이 없었지만, Mr C가 결석하면 당신은 외면당한 기분이 들 수도 있다. 그것이 Mr C의 결석 뒤에 숨겨진 무의식적인 의미에 대해 당신에게 무엇을 말해 줄 수 있을까? 대개 당신 자신의 느낌이 무의식적인 의미를 알아가는 데 가장 좋은 실마리를 제공하기도 한다.
- **환자가 하는 말이나 행동이 불일치하는가?** 만약 환자들의 어떤 말이나 행동이 그들의 의식적인 경험과 불일치한다면 무의식적인 요소가 내포되어 있을 것이라고 추측할 수 있다. 예를 들어, 환자가 정신치료에 대해 '너무 좋다'고 말하면서도 치료 시간에 자주 늦거나 제때에 치료비를 지불하지 않는다면, 당신은 지각과 미납이 무의식적인 의미로 가득 차 있다고 가정할 수 있다.

우리는 환자들과 무의식적인 의미에 대해 말해야 하는가

우리가 환자의 어떤 행동에 무의식적인 의미가 있을 수 있다고 추측한다고 해서 이에 대해 반드시 환자와 의논할 필요는 없다. 보통 우리는 환자의 그런 행동을 반복적으로 여러 번 관찰한 뒤에야 환자가 이것에 관심을 갖게 한다. 조금 더 취약한 환자를 치료할 때, 무의식적 의미에 대한 우리들의 예감이 우리를 지지하기 개입으로 이끌어 주기도 한다. 하지만 그렇다고 해도 우리는 거의 이에 대해 환자와 드러내 놓고 이야기를 나누지는 않는다. 여기 두 가지 상반되는 사례가 있다.

42세 여성인 Ms D는 세 아이의 어머니이자 초등학교 3학년 교사로, 여성 치료자로부터 지난 2년간 정신역동적 정신치료를 일주일에 두 번씩 받아 왔다. 이 치료에서 Ms D는 치료자와 그녀의 관계에 대해 이야기를 나누면서 다른 여성들과의 관계에 대해 전반적으로 더 잘 이해할 수 있게 되었다. 처음에 Ms D는 치료자를 이상화하여 자신은 결코 치료자만큼 성공하지 못할 것이라고 느꼈다. 하지만 차차 자신감을 회복하면서 자신에 대해 충분히 긍정적으로 느낄 수 있다는 가능성을 탐색하기 시작했다. 하루는 Ms D가 치료 시간에 와서 대기실에 깔려 있는 새 카펫에 커피를 엎질러서 미안하다고 말했다. 치료자는 Ms D의 이상화에도 불구하고, Ms D는 치료자에게 시기와 공격적인 감정을 품고 있었고 이런 우연한 실수는 이것들과 관련되어 있다고 추측했다. 그녀는 Ms D에게 커피를 엎지른 것에 대해 어떤 생각이 드는지 물어봤다. Ms D는 미안한 마음도 들었지만 속으로는 자신의 집 거실에 있는 카펫이 얼룩진 것처럼 치료자의 카펫도 얼룩져서 기분이 좋았다고 말했다. 이런 대화가 더 이어지면서 Ms D는 치료자를 향한 자신의 질투심과 치료자의 멋진 진료실을 망친 것에 대한 감정을 탐색할 수 있었다.

53세 남성이며 물리치료사인 Mr E는 공격성을 조절하기 어려워 직장 동료와 다툼이 잦았다. 그는 우울증을 치료하기 위해 일주일에 한 번씩 남성 치료자를 만나 정신치료를 받은 지 6개월이 되었다. 그는 치료를 하면서 직장에서 화가 날 경우 자신을 다루는 다른 방식에 대해 생산적으로 결실 있는 작업을 하고 있었다. 그는 치료자의 진료실에 대해 말하면서 치료자가 '엄청나게 돈이 많을 것 같다'고 언급했지만, 치료자가 이에 대해 이야기해 보도록 하자 더 말하지 못했다. 하루는 Mr E가 치료 시간에 와서 대기실의 새로 깐 카펫에 커피를 쏟아서 매우 죄송하다고 말했다. 치료자는 이 행동 속에 치료자를 향한 질투와 관련된 공격적인 의미가 내재되어 있다고 짐작하고 있었지만, 지금은 이러한 내용을 환자가 효율적으로 활용하지 못할 것이라 판단하여 커피를 쏟은 것에 대해 환자를 안심시켜 주는 것을 선택하였고, 계속해서 그에게 한 주 동안 직장에서 어땠는지 물어봤다. 두 주가 지나서 환자는 치료자가 커피를 쏟은 것에 대해 '담담하게' 반응한 것을 언급하면서 그의 아버지가 비슷한 상황에서 분노 폭발을 일으켰던 것과는 극명하게 대조적이었다고 말했다.

각 장면에서 치료자는 환자의 행동에 주의를 기울였고 기저에 있을 법한 의미들에 대해 가설을 세웠다. 그러나 첫 번째 사례에서 치료자는 환자가 잠재적인 무의식적 의미를 탐색하는 것이 환자에게 이득이 될 것이라고 느낀 반면, 두 번째 치료자는 이러한 것이 생산적이지 않을 것이라고 느꼈다. 그러나 숨겨진 의미를 드러내지 않기로 선택한다고 해서 결과적으로 무의식적인 내용에 대한 탐색까지 막는 것은 아니라는 것에 주목하는 점은 흥미롭다. 실제로 종종 드러내지 않기로 한 기법이 무의식적 내용의 탐색을 촉진한다.

이 책의 기법을 다루는 부분에서는 환자의 행동과 의미에 귀를 기울이는 방법과 무의식적인 의미를 의식할 수 있게 만들거나, 혹은 약화된 기능을 지지하여 환자를 돕는 방법을 더 자세하게 다룰 것이다.

권장 활동

Ms A의 말과 행동에서 가능성 있는 무의식적인 의미를 생각해 보자.

50세 여성인 Ms A는 가족 사이에 어려움을 겪고 있어 정신치료를 받으러 왔다. 3년 전 추수감사절(Thanksgiving)[1]에 아버지가 돌아가신 뒤로 어머니가 자신에게서 '멀어지고' 나머지 두 자매와 그들 가족과만 가까이 지낸다고 설명했다. 그녀는 화가 나고 마음이 아프지만 분노는 느끼지 않는다고 말했다. 그녀의 남편은 '어차피 그녀의 가족을 좋아하지 않았기' 때문에 오히려 '안도감'을 느낀다고 했다. 지금은 두 자녀도 모두 출가해서 '고립'된 기분이라고 했다. 그녀는 한 달 전에 치료를 예약했지만 취소했고, 그다음 11월 15일에 다시 전화했지만 '왜 그랬는지 알 수 없었다'고 했다. 치료 시간에는 15분 늦게 도착해 지나치게 사과를 했고, 이후 치료 시간이 끝나가면서 점점 조용해졌다. 그녀는 다음 치료 시간을 예약했다가 취소하고 다시 치료 일정을 바꿨다. 다음 치료 시간 전에 그녀는 울면서 전화로 메시지를 남겼다. 다음 치료 시간 중에 그녀는 괜찮다고 하면서 메시지는 그냥 '일시적인 문제'였다고 했다. 그녀는 치료가 더 이상 필요한지 회의적이라고 하면서 대기실에서 다른 환자들과 기다려야 하는 것에 대해 불평했다.

1) 역자 주: 미국에서 추수를 감사하는 경축일로 매년 11월 넷째 주 목요일이다.

해설

Ms A의 취소와 지각에 무의식적인 의미가 있는 것으로 보인다. 그녀는 치료를 시작하는 것이나 고통스러운 가족 상황을 말하는 것에 대해 양가감정을 지녔을 수 있다. 전화상으로 자신의 정서를 보였던 것이 창피했을 수도 있다. 어머니나 남편에게 기댈 수 없다고 느끼기 때문에 그녀는 치료자에게 의존하게 되는 것에 대해 걱정하는 것일 수도 있다. 그녀는 다른 사람들(특히 어머니와 남편)이 자신을 거부한다고 의식적으로 느낌에도 불구하고 오히려 그녀가 무의식적으로 사람들을 멀리하는 방식을 드러내는 것일 수도 있다. 11월에 다시 치료자에게 마지막으로 전화를 한 것은, 그녀가 인식하지는 못하지만 아버지가 돌아가신 것에 대한 기념일 반응(anniversary reaction)과 이 시기에 더 지지를 받기 원하는 무의식적인 소망을 갖고 있음을 보여 주는 것일 수도 있다.

한국 문화를 바탕으로 한 주석

정신역동적 정신치료가 다른 치료와 다른 점은 무의식을 다룬다는 점입니다. 겉으로 하는 말과 행동의 기저에는 어떠한 다른 의미가 있을 수도 있으므로 그것을 찾아야 환자와 진정한 의사소통이 이루어질 수 있습니다. 그런데 이렇게 의미를 찾을 때 본능적으로 눈치가 빠른 사람은 상대방의 의도를 빨리 파악하여 대화가 매끄럽게 이루어집니다. 반대로 눈치가 없는 사람과 이야기할 때는 일일이 노골적으로 알려 줘야 대화가 통하기 때문에 불편하고 껄끄러울 수도 있습니다. 하지만 지나치게 예민한 사람은 지레 짐작하여 오해하는 때도 자주 있습니다. 이 또한 문제가 되기 때문에 적절한 선을 잘 유지해야 하는데 그러려면 개인의 감각에만 의지해서는 안 되고 체계적으로 배워야 합니다. 지금 우리는 그것을 하는 중입니다.

일본 문화는 속마음과 겉으로 표현하는 것이 다른 것을 당연히 여기고 그래야만 그 문화에 적응할 수 있다고 합니다. 우리나라도 그 정도는 아니지만, 어느 정도 겸양을 위해 서로 알면서 겉과 속이 다른 말을 할 때가 있습니다. 예를 들면, 저녁에 남의 집을 방문했을 때 밥을 먹었냐고 주인이 물어보면 일단은 괜찮다고 대답하는 것이 일반적인 예의입니다. 주인이 다시 한번 물어보면 그때 가서야 조금씩 힌트를 주며, 주인은 그 힌트를 알아듣고 대응을 합니다. 지나온 환경의 영향으로 그렇게 행동하는 것이 서로에게 편리하므로 그런 것이 문화로 굳어졌습니다. 미국에 가서 같은 식으로 대답해서 저녁을 굶은 사람도 있다는 얘기도 있습니다. 그래서 이 책에서 '의미를 찾기'는 보편적인 현상을 다루기 때문에 대부분 우리에게 적용해도 문제가 없지만, 간혹 문화적 차이를 보일 수도 있기에 서양식으로 생각하고 이해를 한 다음에, 우리 문화에 맞는 방법을 찾아 적용해야 무리가 없습니다.

정신역동적 정신치료자는 환자의 말과 행동에 대한 무의식적인 의미를 파악해야 합니다. 진료와 관련하여 환자가 보이는 행동의 의미를 파악할 때, 예를 들면 결석이나 지각 등의 경우는 다른 이유도 있을 수 있으므로 반복적으로 그런 행동이 나타날 때 그 의미를 찾아야 합니다. 물론 어떤 경우에는 한 번의 행동만으로도 분명한 의미가 있다는 것을 알 때가 있습니다.

환자가 생각하고 말하는 것에 내재해 있는 어떤 특성들을 찾아야 할 때가 있습니다. 미리 이러한 관심을 두고 있을 때 겉으로 드러나는 감정과 행동적 언어가 불일치한다면 어떤 의미가 있을 수 있다는 것을 찾기가 쉬워집니다. 그리고 환자의 행동이나 언어에 대해서 우리가 그것을 어떻게 느끼는지도 그 의미를 찾는 단서가 될 수 있습니다. 환자들의 행동에는 여러 가지 다중의 의미가 담겨 있고, 그렇지만 그것이 환자에 따라서 각각 달라서 환자 개개인별로 의미를 파악해야 합니다. 하나의 사건에 관련되어서 일반화된 해석을 내릴 수는 없습니다.

그리고 이런 무의식적인 의미에 대해서 환자가 직접 얘기를 하지는 않습니다. 그렇더라도 꼭 어떨 때는 굳이 숨겨진 의미를 찾으려고 노력하지 않아도 얘기를 나누면서 탐색을 하다 보면 점점 그쪽으로 단서가 밝혀지는 경우들이 있습니다. 그리고 이런 의미를 치료자가 파악했을 때 환자한테 해석을 해 줘야 할지는 환자가 어느 정도 받아들일 수 있는지에 따라서, 환자가 받아들일 수 있는 자아기능의 강도가 어느 정도인지에 따라서 드러내 놓고 얘기할 수도 있고 덮고 지나갈 수도 있습니다.

제15장

약물치료와 정신치료

주요 개념

- 정신역동적 정신치료자로서 우리가 일을 할 때 우리는 병의 원인과 치료적 활동의 다양한 모델 사이를 오가며 환자를 평가하고 치료한다. 이에 대한 한 가지 예로, 우리는 시점에 맞게 환자의 문제와 증상에 가장 적합한 치료가 약물치료인지 정신치료인지 생각할 필요가 있다.
- 약물을 처방하고 복용하는 것은 환자와 치료자 모두에게 심리적인 의미가 있다.
- 정신역동적 정신치료를 받는 환자가 향정신성 약물을 복용할 경우 치료자가 때로는 처방하는 사람이 될 수 있고 때로는 별개로 약물학자가 있을 수도 있다. 각 상황은 다른 임상적 의미를 지니고 있다.

일반적으로 우리에게 치료를 받으러 오는 환자들은 약물치료나 정신치료 중에서 어떤 것을 받을지 명확하게 요구하며 오지는 못한다. 그들은 문제, 증상, 삶에서 겪는 어려움을 호소하며 온다. 그들은 이런 문제나 증상 때문에 이미 약물을 복용하고 있거나 과거에 복용했을 수도 있다. 어떤 환자들은 약물에 대해 강력한 의견을 가지고 있는 반면, 다른 환자들은 그것에 대해 별 생각이 없을 수도 있다.

정신역동적 정신치료자로서 우리는 공감적이고 비판단적으로 듣는다. 그리고 여기에는 개방형 질문을 하고, 무의식적인 의미를 찾고, 환자가 안전하게 느낄 수 있도록 돕는 것이 포함된다. 그러면서도 동시에 우리가 정신건강 전문가로서 의학적 또 정신과적 증상과 증후군, 부작용, 치료 효과에 대해서 듣는 것도 포함된다. 더 나아가 우리는 필요에 따라 더 적극적으로 되기 위하여 주도적이고, 자세하게 질문하고, 약물 처방을 권하거나 조언하도록 변속기를 바꿀 수 있어야 한다[1].

정신역동적 모델과 현상학적 모델을 동시에 활용하기

DSM에서는 병의 원인과 관련 없이 정신장애를 기술적(descriptive) 또는 **현상학적**(phenomenological)으로 접근한다. 정신역동적 정신치료자로서 우리는 병의 원인과 치료의 정신역동적 모델과 현상학적 모델 둘 다를 동시에 사용하도록 배워야 한다. 여기에 정신역동적 정신치료자가 이것을 어떻게 사용하는지에 대한 사례가 있다.

재발성 우울증의 병력을 가진 65세 미망인인 Ms A는 장기적으로 자기존중감에 관련된 어려움과, 새로운 이성관계에서의 친밀감에 대한 갈등으로 인해 매주 정신치료를 받아 왔다. 그녀는 과거에 몇 개의 다른 항우울제를 복용해 왔다. 6주 전에 그녀는 경도의 우울한 느낌과 한 달 이상 지속되는 불안을 호소하면서 현재 복용하고 있는 부프로피온(bupropion)에 세로토닌 재흡수 억제제(selective serotonin reuptake inhibitor: SSRI)를 추가하기로 치료자와 함께 결정을 내렸다. 환자와 치료자 모두 3주간 휴가를 다녀온 후 처음 맞이한 치료 시간에서 환자는 정서적으로 '밋밋한' 느낌이 들고 에너지와 동기 부여가 부족하다고 했다. 그녀는 남편의 두 번째 기일이 2주 전이었다고 말하였고, 여행 내내 자녀들과 손주들뿐만 아니라 새 남자 친구와도 시간을 보냈다고 했다. 그녀는 휴가 대부분 동안 '마음이 온전히 그곳에 있지' 않았고 전에 비해 가족과 함께 보내는 시간을 즐길 수 없었다고 말했다. 평상시보다 잠을 잘 자지 못했다. 하지만 그녀는 SSRI를 복용하기 전보다는 불안을 덜 느꼈다.

Ms A의 이야기를 생각하면서, 우리는 다른 관점에서 그것에 접근할 수 있다. **정신역동적으로 생각할 때**, 핵심적인 특징은 다음과 같다.

- 남편의 기일
- 그녀의 자녀, 손주, 새 남자 친구와 보낸 시간
- 최근에 일어난 치료 중단

현상학적으로 생각할 때, 우리는 다음과 같은 증상에 대해 듣는다.

- 경도의 무쾌감증 또는 감정 둔화
- 저하된 에너지와 동기 부여
- 불면증

이러한 증상들의 원인은 무엇인가? 여기에 이를 정리하는 데 도움이 되는 질문들이 있다.

- 남편의 기일이 애도의 느낌을 재활성화시켰는가? 새 연애 상대와 같이 있는 것에 대한 갈등 때문에 애도 반응이 복잡하게 되었는가? 그녀의 증상들이 자녀, 손주와의 관계에 새 남자 친구를 통합시키려고 노력하는 것과 관련되었을 수 있는가?
- 그녀가 항우울제를 복용하고 있음에도 불구하고 주요 우울증이 재발한 것인가?
- 새로 처방한 약물이 불면증, 감정 둔화, 에너지 저하와 같은 새로운 부작용을 일으켰는가?

접근법 선택하기

이러한 가능성을 생각해 보는 것은 흥미로운 일이지만, 우리는 실제로 무엇이 지금 Ms A의 문제를 야기시키는지 진실로 알 수 없다는 사실에 대해 아무것도 모르는 사람의 입장이 되어야 한다. 임상가가 감당해야 할 부분은 그 시점에 환자를 가장 잘 도울 수 있는 한 가지 접근 방식, 또는 접근 방식의 조합을 결정하는 것이다.

치료자가 이러한 종류의 결정을 내릴 때 자기 자신에게 물어보는 몇 가지 질문이 있다(Cabaniss로부터 인용함[1]).

- 나는 임상 장면을 어떻게 정신역동적으로 보는가?
- 나는 임상 장면을 어떻게 현상학적으로 보는가?
- 현재 임상 상황에 대한 나의 현재 관점이 효과적인 치료적 개입을 사용하도록 이끌어 주는가?
- 만약 나의 개입이 효과적이지 않다면, 현재의 장면에 더욱 효과적인 개입이 이루어질 수 있는 또 다른 방식이 있는가?
- 환자는 약물을 이용하여 효과적으로 치료될 수 있는 일련의 증상들을 보이는가?
- 정신역동적 모델을 사용하여 환자의 증상들이 더 많이 이해되고 치료될 수 있는가?
- 과거에 어떤 치료적 개입(정신역동적 또는 약물치료)이 효과가 있었는가? 그리고 어느 증상에 효과가 있었는가?
- 지금 당장 치료적 개입을 안내해야 할 정신역동적 또는 현상학적 모델에 대한 나의 생각에 변동이 있는가?
- 만약 변동이 있다면, 나와 환자의 관계에 무슨 일이 생겨서(치료 중단 또는 틀의 변화와 같은), 또는 환자가 나에 대하여 가진, 아니면 내가 환자에 대하여 가진 강렬한 느낌에 의해 영향을 받을 수 있었는가?

Ms A와 같은 경우, 치료자는 먼저 남편의 기일과 치료 중단에 대한 그녀의 느낌을 포함하여 최근에 일어난 일들에 대하여 개방형 질문을 하면서 시작할 수 있다. 환자가 말할 때 치료자는 공감적으로 들으면서, 증상, 심각성, 발생 시기와 같은 상세한 점들에도 신경을 쓰고 있어야 한다. 치료자는 더 많은 정보를 얻기 위해 공감적 청취에서 적극적으로 질문하는 형태로 바꿀 수 있다. 다음은 자세한 정보를 얻도록 고안된 몇 가지 질문이다.

> 당신은 느낌에 대해 정서적으로 '밋밋하다'고 말했습니다. 언제부터 이러한 느낌을 인식하게 되었죠?
>
> 당신은 얼마나 자주 이러한 느낌이 드시나요? 항상 그런가요?
>
> 그것들은 얼마나 힘드나요?
>
> 이것들이 과거에 당신이 우울증을 겪었을 때의 느낌인가요?
>
> 다른 증상들은 없나요?

불확실성에 느긋해지기

어떤 임상적 상황에서는 치료자가 어떤 모델이 환자의 문제를 평가하고 치료하기에 가장 좋은 틀(framework)을 제공할지 확신을 가질 수도 있다. 다른 경우에, 해 볼 만한 일은 불확실성에 느긋해져야 하고 이에 대해 환자들과 이야기를 나눌 수 있어야 하는 것이다. 예를 들어, 치료자는 Ms A에게 다음과 같이 말할 수 있다.

> 당신은 지난 몇 주 동안 우울증과 관련된 여러 증상을 경험하신 듯합니다. 이것들 중 몇몇 증상은 과거에 당신이 우울했었을 때 경험했던 것과 비슷합니다. 당신은 최근에 남편의 기일이 오고 새 남자 친구 및 가족과 함께 시간을 보내고 이 시간 동안 저를 보지 못하는 등 우울증에 기여할 만한 심리적 스트레스를 받았습니다. 그러나 한편으로는 새로운 약물이 우울 증상처럼 보이게 만드는 부작용을 일으켰을 수도 있습니다. 당신의 기분이 더 나아지게 돕고 우리가 이것들을 정리할 수 있을지 보기 위한 계획을 세워 봅시다.

당신이 치료의 어떤 시점에서 어떤 모델을 사용하기로 선택하였더라도, 다른 시점에서는 다른 모델로 유연하게 이동할 수 있어야 한다.

약물치료에 대한 의미

정신과 약물 처방과 약물 복용은 환자와 치료자 모두에게 심리적인 의미를 지닌다[2, 3]. 환자들의 특징적인 기능 정도에 따라 치료자의 약물치료 권고에 다양하게 반응할 수도 있다. 다음은 공통적인 반응의 목록이다.

- **"그건 생물학적인 문제예요."**: 어떤 환자에게는 약물치료를 권고받는 것이 어느 정도 '생물학적'인 무엇인가가 작동함을 의미하는 것일 수도 있다. 이런 경우 약물치료가 오히려 안도감을 주거나 정당함을 인정해 주는 것처럼 느끼게 할 수 있다. 환자들은 이것을 증상이 자신의 '잘못'이 아니며 자신의 통제권 밖에 있다고 해석할 수도 있다. 일반적인 생각은 문제가 '화학적 불균형'에 의한 것이거나 또는 '내가 아니라 내 뇌가 잘못되어서' 문제를 일으킨다는 것이다.
- **약물치료가 자아에 타격을 입히는 것으로 느낄 수 있다**: 어떤 환자는 약물치료 권고를 자기존중감에 대한 타격으로 경험한다. 이는 마치 그들에게 뭔가 결함이 있다고 말하는 것처럼 느끼게 하고, 창피함과 수치심의 근원이 되기도 한다.
- **선물로서의 약물치료**: 치료자의 약물치료 권고가 마치 선물 또는 '특별한' 형식의 보살핌을 받는 것처럼 경험될 수 있다.
- **약물치료를 통해 마음이 조정당함**: 환자는 혹시 치료자가 약을 통해 자신의 마음과 몸을 침습하거나 조정하려는 것은 아닌가 생각하고 치료자의 약물치료 권고를 침습적이거나 조정하는 것으로 경험할 수 있다.
- **"나는 치료에 실패했다고 추측한다."**: 정신치료를 받은 환자 중 일부는 약물치료를 권고받으면 마치 그들의 치료자가 자신을 포기하는 것이라고 느낄 수 있다. 또한 이는 마치 치료가 그들에게 효과가 없거나 치료자가 그들을 도울 수 없다고 인정하는 것으로 보일 수 있다.

마찬가지로 치료자들에게도 환자들과 약물치료에 대해 의논하거나 권고하기로 결정을 내리는 것은 여러 가지 의미를 부여한다.

- **"나는 치료자로서 실패했다."**: 약물치료를 제안하기로 결정하는 것은 치료자가 정신치료 하나만으로는 환자를 '낫게' 할 수 없었기 때문에 치료자에게는 실패로 느껴질 수 있다.
- **안도감으로서의 약물치료**: 반면에 치료자들은 환자들에게 증상과 고통의 경감을 제공할 능력을 갖게 되어 안도감이나 힘을 느낄 수 있다.
- **환자에 대한 느낌의 실행화로서의 약물치료**: 약물치료를 권고하기로 한 결정은 치료자들이 그들의 환자와 치료 또는 자신의 능력이나 기술에 대해 어떻게 느끼는지 그 변동을 반향시키는 것일 수도 있다.
- **요구에 대한 만족으로서의 약물치료**: 치료자들에게 약물 처방은 환자들에게 특별히 무언가를 주는 것으로 그들의 환자들을 '만족시켜 준다'는 느낌을 줄 수 있다.
- **의학적 모델로 이동하는 것으로서의 약물치료**: 정신역동적 모델에서 현상학적 모델로 방침을 바꿀 때 치료자는 '더 의학적'이라고 느낄 수 있고 이로 인해 환자와의 관계를 미묘하게 또는 그다지 미묘하지 않은 방식으로 변화시킬 수 있다.

이러한 목록들은 무궁무진하다. 약물치료에 대한 특정한 일련의 의미들은 각각의 치료자와 환자 조합에 따라 복잡하고 독특할 것이다. 목적은 의학적 '사실 확인'과 조언하기, 그리고 환자와 치료자의 생각과 느낌에 대해 정신역동적 탐색을 하는 것 사이를 오갈 수 있게 되는 것이다. 다음의 사례를 살펴보자.

35세 여성인 Ms B는 첫 번째 남편과 이혼 중인 상태에서 정신치료를 받으러 왔다. 그녀는 처음에 심각한 불안 증상과 수면 곤란을 호소했지만, 치료자가 항불안제 복용을 고려해 보라는 제안을 거절했다. 한 달이 지나서 치료의 초점은 Ms B가 친밀한 관계에서 겪는 어려움과 다른 사람들에게 지나치게 의존적이라고 느끼는 상황에서 겪었던 불신의 과거력에 맞추어졌다. 하지만 그녀는 지금까지 해 오던 전일 근무의 스트레스를 관리하는 것과 두 자녀를 돌보는 일, 이혼 절차를 밟는 과정 등 수많은 요구에 압도당하고 고립되었다고 느낄 때에는 공황에 가까운 심한 불안 때문에 괴로워하는 것처럼 보였다. 치료자는 Ms B가 다른 사람을 의존하는 것과 '혼자서 다 해결하려는 것' 사이에서 느끼는 갈등과 두 상황에서 오는 불안을 지적하기 시작했다. Ms B는 치료를 시작한 지 얼마 지나지 않아 불안이 어느 정도 감소되었다고 말했지만, 여전히 간헐적으로 나타나는 증상들을 호소했다. 어느 한 치료 시간 중에 그녀는 엊그제부터 밤에 걱정 때문에 잠을 잘 수 없어서 무척 피곤하다고 이야기했다.

치료자 밤잠을 설쳤다니 안타깝군요. 우리는 당신이 다른 사람들에게 의지하거나 도움 요청하기를 어려워하는 것에 대해 많이 이야기해 왔습니다. 처음 치료 시간 중 하나로 돌아가 보면 제가 약물치료를 권했을 때 어떤 약도 복용하고 싶지 않다고 하셨지요. 의존하는 기분에 대해 악전고투하는 상황에서 이제 다시 고려해 봅시다. 불안에 대한 약을 복용하는 것이 당신에게 어떤 의미인지 좀 더 말씀해 주시겠어요?

환자 저는 기분이 나아지기 위해 약에 의존하고 싶지 않아요. 저 혼자서든 아니면 선생님의 도움을 받아서든 저는 이것을 다룰 수 있어야 해요. 제가 약을 복용해야 할 만큼 정신질환을 앓고 있는 것은 아니잖아요. 제가 처한 상황에서 스트레스를 느끼는 것은 당연한 일이에요.

치료자 그러니까 약을 복용하는 것은 곧 당신이 무언가 중요한 일에 실패했다는 것—자신을 돌보는 것과 스트레스를 관리하는 것에 실패한 것—을 뜻할 수도 있군요. 저 또한 당신이 도움받기를 원하는 방식인 대화치료를 통해 돕지 못했다는 의미일 수도 있고요. 아니면 정신질환과 같이 당신에게 무언가 심각한 문제가 있다고 느낀다는 뜻이군요.

환자 맞아요. 그렇게 느끼는 것 같아요. 그런데 선생님이 그렇게 말씀하시니까 단기간에 좋아질 수 있는 길을 제가 마치 거절하는 것처럼 극단적으로 보이네요. 제가 약에 중독될 위험성은 없나요?

치료자 '중독'이라는 단어는 다양한 의미로 쓰일 수 있지요. 당신은 약물남용을 한 과거력도 없고, 제가 생각하고 있는 약은 신체적으로 의존하게 만들지 않아요. 그런데 무슨 뜻으로 '중독'이라고 말했는지 말씀해 주세요.

환자 제 생각에는 약을 먹고 좋아지면 약 먹기를 멈추고 싶지 않을 것 같아서 두려웠던 것 같아요. 그리고 만약 약을 중단했다가 다시 예전처럼 비참해지면 어떻게 하죠? 무언가에 그렇게 의존적이고 싶지 않아요.

치료자 지금 말씀하신 내용이 다른 사람에게 의존하는 것에 대한 내용과 많이 비슷한 것 같군요.

이 사례에서 치료자의 초점은 약물에 대한 Ms B의 태도 뒤에 숨겨진 의미를 드러내는 것에 있다. 하지만 치료자는 더 깊은 탐색으로 되돌아가기 전에 Ms B가 가진 중독에 대한 질문에 직접적으로 답을 해 주었고 약물에 대해 어느 정도 정보를 제공하였다.

연합치료 vs. 분리치료

정신역동적 정신치료를 받는 환자가 향정신성 약물을 복용할 경우 가끔 치료자가 처방자가 되거나(연합치료, combined treatment) 때로는 별개로 정신 약물학자가(분리치료, split treatment) 있을 수 있다. 다음과 같은 상황에서는 별개로 정신 약물학자가 관련될 수 있다.

- 치료자가 정신과 의사가 아니거나, 혹은
- 치료자가 판단하기에 다른 약물학자가 약물을 처방하는 것이 바람직하다고 판단을 내릴 경우이다. 이러한 상황은 대체로 전문가가 필요하거나 치료 계획에서 약물치료가 커다란 비중을 차지할 때 적용된다.

각각의 치료 형태는 고유한 일련의 임상적 문제들을 지니고 있다.

연합치료

연합치료에서 치료자인 동시에 약물학자인 경우 주의해야 할 점은 치료 기간 중에 두 가지 치료 방법을 논의할 때 균형을 갖추는 것이다. 환자와 치료자 모두 때때로 마치 약물 처방이 치료에 덜 중요하다는 듯이 약물치료에 대해 의논하는 것을 피하기도 한다. 그러나 이와 반대로, 우리는 약물치료에 대한 환자의 반응을 통해 많은 것을 배울 수 있다.

56세 남성인 Mr C는 이혼 후 치료자를 찾아왔다. 그는 40세 여성 정신과 의사인 Dr X에게서 치료를 받는 중이다. 면담상 Mr C는 명백한 주요 우울증 증상을 보였고, Dr X는 항우울제를 처방하였다. 6주 만에 증상이 사라졌고, Dr X는 약물 처방에 대해 더 이상 물어보지 않았다. 몇 달 만에 Mr C는 다시 데이트를 하기 시작했는데, 육체적인 관계를 갖는 것에는 전혀 관심을 보이지 않았다. Dr X는 Mr C에게 혹시 이러한 것이 전 아내에 대한 분노와 관련이 있는지 물어보았다. Mr C가 새로 생긴 발기부전 때문에 비뇨기과에 다녀온 이야기를 꺼냈을 때 Dr X는 Mr C의 성기능 저하가 약물의 부작용과 관련이 있는지 미처 물어보지 못했던 것을 알게 되었다. 그녀는 그녀와 환자가 함께 이 문제를 회피한 이유가 점점 커져 가는 애정 전이(erotic transference) 때문이 아닌지 생각했다(제21장을 보시오).

약물 처방을 할 경우 치료자가 치료 시간을 진행해 가는 방식에도 영향을 미칠 수 있다. 예를 들어, 치료자인 동시에 약물학자인 경우 환자에게 더 지시적이거나, 조언을 해 주거나, 권고할 수 있다. 여기 몇 가지 사례가 있다.

1. 지금 당신이 처한 상황에서 우울한 기분이 당연하다고 느끼시겠지만, 당신은 몇 주 동안 겪고 있는 증상들로 인해 고통스러워하고 있습니다. 약물치료를 통해 증상이 아주 빨리 좋아지게 도움을 받을 기회가 있습니다.
2. 우리는 약물치료가 도움이 되리라는 것에 서로 동의했고 또 당신은 약을 복용해 보겠다고 하셨으니, 다양한 약물 처방과 이에 대한 장단점을 설명해 드리겠습니다.
3. 방금 많은 정보를 말씀 드렸습니다. 질문 있으신가요?

약물 처방을 내릴 때 치료자는 환자에게 증상, 부작용, 치료적 효과, 복용량, 재처방과 같은 세세한 정보를 알려 줄 수도 있다. 이것이 특히 중요한 시기는 다음과 같다.

- 당신이 약물 처방에 대한 주제를 처음으로 소개할 때
- 첫 약물 처방을 할 때
- 약물 처방 후의 첫 치료 시간
- 당신이나 환자가 처음으로 치료 효과를 언급할 때
- 복용량이 변하거나, 재처방하거나, 약물 처방에 변화가 있을 때는 언제라도

치료자는 증상들 또는 약물 처방에 대한 질문으로 치료 시간을 시작하거나 환자가 먼저 말을 꺼낼 때까지 기다릴 수도 있다. 치료자인 동시에 약물학자인 경우는

다음 사례와 같이 약물치료에 대한 논의를 치료 시간 끝으로 미룰 수도 있다.

치료자 오늘은 이것으로 끝내야 할 것 같군요. 그런데 혹시 항우울제 재처방이 필요하십니까?

이 상황에서는 약물치료와 관련된 임상적 또는 정신역동적 문제들에 대해 충분히 대화를 나눌 수 없으며, 치료자가 이것에 특별한 관심이 없다는 신호를 환자에게 줄 수도 있다. 그보다도 치료자인 동시에 약물학자인 경우는 약물치료가 치료 시간의 초점이 아니더라도 이와 관련된 문제와 약물치료가 정신치료에 미치는 영향에 대해 지속적으로 인식하고 있어야 한다.

분리치료

분리치료는 그것 자체의 어려움을 갖고 있다. 분리치료에서 이제 환자는 두 사람에게 자신의 증상들을 이야기해야 한다. 이는 치료자와 정신 약물학자가 밀접하게 협력하여 정보를 공유해야 함을 요구한다. 때로 환자들은 특정한 문제들을 어느 한 명의 전문가에게만 말할 수도 있다. 이러한 상황에서 치료를 극대화하기 위해서는 긴밀한 상호 의사소통을 필요로 한다. 다시 말하면, 이 상황에서 환자가 반응하는 방식으로부터 당신은 늘 배울 것들이 있다.

25세 여성인 Ms D는 35세 여성 심리학자인 Dr W에게 치료를 받고 있다. 약물 처방은 55세 남성 정신 약물학자에게서 받고 있다. 그녀는 우울증 증상을 보이기 시작하면서 정신 약물학자에게만 상의한다. 정신 약물학자는 Dr W에게 전화를 걸어 이에 대해 알려 주었다. 다음 치료 시간에서 Dr W는 환자에게 이것에 대해 언급했다. 둘은 결국 Ms D가 경쟁심을 느껴서 Dr W로부터 느끼는 자신의 '약함'을 숨겼음을 알게 되었다. 이에 대한 대화는 새로운 것을 탐색할 수 있도록 길을 열어 주었다.

당신이 치료자와 정신 약물학자 둘 다이건 아니건 간에, 각 환자에게 적합하고 개별화된 치료를 제공하기 위해서 당신은 현상학적/약물학적 모델과 정신역동적 모델 모두를 활용하는 것을 배워야 한다.

권장 활동

다음 환자에 대하여 현상학적 기술과 정신역동적 기술을 하시오.

37세 회사원인 Mr A는 당신에게 가능한 빨리 진료를 보고 싶다고 전화한다. 그는 주중에 극심한 불안, 두근거림, 가슴 답답함을 호소하며 지역 응급실에 방문하였다. 그는 심근경색증을 앓은 적이 없었다는 것이 확인되고 나서 공황 발작으로 진단받았다. Mr A는 지난 한 달 동안 점차 불안하고 우울한 느낌이 들다가, 지난 2주 동안 여러 차례 강렬한 공황 발작이 왔다. 또한 그는 불면증, 일할 때 주의집중력 저하, 일에 대한 부정적인 반추가 있었지만 자살 사고, 절망감, 무쾌감증은 없었다. 그의 정신과적 과거력상 20대 중반에 새로운 일을 시작하던 상황에 겪은 두 번의 경한 우울증과 불안증 삽화가 의미가 있었다.

약 6주 전, Mr A는 직장에서 승진하면서, 봉급이 올랐는데 이와 함께 책임도 늘어나게 되었다. 그는 재정적 안정과 같이 어떤 면에서는 일을 즐기고 있지만, 이 직장을 계속 다녀야 할지 양가감정에 깊게 빠져 있다고 말한다. 그는 "제가 어렸을 때 제 자신이 회사원이 되리라고는 생각지 못했어요."라고 말하며 대신 그는 '무언가 더 창의적인 일을 했을 것'이라고 생각한다. 혼자 힘으로 작은 사업체를 설립하고 성공적으로 운영해 오던 그의 아버지는 30대 후반에 관상동맥질환이 발병하였고 50대 초반에 심장마비로 사망하였는데 그때 Mr A는 대학생이었다.

해설

현상학적으로 보면, Mr A는 37세 남성으로 2주 동안 점차 악화되는 불안 증상과 함께 완전히 진행된 공황 발작, 우울증(불면증, 집중력 곤란, 부정적인 반추 증상을 포함)이 동반되었다. 그는 우울과 불안의 과거력이 있고, 관상동맥질환 가족력이 있다.

정신역동적으로 보면, Mr A의 현재 증상은 직장에서 승진이 된 상황에서 시작되었다. 이러한 변화와 함께 수반된 책임 증가 때문에 그에게 불안이 악화되었을 수 있지만, 더불어 Mr A는 직장에 대한 심각한 양가감정을 갖고 있다. 그가 현재 직장에서 성공과 재정적 안정을 얻으면 얻을수록, 그가 궁극적으로 더 창의적인 분야에서 일하고자 하는 생각은 힘들어질 수밖에 없다. 게다가, 우리는 그와 비슷했던 나이에 사업에서 성공하였지만 심장병이 발병했던 그의 아버지를 그가 동일시하는 것에 대해 궁금해할 수 있다.

Mr A에 대해 생각할 수 있는 이러한 접근법들을 조합하는 것은 종합적인 치료 계획을 수립하는 데 도움이 될 것이다.

참고문헌

1. Cabaniss, D. L. (1998). Shifting gears: The challenge to teach students to think psychodynamically and psychopharmalogically at the same time. *Psychoanalytic Inquiry, 18*, 639-656.
2. Busch, F. N., and Auchincloss, E. L. (1995). The psychology of prescribing and taking medication, in *Psychodynamic Concepts in General Psychiatry* (eds. H. J. Schwartz, E. Bleiberg, and S. H. Weissman). American Psychiatric Press, Arlington, pp. 401-416.
3. Busch, F. N., and Sandberg, L.S. (2007). The meaning of medication, in *Psychotherapy and Medication: The Challenge of Integration*. Analytic Press, New York, pp. 41-61.

한국 문화를 바탕으로 한 주석

약물치료와 정신치료를 동시에 사용할 때 생기는 문제는 미국과 우리나라가 공통적인 부분도 있지만, 의료 영역에서는 의료 문화가 치료에 영향을 끼치기 때문에 우리나라의 의료 문화에 대해 많이 알고 있는 것이 꽤 도움이 될 것입니다. 문화 변천 중 가장 늦게 변하는 것이 의료 문화의 변천입니다. 지금 우리가 배우고 사용하는 의학이 서양 의학이지만 실제 수요자는 한국 문화에 익숙한 한국 사람이기 때문에 한국 사람의 의료 문화 정체를 잘 알고 있어야 합니다. 우리 의료 문화의 가장 저변에 깔린 것은 샤머니즘과 한방 개념입니다. 아직도 입원 중에 굿하러 외출하는 환자도 있고, 체 내림을 한다는 간판을 내건 점집도 있습니다. 의학적 식견이 있는 무당이라면 환자들에게 이 병을 고치려면 동쪽에 있는 목(木) 씨 성을 가진 사람(李, 朴)에게 가라고 권유를 하기도 합니다. 한방에 대한 개념 또한 우리 사회에 깊이 스며들어 있는 현상입니다. 우리나라는 온갖 먹거리나 심지어는 물조차도 몸에 영향을 미치는 약으로 취급합니다. 약수, 약주 등의 말도 있고 웬만한 음식점에 가면 메뉴 옆에 몸에 어떻게 좋은 음식이라는 설명도 있습니다.

병원의 약에 대해서도 각종 선입견을 품고 있습니다. 과거에는 일부러 가루약으로 처방을 하던 시절도 있었습니다. 그때는 그 병원에 대한 긍정적 또는 부정적 전이가 강력하게 작용합니다. 알약에 대한 느낌도 많이 작용하는데 크기, 색깔, 모양 등에 따라 순응도가 달라지기도 합니다. 지금도 많은 환자는 약을 먹을 때 가려 먹어야 할 음식이 무엇인지 묻는 경우가 아주 많습니다. 요즘은 약에 대한 설명서가 같이 전달되기 때문에 무시무시한 부작용이 적힌 설명서를 보며 당황해하는 환자도 많습니다. 인터넷을 뒤져 가며 공부해 오는 환자들도 많이 생겼습니다. 하지만 어떠한 경우든지 의사가 약에 관해 설명을 잘해 주는 것은 필수입니다. 어떤 경우에는 삼환계 항우울제를 처방하며 입마름과 변비가 생긴다는 부작용을 잘 설명해 주니 복용 후 환자는 선생님이 말씀하신 그대로 효과가 나온다며 용하시다고 만족하는 때도 있습니다. Lithium 등의 약을 처방할 때는 꼭 혈중농도를 측정해야 합니다. 그 이유는 환자가 약 복용을 100% 그대로 하지 않기 때문인데 특히 우리나라에서 만성질환의 복약순응도는 50%를 넘지 못하는 것이 현실입니다.

우리가 DSM을 활용하는 이유는 현재 환자의 증상을 기술하는 현상학적인 면을 보고 진단을 하여 치료 방법을 빨리 정하기 위함입니다. 제 개인적인 경험을 말씀드리겠습니다. 전문의가 되고 나니 DSM 진단기준을 전부 외울 정도가 되었습니다. 그래서 어떤 환자를 대하더라도 환자의 증상을 쭉 들으면 기계적으로 DSM의 기준에 맞추어 진단할 수 있었고 그에 따른 약물치료 또한 자동으로 처방할 수 있게 되었습니다. 순응도가 높았던 환자는 여지없이 증상이 좋아지고 6개월이 지나니 약을 그만 먹어도 될 정도로 회복되었습니다. 영화에서 보던 대로 멋있게 "축하합니다"라며 치료 종결을 선언하고 치료자와 환자 모두 만족하게 되었습니다. 그런데 몇 달 후 환자는 증상이 재발하여 다시 찾아왔습니다. 그때까지만 해도 "나에 대한 신뢰가 높구나!"라며 한편으로는 흐뭇했었습니다. 다시 똑같은 치료를 하여 역시 증상이 좋아졌고 또 종결을 선언하였습니다. 그런데 몇 달 후 재발하여 세 번째로 환자가 찾아왔을 때는 "과연 내가 하는 치료가 제대로 된 것인가?" 하는 의구심을 갖게 되었고 정신치료의 필요성을 절감하여 정신치료를 제대로 공부하기 시작하였습니다. 그 후 정신치료의 기법을 활용하며 환자에게 적용하니 환자는 놀라면서 왜 이제야 이런 치료를 해 주시느냐고 고마워했던 적이 있습니다.

정신치료를 받는 환자가 약물을 복용할 때 약물의 의미가 환자에 따라서 다양할 수 있으므로, 각 환자가 약을 먹는 것에 대해서 어떻게 생각하는지를 알고 있어야 합니다. 정신치료를 하면서 약을 먹을 때는 약이 치료자를 대신하는 의미도 있습니다. 저의 경우, 비행기 공포증이 있는 환자에게 비상시 먹을 약을 처방했을 때 실제로 비행기 내에서 약을 먹은 환자는 한 명도 없었습니다. 또 약물을 사용하는 것이 환자가 자신의 병에 관한 생각에 어떻게 관여하는지, 또는 약을 사용하는 것 때문에 약에 조종당한다고 생각하는 환자들도 있고 약물을 사용하면 정신치료가 실패한 것으로 느끼는 환자들도 있습니다.

약물치료와 정신치료를 같은 치료자가 시행할 때는 환자의 상태에 따라 각각의 치료 비율을 조정하면 되기 때문에 별문제가 없습니다. 하지만 우리나라의 경우에는 지도감독자가 약물치료를 하고 수련생이 정신치료를 하는 경향이 많습니다. 사실은 그 반대로 되어야 하는데 말입니다. 간혹 약물치료를 하면서 외부에서 정신치료를 하는 때도 있습니다. 그럴 때는 서양에서 강조하듯이 약물치료자와 정신치료자 간의 의사소통이 긴밀해야 합니다. 또한 서로의 영역을 존중해 주어야 합니다. 적개심이 많은 환자의 경우에는 약물치료자와 정신치료자 사이를 편 가르기 하는 경우도 많으므로 여기에 휘말리지 말고 더욱 의사소통을 잘해야 합니다.

제**4**부

듣기/돌이켜 생각하기/개입

주요
개념

정신역동적 정신치료의 기본 기법은 다음 세 단계로 나눌 수 있다.

- 듣기(listening)
- 돌이켜 생각하기(reflecting)
- 개입하기(intervening)

우리는 그것에 대해 잘 생각하지 않지만 보통 다른 사람에게 이야기하는 것은 3단계 과정을 수반한다. 우리는 다른 사람이 무엇을 말하고자 하는지 듣고, 우리가 들은 것을 처리하고 그리고 반응한다. 이상적으로 말하면, 사회적 관계에서 사람들은 공정하게 균형 잡힌 방식으로 듣고 반응한다. 그러나 치료적 관계는 대부분의 사회적 관계와는 달리 한쪽으로 기운 것이다. 따라서 정신역동적 정신치료에서 구성을 설정하는 것은 환자의 문제에 한정하여 초점이 맞추어진다는 것이다. 그렇기 때문에 치료자는 새로운 방식으로 듣고 반응하는 것을 훈련해야 한다.

이 매뉴얼에서 우리는 당신에게 세 가지 기본 단계를 사용하는 정신역동적 정신치료의 기본 기법을 알려 줄 것이다.

- 듣기
- 돌이켜 생각하기
- 개입하기

듣기란 우리가 자료를 가져오는 단계이고, 돌이켜 생각하기란 우리가 자료를 처리하고 언제 어떻게 개입할지 결정하는 단계이다. 개입하기란 무의식적인 내용을 드러내거나 또는 약해진 기능을 지지하기 위하여 환자들과 말로 상호작용하는 단계이다. 우리는 먼저 이러한 각 단계를 검토할 것이고, 그런 다음 그것들을 정신역동적 정신치료에서 귀를 기울이는 중요한 요소에 적용할 것이다.

제16장

듣는 것을 배우기

주요 개념

우리는 우리가 듣는 것이 무엇인지에 따라 다르게 듣는다.

우리는 듣는 방식을 다음과 같이 세 가지로 개념화할 수 있다.

- 두루 듣기(ambient listening)
- 여과하여 듣기(filtered listening)
- 집중해서 듣기(focused listening)

정신역동적 정신치료자로서 우리는 환자가 하는 말을 들을 때 이 세 가지 방식 사이에서 자유자재로 오가며 듣는 것을 배운다.

정신역동적 정신치료에는 우리가 귀를 기울이기를 배워야 할 특별한 것들이 있다.

환자에게서 듣는다는 것은 소리와 침묵을 듣는 것을 뜻한다.

우리가 말을 들을 때 우리는 어조(tone), 음조(pitch), 음량(volume), 음색(timbre) 그리고 이러한 것들이 변하는 방식도 듣는다. 이것들은 우리가 환자의 감정과 무의식적인 내용을 이해하는 데 도움을 줄 수 있다.

듣는다는 것은 정신역동적 정신치료의 세 단계 기법 가운데 첫 단계이다

우리는 세상을 살면서 무언가에 대해 들어 왔지만, 정신역동적 정신치료자로서 우리는 평상시와는 다르게 특별한 방식으로 환자가 하는 말을 듣는다. 우리는 먼저 **어떻게** 듣는지 다루고, 다음으로 특히 **무엇을** 듣고 귀를 기울여야 할지 생각해 볼 것이다.

우리는 어떻게 듣는가

듣기는 단순한 활동이 아니다. 우리는 무엇을 듣는가에 따라 다르게 듣는다. 당신이 다음과 같이 다양한 소리를 듣는 방식을 생각해 보자.

- 숲
- 심포니 오케스트라
- 길거리 소음
- 식당에서 떠드는 사람들
- 시 낭독
- 외국어로 말하는 사람
- 친구와의 통화
- 컴퓨터 설치 방법을 설명하는 비디오

한 가지 예로 www.wiley.com/go/cabaniss/psychotherapy로 가서 'listening exercise(듣기 연습)'를 클릭해 보자.

한 번 들은 뒤, 다시 들을 때에는 배경에서 들리는 소음에만 집중해 보자. 다르게 들리지 않는가?

이제 다시 새소리에만 귀를 기울여서 들어 보자. 이번에 당신의 듣기가 어떻게 달라졌는가? 당신은 새소리를 기다리면서 다른 많은 소리를 무시했다는 것을 발견했는가?

듣기 유형

지금 당신이 해 본 것은 각각 다르게 듣는 것이었다. 정신역동적 정신치료에서 환자의 말을 들을 때 당신은 다양한 방식으로 들을 필요가 있다. 방금 연습해 본 듣기 방식을 어떻게 개념화할 수 있는지 다음에서 살펴보자.

1. 두루 듣기(Ambient listening): 특별히 무언가에 귀를 기울이지 않고 듣는 것을 두루 듣기라고 한다. 즉, 숲에서 나는 모든 소리, 해변의 파도 소리 또는 길거리 소음을 듣는 것처럼 소리가 당신을 덮치는 것을 허락하는 것이다. 예를 들어, 칵테일 파티에 이제 막 도착했다고 상상해 보자—많은 사람이 대화를 나누고 있고 처음에는 당신에게 들리는 모든 소리가 소음뿐이다. 그것을 생각할 때 무언가 특정한 것에 집중하지 않고 듣기란 무척 어려울 것이다. 실제로 우리는 이러한 방식으로 훈련하여 환자들이 말하는 모든 것을 들을 준비가 되어 있어야 한다. 한 가지에만 너무 관심을 갖거나 초점을 맞추면 우리는 다른 중요한 정보를 놓칠 수 있기 때문이다. 귀를 기울이지 않으려고 하는 전이가 있을 때 그 전이와 같은 것들을 배우려는 수련생들에게는 이러한 것을 하기가 특히 어렵다. 두루 듣기가 치료 시간 중 많은 시점에서도 중요하지만, 특히 중요한 주제들이 무엇이 될지 모르는 치료 시간의 초기에는 필수이다.
2. 여과하여 듣기(Filtered listening): 계속해서 앞서 사용한 파티 비유를 든다면, 파티가 벌어지는 현장에 들어선 당신은 배경 소음을 걸러 내고 특정한 목소리에 귀를 기울이기 시작할 것이다. 당신은 어쩌면 당신이 아는 누군가의 목소리를 들을 수도 있고 또는 당신이 흥미를 가질 만한 주제로 토론하는 대화의 일부분을 들을 수도 있다. 환자의 말을 들을 때에도 마찬가지이다. 환자가 말하는 동안 우리는 반복되는 주제나 강렬한 감정처럼 배경 내용과 뚜렷하게 구별되는 특정한 것들에 귀를 기울이기 시작한다. 아직 우리는 특정한 요소에 집중하고 있지는 않지만, 주위의 내용들을 걸러 내는 것에 착수하는 동시에 가장 중요해 보이는 정보에 집중하기 시작한다.
3. 집중해서 듣기(Focused listening): 대부분의 배경 소음을 걸러 내고 특정한 것에 모든 주의를 기울일 때 우리는 집중해서 듣고 있는 것이다. 칵테일 파티에서

당신이 아는 누군가의 목소리를 들었고 그 사람과 대화하기 위해 그쪽으로 관심을 돌린다. 여전히 방은 시끄럽지만 이제는 대화를 나누고 있는 사람의 말만 듣고 있다. 이렇게 특정한 한 가지에 귀를 기울이고 배경에서 일어나는 대부분의 소음을 차단시키는 것을 집중해서 듣기라고 한다. 우리는 환자와 대화를 나누는 가운데 중요한 주제나 감정을 파악한 뒤 다른 내용들은 차단한 채 그것에만 주의를 기울일 때 집중해서 듣는 방식을 사용한다.

치료 시간 초기에는 두루 듣기가 매우 중요하더라도, 1회의 치료 시간 내에서라도 한 가지 듣기 방식에서 또 다른 방식으로 자연스럽게 갈 수 있는 것이 필수적이다. 우리는 두드러진 주제 또는 감정에 집중해 있더라도 집중하던 것으로부터 한 발 물러나서 다시 두루 들을 수 있어야 한다. 시각적인 관점에서 보면, 마치 의자에 앉은 영화 감독이 클로즈업 장면을 들락거리는 것과 같다. 이 비유는 앞으로 큰 그림과 특정한 것에 집중하는 것 사이를 오가면서 살펴볼 정신역동적 정신치료의 기법 중 많은 부분에 걸쳐 우리를 안내할 것이다.

우리는 무엇에 귀를 기울이나

침묵

듣기에 대해 생각할 때 우리는 일반적으로 소리에 귀를 기울이는 것에 대해 생각한다. 하지만 우리가 자세히 듣고 있다면, 우리는 소리로 채워지지 않은 **침묵**에도 귀를 기울인다. 우리는 순간과 순간의 단위에서, 치료 시간과 치료 시간의 단위에서 그리고 전체 치료의 광범위한 궤도에 걸쳐 소리가 멈추고 다시 시작하는 순간뿐만 아니라 소리가 멈추고 시작하는 리듬과 이에 대한 변화에 귀를 기울인다. 만약 당신이 정말로 침묵을 듣는다면 당신은 침묵도 다르다는 것을 깨닫게 된다. 침묵은 평화, 은밀함, 긴장일 수 있다. 그리고 일단 침묵을 듣기 시작하면 당신은 차이점들을 듣기 시작할 수 있다.

말을 넘어

우리는 당연히 말에 귀를 기울이지만 그 사람 목소리의 말하는 속도, 음량, 음조, 음색(특정한 색깔 또는 음질)뿐만 아니라 이것이 어떻게 변하는지도 함께 듣는다. 이러한 양상의 의사소통은 언어 자체가 그러하듯이 환자가 하는 말 자체보다도 더 많은 것을 우리에게 알려 줄 수 있다. 이는 또한 환자의 감정, 방어, 저항을 나타내는 단서를 제공하며, 이러한 측면들을 놓칠 경우 우리는 환자의 의식적·무의식적인 경험에 대한 귀중한 정보를 박탈당한다. 얼굴 표정, 눈맞춤, 또는 자세를 고쳐 앉는 것과 같은 비언어적 소통도 매우 중요하다.

패턴

우리는 어떤 주제와 감정이 지배적인지에 대하여 환자의 패턴(patterns)과 반복적인 요소(repetitive elements)를 통해 결정한다. 한 치료 시간 내에서 또는 여러 치료 시간에 걸쳐 같은 것을 여러 번 듣게 될 경우, 우리는 그것이 중요하다고 가정한다. 마찬가지로 우리는 귀에 거슬리는 단어, 소리, 감정 등과 같은 것들의 불일치(incongruities)와 실언(slips)에 귀를 기울인다. 어떤 선율을 듣고 있다고 상상해 보자. 우리는 다음에 어떤 음이 나오는지 어느 정도 예상을 하고 있기 때문에 만약 예상하던 음이 아닌 굉장히 다른 음이 뒤따르면 부자연스럽게 들린다. 부조화나 패턴이 깨지는 것도 이와 같다. 예를 들어, 환자는 어떤 상황이 놀랍다고 말했다가 다시 즐거웠다고 표현하거나, 한 사람에 대해 말하고 있다가 어느새 다른 사람에 대해 이야기할 수 있다. 우리는 이러한 변화와 부자연스러움에 다이얼이 맞춰지기를 바란다.

실언은 동작 착오(parapraxes)라고도 불리며, 이는 의도와 어긋나는 말을 하는 것을 뜻한다[1].

> 어젯밤에 저의 어머니와 통화하고 있었어요. 앗, 실수했네요. 아내와 통화했어요.

이러한 것들은 무의식에서 어떤 일이 진행되는지 알려 주는 좋은 단서가 되어 주기 때문에 귀를 기울여야 할 만큼 중요하다.

부정과 이중 부정문

환자가 "아니요"라고 말하는 방식에 귀를 기울이는 것으로 많은 정보를 얻을 수 있다. 한 환자는 "그 파티에 안 갈 것 같아요."라고 말하는 반면, 또 다른 환자는 "됐어요. 그 파티에 내가 갈 일은 절대 없을 거예요."라고 말할 수 있다. 두 번째 주장에서는 감정적인 힘이 확실하게 전해진다. 마찬가지로 교묘한 '이중 부정문(double negative)'에 귀를 기울이자. 이런 말들을 생각해 보자.

> 전 법학 전문대학원에 갈 거예요(I'm going to go to law school).
>
> 전 법학 전문대학원에 안 가지 않을 거예요(I'm not not going to go to law school).

두 문장은 같은 것을 뜻하는데 왜 두 번째 사람은 이중 부정문을 사용하여 긍정을 표현할까? 이중 부정문의 역설적인 사용에는 종종 의미가 내포되어 있다.

수동태

무의식적으로 자신의 선택과 행동으로부터 멀어지려고 할 때 사람들은 흔히 수동태(passive voice)를 사용한다. 다음 두 가지 말에서 차이점을 살펴보자.

> 금요일 밤에 앞으로 우리 관계가 어떻게 될 것인지 결정이 내려졌어요.
>
> 금요일 밤에 제가 Suzy에게 헤어지자고 했어요.

믿거나 말거나 이 두 문장은 같은 상황에 대한 것일 수 있다. 우리는 환자가 수동태를 사용하는지 살펴봄으로써 환자의 주도권에 대해 이해할 수 있다.

마디점

무의식은 아주 큰 마디점들(nodal points)이 연결된 망으로 볼 수 있다. 몇몇 점은 다른 점들보다 더 많이 연결되어 있다. 항공 지도를 생각해 보자. 항공 교통의 중심지(hubs)에는 이로부터 뻗어 나오는 많은 노선이 있는 반면, 잘 연결되지 않은 장소들은 단일 노선의 끝에 놓일 수 있다. 우리가 환자의 말을 들을 때, 우리는 모든 것을 듣다가 여과시키고 집중하기 시작하면서 **마디점**(nodal points)이라고 불리는 무의식의 중심지들(hubs)에 귀를 기울인다[2]. 미지의 무의식적인 영역으로 이어 주는 새로운 길을 잘 따라갈 수 있도록 아주 잘 연결된 점들에 집중하는 것이 당연하다. 또한 이러한 점들과 관련한 내용을 말로 듣게 되는 것은, 곧 이러한 점들이 의식의 표면 아주 가까이에 있다는 것을 의미한다. 마디점을 듣는 기법에는 다음과 같은 것에 귀를 기울이는 것이 수반되어 있다.

- 반복되는 단어들(repeated words)
- 반복되는 상징들(repeated symbols)
- 명확한 요점들(points of clarity)

귀를 기울여야 할 중요한 내용

정신역동적 정신치료에서 우리는 다음과 같은 것에 특별히 귀를 기울여야 한다. 다음은 제5부에서 더 깊이 다룰 것이다.

- 감정(affects)
- 자유 연상/저항(free association/resistance)
- 전이(transference)
- 방어(defenses)
- 무의식적 공상과 갈등(unconscious fantasies and conflicts)
- 꿈(dreams)

우리는 모두 다른 방식으로 듣는다

우리 중 어떤 사람은 살면서 음악, 언어, 또는 새소리 등 우리 생활의 다른 영역에서 듣는 사람이 되는 훈련을 받아 왔다. 어떤 사람은 억양을 쉽게 알아채고 또 어떤 사람은 절대음감을 지니고 있다. 몇몇은 주변 소음을 더 의식하는 반면, 어떤 사람들은 특정한 소리에 집중한다. 환자가 하는 말을 듣는 방법을 배우는 것의 일부분은 우리의 듣는 방식을 이해하는 것을 배우는 것이다. 자신이 어떻게 듣는지 또 무엇에 주로 귀를 기울이는지 생각해 보는 것으로 시작할 수 있다. 이는 환자들의 말을 듣는 사람으로서 당신 자신을 이해하고 또 당신이 원하는 청취 기술에 대해 생각하도록 도와줄 것이다.

우리가 환자의 말을 유의해서 들었다면, 우리는 들은 정보를 가지고 환자를 최선으로 도울 수 있는 방법을 선택해야 한다. 다음 장의 주제이기도 한 이 과정을 **돌이켜 생각하기**(reflecting)라고 부른다.

권장 활동

다음 독백을 읽어 보시오. 두루 들을 때 무엇이 들리는가?

오늘 오는 것 때문에 너무나 들떠 있었어요. 치료 시작을 고대했거든요. 달력에 표시까지 했었어요. 바보같이 들릴지 모르겠지만, 마치 제 생일이나 그런 것 같았어요. 치료 시작에 대한 책도 읽었어요. 치료를 한 번도 받아 본 적이 없거든요. 제가 뭘 해야 하죠? 뭘 해야 하는지 알고 싶었어요. 영화를 보면 사람들이 아주 중요한 말을 하잖아요. 제 생각에 제 어머니에 대해 얘기할 수도 있겠지만 왠지 제가 말하려는 내용이 바보스러울 것 같아요. 예를 들어서 제 아내에게 자주 짜증이 난다거나, 제 말은 아내를 사랑하지만 그녀가 절 정말 미치게 만들 때가 있거든요. 그런데 뭐 아주 중요하지는 않은 것 같아요. 사람들은 아주 나쁜 문제들을 갖고 있거든요. 아마도 제 문제는 그리 중요하지 않은 것 같아요. 중요가 아니라 심각하지 않다는 것, 뭐 그런 거요. 그런데 그게 저를 화나게 만들어요……. 오늘 치료 시간이 얼마나 되나요? 하여튼, 제가 뭘 말하고 있었죠? 제 가족을 말씀 드리자면, 가족 모두가 치료는 시간 낭비라고 늘 생각해 왔어요. 저는 그렇게 생각하지 않지만 잘 모르겠어요. 도움이 됐으면 좋겠어요. 그럴 거라고 생각하세요?

다시 독백을 읽어 보자. 무엇에 집중하게 되는가?

해설

1. 두루 듣기: 환자는 쉬지 않고 말한다. 그는 매우 불안해 보인다. 많은 질문을 하고 있고 끝에 가서 주제의 변동이 있다.

2. **여과하여/집중해서 듣기:** 환자는 치료자에게 묻는 질문과 가족에 대한 생각 사이를 오간다. 그는 자기 아내와 어머니를 연관 짓는 듯하다. 그는 불안정해 보이고 좋은 환자가 되기를 열망한다. 환자는 치료자가 그를 우습게 보고, 자신의 문제를 대수롭지 않다고 여길까 봐 걱정한다. '바보같이'를 여러 번 반복하는 것과 같이 그의 몇몇 단어는 미성숙하게 들린다. 생일에 빗대는 것 또한 유아적인 표현이다. 그는 아내와 가족에 대한 느낌들이나 치료가 도움이 될지 등 많은 것에 대해 갈등을 가지고 있는 것으로 보인다.

참고문헌

1. Auchincloss, E. L., and Samberg, E. (1990). *Psychoanalytic Terms and Concepts.* Yale University Press, New Haven, p. 188.
2. Freud, S.(1900) The interpretation of dreams, in *The Standard Edition of the Complete Psychological Works of Sigmund Freud, The Interpretation of Dreams* (First Part), Vol. IV. Hogarth Press, London, pp. ix-627.

한국 문화를 바탕으로 한 주석

이제 드디어 정신치료의 실체로 접어들었습니다. 그 첫 과정은 듣기, 그다음은 돌이켜 생각하기, 마지막으로 개입하기입니다. 먼저, 듣기에 대해 살펴보겠습니다. 이 책에서는 듣기를 두루 듣기, 여과하여 듣기, 집중해서 듣기 등 세 부분으로 나누어 봤는데 이런 것은 설명하기 위해서 나눈 것이고 실제 상황에서는 동시에 벌어지는 현상입니다. 환자가 말하는 것 중에서 어떤 것들이 중요한지를 빨리 파악하는 것이 목표인데, 그것은 환자에 대해 전체적으로 잘 파악하고 있을 때 쉽게 이루어질 수 있습니다. 환자가 1시간 내내 중요한 얘기를 하는 것이 아니기 때문에 듣는 치료자도 1시간 내내 똑같이 집중할 수는 없습니다. Sigmund Freud가 언급했듯이 골고루 가는 주의(evenly hovering attention)를 하고 있다가 중요한 주제나 감정이 나오면 주의를 기울이고 집중하여 듣게 됩니다. 또 다른 식으로 표현하면 감시 레이다가 빙빙 돌다가 뭔가 포착됐다는 신호가 오면 그것을 자세히 파악하려 하는 것과 같습니다. 또한 여기서는 들리는 말 말고도 침묵에 대한 언급도 나옵니다. 〈Sound of silence〉라는 노래처럼 침묵 자체도 사실은 어떤 것에 대한 표현이기 때문에 침묵의 의미를 잘 알아야 한다는 것입니다. 어떤 침묵은 공격을 의미하는 때도 있습니다. 실제로 화나는 말을 하다가 침묵을 하게 되면 화를 참고 있다는 강력한 표현이기도 합니다. 그래서 일반인들도 대화할 때 침묵이 생기면 몹시 어색해서 어떤 말을 해서라도 침묵을 없애려고 아무 말이나 하게 됩니다. 정신치료자만이 유일하게 침묵을 도구로 사용합니다. 그리고 말할 때도 단어만 들을 것이 아니라 비언어적인(nonverbal) 면에도 주의를 기울여야 합니다. 왜냐하면 90% 이상의 감정 전달은 비언어적으로 이루어지기 때문입니다. 또 말 자체가 가지고 있는 속도, 음역, 음조, 음색들도 나름의 표현이기 때문에 여기에 대해서도 주의를 기울여야 합니다. 미국말에서는 수동태와 능동태의 의미도 파악하라고 합니다. 그런데 한국말에서는 대부분 능동태의 말을 쓰기 때문에 만일 한국 사람이 수동태의 말을 지나치게 쓴다면 무의식적으로 자기 자신이 뒤로 물러서며 책임을 피하려는 의미가 있다고 보는 것이 더 타당합니다. 그리고 마디점(nodal point)이 되는 단어의 사용도 중요하다고 강조합니다. 반복되는 단어, 반복되는 상징, 명확한 요점, 이런 것들이 마디점이 되어서 중심지(herb) 역할을 한다는 것입니다.

추가로 'Listen'에 대한 저의 개인적인 소회를 말씀드리겠습니다. 클리블랜드 정신분석센터에서 1년간 슈퍼비전을 끝낸 후 마지막 시간에 지금은 고인이 되신 원로 정신분석가 Dr. Schiff와 작별 인사를 나누며 제가 "고맙습니다. 그동안 잘 배웠습니다. 이제 귀국하여 환자들을 만날 텐데 제가 앞으로 늘 마음에 지니고 있어야 할 말을 하나만 알려 주십시오."라고 부탁을 하니 Dr. Schiff는 잠시 생각을 하더니 "Listen"이라고 했습니다. "역시 그렇구나!"라고 받아들였습니다. 내친김에 한마디 더 부탁을 드렸습니다. "그러면 이제 제가 선생으로서 학생들과 제자들을 가르쳐야 할 텐데 어떻게 하는 것이 좋을까요?"라고 물었습니다. Dr. Schiff는 또 잠시 생각하더니 "Listen"이라고 하였습니다.

그 후 저는 'Listen'이라는 단어를 Dr. Schiff의 유언처럼 늘 마음에 새기고 다니게 되었습니다. 나중에 Dr. Schiff가 돌아가신 후 사모님께서 장례식 행사를 녹음한 CD를 보내 주셨습니다. 그 녹음을 들으며 저를 슈퍼비전 해 주던 당시 Dr. Schiff가 암으로 투병 중이었다는 사실을 알게 되었습니다. 만약 그 당시 제가 그 사실을 알고 있었다면 저의 행동이나 말이 상당히 제한받았을 겁니다. 하지만 그런 사실을 전혀 몰랐을 때 저는 때로는 당돌하기까지 한 말과 행동을 거리낌 없이 하였습니다. 그 당시는 전자제품 판매장에서 어쩌다 보이는 한국산 TV를 보며 반가워했던 때라 외국에서의 생활이 위축될 수밖에 없었습니다. 이런 그 당시의 현실에 굴하지 않으려고 대한 남아의 기상을 드높여 외국인에게 기죽은 모습을 보이지 말고 당당하게 행동하자고 다짐하던 때였습니다.

그 당시 Dr. Schiff가 웃는 모습을 헤프게 보여 주진 않았지만, 저에 대한 존중과 자상한 배려는 그 당시에도 확실히 느끼고 있었습니다. 지금도 Dr. Schiff가 진지하게 "Listen" 이라고 대답해 주던 모습을 떠올리면 숙연해지며 옷깃을 여미게 됩니다.

제**17**장

돌이켜 생각하는 것을 배우기

주요 개념

우리는 환자의 소리와 침묵을 듣고, 이 자료들을 처리하는 과정을 거쳐 그 의미를 이해하게 된다. 우리는 이러한 여러 층의 과정을 '**돌이켜 생각하기(reflecting)**'라고 부른다.

돌이켜 생각하기는 우리에게 다음과 같은 도움을 준다.

- 우리가 들은 것에 대한 의미를 이해하는 것
- 우리가 어떻게 집중해서 들을지 결정하는 것
- 우리가 어떤 **치료적 전략**을 짤지 판단하는 것(언제 어떻게 개입해야 하는지)

우리가 드러내기를 하든 또는 지지하기를 하든, 우리는 의식에 제일 가까이 있고, 그 순간에 환자들이 가장 잘 들을 수 있고 생산적으로 사용할 수 있는 자료에 대해 언급하려고 한다.

우리는 환자의 의식적인 마음에 제일 가까운 것이 무엇인지 이해하기 위해, '세 가지 선택의 원칙(three choosing principles)'을 사용한다.

1. 표면에서부터 깊은 곳으로(surface to depth)
2. 감정을 따라가기(follow the affect)
3. 역전이에 주의를 기울이기(attend to the countertransference)

우리가 해야 하는 말을 듣거나/활용할 수 있는 환자의 현재 능력을 이해하기 위해, 그리고 드러내기를 할지 아니면 지지하기를 할지 선택하기 위해, 우리는 '세 가지 준비의 원칙(three readiness principles)'이라고 부르는 것을 사용한다.

1. 치료적 동맹의 상태를 평가하기(assess the state of the therapeutic alliance)
2. 치료의 단계를 평가하기(assess the phase of the treatment)
3. 환자의 현재 기능 수준을 평가하기(assess the patient's current functioning)

환자가 말하는 내용을 주제에 따라 조직화하기 위해 우리는 '세 가지 조직화 자원(three organizing sources)'을 사용한다.

1. 적용 중인 우리의 정신역동적 공식화(our working psychodynamic formulation)
2. 이론과 기법 이론에 대한 우리의 지식(our knowledge of theory and technique)
3. 우리 자신의 개인적 경험과 임상 경험(our own person and clinical experience)

우리가 정신치료를 시행하는 것을 배울 때는 돌이켜 생각하기를 의식적이고 의도적으로 하게 되겠지만, 곧 자연스러운 기술이 될 것이다.

돌이켜 생각하기

우리가 환자들이 하는 말을 들을 때, 자료는 우리의 마음으로 흘러 들어온다. 다음 단계로 우리는 이 자료를 처리하여,

- 그 의미를 이해하고,
- 집중해서 들으며,
- 우리의 **치료적 전략**을 결정한다(어떻게 또 언제 개입할지).

우리는 이러한 과정을 '돌이켜 생각하기(reflecting)'라고 부른다. 돌이켜 생각하기는 정신역동적 정신치료의 세 가지 기법 가운데 두 번째 단계이다.

이제 돌이켜 생각한다(reflect)라는 단어를 살펴보자. 명사(reflection)로 사용될 경우 이 단어는 수동적(마치 거울에 비치는 반사)으로 들리지만, 동사(reflect, reflecting)로 사용하게 되면 이 단어는 능동적인 의미가 된다. 기원을 보면, 라틴어 **reflectere**에서 비롯되었으며 **re**, 즉 **뒤로**(back)라는 의미와 **flectere**, 즉 **구부리다**(to bend)라는 의미의 혼합물이다. 따라서 돌이켜 생각하기는 빛, 열, 또는 소리 등이 그러하듯이 구부리거나 되돌아가는 것을 뜻한다.

따라서 자료를 입수하면 우리는 이를 가지고 능동적으로 무언가를 한다. 이것을 가지고 무엇을 할지는 치료 목표에 달려 있다. 정신역동적 정신치료에서 우리는 무엇이 무의식 속에 있는지 늘 생각하려고 노력한다. 그래서 우리는 늘 표면 아래 숨겨진 것을 이해하기 위해 우리가 듣는 것들을 돌이켜 생각한다. 그 후에 우리는 무의식적인 내용들을 드러내거나 기능을 지지하기 위해 우리가 들은 것들을 어떻게 사용할지 생각할 수 있다.

이제 우리의 치료 목표로 되돌아가 보자. 무엇보다도 중요한 정신역동의 원칙은 무의식적인 요소들이 의식적인 생각, 느낌, 행동에 영향을 미친다는 것이기 때문에, 우리의 기본 기법적 목표는 무의식적인 내용들에 도달하는 것이어야 한다. 이것은 감정, 생각, 방어, 공상, 자신과 다른 사람에 대한 표상들일 수 있는데 이 모두 무의식적이다. 단어, 침묵, 말투와 같이 우리가 듣는 내용들 모두는 우리가 표면 아래 있는 내용들에 접근하도록 안내를 도와준다. 이것들이 우리가 실제 지도를 대신해서 갖고 있는 단서들이다. 우리가 매번 듣고, 돌이켜 생각하고, 개입하는 모든 것을 한 단위로 본다면, 각 단위의 목표는 미지의 무의식적인 영역에 한 걸음씩 더 다가서는 것이라 생각할 수 있다.

실제로 돌이켜 생각하는 과정이 어떻게 일어나는지는 사람마다 다를 것이다. 이러한 과정은 요리책에서 제시하는 조리 과정처럼 일률적으로 만들 수 없다. 그러나 우리는 돌이켜 생각하는 방법으로 안내해 주는 원칙에 대해 생각할 수 있다. 간단히 말하면, 우리는 **모든 것**을 듣는 동안 **그 지점**에서 앞으로 가장 잘 나아가게 하는 내용들을 골라내는 것이다. 이 과정은 결국 우리가 어떻게 선택을 하느냐에 달려 있다. 즉, 어떻게 집중해서 들어야 할지 그리고 궁극적으로는 가장 두드러지고, 의미있고, 유용하며, 사용 가능한 내용들에 개입하는 것에 달려 있다. 우리의 개입은 이러한 요소들과 연결될 것이다.

우리가 돌이켜 생각할 때 하는 선택들은 곧 우리의 치료적 전략이 된다. 이것은 우리가 무엇을 선택해서 집중해야 하는지 그리고 어떻게 개입하기로 결정하는지에 대한 근거가 된다. 우리는 일차적으로 '세 가지 선택의 원칙'과 '세 가지 준비의 원칙'이라고 부르는 두 가지 기본적인 일련의 원칙에 따라 선택을 하고, 이차적으로 '세 가지 조직화 자원'에 따라 선택한다.

세 가지 선택의 원칙

세 가지 선택의 원칙은 다음과 같다.

1. 표면에서부터 깊은 곳으로
2. 감정을 따라가기
3. 역전이에 주의를 기울이기

우리는 어디에서 개입할지, 또한 어떤 내용을 다루는 것이 가장 생산적일지 결정하기 위해 세 가지 선택의 원칙을 이용한다.

표면에서부터 깊은 곳으로

무의식은 동질적이지 않다. 어떤 생각과 감정은 다른 것들보다 더 깊이 파묻혀 있다[1]. 따라서 우리의 가설은 어떤 생각이나 감정이 불안을 쉽게 유발할수록 그것이 인식으로 나올 가능성을 줄이기 위하여 더 깊이 묻혀야 한다는 것이다. 당신은 무의식을 여러 지층 속에서 화석화된 뼈들이 묻힌 성층화된 고생물학적 현장이라고 생각할 수 있다. 당신이 깊숙하게 묻힌 뼈들에 관심이 있다고 불도저를 사용할 수는 없다. 고고학자들은 화석 위에 쌓인 먼지를 일일이 칫솔로 털어내서 층층으로 드러낸다. 이렇게 함으로써 모든 뼈는 손상을 최소화하며 드러난다. 그들은 결국 바닥까지 도달하겠지만, 시간이 걸릴 것이다.

정신역동적 정신치료자도 이와 같다. 만약에 당신이 인식에서 벗어나 깊숙이 있는 무언가를 언급하면, 그 사람은 그 말을 거부하거나, 더 안 좋게는 무의식에 남겨두기 위해 더 많은 방어를 일으키기도 한다. 우리는 때때로 깊이 파묻힌 누군가의 마음속에 있는 무언가를 이해할 때가 있다. 이러한 상황이 관심을 끌기도 하고 환자의 사례를 공식화하는 데 도움이 될 수 있지만, 아직 의식에 가까워지지 않은 요소를 언급하는 것은 굉장히 어려울 수 있고, 오히려 역효과를 일으킬 수도 있다. 이는 치료자가 환자의 말을 듣고 환자의 어린 시절에 깊이 숨겨 있던 무언가를 발견한 뒤 이를 환자에게 말해 주고, 환자는 "아하!" 하며 치료가 된다는 많은 정신치료의 고정관념에 정면으로 반대되는 것이다. 실제에 있어서, 우리는 표면 바로 아래에 있어 부드럽게 건들기만 해도 의식으로 옮겨 올 수 있는 생각이나 감정을 발견하고 싶다[2]. 그래서 우리는 환자들이 하는 말을 면밀히 조사하면서, 그들의 생각과 감정의 범위가 표면에서부터 깊숙한 곳까지 어느 정도로 다양한지 가늠하고 싶다. 돌이켜 생각하기는 마치 지게차로 화물을 어느 정도 높이에서 내려놓을지 선택하는 것과 같다.

> 45세인 미혼의 여성은 지난 6개월 동안 정신치료를 받아 왔다. 수줍음이 많고 고립되어 있던 환자는 최근에서야 여성인 치료자에게 자신이 치료를 소중하게 생각하고 치료자에게 친근함을 느낀다고 말할 수 있었다. 치료자가 더 큰 진료실로 이사온 후 맞이한 두 번째 치료 시간에, 환자는 "집들이 선물 가져왔어요."라고 하면서 들고 온 작은 가방에서 티슈 상자를 꺼내며 "지난번에 없던 것 같아서요."라고 말했다.

치료자에게 티슈를 가져오는 것과 지난 치료 시간에 없었다고 언급하는 것은 치료자를 비난하는 것일 수도 있다. 치료자가 더 큰 새 진료실로 이사한 것이 환자가 보기에 자신이 외면당했거나, 치료자가 다른 일들에 마음이 빼앗겼다고 생각할 수도 있다. 그러나 최근에 치료자에게 긍정적인 감정을 표현하기 시작했을 때 환자가 티슈를 선물했다. 즉, 긍정적인 느낌이 부정적인 느낌보다 표면에 더 가까이 있다. 표면적인 것에서 깊숙한 것으로 다루는 원칙에 따르면, 현재로서는 긍정적인 느낌에 초점을 맞추는 가운데 더 깊숙이 부정적인 느낌이 존재하는 것을 기억하고 앞으로는 이러한 것에 귀를 기울여야 할 것이다.

감정을 따라가기

어렸을 적에 했던 '더워 추워(hot and cold)'라는 놀이가 기억나는가? 누군가 무언가를 숨기면 한 사람이 찾는 동안 나머지 아이들은 물건이 어디에 숨겨져 있는지 알려 주는 단서로 '더워!'나 '추워!'를 외쳤다. 정신역동적 정신치료라는 경기에 있어서, 우리가 중요한 무의식적인 자료에 가까이 있는지 알 수 있는 가장 좋은 방법은 감정을 찾아내는 것이다. 만일 환자의 연상이 이 주제에서 저 주제로 옮겨 다니는 동안, 어떤 한 주제에서만 실제 감정이 진동한다면, 그것이야말로 환자에게 중요한 것에 가까울 가능성이 높다. 우리가 돌이켜 생각하는 과정에서 이러한 단서를 알아채는 것이 필수적이다.

21세인 남성이 첫 번째 치료 시간에 와서는 치료자에게 지난 3개월 동안 치료를 받으러 오는 것을 생각해 왔는데, 실제로 그날이 다가온 게 믿기지 않는다고 말했다. 그는 주말 내내 이 시간을 기다렸는데, 막상 치료를 받으러 오는 날 집을 나서는데 지갑이 보이지 않아 늦을 뻔해서 무척 당황했다고 말했다. 그는 치료 시간에 올바른 내용만을 말하고 두드러지는 문제점들에 집중할 수 있도록 주말 동안 치료에 관한 책을 읽었다고 했다. 그는 혼자서 말하던 도중 치료자를 바라보면서 "저 지금 잘하고 있나요?"라고 물어봤다.

이 환자는 불안해하고 있다! 그는 흥분해 있기도 하지만, 환자로서 제대로 하지 못할까 봐 또는 치료자를 실망시킬까 봐 불안해하고 있다. 환자가 말한 것을 돌이켜 생각해 볼 때, 불안한 감정이 표면에 가장 가까이 있기 때문에 우리는 이 불안에 대해 언급하기로 선택을 할 수 있다.

역전이에 주의를 기울이기

역전이라는 용어는 치료자인 우리가 환자에게 갖는 느낌을 말한다(제12장과 제22장 참조). 환자에게서 얻은 내용들은 환자와 내용들에 대한 우리 자신의 반응을 통해 걸러져야 한다. 환자의 감정을 따라가는 것과 마찬가지로, 우리에게 생겨난 역전이에 주의를 기울이는 것 또한 치료 시간 중 환자에게 들은 내용을 처리하는 데 매우 유용한 도구이다. 만약 우리가 환자가 말하는 것 때문에 유달리 강한 반응을 갖게 된다면, 우리는 반드시 이에 주목해야 한다. 비록 우리의 내적 경험과 관련된 특이한 것일지라도, 이러한 것들은 환자에 대한 것을 우리에게 말해 줄 수 있을 것이다.

어느 한 치료 시간에 4년 동안 정신역동적 정신치료를 받아 온 환자가 치료를 끝내고 싶다고 말했다. 환자는 현대적으로 꾸며진 기차역에서 새로운 도시로 출발하려고 기차를 타려다가 그만 넘어졌지만, 다시 일어서서 스스로 전진하는 꿈을 꾸었다. 치료자가 이 꿈에 대해 들을 때, 치료자는 대견함과 슬픔을 모두 느끼고 있다는 것을 깨달았다. 이를 처리하며 치료자는 부모가 자녀들이 '독립할' 준비가 되었다는 것을 느낄 때 하는 것처럼 자신이 느끼고 있다는 것을 깨닫는다. 이것은 환자가 실제로 치료를 끝낼 준비가 되었다는 것을 치료자가 돌이켜 생각할 수 있도록 돕는다.

표면에 드러난 것에 귀를 기울이고, 감정을 따라가고, 당신이 치료 시간에 무엇을 느끼는지에 주의를 기울인다면 당신은 가장 중요한 주제를 파악할 수 있을 것이다.

세 가지 준비의 원칙

무엇이 표면에 있고 무엇에 환자가 감정적으로 가장 긴밀하게 연결되어 있는지 알고 나면, 우리는 환자가 어떤 것을 듣고 작업할 수 있을지 평가해야 한다. 이를 위해 우리가 '세 가지 준비의 원칙'이라고 부르는 것을 사용한다.

1. 치료적 동맹의 상태를 평가하기
2. 치료의 단계를 평가하기
3. 환자의 현재 기능 수준을 평가하기

치료적 동맹의 상태를 평가하기

제9장에서 논의한 것과 같이, 치료적 동맹은 환자와 치료자 사이에 발달하는 신뢰의 수준을 나타내는 척도이다. 이것은 치료자가 환자를 이해하고, 환자가 잘되기를 바라며, 도와줄 수 있다는 것을 지속적으로 보여 주면서 구축된다. 치료적 동맹이 강해지면 치료자는 환자가 치료 초기에는 감당할 수 없었던 아주 고통스러운 것들을 말할 수도 있다. 시간 하나만으로 치료적 동맹이 강화되는 것은 아니다. 이를 위해 치료자의 노력과 환자의 신뢰가 필요하다. 편집증적인 환자는 절대로 강한 동맹을 갖지 못할 수 있는 반면, 사람들을 신뢰한 경력이 있는 환자의 경우에는 일찍 강한 동맹을 발달시킬 수 있을 것이다. 동맹의 상태는 치료 중 어떤 일이 벌어지느냐에 따라, 강해졌다 약해졌다 하며 변할 수 있다.

Ms A는 정신역동적 정신치료를 받은 지 2년째 되었고, 그녀의 치료자 Mr Z로부터 많은 도움을 받았다고 느꼈다. 한번은 여행 계획을 앞둔 치료자가 깜빡 잊고 일주일 전에야 이를 Ms A에게 알려 주었다. Ms A는 치료자가 별로 관심이 없다는 것을 의미한다는 확신이 들었고, 그녀는 몇 달 전까지만 해도 잘했었는데 몇 주 동안은 이야기를 진행할 수 없었다.

치료의 단계를 평가하기

세 가지 기본적인 치료 단계에는 시작, 중간, 끝 단계가 있다. 환자와 치료자가 함께하는 시간이 늘어 가면서, 환자가 어떤 종류의 말은 사용하기 더 쉬워질 수 있다.

Ms B는 치료받기 시작한 처음 몇 달 동안, 치료 청구서를 받자마자 바로 Dr Y에게 지불하기를 원했다. Dr Y가 Ms B에게 이에 대해 물어보자 그녀는 짜증을 내면서 제때 돈을 지불하는 게 무엇이 잘못이냐고 말했다. 치료 중간 단계에 접어들면서, Dr Y가 이에 대해 다시 한번 언급하자, 이전과 달리 Ms B는 누군가에게 무엇인가 '빚지는' 위치에 있는 것에 대한 그녀의 두려움을 탐색할 수 있었고, 치료자와의 관계에 대해서도 깊이 이해할 수 있었다.

환자의 현재 기능 수준을 평가하기

제4장에서 다루었듯이, 자기지각, 타인과의 관계, 적응 능력과 같이 환자의 현재 기능 수준을 지속적으로 인식하는 것이 중요하다. 치료 초기에 이미 평가한 적이 있다 하더라도, 환자가 스트레스 상황에 처하거나, 병이 들었거나, 어떤 이유로 인해 퇴행한 상황처럼, 그것은 언제든지 변할 수 있다. 보통 대부분의 치료 기간 동안 환자가 어떤 유형의 개입을 잘 사용할 수 있다 하더라도, 스트레스 기간 동안에는 그것들을 사용하지 못할 수도 있다.

Dr X는 Ms C가 특정한 주제를 회피하려고 할 때 그녀가 이를 바라보도록 유머를 사용했다. 예를 들어, 치료자는 "그것 봐요. 또 그러네요!"라는 표현으로 Ms C가 회피한다는 것을 위협적이지 않은 방식으로 알아차리도록 했다. 하지만 환자의 남편이 암에 걸린 후, 남편의 방사선 치료 시간에 맞춰 사업 일정을 조정한 것을 가지고 치료자가 유머를 사용하자 환자는 치료자에게 화를 냈다.

이러한 준비의 원칙들을 사용하면 당신이 환자에게 언급해야 할 것들을 환자가 듣고 사용할 수 있는 준비가 되어 있는지 아는 데 도움이 될 것이다.

세 가지 조직화 자원

세 가지 정보 자원은 우리가 환자에게서 들은 것을 조직화하고 집중하여 우리가 듣고, 따라가고, 다루게 되는 주제로 만들 수 있도록 돕는다.

1. 적용 중인 우리의 정신역동적 공식화
2. 이론과 기법 이론에 대한 우리의 지식
3. 우리 자신의 개인적 경험과 임상 경험

적용 중인 우리의 정신역동적 공식화

제5장에서 설명했듯이, 우리는 문제와 사람을 기술하기, 환자의 발달 과거력을 검토하기, 환자가 가진 어려움의 발생 원인과 우리가 도울 수 있는 것에 대한 가설을 세우기 위해 우리가 기술한 것과 검토한 것을 연결하기를 통해 정신역동적 공식화를 만든다.

우리가 정신역동적 공식화를 만들 때, 우리는 환자의 내적 삶을 지배하고 있는 주제들을 확인한다. 어떤 사람에게는 자기존중감에 어려움이 있을 수 있고, 반면 어떤 사람에게는 애착과 관계에 문제가 있을 수 있다. 우리가 돌이켜 생각할 때, 우리는 우리가 들은 것을 그들의 지배적인 주제와 어떻게 연결할지에 대해 생각한다. 예를 들어, 그의 어머니가 가족을 버리고 떠나고, 평생 사람들을 불신하는 패턴을 지니고 살아온 한 남성이 우리에게 그의 직장 사장이 "그가 20년 동안 해 온 작업을 창 밖으로 던져 버리려고 한다"는 말을 한다면, 우리는 이 이야기가 그의 버림받음에 관한 주제와 연관이 있을 것이라고 돌이켜 생각하고, 최근의 이 에피소드와 그의 과거 경험들을 연결하기 위한 치료적 전략을 세운다.

우리 환자들의 개인 과거력에 대한 우리의 지식 또한 그들이 말하는 것에 비추어 돌이켜 생각할 수 있도록 돕는다. 여기에는 환자가 치료받으러 오기 전 삶에 대한 정보뿐만 아니라 환자와 함께한 치료자의 경험도 포함된다. 예를 들어, 만약 미혼의 여성 환자가 유부남에게 관심이 있다고 말한다면, 우리는 다음과 같이 알게 되는 것들에 따라 각각 다르게 돌이켜 생각할 것이다.

- 그녀는 이전에 이와 같은 경험이 있다.

- 그녀는 이전에 이와 같은 경험이 한 번도 없었다.
- 그녀의 아버지가 외도를 했기 때문에 그녀의 부모는 이혼을 했다.

환자가 과거에 어떻게 반응했었는지에 대한 지식이 우리에게 있다면, 그것이 치료 중이든 아니든 간에, 그들이 우리에게 말하는 것을 처리하는 방식과 어떻게 개입할지 결정하는 데 영향을 미칠 것이다.

이론과 기법 이론에 대한 우리의 지식

환자가 가지고 오는 내용들을 처리하는 방식에 우리가 가지고 있는 이론과 기법 이론에 대한 지식이 영향을 미친다는 것은 두말할 나위 없이 당연한 일이다. 예를 들어, 환자가 직장 동료들에 대해 말할 때 주로 분열을 기반으로 한 방어들을 사용한다는 것을 알게 된다면, 우리는 치료적 관계에서 특히 분열에 주의를 기울일 것이다. 그러나 이것이 꼭 들어맞는다 할지라도, 그것이 두루 듣고 유연하게 처리하는 우리의 능력을 방해할 수 있으므로, 우리는 환자들과 있을 때 이론에 대해 지나치게 생각하는 것을 조심해야 한다.

우리 자신의 개인적 경험과 임상 경험

각 환자가 보이는 반응은 저마다 독특한 개성이 있지만, 우리는 환자들을 보기 시작하면서 정보를 처리하도록 돕는 패턴들을 인식하기 시작한다. 예를 들어, 치료 초기에 치료자를 이상화하다가 갑작스럽게 치료를 그만두었던 환자를 여럿 경험해 보았다면, 환자가 치료 초기에 치료자를 이상화하는 말을 할 때 우리는 이 경험을 떠올리며 듣고 처리한다. 마찬가지로 우리가 많은 치료를 끝낸 적이 있다면, 어떤 반응을 기대하기 시작하고 이 단계에 들어선 환자들의 내용을 처리할 때 우리는 이러한 반응들에 더 주의를 기울이게 될 것이다. 초기에 당신은 임상 경험을 대신하여 지도감독자나 책들에서 얻은 지식에 의지하게 된다는 것을 명심하자.

또한 당신은 치료실 밖에서 경험하여 얻은 정보를 잘 분별하여 환자가 말하는 것을 이해하는 데 도움을 받을 수 있다. 예를 들어, 당신이 캠프 상담사로 일하면서 십대 청소년들과의 경험이 풍부하다면, 이런 경험은 청소년 환자들의 말을 듣는 방식에 대한 정보를 알려 줄 것이다.

우리에게 가장 좋은 단서들은 환자의 감정, 우리의 역전이, 패턴(마디점), 패턴의 균열(실언, 불일치)과 같이 즉각적으로 얻어지는 자료들이기 때문에 우리는 조직화 자원으로부터 얻은 자료를 조심스럽게 사용한다.

치료적 전략 세우기

우리는 다음과 같은 도식을 통해 돌이켜 생각하는 과정을 생각해 볼 수 있다.

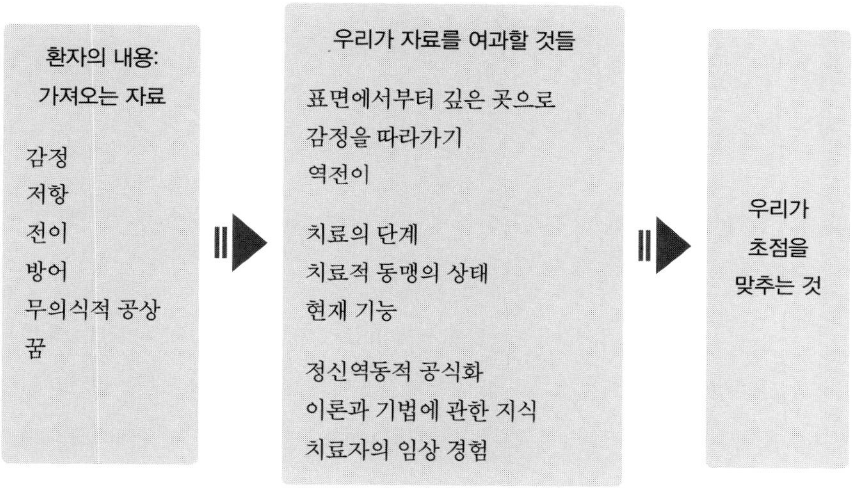

때로는 우리가 돌이켜 생각하고 있다는 것을 의식적으로 알기도 하지만 때로는 그렇지 않을 때가 있다. 그러나 우리가 치료 시간 중에 일어나는 것을 검토해 보면, 우리의 치료적 전략을 찾아내기 위해 우리가 사용했던 과정에 대해 기술할 수 있어야 한다. 이는 다음과 같다.

- 우리가 무엇에 집중해야 하는지 결정하기 위해 선택의 원칙을 어떻게 사용했는가
- 우리가 언제 개입해야 하는지 결정하기 위해 준비의 원칙을 어떻게 사용했는가
- 드러내기를 할지 혹은 지지하기를 할지 결정을 어떻게 그리고 왜 했는가
- 우리가 이 과정에서 조직화하는 자원을 어떻게 사용했는가

치료를 기록하거나 아니면 지도감독자에게 설명할 때를 위해, 당신의 치료적 전략을 판단하려고 당신이 사용했던 원칙들에 대해 치료 시간 이후 잠시 동안 요약해 보는 것은 좋은 연습이 될 것이다.

돌이켜 생각을 했다면, 개입할 준비가 된 것이다. 이것이 제18장의 주제이다.

권장 활동

활동 1: 표면에서부터 깊은 곳으로

다음 각 장면에서 당신이 듣는 네 가지를 적어 보시오. 적은 목록을 표면에서부터 깊은 곳으로 순서대로 정리하시오.

1. 55세 여성인 Ms A는 연로하신 어머니와 함께 살고 있다. 치료 시간에 그녀에 대해 치료자가 얻은 내용은 다음과 같다.

제 어머니가 어제 또 밖에서 길을 잃고 헤매셨어요. 제가 자는 사이에 나가셨는데 몇 시간 만에 찾았어요. 어머니를 찾느라 이렇게 축 늘어진 몸에 나이트 가운만 걸치고 동네를 돌아다녔지 뭐예요. 불쌍하죠. 제 여동생에게 전화를 했더니 저에게 무척 화를 내더라고요. 하지만 전 도움이 필요했어요. 정말 이해할 수 없어요. 전 여기서 일주일 24시간 내내 어머니를 돌보느라 제 삶도 없어져 버렸는데, 도움이 필요해서 동생에게 전화를 걸었더니 글쎄 아이들 축구시합에 늦는다고 걱정하는 게 아니겠어요. 어렸을 적에 그 아이가 제일 귀여움을 받았다는 게 웃기지요. 지금 어머니는 저를 거의 못 알아보시지만 제가 돌봐 드려야지 어쩌겠어요. 어떻게 피하겠어요? 전 너무 많이 먹어서, 자제하는 방법 좀 찾아야 할 것 같아요.

해설

듣기:
- 증세가 점점 심해지는 그녀의 어머니에 대한 공감
- 어머니를 돌봐 드리는 일에 별로 도움을 주지 않는 여동생에 대한 분노
- 여동생을 더 예뻐했던 어머니에 대한 분노
- 그녀의 상황에 대한 체념
- 그녀의 몸 상태에 경멸

돌이켜 생각하기:

표면 –여동생에 대한 분노
–어머니에 대한 공감
–그녀의 몸에 불만족
–그녀의 상황에 대한 체념

깊은 곳 –어머니에 대한 분노

2. 39세 변호사인 Ms B는 미혼 여성이다.

제 친구 Jane이 어제 유산됐는데 정말 걱정돼요. 그녀가 너무 안됐어요. 그녀에게 수프를 가져다줬어요. 그녀의 남자 친구는 일하러 갔지만 제가 함께 있어 줬어요. 그 남자 친구는 망나니예요. 남자들이 그렇죠. 제 친구는 다시는 아이를 가지지 못할까 봐 걱정하고 있어요. 그게 사실인가요? 한 번 유산하면 다시 아이 갖는 게 더 힘든가요? 어젯밤 내내 인터넷에서 알아봤지만 그런 내용은 전혀 찾지 못했거든요. 이 일로 그녀가 우울해하지 않았으면 좋겠어요. 제가 25세에 유산했을 때는 이런 것에 대해 전혀 생각하지 않았어요. 전 아기에 집착하지 않아서 좋아요. 그리고 아이가 있었다면 저는 고위임원(partner)이 될 수도 없었을 거예요. 오늘 밤에는 그녀의 마음이 안정될 수 있게 그녀의 집에서 지내는 게 좋을 것 같아요.

해설

듣기: –친구에 대한 걱정
–전문직에 대한 야망
–아이가 없는 것에 대한 실망
–그녀 자신의 아이가 있었으면 하는 바람

돌이켜 생각하기:

표면 –친구에 대한 걱정
–전문직에 대한 야망

깊은 곳 –아이가 없는 것에 대한 실망
–그녀 자신의 아이가 있었으면 하는 바람

활동 2: 치료적 전략 세우기

다음 정신치료 시간 중 처음 몇 분 동안의 이야기를 '들어 보자'. 당신이 '들은' 주요한 것들에 대해 적어 보자. 그러고 나서, 이번 장에서 다뤄진 원칙들에 대해 돌이켜 생각하기를 활용하여 다음에 답해 보자.

- 당신의 치료적 전략은 무엇인가, 그리고
- 왜 그렇게 세웠는가

Mr C는 35세 기혼 남성 은행원으로 주소는 관계의 어려움이다. 그가 매우 어렸을 때 어머니가 돌아가셨고 성장하면서 아버지와 살았다. 그는 지금 두 살짜리 아들 Jamal이 있다. 그는 이렇게 말한다.

Terri와 저는 어젯밤에 크게 다퉜어요. Jamal을 어린이집에 보내야 할지 이야기를 나누기 시작할 때였던 것 같아요. 아내가 왜 그런지 모르겠지만, 아이를 2세 프로그램에 보내는 것을 너무나 싫어했어요. 아이는 갈 준비가 됐거든요. 걷고 말하고 대소변도 가리고요. 똑똑한 아이라고요. 바로 어제는 말이에요. 아이가 제 휴대전화를 집어 들더니 메시지를 확인하는 시늉을 했어요. 꼭 제가 하듯이 말이에요. 알아요 알아요. 제 아이니깐 똑똑하다고 생각하겠지만요. 아이 인생이 있고 아이도 집에서 벗어나 세상 속에서 살아 나가야지요. 항상 엄마 옆에서 집에서만 지낼 순 없잖아요. 아마도 아내는 일하러 가기 싫은가 봐요. 그리고 솔직히 말하자면, 그건 괜찮아요. 우린 돈이 충분히 있으니 그런 핑계로 아이를 집에 있게 할 필요는 없거든요. 전 항상 탁아소에 맡겨졌어요. 제 말은요, 전 그래야만 했었어요. 그리고 그곳은 제게 큰 도움이 됐어요. 전 어느 상황이든 적응할 수 있고 편안하게 느껴요. 아무하고나 말을 하지요. 전 그곳에서 시작한다고 확신하고 있어요. 그래요 뭐 어쨌든, Jamal은 엄마가 있어서 탁아소에 맡길 필요는 없지만, 전 아이가 엄마 치마폭 속에서만 살게 하고 싶지 않아요. 그러면 아이는 남자가 되지 못할 거예요.

해설

- 내가 들은 것:
  감정—그의 아내에 대한 분노
  저항—문제의 외현화("모두 아내 문제예요."), 잠재적인 마음 헤아리기의 어려움

주요한 주제–"당신의 어머니에게 너무 많이 의존하는 것이 문제입니다. 당신을 나약한 남자로 만듭니다."

- 나는 어떻게 돌이켜 생각했는가: 그의 아내를 향한 분노는 표면에 있는 것처럼 보이고, 지배적인 감정이다. 그러나 그는 그녀의 입장에서 보는 데 어려움이 있고, 내 공식화에 따르면 이는 아마도 그의 아들이 그가 과거에 경험했던 것처럼 고통을 겪게 되는 것을 상상하는 것이 그에게는 고통스럽기 때문이다. 그러나 그의 어머니의 상실과 관련된 애도의 느낌은 깊은 곳에 있다—그가 어린 나이에 독립적으로 되었던 것이 도움이 되었다는 것에 초점을 맞춘다. 내 목표는 그가 그의 아내와 관련하여 좀 더 마음 헤아리기를 할 수 있는 것과 어머니를 상실한 것에 대한 더 깊은 느낌을 어느 정도는 경험하기 시작하는 것이다. 이것은 그가 양육을 하는 데 도움이 될 것이다—이러한 느낌들에 대한 그의 부정으로 인해 그는 아들이 아내와 맺게 되는 관계에 악영향을 주게 될 수 있다. 따라서 내 치료적 전략은 일차적으로 드러내기이지만, 천천히 하게 될 것이다. 나는 그의 느낌들에 공감하면서, 그의 아내가 어떻게 느끼게 되는지를 그가 상상할 수 있는지 보고, 이후 2세라는 나이에 독립적이 된다는 것에 대해 직면하는 것을 시작으로, 천천히 그의 어머니에 대한 느낌을 드러내기 시작할 것이다.

참고문헌

1. Freud, S. (1923). The ego and the id, in *The Standard Edition of the Complete Psychological Works of Sigmund Freud (1923–1925), The Ego and the Id and Other Works,* Vol. XIX. Hogarth Press, London, pp. 1–66.
2. Fenichel, O. (1941). *Problems of Psychoanalytic Technique.* Psychoanalytic Quarterly Press, New York.

한국 문화를 바탕으로 한 주석

돌이켜 생각한다는 것은 환자의 소리와 침묵, 즉 반응을 듣고 우리 마음속에서 그 의미를 이해하고, 어떻게 집중해서 들을지 결정하고, 그리고 어떤 치료 전략을 짜서 언제 어떻게 개입할지 도움을 주는 것입니다. 이러한 처리 과정은 여러 겹의 층으로 되어 있는데 이것을 '돌이켜 생각하기'라고 합니다. Cabaniss의 장점은 모든 것을 쉽게 정리해 주는 것인데 이 영역도 세 가지 원칙으로 정리하고 각각의 원칙에 어떤 것이 포함되어야 하는지를 요령 있게 설명하였습니다. 일단 정리된 목록을 다시 소개하고 각각의 세부 사항에 대한 의미를 알아보겠습니다. 모든 내용이 '어떻게 하면 무의식에 도달할 수 있을까?' 하는 것을 목표로 하고 있습니다.

첫째로 '세 가지 선택의 원칙'이라 명명한 것부터 보겠습니다. 이 용어는 이 책의 끝까지 계속 나오기 때문에 기억해 두는 것이 좋겠습니다. ① 표면에서부터 깊은 곳으로, ② 감정을 따라가기, ③ 역전이에 주의를 기울이기 이렇게 셋으로 나누어 놨는데 실제로는 1, 2번 두 가지는 동시에 이루어집니다. 왜냐하면 표면에서 깊은 곳으로 갈 때는 아무 길로 가는 것이 아니라 감정의 맥을 따라가는 것이 지름길이기 때문입니다. 반복해서 강조하지만, 무의식은 함부로 건드리는 것이 아닙니다. 제가 초보자 시절, 직장 동료의 무의식이 빤히 보이기에 혹시 도움이 될까 해서 지적을 했다가 혼난 적이 있습니다. 무의식은 아주 조심스럽고 부드럽게 다루어야 합니다.

이제 질문하는 방법의 예를 들어 보겠습니다. 환자가 "직장 상사가 못되게 굴어서 기분이 아주 나빠요."라고 말하면 직장 상사가 어떻게? 왜? 어떤 일로? 등 5W 1H의 기사 작성 요령과 같이 자세히 물어봅니다. 이것은 표면적인 문제를 기술하게(describe) 훈련하는 것입니다. 이렇게 하면 화가 난 감정이 드러납니다. 그다음에는 그런 감정을 느낀 때가 또 언제 있었는지 물어봅니다. 그러면 직장 상사와 비슷한 이미지를 가진 다른 사람, 예를 들면 가게 주인과 다투던 일을 떠올리며 비슷하게 화가 난 감정이 유지됩니다. 이런 식으로 점점 더 연상을 시키면 환자는 그 감정의 맥을 따라 점점 과거의 깊은 곳으로 진입합니다. 그 과정 중에는 감정의 기복이 오르내리고, 때로는 옆길로 빠지는 경우도(change the channel) 있습니다. 최종적으로는 기억할 수 있는 아주 어린 시절까지 연상하게 됩니다. 즉, 소암 선생이 강조하는 '핵심감정(nuclear feeling)'까지 도달합니다. 이렇게 되면 Cabaniss가 말한 정신역동적 공식화에 나오는 세 번째 단계인 연결하기가 가능하게 됩니다. 환자의 문제점과 과거의 발달력에 대한 검토의 연결하기가 정확히 되면 환자는 지금 화를 내는 것의 기원이 어린 시절부터 있었던 자기 고유의 패턴이라는 것을 깨닫게 됩니다. 그러면 자기 문제에 대한 통찰을 얻게 됩니다. 그 순간을 '아하(Aha)' 반응이라고 합니다. 대개의 사례발표에는 이 장면이 반드시 등장합니다.

그리고 그 사례가 성공적이었다는 것을 증명합니다. 그런데 우리가 주의해야 할 것이 있습니다. 보통 사례발표는 성공적인 사례를 발표하고 실패한 사례는 특별한 경우가 아니면 잘 등장하지 않습니다. 그래서 누구나 이렇게 성공한다고 착각하거나 혹은 '나는 왜 안 되나?' 하며 고민에 빠지기도 합니다. 하지만 생각해 보십시오. 축구 경기를 재방송할 때는 전체를 다시 보여 주는 때도 있지만 대부분은 골 넣는 장면만 보여 줍니다. 왜냐하면 그것이 가장 극적인 순간이고 시청자들이 그것을 좋아하기 때문에 방송국에서는 그렇게 편집합니다. 하지만 현실에서는 골대 앞에서 헛발질하거나 엉뚱한 곳으로 공을 날리기도 합니다. 세 번째로 언급한 역전이에 주의를 기울이기는 이렇게 연상을 해 나가면서 치료자의 문제가 걸림돌이 되지 않도록 조심하는 것을 말합니다. 축구에서 골을 넣기까지는 정교한 배급과정이 있어야 하듯이 무의식을 다룰 때는 몹시 조심스럽고 정교한 접근을 해야 합니다.

두 번째로는 '세 가지 준비의 원칙'을 말합니다. 이 원칙도 끝까지 계속 언급되기 때문에 외워 두는 것이 편하실 겁니다. 여기에는 ① 치료적 동맹의 상태를 평가하기, ② 치료의 단계를 평가하기, ③ 환자의 현재 기능 수준을 평가하기로 되어 있습니다. 이 세 가지 모두 표면에서 깊은 곳으로 들어갈 때 환자가 어느 정도 준비가 되어 있는지 점검을 하는 항목입니다. 즉, 치료자와 환자의 관계에 따라 무의식에 접근하는 속도를 조절해야 합니다. 치료 단계를 평가한다는 것도 지금 어느 정도의 단계에 와 있는지 확인하여 어느 정도 더 들어갈지를 결정하는 겁니다. 세 번째 단계인 환자의 현재 기능 수준을 평가하는 것은 환자가 무의식을 다룰 때 과연 견뎌 낼 수 있는지 파악을 하라는 겁니다. 환자는 견디기 힘들게 되면 자연스럽게 합리화나 지식화, 심지어는 투사나 분열을 시도하며 빠져나가려 합니다. 환자가 어느 정도 성숙한 방어기제를 사용하는지 늘 점검하고 있어야 합니다.

세 번째 큰 제목인 '세 가지 조직화 자원'이라는 것에 대해 간단히 말씀드리겠습니다. 세부 항목은 ① 적용 중인 우리의 정신역동적 공식화, ② 이론과 기법 이론에 대한 우리의 지식, ③ 우리 자신의 개인적 경험과 임상 경험 이렇게 세 가지를 말했는데 공통적인 것은 치료자가 어느 정도 실력을 갖추었느냐입니다. 치료자의 실력에 맞게 진행하는 것은 당연한 일입니다. 자신의 실력 이상으로 접근하면 당연히 실패할 것이고 환자가 먼저 알아채기 때문에 치료는 파국을 맞이하게 됩니다. 따라서 자신의 실력에 맞게 접근해야 한다는 얘기입니다.

이러한 과정이 돌이켜 생각하기입니다. 돌이켜 생각하며 모든 조건을 점검하는 것입니다. 나 자신을 포함한 나에게 주어진 환경을 잘 알고 있어야 다음 단계인 개입하기를 올바르게 할 수 있습니다.

제**18**장

개입하는 것을 배우기

주요 개념

개입은 우리가 언어적으로든 혹은 비언어적으로든 환자와 소통하는 것을 말한다.

정신역동적 정신치료에는 세 가지 유형의 개입이 있다.

- 기본적(basic)
- 지지하기(supporting)
- 드러내기(uncovering)

우리는 모든 정신역동적 정신치료에서 과거력을 얻고, 환자가 치료에서 활용할 수 있도록 가르치고, 이해할 수 있도록 전달하기 위해 기본적 개입을 사용한다.

우리의 목표가 환자의 기능을 지지하는 것일 때 우리는 지지하기 개입을 사용한다.

우리의 목표가 환자가 무의식적인 생각과 느낌을 더욱 잘 인식하도록 하는 것일 때 우리는 드러내기 개입을 사용한다.

지지하기와 드러내기 개입 모두 모든 정신역동적 정신치료에서 사용된다.

개입에는 얼굴 표정과 말투와 같은 비언어적 의사소통도 포함할 수 있다.

우리는 개입한 후에 우리의 개입의 효과를 가늠하기 위해 환자가 다음에 무엇을 말하는지에 귀를 기울인다. 불안이 감소하거나 기능이 개선되는 것은 지지하기 개입이 성공적이었음을 가리킨다. 계속되는 연상과 깊어진 감정은 드러내기 개입이 성공적이었음을 가리킨다.

개입은 정신역동적 정신치료 기법의 세 가지 단계 가운데 세 번째 단계이다. 개입은 단순하게 말해서 우리가 환자와 무언가 소통하는 것이다. 정신역동적 정신치료에는 다음과 같이 세 가지 유형의 개입이 있다.

- 기본적
- 지지하기
- 드러내기

몇몇 정신역동적 정신치료에서는 지지하기 기법이나 드러내기 기법 중 하나가 우세할 수 있지만, **모든** 정신역동적 정신치료는 세 가지 유형의 개입을 언젠가는 모두 사용한다. 뿐만 아니라 어느 한 가지 기법도 결코 **전적으로** 지지하기나 드러내기인 것은 아니다. 치료의 어느 시점에서 그 기법을 사용할 때 지지하기 개입인지, 아니면 드러내기 개입인지를 결정하는 것은 치료자의 **주요 목표**에 달려 있다. 다음 중 무엇을 원하는지를 스스로에게 질문하여 자신의 목표를 정할 수 있다.

- 기능을 직접적으로 개선시키고 행동을 변화시킨다. (지지적인 목표) 또는
- 사람의 무의식적인 과정에 대한 이해력을 증진시킨다. (드러내는 목표)

개입은 비언어적일 수 있다

우리 역시 환자와 비언어적으로도 소통하고 있음을 기억하는 것이 중요하다. 미소, 친밀한 시선 교환, 위로하는 말투로 말하는 것 등이 모두 개입이다. 우리의 말투는 격려를 하거나 수용적일 수 있는데, 이는 지지하기 개입과 드러내기 개입 모두에 매우 중요한 요소이다. 기억할 것은 여기에 신체적 접촉은 절대로 포함되지 않는다는 것이다. 얼굴 표정과 말투만으로도 충분하다.

개입의 성공 여부를 판단하기

개입한 이후에 우리는 환자가 그 다음에 말하는 것을 듣는다[1]. 새로운 기억, 계속되는 연상과 깊어진 감정은 드러내기 개입이 성공적이었음을 가리키며, 불안이 감소하거나 행동에 직접적인 변화가 일어났을 경우는 지지하기 개입이 성공적이었음을 나타낸다. 어떤 종류의 방어적 행동이라도 증가한다면 대체적으로 우리의 개입이 다음과 같다는 것을 가리킨다.

- 너무 깊음(too deep)
- 어설픈 타이밍(poorly timed)
- 틀렸거나 표적에서 빗나감(incorrect or off the mark)

이는 또 한편으로 유용한 정보가 되는데, 우리가 돌이켜 생각하는 것을 재조정하여 다음에는 더 효과적으로 개입할 수 있도록 도와준다.

제1과: 기본적 개입

주요 개념

기본적 개입은 당신의 목표와 상관없이 사용될 수 있다. 이것들은 모든 정신역동적 정신치료에서 사용된다. 이는 다음을 포함한다.

- 설명과 정신건강 교육(directions and psychoeducation)
- 질문(questions)
- 정보(information)
- 공감적 언급(empathic remarks)
- 연상을 요구(calls for associations)
- 반향하는 말(reflective statements)
- 침묵(silence)

간혹 수련생들은 정신역동적 정신치료에서 우리가 하는 유일한 개입은 해석(interpretations)이라고 생각한다. 이들은 질문하거나 지시해서는 안 되고, 지도감독자에게 그들의 작업을 보고할 때 이와 같은 개입에 대해 겸연쩍어한다. 그러나 이것만큼 사실과 다른 것도 없다. 정신역동적 정신치료에서 질문이나 정보 제공과 같이 기본적 개입은 이 과정에서 필수적이다. 이는 우리로 하여금 과거력을 파악하고, 세세한 것들을 알게 하고, 환자에게 치료를 가장 잘 활용할 수 있도록 가르치며, 우리의 이해를 전달하도록 돕는다.

기본적 개입

설명과 정신건강 교육

수련생들은 장애가 심하여 자기 기분을 안정시키는 데 어려움이 있는 환자일수록 그들의 치료자가 구조, 설명, 정보를 제공해 줘야 함을 본능적으로 알고 있다. 그러나 정신건강 교육은 취약한 환자에게만 필요한 것이 아니다. 더 건강한 우리의 환자들이 치료 초기와 이후로도 정신역동적 정신치료가 어떻게 작동하는지 알게 되도록 돕는 것이 매우 중요하다. 우리는 환자에게 마음에 떠오르는 대로 말하라고 하고, 꿈에 대해 말하도록 격려하고 가르쳐 주며, 특히 치료자에 대한 생각과 느낌이 중요하다고 말해 준다. 예를 들어, 치료 초기에 꿈을 연관시키려는 환자는 대부분 자신이 꾼 꿈의 의미를 해석해 보려고 노력하지만, 우리는 이런 형태의 치료에서는 단순히 다른 다양한 요소에 연관시키는 것이 꿈을 사용하는 좋은 방법임을 가르쳐 줘야 한다. 많은 환자가 쓸데없는 생각을 말하는 것이 시간 낭비라고 생각하지만, 우리는 환자들에게 어떻게 그들의 마음이 작동하는지 배우기 위하여 우리가 모든 것을 듣고 싶다는 것을 말해 줘야 한다. 일단 우리가 이 말을 몇 번 반복적으로 전달했다면, 우리는 환자가 자유 연상하기를 어려워하거나 거부하는 것을 저항이라고 생각하기 시작할 수 있다. 그러나 가르쳐 주지 않았다면 그것은 불공평하다!

질문

다른 사람의 마음이 어떻게 작동하고 그렇게 되기까지의 과정을 배우는 일은 대단한 프로젝트일 수 있다. 때로는 자연스럽게 많은 정보를 주는 사람도 있지만, 간혹 우리가 정작 알고 싶은 정보를 쉽게 내놓지 않는 환자도 있다. 모든 정신역동적 정신치료는 개인적, 가족, 사회적, 성적 병력을 포함한 세심한 평가와 진단으로 시작해야 한다. 환자들이 이러한 정보를 자발적으로 알려 주지 않는다면, 우리는 그것들을 달라고 요구해야 한다. 정신역동적 정신치료를 시행하더라도 우리는 잘 훈련받은 정신건강 전문가라는 사실을 잊으면 안 된다. 질문하는 것은 치료 전반에 걸쳐 기법의 필수적인 부분이다. 환자가 일하는 분야에서 사용되는 용어, 외국풍의 표현 또는 우리는 모르고 있는데 환자가 생각하기에는 우리가 이미 알 것이라고 생각한 환자의 병력의 일부분과 같이, 우리가 잘 모르는 것을 환자가 말한다면 반드시 물어봐야 한다. 이는 방해하는 것이 아니다—오히려 환자는 우리가 관심을 보이고 전체를 이해하려고 노력하는 것을 알게 되면 기뻐한다. 마지막으로 세밀한 것(in details)에 무의식과 관련된 많은 비밀이 숨겨져 있음을 기억하는 것이 중요하다. 만약 환자가 "어머니에게 사과했지만 어머니는 여전히 화를 내세요."라고 말했다면 우리는 "당신이 뭐라고 말하셨어요?"라고 물어봐야 한다. 만약 특정한 환자에게 더 많이 물어봐야 한다는 것을 발견한다면, 그 환자의 방어적인 태도에 대해 배울 수 있고 또 이것은 결국에는 해석해야 할 것일 수도 있다.

또한 질문하는 것은 관심을 보여 주는 것이다. 환자가 말하는 것을 따라가면서 적절한 질문을 하는 것은 환자가 우리에게 이야기하는 것에 집중하면서 관심을 갖고 있다는 것을 나타내는 가장 좋은 환자와의 소통방식 중 하나이다.

폐쇄형 질문과 개방형 질문

우리는 **폐쇄형** 질문과 **개방형** 질문이라는 두 가지 기본적인 종류의 질문을 한다. 양, 시간 또는 숫자와 같은 특정한 답을 원할 때에는 폐쇄형 질문을 한다. 폐쇄형 질문은 대체적으로 '네' 또는 '아니요'로 대답할 수 있으며, 어떤 일이 일어났는지 아닌지 알고 싶을 때 도움이 될 수 있다. 여기에 몇 가지 폐쇄형 질문의 예가 있다.

언제 처음으로 자살하고 싶은 마음이 들기 시작했죠?

당신 졸업식에서 어머니가 당신에게 어떻게 말해 주길 바랐죠?

당신은 폭식하기 전에 냉장고를 몇 번 지나다녔죠?

반면, 개방형 질문은 특정한 대답이 없다. 이러한 질문은 환자들로 하여금 마음을 열고 자신이 말하는 것에 더 깊이 들어갈 수 있게 해 준다. 개방형 질문은 주로 '왜' 보다는 '어떻게'로 시작한다. 예를 들어, "그 일에 대해 어떻게 느끼셨나요?"는 "왜 당신은 그런 방식으로 느끼셨나요?"와 아주 다른 질문이다. '왜'라고 물어보는 것은 환자가 이에 대해 대답할 수 있다고 가정하는 것이다—그리고 환자가 대답할 수 있었다면 치료자의 도움은 필요도 없었을 것이다. 정신역동적 정신치료자로서 이제 막 시작하는 단계라면, '왜?'라는 질문이 떠오를 때 대신 '무엇이?' 또는 '어떻게?'라는 질문을 하라. 우리는 환자가 해석하기보다는 설명하기를 바란다.

정신역동적 정신치료자의 핵심 기술은 개방형 질문을 하는 것을 배우는 것이다. 많은 문장은 개방형 질문을 하는 데 도움을 준다. 예를 들면,

그것에 대해 더 얘기해 주시겠어요? (어떻게 느꼈는지, 꿈에 대해, 자해한 것에 대해……)

그것 때문에 어떻게 느꼈나요?

그것에 대해 당신은 어떤 경험을 하였나요? (저녁 식사 때, 이번 치료 시간에, 진찰 중에……)

당신은 더 많이 생각할 수 있다. 이런 개방형과 폐쇄형 질문들을 대비시켜 보자.

폐쇄형 상사와 얘기를 나누면서 화가 많이 나셨죠?

개방형 상사와 얘기를 나누었던 경험에 대해 더 얘기해 주시겠어요?

폐쇄형 왜 우세요?

개방형 지금 어떻게 느끼시는지 더 얘기해 주시겠어요?

개방형 질문을 하는 것은 환자가 그들의 감정과 내면의 삶에 대한 설명을 깊이 있게 하도록 돕는다. 치료 시작 단계에는 치료자가 하는 개입의 대부분이 문제를 해결하기보다는 질문과 대화의 영역을 확장시키기 위한 개방형 질문들과 언급들이다.

"○○에 대해서 더 자세히 이야기해 주시겠어요?"와 같이 단순한 개방형 질문들은 치료의 모든 단계에서 주축이 되는 치료자의 레퍼토리이다.

정보

치료 과정에서 우리는 환자에게 아주 다양한 정보를 제공한다. 우리는 환자에게 우리가 언제 시간이 유용하고, 언제 여행을 떠나고 또 치료비로 얼마를 청구하는지 알려 준다. 때로는 친구나 친척들을 위해 도움받을 곳을 소개해 주는 것과 같이 다른 유형의 적절한 정보를 제공할 수도 있다. 환자에게 약물치료가 필요한 증상이 발생할 경우에는 진단, 치료 선택권, 진찰, 약물 복용량, 부작용에 대한 정보를 알려 줘야 한다. 또한 환자가 우리에게 정보를 요구하는 것, 그리고 우리로부터 정보를 받는 것이 환자의 입장에서 어떤 의미인지 늘 생각해야 한다. 예를 들어, 환자가 자주 도움받을 의사를 소개해 주기를 요구하는 것은 치료자가 환자의 가족 전체를 돌봐 주기를 바라는 마음의 표현일 수도 있다. 마찬가지로 약물학자이기도 한 치료자로부터 약물치료에 대한 정보를 들을 때 환자는 많은 느낌을 갖는다. 이것이 환자에게 정보를 주는 것을 방해하는 것이 아니라 오히려 환자의 방어적인 태도를 이해할 수 있도록 도우며, 또한 궁극적으로는 이를 탐색하고 다루어야 하는 일임을 기억해야 한다.

공감적 언급

우리가 듣고 있다거나 또는 환자가 어떻게 느끼는지 이해할 수 있을 것 같다는 것을 환자가 알기 바랄 때, 우리는 공감적 발언을 사용한다. 이러한 것은 굉장히 강력한 개입이 될 수 있다. 예를 들어, 건강에 대한 두려움으로 압도당하는 한편, 이를 수치스럽게 여기는 한 여자는 치료자가 "매일 그러한 생각에 사로잡히는 것은 굉장히 에너지를 소모하는 일이죠."라고 말해 줄 때 이해받고 있다고 느낄 것이다. 한편, 가족과 직장 동료 앞에서는 자신감 넘치는 척하지만 실제로는 취약한 자기존중감을 지닌 간부급 경영자는 치료자의 "그 일은 정말 힘드시겠어요."라는 말 한마디에 큰 안도감을 느낄 수 있다. 대부분의 환자는 이렇게 해 준 말을 몇 년이 지나도 기억한다.

우리의 주요 목표가 드러내는 것일 경우, 우리는 공감적 발언을 하는 한편, 그것들에 대한 환자들의 느낌을 탐색할 수도 있다. 예를 들어, 한 환자가 끊임없이 공감적인 발언을 듣기 원할 경우 환자는 무의식적으로 치료자가 따뜻하고 보호해 주는 부모가 되어 주길 바라는 것일 수 있다. 이 환자가 이 정도의 공감적 조율을 다른 사람들에게서 필요로 하는 것과 이런 요구로 인해 그의 모든 관계를 긴장시키는 것은 별로 놀라운 일이 아니다. 궁극적으로, 우리는 환자가 이러한 소망과 그것이 그의 삶에 영향을 미치는 방식을 이해할 수 있도록 해석해 주기 원할 것이다.

우리의 주요 목표가 지지하는 것일 때에는 환자들이 우리의 공감적 발언의 효과를 의식하는 것이 덜 중요할 수 있다. 우리가 주로 드러내기 기법을 사용하든 지지하기 기법을 사용하든 상관없이, 환자들이 대체적으로 아주 큰 감정적인 고통을 겪고 있고 우리가 그들의 경험을 이해하고 있다는 것을 알 필요가 있음을 기억해야 한다. 수련생들은 정신역동적 정신치료를 시행할 때 이런 방식으로 개입하는 것이 마치 뭔가를 '잘못'하고 있다는 듯이 '너무 많은' 공감적 발언을 하는 것에 대해 간혹 꺼리는 느낌이 있다.

연상을 요구하기

연상을 요구하기는 "무엇이 마음에 떠오르나요?"와 같이 치료장면을 그린 악명 높은 만화에 자주 등장하는 말이다. 이러한 말을 자주 패러디하는 이유는 그것들이 실제로 사람들을 생각하게 만들기 때문이다—그리고 그것은 종종 어려울 수 있다. 정신역동적 정신치료자에게 이러한 개입은 매우 중요한 도구이다. 많은 사람이 '자유 연상'을 보다 더 드러내기 치료를 받는 환자를 위해 제한된 기법으로 생각하는 경향이 있는데, 연상을 요구하는 것("이 일에 대해 어떤 생각이 드나요?")은 환자가 자신의 내면적 경험을 설명하고 좀 더 인식할 수 있도록 환자를 격려하는 또 하나의 방식일 뿐이다. 보다 더 지지하기 치료에서 연상을 요구하는 것은 더 깊은 무의식적인 자료를 탐색하지 않으면서도 환자의 자기 인식을 향상시키고 자신의 마음이 어떻게 작동하는지 이해하도록 도울 수 있다.

반향하는 말

제13장에서 설명하였듯이, 반향하는 말은 환자들에게 당신이 그들의 경험을 어떻게 이해하고 있는지를 들려주는 것으로서 공감적 듣기를 할 때 도움이 된다.

환자 저는 제 상사에게 너무 질렸어요. 이제 그만둘 거예요.

치료자 그러게요. 당신이 화가 많이 난 것처럼 들리는군요.

환자 아니요. 오히려 절망에 더 가깝다고 느껴져요.

환자가 반향하는 말을 들으면 그들의 생각과 느낌에 대해 더 구체적이 되기 때문에, 치료자가 그들의 경험을 더욱 잘 이해할 수 있도록 해 준다.

침묵

정신역동적 정신치료에서 침묵은 **곧** 개입이다. 다양한 상황에서 우리는 침묵하기로 의식적인 선택을 한다. 만약 환자가 이를 견딜 수 있다면, 우리는 침묵을 유지함으로써 환자 스스로 연상을 지속하여 무의식적인 내용으로 나아가도록 도울 수 있다. 또한 침묵은 환자가 속도를 늦추도록 도울 수 있고, 때로는 환자가 아주 어려운 것을 말하고 난 뒤 진정시킬 수 있다. 침묵은 강력한 개입으로 환자가 편안해하는 수준에 따라 신중하게 조절해야 한다.

기본적 개입

설명과 정신건강 교육(directions and psychoeducation)

질문(questions)

정보(information)

공감적 언급(empathic remarks)

연상을 요구(calls for associations)

반향하는 말(reflective statements)

침묵(silence)

제2과: 지지하기 개입

주요 개념

지지하기 개입은 부족하거나 약해진 기능을 지지하기 위해 고안된 것이다.

우리는 두 가지 기본적인 방식으로 기능을 지지한다.

- 그 순간에 환자가 스스로에게 제공하지 못하는 것을 공급한다.
- 환자가 자신의 약해진 기능을 사용하려고 노력할 때 보조한다.

지지란 무엇인가

많은 사람이 정신치료에서 '지지적으로 되는 것'을 단순히 환자에게 '좋게 대하는 것'으로 생각한다. 모든 정신역동적 정신치료에서 지지적인 관계를 제공하는 것이 가장 중요하다는 것은 분명한 사실이다. 치료의 전반적인 목표들이 무엇이든 간에, 우리는 수용, 연민, 존중과 같은 안전함을 느낄 수 있게 **품어 주는 태도**(holding attitude) 속에서, 또 그들과 함께하는 헌신 속에서 늘 환자들에게 암묵적인 지지를 제공한다.

그러나 우리가 실제로 어떻게 이러한 지지를 제공할까?

이에 대한 답으로 우선 **지지**(support)의 다양한 의미를 생각하는 것으로 시작해 보자. 이 단어는 라틴어 *supportare*에서 유래되었으며, **전달하다**(convey), **나르다**(carry), **불러일으키다**(bring up)를 뜻한다. 다음 문장들을 살펴보고 얼마나 많은 추가적인 의미를 당신이 찾아낼 수 있는지 보자.

아치형 버팀벽인 플라잉버트레스(flying buttresses)는 웨스트민스터 궁전의 벽면들을 지탱한다.

아내의 사랑은 긴 시련 동안 내내 그를 지지해 주었다.

그녀는 가족을 부양하기 위해 어떤 직업이든 얻기를 원했다.

탁월한 의사들은 그의 증거를 지지했다.

세네카 폭포에서 여성 선거권을 지지하기 위해 300명이 모였다.

한 스타는 재능 있는 신인으로부터 지원을 받았었다.

기술적 지원 덕분에 병원 컴퓨터 시스템이 가동될 수 있었다.

지지대(buttressing), **떠받치다**(holding up), **보강하다**(reinforcing), **지탱하다**(sustaining), **공급하다**(supplying), **제공하다**(providing for), **보증하다**(endorsing), **지원하다**(backing), **보조하다**(assisting)와 같은 단어들은 정신역동적 정신치료에서 지지하기 기법을 사용할 때 우리가 기대하는 치료적 효과의 범위를 나타낸다. 환자들이 내적 자원을 적절하게 가동시키는 것이 취약해지거나 불가능할 때 지지가 필요하다. 만약 그러하다면, 우리는 그들의 어려움들에 대해 단순하게 언급하기보다는, 환자들에게 취약해진 기능을 보충해 주거나, 그들이 자신들의 약해진 능력을 사용할 수 있도록 도와준다. 우리는 최소한 그 순간에 그들 자신에게 스스로 힘을 자급할 수 없는 사람들을 지지한다.

다음 두 사례를 살펴보자. 먼저, Ms A를 보자.

Ms A　어떤 회계사를 선택해야 할지 결정을 못 내리겠어요—전 정말 멍청해서 뭘 해야 할지 모르겠어요.

치료자 A　당신은 마치 이혼한 뒤 많이 지쳐서 어떤 회계사를 선택해야 할지 모르는 것처럼 느끼시는 것 같아요. 또 남편만이 결정을 내릴 수 있다고 생각하면서 살아왔죠.

치료자의 언급은 드러내기 개입이다("당신은 마치 이혼 때문에 지쳐서 자신이 바보 같다고 느끼는군요.")—그것은 환자가 결정할 수 있는 능력이 있지만 단지 그렇지 못하다고 느낄 뿐이라고 추정한다. 전략은 이러한 추측을 의식으로 만들어 그녀가 문제를 탐색하고, 이해하며, 억눌려 있는 것으로부터 극복할 수 있게 하는 것이다. 이제 Ms B의 상황을 고려해 보자.

Ms B　어떤 회계사를 선택해야 할지 결정을 못 내리겠어요—전 정말 멍청해서 뭘 해야 할지 모르겠어요.

치료자 B　하지만 실제로 어제 당신은 아들의 학교에 대해 아주 탁월한 결정을 내리셨기에 저는 당신이 그것을 할 수 있다는 것을 알아요. 우리 함께 장단점에 대해 생각해 봅시다.

이는 지지하기 개입이다—또는 더 정확하게는, 몇몇 지지하기 개입을 결합한 것이다. 여기서 치료자 B는 그 순간에 환자가 스스로 결정을 내릴 능력이 없으므로 부족하거나 약해진 기능을 치료자가 도와서 공급하거나 강화시켜야 한다고 추측한다. 치료자가 말한 것과 그의 개입 뒤에 있는 목표가 무엇인지 더 자세히 살펴보자.

> 하지만 실제로 어제 당신은 아들의 학교에 대해 아주 탁월한 결정을 내리셨기에 저는 당신이 그것을 할 수 있다는 것을 알아요. 우리 함께 장단점에 대해 생각해 봅시다.

이 두 문장에서 치료자는 칭찬, 격려, 문제해결 기법을 결합하여 환자가 결정을 내릴 수 있도록 돕는다. 그러나 정확하게 무엇이 지지를 받고 있는 것일까? 환자 자신에 대해 가혹하게 판단하는 것을 듣고, 치료자는 환자를 칭찬하고("탁월한 결정을 내렸어요.") 격려하여("저는 당신이 그것을 할 수 있다는 것을 알아요.") 환자의 자기존중감을 높여 주었다. 치료자는 환자의 능력을 상기시켜 그녀가 현실을 검증하는 것을 도와주었다. 그는 환자의 부족한 문제해결(인지적) 능력을 지지하고("장단점을 생각해 봅시다.") 관계를 통해 작업하는 능력을 강화시킨다("함께 생각해 봅시다."). 치료자는 그 순간에 환자의 기능들을 지지하고 있지만, 앞으로는 스스로 해결해 나아갈 수 있는 방식 안에서 그것을 한다.

요약하면: **우리는 급성 혹은 지속적으로 약해진 기능을 지지하기 위하여 지지하기 개입을 사용한다.**

공급하기와 보조하기

우리는 두 가지 기본적인 방식으로 자아기능을 지지한다.

- 환자들에게 부족하거나 스스로에게 제공하지 못하는 것을 공급한다.
- 환자들이 그들 자신의 기능들을 사용할 수 있도록 그들을 보조한다.

한 유명한 중국 속담이 이 두 가지 지지하는 방식에 대해 적합한 비유를 제공해 준다.

> 사람에게 생선 한 마리를 주면 당신은 그를 하루 먹일 수 있다. 사람에게 물고기를 낚는 법을 가르치면 당신은 그를 평생 먹일 수 있다.

지지를 공급하는 것은, 우리가 생각하기에 환자가 현 시점에서 스스로 공급할 수 없다고 생각하는 무언가('생선')를 직접 준 것이다. 환자가 스스로 자아기능을 사용할 수 있도록 보조하는 것은 '물고기를 낚는 법'을 가르치는 것에 더욱 가깝다. 우리는 환자가 약간의 도움을 통해 스스로가 자원을 운용할 수 있다는 생각이 들 때 보조한다. 육아와 마찬가지로 정신역동적 치료에서 우리는 환자의 지지의 요구와 자율의 요구 사이에서 지속적으로 균형을 맞춘다. 우리는 그들에게 그들이 필요로 하는 만큼의 지지를 공급하는 동시에 자립심을 향상시키는 기회를 찾기를 원한다.

공급하기 개입

공급하기 개입은 약해진 기능을 지지하기 위하여 가장 직접적이고 즉각적인 방식을 제공한다. 우리는 도움이 가장 시급한 환자에게 공급하기 개입을 사용한다. 이는 지혈대와 같다. 누군가에게 출혈이 일어나면 "아, 피가 나는군요."라거나 "어떻게 하면 피를 멈추게 할지 생각해 봅시다."라고 말하지 않고 즉시 아무거나 찾아서 꽉 동여맬 것이다.

다음은 부족하거나 심각하게 손상된 기능을 공급할 때 사용하는 몇 가지 주요 개입이다. 격려와 위로와 같이 이런 많은 것은 얼굴 표정과 말투와 같은 비언어적인 요소들도 가질 수 있음을 기억해야 한다. 공급하기 개입들은 목적의 유사성에 따라 각 그룹으로 분류하며, 다음에 각각 구체적인 사례들을 소개한다.

격려하기 그룹

어떤 일을 성취하기 위한 힘과 의지를 가지려면 우리는 성공할 수 있는 기회가 있다는 느낌을 지니고 있어야만 한다. 이 그룹에 속한 개입들은 스스로 이러한 힘을 모을 수 없는 사람들을 격려하기 위해 고안되었다. 여기에는 다음과 같은 것들을 포함한다.

격려하기

다시 한번 해 보세요. 대부분 두 번째에는 더 쉬워져요.

당신은 전에도 해 보셨죠. 저는 당신이 또 해 낼 수 있다고 확신해요.

고무시키기과 동기 부여하기

제가 의예과에서 수학 때문에 고생하고 있을 때 과외를 받아서 많은 도움이 되었어요.

당신은 지난번 과제에서 아주 좋은 결과를 냈죠. 저는 다음 번에 당신이 어떻게 할지 무척 기대됩니다.

낙관과 희망 제공하기

약 효과가 나타나면서 몇 주에 걸쳐 당신의 불안이 감소할 거예요.

당신의 암은 진행되긴 했지만, 당신 같은 상황에 처했던 몇몇 환자가 치료를 받으면서 몇 년 이상 수명이 연장되었어요.

칭찬하기

당신이 응급실에 전화한 것은 아주 잘한 결정이었어요.

당신이 싸움을 멀리한 것은 아주 잘한 거예요.

당신이 도움이 필요하다고 인정한 것은 정말 큰 용기를 보인 거예요.

환자의 능력을 상기시키기

당신은 지난번에 자해하고 싶은 느낌이 들었을 때, 일기를 쓰고 친구들과 통화하면서 그 충동을 자제할 수 있었어요. 저는 당신이 또 그렇게 할 수 있을 거라고 생각해요.

당신이 아기를 돌봐 주지 못하겠다고 느끼지만, 당신이 이미 두 아이를 얼마나 잘 키웠는지 보세요.

이름 붙이기 그룹

어떤 것에 이름을 붙이는 것은 환자가 느낌과 경험을 이해하는 데 도움을 준다. 이는 자기인식과 감정 관리 능력을 향상시킬 수 있다. 사람들이 그것을 말로 옮기지 못할 때 우리가 그들 대신 해 줘야 할 수도 있다. 이름 붙이기에 속한 개입들은 다음과 같다.

정서에 이름 붙이기

당신은 그가 한 말에 정말 신경 쓰지 않는다고 했지만, 금방이라도 울음을 터뜨릴 것 같았어요. 제 생각에는 창피스럽게 느끼셨을 것 같아요.

경험을 말로 옮기기

많이 벅찼을 것 같아요. 직접적으로 말씀하고 계시진 않지만 당신이 제게 한 말에 의하면 그 모든 아이를 혼자서 돌봐야만 했던 것 같네요.

방향 바꾸기 그룹

가끔, 우리가 우리 스스로를 위하여 할 수 있는 가장 좋은 방법은 해가 되는 생각이나 행동으로부터 돌아서는 것이다. 하지만 종종 사람들은 자신을 위해 이렇게 하지 못한다. 그래서 자극 규제와 감정 관리 능력에 손상을 입힐 수 있다. 우리는 불안을 경감시키기 위해 이 기능을 공급하는 것을 도울 수 있는 많은 개입 방법을 갖고 있다.

긍정적으로 해석하기

환자가 느끼는 것에 대해 대안적이고 좀 더 긍정적인 설명을 제공하여 약해진 기능을 지지한다.

당신은 결정을 내릴 수 없다고 걱정하시지만, 제가 보기에 당신은 당신 앞에 놓인 선택권들을 조심스럽게 계산해 보는 것 같습니다.

방향 바꾸기

이것은 치료자가 의식적으로 대화의 방향을 바꿀 수 있도록 돕는다.

당신은 교통사고가 날까 봐 걱정하는 것 때문에 마음이 상하신 것을 이해합니다만, 지금은 지난주에 딸과의 관계가 어떠했는지 생각하며 시작합시다.

지지적으로 우회하기

여기서, 치료자는 환자에게 벅차거나 혼란을 일으킬 수 있는 내용을 다루지 않기로 한다.

환자 전 정말 이 치료가 도움이 된다고 생각하고 또 선생님이 입고 계신 드레스도 아름답다고 생각해요.

치료자 우리가 하는 치료가 당신에게 좋은 기분을 가져다준다니 참 반갑네요.

강화하기와 단념시키기 그룹

이러한 접근은 의식적으로 또 의도적으로 좀 더 적응적인 행동들은 강화하고 그렇지 않은 것들은 단념시킨다. 이는 지지하기 방식에서 방어를 다루는 핵심적인 개입들이다.

지난번에 당신이 친구를 데리고 당신의 어머니를 방문했던 당신의 직감이 성공적이었는데, 또 해 보는 것도 좋을 것 같아요.

지난번 직장 면접 때 어렵게 설득해 보려고 노력한 것이 별로 좋지 못했는데, 당신이 많은 질문에 대비했을 때는 정말로 성공적이었죠.

짐 싣는 곳에서 일하는 사람들이 인종 차별적인 발언을 했을 때, 그들에게 소리를 지르니까 오히려 상황이 더 나빠졌죠. 당신이 가능한 한 그 지역을 피했을 때가 더 좋았던 것 같아요.

당신은 요가 수업이 끝난 뒤에 더 평안하게 느낀다고 했죠. 좀 더 자주 다니는 것을 생각해 보셨어요?

위로하기 그룹

많은 사람은 스스로를 위로하는 데에 급성적이거나 만성적인 어려움을 겪는다. 이는 자기존중감 규제, 감정 관리, 자극 규제, 충동통제, 놀이 능력의 문제와 관련되어 있다. 과도하게 가혹한 자기평가일 때 죄책감 줄이기와 안심시키기와 같은 위로하기 개입들이 도움이 될 수 있다. 때때로 위로는 얼굴 표정과 잔잔한 말투와 같이 비언어적인 개입들로 이루어질 수 있다는 것을 유의하라. 우리는 또한 다음과 같은 여러 언어적인 개입을 사용해 이 필수적인 기능을 제공할 수 있다.

위로하기

더 나아가기 전에 잠깐만 휴식을 취해 보세요. 오늘은 아주 많이 힘드신 것 같아요.

여유를 가지세요. 당신은 무슨 일이 일어났는지 아주 잘 말하고 있습니다.

보살피기

금요일이 아버지가 돌아가신 기일인 걸 압니다만……, 그날 만나시겠어요? 괜찮으시면 오후에 볼 수 있습니다.

안심시키기

딸 때문에 놀라신 것을 알지만, 의사의 말에 따르면 딸은 괜찮아질 것 같습니다.

당신은 괜찮으실 거예요.

죄책감 줄이기

당신은 당신이 통제할 수 없었던 것에 책임감을 느끼고 있어요.

당신은 어려운 상황에서 당신 아이들을 위해 최선을 다하셨어요.

평정심 유지하기

어떤 일에 흥분하지 않는 것 자체가 치료적일 때가 있다.

환자 전 완전 공황 상태에 빠졌어요. 여기서 나가면 뭘 해야 할지 전혀 모르겠어요.

치료자 우리가 함께 이 일을 해결할 수 있습니다. 이제 당신 앞에 놓인 선택권들을 살펴보죠.

공감하기

그 일이 당신에게 깊은 상처를 남긴 것 같군요.

제가 치료 시간을 취소한 것이 당신을 혼자 내버려 둔 것이었군요.

관심을 보여 주기와 이해하기

이 나라에서 보낸 첫 해가 어땠는지 더 듣고 싶군요.

집을 잃고 나서 얼마나 다급했을지 알 것 같아요.

분명하게 참여하기

걱정하지 마세요. 우리 함께 해결합시다.

당신은 이 일에 있어서 혼자가 아닙니다. 당신이 가장 좋은 치료를 받을 수 있도록 우리는 최선을 다할 겁니다.

보호하기 그룹

우리 환자의 판단력과 충동통제능력이 손상되었을 경우, 그들은 자신과 타인을 위험한 상황에 처하게 할 수 있다. 이러한 경우, 우리는 그들을 적극적으로 보호해야 할 수도 있다. 우리가 그렇게 할 수 있는 몇 가지 방식이 여기 있다.

보호하기

첫 데이트 땐 공공장소에서 만나는 게 좋을 것 같군요. 당신은 이 남자의 프로필 외에는 그에 대해 별로 알고 있는 게 없으니까요.

해가 진 후 그 공원에서 혼자 뛰는 것은 별로 안전하지 않다고 들었어요.

콘돔을 사용하지 않는 것은 목숨을 건 모험이에요.

한계를 설정하기

당신 몸무게가 35kg 밑으로 내려가면 입원이 필요하다는 것을 우리가 동의할 수 있을까요?

당신은 치료 시간에 술에 취해서 오시면 안 돼요.

조언하기 그룹

우리의 환자들이 스스로 자신의 생각을 떠올릴 수 있으면 더없이 좋겠지만, 때로 그들은 그렇지 못할 경우가 있다. 이는 주로 판단력, 인지 기능, 혹은 충동통제 문제와 관련될 수 있다. 이럴 경우 우리는 신중하게 조언하고, 권고하고, 안내하고, 의견을 제공하기 등으로 이 기능을 공급한다.

의사를 만나기 전에 몇 가지 질문을 적어서 가는 건 어떠세요?

때로 친구에게 당신의 프로필을 살펴보게 해서 당신의 장점들을 부각시킬 수 있는 것도 좋아요.

잠시만이라도 당신이 느끼는 것과 다르게 행동해 보는 것도 좋을 것 같아요. 당신이 불안정하게 느끼는 상황에서도 자기확신을 나타내는 법을 배울 수 있어요.

당신의 모든 생각을 아내에게 말하는 것이 항상 좋은 방법은 아니에요. 때로는 말을 가려서 하는 것이 당신으로 하여금 그녀의 감정에 상처 주지 않도록 할 수 있어요.

구조화하기 그룹

환자가 자신의 삶이나 생각을 정리하지 못할 때, 우리는 다음을 통해 그들을 도울 수 있다.

늦추기

상사가 한 말 때문에 당신이 직장을 그만두기 원한다는 것을 알지만 잠시 이 일을 어떻게 다룰지 생각해 봅시다.

구조화하기

사람들이 치료 시간 안과 밖에서 시간을 잘 관리할 수 있도록 돕는다.

사람들은 대체적으로 매일 아침 침대에서 일어나서, 샤워하고, 옷을 갈아입으면 자신에 대해 기분이 한결 나아집니다. 당신이 계획 없는 시간을 보내지 않도록 낮에도 뭘 할지 우리는 생각해야 합니다.

당신은 직장에서 겪는 문제에 대해 우리가 충분하게 얘기를 나눴다고 생각하세요? 아니면 이에 대해 계속 얘기할까요?

조직화하기

이는 공급해 주거나 보조해 줄 수 있다(뒷부분을 보시오). 우리가 공급할 때, 우리는 사람들이 그들의 삶의 많은 부분을 조직화하도록 도울 수 있다.

당신이 많이 당황해서 뭘 먼저 해야 할지 모를 수 있겠지만요, 제가 보기에는 아버지

장례식이 끝나면 어머니를 집으로 모셔다 드리고, 고모가 계실 곳을 마련해 드리고, 아이들을 돌봐 줄 보모를 구해야 할 것 같아요.

감당할 수 있는 분량으로 일을 나누기

대부분의 사람은 할 일과 프로젝트를 감당할 수 있는 분량으로 나눌 줄 몰라서 벅차게 느낀다. 우리는 이것을 공급하거나 보조하여 그들을 도울 수 있다(다음을 보시오).

퇴원 후 할 일들에 대해 조직화하는 것이 부담스럽게 느껴지시겠지만, 당신이 오늘 해야 할 일은 세 가지뿐입니다. 먼저, 처방받은 약을 지어 가고, 냉장고에 넣을 음식을 사고, 밀린 빨래를 하면 되겠네요.

관점을 공급하기 그룹

사람들은 기저가 급성이거나 지속적인 상태에 있을 때 다양한 각도의 관점을 잃을 수 있다. 이는 현실검증력과 자기인식의 결핍 문제들과 관련될 수 있다. 환자들이 관점을 회복하지 못할 경우, 우리는 다음과 같은 방법들로 그들에게 공급할 수 있다.

잘못된 지각을 교정하기

당신은 사무실에서 친구가 아무도 없다고 생각하시지만, 제가 보기에는 Jane과 Jill이 당신을 위해 최선을 다한 것이 확실해 보입니다. 제 생각에는 아무도 당신 곁에 없다고 생각하지 않으셔도 될 것 같아요.

재구성하기

다시 독신이 된 것을 다른 방식으로 보면 이제 당신이 아이들과 더 많은 시간을 보낼 수 있는 기회를 가졌다는 것입니다.

보편화하기

대부분의 사람이 마지막 자녀가 대학에 갈 때 상실감을 느끼지요.

현 경제 상황에서, 많은 사람이 퇴직연금 때문에 걱정해요.

정당함을 인정하기

당신 가족이 대륙을 횡단하여 이사를 하셨으니 당신이 지치는 게 당연하죠!

그런 경험은 어느 누구나 두렵게 만들 거예요.

당신 말을 모두 들어 보니 어머니께서는 항상 당신에게 진심으로 관심을 가지신 것 같지는 않군요.

치료적 관계 밖에서 실용적인 지지를 제공하기 그룹

우리가 해 줄 수 있는 것보다 환자가 더 많은 지지를 필요로 할 경우, 우리는 그들이 필요한 도움을 받도록 도와주어야 한다. 이는 입원, 자문, 또는 내과 의사와 말해 보기를 권하는 것을 포함할 수 있다. 이러한 개입은 필요한 판단력, 자극 관리, 충동 조절을 공급할 수 있다.

지금 당장은 집안일이 혼란스러워서 당신이 우울증에서 회복하는 것이 어려운 것 같군요. 뿐만 아니라, 거기에는 언제라도 사용할 수 있는 마리화나가 있으니 멀리하기도 어렵고요. 병원에 오면 우리가 당신의 증상을 살펴볼 수 있고, 조용한 장소에서 회복할 수 있고, 또 당신이 겪고 있는 불안을 대처하는 새로운 방식들에 대해 생각하게 될 것입니다.

지지하기 개입들-공급하기 유형

1. 격려하기 그룹
   - 격려하기
   - 고무시키기과 동기 부여하기
   - 낙관과 희망 제공하기
   - 칭찬하기
   - 환자의 능력을 상기시키기
2. 이름 붙이기 그룹
   - 정서에 이름 붙이기
   - 경험을 말로 옮기기
3. 방향 바꾸기 그룹
   - 긍정적으로 해석하기
   - 방향 바꾸기
   - 지지적으로 우회하기
4. 강화하기와 단념시키기 그룹

5. 위로하기 그룹
   - 위로하기
   - 보살피기
   - 안심시키기
   - 죄책감 줄이기
   - 평정심 유지하기
   - 공감하기
   - 관심을 보여 주기와 이해하기
   - 분명하게 참여하기

6. 보호하기 그룹
   - 보호하기
   - 한계를 설정하기

7. 조언하기 그룹
   - 조언하기
   - 권고하기
   - 안내하기
   - 의견을 제공하기

8. 구조화하기 그룹
   - 늦추기
   - 구조화하기
   - 조직화하기
   - 감당할 수 있는 분량으로 일을 나누기

9. 관점을 공급하기 그룹
   - 잘못된 지각을 교정하기
   - 재구성하기
   - 보편화하기
   - 정당함을 인정하기

10. 치료적 관계 밖에서 실용적인 지지를 제공하기 그룹

보조하기 개입들

보조하기 개입(assisting interventions)은 환자들이 그들 자신의 취약해진 또는 불안정한 기능을 사용하는 것을 돕는다. 이것은 근본적으로 '기능을 구축하는 것'이다. 우리가 환자를 어떻게 보조하는지에 따라 이 개입들을 몇 가지 그룹으로 나눌 수 있다.

본 보이기

이것은 누군가에게 암묵적인 방식으로 무언가를 새롭게 할 수 있는 방식을 보여

준다. 우리는 환자가 이를 따라하고, 고치고, 자신의 삶에 포함시킬 수 있기를 바라면서 의식적으로 행동과 사고방식을 환자에게 본 보인다.

Mr A가 치료를 중단하고 싶다고 말했을 때, 치료자는 화내지 않으면서 치료를 중단하는 것에 대한 장단점을 생각해 보라고 했다. 이는 Mr A에게 어떤 선택을 내릴 때 상황을 평가하는 방식을 본 보였다.

지도하기

우리는 우리 환자들에게 이완요법, 자신을 조직화하는 방식, 문제해결 기법들과 같이 스스로 할 수 있는 것을 분명하게 가르칠 수 있다.

당신이 많이 불안해하니 긴장감을 풀 수 있는 실용적인 이완운동 몇 가지를 가르쳐 드리겠습니다. 집에서도 연습하실 수 있습니다. 그리고 여기서도 시행해 보겠습니다. 준비되셨나요? 제가 다섯을 거꾸로 세는 동안 부드럽게 눈을 감고 호흡에 집중하세요. 이제 평안을 주는 장면을 떠올려 보세요. 당신은 바닷가를 좋아합니다. 그래서 뗏목 위에서 흘러가는 것과 비슷하겠군요. 그 장면에 있다고 상상해 보세요. 어떤 냄새가 나는지, 감촉은 어떤지, 무엇이 보이는지 상상해 보세요.

협력하기

우리는 언제든지 환자와 함께 작업해 나가지만, 우리가 환자와 협력할 때에는 공동으로 일하는 것이라고 분명하게 말해야 한다. 사람들이 어떻게 배우는지 생각해 보라—선생님과 함께 적극적으로 무언가를 하는 것이 수동적으로 강의를 듣는 것보다 훨씬 효과적이다. 우리와 환자가 협력할 때 우리는 반드시 다음과 같이 말한다. "이제 새로운 기능을 실행하면 좋겠습니다. 함께해 봅시다. 그런 뒤 당신이 스스로 따라 할 수 있는 모델을 얻게 될 것입니다." 이는 대화하거나, 함께 목록과 차트를 만들거나, 연습 과제를 내주는 것과 같이 여러 다양한 방법으로 이루어질 수 있다. 우리는 환자와 협력하여 어떠한 기능도 보조할 수 있다. 일반적으로 지지하기 개입 앞에 '합동'이라는 단어가 붙으면 이는 협력적인(collaborative) 것이다. 기본적인 개입은 다음과 같을 수 있다.

함께 …을 해 봅시다(대안을 고려하고, 문제를 해결하고, 목표를 세우고 등).

다음 중요한 사례들을 살펴보자.

같이 목표를 설정하기

당신이 무엇에 대해 작업하고 싶은지 생각해 봅시다…….

이것은 사람들로 하여금 목표를 설정하고, 집중하고, 생각을 조직화할 수 있도록 도와준다. 만일 환자가 자신의 목표를 규정하는 데 어려움을 겪는다면 "우리가 여기서 무엇을 성취하려고 하는 것이죠?"라고 질문하여 이 과정에서 그들을 파트너로 만들어야 한다. 또 가능한 한 특별하고 현실적인 목표에 대해 제안을 하고 피드백을 받는 것 역시 도움이 될 수 있다.

환자 이제 제 기분이 한결 나아졌는데 제가 무엇에 대해 작업을 해야 한다고 생각하십니까?

치료자 아주 좋은 질문입니다. 어쩌면 치료 시간에 당신이 자주 얘기하는 내용을 떠올려서 당신이 그 질문에 답하는 것을 도울 수 있습니다.

환자 음, 저는 분노에 대해 늘 얘기해요. 이걸 고치는 게 좋겠군요.

치료자 네, 그것에 대해 자주 얘기하셨죠. 아주 좋은 목표인 것 같아요. 그런데 분노를 '고치는' 것보다 분노를 다루는 새로운 방식을 배워 보겠다는 말은 어떻게 생각하세요?

같이 생각하여 질문하기

이것을 함께 생각해 보죠…….

이것은 환자가 문제를 어떻게 조사하는지 배우도록 도와준다. 이는 성급하지 않고 곰곰이 생각하는 것과, 무언가를 어떻게 분석하는지 생각하는 것을 포함한다. 이를 통해 판단력, 자기인식, 충동통제와 같은 기능들을 촉진시킬 수 있다. 또한 느낌에 관한 질문이라면 감정 관리를 도와줄 수 있다.

환자 어제 Julie가 제게 헤어지자고 했어요. 사람들은 전부 그래요. 왜 그런 거죠?

치료자 아주 흥미로운 질문이군요. 함께 생각해 봅시다. 지난번 관계에서 겪었던 비슷한 경험과, 달랐던 경험을 생각해 보시겠어요? 이렇게 하면 무슨 일이 일어나고 있는 것인지 우리가 이해하도록 도움을 줄 것 같아요.

사고나 행동의 대안 방식을 같이 탐색하기

당신이 할 수 있는 그것을 보는 다른 방식들에 대해 생각해 봅시다…….

우리는 환자의 생각이 경직되어 있어서 대안을 생각하는 능력을 방해한다고 생각할 때, 이 개입을 사용한다. 그것은 현실검증력, 판단력, 인지, 대인관계, 충동조절을 도울 수 있다.

당신은 당신이 싫어하는 직장에 머무는 것 이외의 대안이 없다고 생각하지만 혹시 다른 대안들이 있는지 생각해 봅시다. 작년에 워싱턴 DC에 있는 한 회사에서 제의가 들어온 것은 어떻게 생각하세요?

같이 현실검증하기

다른 방식으로 생각해 볼 수는 없나요……?

잘못된 지각 교정(그것은 기능을 공급한다)과는 반대로 이것은 환자가 다른 방식으로 주어진 상황을 인식할 수 있는지 생각하도록 끌어들인다. 이것은 어떤 사람이 정신병적인지 평가하려고 할 때 도움이 될 수 있다. 또한 누군가가 자신의 능력을 현실적인 방식으로 평가하려고 할 때 도움이 될 수 있다. 당신은 이 개입을 같이 대안을 탐색하기에 속한 특별한 범주로 생각할 수도 있지만, 그것은 매우 중요한 개입인 만큼 따로 살펴볼 필요가 있다.

당신은 상사가 늘 당신에 대해 얘기한다고 생각하는데, 오늘 상사가 사무실에서 당신의 직장 동료들에게 얘기할 만한 다른 이유들을 생각할 수 있나요?

같이 결과를 충분히 생각하기

만약에 어떤 일이 생길지 함께 생각해 볼까요…….

환자들은 자신의 행동이 어떤 결과를 가져올지 앞을 내다보지 못하기 때문에 곤란에 처하곤 한다. 우리가 이것을 문제라고 본다면 우리는 환자가 이 기능을 발달시키도록 함께 작업할 수 있다. 이는 대부분 긴급 사태를 예측하고 이에 대한 대책을 함께 마련하는 것을 포함한다. 이를 통해 환자의 판단력, 충동통제, 실행 기능을 향상시키도록 도울 수 있다.

당신이 아내에게 화가 나서 당장 떠나고 싶다는 것을 알지만 어디로 가실지 생각해 보셨나요? 함께 충분히 생각해 봅시다.

같이 문제를 해결하기

함께 문제를 풀어 봅시다…….

우리에게는 이런 것이 굉장히 자연스러워서 간혹 환자들이 문제를 해결하는 효과적인 방식이 결핍되었다는 것을 잊어버릴 때가 있다. 협력해서 문제를 해결한다는 것에는 선택권을 숙고하는 것과 이에 대한 장단점을 함께 고려해 보는 것을 포함한다. 이는 인지 기능에 매우 도움이 될 뿐만 아니라 대인관계, 판단력, 자극 규제, 감정 관리와 실행 기능 개선에도 도움을 줄 수 있다.

환자 전 어디로 인턴십을 가야 할지 너무 고민스러운 나머지 학교 일도 못할 정도예요. 어떻게 결정해야 할지 모르겠어요.

치료자 함께 이를 풀어 보도록 합시다……. 제게 두 가지 모두에 대해 말씀해 주신 뒤 함께 각각의 장단점을 생각해 봅시다.

같이 조직화하기/구조화하기

당신이 이것을 어떻게 조직화해야 할지 생각해 봅시다…….

이전 내용처럼 우리는 조직화를 공급하거나 환자가 스스로 계획을 세우도록 보조할 수 있다.

제가 보기에 당신이 이 논문을 쓰지 못하는 이유는 이것을 하나의 크고 형태가 없는 장애물로 보기 때문인 것 같아요. 어떻게 시작할지 함께 계획을 세워 볼까요? 먼저, 모든 요소가 무엇인지에 대하여 생각하면 우리는 그것들을 갖고 함께 우선순위 정하기를 시작할 수 있습니다.

같이 프로젝트에 대해서 작업하기

이 일을 함께해 봅시다…….

이것은 계획을 만들고, 활동을 조직화하고, 또는 예산을 세우는 것과 같은 프로젝트들을 포함한다. 이 프로젝트들은 치료 시간에 작업할 수도 있고 또는 그들이 집에서 한 뒤 치료 시간에 가져와 검토를 받을 수도 있다. 이 유형의 개입은 그 사람이 어느 정도의 도움 없이 이러한 프로젝트들을 하기에는 능력이 제한되어 있다는 전제하에 이루어진다. 프로젝트에 따라 이것은 어느 기능에도 대부분 도움을 줄 수 있다.

당신이 예산을 짜는 것에 어려움을 겪고 있는 것처럼 들리네요. 한 달에 아파트 비용으로 얼마를 쓸 수 있는지 알기 위해 당신은 그것이 필요합니다. 한 달에 나가는 모든 비용의 목록을 작성한 뒤 다음 치료 시간에 가져와 보시는 건 어떠세요? 그런 다음 우리는 함께 당신의 예산 짜는 것에 대해 작업할 수 있습니다.

마음 헤아리기를 격려하기

당신은 제게 어떤 기분이 들게 했을 거라고 상상하시나요?

제4장에서 다룬 것처럼 누군가 자신의 마음을 이해하고 타인의 마음을 상상할 수 있는 능력을 마음 헤아리기라고 부른다. 마음 헤아리기에 문제가 있는 사람들은 종종 사람들이 자신과 동일하게 느낄 것이라고 가정한다. 우리는 환자들에게 그들 자신의 느낌과 타인의 느낌—특히 치료자의 느낌—을 묘사해 보라고 부탁하여 문제가 되는 마음 헤아리기를 지지할 수 있다.

제가 지난주 치료를 취소했을 때, 당신은 어머니에 대해서 불만 표현하는 것을 제가 듣기 거북해하는 것 때문이라고 말했어요. 제가 왜 취소를 했었는지 다른 이유에 대해 생각해 볼 수 있을까요?

지난밤에 당신 아내가 왜 그렇게 당신에게 화가 났었는지 또 다른 이유에 대해 생각해 볼 수 있을까요?

지지하기 개입들–보조하기 유형

1. 본 보이기
2. 지도하기
3. 협력하기
   - 같이 목표를 설정하기
   - 같이 생각하여 질문하기
   - 사고나 행동의 대안 방식을 같이 탐색하기
   - 같이 현실검증하기
   - 같이 결과를 충분히 생각하기
   - 같이 문제를 해결하기
   - 같이 조직화하기/구조화하기
   - 같이 프로젝트에 대해서 작업하기
   - 마음 헤아리기를 격려하기

공급하기와 보조하기–비교

공급하기와 보조하기 개입들이 많은 동일한 기능을 목표로 하지만, 지지를 제공하는 방식에서 차이가 있다. 예를 들어, **잘못된 지각을 교정하기**는 공급하기 개입이고 **같이 현실검증하기**는 보조하기 개입이다. 하지만 그것들 둘 다 환자의 낮은 현실검증 능력을 다룬다. 여기에 차이점을 보여 주는 각각의 사례가 있다.

잘못된 지각을 교정하기

환자 제 생각에는 선생님이 저와의 치료가 빨리 끝나기를 바라셔서 아침 첫 시간에 치료를 잡으신 것 같아요.

치료자 그것 때문에 당신이 화난 걸 알겠지만, 실제로 만약 제 기억이 맞다면, 당신은 당신의 오래된 직장 스케줄 때문에 일찍 상담을 하게 해 달라고 요구하셨어요. 만약 당신의 스케줄이 바뀌었다면 우리는 당신에게 더 좋은 시간을 찾도록 노력할 수 있습니다.

같이 현실검증하기

환자 제 생각에는 선생님이 저와의 치료가 빨리 끝나기를 바라셔서 아침 첫 시간에 치료를 잡으신 것 같아요.

치료자 그것 때문에 당신이 화난 걸 알겠지만 그게 사실이라고 확신하세요? 다른 이유가 있을 수도 있다는 것을 생각하세요?

많은 공급하기 개입은 한 가지 기능을 도와주면 다른 기능까지 지지하게 되기 때문에 암묵적으로 기능을 보조해 준다는 것을 기억하는 것 역시 중요하다. 예를 들어, 누군가를 격려하면 그들에게 자기존중감을 공급하게 되고, 이는 그가 관계를 맺거나, 결정을 내리거나, 또는 문제를 해결하도록 도와줄 수 있다.

제3과: 드러내기 개입

주요 개념

드러내기 기법은 무의식적인 내용이 의식적인 마음으로 옮겨지게 한다. 드러내기 기법들은 다음과 같다.

- 직면(confrontation)
- 명료화(clarification)
- 해석(interpretation)

드러내기 기법

해석(interpret)이라는 단어는 다음 두 가지로 정의 내린다.

- 의미를 설명하고, 이해할 수 있게 함
- 통역을 함

이 두 가지 정의는 우리가 정신역동적 정신치료에서 사용하는 단어와 타당한 방식이다. 우리가 해석한다는 것은 무의식적인 것의 의미를 설명하는 것이다. 이렇게 하기 위해서 우리는 무의식의 언어(일차 과정, primary process)에서 의식의 언어(이차 과정, secondary process)로 통역해야 한다(제2장을 참고하시오). 이는 쉽지 않은 작업이며, 분리된 개입이 아닌 과정으로 생각하는 것이 가장 적합하다. 제18장의 제1과 기본적 개입에서 말하고 있는 많은 기본적 개입은 형식적 과정의 해석이 시작하기 전에 일어나야 한다. 무의식적인 의미를 이해하기 위한 정보를 얻기 위해 우리는 자유 연상에 대한 지침을 주고, 행동에 대한 질문을 하고, 연상하도록 요구해야 한다. 일단 우리가 무의식적인 무엇인가를 다루고 있다고 생각하면, 우리는 해석하는 과정을 시작할 수 있으며, 이는 보통 세 가지 단계로 구성되어 있다고 여겨진다.

- 직면(confrontation)
- 명료화(clarification)
- 해석(interpretation)[2]

두루 듣기 → 여과해서 듣기 → 집중해서 듣기로 옮겨 가는 과정처럼, 해석하는 과정도 영화 감독이 파노라마 장면에서 클로즈업으로 가는 것과 같다. 우리는 준비 상태를 측정하는 세 부분(치료 단계, 치료적 동맹 상태, 기능의 현 수준)이 우리가 드러내려고 목표한 무의식적인 내용을 환자가 사용할 준비가 되어 있다고 가리킬 때에야 비로소 이 과정을 시작할 수 있다는 것을 기억해야 한다.

직면

매일매일의 대화에서 우리는 일반적으로 '직면'이라는 단어를 약간 공격적이거나 어떤 힘을 포함하는 상황을 서술할 때 사용한다. 예를 들어, 어떤 사람이 "전 딸에게 그녀의 비행을 직면시킨 뒤 딸의 외출을 금지시켰어요."라고 말할 수 있다. 그러나 정신역동적 정신치료에서는 다르게 사용된다. 여기서 직면은 환자들이 자신의 마음에 무슨 일이 일어나고 있는지 우리가 관심을 갖도록 하는 과정이다. 우리가 무의식적인 어떤 것에 근접했다고 생각할 경우, 우리가 취해야 할 첫 단계가 직면이다.

예를 들어, Mr A가 무엇인가에 대해 말을 하다가 갑자기 멈춘다고 해 보자. 우리는 이것이 무의식적인 생각이나 느낌의 결과라고 가정한다. 우리는 그것이 무엇인지는 모르지만 우리가 관심이 생기고 환자도 관심을 가지기를 원한다. 이 상황에 직면은 다음과 같을 수 있다.

> 저는 당신이 방금 말을 멈추는 것을 보았습니다.

우리는 어떤 현상을 관찰하는 가운데 환자가 그것에 대해 궁금해하고, 그것에 대해 말하기를 희망한다. 그래서 이런 식으로 환자의 연상을 멈추게 한 무의식적인 생각이나 느낌으로 우리를 나아갈 수 있도록 한다. 환자는 "전 막힌 기분이 들어요. 마치 아무 할 말이 없는 것처럼요."라고 말할 수 있다. 이제 우리는 그 순간에 환자의 마음이 닫혀서 말을 멈춘 것을 알게 된다. 다음에 우리는 왜 이런 일이 일어났는지 생각하기를 시작할 수 있다. 만약 환자가 실언을 하거나, 갑자기 주제를 바꾸거나, 감정에 대해 말하는 것을 명백히 피하려고 할 때, 이러한 현상을 그들이 인식할 수 있도록 우리는 직면을 사용한다. 우리는 직면이라는 단어를 환자의 행동에 대해 '비난'하려는 의미로 사용하지 않음에도 불구하고, 우리는 환자가 알아채지 못했을 수 있는 것을 환자에게 지적한다는 것을 알고 있어야 한다.

명료화

명료화는 비슷한 현상들을 연결시켜서 무의식에 초점을 맞추도록 돕는다. 예를 들어, Mr A가 늘 월요일 치료 시간에 들어오자마자 말을 멈춘다면, 우리는 이에 대해 언급할 수 있다. 이는 더 이상 그저 단일 사건에 대한 직면이 아니다. 명료화를 사용할 때, 우리는 단순히 막히는 느낌에 대해서만 언급하는 것이 아니다(직면). 대신 환자가 이렇게 느끼는 시간들을 연결시키고 늘 월요일에 반복되는 것이 의미 있음을 말하고 있는 것이다. 명료화의 한 가지 좋은 예는 다음과 같을 수 있다.

당신은 월요일 아침에 말하는 것을 항상 힘들어하시는 것 같아요.

명료화는 당신과 당신의 환자가 패턴을 이해하도록 돕는 것을 목적으로 한다. 그들이 이렇게 할 수 있도록 하는 좋은 방법은 "그것이 당신에게 익숙합니까?"라고 질문하는 것이다. 다음 예시가 있다.

환자 저는 제 상사를 위해서 초과근무를 하면 그에게 좋은 인상을 심어 줄 것이라고 생각했는데, 오히려 그 사람이 저를 이용하고 있다는 기분만 들 뿐이에요. 그게 너무 힘들어요!

치료자 힘들 것 같군요. 그런 상황이 당신에게 익숙합니까? 전에도 다른 누군가에게 그런 비슷한 느낌을 가진 적이 있나요, 어쩌면 가족 중에서라도요.

환자 그렇게 말씀 듣고 보니, 제 아빠와 항상 그래 왔어요. 아빠는 항상 우리가 집안일을 돕길 원하셨지요. 늘 우리가 아무것도 하지 않는다고 투덜거리셨어요. 그래서 전 아빠의 아침 식사를 준비하거나, 아니면 식기세척기를 정리하느라 일찍 일어나곤 했지요. 그래도 아빠가 하는 유일한 일은 제가 다른 것은 제대로 하지 않는다는 불평뿐이었어요. 제가 어떻게 할 수가 없었지요.

치료자 그래서 그게 익숙하다고 느끼는 패턴이군요.

해석

해석은 무의식적인 무언가에 의한 의식적인 느낌이나 행동을 설명하는 개입이다. 따라서 이는 늘 우리가 왜냐하면 도식(because schematic)이라고 부르는 것으로 환원시킬 수 있다.

행동 또는 느낌	-왜냐하면-	무의식적인 요소

계속해서 Mr A에 대하여 이야기하면 목요일 치료 시간에 그가 꿈에 대해 이야기하다가 눈물을 흘리면서 다음과 같이 말한다.

> 저는 여기에 다시 오려면 월요일까지 기다려야 한다는 것을 믿을 수 없어요. 그것은 마치 평생 걸리는 것 같아요. 지금 제 마음을 활짝 열었는데 다시 활짝 여는 건 너무 고통스러워요.

이제 우리는 환자의 차단하는 행동을 해석할 수 있을 만한 몇 가지 자료를 얻었다. 우리는 환자가 고통스러운 느낌을 피하고 싶어 하는 소망이 그가 자유롭게 말하는 것을 중지시킨다고 가정한다. 해석은 다음과 같을 수 있다.

> 아마도 당신은 월요일 치료 시간에 이것 때문에 말하는 게 어려우셨던 것 같아요. 당신은 다시 마음을 열 때 오는 고통으로부터 자신을 보호하고 있습니다.

여기에 그것은 **왜냐하면 도식** 안에 있다.

당신은 월요일에 말하는 것을 어려워한다.	-왜냐하면-	당신은 주말이 지나서 다시 마음을 열 때 오는 고통을 피하고 싶기 때문이다.

이는 단순한 관찰을 넘어, 어떤 현상을 무의식적인 무엇인가와 연결하여 설명하려는 시도이다.

여기에 몇 가지 해석이 있는데 당신은 그것들이 어떤지 들을 수 있다.

> 어쩌면 그들이 당신을 배척하게 될 것에 두려움을 덜 느껴서 당신은 종종 Ann 같은 여성들을 고르는 것 같아요.

당신은 Ann 같은 여성들을 고른다.	-왜냐하면-	당신이 그들에게 배척당하는 것에 두려움을 덜 느낀다.

저는 당신을 그토록 불안하게 만든, 임신하기로 마음먹은 충동적인 결정이 과연 당신의 남편이 당신으로부터 떠나는 것을 막으려는 시도였는지 궁금합니다.

당신은 임신하기로 한 충동적인 결정에 대해 매우 불안하다.	-왜냐하면-	당신은 남편이 당신으로부터 떠나는 것을 막으려고 임신했다.

아마도 당신은 제가 정말로 당신을 생각해 준다면 무료로 치료를 해 줄 것이라고 생각하기 때문에 제게 치료비를 제때 내는 것에 곤란을 겪는 것 같군요.

당신은 내게 치료비를 제때 내는 것에 곤란을 겪고 있다.	-왜냐하면-	당신은 내가 정말로 당신을 생각해 준다면 무료로 치료해 줄 것이라고 생각한다.

이 모든 해석이 '아마도'와 같은 단어들로 시작하는 것에 주목하라. 이것은 의도적이다. **해석은 정의대로 말하자면 추측이다—그것들은 가설이다**. 우리는 그들에게 '권위적으로 말을 전하기'보다는 오히려 환자도 함께 추측해 보도록 초대한다. 우리는 늘 환자들이 자신의 행동을 궁금해하도록 끌어들이는 데 관심을 가지고 있으며, 우리의 개입이 이것을 환자에게 더 많이 전달할수록 더욱 좋다.

유전적[1](발달상의) 해석

발달상의 해석은 무의식적인 내용을 설명할 뿐만 아니라 환자의 초기 과거와도

1) 역자 주: 여기서 유전적(genetic)이란 문자 그대로인 사람의 유전자(gene)를 말하는 것이 아니라 전통적으로 초기 인생의 발달(development)을 말한다.

연결시킨다[3]. 발달상의 해석을 위한 '왜냐하면 도식'은 다음과 같을 것이다.

태도 또는 느낌 –왜냐하면– 무의식적인 요소 → 발달상의 요소와 연결

예를 들어, Mr A에 의하면 그가 어릴 적 부모가 이혼했고, 부모가 공동으로 육아를 부담해서 어머니와 아버지 집에서 각각 몇 주씩 나눠서 지냈다. 그가 한곳에서 편안해질 만하면 다른 곳으로 옮겨야 했고 또다시 '익숙해'질 때까지 시간이 걸렸다. 따라서 환자는 어릴 때부터 방어적인 차단을 해 왔다고 추측해 볼 수 있다. 만약 환자가 이 과거의 내용에 감정적으로 연결되어 있다면, 우리는 다음과 같은 발달상의 해석을 과감히 해 볼 수 있다.

> 제 생각에 당신이 고통스러운 느낌으로부터 자신을 보호하기 위한 방책으로 월요일마다 말하기 어려워하는 것 같아요. 마치 한 부모에서 다른 부모의 집으로 옮겨 갈 때마다 익숙해지는 것이 어려웠던 시절처럼요.

여기에 도식이 있다.

당신은 월요일에 말하는 것을 어려워한다. –왜냐하면– 당신은 고통스러운 느낌으로부터 자신을 보호한다. → 마치 당신의 부모에게 대했던 것처럼

발달상의 해석은 그 마지막 조각을 보태는 것인데—환자의 초기 과거력과의 연결고리이다. 발달상의 해석은 환자의 감정이 명확하게 초기의 내용과 연결되어 있을 경우에만 분별해서 조금만 사용해야 한다. 그렇지 않으면, 발달상의 해석은 환자를 치료 중 '지금 여기(here and now)' 상황의 열기로부터 멀어지게 할 수 있으며 지식화를 조장할 수 있다.

새로운 이야기를 구성하기

정신역동적 정신치료 초기 시대 때, 치료자들은 **재구성**(reconstruction)에 대해 이

야기하였다. 재구성이란 문자 그대로 환자의 초기 과거력에서 일어난 일을 재구성하려는 것을 뜻한다[4]. 이것은 한때 정신분석과 정신역동적 정신치료의 주요 치료 목표였다. 하지만 요즘은 대부분의 사람이 이를 불가능하다고 여기고 있다. 사진, 비디오, 편지, 그리고 이야기들을 갖고도 사람의 어린 시절에 실제로 어떤 일이 일어났는지 절대로 알 수 없다는 것이다. 지금의 우리는 일반적으로 환자들이 자신의 초기 관계와 경험에 대한 생각과 느낌을 이해할 수 있도록 돕기 위해 의미 있는 과거 이야기를 구성하려고 노력하는 것이 우리가 할 수 있는 최선이라고 생각한다[5]. 우리는 흔히 개인적인 이야기의 구성을 촉진시켜 주는 식으로 개입하고, 여기에는 보통 무의식적인 내용을 드러내기가 포함된다. 예를 들어, Mr A가 매주 한 집에서 다른 집으로 옮겨 다니는 것이 힘들다는 것에 대해 말할 때, 우리는 어머니가 새 남자 친구들을 더 자주 만나기 위해 그가 계속해서 옮겨 다녀야 했다는 어린 시절의 생각을 차단했다고 추정하기 시작할 것이다. 따라서 우리는 그에게 다음과 같이 말할 수 있다.

> 당신은 지금 어머니가 데이트할 시간을 더 갖기를 원해서 당신이 한 집에서 다른 집으로 옮겨 다니는 고통을 겪어야 했던 것이라고 생각하시는 것 같군요.

여기서 우리는 이것이 진실이라는 것을 우리가 안다고 말하지 않는 대신 환자가 그런 일이 일어난 이유에 대해 새로운 생각을 전개하고 있음을 말한다. 이는 의식적이 아닌 또는 의식과 연결되지 않은 내용을 포함하지만 현재의 행동을 포함하지는 않는다. 환자들의 개인적인 이야기를 구성하도록 도와줌으로써 환자들이 자신을, 자신의 삶을, 또 자신의 마음의 움직임을 이해하려고 할 때 그들에게 엄청난 도움이 될 수 있다.

이제까지 듣기/돌이켜 생각하기/개입 모델의 기본 요소를 살펴보았고, 앞으로는 우리의 환자로부터 들은 주요 종류의 자료에 그것을 적용하기 시작할 수 있다.

- 감정(affect)
- 저항(resistance)
- 전이(transference)
- 역전이(countertransference)

- 무의식적 공상, 갈등과 방어(unconscious fantasy, conflict and defenses)
- 꿈(dreams)
- 훈습(working through, 제7부)
- 끝내기(ending, 제7부)

드러내기 기법

- 직면
- 명료화
- 해석
- 발달상의 해석
- 새로운 이야기를 구성하기

권장 활동

활동 1

다음과 같은 치료자와 환자 사이의 대화를 고려해 보고 당신이 다음의 것들을 할 수 있는지 보시오.

- 치료자가 사용하는 다른 지지하기 개입의 목록을 작성한다.
- 개입이 공급하기인지 보조하기인지 결정한다.
- 무슨 기능들이 지지를 받고 있는지 결정한다.

대학교 4학년인 24세 환자는 몇 주 전에 '갑작스럽게' 생긴 공황 발작으로 치료자를 찾아왔다. 그의 부모는 그가 세 살 때 이혼했고, 그가 10세가 될 때까지 어머니가 홀로 키우다가 그 후로는 위탁 가정에서 자랐다. 그는 "어머니는 더 이상 나를 돌볼 수 없었어요. 나는 심하게 성질을 부렸거든요. 또 어머니는 가수로 활동해서 여러 곳을 돌아다녀야 했기 때문이에요."라고 말했다. 그는 '운 좋게' 배려하는 양부모를 만났고 그들은 환자의 총명함을 알아보고는 대학 장학금을 받을 수 있도록 도와주었다고 했다. 환자의 가장 주된 관심사는 사귄 지 일년 된 여자 친구와의 사이에서 긴장감이 고조되어 가는 것이었다. 이 관계는 요란했던 여러 관계 가운데 가장 최근이고 가장 오래 지속된 관계이다. 환자는 현재 술을 마시지 않고 있지만 이런 관계가 언제나 그렇듯 비참하게 끝난다면 폭음을 하고 코카인을 사용하기 시작할 것이다. 그는 '자신을 바로 잡기 위해' 대학교를 두 번 유급했다.

환자 일 년 사귄 기념으로 여자 친구에게 무엇을 선물해야 할지 모르겠어요. 일 년이면 종이 기념일(paper anniversary)[2]이 맞죠? 그 기념일에 맞는 선물을 해 줘야 하는 게 아닌가요?

치료자 그것은 이런 것을 여자 친구가 얼마나 중요하게 생각하느냐에 달려 있겠지요. 어쩌면 그녀가 무엇을 좋아하는가에 초점을 두는 것이 더 도움이 될 것 같군요.

환자 그게 문제예요! 그녀를 기쁘게 해 주는 것이 너무 힘들어요.

치료자 그녀가 무엇을 좋아하는지 물어본 적이 있어요?

환자 그녀가 무엇을 원하는지 제가 자동적으로 알지 못하면 무척 화를 내요.(비꼬듯이) 마치 이즈음이면 그녀의 마음을 읽을 줄 알아야 한다는 듯이 말이에요.

치료자 (미소 지으면서) 그럴 수 있다면 확실히 쉬워지겠죠.(좀 더 심각하게) 그녀가 그냥 말해 주면 더욱 쉬울 텐데 그녀를 위해 뭘 해 줘야 기뻐할지 모르니까 참 답답하시겠어요.

환자 맞아요!

치료자 그녀가 선물을 싫어했을 때 생길 수 있는 최악의 결과가 무엇일까요?

환자 가끔 전 제가 모든 것을 똑바로 해내지 않으면 그녀가 떠나 버릴 것 같아요.

치료자 정말 그럴 거라고 생각하세요?

환자 음, 아니요, 그렇게까진 생각 안 해요. 그래도 그녀는 샐쭉해질 거예요.

치료자 그러면 참 실망스럽겠지만 그렇다고 제 생각에는 세상이 끝나는 것은 아니죠. 만약 그런 일이 일어나면 그녀가 더 좋아할 만한 것을 사러 그녀에게 함께 쇼핑을 가자고 제안할 수 있을 거예요.

---

2) 역자 주: 관례로 매 결혼 기념일들마다 배우자에게 주는 선물이 있는데 그 선물이 기념일의 이름으로도 불린다. 1st anniversary-paper, 2nd anniversary-cotton, 3rd anniversary-silk or flowers 등.

환자 (의심스럽다는 듯이) 잘 모르겠어요. 그럴 수도 있겠네요.

치료자 (치료자는 침묵하는 가운데 환자가 치료자에게서도 역시 자신이 필요로 하는 것을 얻지 못했다고 느끼는 것을 감지함) 제게 여자 친구에 대해 더 말해 주신 뒤 함께 해결책을 생각해 보죠.

해설

환자는 선물을 고르는 데 도움이 될 만한 정보 제공과 같이 악의 없는 듯한 요청을 하고 치료자가 도움을 주었다. 그다음에 치료자는 여러 가지 질문을 통해 환자와 같이 문제를 해결하기에 참여시키려는 노력을 하였다. 환자는 자신에게 필요한 답을 해 주지 않는 까다로운 여자 친구를 기쁘게 해 주기 위해 최선을 다하면서, 좋은 뜻을 지니고, 배려심 많은 남자 친구라고 스스로를 그렇게 여기고 있다는 것을 치료자는 (속으로) 알아챈다. 치료자는 환자가 어릴 적 어머니로부터 버림받았던 경험에서 기인한 유사한 패턴을 감지했고 치료에서도 이미 이 패턴이 모습을 드러내고 있는 것은 아닌지 궁금했다. 하지만 치료자는 이러한 패턴에 대한 언급은 당분간 지지적으로 우회하기로 결정했다. 왜냐하면

- 치료 초기이고
- 치료적 동맹이 아직 미약하며
- 환자는 미약한 충동통제력, 빈약한 불안 내성, 언쟁이 오가는 관계들을 포함한 문제가 되는 기능에 대한 과거력을 보인다.

'아무것도 모르는 것' 때문에 '불안'해하는 환자를 관찰하면서, 치료자는 감정에 이름을 붙이고 그의 느낌이 정당함을 인정했다(중요한 관계를 잃을 것에 대한 불안을 인식하지 않는 방식으로 그가 분노를 사용한다는 것을 암시하지 않으면서). 치료자는 환자와 함께 결과를 충분히 생각하고 환자는 방어적인 태도를 내려놓고 버림받는 것에 대한 더 깊은 두려움을 드러낸다. 치료자는 대안적인 행동을 하는 것으로 그의 불안을 감소할 수 있는 구체적인 제안을 하고 합동 프로젝트에 대해서 작업하는 협력적인 개입을 사용한다.

활동 2

당신은 다음 사례에서 치료자의 전략을 어떻게 기술할 것인가?

환자는 아이 돌보미와 시간 약속에 차질이 생겨서 지난 수 주 동안 연속해서 치료 시간에 지각을 하고 있다. 오늘, 아이 돌보미가 그녀에게 앞으로 화요일에는 올 수가 없을 거라고 말했는데, 화요일은 오후 4시에 치료가 있는 날이다. 그녀는 치료자에게 치료 시간을 다른 요일로 옮길 수 있는지 물어본다. 치료자는 그녀에게 월요일 오후 4시가 가능하다고 말해 준다. 환자는 울기 시작하더니, 자신이 이렇게 늦은 데다가 이런 부탁까지 하게 되어 벌받아 마땅하다는 것을 안다고 말한다. 다음은 이후 주고받은 내용이다.

치료자 당신은 제가 월요일 치료 시간이 가능하는 말에 매우 크게 반응하고 있는 것처럼 보이네요. 당신이 지금 느끼고 있는 것에 대해 제게 더 이야기해 주실 수 있으세요?

환자 월요일이면 쉬는 날이 자주 있는데 저는 분명히 선생님께서 매주 저를 보고 싶어 하지 않으실 거라는 생각이 들어요. 그리고 그건 우리가 정기적으로 만나지 않게 될 거라는 의미잖아요. 제가 이렇게 지각하는 것 때문에 선생님이 지치시기도 했고 시간도 자꾸 바꿔 달라고 하는 바람에 힘드셨을 것 같아요. 이렇게 하면 쉬는 날이 있을 때 저로부터 좀 벗어나실 수가 있을 거예요.

치료자 제가 제안한 것에 대해 크게 반응하고 있는 것처럼 보이네요. 실제로, 제가 말씀 드린 월요일 시간에 대해서 그렇게 생각하고 있지 않아요. 당신이 지금 오후 4시에 치료를 받고 있는데, 그 시간이 되는 요일이 단지 월요일인 거예요. 다른 가능성들에 대해서 찾아볼 수 있겠지만, 먼저 당신의 반응에 대해 이해해 보도록 하지요. 제가 당신에게 월요일 치료 시간에 대해서 말씀드린 이유에 대해 알지 못한 채, 당신은 제가 화가 났고 당신에게 벌주고 있다고 가정했군요.

해설

치료자는 스케줄 상의에 대한 환자의 반응을 탐색하고 있다. 월요일 치료 시간을 제안받은 이유에 대한 환자의 잘못된 인식을 교정하는 것을 통해, 치료자는 마음 헤아리기를 격려하고 있다. 이것은 환자로 하여금 치료자가 이 시간을 제안한 이유가 환자가 두려워하는 것과는 별개의 이유일 수 있다고 상상할 수 있게 돕는다. 이 것은 또한 환자가 치료 바깥의 일상 속에서 다른 사람들에게 비슷한 반응을 보일 수 있겠다는 것을 고려하게 해 주는 유익한 순간이다.

활동 3

당신은 다음의 개입을 어떻게 분류할 것인가?

1. **환자** 제가 수영을 막 끝내고 이곳에 올 때마다 정말 혼란스러워요.

   치료자 지난주에도 같은 말을 하셨어요.

2. **환자** 어젯밤에 꿈을 꿨는데 이유는 모르겠지만 제가 감옥에 있었고 그 안에 검은 말 두 마리가 저와 함께 있었어요. 그게 무엇을 의미한다고 생각하세요?

   치료자 우리는 가끔 꿈의 의미를 알기 전에 먼저 그것들에 대해 무엇이 마음에 떠오르는지 보기 위해 그 꿈의 여러 다른 부분을 볼 수 있습니다. 예를 들어서 저는 그 검은 말에 대해 무엇이 마음에 떠오르는지 궁금합니다.

3. **환자** 이 이혼은 평생 걸리네요. 제가 시작했을 때는 일 년이면 끝날 줄 알았어요. 이것이 아이들에게 무슨 영향을 끼쳤는지 생각조차 할 수 없어요.

   치료자 올해는 이 일 때문에 많이 힘들었네요.

4. **환자** 그 환자가 가고 나면 진료실에서 항상 지독한 냄새가 나요. 그가 제 앞에 없는 월요일이 좋겠어요. 그때는 냄새가 안 나겠죠.

   치료자 어쩌면 당신은 제가 다른 어떤 환자도 없기를 바라시는 것 같네요.

5. **환자** 선생님이 여행 가셨을 때 전 괜찮았어요. 전혀 문제없었죠. 사실은 여기 오려고 일찍 일어나지 않아도 돼서 좋았어요. 근데 웃기는 것은 늦잠 자지 못하고 마치 제가 치료 시간에 오는 것처럼 계속 같은 시간에 일어나게 되더라고요.

   치료자 당신이 괜찮았던 것처럼 보이지만 어쩌면 여기 오지 못한 것에 대해 어떤 느낌이 드셨던 것 같군요.

6. **환자** 어머니와의 이 모든 일이 마치 제 앞에 펼쳐진 블랙홀 같아요. 어디서부터 시작해야 할지조차 모르겠어요. 그저 며칠 동안 잠을 자는 기분이에요.

   치료자 함께 그것을 살펴봅시다. 먼저, 어머니가 당신 생일을 잊었을 때 들었던 느낌부터 시작해 볼까요?

7. 환자 아들이 절 증오해요. 그래서 그 애는 전화도 한 번 안 하죠. 제 생각에는 그 애가 자주 전화를 걸었다가 그냥 끊어 버리는 것 같아요. 아내는 제가 제 정신이 아니라고 생각하지만 저는 그게 맞는 것 같아요.

치료자 무슨 일이 일어나고 있는지 바라보는 어떤 다른 방식이 있는지 생각해 보셨나요?

해설

1. 명료화: 이것은 관련된 두 가지 현상을 결합시킨다.
2. 정신건강 교육과 연상을 요구: 치료자는 먼저 꿈을 탐색해 보도록 가르친 뒤, 연상하도록 직접적으로 요구한다.
3. 공감적 언급: 치료자는 단순하게 환자의 어려움에 공감한다.
4. 해석: 이것은 무의식적인 내용을 표면으로 끌어낸다. 이는 "당신은 제가 다른 환자가 없다고 느끼고 싶기 때문에 월요일에 나는 냄새가 불편한 것 같군요." 라고 고쳐 쓸 수 있다.
5. 직면: 치료자는 몇 가지 잠재적인 양가감정에 환자의 주의를 기울이게 한다.
6. 협력적인 개입: 부분들로 나누고, 질문한다. 치료자는 꿰뚫을 수 없어 보이는 것을 환자가 볼 수 있도록 돕기 위해 함께 일할 것을 제안한 뒤 구체적인 질문으로 시작한다.
7. 같이 현실검증하기: 치료자는 환자의 확신에 대하여 다른 방식으로 볼 수 있는 환자의 능력을 탐색한다.

활동 4

다음은 해석인가?

1. 지난번 제가 없었을 때에도 여러 번 치료 시간에 오지 않았었지요.
2. 당신은 불안하다고 느끼고 있는데, 제가 보기엔 당신이 실제로 매우 화가 난 듯하군요.
3. 당신이 그동안 서부 해안가에서 지낸 것은 아마도 어머니의 이기심 때문이었지요.
4. 당신이 결혼에 대해 느끼는 불안 때문에 웨딩 드레스 찾기를 주저하고 있다고 생각하시나요?

5. 당신이 계속 주제를 바꾸고 있다는 사실을 어떻게 생각하시나요?

해설

모든 해석은 왜냐하면 도식으로 설명할 수 있음을 기억하자.

1. **명료화**: 이것은 단순히 행동과 관련짓는다.
2. **해석**: "당신은 화를 내는 것이 너무 불편하기 때문에 불안을 느끼고 있군요."
3. **해석**: "당신은 어머니의 이기심으로부터 벗어나기 위해서 서부 해안가에서 지냈군요."
4. **해석**: "당신은 결혼에 대해 불안하기 때문에 웨딩 드레스 찾는 것을 주저하고 있군요."
5. **직면**: 이것은 단순히 환자의 관심을 환기시키는 행동이다.

참고문헌

1. Schlesinger, H. J. (2003). *The Texture of Treatment: On the Matter of Psychoanalytic Technique*. Analytic Press, Hillsdale, NJ.
2. Greenson, R. (1967). *The Technique and Practice of Psychoanalysis*. International University Press, New York. For an alternate conceptualization of confrontation and clarification, see Caligor, E., Kernberg, O. F., and Clarkin J. F. (2007). *Handbook of Dynamic Psychotherapy for Higher Level Personality Pathology*. American Psychiatric Publishing, Washington, DC.
3. Auchincloss, E. L., and Samberg, E. (2012). *Psychoanalytic Terms and Concepts*. Yale University Press, New Haven, p. 121.
4. Auchincloss, E. L., and Samberg, E. (2012). *Psychoanalytic Terms and Concepts*. Yale University Press, New Haven, pp. 219-221.
5. Schafer, R. (1992). *Retelling a Life: Narration and Dialogue in Psychoanalysis*. Basic Books, New York.

한국 문화를 바탕으로 한 주석

개입하기는 지금까지 준비한 것을 바탕으로 직접 환자의 상황에 뛰어드는 것입니다. 아마도 이 부분이 바로 Cabaniss의 장기인 간단히 정리하여 전달해 주기가 가장 빛을 발하는 대목이라고 말할 수 있을 것입니다. Cabaniss는 정신치료의 연속체(continuum)라고 말하는 전 과정을 가장 요령 있게 정리하였습니다. 정신치료를 크게 기본적 개입, 지지하기 개입, 드러내기 개입으로 나누었습니다. 기본적 개입은 말 그대로 모든 개입에 적용할 수 있는 만능열쇠에 해당하는 부분으로 반론의 여지가 없습니다. 세 가지 개입에 속해 있는 모든 기법을 암기하는 것도 좋기는 하지만 암기하고 있다고 실전에서 곧바로 적용하지는 못합니다. 왜냐하면 정신치료는 환자와의 즉각적인 반응으로 이루어지는 것인데 통상적으로 동물적 감각의 반응을 해야 합니다. 이때에는 감정을 담당하는 변연계에서 반사적으로 반응하는 회로를 사용합니다. 생각을 담당하는 전두엽까지 다녀오는 회로를 사용하면 반응속도가 더뎌지므로 아주 부자연스러운 대화가 됩니다. 물 흐르듯이 또는 아주 매끄러운(seamless) 대화가 되려면 거의 자동반사적인 반응을 해야 합니다. 그래서 여기에 등장하는 모든 개입의 기법은 치료자들이 나중에 자신의 치료사례를 복기할 때 활용하면 좋습니다.

먼저, 기본적 개입에 대해 살펴보겠습니다. 내용으로는 설명과 정신건강 교육, 질문, 정보, 공감적 언급, 연상을 요구하기, 반향하는 말을 하기, 침묵 등의 기법을 소개하고 있습니다. 이들 중 설명과 정신건강 교육은 모든 치료에서 가장 기본적인 것이고 어느 단계를 막론하고 여러 번 반복해도 될 정도로 중요합니다. 오히려 치료자는 한두 번 시행했으니 환자가 다 알겠거니 지레짐작하고 넘어가는 일이 많습니다. 몇 번 말했다고 환자가 늘 기억하는 것은 아닙니다. 그리고 어떤 상황에서는 아무리 똑똑한 환자라도 이해하지 못하는 경우가 많습니다. 왜냐하면 무의식에 관한 부분이라면 치료자 입장에서는 빤히 보이기 때문에 환자도 당연히 알 것으로 생각하지만 환자 입장에서는 자신의 무의식에 대한 영역이라면 모르는 것이 당연합니다. 그래서 설사 환자가 알더라도 설명과 정신건강 교육을 반복하는 것이 안 하는 것보다 낫습니다. 질문에 대해서 말씀드리자면 "정신치료는 치료자가 환자의 상태를 이해할 때까지 질문을 하는 것이다"라는 말이 있습니다. 이와 비슷한 내용의 말은 율곡 선생이 아동의 입문교재로 쓴『격몽요결』에도 나오는데 책을 읽을 때 완전히 이해되지 않은 상태에서 다음 장으로 넘어가지 말라는 것입니다. 다독과 속독을 요구하는 요즈음에는 이러한 지침이 이상하게 들리겠지만 율곡 선생은 이것을 독서의 기본이라고 하였습니다. 이러한 독서의 기본 원칙과 마찬가지로 치료자가 충분히 이해한 후에 다음 질문으로 넘어가야 합니다. 치료자가 자세히 물어봐 주는 것은 환자를 귀찮게 하는 것이 절대 아니고 오히려 환자의 입장에서는 그 정도 신경을 써 주니 고맙다고 생각합니다. 폐쇄형 질문과 개방형 질문 중 일반적으로 개방형 질문을 더 강조하지만 폐쇄형 질문이 필요할 때도 있으니 필요하면 과감히 사용해도 됩니다.

문화적 차이를 보이는 질문 중 하나가 '왜(why)?'라는 질문입니다. 서양의 정신의학을 처음 접할 때 읽는 고전이 Roger A. MacKinnon의 『The Psychiatric Interview in Clinical Practice』입니다. 거의 바이블 수준인 그 책에서 왜(why)란 질문을 하지 말라고 합니다. 아마도 서양에서는 그렇게 물어보는 것은 마치 환자가 대답할 수 있다고 가정한 상태에서 추궁하는 듯한 느낌을 주기 때문이라고 합니다. 그래서 저도 "왜?"라는 질문은 절대로 하면 안 되는 줄 알고 다른 단어를 찾으려 애썼던 적이 있습니다. 그런데 막상 정신치료를 배우기 위해 소암 선생과 면담을 하면 "왜?"라는 질문을 많이 받게 됩니다. 그런데 대답할 때 불편한 게 전혀 없었습니다. 소암 선생의 다른 면담 장면을 봐도 환자들에게 "왜?"라는 질문을 많이 하고 환자들은 아무렇지도 않게 대답합니다. 단지 "왜?"라는 한마디 단어로 질문을 하는 경우도 많이 보았지만, 이상한 적은 한 번도 없었습니다. 오히려 그 질문이 자상하고 푸근하게 느껴졌습니다. 그 후 저도 "왜?"라는 단어를 사용하여 질문을 하였는데 환자들로부터 이상한 반응은 없었습니다. 아마도 우리나라에서는 "왜?"라는 단어가 그리 부담스럽게 쓰이지 않는 것 같습니다. 강원도 사투리로는 "왜서?"라고 하는데 오히려 친밀감이 느껴집니다. 그 외의 기본적 개입에 사용되는 기법들은 특별히 더 설명할 필요는 없을 것 같습니다.

다음은 두 번째인 지지하기 개입입니다. Glen O. Gabbard도 "모든 정신치료는 지지적이다"라고 언급한 바 있습니다. 그리고 최근에는 지지치료의 가치가 재발견되어 지지치료의 선호도가 높아졌습니다. 심지어는 증거를 기반으로 한 우울증 치료에서 효과적이라고 인정받은 정신치료의 이름이 단기역동적 지지정신치료(Short-Term Psychodynamic Supportive Psychotherapy: SPSP)일 정도로 지지적 정신치료의 효과가 분석적 정신치료의 효과와 비슷하다고 알려졌습니다.

지지하기는 품어 주는 환경(holding environment)을 제공하여 환자에게 안전함을 인식시키고, 환자의 약해진 점을 강화시키고 지지해 주는 기법입니다. 지지하기 기법은 환자의 상태가 아주 나쁜 경우나 환자의 기능이 훌륭해서 약간의 지지로도 환자가 잘 헤쳐 나갈 능력이 있는 경우 모두 가능합니다.

지지하기 개입의 종류는 두 가지가 있습니다. 공급하기(supplying)와 보조하기(assisting)입니다. 공급하기는 부족하거나 없는 것을 전적으로 제공해 주는 것입니다. 반면, 보조하기는 가지고 있는 기능을 사용할 수 있도록 치료자가 같이 거들어 주는 것입니다.

공급하기 유형은 격려하기 그룹, 이름 붙이기 그룹, 방향 바꾸기 그룹, 위로하기 그룹, 보호하기 그룹, 조언하기 그룹, 구조화하기 그룹, 관점을 공급하기 그룹 등으로 구분하였고 각 그룹별로 하위에 몇 가지 개입 기법들이 포함되어 있습니다.

보조하기 유형에는 본 보이기, 지도하기, 협력하기 등이 있고 그 외에 치료자와 환자가 같이(jointly) 개입을 하는데, 전적으로 충족시켜 주는 것이 아니라 환자가 혼자 하기 어려워할 때 옆에서 거들어 주는 것입니다. 이렇게 지지해 주는 영역은 환자의 자아기능을 도와주는 것입니다.

참고로 자아기능이라는 것은 설명하는 사람에 따라 다양하게 표현될 수 있지만 『카바니스의 정신역동적 공식화』에 아주 쉽게 정리되어 있습니다. '환자에 대해 기술하기' 영역에 나오는 다섯 가지 부분인 자기, 관계, 적응하기, 인지, 일과 놀이로 구분해 놓았습니다.

마지막으로, 드러내기 개입은 과거 분석적 치료기법을 말하는데 책 몇 권의 분량이 되는 개념을 Cabaniss 특유의 간추리기로 잘 정리하여 이해하기 쉽게 만들어 놓았습니다. 소위 분석적인 기법을 직면(confrontation), 명료화(clarification), 해석(interpretation) 이렇게 세 단계로 명쾌하게 정리하였고 각 단계도 아주 이해하기 쉽게 매우 간단히 정리해 놓았습니다. 드러내기 개입은 무의식을 다루기 때문에 환자가 충분히 준비된 후 시행해야 합니다.

첫 번째 단계는 직면입니다. 환자가 무의식에 근접했다고 판단될 때 환자들의 마음에 무슨 일이 일어나는지 치료자가 관심을 갖는다는 것을 보여 주는 정도입니다. 직면시키는 것은 자칫 잘못하면 환자를 비난하는 것으로 오해받을 수 있기 때문에 환자들이 자신의 행동을 인식할 수 있을 정도로 도달했을 때 시행하는 것을 목표로 해야 합니다.

두 번째 단계는 명료화입니다. 얼마든지 복잡하게 설명할 수 있지만, Cabaniss 특유의 재능을 살려 아주 간단하게 명료화라는 현상을 말 그대로 명료하게 정리하였습니다. Cabaniss는 명료화를 비슷한 현상들을 연결시켜서 무의식에 초점을 맞추도록 돕는 일이라 하였습니다. 즉, 환자가 자기의 패턴을 이해하도록 돕는 것입니다. 좀 더 간단히 말하면 직면시킨 것들을 여러 개 나열하여 그것이 일관된 현상이라는 것을 좀 더 명확하게 알려 주는 것입니다.

세 번째 단계는 해석입니다. 해석은 공격으로 받아들여질 수 있으므로 아주 조심스럽게 접근해야 합니다. 너무 이르거나, 덜 성숙하였거나, 부정확했을 때는 낭패를 볼 수 있습니다. 정확한 해석이 제대로 받아들여진다면 환자가 통찰을 얻는 데 큰 기여를 하는 것이기에 해석에 대한 희망을 쉽게 포기할 수는 없습니다. Cabaniss는 해석에서도 이해하기 쉽고 조심스러운 접근을 합니다. 해석은 무의식적인 무언가에 의한 느낌이나 행동을 설명하려는 개입이기 때문에 언제라도 철회할 여지를 만들어야 합니다. Cabaniss는 여기서 '왜냐하면(because)'이라는 도식(schema)을 사용합니다. 어떤 행동에 대한 원인을 '왜냐하면'이라는 가설로 추측해 보는 겁니다. 여기에는 '아마도'라는 단어를 사용하기 때문에 치료자는 무의식적인 원인을 단정해 버리는 것이 아니라 환자에게 넌지시 의견을 물어보듯이 제안해 보고 수용 여부는 환자의 몫으로 돌리는 겁니다.

경험이 있는 치료자들은 지금 나열된 개입하기 기법들이 인지치료나 행동치료에서 사용하는 기법들과 비슷하다는 것을 알아차렸을 것입니다. 맞습니다. 심지어는 EMDR에서 사용하는 기법들도 포함되어 있습니다. 정신역동적 정신치료에서 인지치료의 기법을 사용해도 되나 하는 의구심이 생길 수도 있습니다. 하지만 한 번만 더 생각해 보십시오. 인지치료의 창시자인 Aaron Beck도 정신분석가 출신입니다. 정신분석에서 사용하는 기법 중 필요한 기법들을 선택해서 인지치료에 사용하는 것입니다. 하지만 이러한 구분은 실제 환자의 치료에서는 큰 의미가 없습니다. 어떤 종류의 치료를 하든 환자에게 도움이 된다면 어떤 기법이라도 사용하는 것이 치료자의 도리이기 때문입니다.

제5부

정신역동적 정신치료를 시행하기: 기법

제19장 감정

제20장 자유 연상과 저항

제21장 전이

제22장 역전이

제23장 무의식적 갈등과 방어

제24장 꿈

주요 개념

정신역동적 정신치료에서 환자가 이야기할 때 우리는 다양한 내용을 듣는다.

어떤 중요한 요소들에 귀를 기울이는 것은 우리로 하여금 환자를 이해하게 도움으로써 다음을 성취할 수 있다.

- 무의식적인 내용을 드러낸다.
- 약해진 기능들을 지지한다.

이 중요한 요소들은 다음을 포함한다.

- 감정(affect)
- 저항(resistance)
- 전이(transference)
- 역전이(countertransference)
- 무의식적 공상, 갈등, 방어(unconscious fantasy, conflict, defense)
- 꿈(dreams)

모든 정신역동적 정신치료자는 드러내기 기법과 지지하기 기법을 모두 사용한다. 지배적인 양식이 무엇이든 상관없이 환자의 필요에 따라 치료자는 어느 하나에서 다른 것으로 유연하게 바꿀 수 있도록 준비되어 있어야 한다.

모든 환자가 치료에서 안전하고 이해를 받는다고 느끼려면 어느 정도 지지가 필요하다.

중요한 요소들에 귀를 기울이기

어떤 정신치료 시간이든 간에, 제16장에서 언급하였듯이 우리는 환자의 연상의 흐름에 따라 이 주제에서 저 주제로 우리의 주의를 기울이며 치료 초기에는 두루 듣기를 사용한다. 그러나 여과하고 집중하기 시작하면서 우리는 특정한 요소들에 관심을 보인다. 여기에는 환자의 **감정**, 치료 과정에 대항하는 방식(**저항**), 우리에 대한 그들의 느낌(**전이**), 그리고 그들의 **공상, 갈등, 꿈**을 포함한다. 우리는 또한 환자에 대한 우리 자신의 느낌에도 주의를 기울여 듣는다(**역전이**). 이러한 요소들은 특히 환자를 무의식적인 내용으로 움직이는 것과 우리를 약화된 기능의 영역으로 향하게 하는 데에 특히 도움이 된다. 이 매뉴얼의 제5부에 속한 각 장은 이 필수적인 요소들 중의 하나를 논의할 것이다. 정신치료를 시행할 당신은 지배적인 감정, 저항, 전이, 역전이, 무의식적 공상, 갈등, 방어를 명명할 수 있어야 한다. 제5부 마지막에 있는 복습 활동에서 이것을 연습할 수 있다.

기법들을 혼합하여 사용하기

초기 평가에서 환자의 강점, 문제, 필요에 대해 배운 것을 토대로 당신은 당신이 생각하기에 환자에게 가장 도움을 주는 기본적인 접근 방법이 다음 중 어떤 것인지 이제는 결정할 수 있을 것이다.

- 무의식적인 내용을 드러내기, 또는
- 지지를 제공하기

이를 통해 치료를 시작할 때 당신이 주로 하게 될 치료 계획을 이해하는 데 도움이 된다 할지라도, 현실에서는 **보통 정신역동적 정신치료자가 모든 치료에서 지지하기 기법과 드러내기 기법을 혼용하여 사용한다**. 특정한 '혼합'은 개개의 환자에 따라 그리고 가끔 같은 환자라도 순간순간에 따라 달라진다. 환자의 어떤 정서적 그리고 정신적인 기능의 어떤 측면이 '지지'를 필요로 하는지에 대한 당신의 이해에 따라 또 환자가 얼마나 무의식적인 내용에 대해 아는 것을 견딜 수 있는지에 따라 우리의 선택이 결정된다. 만약 당신이 지배적인 기법으로 드러내기 접근방법을 선택했더라도 여전히 지지하기 개입을 사용할 수 있으며, 반대로 지배적인 기법으로 지지하기 접근방법을 선택했더라도 당신은 여전히 드러내기 개입을 할 수 있다.

모든 환자는 어느 정도의 지지가 필요하다

그런데 기억해야 할 것은 모든 환자는 어느 정도의 지지가 필요하다는 것이다. 좀 더 건강한 환자들은 비판단적인 분위기 속에서 듣고 이해받는 느낌과 같이 모든 정신역동적 정신치료 자체에 암묵적으로 존재하는 지지 정도만을 필요로 한다. 몇몇 환자는 치료를 시작할 때 치료적 관계에서 안전을 느끼기 위해 지지가 조금 더 필요할 수 있다. 치료의 후반부에 위기에 처한 환자는 여전히 더 많은 지지를 필요로 할 수도 있다. 마지막으로 또 몇몇 환자는 치료 과정 내내 지속적인 지지를 필요로 할 수도 있다.

이러한 틀을 갖고 정신역동적 정신치료의 치료 시간에서 주요 주제들을 듣고, 돌이켜 생각하고, 개입하는 것으로 나아가자.

제**19**장

감정

주요 개념

일반적으로 환자의 주된 감정은 우리를 그 치료 시간의 지배적인 주제로 이끌어 준다. 이를 **감정 지배의 원칙(principle of affective dominance)**이라고 부른다.

환자의 지배적인 감정을 이해하는 것은 어디에 초점을 맞추고 어떻게 개입해야 할지를 선택할 때 최선의 방법이다.

감정은 다음과 같을 수 있다.

- 의식적이고 무의식적이다.
- 말과 행동으로 전달된다.

지지하기 기법은 환자가 자신의 감정을 더 적응적으로 관리할 수 있도록 돕는다.

드러내기 기법은 환자들이 무의식적인 감정을 인식하게 돕고, 부정적인 감정을 호전시키며, 감정을 이용하여 다른 무의식적인 내용들을 이해하도록 돕는다.

정신역동적 정신치료에서 환자가 느낌을 명료화하고 표현하는 것을 도우면 더 긍정적인 결과까지 지속적으로 연결하게 된다[1].

C 정신역동적 정신치료에서 감정은 왜 중요한가

우리가 삶에서 가장 기억에 남는 것은 무엇일까? 슬프고, 기쁘고, 놀랐던 시간들이며 감동을 받고 느낌으로 가득했던 순간들일 것이다. 감정 없는 통찰은 마치 색깔 없는 석양과도 같다. 감정은 일차적인 것으로, 초기의 무의식적인 경험들로 연결해 주는데, 이러한 것은 단순히 생각만으로는 할 수 없는 방식이다. 정신역동적 정신치료자에게 감정은 당신의 나침반이자 당신의 풍향계이다. 당신이 길을 잃어도 환자의 감정에 바짝 붙어 있으면 다음 단계에 어디로 나아가야 할지 알게 될 것이다.

그러나 감정은 환자에게 엄청난 어려움을 가져다줄 수도 있다. 우리가 치료하는 많은 장애는 불안, 우울증, 조증, 과민성, 공황과 같은 감정의 문제와 관련된다. 이러한 감정들과 환자가 이를 어떻게 관리하는지 확인하는 것은 진단하고, 기능을 평가하고, 치료 방법을 선택하는 데 매우 중요하다. 정신역동적 정신치료에서 우리는 진단하거나 환자에 대해 기술하기 위해서뿐만 아니라 그들의 무의식적인 경험의 측면을 설명하고 감정 관리를 향상시키기 위해 그들의 감정에 초점을 맞춘다.

감정은 의식적이거나 무의식적일 수 있고, 언어적이거나 비언어적일 수 있으며, 개방적으로 표현되거나 외부로부터 방어적일 수 있다. 정신역동적 정신치료자로서 우리는 이 모든 것을 듣고 다음과 같은 방법으로 그것들을 사용하는 것을 배워야 한다.

그 시간에 환자에게 가장 중요한 것이 무엇인지 이해하기

정신역동적 정신치료의 치료 시간에 환자는 많은 것에 대해 말할 것이다. 그들에게 가장 중요한 것이 무엇인지 결정을 내리는 최선의 방식은 감정과 가장 긴밀하게 연관된 요소들에 귀를 기울이는 것이다. 예를 들어, 환자가 20분 동안 직장에 대해 단조롭게 말하다가 그의 연구 보조원을 위한 고별 파티에 대해 잠깐 이야기할 때 눈시울이 붉어진다. 그 감정을 따라가라. 환자에게 떠나가는 것과 관련된 중요한 무엇인가 있음이 틀림없다.

환자가 자신의 느낌을 더 잘 이해하도록 돕기

우리 자신을 이해하기 위해서는 우리가 우리 자신의 감정을 이해해야 한다. 환자는 자신의 감정을 이해하는 것과 관련하여 다른 종류의 문제들을 지니고 있으며 우리는 이 모든 것을 도울 수 있다.

- 느낌을 경험하는 것에 대한 어려움: 자신의 느낌을 인식하지 못하는 환자는 삶의 많은 면에서 문제를 가지고 있다. 우리가 무엇을 느끼는지 모르는 것은 선택을 내리는 능력에 영향을 미치고, 다른 사람들과 연결하는 능력을 방해하고, 우리 삶의 즐거움을 감소시킨다.
- 느낌을 확인하는 것에 대한 어려움: 어떤 환자들은 자신의 느낌을 확인하지 못하고 표현하지 못해서 치료를 받으러 온다. 그 느낌이 무엇인지 알지 못한 채 느낌을 경험하는 것은 두려운 것일 수 있다. 더 나아가 특히 분노, 두려움, 질투, 경쟁심, 수치심과 같은 정서들은 확인하거나 인정하는 것이 특히 어려울 수 있다. 감정을 분별할 수 있는 우리의 능력은 통제력을 제공하고 궁극적으로는 우리가 느끼는 것에 대해 돌이켜 생각하고, 타인과 소통하며, 우리의 반응을 이해하는 방법을 제공한다.
- 느낌과 경험을 연결하는 것에 대한 어려움: 몇몇 환자에게는 어떤 느낌이 난데없이 나타난 것처럼 다가올 수 있다. 자신의 느낌을 확인하고 분류하는 법을 배우는 것처럼 감정과 경험을 연결하는 것은 굉장한 안도감을 줄 수 있고 무력감을 통제력으로 대치시킬 수 있다. 느낌과 그것의 촉진 요인을 연결시키는 것은 환자가 보다 더 명확하게 타인과 소통할 수 있고, 세상으로부터 자신이 필요로 하는 것을 얻을 수 있으며, 궁극적으로는 자신이 타인에게 어떠한 느낌을 갖게 하는지에 대한 통찰을 발달시킨다.

환자가 감정을 관리하는 것을 돕기

어떤 환자는 자신의 느낌에 빠져들거나 압도당한다. 거의 대부분의 환자가 이에 대한 도움을 필요로 하지만, 몇몇 환자에게는 이 문제가 치료의 초점이 될 수도 있다. 환자의 극심한 감정을 인내하고, 평정을 유지하며, 느낌을 말로 옮길 수 있도록 도와주는 치료자의 능력은 환자에게 감정을 관리하는 건강한 모델뿐만 아니라 매우 강력하게 '포용하는(containing)' 기능을 제공한다[1-4]. 사람들이 감정을 관리하거나 방어할 때 사용하는 행동에 대해 배우도록 돕는 것 또한 도움이 될 수 있다.

환자가 부정적인 감정을 호전시키도록 돕기

어떤 환자들은 가까운 사람들에게 화를 내는 경향이나, 미래에 대한 절망, 수치심과 같이 부정적인 느낌들을 과하게 보인다. 정신역동적 정신치료자로서 우리는 그들의 초기 과거력으로부터 부정적인 감정으로 가득 찬 상태에 대해 설명해 줄 수 있는 요인들과 그들의 기분과 과거력을 연결시키는 드러내기 작업을 이끌어 주는 요인들에 대해 듣는다. 전이 가운데 부정적인 감정은 이 작업의 초점이 될 수 있다(제21장을 보시오).

환자가 느낌을 표현하도록 돕기

느낌에 대해 이야기하는 것은 굉장히 치료적일 수 있다. 느낌을 억누르는 것은 기분과 불안 증상을 유발할 수 있다. 사람들은 자신의 느낌에 대해 이야기하는 것을 부끄러워하거나 이야기할 만큼 안전하다고 느끼는 사람이 없는 것과 같이 자신의 느낌을 이야기하지 않는 수많은 이유가 있다. 우리가 정신역동적 정신치료자로서 하는 많은 것은 환자들이 느낌에 대해 이야기하는 것을 돕는 것을 목적으로 한다. 또한 치료에서 사람들이 느낌에 대해 표현하도록 돕는 것은 치료 결과와 긍정적인 상관 관계가 있다고 알려져 있다. 따라서 감정에 대해 이야기하는 것은 또 다른 공통 요인이다.

공통 요인-느낌에 대해 이야기할 수 있음

이제 감정을 다루는 기법들로 넘어가자.

기법

듣기

당신을 숲속에서 길을 찾고 있는 등산가라고 생각해 볼 때 감정은 길의 시작지점을 알려 준다. 당신이 감정과 함께 시작하면, 당신은 전반적으로 치료 시간의 지배적인 주제로 나아갈 수 있을 것이다. 이것은 가끔 **감정 지배의 원칙**(principle of affective dominance)이라고 부른다[2, 3]. 따라서 치료 시간에 환자의 말을 듣기 시작할 때 우리가 첫 번째로 해야 할 업무는 지배적인 감정을 알아내는 것이다. 지배적인 감정이 무의식적일 수 있기 때문에 이는 항상 그렇게 쉽지만은 않다. 그렇다면 우리는 이것을 어떻게 해야 할까? 지배적인 감정을 확인하기 위한 지표로 사용할 수 있도록 당신은 환자의 말을 들으면서 다음과 같은 몇 가지 질문을 자신에게 해 볼 수 있다.

환자는 무엇을 느끼는가

환자들이 말하고 있는 것과 연결된 느낌을 직접적으로 표현할 때, 이러한 감정은 분명하게 드러난다. 예를 들어, 두 아이를 홀로 키우는 35세 여성이 그녀의 노력에도 불구하고 또 한 번 더 영주권을 받지 못하게 되어 울면서 치료 시간에 온다. 그녀는 슬프고 좌절하였다. 그리고 그녀는 이것을 말과 행동을 사용하여 표현하고 있다. 그럼에도 환자들이 직접적으로 표현하지 않는 더 깊은 곳에 자리 잡은, 무의식적인 느낌이 있을 수 있다는 것을 기억하자.

느낌의 부재가 있는가

때로 환자는 무언가 의미 있어 보이는 것을 말하면서도 여전히 어떤 정서도 표현하지 않는다. 예를 들어, 어떤 환자가 여자 친구와 헤어졌다고 말하면서도 아무런 정서도 표현하지 않을 때 당신은 느낌의 부재를 경험한다. 이것은 종종 환자가 고통스러운 감정을 방어하고 있다는 단서가 된다. 환자와 특정한 상황에 따라 당신은 이에 대해 더 물어보거나 또는 환자의 방어를 존중하고 그 순간을 지지적으로 **우회**(supportively bypass)하기로 선택할 수 있다. 또한 느낌의 부재는 우울증 같은 기분장애의 증상일 수 있음을 기억하라.

환자가 말하는 것과 감정이 일치하는가

환자들이 표현하는 감정과 그들이 말하는 내용이 일치하는지 당신 자신에게 물어보라. 제16장에서 언급하였듯이, 이러한 유형의 불일치에 귀를 기울이는 것은 우리를 중요한 내용에 이를 수 있도록 돕는다. 다음 예를 보자.

> 은퇴한 65세 이발사는 방금 주식으로 돈을 잃었다고 당신에게 말하면서 낄낄 웃었다.

환자의 감정은 그가 말하는 경험과 일치하지 않으며, 이는 더 깊이 탐색해 봐야 함을 암시한다.

치료 시간 중에 감정이 변하는가. 그렇다면 왜 그런가

환자들의 감정이 치료 시간 중에 변하게 되는 많은 이유가 있다. 환자들은 치료 시간의 처음에 주저하고 불안해하지만 말하기 시작하면서 안정을 찾기도 하고, 당신의 말에 짜증을 낼 수도 있으며, 어떤 생각 때문에 느낌이 변할 수 있고, 치료 시간이 끝나 가면서 마음을 닫아 버릴 수도 있다. 예를 들어, 한 젊은 여성 환자는 적극적으로 자신의 관계에 대해 말하다가 당신이 곧 휴가로 여행을 떠난다는 것을 기억하고는 기분이 조금 더 처지게 된다. 당신이 떠나는 것에 대한 환자의 느낌 때문에 정서를 표현하는 환자의 능력이 감소된 것이다.

치료 시간에서 환자의 행동이 감정을 보여 주는가

만약 환자가 직접적으로 자신의 감정을 말로 표현하지 않는다면 행동으로 표현할 수도 있다. 행동은 의자에 경직되어서 앉아 있거나, 안절부절못하거나, 조용히 말하거나, 의자를 마구 두드리거나, 키득거리거나, 우는 것 모두 미묘하거나 혹은 분명한 방식으로 감정을 전달한다. 감정이 실린 행동이 환자가 말하는 내용과 일치하는지 당신 자신에게 물어보라. 환자가 대기실에서 보이고 있던 표정이 어땠는지 그리고 당신 사무실에 들어와서는 어땠는지에 대해 생각하는 것은 또한 환자의 주된 감정에 대해 아주 좋은 단서가 될 수 있다. 예를 들어, 대기실에서 손에 머리를 받치고 있거나 진료실에 뛰어 들어오는 환자는 자신의 감정을 분명하게 전달하고 있다.

치료실 밖에서 보이는 환자의 행동이 감정을 시사하는가

치료실 밖에서 보이는 환자의 행동은 직접 말로 표현되지 않은 감정을 시사하는 것일 수 있다. 예를 들어, 최근에 결혼한 법학 전문대학원생인 32세 여성은 어머니와 주말 계획에 대해 대화를 나누었고 대화가 '별것 아니었다'고 말하지만 집에 가서 오레오쿠키 한 박스를 다 먹었다. 이러한 경우 진료실 밖에서 보인 행동은 그녀가 어떻게 느끼는지에 대한 좋은 단서를 당신에게 주는 것이다.

감정의 질은 어떠한가. 환자의 감정은 과도한가 아니면 피상적인가

때로 환자는 주어진 그 상황에서 우리가 기대한 것 이상의 정서를 표현하는 것으로 보인다. 누군가 리포트에 안 좋은 성적을 받았을 때 얼마나 우는 것이 적당한 것일까? 교통 체증에 시달리다 온 사람은 얼마나 화가 날 만한가? 이러한 질문에 올바른 답이란 없지만, 과도해 보이거나 피상적으로 보이는 반응의 의미에 대해 궁금증을 갖는 것이 중요하다. 피상적인 감정에 대한 예로, 40세 남성 환자는 그의 아내가 네 번의 시험관 아기 시술을 진행한 끝에 방금 세 번째 유산을 하게 되었는데 "다시 처음부터 시작해야겠지요."라고 침착하게 말한다. 이러한 경우 당신은 환자가 아기를 갖는 것에 대해 무엇을 느끼는지와 이러한 실망에 대하여 왜 그는 그렇게도 감정이 없는지 궁금해할 수 있다.

환자들은 자신의 감정을 어떻게 다루는가. 환자들은 자신이 느끼는 것에 압도당하는 것 같은가

어떤 환자는 강렬한 상태의 느낌에 압도되기도 하고 스스로를 진정시키기 위해 불편함을 외면하거나 다루기 위한 방식으로 자멸적인 행동을 보일 수 있다. 어떤 사람은 물건을 마구 사들이거나, 폭음하거나, 성적으로 행동화하거나, 심지어 자살 생각을 하며 강렬한 감정을 다룬다. 환자가 자신의 감정을 관리하지 못한다는 단서인 이런저런 행동에 귀를 기울이라.

돌이켜 생각하기

다음으로 우리는 어떻게 개입할지 고려하기 위해 선택과 준비의 원칙들(choosing and readiness principles)로 방향을 돌린다. 지배적인 감정이 표면에 가까운지 스스로에게 물어보고 자신의 역전이도 확인하라. 치료적 단계와 치료적 동맹과 환자의 기능을 생각해 보라.

한 가지 지표가 되어 주는 원칙은 바로 감정이야말로 거의 항상 시작하기에 좋은 장소라는 것이다. 표현된 정서에 공감하거나 정리되지 않은 것을 분류하는 것은 대부분 환자에게 거의 항상 도움이 되고, 안도감을 제공하는 안전한 접근 방법이며, 지지를 제공하고, 더 깊은 내용으로 나아가는 길을 가르쳐 준다.

나는 어느 감정을 선택할까

사람들은 복잡하다. 그리고 정서를 분리시켜 표현하지 않는다. 우리가 어느 감정에 초점을 맞추어야 할지 어떻게 알 수 있을까? 우리는 돌이켜 생각하기 시작하면서 어느 감정 또는 감정들이 의식에 가장 가까운지 생각해야 한다. 어느 감정이 가장 많이 언급되었는가? 어느 감정이 환자의 행동을 설명하는가? 환자가 가장 중요하다고 말하는 감정이 주된 감정일 수도 또는 아닐 수도 있다. 우리가 할 일은 앞의 '듣기' 부분에서 열거했던 질문 및 단서들을 사용해 그것이 의식적인 것인지 아닌지 분별하는 것이다.

표면에 있는 감정을 선택하기

때로는 환자에게 가장 긴박하게 느껴지는 감정이 최선의 선택일 수 있다. 예를 들어, 30세인 여성이 남편과 함께 아이를 가지려고 노력하는 중이라고 말할 때 눈에 띄게 불안해하고 있다. 그녀는 막 배란하기 시작했지만 임신이 됐는지 알기에는 너무 이르다고 했다. 그녀의 불안에도 불구하고 임신이 아니라는 것을 알 수만 있다면 그녀는 최소한 그날 밤에 참석할 파티에서 술을 마실 수 있을 것이라고 했다. 이 경우에 표면에 있는 감정은 임신 가능성에 대한 환자의 불안이다. 하지만 그녀의 음주에 대한 언급은 어머니가 되어 특정한 즐거움을 포기해야 하는 것에 대한 양가감정처럼 더 깊은 감정이 존재하고 있다는 것을 당신에게 암시하고 있다. 환자가 불안해하는 것을 고려해 볼 때, 더 용기를 낸다면 그녀가 표현한 감정에 맞추어 불안을 공감하는 가운데 "불확실한 상태는 정말 힘들죠. 그 느낌에 대해 더 말씀해 주시겠어요?"와 같이 말할 수 있다. 이러한 방침은 특히 새 환자, 불안에 압도당한 환자 또는 스스로 자신의 느낌을 확인하는 데 어려움을 겪는 환자에게 도움이 될 것이다[2].

무의식적인 감정이나 방어되고 있는 감정을 선택하기

반대로 때로는 더 깊이 숨겨진 느낌이 더 나은 선택일 수 있다. 좋은 치료적 동맹이 수립된 환자와는 방어되고 있는 느낌에 초점을 맞추는 것이 무척 도움이 될 수 있다. 종종 당신의 역전이는 숨겨진 느낌을 확인하는 데 가장 좋은 당신의 안내자이다. 예를 들어, 당신에게 수년 동안 치료를 받아 왔고 또 좋은 치료적 동맹이 수립된 환자가 정말 원하던 직장에 불합격했다고 말하면서도 즐거워 보였다. 직장을 구하려는 노력과 면접 과정의 모든 자세한 내용을 들었던 당신은 자신이 환자를 응원하고 있었고 환자가 불합격했다는 것을 말했을 때 실망스럽게 느끼는 것을 알게 되었다. 당신은 환자가 방어하고 있는 느낌을 당신이 경험하고 있다는 것을 돌이켜 생각하여 다음과 같이 말한다.

> 당신이 이 직장을 얼마나 원했는지 제가 알고 있는데, 당신은 이 상황을 이야기하면서 마치 즐거운 것처럼 보이는군요. 어쩌면 실망하는 것은 생각만 해도 매우 버거울 수 있겠군요.

이렇게 하는 것은 환자로 하여금 자신에 대해 더 배우고 이 타격을 더욱 효과적으로 다루는 데 자신의 느낌을 사용하도록 돕는다.

개입하기

기본적 개입

환자가 감정에 초점을 맞추도록 돕기 위해서는 **정신건강 교육, 방향 제시, 질문, 공감**이 필수이다. 이는 치료 시간에 해석적 또는 지지적으로 작업하는 디딤돌 역할을 한다.

자기 어머니와 주말 계획에 대한 이야기를 나눈 뒤 오레오쿠키 한 박스를 다 먹은 환자로 돌아가 보자. 환자 스스로가 폭식하는 행동을 이해하게 하는 한 가지 방법으로 그 사건이 일어나기 직전에 무엇을 느꼈었는지 생각하는 것이라고 알게 해 주기 위해 당신은 처음에 **정신건강 교육**과 **질문**으로 개입할 수 있다. 당신은 다음과 같이 말할 수 있다.

> 어떤 사람들에게는 폭식이 불편한 느낌을 대처하는 방법이기도 해요. 쿠키를 먹기 직

전에 무슨 느낌이 들었나요?

또는

당신의 어머니와 대화를 나눈 뒤 당신은 기분이 어땠나요?

만약 환자가 어버이날에 시댁에 간다는 것을 친정어머니에게 알려야만 해서 죄송스러운 마음이 들었다고 말하면, 당신은 공감하면서 "무척 힘드셨겠어요."라고 할 수 있다. 우리가 공감할 때 환자에게 치료자의 관심과 이해를 전달하며 환자가 어렵고 수치스러워하는 감정을 말하도록 돕는다.

지지하기 개입

우리는 다음과 같은 목표를 세울 때 지지하기 개입을 선택한다.

- 환자 또는 치료적 관계를 위협하는 견딜 수 없는 감정을 경감시키기(또는 포용하기), 그리고/또는
- 환자의 감정을 관리하고 규제하는 능력을 향상시키기

우리 모두 때때로 우리의 감정에 압도당한다. 심리적인 건강 중 한 가지는 타인으로부터 적절한 도움과 위로를 찾거나, 또는 스스로를 달래고 진정시키는 방법을 통해 이러한 느낌을 관리하고 생산적으로 기능하는 것을 지속하는 능력이다. 그러나 어떤 사람은 강렬한 감정을 스스로 관리하지 못한다. 그들의 정서는 그들을 압도하고, 일상적인 기능을 손상시킨다. 이미 언급한 것처럼, 이러한 사람들은 대부분 자기파괴적인 활동(폭음, 약물남용, 폭식, 자해, 위험한 성적 활동)에 의지해서 강한 느낌을 관리한다. 손상된 감정 관리는 급성적이거나 지속적일 수 있다. 이를 유발하는 이유는 정신과적 장애(기분장애, 인격장애, 약물남용장애)부터 여러 스트레스를 주는 상황(정신적 외상과 의학적 상태)에 이르기까지 다양하다. 예를 들어, 기본적으로 건강하게 감정을 조절할 줄 아는 대학 신입생이 수면 박탈, 고향을 멀리 떠나는 것에 대한 불안, 대학에서의 어마어마한 학습 요구량이 복합적으로 작용하여 극적인 기분의 변동을 일으킬 수도 있다.

환자가 강렬한 정서로부터 압도당했을 때 느끼는 것을 스스로 탐색하기란 환자에게 불가능하지는 않더라도 무척 힘든 일이다[4, 5]. 감정을 규제하고, 불안을 포용하며, 자기를 진정시킬 줄 아는 능력은 자기관찰과 돌이켜 생각하기에 있어서 필요한 기초이다. 이러한 능력이 충분히 발달되기 전까지는 압도적인 감정에 초점을 맞추는 것이 오히려 불안을 상승시키고 기능을 더욱 손상시킬 것이다[6]. 이러한 상황에서 우리는 다양한 지지하기 개입을 사용하여 **견디기 어려운 감정을 경감시키고 포용하며, 감정을 인내하고 관리하는 능력을 향상시킨다**.

감정을 경감시키기 또는 포용하기

영아는 스스로 정서적인 고통을 관리할 수 있는 능력을 가지고 태어나지 않는다. 그들은 압도적인 감정을 조정하기 위해 정서적으로 조율되고 지지적인 보호자의 도움에 의지한다. 보호자는 공감적인 이해와 아기의 괴로움을 인내하고 받아 줄 수 있다는 능력을 전달하기 위해 언어적 그리고 비언어적인 반응을 사용한다[7]. 이와 마찬가지로 환자가 굉장히 화가 나고 자신의 감정을 관리하지 못할 때 우리가 환자의 감정을 경감시키고 포용할 수 있도록 돕기 위해 개입한다.

- 감정을 경감시키기는 정서에 이름 붙이기, 돌보기, 위로하기, 안심시키기, 공감하기, 정당함을 인정하기와 같은 공급하는 개입을 포함하여 환자의 압도적이거나 강렬한 느낌을 직접적이고 즉각적인 방식으로 감소시킨다.
- 감정을 포용하기(containing)는 환자가 그들의 느낌에 압도당하는 것으로부터 치료자가 환자를 돕는 방식들을 말한다[8]. 이러한 몇몇은 그 안에서 치료자가 그들 환자의 강렬한 느낌을 견디고 수용하는 안전한 품어 주는 환경(holding environment)(제3장 참조)의 기능처럼 비언어적으로 전달된다. 감정을 포용하기란 다양한 공급하기 개입을 사용하여 이루어진다. 이는 환자의 강렬한 기분 앞에서 침착함을 유지하기, 환자들의 미숙하고 위협적인 경험들을 말로 옮기기, 관심과 이해를 보여 주기, 긍정적으로 해석하기, 극심한 느낌을 지지적으로 우회하기를 포함한다.

여기에 감정을 경감시키거나 포용하기 위해 사용하는 지지하기 개입의 사례가 있다.

환자 그가 집을 떠났을 때 전 미쳐 버릴 것만 같았어요. 전 그의 제일 좋은 정장을 꺼내서 가위로 갈기갈기 잘라 버렸어요. (주체할 수 없이 울음을 터뜨린다) 제가 미쳐 가는 건가요?

치료자 아니요. 제 생각엔 당신이 미쳐 가고 있지 않아요. 제가 듣기에는 그가 당신을 정말 마음 아프게 한 것 같아요. 제가 보기에 당신을 놀라게 한 것처럼 통제력을 잃을 것 같은 느낌에도 불구하고 그 순간에 그에게 복수할 수 있는 유일한 방법은 그의 정장을 잘라 버리는 것이라고 생각하셨던 것 같아요. (**안심시키기, 공감하기, 재구성하기, 정서에 이름 붙이기**)

환자 그 생각만 해도 몸이 떨려요. 그의 TV도 갖다 버리고 싶었지만 마지막 순간에는 그러진 못했어요.

치료자 당신이 이렇게 화가 난 상황에서도 이에 대해 말할 수 있다는 것이 참 대단해요. 그렇게 분노 한가운데에서도 어느 정도 자기통제를 할 수 있었던 것에 대해 조금이나마 위로를 얻으셨으면 해요. 지난달에 Rick이 당신을 정말로 실망시켰을 때 폭식하고 싶었지만 참고 이곳에 와서 이 일에 대해 이야기를 나누셨던 것을 생각해 보면 그때도 대단하셨어요. (**칭찬하기, 위로하기, 죄책감 줄이기, 강화시키기, 환자의 능력을 상기시키기**)

환자 (눈물을 닦으면서) 오늘 저에게 참 많은 도움이 되었어요.

치료자 당신 자신이 계속해서 똑같이 지난 일을 반복하는 것을 본다는 것은 낙담이 되지요. 아시다시피, 로마도 하루아침에 이루어지지는 않았어요. 우리가 어떤 일들에 반응하는 자동적인 방식들을 바꾸는 데는 시간이 걸리기 마련이에요. 다음에도 그렇게 느낄 때 한번 시도해 볼 수 있겠네요. (**정당함을 인정하기, 긍정과 희망을 제공하기**)

환자 독한 술을 마셔 볼까요? (히죽히죽 웃는다)

치료자 (미소 짓는다) 어떤 사람들에게는 괜찮을지 모르겠지만 많은 사람이 술을 마시면 오히려 폭발하여 더 공격적으로 변해요. 분노 관리에 대해서 당신이 읽어 보면 좋은 책이 있어요. 그 책에는 분노를 조절할 수 있는 효율적인 방법이 많이 소개되었죠. (**위로하기, 정보 제공, 제안하기**)

환자 이런 것에 대해 이야기 나눈 것만으로도 훨씬 기분이 좋아졌어요. 더 침착하게요. 아마도 매 순간이 지날수록 쉬워지는 것 같아요.

이 사례에서 치료자는 환자의 강렬한 감정을 인내하고, 판단하지 않고 들어 주고, 다양한 지지하는 개입을 사용하여 감정을 경감/포용함으로써 환자가 안정을 찾도록 도와주고 있다.

감정을 관리하는 능력을 향상시키기

때로 우리가 환자의 감정을 경감시키고 포용할 필요가 있지만, 우리는 환자 스스로 강렬한 감정을 관리할 수 있는 능력을 발달시키도록 돕기를 원한다. 제18장에서 보조하는 개입의 목표가 이미 환자가 가지고 있지만 약해져 버린 기능을 강화시키는 것임을 다시 떠올려 보자. 여기에서 우리는 환자가 독립적으로 정서적인 고통을 관리할 수 있는 궁극적인 목표를 가지고 환자의 약해진 감정 관리를 보조한다.

다음 사례에서 강렬한 감정을 인내하고 관리하기 위하여 환자를 보조해 주기에 사용하는 지지하기 개입을 알아보자.

환자 한숨도 못 잤어요. 제 마음은 일 분에 백만 마일도 오갔어요. 전 너무 절박해서 자해하지 않고는 침착해지지 못할 것만 같았어요. 피를 보니까 기분이 좋았어요. 드디어 휴식을 취할 수 있었어요.

치료자 저는 이런 행동이 당신을 위한 대처 방식이었다는 것을 알게 되었습니다……. 그런데 제 희망은 우리가 덜 자멸적인 방식으로 당신의 느낌을 관리하는 방식을 함께 찾아보는 것입니다. (**관심과 이해를 보여 주기, 분명하게 같이 생각하기, 같이 목표 설정하기**)

환자 저도 노력해 봤어요. 잘못된 길로 들어선 게 어느 정도 보여요. 하지만 전 또 자해하고 있어요.

치료자 어느 정도 그렇게 알고 계시니 좋습니다. 그리고 혼자서 이겨 나가려는 것이 힘들다는 것 또한 사실입니다. 우리 함께 그것을 해결하려고 노력하는 것은 어떤가요? 지금 당장 행동을 바꿀 수 없다고 해서 너무 낙심하지 마세요. 오래된 습관을 깨뜨리기란 무척 어렵지만 가능한 일입니다. 자해하고 싶은 충동을 막아 주는 데 효과적인 것을 발견한 적이 있나요? (**칭찬하기, 분명하게 같이 생각하기, 격려하기, 낙관 제공하기, 행동의 대안 방식을 같이 탐색하기**)

환자 그룹에 있던 한 여자가 유도된 이미지(guided imagery)에 대해 알려 주었어요. 과거에도 해 봤는데 좋았어요. 제 마음에 떠올린 어느 장면으로 빠져들어

가려고 노력하지만 가끔 충동이 너무 강할 때가 있어요.

치료자 거기서부터 시작하는 게 아주 좋겠군요. 그리고 우리 치료 시간에 그것을 연습할 수 있습니다. (칭찬하기, 같이 프로젝트에 대해서 작업하기)

지지하기 개입은 드러내기 작업도 촉진할 수 있다. 예를 들어, 환자가 느낌을 더 적응적으로 관리하도록 돕는 것은 종종 감정의 방아쇠를 드러내는 것을 포함한다.

당신은 분노나 부담을 느낄 때 그리고 무슨 보상을 받을 자격이 있다고 느낄 때 보통 술을 마시려는 경향이 있으시군요.

당신의 애인이 출타 중일 때, 그리고 버려진 느낌이 들고 외로울 때 옛 남자 친구들에게 전화를 거는 경향이 있으시군요.

이것들은 앞으로 탐색의 주제가 될 수도 있다.

드러내기 개입

우리의 목표들이 다음과 같을 때 드러내기 개입을 사용한다.

- 환자들이 무의식적인 감정을 인식하게 되도록 돕기
- 다른 무의식적인 내용을 이해하기 위해 감정을 사용하기, 그리고/혹은
- 부정적인 감정에 빠지게 하는 무의식적인 요소들을 이해하기

직면

해석적 개입을 구성하는 첫 번째 단계는 환자가 자신의 감정에 주목하도록 요구하는 직면(confrontation)이다. 다음을 위해 지배적인 감정을 직면시킨다.

- 환자로 하여금 그들의 느낌에 초점을 맞추게 하고,
- 자신의 감정에 대해 말하도록 환자를 격려한다.

예를 들어,

> 최근에 결혼한 38세 변호사가 아내로부터 그가 정서적으로 소원한 것 같다는 말을 듣고 정신치료를 받으러 왔다. 부부는 시부모에게 아내의 가족들과 추수감사절을 보내기로 결정해서 이번 휴일에는 함께 시간을 보내지 못할 것이라고 말했다. 그는 부모에게 이 결정을 전화상으로 말하는 것이 어려웠다고 했다. 그는 전화 통화 후 일찍 퇴근했고 중요한 고객과의 만남을 놓쳤다.

당신은 환자의 말을 듣다가 '어렵다'라는 단어의 모호함에 부딪힌다. 당신이 돌이켜 생각하는 가운데 환자가 부모에 대한 죄책감 때문에 직장 약속을 저버린 것이 아닌가 궁금해할 수 있다. 당신의 목표는 환자의 마음에서 무슨 일이 일어나는지 더 알아 가는 것이므로 당신은 환자가 주의력을 갖게 하기 위하여 놓친 감정을 불러옴으로써 직면시키기로 결정한다. 우리는 다음과 같이 말할 수 있다.

> 당신은 전화 통화가 어려웠다고 하지만 당신이 정확하게 무엇을 느낀 것인지 아직 잘 모르겠어요. 만약에 그것 때문에 직장에서 일찍 나와서 중요한 약속까지 놓쳐 버릴 정도면 그것은 강렬한 느낌이었음에 틀림없었을 겁니다.

환자는 변호사인 장인과의 신뢰관계가 즐겁고 이 새로운 관계가 자기 직업에 도움이 될 것이라고 느낀다고 당신에게 말하였다. 또한 그는 늘 그의 부모가 좀 더 전문직이었으면 하는 소망이 있어서 '새 아버지'를 갖게 된 것에 대해 죄책감을 느낀다고 말했다. 이렇게 환자의 죄책감을 드러내고 그의 감정을 말하도록 도울 수 있었기 때문에 놓친 감정을 직면시킨 것은 성공적이었다.

명료화

명료화는 관련된 사례들을 연결시켜 줌으로써 패턴들을 부각시킨다. 우리는 해석을 향한 작업을 위해 그리고 무의식적인 무언가가 있다는 것을 환자가 볼 수 있도록 명료화를 사용한다. 이 기법은 우리를 환자 경험의 더 깊은 층으로 이끌고, 해석할 가능성을 열어 준다. 앞에서 언급한 변호사의 사례에 이어, 그가 처가 식구들과 보낸 추수감사절이 '좋았다'는 말을 했다고 가정해 보자. 당신은 다시 한번 그가 정서적으로 가득 찬 상황을 설명하기 위해 아주 특징 없는 단어를 선택했다고 돌이켜 생각한다. 이 시점에서 당신은 다음과 같이 말함으로써 명료화를 제공할 수 있다.

> 당신도 아시다시피 부모님과의 전화 통화가 '어렵다'고 하셨는데 이번에는 '좋았다' 같은 단어를 사용하셨어요. 제가 느끼기에는 실제로 수많은 느낌으로 가득 찬 상황을 설명할 때 당신은 주로 이런 단어들을 사용합니다.

이는 환자로 하여금 그가 사용하는 모호한 단어들에 대해 생각하고, 또한 그가 감정을 회피하는 것에 대해 그것이 무엇을 의미하는지 생각해 보도록 권유한다.

해석

환자가 강렬한 느낌을 회피하는 이유에 대해 당신이 무언가를 이해한다고 생각할 때, 당신은 해석을 감행해 볼 수 있다. 아마도 당신의 명료화에 대한 반응으로 환자는 다음과 같이 말할 수 있다.

> 글쎄요, 이런 단어를 사용하는 게 차라리 엄마가 늘 소리 지르는 것보다 낫다고 생각해요. 그건 정말 견디지 못하겠어요.

그러면 당신은 다음과 같이 해석할 수 있다.

> 제 생각에는 어머니로부터 당신 자신을 구별하기 위해 이런 아주 모호한 단어들을 사용하면서 당신의 느낌으로부터 당신 자신을 멀리 떨어뜨리기로 선택하신 것 같습니다.

해석하는 과정은 환자의 정서적 단절에 대한 무의식적인 동기 부여를 드러내도록 도울 수 있었다. 치료가 지속되는 가운데 이러한 과정은 환자가 너무 감정적인 가족으로부터 자신을 구분 짓기 위해 자신의 느낌으로부터 스스로 거리를 두는 방식을 훈습하면서 수없이 반복될 것이다.

지속적으로 부정적인 감정에 대한 드러내기 기법

드러내기 기법은 무의식적인 요소들과 연결된 것처럼 보이는 분노, 수치심, 질투심, 절망감 혹은 기타 부정적인 느낌과 같이 지속적인 감정을 가진 환자들에게 매우 유용하다.

Ms A는 26세의 역사학 전공 대학원생으로 그녀 자신에 대한 지속적으로 부정적인 느낌 때문에 왔다. 공립 학교를 나온 그녀는 사립 학교 출신의 과 친구들이 자신보다 더 잘 준비가 된 것처럼 느낀다. 그녀는 과에서 내내 적응을 못한다고 느끼고 학위를 끝내지 못할 것이라고 절망한다. 그녀의 치료 시간은 과 친구들에 대한 질투심으로 가득 차 있다. 그녀의 관점을 재구성하기 위한 지지하기 개입은 도움이 되지 않는다. 겨울이 오자, 그녀는 이 대학원 과정에 있기에는 '너무 초라한' 느낌이 드는 것에 관해 이야기한다. 이에 대해 묻자, 그녀는 다른 학생들도 실제로 그녀가 입는 것처럼 스웨터와 청바지를 입고 스니커즈를 신는다고 말한다. 그녀의 치료자는 Ms A가 매력적이고 젊음이 넘쳐 보이는 것을 염두에 두고, 그녀의 경험이 치료자의 옷에 대한 그녀의 느낌과 상관이 있는지 궁금해한다. 다음과 같이 치료가 진행된다.

환자 과 친구들은 자기가 무슨 옷을 입고 있는지 개의치 않는 것처럼 보이지만, 전 정말 게으름뱅이처럼 느껴져요. 좀 멋진 부츠에 스웨터를 입고 싶지만, 생활비 때문에 어쩔 수가 없어요.

치료자(부츠와 스웨터 입음) 부츠와 스웨터 얘기를 하셨는데요, 그 말을 들으니 제가 어떻게 입고 있는지 생각하게 되네요. 혹시 당신이 저와 더 비슷하게 옷을 입고 싶은 느낌이 드는 것은 아닌지 궁금해요. (전이의 직면)

환자 절대 아니에요. 선생님은 의사이시고, 당연히 그렇게 입으셔야죠.

치료자 맞는 말이지만, 당신은 계속해서 질투할 거리를 찾는 것처럼 보여요. 과 친구들에게서는 출신 학교가 그렇지요. 저에게서는 제가 입는 옷일 수도 있고요. 비록 당신이 저처럼 옷을 입는다는 게 이해가 되지 않더라도 말이에요. 당신이 학업을 잘 따라가고 있고 제가 입는 스타일로 옷을 입기를 기대하지 않는데도 불구하고, 당신은 계속 질투심을 느끼고 있는 것처럼 보여요. (전이의 명료화와 무의식적인 감정인 질투심에 대한 해석)

환자 우습네요. 제 어머니는 항상 자기가 갖지 못한 것들을 갖고 있는 다른 사람들에 대해 이야기하곤 했어요. 더 멋진 차, 더 좋은 직업, 젊음까지도 말이에요.

치료자 그래요. 다르다는 것을 질투로 반응하는 것은 어머니에게서 배웠을 수도 있겠어요. (그녀 어머니와의 동일시에 대한 해석)

이 사례에서, 전이의 직면, 명료화, 발달상의 해석을 이용한 드러내기 전략은 환자의 지속적인 질투심에 대한 기원을 설명할 수 있도록 돕는다.

우리는 이제 정신역동적 정신치료의 또 다른 매우 중요한 부분인 저항으로 이동할 준비가 되었다.

권장 활동

다음 임상 장면들을 읽고 이어진 학습 질문들을 생각해 보시오.

1. Ms A가 들어와서 의자에 털썩 앉는다. 그녀는 머리를 전혀 손질하지 않았고, 립스틱을 바르지 않은 입술은 그녀가 얼마나 피곤하고 지쳐 보이는지를 부각시킨다. 짧은 침묵이 흐른 뒤 그녀가 말한다.

똑같은 지난 것에 대해 말하고 싶지 않아요. 제가 느끼기에는 이 치료가 그저 쳇바퀴 도는 것 같은 느낌이에요. 전 제 인생에서 오도 가도 못하고 갇혀 버린 것 같아요. 무언가 변화가 일어날 수 있으리라는 희망을 마치 이 치료에서 잃어버린 것처럼요. 직장에서도 지겹기만 하고, 목표가 무엇인지조차도 모르겠어요. 거래하는 것들에 대해 제가 신경을 쓰기나 하는 것일까요? 이 직장이 제게 맞는지조차 잘 모르겠어요. 인터넷 데이트에 가입하겠다고 제 자신에게 약속했지만, 이런 일을 한 번도 한 적도 없고 또 하고 싶지도 않아요. 제 친구는 6년 동안 인터넷 데이트를 했지만 그녀가 만났던 사람들을 아무도 좋아하지 않아요. 공원에 조류 관찰 등산을 한 적이 있는데, 같이 간 사람들 중에 유일하게 미혼인 남성은 버튼이 잔뜩 달린 캔버스 가방을 들고 다니는 촌스러운 얼간이였어요. 정말 모든 게 싫증나요. 괜찮은 남자들은 이미 다 결혼했어요.

- 표면에 가장 가까운 감정은 무엇인가? 당신은 어떤 결정을 내렸는가?
- 이 사례 끝에 당신은 이 환자에게 무엇을 말할 것인가?
- 만약 그녀가 새로운 환자였고 그녀의 기능 정도에 대해 모른다면 무슨 개입이 적합할까?
- 환자와 강한 동맹을 형성했고 그녀가 대부분의 영역에서 잘 기능하고 있다면 무슨 개입이 적합할까?

해설

표면에 드러난 감정은 절망과 좌절이다. 이는 그녀의 생각과 행동을 통해 명백하게 전달되었다. 또한 그녀는 분노하는 듯하다(그녀의 좌절과 자학하는 언급들을 통해 치료자와 그녀 자신에게 간접적으로 표현되었다). 하지만 그녀가 이를 직접적으로 표현하고 있지 않기 때문에 우리는 이 문제가 조금 더 깊이 묻혀 있다고 가정할 수 있다. 당신은 "당신은 희망을 잃은 것처럼 들리는군요." 또는 "많은 것이 당신을 좌절하게 만드는군요."라고 말할 수 있다. 지지하는 유형일 경우, 당신은 감정을 분류하거나, 환자가 스스로 할 수 있거나 또는 생각을 바꾸는 방법을 제안할 수 있다. 해석하는 유형일 경우, 당신은 당신과 그녀의 관계를 포함하여 무의식적인 갈등을 나타낼 것 같은 영역, 그리고 방어하고 있는 분노에 초점을 맞출 수도 있다.

2. Ms B는 이례적으로 숨을 헐떡이며 15분 늦게 왔다.

> 늦어서 정말 죄송해요! 무슨 일이 일어났는지 믿지 못하실 거예요! 글쎄 생식기에 사마귀가 생겼어요! 동창회 주말에 미식축구하는 남자와 자고 난 뒤 그런 것 같아요. 이제 끝이에요. 아무도 저와 함께 있고 싶어 하지 않을 거예요. 작년에 제 룸메이트에게도 같은 일이 일어났는데 그녀는 그 이후로 한 번도 데이트를 하지 않았어요. 저 어떻게 하죠? 마치 주홍글씨를 새긴 것 같아요!

- 표면에 가장 가까운 감정은 무엇인가? 당신은 어떤 결정을 내렸는가?
- 이 사례 끝에 당신은 이 환자에게 무엇을 말할 것인가?
- 만약 그녀가 새로운 환자였고 그녀의 기능 정도에 대해 모른다면 무슨 개입이 적합할까?
- 환자와 강한 동맹을 형성했고 그녀가 대부분의 영역에서 잘 기능하고 있다면 무슨 개입이 적합할까?

해설

표면에 드러난 감정은 공황이다. 다른 감정은 수치심과 성적으로 손상을 당한 느낌이다. 지지적으로 개입하려면 당신은 "당신은 방금 이 사실을 알았고 많이 놀랐지만 잠시 이에 대해 생각해 봅시다. 당신은 산부인과 의사와 치료에 대해 말해 보았나요?"라고 말할 수 있다. 환자의 공황 상태와 두려움에 공감해 준 다음, 해석적으로 개입하려면 당신은 "주홍글씨라……, 그것에 대해 더 이야기해 주시겠어요?"라고 말하여 그녀의 수치심과 손상 당한 느낌에 대해 더 깊이 탐색할 수 있다.

참고문헌

1. Diener, M. J., Hilsenroth, M. J., and Weinberger, J. (2007). Therapist affect focus and patient outcomes in psychodynamic psychotherapy: A meta-analysis. *American Journal of Psychiatry, 164,* 936-941.
2. Fenichel, O. (1941). *Problems of Psychoanalytic Technique.* Psychoanalytic Quarterly, New York, pp. 17-22, 44-49.
3. Caligor, E., Kernberg, O. F., and Clarkin, J. F. (2007). *Handbook of Dynamic Psychotherapy for Higher Level Personality Pathology*. American Psychiatric Publishing, Washington, DC, pp. 150-152.
4. Mayes, L. C. (2000). A developmental perspective on the regulation of arousal states. *Seminars in Perinatology, 24*(4), 267-279.
5. Arnsten, A. F. T. (1998). Catecholamine modulation of prefrontal cortical cognitive function. *Trends in Cognitive Science, 2*(11), 436-447.
6. Gabbard, G. O., and Horowitz, M. J. (2009). Insight, transference interpretation, and therapeutic change in the dynamic psychotherapy of borderline personality disorder. *American Journal of Psychiatry, 166*(5), 517-521.
7. Fonagy, P., Steele, M., Steele, H., et al. (1995). Attachment, the reflective self, and borderline states: The predictive capacity of the Adult Attachment Interview and pathological emotional development, in *Attachment Theory: Social, Developmental and Clinical Perspectives* (eds. S. Goldberg, R. Muir, and J. Kerr), Analytic Press, Hillsdale, NJ, pp. 233-278.
8. Ref to come.

한국 문화를 바탕으로 한 주석

제18장에서는 정신치료의 모든 기법을 나열하였습니다. 그것들을 모두 외우고 있기는 힘들지만, 최소한 이해는 완전히 해야 합니다. 그래야 나중에 자신이 면담한 것을 돌이켜 볼 때 자신이 어떤 기법을 사용했었다는 것을 알 수 있습니다.

이제부터는 이러한 개입의 기법을 실제 사례를 통해 하나하나 설명해 나가고 있습니다. 앞으로 감정, 전이, 저항, 역전이, 무의식, 공상, 꿈들에 관한 이야기가 전개되면서 어떤 기법들이 어떻게 개입되는지 보여 줄 것입니다. 그중 가장 먼저 다루는 내용이 제

19장의 감정(affect)입니다. 감정과 관련된 영어 단어도 많고 우리말 번역도 여러 가지가 있는데 이번에는 affect를 감정이라고 번역하며 진행하겠습니다.

사람에 대해 파악하거나 평가할 때 다양한 기준이 있겠으나 개인적으로 저는 ① 행동, ② 생각, ③ 감정 이렇게 세 가지로 나누어 평가합니다. 그 이유는 행동을 다루는 것이 행동치료이고, 생각을 다루는 것이 인지치료이며, 감정을 다루는 것이 역동치료이기 때문입니다. 그래서 가장 표면에 있는 것이 행동이고 그다음 깊이에 있는 단계가 생각이고, 맨 밑에 있는 것이 감정이라고 정리해 놓으면 편합니다. 행동을 다루는 것이 생각이고, 생각을 좌우하는 것이 감정이라고 각각에 대해 영향을 미치는 방향을 가정하면 행동과 생각을 다루는 것이 감정입니다. 인지행동치료에서는 생각이 감정을 바꾼다고 합니다. 그 말도 맞는 부분이 분명히 있습니다만 영향력의 정도로 보면 맨 밑바닥에서 조종하는 것은 감정입니다.

우리나라 사람들이 서양 사람들보다 감정표현을 잘하지 않아서 정신치료를 하기가 어렵다고 말하는 사람들도 있었습니다만 그것은 서양 문화의 시각을 가진 사람의 관점에서 한국 문화에 대한 이해가 부족할 때 나오는 말입니다. 외국인들도 처음에는 한국 사람들이 무뚝뚝해 보였는데 나중에 알고 보니 정(情)이 많다는 얘기를 이구동성으로 합니다. 문화적 차이로 감정을 파악하는 방법이 익숙하지 않았기 때문입니다.

Cabaniss도 듣기, 돌이켜 생각하기를 통해 감정을 파악하는 방법을 자세히 소개합니다. 그리고 파악된 감정을 환자의 자아기능에 맞추어 기본적 개입, 지지하기 개입, 드러내기 개입 등 세 가지 개입 방법을 도입하여 처리하는 사례를 보여 줍니다.

최근 우리나라에서 환자들이 흔히 말하는 감정표현 중 '힘들다'는 것이 있습니다. 이것은 환자들이 고통스러운 감정을 떠올리기 괴로워서 무의식적으로 회피하려는 경우도 있고, 실제로 자신의 감정을 깊이 느껴 본 경험이 적기 때문에 감정의 미세한 부분을 잘 몰라서 그렇게 표현하는 경우도 있습니다. 치료자는 이렇게 대충 넘어가려는 환자의 무의식적인 의도에 대해 그대로 따라가면 안 됩니다. 치료자가 환자의 경험을 영화 보듯이 정확히 파악하고 그때의 감정에 완전히 공감될 때까지 자세히 물어봐야 합니다. 그래야 치료자와 환자의 공감이 이루어지고 환자는 치료자의 관심을 느껴 치료 동맹이 강하게 형성될 수 있습니다. 그리고 치료 시작 초기에 자세히 얘기해야 한다는 정신건강 교육을 시키면 환자는 자기가 행동을 하기 전에 어떤 느낌이 있었는지, 또 그 당시 어떤 감정 상태였는지 자신의 감정을 정확히 알아 가는 훈련을 받을 수 있고 치료자도 환자의 감정을 수월하게 따라갈 수 있습니다.

제20장

자유 연상과 저항

주요 개념

자유 연상은 마음에 떠오르는 것을 편집하지 않고 말하려는 환자의 노력이다.

연상의 흐름은 전에는 인식하지 못했던 내용으로 인도하는 서로 연결된 생각, 느낌, 기억을 포함한다.

무엇이든 치료 작업과 연상의 흐름을 방해하는 것을 저항이라고 한다.

저항은 치료의 맥락에서 방어로 생각할 수도 있다. 그것은 치료에서 예상할 수 있는 부분으로 우리에게 다음과 같은 도움을 줄 수 있다.

- 환자의 행동에서 나타나는 특징적인 패턴을 이해하도록 돕는다.
- 환자가 접근하기를 특히 어려워하는 무의식적인 내용에 집중하도록 돕는다.

지지하기 기법은 여러 저항에 대한 우리의 이해를 이용하여 환자가 더 적응적인 선택을 내릴 수 있도록 돕는다.

드러내기 기법은 저항의 무의식적인 의미를 이해하고 환자가 새로운 무의식적인 내용을 인식하도록 하는 데 목적이 있다.

우리는 어떻게 의식에서 무의식적인 마음에 도달할 수 있을까? 우리에게는 어떠한 지도도 없을 뿐만 아니라 우리가 어디로 가야 하는지도 모른다. 우리를 도와주는 한 가지는 바로 우리의 생각이 계획된(non-random) 방식으로 연결되어 있다는 것이다. 우리는 이것을 **정신결정론(psychic determinism)**이라고 부른다[1]. 우리가 일련의 생각을 잃어버려서 생각했던 것으로 돌아가기 위해 연상을 따라갈 때 우리는 늘 정신결정론의 원리를 활용한다. 만약 각각의 생각이 다음 생각에 의미 있는 방식으로 연결되어 있다면, 당신이 생각들을 계속 따라갈 때 결국 무의식에 도달하게 될 것이라는 게 이해가 된다. 따라서 우리가 환자로 하여금 생각에서 생각으로 돌아다닐 수 있도록 도와준다면 우리는 의식적인 경험과 의미 있게 연결된 미지의 영역으로 진입할 수 있을 것이다. 예를 들어, 한 환자가 슬프지만 그 이유를 모르겠다고 한다. 그러고 나서 곧 그녀는 치료 시간에 자유롭게 말하기 시작한다.

> 저는 버스를 타고 여기로 오면서 이런 식으로 느꼈어요. 저는 창문 쪽에 앉았어요. 오늘 정말 흐리네요. 저는 이런 흐린 날이 싫어요. 이런 날은 캠프에서 지내는 동안 비가 왔던 날들을 생각나게 해요. 그땐 정말 외로웠어요.

자유롭게 연상하면서 환자는 초기의 기억을 떠올리게 되었고, 우리는 그 기억에 대한 것이나 기억에 의해 유발된 느낌이 오늘 환자의 느낌과 관련되어 있다고 주장할 수 있다.

자유 연상

이런 종류의 언어적 방랑(verbal wandering)을 **자유 연상(free association)**이라고 한다. 자유 연상은 마음에 떠오르는 것을 편집하지 않고 말하는 환자의 노력이다[2, 3]. 이는 대부분의 사람이 사회적인 상황에서 사용하는 것과는 매우 다른 의사소통 방식이다. 예를 들어, 치료 상황이 아닌 경우에 당신은 친구에게 그녀가 입은 드레스가 정말 싫다는 것을 말하지 않기로 선택하거나, 이혼을 진행 중인 동료에게 당신의 구체적인 결혼 계획을 숨길 수도 있다. 우리 모두는 우리 자신뿐만 아니라 대화를 나누는 사람들을 보호하기 위해—의식적으로 또 무의식적으로—늘 편집한다. 편집하지 않고 말하거나 생각하려고 시도해 보면 이것이 거의 불가능하다는 것을 알게 될 것이다. 따라서 우리가 환자에게 자유 연상을 요구하는 것은 상당히 어려운 것을 하라고 요구하는 것이다. 그럼에도 우리가 무의식에 도달하고 환자의 생각과 느낌이 어떻게 연결되어 있는지 이해하기 위해서는 그것이 최선의 방식이기에 우리는 환자에게 그렇게 하라고 지시한다.

제8장에서 치료 초기에 환자가 자유 연상하는 것(또는 자유롭게 말하는 것)을 알게 되도록 돕는 것이 매우 중요하다는 것을 상기하자. 일단 평가 단계가 끝났다면, 치료에서 환자들이 최선을 다해 참여할 수 있는지를 이해하도록 돕는 것이 매우 중요하다. 이는 다음과 같이 설명하는 것을 포함한다.

- 자유 연상에 대한 중요성
- 가능한 한 자유롭게 말하도록 어떻게 노력할 것인지

복습으로, 여기에 당신이 이렇게 하기 위해 말할 수 있는 몇 가지가 있다.

> 우리가 이 치료를 시작하면서 마음에 떠오르는 것을 무엇이든지, 편집하지 말고 말하도록 노력하세요. 전혀 편집하지 않는 것은 불가능하겠지만 당신이 그렇다는 것을 알아챘을 때 당신이 우리에게 알려 줄 수 있는지 보세요.

> 특히 당신이 어떻게 느끼는지, 예전에 당신이 꾸었을 수 있던 어떠한 꿈이라도 또는 치료에 대한 당신의 어떠한 생각이라도 그것에 특별히 주목하며 마음에 떠오르는 것을 무엇이든지 말하도록 노력해 보세요.

당신은 자신에게 맞다고 느끼는 것을 찾을 때까지 이것의 다른 버전을 실험해 볼 수 있다.

우리는 환자가 늘 자유 연상하기를 원하는가

때로 임상가는 약한 기능을 가진 환자에게 자유롭게 말하라고 격려하는 것이 마치 '판도라 상자를 열도록' 초청하는 것처럼 오히려 그들을 압도하거나 놀라게 하는 것이 아닌가 걱정한다. 하지만 실제로는 아주 심한 인격장애나 정신병을 앓는 사람을 제외하면 극심하게 취약한 상태에 빠진 환자가 자유롭게 말하도록 격려를 받을 때 빠르게 와해되는 일은 거의 없을 것이다. 만약 예기치 못하게 우리가 자유 연상으로 초청한 것이 불안과 혼란을 초래한다면, 치료자는 지지하기 개입을 통해 불안을 감소시킬 수 있다.

강박장애를 가진 환자가 주말에 무엇을 했는지 말하고 있다.

환자 Jane과 함께 좋은 주말을 보냈어요. 우리는 영화를 봤어요. 참, 저를 완전히 혼란상태에 빠지게 한 영화를 생각했다니 믿을 수가 없어요. 정말 폭력적이어서 주말 내내 폭력적인 영상이 떠올랐거든요. 이제 이게 또 시작될 것 같아 두려워요.

치료자 그럼 주말에 있었던 나머지 일로 되돌아가 봅시다. 재미있는 시간을 보내셨던 것 같은데 또 무엇을 하셨나요?

여기서 치료자는 감정을 포용하고, 환자가 압도당하는 기분으로부터 막아 주기 위하여 그의 강박적인 생각들로부터 방향을 바꾼다(redirects).

자유 연상의 끊김은 인식으로 끌어오기 어려운 내용들의 존재에 단서를 제공한다

환자의 자유 연상을 따라가는 것 외에도, 어떻게 또 언제 환자가 자유 연상을 **할 수 없는지** 관찰하는 것 또한 무의식적인 내용에 귀를 기울이는 중요한 방식이다. 자유 연상의 끊김은 어려운 내용과 그것을 인식하지 못하게 막는 방어가 존재함을 나타낸다. 예를 들어, 환자가 치료 시간에 와서 당신에게 인사하고 말하는 도중에 그녀는 얼마 전에 가게에서 산 것과 같은 셔츠를 당신이 입고 있음을 발견한다. 그러자 그녀가 조용해진다. 이렇게 그녀의 언어적 소통이 끊기면 무언가가 그녀를 불편하게 했다는 것을 알 수 있다. 당신이 그녀에게 방금 무슨 생각을 했는지 묻자 그녀는 당신이 입고 있는 셔츠와 같은 옷이 있다는 것을 말하는 것이 "식상하다"고 말했다. 그녀의 불편함이 그녀가 자유롭게 연상하는 것을 방해하였다—그리고 우리는 이것을 저항이라고 부른다.

저항이란 무엇인가

환자가 하는 치료의 진행에 반대되는 것은 무엇이든 저항이다[4, 5]. 초기 정신분석가들은 자유 연상을 회로에서 전자들의 흐름에 비유했다. 따라서 환자가 '전자의 흐름'을 방해하는 모든 것을 저항이라고 하였다. 어떠한 것도 저항으로 기능할 수 있는데, 침묵, 생각이나 느낌 감추기, 지나치게 동의하기, 치료 시간에 결석하기, 치료비 내지 않기 등도 모두 해당된다. 저항은 의식적 또는 무의식적일 수 있고, 언어 또는 행동으로 표현될 수 있다.

저항에 대하여 생각하는 방식의 하나는 치료에서 나타나는 방어라는 것이다. 여기에 사례가 있다.

> Mr A는 치료를 받은 지 2년이 되었고 치료가 굉장히 도움이 되었다. 그는 일주일에 두 번 있는 치료 시간을 늘 지켰다. 최근에 Mr A는 아내가 그와 헤어지겠다고 협박하는 내용인 아내와의 관계에 대하여 말하기 시작했다. 치료자는 Mr A가 혹시 결혼에 문제를 일으키는 무언가를 하고 있지 않은지 넌지시 말하였다. 그다음 몇 주 동안 Mr A는 평소답지 않게 치료 시간에 자주 늦었다. 그와 그의 치료자는 이렇게 늦게 오는 이유가 이 주제를 피하고 싶어 하는 그의 소망과 관련이 있다는 것을 함께 이해하게 되었다.

Mr A는 그의 행동을 돌아보는 것에 대하여 방어하고 있다. 그것이 치료 시간에 늦게 오는 것으로 나타날 때 우리는 그것을 저항이라고 부른다.

우리는 왜 저항을 찾아야 하는가

어떤 사람은 저항이 치료 작업을 반대하는 환자의 방식이기 때문에 우리가 반드시 없애야 할 문제라고 생각할 수 있다. 초기 분석가들은 저항을 이러한 방식으로 생각해 왔다. 하지만 우리가 저항을 더 알아 갈수록 저항을 이해하는 것이야말로 우리의 환자를 이해하고 그들이 생각하거나 말하기 어려운 점들을 확인하는 데 아주 좋은 방식임을 알게 된다. 예를 들어, 치료비를 지불하지 않거나 치료 시간에 늦는 환자는 치료에 대해 양가감정을 갖고 있음을 우리에게 명확하게 보여 준다. 의사에게 통증이 그러하듯이, 치료자에게도 저항이 그러하다—이는 '어디가 아픈지' 우리가 알도록 도와준다[6].

이를 토대로 치료자가 입고 있는 셔츠를 그녀가 최근에 구매했다고 말하지 않는 앞의 사례로 돌아가 보자. 그녀는 어쩌면 같은 셔츠를 가지고 있다는 것을 말함으로써 당신과 더 가까워지는 느낌을 두려워할 것이다. 아마도 당신이 입은 셔츠에 대한 이러한 언급 때문에 당신이 침범당한 느낌이 들게 하는 것을 걱정할 것이다. 그녀의 이유가 무엇이 되었든지 간에 그녀의 침묵은 이 상황이 그녀를 불편하게 했다는 것을 우리가 알도록 도와준다. 따라서 그녀의 저항은 당신에 대해 그녀가 갖고 있는 무의식적인 느낌으로 향하는 길을 가리키고 있다. 이러한 느낌을 이해하는 것은 당연히 당신이 그녀를 더 잘 이해할 수 있게 도와준다.

기법

듣기

연상의 흐름을 듣기

감정뿐만 아니라 자유 연상과 저항은 우리가 치료 시간에 귀를 기울이는 것의 중심이다. 환자에게 아무것이나 마음에 떠오르는 대로 말하는 것에 대한 중요성을 설명해 주었다면, 우리가 할 일은 환자의 무의식으로 이끄는 그들의 생각을 따라가는 것이다. 어떤 사람은 이러한 듣기 자세를 '골고루 가는 주의(evenly hovering attention)'라고 부른다[7]. 이러한 듣기 유형은 주된 기법이 드러내기 기법이든 지지하기 기법이든 상관없이 적합하다.

연상의 흐름이 끊김에 귀를 기울이기

당신이 자유 연상의 중요성을 설명했으면 자유 연상의 과정을 방해하는 모든 것을 잠재적인 저항으로 볼 수 있다. 끊김이 발생하고 있다는 단서는 침묵, 망설임, 급속히 바뀌는 주제, '생각의 흐름'을 잃어버리는 것을 포함한다. 여기 흔한 사례가 있다.

> Ms B는 크리스마스 휴가를 다녀와서 그녀가 만났던 모든 가족에 대해 말하다가 언니에 대한 이야기로 넘어오자, 그녀는 자신이 무슨 말을 했는지 잊어버렸다면서 다른 주제로 바꾸었다.

Ms B의 자유 연상의 끊김은 언니에 대한 그녀의 느낌을 의식으로 가져오는 것이 특히 어렵다는 것을 우리에게 알려 준다.

저항의 다른 예에 귀를 기울이기

저항은 생각 건너뛰기, 숨기기, 지각하기, 지불하는 것 잊기 또는 치료 시간 처음에 늘 꿈 이야기로 시작하기와 같이 여러 형태로 나타날 수 있다. 몇몇 저항은 치료 시간의 안팎에서 행동으로 나타난다. 만약 그 행동들을 치료 시간에 의논하기보다 환자에게 느낌을 표현하도록 허용한다면 그것들은 저항으로서 기능을 한다. 치료받으러 오는 길에 다른 지하철 역에서 잘못 내린다든지 치료를 시작하면서 심리학자를 사귀는 것과 같이 치료 시간 밖에서 일어나는 행동을 **행동화(acting out)**라고 한다. 일어나서 치료자의 서적을 훑어보거나 잠이 드는 것과 같이 치료 시간 안에서 일어나는 것을 **내 행동화(acting in)**라고 한다. 자유 연상 자체도 치료자와 의미 있는 방식으로 참여하지 않고 그저 말만 늘어놓을 경우 저항이 될 수 있다. 제21장에서 토의할 전이 역시 환자들의 삶에서 일어나는 문제와 관련 없이 치료자에 대해서만 말한다면 저항으로서 기능할 수 있다. 저항의 존재에 대한 좋은 단서로는 치료자가 느끼는 지루함과 치료의 정체(stasis)를 들 수 있다[8].

돌이켜 생각하기

저항을 확인했으면 다음 단계는 그것을 환자가 주의를 갖도록 불러올지, 또 그렇게 하기로 결정을 내렸다면 어떻게 그리고 언제 할지 돌이켜 생각하는 것이다. 우리가 주로 무의식적인 내용을 드러내려 한다면 환자가 저항을 알아채게 돕는 것이 매우 유익할 수 있다. 우리가 주로 지지하려 한다면 환자에게 강조하지 않는 가운데 전반적으로 저항에 주목한다. 저항은 환자가 고통스럽거나, 수치스럽거나, 두려운 것을 피하기 위해 사용하는 방식이기 때문에 우리는 환자에게 공격적이거나 비판하는 듯한 모습으로 비춰지지 않도록 조심스러운 판단을 해야 한다. 환자가 저항할 경우 그들은 우리에게 단지 '어디가 아픈지'를 보여 주는 것임을 기억하자.

저항에 대해 알아 가고, 이를 존중하고, 이것과 함께 살아가기

저항이 작동한다고 당신이 생각한다면 당신의 임무는 그것을 **알아 가는 것이다**[9]. 환자가 저항하는 특유의 방법을 이해하는 것은 환자를 알아 가는 좋은 방식이다. 더 나아가, 당신은 환자와 이에 대해 대화를 나누기 전에 저항에 대해 매우 잘 알 필요가 있다. 당신의 목표는 저항을 없애는 것이 아니다—당신의 목표는 저항을 환자를 이해하는 방식으로 사용하는 것이다. 예를 들어, 환자가 치료 시간에 늦었다면, 우리의 목표는 환자가 치료 시간에 맞추어 오게 하는 것이 아니라 **왜** 환자가 늦게 왔는지를 이해하는 것이다. 이를 성취하기 위해서 이러한 일이 치료 시간에 반복해서 일어나는 것을 알아채게 될 때까지, 그리고 환자들이 이를 먼저 언급할 때까지 기다리도록 하자. 뿐만 아니라 당신의 역전이를 점검할 수 있는 시간을 스스로에게도 주자. 예를 들어, 환자가 늦을 경우 신경에 거슬리는 것은 자연스러운 일이다—그러나 그때가 환자가 지각하는 것을 언급하기에 최적의 시간은 아니다.

당신의 환자가 왜 저항하는지 생각해 보라

당신이 저항을 알아챌 때, 왜 환자가 그것을 사용하는지에 대해 생각하는 것이 도움이 된다. 이는 당신이 환자에게 공감하고 저항을 언급해야 할지에 대한 여부와 언급하는 시기를 결정하는 데 도움을 줄 수 있다. 환자가 저항하는 몇 가지 가능한 이유는 다음과 같은 것을 포함한다.

공포

환자는 변화를 두려워하고, 미지의 것에 의해 위협을 받는다고 느끼고, 여태까지 살면서 적응해 온 것들을 놓아 주기를 꺼려한다. 친숙한 것은 언제나 편안할 것이고 전반적으로 이것이 발달된 타당한 이유가 있다. 현재는 그것들이 더 이상 필요하지 않더라도 과거의 적응 방법을 포기하기란 어렵다.

예를 들어, 우울하고 부모로서의 역할에 대해 불안정한 어머니를 둔 환자가 있다고 하자. 치료 시간에 당신은 당신이 하는 모든 말에 환자가 동의하고, 치료비를 미리 지불하고, 치료 시간을 지키고, 치료에 대해 긍정적인 단어로만 말하는 것을 주목한다. 당신이 돌이켜 생각하는 가운데 당신은 그녀의 지속적으로 긍정적이고 쾌활한 모습이 저항인지 의아해한다. 당신은 그녀가 다른 사람들을 화나게 하는 것이 두려워 부정적인 느낌을 표현하는 것을 겁낼 수 있다고 상상한다. 어머니와의 관계에서 그녀가 적응해 온 방식이었을 수도 있는 이러한 행동이 더 이상 적응적이지 않음에도 불구하고 그녀가 포기하는 것은 어려울 수 있다.

상실

습관적인 방식으로 생각하고 행동하는 것으로부터 얻는 만족감을 유지하려는 소망 때문에 변화에 대한 저항이 일어날 수도 있다.

> 35세 사업가인 Mr C는 왜 자신이 가족의 안정을 위협할 정도로 잘못된 재정적인 선택을 지속적으로 하는지 이해하기 위해 정신치료를 받고 있다. 치료 시간에 Mr C는 이러한 선택을 인식할 수 있게 되었지만, 여전히 그러한 선택을 내린다. 당신은 이를 저항이라고 확인하였다. 그런 다음 환자가 재정적인 실수를 할 때마다 그는 부유한 부모로부터 '보석금'을 받아 온 것을 알게 되었다. 당신은 환자가 이러한 돈으로부터 얻는 만족감을 포기하고 싶지 않아 (무의식적으로) 계속해서 나쁜 선택을 내린다는 것을 알게 되었다. 성숙하기 위해서 그는 부모의 지지에 대한 상실을 애도해야 할 수밖에 없다.

때로는 이러한 상실이 현실일 수도 있고, 어떤 때는 그들이 상상한 것일 수도 있다. 그러나 어떤 사례든 간에 상실이 포함되어 있다.

가끔 도움이 되는 치료는 실제의 상실을 촉진할 수 있다. 예를 들어, 불행한 결혼생활에서 이전에 회피했던 느낌을 탐색하는 것이 가끔 별거와 이혼으로 이끌 수 있다. 이러한 경우, 저항은 이런 잠재적인 결과를 피하기 위한 방식이 될 수 있다.

죄책감

저항은 무의식적인 죄책감을 회피하는 방식일 수 있다. 예를 들어, 공상적인 죄를 마술적으로 속죄하는 데에 그들의 고통을 사용하는 환자들은 아마도 그들의 증상이 사라질 경우 자신은 죄책감을 붙들고 씨름해야 할 것이라고 무의식적으로 느낄 수 있다.

40세 남성인 Mr D는 직장에서 지속적으로 자기 자신을 고의로 파괴하기 때문에 치료를 받으러 왔다. 그의 병력을 들어 본 결과 당신은 그에게는 집에서 살면서 절대 독립할 수 없는 두 장애인 형제가 있다는 것을 알게 되었다. 당신은 그가 형제를 능가한다는 죄책감을 피하기 위해 그 자신이 성공하는 것을 막고 있는 것은 아닌지 의아해한다.

이 환자는 죄책감을 피하기 위해 치료로 도움받을 수 있는 것에 저항할 수 있다.

수치심

정신역동적 치료에서 환자가 자신의 무의식적인 두려움과 공상을 인식하게 될 때 환자는 자주 굴욕감과 수치심을 느낀다. 이러한 느낌을 회피하는 것은 저항의 또 다른 흔한 출처이다.

28세 남성인 Mr E는 약혼녀와 성적인 문제를 갖게 된 후 치료를 받으러 왔다. 치료 초기 몇 달 동안 환자는 동성애적인 공상을 사춘기 초기 때부터 해 왔으며 가족이 동성애에 혐오적이기 때문에 이러한 공상이 그를 무척 두렵게 했다고 밝혔다. 치료 시간에 환자는 자신이 동성애자라는 것을 밝혀내는 것에 대한 수치심이 두렵기 때문에 자신의 성적 공상을 완전히 드러내기를 저항한다.

치료자의 실수

저항은 또한 치료자의 실수에 대한 반응일 수도 있다. 우리가 환자를 오해하고, 공감에 실패하고, 충분한 관심의 부족을 보이면 환자는 의식적으로 또는 무의식적

저항에 대한 이유

- 공포
- 상실
- 죄책감
- 수치심
- 치료자의 실수

Sandler 등에서 인용함[10].

으로 우리의 도움에 저항할 수 있다. 예를 들어, 당신이 늦게 온 치료 시간에 환자가 침묵할 경우, 당신의 지각이 저항하는 이유라고 고려해 볼 수 있다.

환자들이 그들의 저항을 볼 준비가 되었는지 고려하라

우리가 저항을 확인한 것만 가지고 환자가 과정을 더 심화하는 방향으로 그것에 대해 생각할 수 있다고 할 수는 없다. 이 결정을 내리기 위해 우리는 선택과 준비의 원칙을 참고해야 한다. 당신 자신에게 저항이 표면에 가까운지, 주된 감정과 연결되었는지, 당신의 역전이와 관련이 있는지 물어보아야 한다. 치료의 단계와 치료적 동맹과 환자의 현재 기능 수준을 생각하라.

많은 환자는 자신의 저항에 대해 궁금해져서 그것들을 이야기할 준비가 되었을 때 당신에게 알려 줄 것이다. 예를 들어, 그들은 "치료비를 또 깜빡했어요. 아무래도 무슨 일이 일어나고 있는지 생각해야 할 것 같아요."라고 말할 수 있다. 한 가지 좋은 전략은 저항을 다룰 수 있을 만큼 환자가 준비된 상태인지 시험해 보기 위해 질문 형식으로 시험적 해석을 시도하는 것이다. "당신이 지각한 것이 오늘 치료를 받으러 오는 것에 대해 느끼는 것과 관련이 있는지 궁금합니다." 또는 "오늘 당신의 생각은 아주 다양한 느낌을 반향하는 것은 아닌지 궁금합니다."라고 물어보는 것은 환자가 방어적으로 되어야 할 필요 없이도 탈출구를 제공한다. 다음 사례를 살펴보자.

> Ms F는 직업과 관련된 괴로움을 다루는 데 도움을 찾으려고 치료를 받으러 온 비교적 새로운 환자이다. 그녀가 직장에서 겪는 문제를 말하는 가운데 당신은 그녀가 해고될까 봐 걱정이 된다. 그녀는 지속적으로 치료 시간에 15분씩 지각하는데 그녀는 이렇게 하는 것이 일찍 퇴근하는 것처럼 보일까 봐 불안하기 때문이라고 말한다.

당신은 그녀가 지각하는 것이 저항일 수 있다고 돌이켜 생각하지만, 표면적인 내용, 그녀의 감정, 당신의 역전이 등 이 모든 것이 현 시점에서는 당신이 환자의 지각이 저항이라는 점에 초점을 맞추는 것을 어렵게 한다. 반면, Ms F가 강한 동맹을 형성한 안정된 환자이고, 그녀가 생활의 다른 부분에서도 지각을 자주하는 편이며, 직장에서도 탄탄한 경력이 있다면 당신은 집중적으로 지각을 저항으로 생각하여 초점 맞추기를 선택하는 것이 좀 더 편할 수 있다.

지속적으로 기능이 약한 환자들의 경우, 저항을 직면한다 하더라도 거의 생산적으로 사용할 수 없을 것이다.

아동기 때부터 진단받지 않은 학습장애의 병력을 지닌 38세 남성인 Mr G는 직장에서 겪는 지속적인 문제들 때문에 치료를 받는다. 그는 지속적으로 치료 시간에 15분씩 늦게 도착하고, 어떤 제안이든 이러한 행동이 의기소침하게 만들고 자기비판을 하는 치료와 관련되었을 수 있다고 반응한다.

치료자는 지각을 저항이라고 생각할 수 있겠지만, 반면 Mr G는 자신과 자신의 어려움에 대해 더 알아 가기 위하여 이런 논의를 사용하지 못할 수도 있다.

이것이 저항이 맞는가

마지막으로, 당신이 저항이라고 생각하는 행동이 실제로 저항인지 판단하는 것이 중요하다. 예를 들어, 평생 실행 기능의 문제가 있어 온 Mr G라는 남성의 경우, 지각이 시간 관리의 지속적인 문제를 시사하는 것일 수 있다. 만약 이런 경우였다면, 그가 약속을 어떻게 지키고 스케줄을 어떻게 관리하는지에 대해 논의하는 것이 저항에 대해 논의하는 것보다 더 생산적일 것이다. 혹은 어떤 상황에서든 말을 거의 하지 않을 정도로 기질적으로 수줍음이 있는 사람이 침묵하는 것을 생각해 보라. 뿐만 아니라, 행동은 무언가 그 사람이 지속적으로 문제를 겪어 왔던 것이면서 동시에 저항이기도 하다. 단순히 환자가 치료를 받지 못하게 방해하는 행동이라고 해서 꼭 저항이라고 할 수 없다. 당신은 저항인지 판단하기 위해서 각 환자와 각 상황을 고려해야 한다. 또한 당신과 환자는 치료 초기와 후기에 나타나는 행동에 대해 각각 다르게 작업하게 될 것이다.

Ms H는 45세 여성으로 전화 연락도 없이 치료에 자주 빠졌다. 치료 초기에, 그녀의 치료자는 이것을 저항으로 생각하고 이를 직면시키자, Ms H는 화를 내고 방어적이 되었다. 지도감독자의 도움으로, 치료자는 이 행동에 대해 더 자세히 물어보았고 Ms H가 삶의 여러 영역에서 구조화 문제가 있다는 것을 발견했다. 치료자와 Ms H가 이 문제에 관해 더 많은 시간을 보내기 시작하자, 실행 기능과 자기존중감에서 호전이 있었다. 치료 후기에, 그들은 Ms H가 삶 가운데 회피하고 싶은 것들이 있어 지속적으로 구조화 문제를 이용했었다는 것을 인식하기도 했다.

개입하기

기본적 개입

우리가 함께 작업하는 감정과 마찬가지로 정신건강 교육, 질문, 설명, 공감은 모두 작업이 더 진전해 나아가기 위한 자리를 마련한다. 우리의 첫 번째 목표가 저항을 파악하는 것인 만큼 세부적인 것을 얻기 위해 고안된 질문이 매우 중요하다.

환자 어젯밤에 아내와 싸웠어요. 이에 대해 별로 할 말이 없네요.

치료자 그러면 아내와 다툰 것에 대해 더 이야기해 보죠. 어떻게 시작됐나요?

마음에 떠오르는 생각을 검열하지 않고 말하도록 환자에게 상기시켜 주는 것 또한 도움이 될 수 있다. 이는 특히 치료를 시작할 때 환자를 격려해 줄 수 있다. 침묵하는 동안에 무엇을 생각하는지 또는 느끼는지 말하도록 환자에게 물어보는 것처럼, 부드러운 격려의 형태로 설명을 해 주는 것도 도움이 될 수 있다.

40세 간부급 경영자 Mr I는 최근에 직장을 잃은 뒤 고용에 대한 불안, 불면증, 전반적으로 전문가로서 무능하게 느끼는 것 때문에 치료자를 찾아왔다. 평가를 끝마치고 치료의 틀을 설정한 후, Mr I는 치료 시간에 시작하기를 어려워했다.

Mr I 선생님, 어디서부터 시작해야 할지 모르겠어요. 선생님이 저한테 질문할 때가 더 좋았어요.

치료자 당신의 생활에서 일어나는 일들에 대해 생각이 떠오르는 대로 또는 느끼는 대로 말씀해 주시기만 하면 돼요. 어디서 시작하든 괜찮습니다.

Mr I 떠오르는 대로 말하려니 조금 어색하네요.

치료자 처음에 가끔 어색할 수 있지만 당신이 원하는 곳에서 시작하면 됩니다.

이 사례에서 치료자는 Mr I가 처음 치료받는 환자로서 겪는 경험에 공감하고 치료를 더 효과적으로 시작할 수 있도록 돕기 위해 약간의 설명을 제공한다.

저항에 대하여 연상을 물어보는 것 또한 그것에 대해 더 많이 이해하도록 도울 수 있다.

환자 1 죄송해요. 오늘 치료비를 내야 하는데 잊었어요.

치료자 저한테 치료비를 내지 않는 것에 대해 어떤 것이 마음에 떠오르나요?

환자 2 제가 꿈을 꾼 것은 알겠는데 기억이 나질 않아요. 저는 무슨 꿈이든 기억해 내기가 쉽지 않아요.

치료자 그것에 대한 당신의 생각은 무엇인가요?

이렇게 연상을 하도록 요구하는 것은 더 깊이 들어가는 과정을 시작하기 위하여 환자가 저항에 초점을 맞추도록 돕기 위해 고안되었다.

지지하기 개입

최소한 그 순간에 저항을 제거하면 환자의 기능이 손상될 수 있기 때문에 저항을 그대로 두기로 선택할 때 우리는 지지하기 개입을 사용한다. 지지하기 개입은 환자를 다음과 같이 돕는다.

- 더 적응적인 저항을 사용하게 한다.
- 치료적 목표로부터 탈선하게 만드는 저항의 가능성을 감소시킨다.

자기존중감 규제나 충동통제와 같이 기본적인 기능의 영역에서 어려움이 발생한 환자들에게, 우리는 여전히 연상의 흐름을 듣는다. 하지만 무의식적인 내용을 인식으로 끌어오는 것이 우리의 즉각적인 목적은 아니다. 대신 환자의 자유 연상은 우리로 하여금 무의식적 과정을 이해하도록 돕는데, 그러한 이해는 무엇이 지지를 필요로 하는지에 대하여 우리의 결정을 안내한다.

어린 소녀 시절 성적으로 공격당했던 한 20세 여성이 최근에 남자들과 데이트를 하기 시작한다. 치료 시간에 당신은 그녀가 이성과 만났던 이야기를 하면서 어떤 성적인 매력을 인정하기보다는 주제를 바꾸는 것에 주목했다. 당신은 이것이 저항이라는 것을 인식하는 한편, 그녀가 이러한 일을 말할 수 있는 것 자체도 주목할 만한 일이라는 것을 이해한다. 따라서 당신은 혹시 당신이 저항에 집중했을 때 생길 수 있는 부작용으로 그녀가 새로 찾은 위안에 지장을 받는 일이 생기지 않게 하기 위하여 저항에 집중하지 않기로 선택

> 했다. 대신 당신은 그녀가 남성과 지속적인 관계를 유지하는 동안 정신적 외상에 대처하는 한 가지 측면으로서의 저항을 받아들이기로 결정했다.

어떤 환자들은 행동화, 치료 시간에 결석하기, 치료비 미납하기 또는 그들과 작업을 하기가 어려울 정도로 자신의 생각과 행동을 숨기는 것과 같은 저항을 사용할 수 있다. 몇몇 저항은 치료를 위태롭게 하거나 효과의 가능성을 제한할 수 있다. 이와 같은 경우에는 설명과 제안이 도움이 될 수 있다. 예를 들어, 연속적으로 치료 시간에 결석한 환자에게 당신은 다음과 같이 말해 볼 수 있다.

> 치료 시간에 맞춰서 오기 어려워하는 것을 알지만, 늦게 오면 우리가 함께 작업할 수 있는 시간이 조금밖에 없어요. 만약 당신이 시간에 맞춰 올 수 있으면 우리는 정말로 더 많이 할 수 있을 거예요.

다음과 같은 실용적인 제안이 이런 상황에 도움이 될 수 있다.

> 우리가 만나기로 약속된 시간의 15분 전에 직장에서 퇴근하는 날에는 택시를 타는 것이 더 타당하지 않을까라는 생각이 드네요.

현재 당신의 목적은 앞으로 저항을 탐색하기 위한 '길을 닦는' 것이 아니라 그저 사람들로 하여금 자기 자신을 방어하는, 돈이 덜 들고 덜 파괴적인 방식을 발견하도록 도와 자아기능을 강화하는 것이다. 하지만 몇몇 환자의 경우, 지지하기 언급을 하다가 어느 시기에 또는 심지어 같은 치료 시간 후반부에 해석적인 개입을 하는 것이 생산적일 수 있다.

드러내기 개입

우리의 주 목적이 저항의 의미를 이해하고, 치료 작업에서 일어나는 무의식적인 요소를 설명하며, 궁극적으로 치료가 전진하는 것을 방해하는 저항의 영향을 감소시키려는 것일 때, 우리는 드러내기 개입을 선택한다.

직면

감정과 마찬가지로 우리는 직면을 갖고 해석적인 탐색을 시작한다. 이러한 경우 직면은 저항에 대해 환자의 주의를 환기시킨다. 당신이 할 일은 환자가 당신만큼 저항에 대하여 호기심을 갖도록 하는 것이다. 예를 들어, 진료실에 들어와서 침묵하는 환자에 대한 반응으로 당신은 잠시 기다렸다가, "오늘은 별로 말씀이 없으시네요."라고 말해 볼 수 있다. 이는 단순한 직면이다—당신은 그저 환자가 침묵하는 것에 환자의 주의를 환기시키고 나서 그가 그것에 대해 더 말할 수 있는지 기다려 본다.

저항이 주제를 바꾸는 형태를 취할 때, 직면은 환자가 주제들 간의 잠재적 연관성에 관심을 갖도록 도울 수 있다.

Mr J Jim과 전 아주 멋진 저녁을 보냈어요. 우리는 택시를 타고 집에 올 때까지 내내 이야기를 나눴어요. 우리는 좋은 시간을 보냈죠. 우리가 집에 도착했을 때 보니까 점심 때 사용했던 접시가 싱크대에 그대로 있었어요. 우리는 누가 쓰레기를 내다 버릴지 다투었고 성관계를 갖지 않고 잠들었어요. (잠시 멈춤) 아무튼, 그게 어젯밤에 일어난 일이에요. 예전에 제 어머니가 오랜 시간 동안 타임아웃(time-out)[1]으로 벌주셨었다고 말한 적이 있나요? 때로 전 저녁까지 굶었어요.

치료자 흥미롭군요. 당신은 다툰 뒤 성관계를 갖지 않고 잠든 것과 그러고 나서 타임아웃으로 생각이 되돌아갔어요. 혹시 이 둘이 연결되어 있다고 생각해 보셨나요?

이 사례에서 당신의 언급은 환자의 연상의 흐름 가운데 실종된 연결고리의 직면이다.

명료화

명료화는 유사한 현상을 연결시킴으로써 무의식을 초점으로 가져오는 것을 돕는다. 어떤 명료화 기법은 여러 가지 사례를 합치는 것이다. 이는 당신이 서로 관련 없

1) 역자 주: 미국의 아이들 훈육 방법 중 하나로, 벽 모퉁이에 1~2분간 서서 반성하는 시간을 갖는 것 혹은 의자에 앉아서 하는 경우도 있음.

어 보이는 듯한 형태의 저항 사이에서 연관성을 보기 시작할 때 특히 도움이 된다. 예를 들어, 환자가

- "일하다가 시간 가는 줄 몰랐다"고 말하며 화요일 치료 시간을 잊는다.
- 지갑 가지고 오는 것을 깜빡 잊어서 지난달 치료비를 내지 못했다. 그리고
- 지난밤에 그가 꾼 꿈의 상세한 내용을 잊었다.

당신은 다음과 같이 말한다.

> 많은 일이 당신이 계획한 대로 잘 이뤄지지 않는 듯합니다. 당신은 지난 치료 시간에 결석하셨고, 지갑 가지고 오는 것을 잊으셨고 또 꿈을 기억하지 못하시네요. 저는 혹시 이 일들이 서로 관련이 있는지 궁금하군요.

행동들을 연결시키는 것은 환자들로 하여금 그들의 행동의 기저를 이루는 무의식적인 동기가 있는지 궁금해하도록 격려한다. 당신의 말투는 징벌적인 것이 아니라 호기심을 나타내야 한다는 것을 기억하라.

> 50세 학교 선생님인 Mr K는 '삶에 대한 전반적인 실망감' 때문에 치료를 받으러 와서 직장에서 느끼는 지루함과 배우는 것보다는 성적에 더 관심을 갖는 '요즘 아이들'에 대한 그의 걱정을 길게 이야기했다. 치료가 도움이 되는 듯하나, 당신은 그가 아내에 대한 언급을 일절 하지 않는 것에 주목한 뒤 혹시 직장에 대한 이야기가 더 많은 문제가 있는 영역을 탐색하는 것에 대한 저항이 아닐까 궁금해지기 시작했다. 당신은 잠재적인 저항을 직면시키며, "우리가 직장에 대한 걱정을 탐색하는 것에는 어느 정도 진전이 있는 반면에 우리가 당신의 아내에 대해서는 거의 이야기하지 않는 것이 의아합니다."라고 말했다. 이 언급에 그는 놀라면서 이 무의식적인 생략에 호기심을 보였다. 다음 치료 시간에 Mr K가 아버지에 대해 이야기할 때 당신은 당신이 그의 어머니에 대해서는 거의 아는 것이 없다는 것을 알았다. 이는 그가 아내를 생략한 것과 비슷하게 느껴졌으며, 당신으로 하여금 이 둘을 연결시키는 **명료화**를 할 수 있게 했다. "지난번에 아내에 대한 어떠한 말도 없으신 것처럼, 오늘은 당신의 어머니에 대한 이야기를 하지 않으시는 것이 눈에 띄네요."

이것이 명료화인데, 이는 유사한 저항들을 연결시키고 그것들이 공통의 무의식적인 근원을 공유할 수 있음을 시사한다. 다시 말하지만, 이것은 비판으로서 말하는 것이 아니다. 어떤 주제를 생략하는 저항이 당신에게 올바른 방향을 알려 주었다. 한 개의 점으로는 절대 선을 만들 수 없다—환자가 겉으로는 공통점이 없는 저항들을 연결할 수 있을 때 무의식적인 동기를 추구하는 것은 점점 더 흥미진진해진다.

해석

우리가 저항의 무의식적인 동기를 발견했다고 생각할 때 우리는 **해석**을 할 수 있다. 다시 한번 치료 시간, 치료비, 지난밤에 꾸었던 꿈을 잊었던 환자에 대하여 생각해 보자. 이것은 무슨 꿈을 꾸었는지 잊었던 치료 시간의 일부분이다.

환자 지난밤에 꿈을 꾸었다는 것은 알겠는데 아무리 해도 전혀 기억이 나질 않아요. 너무 실망스러워요.

치료자 그것을 잊은 것에 대해 어떤 생각이라도 있나요? (**직면**)

환자 없어요. 그런데 중요했던 것 같아요, 제가 어떻게 느끼는지 깨닫게 해 줄 만한 것이었던 듯해요.

치료자 흥미롭네요. 화요일 치료 시간과 지난번 지갑처럼 지난 몇 주 동안 몇 가지를 잊으셨죠. 또 제가 다음 주에 휴가 다녀오는 것에 대해서도 별로 말씀이 없으셨는데, 마치 그것에 대해서도 말하는 것을 잊으셨던 것 같아요. 혹시 이러한 것들이 어떤 방식으로 관련이 있는지 궁금합니다. (**명료화**)

환자 어쩌면요, 그런데 저는 선생님이 가셔도 괜찮아요. 여태 열심히 일하셨으니까 쉬셔야죠. (멈춤) 방금 선생님이 저한테 엽서를 보내는 진짜 이상한 상상을 했어요. 저는 선생님이 그렇게 해 주시길 원한 것도 아닌데 제가 왜 그런 생각을 했는지 모르겠어요.

치료자 엽서에 대해 무슨 생각이 떠오르시나요? (**연상을 요구**)

환자 그게, 제가 여름캠프에 간 적이 있었는데, 거기에 온 모든 아이는 매주 부모가 보낸 엽서나 편지를 받았어요. 그런데 전 아니었죠. 제 생각에 그 기간 내내 엽서를 한 장만 받았던 것 같아요.

치료자 당신은 부모님이 당신을 잊었다고 생각하셨겠어요. (**공감적 언급**)

환자 제 뜻은, 당연히 그러시진 않은 걸 알지만, 그렇게 느껴졌어요. (울먹인다)

치료자 어쩌면 지난 몇 주 동안 당신이 몇 가지를 잊어버리는 것이 부모님이 하셨던 것을 느꼈던 것처럼 저의 휴가 동안 제가 당신을 잊을 것에 대한 걱정과 관련되어 있을 것 같군요. (**발달상의 요소를 포함한 해석**)

환자 제 뜻은 선생님이 그러시진 않을 것이라는 것을 압니다. 그러나 선생님은 가족과 즐거운 시간을 보내시겠죠. 아마도 몇 주 동안 저와 제 문제를 끝맺을 수 있어서 좋으실 거예요.

이 사례에서 저항(치료 시간을 잊기, 지갑을 잊기, 꿈을 잊기)은 강한 감정(여름 휴가에 대한 불안), 고통스러운 기억(캠프에 있는 동안 부모님으로부터 엽서를 받지 못했던 것), 무서운 상상(치료자가 자신을 잊어버림)을 회피하였다. 저항을 **직면하기**와 **명료화하기**는 환자로 하여금 자신에게 영향을 미치는 감정과 공상을 드러내 더 깊은 영역으로 들어갈 수 있게 하였다. 이것이 바로 정신역동적 정신치료 과정이 어떻게 펼쳐지는가 하는 것이다. 이 사례에서 우리는 또한 환자의 방어 방식으로 들어가는 창문을 알 수 있었다. 환자는 자신이 잊히는 것에 대한 가능성을 열어 두기보다는 치료자에 대해 맺었던 의무를 잊었다.

저항은 보호하는 것이기 때문에 해석은 위협적이라고 느낄 수 있다. 해석하는 과정에서 이것을 기억하는 것이 공감을 유지하는 비결이다. 치료자가 지각을 저항으로 해석하는 두 사례를 들어 보자.

치료자 1 오늘 지각하신 게 이번 달에만 세 번째네요. 치료에서 더 깊이 작업하는 것을 회피하는 것이 확실합니다.

치료자 2 이번 달에 세 번 지각하시는 것이 눈에 띄었습니다. 우리는 최근에 여자 친구에 대한 당신의 양가감정에 대해 이야기하기 시작했는데, 제가 느끼기에는 당신이 그것에 대해 말하기를 회피하기 위해 늦게 오시는 것 같아요. 그것에 대해 어떻게 생각하시나요?

처음 해석에서 치료자 1은 비난하고 징벌하는 듯이 들린다. 이 해석은 마치 치료자가 '권위적인 위치'에서 '이러이러하다'고 말하는 듯하다. 두 번째 해석에서 치료자 2는 환자가 어려운 주제에 대하여 말하기를 어려워하는 것에 공감한다. 치료자의 말투는 협력적이고 호기심이 있다. 같은 저항이지만 다른 말투에 다른 반응을 불러일으킬 수 있다.

* * *

우리는 이 장에서 저항의 이해가 우리를 환자의 무의식의 이해로 지향하게 하는 방식을 탐색해 보았다. 그것은 치료 과정에서 기대되고 환영할 수 있는 부분이고 환자의 방어 스타일을 파악하는 데 도움을 주는 것이다. 다음 장에서 우리는 많은 같은 방식으로 우리에게 도움을 줄 **전이**에 대한 개념을 소개할 것이다.

권장 활동

저항을 포함하는 다음 두 장면이 있다. 이것을 읽고 학습 질문들을 생각해 보자.

34세로 쌍둥이의 어머니인 환자 Ms A는 두 아이를 양육하면서 풀타임으로 지역사회에서 자원 봉사 활동을 하고 있다. 그녀는 남편이 가사에 전혀 도움을 주지 않아 결혼 생활에 매우 화가 나 있다. 그녀에 따르면, 남편은 굉장히 전통적인 가치관을 갖고 있어 그녀가 낮 동안 가사와 자녀 양육을 맡아야 한다고 생각하며 직장에서 돌아오면 집안일에 끼어들기를 원하지 않는다. 당신은 Ms A가 자녀 양육에 대해 마치 간부급 경영자의 입장에서 접근할 뿐만 아니라 아동 발달 전문가들을 언급하고 왕성하게 독서하는 등 매우 능력 있는 사람이라는 것을 알게 되었다. 그녀는 집을 가꾸는 일에도 마찬가지로 매우 높고 까다로운 기준이 있는 듯했다. 당신이 주말에 남편에게 도움을 요청할 수 있는 몇 가지 방식을 제안했지만, 그녀는 매번 그녀가 믿고 맡길 만큼 남편이 능숙하게 일을 처리하지 못한다고 말했다. 당신은 자신이 제안하는 것마다 그녀가 거절한다고 느끼기 시작한다.

1. 작업에서 저항의 증거가 보이는가? 사례들을 나열해 보시오.
2. 드러내기와 해석하는 양식으로 Ms A와 어떻게 작업을 할 것인가? 저항에 대해 가능한 직면, 명료화, 해석을 제안하시오.

해설

Ms A는 전반적으로 당신의 제안을 거절하는 것으로 저항하고 있다. 그녀는 어떠한 새로운 시도도 절대로 하지 않음으로써 치료에서 진척이 이루어지는 것을 회피하고 있다. 가능한 직면 중 한 방법으로 "당신은 제가 제안하는 것마다 이유를 대고 시도하지 않으려는 것을 알고 계신지 궁금하군요."라고 말해 볼 수 있다. 명료화로는 다음과 같이 할 수 있다. "남편의 일 처리에 대해 비판적인 경향이 있는 것으로 보아 제 제안에만 유일하게 당신이 그렇게 반응하는 것 같지는 않은 듯합니다." 해석은 다음과 같을 수 있다. "남편에게 도움을 요청할 경우 당신이 가족 안에서 실제적인 역할이 없어지는 것처럼 느껴지기 때문에 요청을 회피하는 게 아닌가 궁금합니다."

계속해서 앞에서 말한 Ms A의 사례를 예로 보면, 그녀의 저항을 지적하기 위해 당신이 "제가 느끼기에 당신은 제 제안에 별로 관심이 없는 것 같습니다."라고 말했다고 하자. 치료자가 그녀가 남편에게도 같은 방식으로 대하는 것 같다는 말을 잇기도 전에 환자는 화가 나서 "선생님은 애가 있으세요? 여기에 어떤 일들이 관련되는지 아세요?"라고 말한다. 그녀의 방어적인 태도는 상당히 단호하고 당신은 공격을 받았다고 느껴서 그녀의 저항을 직면시키는 것으로부터 한 발 물러선다.

1. 당신의 직면에 대한 Ms A의 반응이 무엇을 암시하는가?
2. 앞으로 무슨 기법을 사용하겠는가?

해설

Ms A가 매우 방어적인 것으로 보아 치료자나 남편에 대한 자신의 태도에 호기심을 가질 준비가 되어 있지 않다는 것을 암시한다. 앞으로 당신은 그녀의 자기존중감을 구축하기 위해 고안된 지지하기 접근방법으로 바꿀 수 있다. 점차적으로 그녀의 자기존중감이 증가할수록 그녀의 방어적인 태도가 감소하고, 관계 내에서 그녀의 기능이 향상되며, 해석 작업이 조금 더 원활해질 수 있다.

참고문헌

1. Auchincloss, E. L., and Samberg, E. (2012). *Psychoanalytic Terms and Concepts*. Yale University Press, New Haven, pp. 205-206.
2. Auchincloss, E. L., and Samberg, E. (2012). *Psychoanalytic Terms and Concepts*. Yale University Press, New Haven, pp. 89-90.
3. Greenson, R. (1967). *The Technique and Practice of Psychoanalysis*. vol. 1, International Universities Press, New York, pp. 32-33.
4. Auchincloss, E. L., and Samberg, E. (2012). *Psychoanalytic Terms and Concepts*. Yale University Press, New Haven, pp. 228-230.
5. Greenson, R. (1967). *The Technique and Practice of Psychoanalysis*, vol. 1. International Universities Press, New York, pp. 59-60.
6. Schlesinger, H. J. (1982). Resistance as process, in *Resistance: Psychodynamic and Behavioral Approaches* (ed. P.L. Wachtel). Plenum Press, New York, p. 27.
7. Freud, A. (1949). Bulletin of the International Psycho-Analytical Association. *Bulletin of the International Psycho-Analytic Association, 20,* 178-208.
8. Greenson, R. (1967). *The Technique and Practice of Psychoanalysis*, vol. 1. International Universities Press, New York, pp. 59-71.
9. Schlesinger, H. J. (2003). *The Texture of Treatment*. Analytic Press, Hillsdale, NJ, p. 83.
10. Sandler, J., Dare, C., and Holder, A. (1973). Resistance, in *The Patient and the Analyst*. International University Press, Madison, pp. 71-83.

한국 문화를 바탕으로 한 주석

자유 연상과 저항, 이 둘은 서로 밀접하게 연관되어 있습니다. 자유 연상은 말 그대로 마음에서 떠오르는 것을 편집하지 않고 떠올리는 것입니다. 하지만 이것은 쉽지 않습니다. 자유 연상 과정에는 저항이 반드시 존재하기 때문입니다. 저항으로 인하여 자유 연상을 이어 나가기가 어려울 때가 많습니다. 저항에 대해 조금 더 깊이 생각할 필요가 있습니다. 저항을 일상생활에서 사용하는 반항하는 의미로 이해해서는 안 됩니다. 정신치료에서 저항이란 환자가 드러내기에 어려움이 있을 때 나타나는 자연스러운 현상이라는 것을 알아야겠습니다. 따라서 자유 연상을 하다가 불편한 것이 의식으로 올라오려 하면 자동적으로 자유 연상의 진행이 잘 안 될 때가 있는데 이럴 때는 저항이 작동하고 있다는 것을 빨리 알아채서 저항을 줄여 주는 방법을 찾아야 합니다. 앞에서 감정을 다룰 때 듣기/돌이켜 생각하기/개입을 사용했듯이 저항을 다룰 때도 같은 방식으로 접근해야 합니다.

자유 연상은 보통 일상적인 사회생활에서의 대화와는 완전히 다릅니다. 일상적인 대화에서는 생각을 거르면서 말을 가려 하지만 자유 연상에서는 이와 반대로 거르지 않아야 하므로 상당히 어색한 것이 당연합니다. 따라서 환자에게 설명을 충분히 해 주고 안내를 잘해야 합니다.

일상적인 대화에서 우리는 일차사고과정(primary process thinking)을 이차사고과정(seconadary process thinking)으로 바꾸어 대화합니다. 이것을 세련되게 해야 주위에서 좋은 평판을 받습니다. 이렇게 세련된 대화를 할 수 있게 해 주는 것이 자아의 기능이고 이때 적당한 저항이 잘 작동돼야 서로 간에 부담을 덜 받으며 대화가 가능해집니다. 그리고 의식적으로 이러한 대화를 하도록 훈련을 받아 왔습니다. 하지만 정신치료는 이러한 일상적인 대화와는 많이 다릅니다. 오히려 일차사고를 편집하지 말고 계속할 수 있도록 하는 것입니다. 하지만 일상에서 일차사고만 계속하는 경우는 극도로 흥분하거나 알코올 등 약물의 영향하에 있거나 정신병리가 심각한 경우 등 자아기능이 제 역할을 못할 때입니다. 그런데 특이하게도 정신치료에서는 이렇게 일차사고를 계속하기를 요구합니다. 자기를 드러내서 자신의 진면목을 보게 하는 것이 정신치료이기 때문입니다. 그래서 많은 설명과 정신건강 교육 등이 수시로 필요합니다. 초보자의 경우에는 자유 연상에 대해 치료자가 부담을 많이 느낄 수 있습니다. 혹시 환자가 해리(dissociation)에 빠지는 등 더 나빠지지 않을까 하는 걱정 때문입니다. 하지만 실제로 보통 면담에서 환자가 나빠지는 경우는 거의 드물고 이러한 걱정은 자유 연상에 대한 불편함을 합리화하기 위한 치료자의 무의식 중 변명으로 생각해야 합니다. 저는 개인적으로 전공의들에게 면담만으로 환자의 상태를 나쁘게 할 능력이 있으면 실력을 인정하겠다고 말합니다. 정맥주사를 할 때 혈관의 위치를 알아야 혈관을 터뜨리는 실수도 할 수 있는 것입니다. 혈관의 위치를 모르면 혈관을 터뜨릴 수도 없습니다.

자유 연상이 끊기는 것은 의미 있는 현상입니다. 말이 끊기면 저항이 생겼다는 것을 곧 알아챌 수 있지만, 자유 연상이 진행되다가 중간에 채널이 바뀌는 경우가 있는데 이것이 무슨 현상인지 모르고 지나가는 일이 많습니다. 이때가 바로 속에서 저항이 작용하고 있는 중이라는 것을 알아야 합니다. 참고로 저의 개인적인 경험상 자유 연상을 가장 생생히 경험한 것은 EMDR을 하였을 때였습니다. 채널이 바뀐다는 것은 EMDR에서 사용하는 단어이긴 한데 연상이 어느 한 가지 같은 맥락으로 가다가 다른 내용으로 바뀌는 것입니다. 초보자와 고수의 차이는 이런 미묘한 변화를 알아채는 데에 있습니다. 채널이 바뀐다는 것을 알 정도가 돼야 연상이 흘러가는 것을 잘 알고 있다는 얘기입니다.

이렇게 자유 연상이 이어지지 않는 현상들을 저항이라 하는데 저항은 의식적일 때도 있지만 대부분 무의식적으로 일어나기 때문에 환자가 저항한다고 판단됐을 때 치료자는 대처를 잘해야 합니다. 치료자는 저항하는 환자에게 짜증이나 분노를 느낄 수 있습니다. 사실은 빨리 느껴야 합니다. 그런데 그것을 어떻게 하면 환자를 이해하는 데 도움이 되는 쪽으로 활용하느냐가 치료자의 능력이고 실력입니다. 그렇게 빨리 느낀 것을 일반인처럼 환자에게 되돌려 준다면 일반인의 대화와 다를 바 없고 그렇게 하는 것은 치료가 아니기 때문에 치료비를 받을 자격이 없습니다. 치료자는 저항이 나오면 그것은 당연한 것이고 오히려 반겨야 합니다. 왜냐하면 그 저항은 환자의 패턴이나 무의식적인 내용을 알려 주는 것이기 때문에 그것을 읽어 낼 수 있는 능력이 있는 치료자라면 치료에 도움이 되는 도구로 사용될 수 있습니다.

Cabaniss는 저항을 환자가 호소하는 통증에 비유했는데, 마치 통증이 있는 곳에 문제가 있듯이 환자가 만지는 것을 피하는 것이 저항이라면 그것은 그 부분에 문제가 있음을 의미합니다. 그 부분에 대해 생각하기 힘들어하고 그것을 느끼는 것이 아프기 때문에 애써 드러내지 않으려 하는 것입니다. 일반인들은 상대가 통증을 얘기하면 당황하고 불편해하지만 치료자는 환자가 통증을 잘 표현할수록 문제 파악이 쉬워지므로 도움이 됩니다.

저항을 없애는 것은 기술을 필요로 합니다. 저항을 억지로 없애려 하는 것은 동화에서 강한 바람이 지나가는 행인의 외투를 벗기려고 하는 행동과 마찬가지입니다. 이렇듯 저항을 다룰 때는 햇볕이 내리쬐어 환자 스스로 외투를 벗듯이 저항에서 벗어나게끔 하는 것이 가장 좋습니다. 하지만 이는 쉽지 않은 과정입니다. Cabaniss가 제안했듯이 잘 듣고, 돌이켜 생각하기를 먼저 해야 합니다. 잘 듣는 것은 연상의 흐름을 잘 따라가는 것입니다. 연상의 흐름이 끊길 때 중요한 무언가가 있음을 찾아야 합니다. 저항은 여러 가지 형태로 일어납니다. 환자가 저항하는 경우, 공통점이 몇 가지 있는데 공포, 상실, 죄책감, 수치심 등이 있을 때 회피하기 위해 저항을 합니다. 현실적으로 치료자가 실수했을 때 이에 대해 환자가 저항할 수도 있습니다. 환자의 저항이 확인되었을 때 돌이켜 생각하기를 하며 환자의 자아기능 상태를 파악합니다. 그 상태에 따라 개입하기의 기법이 달라집니다.

개입하기는 감정을 다루는 앞 장에 소개된 것과 같이 기본적 개입, 지지하기 개입, 드러내기 개입의 세 가지로 나눌 수 있습니다. 기본적 개입은 어느 과정에서나 사용하는데 정신건강 교육, 환자에 관한 질문, 설명, 공감 등을 말합니다. 연상의 흐름이나 저항이 있을 때도 이러한 설명이나 교육, 질문 등을 같이 해 나갑니다. 이것은 어느 치료에서나 공통적입니다. 저항을 제거하려 들면 환자는 반드시 더 저항하게 되어 있습니다. 그래서 저항이나 연상의 흐름이 끊기는 것에 대처하는 것은 저항을 없애는 것이 아니라 환자의 기능을 조금 더 적응적인 것으로 만드는 것입니다. 이러한 것이 지지하기 개입입니다. 드러내기 개입은 정신치료에서 가장 어렵고 힘든 과정입니다. 직면, 명료화, 해석 등이 사용됩니다. 직면은 말 그대로 저항할 때 그 저항에 환자의 주의를 집중시키는 것입니다. 치료자가 관심 있는 만큼 환자도 자신의 저항에 대해 호기심을 갖게 하는 것이 중요합니다. 명료화는 이런 저항들의 공통점을 짚어 주는 것입니다. 이때 주의할 점은 환자를 비판하는 것이 아니라 같이 생각하게끔 환자를 이끌어야 한다는 점입니다. 환자와 미리 정신건강 교육을 통해 이런 무의식적 내용을 찾을 것이고 같이 찾아 나가자고 권유하는 것입니다. 이에 대해 해석을 할 수 있는데 우선 '시험적 해석'을 해 볼 수 있습니다. 그러나 아무리 시험적이라 해도 해석은 공격이기 때문에 될 수 있으면 부드럽게 해야 합니다. 예를 들면, "그래서 아무에게도 말할 수 없었다는 얘기인가요?" 하며 부드럽게 웃으면서 물어보는 식으로 자연스럽게 건네 볼 수 있습니다. 이것 역시 치료자의 기량에 따라 다양하게 표현할 수 있습니다. 다시 한번 강조하지만, 해석은 환자에게 위협적으로 느껴질 수 있기에 충분히 치료적 동맹이 이루어진 상태에서 환자의 의견을 묻는 정도로 가볍게 하는 것이 안전합니다.

제**21**장

전이

주요 개념

전이는 환자가 치료자에 대해 갖는 느낌의 총합이다.

정신역동적 정신치료에서 전이를 이해하는 것은 환자가 자신에 대해 어떻게 생각하는가와 다른 사람들과 어떻게 관계하는지를 우리가 이해하도록 도와준다.

지지하기 유형에서, 우리는 환자들을 이해하기 위해 전이로부터 얻은 정보를 사용하는데, 이때 환자들의 주의를 그곳으로 끌지는 않는다. 또한 우리가 지지할 때 우리는 전이를 제한하고 포용해야 할 수도 있다.

드러내기 유형에서, 우리는 환자들이 자신과 타인과의 관계에 대해 더 알아 갈 수 있도록 돕기 위하여 전이를 해석한다.

환자는 반복해서 직장 상사, 동반자, 부모에 대해 말할 수 있지만, 우리에 대해 어떻게 느끼는지 말할 때 우리는 환자가 실제로 타인과 어떻게 관계를 맺는지 알 수 있는 특별한 기회를 갖게 된다. 환자는 일상에서 타인에게 느끼는 똑같은 느낌을 치료자에 대해 필연적으로 경험하게 될 것이다. 우리는 이러한 느낌을 **전이**라고 부른다.

전이란 무엇인가

전이는 환자가 치료자에게 갖는 느낌의 총합이다. 이런 느낌 가운데 일부는 치료자의 실제 특성과 관련이 있다. 또 어떤 느낌은 사람이 과거에 타인에게 가졌던 느낌이 현재 치료자에게 이동된 것이다. 제1장에서 토의했듯이, 전이에 대해 생각하는 것이 종종 정신역동적 정신치료의 초점인 것이다.

왜 우리는 전이에 관심을 갖는가

정신역동적 정신치료에서 전이 감정(transference feelings)은 환자의 삶에서 중요한 관계에 대해 배울 수 있는 한 가지 방식이다. 만약 환자가 우리에게 특정한 방식으로 반응한다면 자신의 일상에서도 다른 관계들에서 같은 방식으로 반응하리라고 단언할 수 있다. 이런 반응을 의식화시키고, 그것을 초기 관계들과 연결시켜 주면 환자들은 일상에서 다른 사람들과 어떻게 관계 맺을지 자유롭게 선택할 수 있다. 더 나아가, 전이 반응은 기억을 탐색하는 관문의 역할을 한다.

한 치료 시간에 Mr A가 소설을 쓰기 위해 고임금 직장을 그만두는 것에 대해 말한 이후로 두 번의 치료 시간을 빼먹었다. 치료자가 이에 대해 물어볼 때 Mr A는 치료자가 자신의 계획을 설득해서 그만두게 할 줄 알았다고 말했다. 이 내용에 대해 이야기를 나누는 가운데 Mr A가 이렇게 추측한 이유는, 그의 부모가 예술을 추구하는 것에 굉장히 회의적이고 작가가 되기보다는 회사를 다니라고 그를 설득했기 때문이라는 것이 명확해졌다.

여기서 Mr A는 치료자에 대한 추측을 하였는데, 이는 부모에 대한 그의 느낌들로부터 기원한다. 이 추측이 부모로부터 치료자에게로 이동되어 나타난 것임을 Mr A가 볼 수 있도록 도움으로써 Mr A가 현재 자신의 생활 주변에 있는 사람들에 대한 자신의 기대에 대해 더욱 이해할 수 있도록 해 준다.

C 그것이 실제인가, 전이인가

치료자는 환자의 반응이 '실제'인지 '전이'인지 가늠하느라 곁길로 새는 일이 흔하다. 이는 양자택일의 질문이 아니다—환자가 우리에 대해 갖는 느낌은 우리의 실제 특성과 치료 관계에서 실제로 일어나고 있는 것들, 그리고 그들이 알고 지내는 다른 사람들의 특성과 모두 관련되어 있다. 예를 들어 보자.

> Mr B는 어머니가 죽은 뒤 전화로 연락해 주고 그의 애도하는 느낌에 신경 써 주는 치료자로부터 크게 지지받는 것을 느꼈다.

여기서 Mr B는 치료자가 실제로 한 행동에서 따뜻한 느낌을 갖게 되었다. 그는 치료자의 실제 특성에 반응하고 있다.

> Ms C는 치료자가 의례적으로 2주 동안 여름 휴가를 다녀오는 것이 환자의 요구에 대한 무심함을 나타내는 것이라고 느꼈다.

치료자가 2주 휴가를 내는 것이 부적절한 것이 아니므로, 치료자가 무심하다고 느끼는 Ms C의 느낌은 아마도 치료 관계 밖에서 형성되거나 혹은 휴가로 자리를 비우는 치료자에 대한 또 다른 느낌과 연관 지어 형성된 기대와 관련되었을 것이다.

'당신이 그곳에 있었기' 때문에 전이에 대해 말하는 것이 매우 중요하다

우리를 향한 환자의 적대적인 반응이 버스 운전기사나 남자 친구에게 향한 것과 매우 다른 이유는 우리가 거기에 있고 또한 일어나는 세부 사항을 확인할 수 있기 때문이다. 일반적으로 당신이 직접적인 관찰자이기 때문에 환자의 전이 반응의 세부 사항을 탐색하는 것이 도움이 된다. 환자로 하여금 지금 일어나고 있는 복잡한 느낌을 직접적으로 말하는 것에 익숙해지는 기회를 제공하기 때문에 실제의 치료적 관계에서 전이 감정을 구분하는 것 자체가 치료적일 수 있다. 당신은 당신, 당신의 말 그리고 당신의 행동에 대한 환자의 경험에 대해 개방적이고 비방어적으로 되는 것이 중요하다.

현재 치료적 관계와 관련된 전이

환자들에게 치료자와 있는 시간 동안에 경험한 것들을 기술하라고 격려하는 것은, 때로는 '바로 지금 여기서'로 불리기도 하는데, 마음 헤아리기의 발달을 촉진시키는 데 사용되는 기법이다[1]. 마음 헤아리기는 자신의 주관적인 경험과 타인의 경험을 기술하고 이것들이 서로 다를 수 있다는 것을 이해하는 능력이다. 다음은 환자가 현재 치료자와의 관계에 대한 무언가를 이야기하고 있는 사례이다.

치료자는 치료를 시작하면서 치료 시간에 몇 분 늦은 것에 대해 사과를 했다. 환자는 가만히 있기만 하고, 입을 열 수가 없다.

치료자 저는 제가 치료를 늦게 시작한 것에 대해 당신에게 어떤 느낌이 있는지 궁금하네요.

환자 저는 선생님이 참석해야 하는 중요한 일이 있었을 텐데 제가 방해가 된 것처럼 느껴지네요. 아마도 선생님은 제가 지금 여기에 없기를 바라고 있고 제가 무슨 말을 하든 선생님이 하셔야 하는 일만큼 중요한 것은 아닐 것처럼 느껴져요.

치료자 당신이 지금 느끼고 있는 것에 대해 제게 말해 줄 수 있다니 다행이에요. 당신이 왜 가만히 있었는지 제가 이해하는 데 정말로 도움이 되네요. 실제로, 저는 약국과 통화하고 있었는데 끊을 수가 없었어요. 하지만 그 일은 잘 처리가 되었고 이제는 당신에게 집중할 시간이지요.

이 대화는 환자가 그 순간 느끼고 있는 것을 확인하고 공유하도록 격려하고, 치료자의 느낌에 대한 그의 가정이 맞지 않았다는 것을 알려 준다. 이는 환자가 다른 사람에 대한 가정 또한 항상 정확하지는 않았을 것이라는 것을 깨닫게 해 주어, 그의 관계에서 전반적인 호전을 가져다줄 것이다.

전이를 기술하고 이해하기

전이를 더 잘 이해하고, 그것에 대해 공식화를 구축하고, 지도감독하고, 동료들과 함께 논의하기 위해 전이를 넓은 하위 집단으로 분류하는 것이 도움이 된다. 우리는 기본적인 세 가지 전이의 범주를 토의할 것이다.

- 감정과 관련된 전이
- 과거의 관계와 관련된 전이
- 이동된 전이

감정과 관련된 전이

때로 환자들은 우리를 좋게 느끼기도 하고 때로는 그렇지 않을 때도 있다. 좋은 느낌을 **긍정적 전이**(positive transference), 나쁜 느낌을 **부정적 전이**(negative transference)라고 부른다.

긍정적 전이는 치료자와 다른 사람들에게 대하여 사랑하고, 신뢰하고, 부드럽고, 열정적이고, 존중하는 태도에서 우러나는 느낌이다. 긍정적인 전이의 하위 유형은 다음을 포함한다.

- **치료자에 대한 이상화**는 치료자가 실제보다 더 총명하고, 다정하고, 완벽하다고 지각하는 것을 포함한다.
- **애정 전이**는 치료자에게 향한 성적, 느낌 또는 사랑하는 느낌을 발달시키는 것을 말하는 것으로, 여기에는 치료자를 사랑하게 되는 것과 치료자가 자신을 원해 주기를 소망하는 것이 있다.
- **성애화된 전이**는 이는 치료자에게 공격적일 뿐만 아니라 성적으로 느끼는 특별한 종류의 성적 감정을 말한다. 성애화된 전이는 사랑을 좀 더 느끼는 애정 전이보다 흔히 더 급속하게 발달한다. 치료자로 하여금 경계선을 위반하게 하려고 유혹하거나, 성적인 공상을 말하여 치료자를 자극하려는 것은 보다 더 공격적이고 성애화된 전이의 사례들이다.

주의 사항: 긍정적 전이는 해석할 필요가 없다—긍정적 전이는 치료자에 대한 환자의 좋은 느낌이다. 이것들은 치료적 동맹을 지지하는 신뢰의 느낌이며, 환자와 치료자가 효율적으로 같이 작업할 수 있도록 돕는다. 이런 느낌이 지나치게 이상화되거나 성애화되는 방향으로 흘러 치료에 방해가 되지 않는 한 그대로 두는 것이 좋다. 그것들은 치료를 단결하는 접착제이다.

부정적 전이는 치료자를 향한 분노, 증오, 멸시, 시기, 수치심을 포함한다. 특히 그것이 치료를 위협한다면 어떠한 방식으로든 부정적인 전이를 다루는 것이 거의 언제나 중요하다.

과거의 관계와 관련된 전이

다른 전이 감정은 초기 아동기에 맺었던 관계를 생각나게 하는 것이다. 이러한 전이에 대해 효과적으로 작업하려면 환자가 치료자에 대한 느낌에서 '마치(as if)'라는 특성을 이해해야 한다. 즉, 환자는 치료자를 '마치' 과거의 누군가로 경험한다는 것이다.

Ms D는 정신치료를 받는 22세 여성인데 그녀는 수치스러운 일들이 '그녀의 인생을 영원히 바꿀 수 있기' 때문에 당신에게 말하기 두렵다고 한다. 당신은 더 조사하며 그녀가 비밀을 털어놓아서 나쁜 결과를 가져온 적이 있는지 물어본다. 그녀는 어머니가 예전에 어린 사촌 동생과 '의사 놀이'를 하고 있던 그녀를 발견했던 적을 기억했다. 어머니는 '질겁하면서' Ms D를 신부에게 데려가 고해성사를 하게 한 뒤 그 사촌 동생 쪽 가족과는 연락을 끊었다.

비밀을 말하는 것은 매우 수치스럽고 심각한 결과를 초래할 것이라는 환자의 두려움은 초기 과거력과 관련되어 있을 것이다. 따라서 치료 시간에 그녀가 당신에게 수치스러울 만한 이야기를 꺼내는 것은 당신을 **마치** 그녀의 초기 아동기의 어머니로 경험하게 한다.

기원이 어디인지 참조하기 위해 전이를 **모성, 부성, 형제 전이**로 나눈다[2]. 오늘날에는 어머니와 아버지 모두 주요 양육자가 될 수 있으나, 아직까지도 당신은 모성 전이를 보살핌, 품어 줌, 포용에 대한 바람으로 표현하는 것을 듣게 되고, 부성 전이는 보호와 같은 아버지 역할, 형제 전이는 경쟁과 관련되어 있는 것으로 들을 것이다. 이들 전이 모두는 실제 또는 공상화된 아동기 시절 관계에서 비롯될 수 있다. 여기에 다른 점을 보여 주는 두 사례가 있다.

Mr E는 5세에 어머니에게 버림을 받았다.

시나리오 1: 치료 시간에 Mr E는 여성 치료자를 이상화해서 그녀가 자신과 완벽하게 잘 맞는다고 말한다.

이 사례에서 Mr E는 그가 어머니와의 관계에서 소망했던 것과 관련된 모성 전이를 갖고 있다.

시나리오 2: 치료에서 Mr E는 치료자가, 특히 휴가 즈음에, 그를 떠날 것이라고 추측한다.

이 사례에서 Mr E는 어머니와 가졌던 실제 관계와 관련된 모성 전이를 갖고 있다.

우리는 이 전이들을 **양자**(이전에 오이디푸스 이전으로 불림) 혹은 **삼자**(이전에 오이디푸스 시기로 불림) 전이와 같이 초기 관계 유형의 회상으로 생각할 수도 있다[3]. 양자 관계는 초기 아동기 시기(0~3세)의 전형으로 일반적으로 일대일 관계에서만 주어지는 양육과 사랑의 욕구와 관련되어 있다. 양자 모성 전이는 기본적인 양육을 제공하고, 욕구를 충족시켜 주고, 신뢰감을 구축하는 등의 역할에 필요한 초기 어머니상을 말한다. 다른 한편으로 삼자 관계는 주로 중기 아동기 시기(3~6세)에서 기원하는 것으로, 이때 아이들이 그들의 삶에서 사람들은 서로가 관계를 맺으며 산다는 것을 깨달으면서 나타난다. 일반적으로 초기 성적인 느낌들, 양육자와의 경쟁, 그리고 질투와 관련되어 있다. 이 시기 동안 아이들은 성적으로 한쪽 부모(사랑의 대상)에게 치우치는 경향이 있으며 반면에 다른 쪽 부모(경쟁상대)에게는 경쟁심을 느낀다. 따라서 이성애자인 여성 환자는 자신의 남성 치료자가 여성 동료와 대화하고 있는 것을 봤을 때 화가 난다면 이는 삼자 전이일 수 있다.

이는 정신역동적 치료자가 전이를 설명할 때 사용하는 일종의 발달적 분류이다. 그것들은 무의식적 공상 배열의 나열로서, 우리는 무의식적 공상과 갈등에 관하여 다룰 다음 장(제23장)에서 논의하게 될 것이다.

이동된 전이

전이된 감정이 의식으로 되기에는 지나치게 즉각적이거나 강렬할 경우 환자는 그것들이 마치 다른 사람과 관련된 것처럼 경험할 수 있다. 이를 **이동된 전이**라고 부른다. 예를 들면,

> Mr F는 치료 시간의 절반을 자신의 집을 리모델링해 줄 계약자가 지체하는 것에 대하여 큰소리로 불평하는 데 소비했다. 당신은 그의 감정의 강도를 보아 당신이 최근에 뒤늦게 치료 시간을 재조정할 수 있는지 물어본 것에 관련된 반응이 아닌지 궁금해졌다.

여기에 세 가지 전이 범주를 모두 모은 사례가 있다.

> 34세 미혼 여성 환자인 Ms G는 바쁜 직장 생활을 하면서 장기간 우정을 유지하는 것에 어려움을 겪고 있었다. 퇴근한 뒤 그녀는 종종 유명 브랜드 비즈니스 정장으로 한껏 멋을 낸 채 곧바로 치료 시간에 온다. 그녀는 그동안 다른 여성 직장 동료들의 옷차림이 어떠한지 말했고, 대부분 그들의 복장에 대해 경멸적인 언급을 했다. 그녀는 그들이 굽이 없는 신발을 신고, 점심을 먹은 뒤 립스틱을 다시 바르지 않고, 유행이 지난 옷을 입는다고 언급했다. 그녀의 여성 치료자는 자신의 옷차림에 대해 의식하기 시작한다는 것을 느끼

기 시작했고, 자신이 입은 옷을 Ms G가 어떻게 생각하는지 궁금했다. 그때 치료자는 Ms G가 자신에게 이동된 느낌에 대하여 말하고 있다는 것을 알게 되고, 환자가 전이 반응을 갖고 있는 것인지 궁금해졌다.

우리는 이 전이를 다음과 같이 분류할 수 있다.

- 이동된
- 부정적인
- 모성적
- 삼자적

이러한 전이는 경멸적이고, 여성과의 경쟁에 관한 것이기 때문이다.

전이와 저항

우리가 저항을 다룬 장에서 살펴보았듯이, 치료적 관계에서 과거를 재경험하는 것은 여러 가지 가운데에서도 원래의 느낌을 기억해 내는 것에 대한 저항이다. 더 나아가 대다수의 환자는 전이 감정을 알게 되는 것에 대해 저항한다. 다른 한편으로 환자들은 가끔 전이 감정을 가졌다는 것을 전혀 수용하지 않고 저항하며, 그들의 느낌을 단지 '실제'라고 보기를 선호한다. 우리는 이를 **전이를 인식하는 것에 대한 저항**이라고 부른다[4]. 그것은 가끔 다음과 비슷하다.

환자 저는 상사에게서 아무런 도움도 받지 못했어요. 선생님이 삶에 당연히 도움을 줘야 할 사람들에게 기대해 봤자 선생님은 결코 아무것도 얻지 못한다는 것을 잘 아시잖아요.

치료자 저 또한 당신이 저에 대해서도 말씀하시는 것이 아닌지 궁금합니다.

환자 오, 아니에요—저는 단지 제 상사에 대해서만 말하는 거예요. 선생님과는 아무런 상관이 없어요.

전이는 또한 어느 한 느낌이 다른 것을 인식하는 것을 막도록 여러 층으로 이뤄져 있다. 예를 들어, 치료자를 향해 느끼는 사랑의 느낌은 가끔 좀 더 부정적이고 경쟁적인 감정을 인식하는 것을 막을 수 있고, 그 반대로 치료자에 대한 부정적인 느낌은 긍정적 감정을 인식하지 못하게 작용하기도 한다.

기법

듣기

감정과 저항처럼, 전이에 귀를 기울이는 것은 일반적으로 그것을 의식적으로 찾는 것을 포함한다.

'즉흥적인' 발언에 귀를 기울이기

전이는 "선생님 사무실은 정말 좋고 아늑하네요." 또는 "그렇게 높은 신발을 하루 종일 신고 있으면 발이 아프시겠어요."와 같이 흔히 악의 없는 듯한 언급에도 묻어 있다. 이런 말들은 일상적인 대화에서 아무렇지도 않게 하는 말이다—치료 안에서 그것들은 전이에 대한 단서가 된다. 이러한 발언을 깊이 새겨 두었다가 후에 참고하기 위해 기억해야 한다.

치료 시간의 시작과 마지막에 다이얼을 맞추라

예를 들어, 환자가 치료 시간에 들어올 때와 나갈 때와 같이, 당신은 흔히 전이에 대한 단서들을 공식적인 구조의 치료 시간 밖에서 찾아낼 수 있다. "저는 항상 치료 시간이 끝나 갈 즈음에서야 발동이 걸리는 것 같아요." 또는 "비 오는 날은 진료실에 오는 게 참 힘들어요."와 같은 환자의 언급은 전이의 존재에 대한 신호일 수 있다. 감정과 저항의 경우와 마찬가지로, 주중 첫 치료 시간에 늦는다거나, 치료자의 책상을 훑어본다거나, 치료 시간이 끝나고 둘이 일어서면서 새로운 주제를 꺼내는 것과 같이 말보다는 행동의 형태에 이러한 단서들이 있다.

다른 사람들에 대한 언급에 귀를 기울이기—이동된 전이

친구, 중요한 사람 또는 직장 동료들에 관한 이야기는 우리가 전이를 듣는 또 다른 흔한 방식이다. 이 이야기들이 감정에 차 있거나 치료 안에서 일어나는 무언가를 상기시킨다면 그것들이 이동된 전이를 표시하는 것이 아닌지 생각해야 한다. 이러한 경우, 느낌이 당신과 관련되었거나 치료적 관계와 관련되었는지 알려 주는 단서들에 귀를 기울이는 것이 도움이 된다.

> 몇 달 동안 치료를 받아 온 대학원생인 Mr H는 Derrida의 주요 논문 두 가지에 대해 잘 모르고 있는 조교에 대해 이야기하기 시작했다. Mr H는 '학자로서 부족한' 사람과 함께 일하는 것에 대해 매우 화가 나 있다. 듣는 동안 당신은 Derrida를 한 번도 읽지 않은 당신 자신의 불안이 생각났고, 이 환자를 더 잘 이해하기 위해 당신도 어느 정도는 읽어야만 하는 것은 아닐까 하고 생각하게 되었다.

이 사례에서 당신이 그를 도울 수 있을지에 대한 환자의 두려움이 조교에 대한 느낌으로 이동되었다. 이러한 두려움이 조교와 관련된 실제적인 문제와 관련되었을 수 있지만, 이 또한 이동된 전이일 수 있으며, 그것들을 탐색하여 당신에 대한 그의 느낌과 일상에서 다른 사람들에 대한 그의 기대치를 밝히는 데 도움을 줄 수 있다.

환자가 다른 사람들과 관계 맺는 일반적인 패턴을 듣기

환자의 타인과의 관계에 대한 자세한 사항을 주의 깊게 듣는 것은 일어날 수 있는 전이 감정을 당신이 예측하는 데 도움을 줄 수 있다. 예를 들어, 환자가 거부당하는 것에 민감하게 반응하거나 분노를 표출하는 데 어려움을 겪어 왔다는 과거력을 설명하면 이러한 것이 당신에게도 마찬가지로 일어날 가능성이 크다. 혹은 만약 환자가 실망한 후 갑작스럽게 끝나는 짧은 관계를 가지고 있다면 전이에서도 이런 것이 일어날 가능성에 대비해야 한다. 잠재적으로 그런 상황이 당신과의 관계에서도 반복될 수 있다는 것에 귀를 기울여야 하고, 한편으로 장래에 참고하기 위하여 정리해 놓아야 한다.

당신의 역전이를 들으라

제22장에서 역전이에 대해 더 자세히 논의하겠지만, 우선 당신에 대한 환자의 느

낌을 이해할 수 있는 가장 좋은 방식은 곧 그들에 대한 당신의 기분을 인식하는 것임에 주목해야 한다. 예를 들면,

> 마지막 몇 번의 치료 시간에 Mr I가 매우 조용했음에도 불구하고 그의 치료자는 상실감을 느꼈다.

치료자가 자신의 느낌에 주의를 기울임으로써 환자가 스스로를 보호하려는 전이 감정을 치료자가 인식하는 데 도움이 되었다. 이는 이동되거나 회피한 전이 감정을 인식하게 되는 데 있어서 가장 좋은 방식 중 하나가 될 수 있다.

돌이켜 생각하기

당신이 전이 감정을 나타내는 어느 주제, 일련의 행동 또는 연속적인 언급들을 주목하게 됐다면, 다음 단계는 지금 시점에 환자로 하여금 이것에 관심을 가지게 할지 결정하는 것이다. '세 가지 선택의 원칙'과 '세 가지 준비의 원칙'을 기억하고 다음을 고려해 보자.

환자가 전이에 대해 작업할 준비가 되어 있고 또 의지가 있는가

전이에 관련된 질문을 시험 삼아 해 보고 치료를 통해 전이 안에서 작업할 환자의 의지가 어느 정도인지 가늠해 보는 것이 도움이 된다. 어떤 환자는 전이를 다룰 수 없거나 다룰 준비가 되어 있지 않으며, 이런 경우는 환자를 괴롭히지 않는 것이 좋다. 그렇지 않으면 *New Yorker*에서 만화로 풍자화된 정신분석가처럼 하는 것이다. "제가 드린 말씀에 어떤 느낌이 드셨어요?"라고 전이에 관한 질문을 하면 환자들은 가끔 귀를 기울이지 않거나 또는 고지식하게 반응하는데, 이는 그들이 이 방식으로 전이를 다룰 준비가 되어 있지 않음을 나타낸다. 가끔 환자들은 "이해 못하겠어요. 선생님이 저에게 아무 말도 하지 않으실 거라 선생님에 대해 어떤 생각도 가지면 안 되는 줄 알았어요."라고 말한다. 다음에서 논의하겠지만, 이러한 발언은 환자에게 **정신건강 교육**이 필요함을 말해 주고 있다. 예를 들어, 치료자의 질문에 대해 환자들이 조용해지거나, 입술을 오므리거나, 불편한 듯 뒤척이거나, 팔을 꼬거나, 부끄러워하거나, 불안해하거나, 눈 마주치는 것을 피하는 등의 화가 나거나 불쾌하다는 환

자의 **비언어적** 신호에 대해 주의하고 있어야 한다는 점을 기억해야 한다.

전이가 치료 시간 중에 표면에 있고 가장 감정이 차 있는 내용인가

전이는 늘 작동하는데, 그렇다고 해서 환자의 주의를 항상 거기에 집중시켜야 한다는 것을 뜻하지는 않는다. 예를 들어, 환자가 자기 아들에게 심각한 자전거 사고가 일어났다고 말한 뒤 당신에게 자녀가 있는지 물었을 경우, 당신은 전이보다는 먼저 그녀의 아들에게 집중할 것이다. 후에 그녀의 전이된 감정을 탐색해 볼 수 있으나, 그녀의 아들에 대해 바로 물어보지 않는 것은 무정한 것이다. 당신은 "잠시 뒤에 우리가 다시 그것에 대해 이야기해 보겠지만……." 또는 "원하시면 우리가 그것에 대해 이야기해 볼 수 있지만……, 아드님 소식을 들으니 마음이 아프네요. 그 애는 지금 어떤가요?"라고 말할 수 있다.

간혹 탐색해야 할 가장 중요한 주제들이 진료실 밖에서 벌어진다. 정신역동적 정신치료에 대한 흔한 오해는 전이가 항상 우선순위가 되어야 한다는 것이다. 다음 사례를 살펴보자.

> 50세 여성 환자인 Ms J는 그녀의 치료자를 따뜻하고 자비로운 보호자로 경험해 왔다. 하루는 공항 세관원으로부터 그녀가 해외에서 사 온 물품을 숨기려는 것으로 의심받고 난 후 그녀가 울면서 왔다. 그녀는 울먹거리면서 치료자를 보니 마음이 안정된다고 말한 뒤, 공항에서 겪은 수모에 대해 말하기 시작했다.

감정을 따라가면서, 치료자는 그녀에게 전이 감정에 대해 물어보기 전에 공항 세관원과 겪었던 경험을 탐색할 것이다.

전이를 해석해야 하는가

제4장에서 우리는 자기존중감 규제, 관계 유지, 충동통제에 어려움이 있는 사람들은 대부분 더 많은 지지가 필요하고, 반면 이러한 영역에서 잘 기능하고 있는 사람들은 무의식적인 생각과 공상을 드러내는 것을 충분히 받아들일 수 있고 이것이 도움이 될 수 있다는 것을 확인하였다. 일반적으로, 이것은 전이를 해석해야 할지 말지 결정할 때 좋은 판단 기준이 된다. 이러한 기본 영역에서 문제를 겪고 있는 환자들이, 평상시든지 혹은 인생의 위기 순간이든지, 치료자에 대한 느낌을 표현할 때

일반적으로 지지하기 개입을 필요로 하지만, 이러한 영역에서 강점을 보이는 환자들은 흔히 전이에 대한 드러내기, 해석적 기법으로 도움을 받을 수 있다.

그러나 지난 수십 년간 수행된 연구에 따르면 이 전통적인 관점은 난관에 봉착하게 됐다. 한 연구에서 100명의 환자를 대상으로 두 형태의 치료를 무작위 할당하였는데, 한쪽은 어느 정도의 전이 해석을 사용하였고 다른 한쪽은 전이 해석을 전혀 하지 않았다. 이 변수에 따른 치료 결과에서는 주목할 만한 차이를 보이지 않았다. 한편, 더 빈약한 대인관계 기능을 가진 환자들은 전이 해석이 없었던 치료보다 전이 해석이 주어진 치료에서 더 좋은 효과를 보인 것으로 밝혀졌다[5]. 저자들은 관계 문제를 가진 환자들은 강한 치료적 동맹을 만들고 유지하는 데 어려움을 겪기 때문에, 해석에 초점이 맞춰지지 않은 치료자에 대한 느낌은 이미 약해진 치료를 와해시켜 버리고 중도 탈락과 치료의 실패까지 이어지게 될 수 있다고 가설을 세웠다[6]. '지금 여기'에 기초하여 전이 해석을 하면 환자들이 그들의 삶 속에서 다른 사람들과 관계를 더욱 잘 맺을 수 있게 도울 수도 있을 것이다.

나는 지금 전이를 해석해야 하는가, 아니면 더 발전하도록 내버려 둬야 하는가

해석을 하기 전에 전이 감정을 가능한 한 완전히 이해하는 것이 중요하다. 저항과 마찬가지로, 전이를 더 잘 파악할 수 있도록 당분간 전이를 곁에서 지켜보는 것이 좋다(제20장).

나는 이동된 상태에 머물러 있어야 하는가, 아니면 전이에 직접 주목하게 해야 하는가

종종 이동된 상태에 있는 전이 감정은 직면하기 이전에 먼저 탐색을 하는 것이 납득할 만하다. 이는 환자가 더 편한 분위기에서 그것들을 말하는 가운데 당신이 느낌을 더 알아 갈 수 있도록 해 준다. 이동된 전이에 대해 말하는 것으로 좋은 작업이 이루어질 수 있음을 기억하자—이것은 단순히 제자리걸음을 하는 것이 아니다. 환자의 주의를 전이로 돌리기 전에 전이가 표면에 아주 가까워질 때까지 기다리라.

나는 마음 헤아리기를 격려해야 하는가, 아니면 전이를 탐색해야 하는가

'나는 드러내기를 해야 하는가 아니면 지지하기를 해야 하는가?'와 관련된 어떠한 질문이든지 간에 해답은 당신의 목표를 이해하는 것에 달려 있다. 일반적으로

- **마음 헤아리기를 격려하기**는 환자들이 그들 자신 그리고/혹은 당신의 생각과 느낌에 대해 생각할 줄 모른다고 판단되어 당신의 목표가 그들이 그것을 가능케 하는 것일 때 시행한다.
- **전이를 탐색하기**는 환자들이 그들 자신 그리고/혹은 당신의 생각과 느낌에 대해 생각할 줄 안다고 판단되어 그것들을 드러내기 하는 것이 그들이 자신과 타인에 대한 느낌을 이해하는 데 도움이 될 수 있을 때 시행한다.

다음을 살펴보자.

당신은 응급 전화를 받는 바람에 예기치 않게 치료를 10분 늦게 시작한다. 여기 두 환자가 같은 상황을 어떻게 반응하는지 보자.

- 환자 #1, 혼란스러운 관계의 과거력과 타인을 신뢰하는 데 문제가 있는 24세 여성으로, "제가 2주 전에 약물 복용을 중단한 것 때문에 선생님이 화가 나서 치료를 10분 늦게 시작하게 된 걸 알아요."라고 말한다.
- 환자 #2, 안정적인 관계의 과거력을 갖고 있지만 자기존중감과 관련된 갈등이 있는 55세 남성으로, "괜찮습니다. 선생님이 바쁘시다는 걸 알고 있어요—하지만 오늘은 이야기를 많이 할 수 없으니 아쉽군요."

환자 #1은 마음 헤아리기에 문제가 있는 것처럼 보인다—그녀는 당신이 무슨 생각을 하고 있는지 확신하고 있고 다른 가능성들은 고려하지 않는다. 당신의 목표는 다음과 같이 말함으로써 마음 헤아리기를 격려하는 것이 될 것이다. "제가 늦어서 당신에게 그렇게 말을 듣게 되니 정말 미안합니다. 제가 오늘 왜 이렇게 늦게 시작했는지 다른 이유가 있을까 생각해 보시겠어요?" 다른 한편, 환자 #2는 마음 헤아리기를 할 수 있지만, 당신이 그를 위해 시간을 할애하는 것과 그가 당신에게 화를 낼 수 있다는 것에 대해 갈등을 겪고 있다. 여기서 당신의 목표는 다음과 같이 말함으로써 그가 자기 상과 타인과의 관계에 대해 더 잘 이해할 수 있도록 그의 전이 공상을 탐색하는 것이다. "오늘 늦게 시작한 것에 대해 어떤 느낌이 드는지 제게 더 자세히 이야기해 주시겠어요?"

환자가 전이 탐색이 가진 가치를 제대로 인식할 수 있는가

전이를 가지고 작업을 하기 위해서는 환자가 다음과 같이 할 수 있어야 한다.

- 당신에 대한 느낌을 경험할 수 있다. 그리고
- 한걸음 물러서서 전이 느낌에 대해 돌이켜 생각할 수 있다.

어떤 환자들은 이와 같은 방식으로 전이를 가지고 작업할 수 없기 때문에 자신의 느낌을 확인하고 표현하지 못한 채로 치료자에게 반응한다. 이러한 경우에는, **정신건강 교육**을 시행하거나 이번 장의 후반부에 다룰 지지적 기법의 일부를 활용할 수 있다.

전이가 너무 강렬한가

어떤 환자들은 초기에 빠르고 강렬한 전이 반응을 형성한다. 이는 치료 중 뒤늦게 일어날 수도 있다. '전이 폭풍(transference storm)'—본래 과도한 전이—은 치료를 방해할 수 있고 치료적 동맹에 위협을 가할 수 있다. 어떤 환자는 전이 감정을 관리하는 데 문제를 갖고 있고 치료자를 과거에 자신이 알던 적대적인 또는 학대하던 사람들의 화신으로 볼 것이다. 이는 치료에서 강렬한 편집증적이거나 적대적인 또는 평가절하하는 전이로 분출될 수 있다. 환자가 언제 전이 감정을 관리할 수 없는지 확인하는 것이 중요하며, 다음을 꼭 평가해야 한다.

- 그들이 현실검증력을 잃었는가
- 그들이 자신의 경험에 대해 마음 헤아리기를 할 수 있는가
- 그들이 이러한 감정들을 바탕으로 하여 자기 파괴적으로 행동화했는가
- 치료가 직접적으로 위협을 받고 있는가

이것은 당신이 개입을 선택하는 것을 안내해 줄 것이다.

개입

기본적 개입

대부분의 환자에게는 전이와 그것을 어떻게 확인하는지 가르쳐야 한다. 또한 어떤 사람에게는 전이에 대해 대화하기가 어렵고, 불편한 느낌을 불러일으키는 만큼 가치가 있다는 확신을 갖게 해야 한다. 전이에 대해 환자가 편하게 말할 수 있도록 돕는 과정은 정신역동적 정신치료에서 개입을 하기 위한 중요한 방식이다. 주의할 점은 이 과정이 시간이 걸리고, 모든 환자에게서 일어나는 것은 아니라는 것이다. 여기에 몇 가지 유용한 개입이 있다.

정신건강 교육

이것은 이 과정의 첫 번째 결정적인 단계이다. 정신역동적 치료를 시작할 때 사람들에게 다음과 같이 알려 주는 것이 도움이 된다.

> 이 유형의 정신치료에서, 나에 대한 당신의 생각과 느낌들을 의논함으로써 우리는 당신 그리고 당신이 다른 사람들과 맺고 있는 관계들에 대해 많은 것을 배울 수 있습니다.

자유 연상(제20장)의 장에서 논의했던 것처럼, 당신이 환자에게 아무 생각이나 마음에 떠오르는 대로 말하라고 지시할 때 이런 언급을 포함할 수 있다. 이 과제의 어색함을 공감하는 것과 그것이 어떻게 도움이 되는지에 대해 설명하는 것이 핵심이다. 치료를 시작할 때 이를 설명했더라도 시간이 지나면서 이러한 느낌들이 올라올 때마다 반복할 수도 있음을 아는 것이 중요하다. 몇 번 반복 후에, 당신은 전이를 토의하는 것에 대한 환자의 불편함을 저항으로 해석하기 시작할 수 있다. 치료자에 대한 느낌을 논의하는 것의 유용성을 설명함으로써 환자들을 격려하는 것 또한 도움이 된다.

질문

전이 감정을 이해하려면 당신은 그것에 대해 먼저 배워야 한다. “어제 그것에 대해 이야기를 나눴는데 무엇을 경험하셨나요?” 또는 “제가 그 치료 시간을 취소한 것에 대해 느낌이 어떠셨나요?”와 같은 질문들은 전이에 대한 가치 있는 정보를 당신에게 제공해 줄 것이다.

지지하기 개입

우리 환자들에게 자기존중감 관리와 대인관계, 성찰하는 능력과 같은 기능에 문제가 있을 때, 전이를 다루는 목표는 일반적으로

- 치료자에 대한 지각과 느낌에 덜 압도당하도록 돕고,
- 치료적 동맹을 향상시키고 유지하도록 돕는 것이다.

전이에 초점을 맞추지 않고 전이로부터 배우기

전이를 이해하는 것은 치료자에게 늘 유용하다—하지만 간혹 성찰 능력이나 충동통제가 빈약한 환자에게는 압도적일 수 있다. 이러한 환자들 같은 경우 우리는 전이에 귀를 기울이고, 돌이켜 생각하며 전이로부터 배우지만, 꼭 전이를 드러낼 필요는 없다. 그럼에도 이번 장의 초반에 언급된 Hogland의 보고에 따르면, 환자들이 약화된 정신적 그리고 정서적 기능을 가지고 있을 때, 경험에 근거한 일반적인 규칙은 특히 치료 초기일수록 적당한 정도로 긍정적인 전이가 이루어진 분위기에서 작업을 하고 전이에 초점을 맞추지 않는 것이다[7-9]. 여기에 좋은 예가 있다.

> Mr K는 치료자가 휴가를 다녀온 뒤면 가끔 첫 치료 시간에 결석했다. Mr K는 이에 대해 전혀 의논할 수 없었지만, 치료자는 이런 일이 일어날 때마다 Mr K가 이별에 대한 느낌이 있었음을 알았다.

치료 시간에 환자의 행동에 대해 그들에게 직접적으로 말하기

어떤 환자들의 경우, 치료 중 그들이 행동하는 방식에 대해 말해 주면 그들이 다른 사람과의 대인관계를 향상시키는 데 도움을 줄 수 있다. 여기 두 가지 예가 있다.

> 저는 당신이 5~10분 늦게 치료 시간에 도착하는 경향이 있는 것을 알게 됐어요—직장에서도 마찬가지이신가요? 어쩌면 그것이 상사가 당신에 대해 화를 내는 것 중 하나일 수 있습니다.

> 당신은 제게 화가 날 경우 몇 주 지나기 전까지는 말하지 않는 경향이 있습니다. 간혹 바로 그것에 대해 말하는 것이 확대되지 않게 해 주지요. 어쩌면 그렇게 하는 것이 당신의

아내와도 도움이 될 것 같아요.

여기서 치료자는 치료자에 대한 전이 느낌과 공상을 탐색하기보다 환자의 관계를 직접적으로 호전시키려는 의도로 전이에 대해 언급한다.

전이를 교정하고, 감소시키고, 포용하기

당신이 지지하기 방식을 사용할 경우 "전이에 초점을 맞추지 말라"고 언급해도 괜찮고 좋을 수 있지만, 기본적인 신뢰, 현실검증력, 자기존중감, 대인관계에 문제가 있는 사람들은 종종 강렬한 전이로 인해 압도당하기 가장 쉬운 것이 현실이다. 간혹 시작하면서부터 이러한 느낌이 치료를 방해할 수 있으며, 당신은 치료적 관계를 직접적으로 다뤄야 할 수도 있다. 일반적으로 건강한 환자일수록 치료 시작부터 치료자를 신뢰할 준비가 되어 있기 때문에, 우리의 작은 부주의나 실수를 쉽게 넘어가고 문제없이 해결해 나갈 수 있다. 더 취약한 환자일수록 특히 민감하기 때문에 치료자의 실수나 공감적 실패가 실제이든 인지된 것이든 용서하기가 더 어렵다. 어떤 환자는 치료적 관계의 주관적 경험에 대해 마음 헤아리기를 하고 탐색하는 데 어려움을 겪는다—만약 당신이 "당신은 어머니에 대해 싫어하는 똑같은 것을 갖고 저를 비난하고 있다는 것을 알아채셨나요?"라고 물어본다면, 환자는 분명 "어머니와 같은 치료자를 만나다니 운도 없지!"라는 반응을 보일 것이다. 이렇듯 한층 더 취약한 환자들에게는 부정적인 전이를 **감소시키고** 치료적 관계에 일어난 파열을 **교정하는** 것이 치료를 유지하는 데 가장 중요할 뿐만 아니라 전이와 관련하여 중요하게 지속적으로 다뤄야 할 우선 사항일 수 있다[10-14].

환자가 어린 시절부터 중요했던 사람들에게 느꼈던 느낌에 기반한 반응이라는 것을 굳이 환자에게 이해시키지 않고도 환자가 당신에게 느끼는 강렬한 또는 적대적인 전이를 해결할 수 있는 특정한 일련의 지지하기 기법들이 있다.

- 감정에 이름 붙이기: 느낌을 말로 표현하고 환자가 무엇을 느끼는지 정확하게 명심하는 것이 전이를 관리하는 데 도움을 줄 수 있다. 그것은 이와 같을 수 있다.

당신은 제가 답신 전화를 하지 않아서 화가 났을 것 같아요.

당신은 당신이 제게 중요하지 않은 사람처럼 느끼신 것 같아요.

제가 상관하지 않고 있는다는 것 같은 생각이 드네요.

- 경험이 정당함을 인정하기: 당신에 대한 환자의 느낌이 분명할 경우, 환자의 경험이 정당함을 인정하는 것은 제대로 포용할 수 있는 것이다. 지각한 것에 대해 사과하는 것이 이러한 예이다.

환자 선생님이 오늘 10분 늦게 시작한 것 때문에 나는 정말 화가 나요.

치료자 그러게요. 일정한 시간에 시작할 것을 기대하셨는데 그렇지 못했어요. 그 점에 대해 미안합니다.

대체적으로 환자의 감정이 정당하다는 것을 인정하고, 실망시켜 준 것을 표현하고, 그 정도로 해 두는 것만으로도 충분하지만, 그렇게 되지 못했을 경우 실제로 치료 상황에서 일어난 일에 대하여 개방적이고 비방어적으로 환자의 느낌을 설명하려고 시도해 볼 수 있다.

환자의 안전과 관련된 이유들 때문에 치료자는 자살 위험이 있는 환자의 배우자와 연락하며 지냈다. 환자가 자신을 '감시'했다고 치료자를 비난했을 때, 치료자는 "당신 말이 맞아요. 당신 남편과 연락을 하고 지냈고 이 때문에 당신이 당신 자신의 치료를 통제하지 못한다고 느끼셨다는 것을 알 수 있습니다. 하지만 제게 가장 중요한 것은 당신의 안전이기 때문에, 저는 당신의 안전을 최선을 다해 지킬 수 있도록 당분간 남편과 연락을 할 필요가 있습니다. 계속해서 이것에 대한 당신의 느낌을 이야기해 보도록 하죠."라고 말해 볼 수 있다.

- 널리 해석하기: 강렬한 전이 감정을 치료 밖에서 일어나는 환자의 현재 생활과 관계들에 관련시킴으로써 분산되도록 도움을 준다.

당신 아내가 멀리 있고 부모님께서 별로 지지적이지 못한 상황에서 저와 연락이 닿지 않아 특히 더 화가 나셨겠어요.

- 부드럽게 잘못된 지각을 교정하고 같이 현실검증하기: 동맹관계가 그것을 견뎌 낼

수 있다는 조건 아래, 치료자에 대해 잘못 지각한 것을 부드럽게 교정해 주고 치료자에 대한 환자의 왜곡을 현실검증하도록 시도해 볼 수 있다.

환자 나는 선생님이 가르치려 드는 게 정말 싫어요!

치료자 제가 한 어떤 말이 가르치려 드는 것처럼 들렸나요?

환자 모르겠어요. 선생님 말투가 더 그렇게 들리게 한 것 같아요.

치료자 제가 한 말 때문에 모욕감을 느끼셨다니 미안합니다. 그것은 분명히 제 의도가 아니었어요.

• 마음 헤아리기를 격려하기: 이번 장의 초반에 기술한 대로, 이것은 강렬한 전이 반응을 다루는 또 다른 기법이다. 마음 헤아리기 기법은 환자들이 치료적 관계 안에서 일어나는 것들에 대한 느낌을 정리할 수 있도록 도와주는 것을 목표로 한다. 이 직설적인 접근법에는 다음이 포함된다.
  - 환자들에게 치료 중 그들이 경험하고 있는 것을 기술하게 하기
  - 그들의 경험이 얼마나 정확한지 상관하지 말고 공감하기
  - 그들의 감정을 명료화하고 탐색하기
  - 그들이 관계에 대해 갖는 인상을 돌이켜 생각하기
  - 당신이 느낌을 말한 것에 대해 그들이 집중하는 것에 초점을 맞추기
  - 그 순간에 해당하는 당신 경험의 일부분을 공유하기인데 그렇게 하면 당신도 자신만의 주관적인 경험을 갖고 있다는 생각을 알려 줌으로써 환자를 지지해 주게 됨
  - 그들이 자기 자신에 대해 지각하는 것을 당신이 그들을 지각한 것과 비교할 수 있도록 돕기[15]

여기 사례가 있다.

치료자가 가족 상을 당하여 치료를 바로 하루 전날 취소한다고 알려야 했다. 그와 환자가 그 다음 주에 만나자, 환자는 팔짱을 끼고 앉은 채로 조용히 짜증을 내고 있다. 치료자는 그녀에게 마음속에 떠오르는 것을 이야기하라고 하면서, 그녀가 치료 취소에 대한 느낌이 있었을 것이라고 말을 건넨다. 그녀는 치료자가 평소에 최소한 2주 전에는 미리

> 알려 주었던 것에 비하면 이번 일이 얼마나 거슬리는 일이었는지 이야기한다. 치료자는 경청하고 공감하는 한편, 환자가 느꼈던 것에 대해 더 자세하게 이야기해 보도록 격려하고, 동시에 그가 약속 지키는 것을 소중하게 여기는데도 불구하고 막판에 그렇게 취소를 해야만 했던 것이 그에게도 힘든 일이었음을 덧붙인다.

이렇게 오가는 대화는 환자가 자신의 경험과 치료자의 경험에 대해 마음 헤아리기를 할 수 있도록 지지해 준다.

만약 모든 것이 실패한 경우, 극심한 상황에서도 침착성을 잃지 않고 화내지 않도록 노력해야 한다. 당신이 비난 없이, 화내지 않고 또는 거절하지 않으면서 환자들의 강렬한 느낌을 인내할 수 있다는 것을 보여 주는 것이 정신치료의 '**품어 주는 기능**(holding function)'의 핵심적인 요소이다. 이러한 '품어 줌'은 환자가 아무리 강렬한 부정적인 느낌을 경험하고 있더라도 당신이 마치 성질 부리는 아이의 어머니처럼 그들을 지속적으로 지지해 줄 것을 환자에게 확신시켜 준다[16]. 치료자와 이것을 반복해서 경험하는 것은 동맹을 강화시켜 주고, 최종적으로는 다른 사람들과의 관계를 강화시켜 줄 수 있다. 어느 정신치료든지 간에 동맹에서 생기는 진통은 피해 갈 수 없는 일이다. 실제로, 연구에 따르면 **좋은 치료 결과**를 보이는 정신치료 사례에서 동맹의 경과는 항상 불화와 회복의 연속이 특징적으로 나타난다[16].

드러내기 개입

무의식적인 생각과 느낌을 드러내려고 전이를 탐색하기를 원할 때 우리는 드러내기 개입을 선택한다.

직면

드러내기의 첫 번째 단계는 **직면**이다. 우리는 전이로 환자의 주의를 끌어들이기 원할 때 직면시킨다. 여기에 몇몇 전이의 직면들이 있다.

> 제가 마지막 말을 한 뒤 당신은 굉장히 조용해지셨어요. 그것에 대해 어떤 느낌을 가지셨나요?
>
> 제 휴가 때문에 당신이 화가 난 것처럼 들립니다. 이에 대해 더 말씀해 주시겠어요?

여기에 전이의 직면이 사용되는 사례가 있다.

26세 철학 대학원생인 Mr L은 종종 자신의 관심 분야를 이해하지 못하는 사람들을 폄하한다. 당신은 환자가 당신에 대해 말하는 것이 아닌지 궁금하지만, 우선적으로 이동된 것에서 이를 탐색한다. 당신이 일주일간 봄 휴가를 다녀온 뒤 갖게 된 첫 번째 치료 시간에, 환자가 책상 위에 놓인 월트 디즈니 유람선 여행(당신이 얼마 전에 다녀온)에 관한 안내 책자를 쳐다보고 있는 것을 보았다. 그는 직접적으로 언급하지 않으면서, 자신의 남동생이 속한 사교 모임과 이들이 플로리다까지 다녀온 저급한 '장거리 자동차 여행'에 대해 비하하듯이 말했다. 당신은 당신에 대한 환자의 느낌이 표면에 가깝다고 생각하지만, 환자가 직접적으로 언급하지 않으므로 "당신은 사람들이 어떻게 휴가를 보내는지 생각하고 있지만, 제 휴가에 대해서 어떻게 생각하는지는 말하고 있지 않네요."라고 언급하여 전이를 직면시키기로 결정한다. 그러자 환자는 안내 책자를 본 뒤 당신이 그런 '하층 계급의' 여행을 다녀온 게 당황스러웠다고 말한다.

직면은 환자가 전이에 대한 토의를 더 깊이 할 수 있게 한다.

명료화

전이의 **명료화**는 환자가 당신에게 보이는 반응과 비슷한 상황을 연결시키는 것이다.

오늘 매우 조용하신데, 그러고 보니 오늘이 제가 휴가 가기 전 마지막 날이군요. 지난번에도 제가 떠나기 전에 같은 일이 일어났었죠.

당신이 아내에 대해 말할 때마다 당신은 제가 비난할 것이라고 확신하시네요.

당신은 한동안 당신이 무엇을 느끼는지 이해한다고 생각하셨는데, 최근 몇 주 동안 당신은 전혀 그런 기분을 갖지 않으셨죠.

명료화는 사람들이 그들의 전이 감정을 분명히 하도록 돕는다. 왜냐하면 그들은 여러 다른 상황에서 그것들이 발생한 것을 보기 때문이다.

해석

전이 **해석**에는 두 가지 유형이 있다. 첫 번째는 치료자가 환자의 행동이 무의식적인 전이 감정의 결과물이라고 해석하는 것이다.

> 저는 당신이 최근에 두 번의 치료 시간에 늦은 이유가 제가 당신에게 화가 났을까 봐 걱정하셨기 때문이라고 생각합니다.

다른 유형의 전이 해석에서 치료자는 전이를 과거 관계와 관련된 왜곡의 결과물로 해석한다.

> 저는 당신이 혼자 결정을 내렸을 때 어머니가 늘 화를 내셨기 때문에 제가 당신에게 화가 났을까 봐 걱정하신다고 생각합니다.

두 가지 유형의 해석 모두 환자가 자신과 타인과의 관계를 이해하도록 돕는다. 여기에 전이와 관련된 해석 작업의 사례가 있다.

> 학교 영양사인 34세 여성 Ms M은 2년간 치료를 받아 왔다. 그녀는 이성애자이지만 미혼이다. 그녀는 그녀가 이상화하려는 경향이 있는 여성 치료자 Dr Z와 좋은 동맹을 형성하였다. 그녀에게는 많은 친구가 있는데, 그녀는 그들에게 지나치게 많이 맞춰 주고 전반적으로 타인의 요구를 우선시하였다. 이 문제가 치료에서 주요 초점이 되어 왔고, Ms M은 서서히 자신의 요구를 주장하기 시작했다. 그녀가 어릴 적에 아버지는 안 계셨고, 어머니는 뇌성마비에 걸린 남동생을 돌보는 데 거의 모든 시간을 보냈다. 치료자가 보기에는 어머니가 Ms M을 방치한 것처럼 보였지만, Ms M은 전반적으로 어머니를 불쌍히 여기면서 어머니의 삶이 조금 더 편안해질 수 있도록 전력을 기울였다. 다음 치료 시간 일주일 전, 치료자는 Ms M에게 다음 주에는 매주 두 번 받던 치료 중 한 번은 걸러야 한다고 말했다. 다음 사례는 걸러야 될 치료 시간에 앞선 치료 시간이다.

환자 주말에 직장 동료 이벳(Yvette)과 그녀의 새 남편을 점심에 초대했지만 그들은 끝내 올 수 없었어요. 음식도 다 준비해 놨는데 역시 또 혼자 남았어요.

치료자 굉장히 실망하셨겠어요. (**공감적인 발언**)

환자 뭐, 덕분에 밀렸던 일을 끝낼 수 있었어요. 그 친구는 늘 취소하기 때문에 다른 사람들과 함께 초대하지 않은 제가 실수했던 거였죠.

치료자 그것에 대해 화를 느끼기 조금 어려워하는 것 같아요. (직면)

환자 화가 나다니요? 제 결혼식 같은 것도 아니고 그냥 점심 식사였는데요.

치료자 혹시 결혼식이 마음에 떠오르지 않았나 싶어요. 이벳의 결혼식처럼요. (직면)

환자 (그녀의 얼굴에 한 줄기 눈물이 흐른다) 이벳이 마지막이었어요. 우리는 함께 '독신'이었는데, 그녀는 이제 누군가를 만났고 더 나은 것들을 할 것이 생겼어요. 그런데 제가 그것에 대해 운다고 일이 풀리진 않잖아요? 그런다고 그녀가 점심에 나타나진 않아요. 그 점심이 그녀에게 그리 중요하지 않았을지 모르지만, 주말에 제게는 가장 중요한 일이었어요. 그런데 아무 일도 아니라는 듯 그녀가 마지막에 취소했어요.

치료자 오늘 친구에 대해서 말씀하시지만, 저도 역시 마지막에 취소했어요. 어쩌면 제게 화를 낼 수 없어서 친구에게 집중하는 게 아닌가 싶어요. (해석)

환자 선생님은 선생님의 삶이 있으세요. 할 일이 많으시잖아요. 제가 선생님 삶의 중심은 아니죠.

치료자 어쩌면 당신이 그렇게 되길 바라실 수도 있죠. (해석)

환자 (울면서) 전 누군가의 삶의 중심이 되길 원해요. 이벳에게는 로드니(Rodney)가 있고, 선생님은 가족이 있으시고, 제 어머니는 늘 동생을 돌봐 주셨어요. 전 앞으로 어느 누구에게도 최우선 순위가 되지 못할 것 같아요.

이 치료 시간에서 환자가 감정을 표현하고 새로운 정서적 영역으로 이동하고 있었기 때문에 치료자는 어느 정도 이동된 것에 머물러 있었다. 직면은 환자가 얼마나 화가 났는지 인정하는 것에 대한 그녀의 저항을 감소시키는 것을 도와주었다. 이벳에 대한 기분이 치료자에 대한 것과 거의 동일하다는 것이 명확해지자, Dr Z는 이동된 느낌과 전이를 연결시켰다. 궁극적으로 환자는 아무도 그녀의 요구를 최우선으로 두지 않는다고 느끼는 사람인 그녀의 친구, 치료자 그리고 어머니를 연결시킨다. 이러한 느낌들을 인정하는 것이 그녀가 실망과 분노로부터 피하기 위해 그녀가 어떻게 그녀 자신의 요구를 방어적으로 복종시키는지 이해하는 첫 단계이다.

이제 우리는 전이를 탐색했으므로 다음은 치료자의 느낌, 즉 역전이를 살펴볼 것이다.

권장 활동

다음은 전이를 포함하는 세 장면이다. 읽고 학습 질문들을 고려해 보자.

1. 처음 방문한 환자는 25세인 미혼 음악가이며, 이전 치료에서 그의 치료자가 동네 커피숍에서 치료를 할 수 없다고 말하자 갑자기 치료를 중단한 뒤 세 번째 다른 치료자인 당신에게 왔다. 그는 당신에게 이전 치료자가 융통성이 없고 자신과 커피도 마시지 않으려고 해서 치료를 받을 수 없었다는 말을 하고, 그가 중요한 주제를 말하고 있는 도중에 자주 치료 시간을 끝냈고, 꿈에 관심이 없는 듯 보였다고 말한다. 그는 당신이 조금 더 도움이 되고 유연했으면 좋겠다고 말한다.

   a. 환자는 당신에게 전이를 보이고 있는가?
   b. 그는 이전 치료자에게 어떤 유형의 전이를 가졌는가?
   c. 지금 당신은 무슨 개입들을 사용하겠는가?
   d. 당신은 치료의 나중 시점에 무슨 개입들을 사용하겠는가?

해설

환자는 당신이 '좋은 엄마'가 되기를 바라고 있으며, 현재 긍정적인 모성 전이를 보이고 있다. 그가 이전 치료자와 치료를 중단했을 때에는 부정적인 모성 전이를 가지고 있었다. 환자의 말을 들으며, 당신은 환자가 분열을 사용해서 당신을 완전히 좋게 또한 이전 치료자를 완전히 나쁘게 보는 것이 아닌지 생각해 본다. 그가 처음 방문한 환자임을 감안해서 그의 전이를 명심해 두지만, 그가 먼저 치료의 골격을 이해하도록 확실하게 해야 한다. 이는 **이해함을 보이기**와 **정신건강 교육** 두 가지 모두 포함할 수 있다.

당신이 이전 치료자에게 혼합된 느낌을 갖고 있는 것 같은데, 함께 이것에 대해 이야기를 나누는 게 중요하다고 생각합니다. 그런데 치료는 진료실에서 치료 시간 동안에만 이루어지기 때문에 대부분의 치료자가 환자들과 커피를 마시지 않는다는 점을 아시는 게 중요합니다. 치료를 시작하면서 이에 대해 명확하게 하는 것이 매우 중요하기 때문에 저는 당신이 그 이야기를 꺼내셔서 반갑습니다.

만약 환자가 당신에 대해 불만스러워하는 순간 같은 문제가 나중에 나타나면, 당신은 이동된 것을 다음과 같이 해석할 수 있다.

> 제 생각에는 당신이 이전 치료자에게 느꼈던 불만스러웠던 기억을 꺼내는 것이 현재 제게 느끼는 불만을 말하는 것보다 더 쉬운 것 같아요.

2. 당신은 일 년 전부터 오랫동안 불행했던 결혼 생활, 관계로 인하여 덫에 걸린 듯한 느낌 등을 호소하며 도움을 구하러 당신을 찾아왔던 32세 여성을 치료하고 있다. 그녀는 맞지 않는 남자와 결혼한 것이 아닌지 두려웠지만, 이혼하게 되면 평생 아이들을 갖지 못할까 봐 겁을 냈다. 그녀는 당신에게 치료를 받으러 일주일에 두 번 왔고, 치료에 매우 열심히 참여한다고 느낀다. 치료를 받은 지 일 년 뒤 그녀는 이상적인 일자리 제안을 받았다. 그러나 그녀가 제안을 받아들일 경우 치료 시간 하나를 옮겨야 하는데 당신은 그녀의 필요한 스케줄에 맞게 조정할 수 없다. 그녀는 굉장히 화가 나면서 마치 당신이 그녀에게 완벽한 일자리의 기회와 치료 사이에서 선택하도록 하는 것처럼 느꼈다. 그녀는 당신과의 관계 때문에 덫에 걸린 것처럼 느꼈고, 당신 때문에 그녀가 일자리를 선택하는 데 방해가 되지 않을까 두려워했다. 그녀는 "선생님이 아니었다면 전 행복하게 제 직업을 선택했을 거예요. 이제 전 치료를 절충하든지 아니면 완벽한 일자리를 거절해야만 해요."라고 말한다.

   a. 환자는 당신에게 전이를 보이고 있는가?
   b. 이것은 어떤 유형의 전이인가?
   c. 만약 그녀가 약한 기능을 가졌다면 당신은 어떤 개입을 하겠는가?
   d. 만약 그녀가 드러내기 작업을 할 수 있다면 당신은 어떤 개입들을 하겠는가?

해설

환자는 당신을 그녀의 발전에 방해물로 보고 있다. 이는 경쟁적인 오이디푸스 수준의 삼자 모성 전이, 즉 그녀는 당신을 마치 딸이 아버지의 사랑을 차지하지 못하도록 저지하는 어머니로 경험하는 것일 수 있다. 또 시기하는 어머니와 관련된 부정적인 오이디푸스 이전의 양자 모성 전이일 수 있다. 지지하기 개입은 당신이 그녀의 편의를 도모하기를 원한다고 알려 줌으로써 잘못된 지각을 교정할 수 있다. 그

후에 당신은 그녀의 관계에서처럼 그녀가 원하는 방향으로 조정이 되지 않을 때 덫에 걸렸다고 느끼는 경향이 있다는 생각에 대해 의논할 수 있다. 해석적 개입은 다음과 같이 그녀가 덫에 걸렸다는 느낌의 감정적 경험에 대한 직면을 포함할 수 있다.

덫에 걸렸다고 느낄 때 무엇이 마음에 떠오르시나요?

당신은 그녀가 남편에 대한 느낌과 당신에 대한 느낌 사이의 유사성을 명료화하며 추적할 수 있다.

당신이 저와 남편 두 사람 모두에 의해 덫에 걸렸다고 느끼는 게 흥미롭군요. 이에 대해 어떤 생각이 있으세요?

해석에서 결국 그녀가 덫에 걸렸다고 느끼는 것은 그녀가 당신을 필요로 하는 동시에 당신이 그녀의 발전을 훼방 놓는 것처럼 당신을 경험하기 때문이라고 지적할 수 있다.

당신이 갈등을 느끼기 때문에 저에게 화가 나시는 것 같군요. 한편으로는 저를 필요로 한다고 느끼지만 또 한편으로는 당신이 앞으로 나아가지 못하도록 제가 막고 있다고 느끼시네요.

이 갈등을 드러냈다면, 당신은 이에 대한 그녀의 느낌과 이 문제가 그녀의 어린 시절 관계들과 어떻게 연관되어 있는지 더 알게 될 것이다.

3. 65세 은퇴한 세일즈맨으로 최근 등 수술을 받고 이제 인생의 다음 단계를 어떻게 감당해야 할지 어려움에 빠져 있다. 그가 수술을 받고 돌아온 후 당신이 그에게 아직도 약을 복용하고 있는지 물어보자, 그는 고함을 지르며 말한다. "뭐가 잘못됐소? 선생은 다른 사람들처럼 나를 중독자가 됐다고 욕하고 싶어 하는 것만 같소." 그는 성난 얼굴로 노려보면서, 마치 방을 나갈 것처럼 보인다.

   a. 환자가 당신에게 전이를 보이고 있는가?
   b. 이것은 어떤 종류의 전이인가?
   c. 어떠한 기법이 이 불화에 도움이 되겠는가?

해설

환자는 당신이 그를 보고 진통제를 남용하고 있다며 비난한다고 경험한다. 그는 편집증적인 부정적 전이를 가지고 있다. 이처럼 강하고, 분노에 찬 전이 반응은 치료를 위험에 빠뜨릴 수 있다. 환자가 느끼고 있는 것을 기술하도록 격려하고 다음과 같이 말해서 환자가 마음 헤아리기를 하도록 격려하기 좋은 시점이다. "제가 한 질문에 대해서 어떤 느낌이 드시는지 제게 이야기해 주실 수 있으세요?" 만약 그가 잠잠해지고 당신에 대해 가졌던 생각에 대해 돌이켜 생각할 수 있다면, 당신은 수술받고 돌아온 모든 환자에게도 이런 질문을 한다고 알려 줄 수 있다. 이 대화는 동맹을 회복시키고, 그가 방어적이라고 느낄 때 다른 사람들이 경험하게 되는 것에 대해 섣부른 결론을 내려 버리는 경향성을 조명해 주는 데 도움이 될 것이다.

참고문헌

1. Auchincloss, E. L., and Samberg, E. (1990). *Psychoanalytic Terms and Concepts*. Yale University Press, New Haven, pp. 151–153.
2. Greenson, R. R. (1967). *The Technique and Practice of Psychoanalysis*. International Universities Press, New York, pp. 238–240.
3. Moore, B. E., and Fine, B. D. (1990). Psychoanalytic *Terms and Concepts*. Yale University Press, New Haven, pp. 134–135.
4. Gabbard, G. O. (2009). *Textbook of Psychotherapeutic Treatments*. American Psychiatric Publishing, Washington, DC, p. 58.
5. Hoglend, P., Amlo, S., Marble, A., et al. (2006). Analysis of the patient–therapist relationship in dynamic psychotherapy: An experimental study of transference interpretations. *American Journal of Psychiatry, 163,* 1739–1746.
6. Hoglend, P. (2014). Exploration of the patient–therapist relationship in psychotherapy. *American Journal of Psychiatry, 171,* 1056–1066.
7. Hoglend, P. (2008). Transference interpretations in dynamic psychotherapy: Do they really yield sustained effects? *American Journal of Psychiatry, 165,* 763.
8. Levy, K. N., Meehan, K. B., Kelly, K. M., et al. (2006). Change in attachment patterns and reflective function in a randomized control trial of transference–focused psychotherapy

for borderline personality disorder. *Journal of Consulting and Clinical Psychology, 74*(6), 1027-1040.

9. Gabbard, G. O., and Horowitz, M. (2009). Insight, transference, interpretation and therapeutic change in the dynamic psychotherapy of borderline personality disorder. *American Journal of Psychiatry, 166*(5), 517-521.
10. Safran, J. D., Muran, J. C., and Proskurov, B. (2009). Alliance, negotiation, and rupture resolution, in *Handbook of Evidence-Based Psychodynamic Psychotherapy* (eds. R. A. Levy and J. S. Ablon), Humana Press, New York, pp. 201-225.
11. Pinsker, H. (1997). *A Primer of Supportive Psychotherapy*. Analytic Press, Hillsdale, NJ.
12. Winston, A., Rosenthal, R. N., and Pinsker, H. (2004). *Introduction to Supportive Psychotherapy*. American Psychiatric Publishing, Washington, DC.
13. Kernberg, O. F., and Philadelphia, J. B. (1982). Supportive psychotherapy with borderline conditions, in *Critical Problems in Psychiatry* (eds. J. O. Carvenar and H. K. Brodie), J. B. Lippincott, New York, pp. 195-197.
14. Appelbaum, A. H. (2006). Supportive psychoanalytic psychotherapy for borderline patients: An empirical approach. *American Journal of Psychanalysis, 66*(4), 317-332.
15. Bateman, A., and Fonagy, P. (2015) Borderline personality disorder and mood disorders: Mentalizing as a framework for integrated treatment. *Journal of Clinical Psychology, 71*, 792-804.
16. Safran, J., and Kraus, J. (2014). Alliance ruptures, impasses and enactments: A relational perspective. *Psychotherapy, 51*(3), 381-387.

한국 문화를 바탕으로 한 주석

전이는 저항과 함께 정신치료에서 가장 중요한 영역입니다. 어떤 분석가는 자기 반지에 'T&R'을 새겨놓고 항상 환자를 보면서 그걸 안 놓치게 들여다보고 있으려고 했답니다. 저항과 전이는 항상 생기기 때문입니다. 전이의 정의는 과거에 어떤 사람에게 가졌던 느낌이나 생각을 현재 다른 사람에게 옮기는 것이라고 되어 있습니다. 그런데 이런 생각만 가지고 있는 것은 객관적으로 환자의 행태를 열심히 관찰은 하지만 치료까지 이루어지는 것은 아닙니다. 환자가 자신이 그렇게 하고 있다는 것을 깨닫고 지금은 그럴 필요가 없다고 판단하여 그러한 행태를 반복하지 않게 되는 것이 치료입니다. 환자가 저절로 깨달으면 좋지만, 전이 역시 무의식에서 일어나는 일이기 때문에 환자는 혼자서 그것을 알 수가 없습니다. 이때 치료자가 그걸 도와주는 것인데 이런 역할을 치료라고 합니다.

치료자의 이런 역할이 쉽지 않기 때문에 하나하나 알아 가야겠습니다. Cabaniss는 전이가 다양하게 나타나는 경우를 보여 주고 하나하나 이름을 붙여서 알아 가기 쉽게 만들었습니다. 우선, 정리된 것들 중 몇 가지를 다시 꺼내 보겠습니다.

전이는 환자가 치료자에 대해 느끼는 모든 것인데 실제적인 것, 가상적인 것들이 섞여 있습니다. 감정과 관련된 전이를 찾아 가는 것이 중요합니다. 긍정적 전이는 강하지 않으면 치료관계에 도움이 되기에 그대로 해석하지 않고 두고, 부정적 전이는 치료관계가 끊어지지 않도록 빨리 해석해 줍니다. 전이는 과거와 연결되어 있습니다. 과거의 감정이 현재에 드러나기 때문에 지금 드러나는 감정이 과거의 것이 나타나는 것이라고 아는 것이 중요합니다. 전이와 저항은 따로 떼어 놓기 어렵습니다. 전이를 인식하는 것에 대한 저항도 있습니다. 환자들은 전이의 감정을 알게 되는 것을 저항하는 경우가 많습니다.

즉흥적인 발언에 귀를 기울여야 하고, 치료 시작, 끝에 무심코 나오는 감정에 다이얼을 맞춰야 하며, 다른 사람에 대해 언급하더라도 치료자에 대한 감정이 이동된 것으로 나타날 수 있기에 잘 집중해야 합니다. 다른 사람들과 관계 맺는 패턴을 알아야 하고, 한편으로는 치료자가 자신의 역전이 패턴을 빨리 알아채는 것도 중요합니다. 환자를 평가할 때도 환자가 전이에 대해 작업할 준비가 되어 있는지 파악을 해야 잘 다룰 수 있습니다. 전이가 표면에 있고 감정이 기저에 많이 있는지 파악하여야 합니다. 전이는 환자가 그것을 받아들일 수 없으면 다룰 수 없습니다. 자신을 객관적으로 들여다볼 수 있어야 합니다.

이렇게 이론적으로 나열을 해야 전이에 대한 대체적인 윤곽을 알 수 있기 때문에 초보자들은 안심할 수 있습니다. 그런데 어느 정도 연륜이 쌓이면 이러한 이론의 틀에 모든 것을 맞추려 하다가 난관에 부닥칩니다. 왜냐하면 실전에서는 이렇게 이론적으로 설명해 놓은 것 말고도 수많은 변종이 존재하기 때문입니다. 소암 선생은 전이에 대해 어떤 상황에서도 적용할 수 있는 마스터키 같은 설명을 합니다. 비교적 간단하지만 깊이 새기고 이해를 하여 자기 것으로 만들어야 실력을 제대로 발휘할 수 있습니다. 소암 선생은 옮긴다(transfer)는 뜻보다는 마음속에 깊이 있던 감정이 다른 사람을 대했을 때 기회가 되면 '나온다'고 표현하며 자기 마음속의 감정을 앞에 있는 상대에게 투사한다고 설명합니다. 예를 들면, 핵심감정에 있었던 적개심이 어떤 사람을 대할 때 지금 여기에서 살아 있는 감정이 되어 나타난다는 것입니다. 기존의 정의와 조금 다른 점이라면 소암 선생은 객관적으로 관찰만 하는 것이 아니라 주관적으로 느끼며 공감적 반응을 합니다. 그렇게 공감을 하게 되면 환자는 상대방을 보고 느꼈던 상대방에게 향했던 감정인 적개심이 원래는 자신의 마음속에 있던 적개심이었다는 것을 깨닫게 됩니다. 즉, 상대방을 나쁜 사람이라고 생각했던 것이 사실은 상대방을 대했을 때 자기 마음속에 있는 적개심이 올라와서 상대방을 나쁜 사람이라고 판단했다는 것을 알게 됩니다. 이런 과정 중에는 환자의 적개심이 드러나고 그 적개심의 원천이 과거에 부모에게 사랑받고 싶었던 마음이 있었는데 그것이 충족되지 못하니 화가 나서 적개심으로 남아 있다는 것을 알게 됩니다. 평소 그 상태로 그 감정을 갖고 다니다가 안전한 치료자 앞에서 드러내게 되고 그걸 보는 순간 지금은 그런 적개심을 발휘하는 게 필요 없다는 것을 알게 되면 적개심이 해소된다는 것입니다.

임상 현장에서 만일 환자가 치료자를 비난한다면 치료자는 가장 먼저 실제로 치료자가 비난받을 행동이나 말을 했는지 검토해 보고, 만약 그렇지 않았는데 환자가 비난한 것이라면 그다음에는 그것이 환자의 문제라는 것을 알고 대처해야 한다는 것입니다. 만약 치료자가 환자의 비난에 대해 기분이 상하여 치료자의 감정이 올라온다면 그때는 이미 치료가 물 건너갔다고 봐야 합니다. 환자가 이유 없이 치료자를 비난하면 치료자는 감정의 동요 없이 어떤 사연이 있길래 환자가 저런 반응을 할까 하는 궁금증을 갖고 그 원인을 알기 위해 양파를 까듯 겉에서부터 하나하나 까 들어가야 합니다. 그러면 마지막에는 환자의 핵심감정에 도달하게 되고 적개심 때문이었다는 것을 환자도 치료자도 모두 알게 되면서 해결됩니다. 적개심은 폭발시켜 해결하는 것이 아니라 깨달아서 이해해야 해결됩니다.

Cabaniss는 전이 역시 감정이나 저항을 다루듯이 개입을 하여 해결을 시도했습니다. 그 방법은 이전에 설명했던 개입 기법을 똑같이 사용합니다. 즉, 기본적 개입과 지지하기 개입 그리고 드러내기 개입 세 종류의 개입을 합니다. 기본적 개입은 전이에 대해 환자를 교육하는 것입니다. 즉, 정신건강 교육 등을 말하고 질문을 함으로써 환자에게 전이에 대해 알게끔 하는 것입니다. 지지하기 개입은 전이에 초점을 맞추지 않으면서 전이를 다루는 것입니다. 치료자는 전이가 있다는 것을 알지만 환자는 이를 모르고, 환자가 그것을 감당할 수 없어서 전이를 교정하고, 감소시키고, 포용하는 정도의 지지를 하게 됩니다. 여기에서도 기존의 다른 영역에서 해 왔던 감정에 이름을 붙이기, 환자의 경험이 정당함을 인정, 잘못된 지각을 인정하는 등의 지지하기 개입을 합니다. 드러내기 개입은 직면시키고 명료화시키고 해석을 하면서 다른 영역에서 사용할 때와 동일하게 전이에도 적용합니다.

전이라는 단어가 정신치료에서는 자주 등장합니다. 그런데 아마도 서양의 책에 나오는 치료자의 말을 그대로 적용시키기 어려운 부분이 바로 전이와 관련된 언급일 것입니다. 동서양의 문화적 차이를 가장 잘 드러내는 영역이기도 한데 더 중요한 점은 전이를 다루는 것이 정말로 어렵기 때문입니다. Cabaniss도 성찰 능력이나 충동통제가 빈약한 환자에게는 '전이로부터 배우지만 꼭 전이를 드러낼 필요는 없다'고 하였습니다.

실제로 전이를 다룰 환자가 그리 흔치 않기도 합니다. 그리고 그 과정 또한 초보자들이 그대로 따라하기는 어렵습니다. 초보자들은 처음부터 전이를 다루려는 욕심을 버리고 실력이 쌓인 후 천천히 조심스럽게 접근하는 것이 좋습니다. 그리고 서양식 말투가 아닌 내가 충분히 소화한 후 나에게 맞는 특별한 방식으로 접근하는 것이 좋습니다. 저 역시 과거에 전이에 대해 충분히 이해하지 못하고 표현만 외우고 접근했다 실패한 경우가 무수히 많습니다. 특히 정식 정신치료 시간이 아닌 외래 진료시간에는 저의 경우 성공한 적이 드물었습니다.

제**22**장

역전이

주요 개념

역전이는 환자에 대한 치료자의 느낌의 총합이다. 그것은 의식적이고 무의식적인 느낌 모두를 포함한다.

역전이는 편재해 있다(ubiquitous). 그것은 회피해야 할 것이 아니고, 오히려 우리가 환자와 하는 작업에 많은 방식으로 정보를 제공한다.

역전이를 이해하는 것은 중요하다. 왜냐하면

- 환자에 대한 우리의 느낌을 인식하면 우리가 환자에게 영향을 끼칠 가능성이 낮아진다.
- 환자에 대해 우리가 갖는 느낌은 우리가 평가하고, 치료 권고를 공식화하고, 치료를 시행하는 데 도움을 준다.
- 역전이는 환자의 삶에서 중요한 관계들에 대해 우리가 알 수 있도록 도움을 준다.
- 역전이 감정은 우리 자신과 환자에 대한 우리의 반응에 대해 우리가 알도록 도움을 준다.

역전이가 환자에 대한 우리의 이해와 우리의 개입들을 알려 주지만, 대체로 환자와 직접적으로 공유하지는 않는다.

환자에 대한 역전이가 지도감독자에게서 느껴질 때, 이를 **평행 과정(parallel process)**이라고 부른다.

우리가 역전이에 대한 반응으로 환자에게 무언가 조심스럽게 말하거나 행동하는 것을 **재연(enactment)**이라고 부른다.

여러 주 동안 두 사람이 한 방에서 대화를 나누다 보면, 그 둘은 서로에 대한 느낌을 갖게 된다. 치료자에 대해 갖는 환자의 느낌을 우리가 전이라고 부르는 것과 같은 방식으로, 환자에 대해 갖는 치료자의 느낌을 우리는 **역전이**라고 부른다. 초기 분석가들은, 치료자는 환자에 대한 느낌으로부터 자유로워야 한다고 생각했지만, 이제 우리는 우리의 역전이 감정이 정신역동적 정신치료를 시행하는 데 많은 방식으로 우리를 돕는다는 것을 안다[1].

역전이란 무엇인가

제12장에서 언급하기 시작했던 것과 같이, 역전이는 치료자들이 환자에 대해서 갖는 느낌의 총합이다. 그것은 의식적 그리고 무의식적인 느낌 모두를 포함한다.

두 종류의 역전이 반응이 있다—환자들에게서 비롯되는 것과 치료자에게서 비롯되는 것이 있다. 첫 번째 종류는, 환자가 느끼거나 행동하는 그 어떤 것으로 인해 우리가 환자에 대해 갖게 되는 느낌이다.

> Ms A가 세 달 연속으로 치료비 지불을 잊어버리자 그녀의 치료자는 그녀에게 굉장히 화가 났다. 하지만 그는 다른 환자들에게는 분노를 느끼지 않았다.

> Mr B의 위험한 성생활은 치료자를 불안하게 했다. 치료자는 Mr B가 자신이 처한 위험한 상황을 부인하기 위해 자신의 불안을 치료자에게 투사하고 있음을 알게 되었다.

두 번째 종류는, 환자(혹은 환자들)로 인해 우리 자신의 삶에서 증상, 정신적 외상, 혹은 관계와 같이 무언가 우리에게 떠오르게 할 때 갖게 되는 느낌이다.

> Mr C가 그의 아버지의 죽음을 설명했을 때, 최근에 자신의 아버지가 돌아가신 치료자는 눈물을 흘릴 것 같이 느꼈다.

> Dr Z는 자신의 초기 경험 때문에 엄격한 어머니에게서 자라는 어린 환자들을 지켜 줘

야 한다고 느낀다.

차이점을 구별할 수 있는 한 가지 좋은 방법은 당신 자신에게 물어보는 것인데 만약 당신이 이 환자에게만 반응을 보인다면 그것은 환자로부터 기원하는 것이고, 만약 당신이 많은 환자에게 반응을 보인다면 그것은 당신 자신으로부터 기원하는 것이다.

우리는 왜 역전이에 관심을 가질까

우리의 역전이를 이해하는 것은 많은 이유로 중요하다.

- **환자에 대한 우리의 느낌을 인정하고 이해하는 것은 우리가 이러한 느낌에 따라 행동하게 되는 기회를 감소시킨다:** 환자와 작업하는 과정에서 우리가 환자에 대해 분노, 성가심, 애정, 지루함과 같은 범위의 느낌을 갖는 것은 불가피한 일이다. 우리가 이러한 느낌과 그것들에 대한 잠재적인 이유를 인식할수록, 우리가 무의식적으로 그들에게 영향을 줄 가능성이 낮아진다. 다음 두 상황을 고려해 보자.

  치료자#1은 환자에 대해 지루함을 인정하지 않으려고 고군분투하는 가운데 치료 시간에 지속적으로 졸기 시작했다.

  치료자#2는 환자에 대한 지루함을 받아들였다. 그는 지도감독자와 이에 대해 논의하다가 환자가 치료자와 더 관계를 맺지 않기 위해 저항하는 것과 관련되어 있음을 알았다. 치료자는 환자의 갈등을 돌이켜 생각하면서 치료 시간에 더 관심을 기울일 수 있었다.

앞의 사례들은 역전이를 인정하는 것이 이런 느낌에 영향을 끼칠 가능성을 감소시키고, 그것들을 이용해서 환자를 이해하고 치료를 시행하는 능력을 증가시키는 방식을 보여 준다.

- **역전이는 우리가 환자를 진단하고, 평가하며, 치료하는 것을 도울 수 있다:** 환자들에 대해 매우 강한 긍정적 또는 부정적 느낌을 갖는 경우 분열을 기반으로 한 방어가 지배적임을 우리가 인식할 수 있도록 돕는다. 치료 시간에 환자들에 대한

우리의 느낌을 이해하는 것은, 방어 및 타인과 관계하는 방식과 같이 환자들이 가진 기능의 많은 면을 인식할 수 있도록 도울 수 있다. 다음에 이에 대해 더 논의할 것이다.

- 역전이는 치료 시간에 중요한 것이 무엇인지 알도록 우리를 도움으로써 그때그때의 방식으로 우리의 개입을 안내하도록 도울 수 있다: 돌이켜 생각하는 것을 다룬 장에서 언급하였듯이, 역전이를 이해하는 것은 언제, 어떻게 개입하는지 이해하는 최선의 방법 중 하나가 될 것이다.
- 역전이는 우리가 서로 다른 환자들과 작업을 하면서 우리 자신에 대해 더 많이 알도록 돕는다: 환자가 식이장애가 있다는 것을 밝힐 때 당신은 항상 절망스러워지는가? 당신은 약물을 남용하는 문제를 가진 환자와 대화할 때 우울하게 느끼는 경향이 있는가? 당신은 약을 복용하는 환자를 만나는 것이 몹시 두려운가? 환자들에 대한 당신의 반응을 인정하는 것은 당신이 치료자로서 자신을 이해하고 당신이 가장 즐기는 일을 할 수 있게 하는 진로를 결정하도록 도울 것이다.

역전이를 갖는 것은 나쁜가

우리가 전에 언급했던 것과 같이, 역전이는 한때 치료를 방해하고 제거되어야 할 어떤 것으로 생각되곤 했었다. 우리는 더 이상 이것을 믿지 않으며, 이제는 역전이가 환자와 작업을 하는 데 유용한 요소라고 받아들인다. 역전이는 치료자에게 인정받지 못하거나 치료적 틀을 침범하는 식으로 영향을 미칠 경우만 치료에 해롭다(제8장을 보시오).

역전이의 유형

치료 과정에서 환자에게 공감하거나 환자와 동일시하는 것은 흔한 일이다. 이를 **일치적 역전이(concordant countertransference)**라고 부른다.

Ms E는 8개월 된 아기를 키우는 32세 여성이다. 아이를 낳은 뒤 그녀는 여러 번 치료

> 시간에 빠졌다. 그녀는 올 때 숨이 가쁜 채로 들어오며 자주 늦었고, 진료실에 시간에 맞춰 오기 위해 모유 수유하는 시간을 계획하는 것이 얼마나 어려운지 설명했다. 당신은 정말 그녀가 치료와 어머니라는 새로운 역할을 동시에 관리하는 것이 너무 어려울 것이라고 느끼기 때문에, 혹시 그녀가 당신에 대해 느끼는 다른 무언가가 있어서 지각하는 것은 아닌지 물어보지 않은 채 그녀가 치료 시간에 지각하고 빠지는 것을 견뎌 낸다. 당신은 당신의 이러한 접근 방법이 다른 환자들이 치료 시간에 지각하거나 빠질 때 하는 통상적인 접근 방법이 아니라는 것을 알고 결국에는 당신이 **일치적 역전이** 반응을 갖고 있음을 알게 됐다.

다른 경우에 당신의 동일시는 환자가 관계를 가진(또는 가졌던) 사람들에 대한 것일 수 있다. 이것을 **상보적 역전이**(complementary countertransference)라고 한다.

> Ms D와 같은 경우, 당신은 그녀가 치료를 최우선으로 하지 않는 것 때문에 그녀에게 좌절하고 화가 날 수 있다. 어쩌면 당신은 그녀에게 느끼는 분노가 평상시 치료 시간을 빠지는 것으로 행동화하는 다른 환자들에게서 느끼는 것보다 더 강하다는 것을 인식할 수 있다. 당신이 이를 더 곰곰이 생각하는 가운데, 그녀의 어머니가 굉장히 엄격했고 그녀가 아프거나 위기 상황에 처한 것과 상관없이 실수를 절대 용인하지 않았다고 당신에게 말했던 것을 기억했다. 당신은 환자가 아이였을 때 환자의 어머니가 했던 방식을 당신이 느끼고 있음을 알았다. 이렇게 당신은 당신이 환자의 어머니와 동일시하고 있는 **상보적 역전이**를 갖고 있는 것이다.

일치적 그리고 상보적 역전이 모두는 환자와 환자의 타인과의 관계들에 대해 우리가 알도록 돕는다[2].

만약 내가 나의 역전이를 인식하지 못한다면 어떻게 되는가

환자들에 대한 우리의 느낌은 무의식적일 수 있다. 때때로 우리는 지도감독을 받으면서 알게 된다. 어떤 경우에는, 그러한 우리의 느낌이 우리가 지도감독자에게 어떤 느낌이 드는지에 반영된다. 치료로부터의 전이/역전이 느낌이 지도감독 안으로 들어오게 될 때, 우리는 이를 **평행 과정**(parallel process)이라고 부른다[3]. 당신이 지도감독 중에 어떤 느낌이 드는지를 생각해 보고 환자에 대한 무언가가 지도감독 관계로 이동되고 있는지에 대해 돌이켜 생각하는 것이 중요하다.

> Dr Y는 그의 정신치료 지도감독자가 격려가 되어 왔고 영향력이 강한 평가서를 써 줬음에도 불구하고, 지도감독자가 제대로 하고 있다는 생각이 들지 않았다. Dr Y가 이것에 대해 깊게 생각해 보니, 그의 환자가 무의식적으로 자신이 좋은 환자가 아니라고 느꼈다는 것을 깨달았다. 이것은 지도감독으로 이동된 일치적 역전이였다.

우리의 역전이를 우리가 인식하지 못하고 있을 때, 우리는 우리 환자들에게 역전이에 따라 행동하게 될 수 있다. 이런 현상을 **재연**(enactment)이라고 부른다[4]. 경계선 침범과 같이 문제가 되는 재연은 일반적으로 지도감독이나 자문이 필요하다. 그러나 문제가 되지 않는 재연은 항상 일어나고, 일단 이해를 하게 되면 치료 중 어떤 일이 일어나고 있는지를 밝히는 데 도움이 될 수 있다—특히 치료적 관계에 관해.

> Ms E는 치료에 진전이 없자 불만을 품고 Dr X가 더 많은 통찰을 제공해 주길 요구한다. 치료자는 탁월한 무언가를 제시해 줘야 한다는 압박을 느끼면서 환자의 역동에 관해 필요 이상으로 말한다. 감당하기 어렵다고 느끼게 된 환자는 다음 치료 시간을 취소한다.

이 재연에서, 환자의 요구로 인해 Dr X는 압박을 느끼고 자신이 없어졌다. 이 느낌들을 따라 행동하기 위해, 치료자는 기법을 바꾸게 되었고 결국 환자가 감당하기 어려워져서 끝내게 되었다. 만약 치료자가 자신의 역전이를 스스로 탐색해 볼 수 있다면, 치료자는 환자가 사람들과 상호작용하는 중요한 방식을 이해하게 될 것이다. 때때로 이것을 **전이-역전이 패러다임**(transference-countertransference paradigm)이라고 부른다. 재연은 치료에서 늘상 나타나는 것이기 때문에, 핵심은 그것을 피하지 않는 것이다. 오히려, 현실을 직시하고 그것들을 활용하여 깊은 이해에 도달하는 것이 묘미이다. 종종 지도감독이 재연을 인지하는 데 도움이 된다. 만약 당신이 환자에게 평소답지 않게 행동하고 있다는 것을 알아차린다면, 당신이 재연 중에 있음을 알리는 기회가 된다. 만약 Dr X가 드러내기 기법으로 치료하고 있다면, Ms E와 이렇게 논의할 수 있었을 것이다.

저는 당신이 제가 한 말 때문에 감당하기 어려웠다고 느껴서 지난 치료 시간을 넘기게 된 것은 아닌지 궁금합니다. 저는 평소보다 더 많은 말을 했다는 것을 알게 되었는데, 그것에 관해 돌이켜 생각해 보니, 당신이 치료 과정에 실망했기 때문에 제가 당신에게서 압박을 느끼고 말을 더 많이 했다는 것을 깨달았어요. 우리 사이에 무언가가 일어났다는 것이지요. 당신은 불만이 생겼고 그것이 제게 영향을 미쳤어요. 이러한 것이 익숙하다고 느껴지나요?

재연에 대해서 이야기함으로써 치료자와 환자는 협동하여 그들의 상호작용을 조사할 수 있고 치료자의 경험과 환자의 경험 모두를 설명할 수 있게 된다[5]. 이런 식으로, 재연을 이해하는 것은 환자의 삶에서 다른 사람들과의 관계에 대해 통찰을 갖게 해 줄 수 있다. 때때로 재연은 초기 관계에 관한 통찰까지 이끌어 내기도 하고 때때로 치료 중 단순히 현재 상호작용만을 반영하기도 한다. 이 두 경우 모두, 재연에 대해 논의하는 것이 소통 기술과 마음 헤아리기, 관계 역동에 대한 이해를 증진시킨다.

C 기법

듣기

당신이 역전이를 갖고 있는지 어떻게 알 수 있을까? 여기에 이를 알아낼 수 있는 몇 가지 생각이 있다.

- **당신이 환자에 대해 어떻게 느끼는지 생각해 보라:** 초보 치료자일 경우 종종 환자에 대한 느낌을 확인하는 것을 배우기까지 시간이 걸린다. 우선 스스로에게 '환자에 대해 어떻게 느끼는가?'를 질문하는 습관을 길러야 한다. 당신은 이러한 질문을 치료 시간이 끝난 직후나 하루 일과를 마친 이후라도 할 수 있다. 당신 자신에게 이 질문을 일반적인 방식으로 물어볼 뿐만 아니라 치료 시간에 발생하는 특정한 상황에 대한 반응으로 물어볼 수도 있다. 종종 이러한 생각들이 무작위로 당신의 인식에 들어올 것이다. 그리고 그럴 때 그것들에 주목해야 하고, 더 세밀하게 그것들을 확인하기 시작해야 한다.

당신의 역전이를 이해하기 위해 당신의 환자에 대해 누군가에게 말하는 것은 도움이 된다. 만약 당신이 수련생이라면, 당신은 사례를 지도감독자와 상의할 수 있다. 당신이 더 이상 수련생이 아닌 경우에도, 당신은 필요할 때만 도움을 받는 식이라 할지라도 지도감독자가 있는 것이 유용하다는 것을 알게 될 것이다. 많은 정신역동적 정신치료자 또한 환자의 신원을 확인할 수 있는 자료를 제외하면서 동료들과 사례를 논의할 것이다. 이는 자문이나, 지속적으로 지도감독받는 관계에서 혹은 임시 지도감독 상황에서 일어날 수 있다.

- **환자와 관련하여 당신의 행동에 대해 생각해 보라**: 당신의 느낌을 탐색하는 것에 더하여 치료 시간 전에, 치료 시간 중간에, 치료 시간들 사이에 환자에 대한 당신의 행동도 생각해 볼 수 있다. 몇 가지 예를 살펴보자.
  - –환자를 만날 때 특정한 방식으로 옷을 갖춰 입는다.
  - –일상적인 치료 기법에서 이탈한다(덜 또는 더 말하기 등).
  - –환자에 대한 꿈을 꾼다.
  - –환자 보는 것을 예상할 때 강렬한 기분(불안 등)을 느낀다.
  - –환자에게 휴가에 대한 언급을 잊어버리거나 결석한 치료 시간에 대한 비용을 청구하지 않는 것과 같이 환자에 대한 치료의 틀의 측면을 바꾼다.

만약 당신이 치료 시간 밖에서까지 환자들에게 집착하거나, 그들과의 관계로 인해 다르게 처신하거나, 치료 시간에 비전형적으로 행동하는 자신을 발견한다면 이러한 행동에 대한 잠재적인 이유들을 충분히 생각해 보아야 한다.

이러한 유형의 역전이의 흔한 예는 환자가 치료를 그만 둘 것에 대한 불안이다. 때때로 이러한 느낌은 치료자로 하여금 전이 분노를 직면시키는 것 또는 취소 원칙을 지키는 것을 방해할 수 있다. 이는 환자로 하여금, 부정적 전이를 탐색할 수 있는 기회를 제한하게 된다. 치료자들 가운데 특히 연수 평점 또는 수련 시간을 채우기 위해 환자에게 의존하는 경우 이런 불안에 취약할 수 있다.

- **당신이 환자에 대해 느끼는 방식과 환자가 다른 관계에서 일어나는 상황을 설명한 것 사이의 유사점들에 귀를 기울이라**: 때때로 당신은 환자들이 자신 또는 다른 관계에 대해 기술하는 일련의 느낌들에 대해 당신 자신이 동일시하는 것을 알아챌 수도 있다.

환자는 어머니가 한 번도 그녀를 걱정해 주지 않았다는 느낌을 설명한다. 환자가 말하는 동안 당신은 다른 환자들에 대해서는 자주 걱정했었지만 이 환자에 대해서는 그동안에 전혀 걱정하지 않아 왔음을 알아 차린다.

만약 당신이 이런 갑작스러운 역전이 반응을 큰마음 먹고 알아챈다면, 의심할 여지없이 이는 환자를 이해하는 데 도움이 될 것이다. 예를 들어, 환자는 이렇게 하는 것이 당신이 그녀를 돌봐 주게 될 유일한 길이라고 생각하기 때문에 그녀는 당신 안에 있는 이런 죄책감이 드는 반응을 유도했을 수도 있다.

- **각 사례와 관련하여 받고 있는 지도감독에 대한 당신의 느낌에 귀를 기울이라:** 이미 논의하였듯이, 당신이 지도감독자에 대해 갖게 되는 느낌들은 아마도 환자에 대한 느낌과 밀접하게 연관되어 있을 것이다.

돌이켜 생각하기

당신의 느낌이나 태도가 역전이 반응임을 확인했다면, 다음 단계는 당신의 느낌들을 어떻게 해야 치료를 더 깊이 다루는 데 사용할 수 있는지 이해하기 위해 그것들에 대해 돌이켜 생각하는 것이다. 여기에 당신이 이 과정에서 당신 자신에게 물어볼 수 있는 몇 가지 질문이 있다.

- 나의 역전이는 환자가 느끼는 감정에 대한 것을 나에게 알려 주는가? 당신은 다음과 같은 느낌을 가질 수 있다.
  - –환자는 의식적으로 느낀다.(일치적)
  - –환자는 억제하고 있다.(일치적)
  - –환자의 삶 속의 누군가는 환자에 대해 느꼈을 것이다.(상보적)
- 나의 역전이는 지금까지 내가 인식하지 못했던 저항과 관련되어 있는가? 예를 들어, 환자가 끊임없이 말은 하지만, 당신이 치료 시간에 느끼는 지루함이나 산만함은 환자가 무언가를 회피하고 있음을 당신에게 알릴 수 있다.
- 나의 역전이가 나 자신의 과거력 또는 정서적 경험과 관련이 있는가? 만일 그렇다면, 현재 치료와 어떻게 관련이 있는가?

역전이는 언제 또 어떻게 개입해야 할지 우리가 결정을 내리는 데 도움을 준다. '역전이에 주의를 기울이기'(제17장)는 선택 원칙들 가운데 하나이다. 왜냐하면 환자에 대한 우리의 느낌을 이해하는 것은 언제 또 어떻게 개입해야 할지 결정을 내리는 데 도움을 주는 우리가 갖고 있는 가장 좋은 도구 중 하나이기 때문이다. 특히 저항이 작동할 때, 우리는 환자보다 앞서 환자가 무엇을 느끼는지 알 수 있다. 우리의 불안 수준은 환자의 기저에 놓인 무의식적인 감정 또는 빈약한 치료적 동맹에 대해 신호를 보내 줄 수 있다.

> 처음 방문한 Ms F는 치료에 의욕적이었고 다양한 주제에 대해 말하기 시작한다. 환자는 처음 두 치료 시간에 15분씩 지각한다. 치료자인 Ms W는 이를 치료에 대한 환자의 양가감정과 관련된 저항으로 생각한다. Ms W는 Ms F에게 이를 언급하려고 생각하는 가운데 자신이 불안해지고 그녀가 매우 화를 낼까 봐 두려워하는 것을 알았다. 치료자는 저항에 직면시키는 것을 잠시 보류하기로 결정했다.

여기서 환자의 불안이 환자에게 의식적으로 전달되기 전에 치료자의 역전이가 그것을 찾아냈다. 이는 치료자가 무엇이 표면에 있는지뿐만 아니라 어떻게 또 언제 개입을 할지 선택하는 데 도움을 주었다.

개입

당신은 당신의 역전이에 대해 환자에게 말한 적이 있는가

일반적으로 우리는 우리의 역전이를 환자와 직접적으로 공유하지 않는다. 반면, 무엇이 가장 감정적으로 풍부하고 해석에 대한 준비가 되어 있는지에 대한 생각을 확장하기 위해 역전이를 사용한다. 분노, 성가심, 애정과 같은 우리의 사적인 느낌은 스스로 돌이켜 생각하고 지도감독자들과 의논하기 위해 남겨 두는 것이 가장 좋다. 하지만 가끔 환자에게 우리가 어떻게 느끼는지 말하기도 한다. 여기에 이러한 몇 가지 상황이 있다.

- 사회적으로 적절한 계기에 대한 반응으로: 가족이 죽거나, 자녀가 졸업하거나, 아기가 태어나는 것과 같이 환자에게 중요한 일이 생길 때 우리는 반응한다. "유

감스럽네요." 또는 "축하해요."와 같은 말은 자연스러운 반응이며, 오히려 우리가 그렇게 하지 않을 경우 환자들이 이상하게 생각할 수 있다. 이런 유형의 반응은 치료적 동맹을 유지하는 데 매우 중요하다. 지지하기 유형인 경우는 여기서 개입이 멈출 수 있지만, 드러내기일 경우에 궁극적으로 우리는 개입에 대한 환자의 느낌을 이해하길 원한다.

- **우리가 강한 의견을 가졌을 때:** "당신의 우울증이 무척 염려스러운데 제 생각에는 약물치료를 받는 것에 대해 상담을 받으셔야 한다고 생각합니다." 또는 "당신의 안전이 걱정됩니다. 당신 남편과 통화해서 당신 곁에 있어 줄 수 있도록 해야겠어요."라는 말 모두 환자를 향한 당신의 느낌을 전달한다. 최적의 치료를 제공하기 위해 이렇게 드러내는 것이 필수적이다.
- **억압된 감정을 밝히도록 돕기 위해:** 신중하게만 사용된다면, 치료자의 감정을 드러냄으로써 환자를 억압된 느낌에 연결하도록 도울 수 있다. 예를 들어, 치료자가 환자에게 "흥미롭군요—두 주 뒤면 사법 고시가 있는데 그것에 대해 당신보다 제가 더 불안해하는 것 같아요—이것에 대해 어떻게 생각하세요?"라고 물어보는 것은 환자가 치료자에게 무의식적으로 전달하고 있는 느낌에 대해 환자가 이해할 수 있도록 돕는다.
- **마음 헤아리기를 보조하기 위해:** 마음 헤아리기를 하는 데 어려움이 있는 환자들은 치료자의 지각이 자신의 것과 다를 수 있다는 것을 상상하지 못한다. 특히 주로 지지하기 방식으로 작업하고 있을 때, 느낌을 조심스럽게 꺼내 놓는 것이 마음 헤아리기를 촉진시키는 데 도움이 된다. 다음 대화를 살펴보자.

Ms G 지난주에 데이트했던 남자에게서 연락이 없었어요. 지금 선생님은 "역시 이 여자는 찌질이네."라고 생각하고 계시겠지요.

치료자 실제로 저는 당신이 얼마나 실망이 컸을까 생각하고 있었어요.

환자에게 당신의 느낌을 상상해 보도록 요구하기

환자는 자신의 행동이 치료자에게 어떻게 영향을 끼칠지 상상해 봄으로써 종종 자신의 행동이 다른 사람들에게 어떤 영향을 끼치는지에 대해 배울 수 있다[6, 7]. 예를 들어, 치료 시간에 빠지거나 지각하지만 전혀 전화를 하지 않는 환자에게 우리는 "당신이 치료 시간에 빠지거나 전화를 주지 않을 때 제가 무엇을 느꼈을 거라고 상상하시나요?"라고 물어봄으로써 환자가 우리에게 끼치는 정서적 영향을 상상해 보도록 격려할 수 있다.

환자가 경험한 역전이에 대한 정당함을 인정하기

때로 환자는 치료자가 자신에게 무엇을 느끼는지 직감한다. 환자는 "선생님이 제게 화가 났다는 것을 아는데, 부인하실 필요 없어요."라고 말할 수도 있다. 드러내기 방식인 경우, 당신은 "당신이 맞다고 상상해 봅시다—이에 대해 무슨 생각들이 떠오르시나요?"라고 말해 볼 수 있다. 지지하기 유형인 경우, 이 정보를 이용하여 "당신은 저로 하여금 당신에게 화를 내게 하려고 노력해 왔던 것을 이해하시는 것 같군요. 그런 일이 다른 사람들과의 사이에서도 발생하나요?"라고 말함으로써 환자가 다른 사람에게 미치는 영향을 가르쳐 주려고 노력할 수 있다.

치료에서 재연을 이해하기

이미 논의하였듯이, 재연은 치료자들이 환자들이나 전이에 무의식적으로 반응하여 일어나는 대화나 사건이다. 이렇게 될 때, 일어난 것에 대해 환자가 경험한 것에 관한 정당함을 인정해 주고 그들이 당신의 경험을 상상하거나 마음 헤아리기를 할 수 있도록 돕는 것이 중요하다. 그러나 환자들을 부담스럽게 만들어 탐색을 차단시켜 버릴 수 있는 개인 정보를 너무 많이 드러내지 않는 것이 중요하다.

> 당신의 환자는 어머니의 유방암에 대해 이야기를 해 오고 있는데 검사 결과를 기다리면서 재발 가능성이 있어 매우 불안해하고 있다. 그녀는 이것에 대해 이야기하면 '더 나빠지게 된다'고 말하면서 더 이상 생각하고 싶어 하지 않는다. 당신은 그녀가 희망을 버리지 않는 게 얼마나 힘든 일인지 공감한다. 그녀는 당신의 공감적 반응에 고마워하는 것처럼 보이고, 당신은 치료를 끝마친다. 그녀가 떠나고 난 후, 당신은 당신의 스케줄을 보면서 치료를 15분이나 일찍 끝내 버렸다는 것을 깨닫는다!

당신이 치료를 왜 그렇게 빨리 끝냈는지 생각해 보면, 당신이 그녀의 근심을 공감했고 그녀가 느낌에 대해 이야기하게 하는 것이 그녀의 기분을 더 나빠지게 만들 것이라고 걱정했다는 것을 깨닫는다. 또한 당신은 그 주에 있을 정기 건강검진 때문에 불안을 느꼈다. 돌이켜 생각해 볼 때, 당신은 고통스러운 느낌을 회피하려는 환자의 욕구와 동일시하면서 일치적 역전이가 있음을 깨닫는다. 이것은 부분적으로 당신이 앞으로 받게 될 검진에 대한 당신 자신의 불안과 환자가 어머니에 대한 불안을 회피하려는 그녀의 욕구 모두와 관련되어 있다. 당신은 당신이 다음 치료 시간에 이것을 다루는 것은 어떨지 지도감독자와 상의한다.

다음 주, 당신의 환자는 도착하자마자 마치 지난주에 별다른 일이 없었던 것처럼 자신의 일에 대해서 이야기하기 시작한다. 시간이 어느 정도 흐르고 나서, 당신은 어떻게 됐는지 다루기로 결심한다.

치료자 저는 지난주 치료 시간에 대해 생각해 봤는데요, 제가 실수로 치료를 일찍 끝마쳤던 것을 당신이 아셨었는지 궁금했어요. (직면, 현실을 인지시키기)

환자 저는 아무 말도 하지 않으려고 했는데, 선생님이 그러신 적이 없었으니 무슨 일 때문에 그랬던 건지 정말 궁금했어요.

치료자 당신에게 말할 수 있으니 좋습니다만, 먼저 그것에 대해 당신은 어떤 느낌이었는지 궁금했습니다. (전이의 직면)

환자 글쎄요, 솔직히 말해서, 전 조금 뒤늦게 알게 됐는걸요. 게다가 제 어머니의 재발과 검사에 대한 이야기를 하는 게 힘들어서 오히려 괜찮았어요.

치료자 그래요, 제 생각에 당신은 괜찮은 것 같네요. 저 또한 당신 어머니의 상태에 대해 걱정을 했고 아마도 당신이 그것에 대한 이야기를 끝내고 싶어 한다는 걸 제가 무의식적으로 느꼈기 때문에 일찍 끝내게 됐어요. (역전이 공개) 미안해요, 그리고 괜찮다면 빠진 시간은 나중에 더 하도록 하지요.

이 사례에서, 당신은 실수에 대한 해명을 위해 무언가 말해야 하지만, 환자에게 필요 이상의 정보로 부담을 지우지 않도록 한다. 재연을 이해하는 것은 당신에게도 당신만의 반응이 있다는 것을 환자가 마음 헤아리기를 할 수 있도록 돕는다.

지도감독 시 당신의 경험에 대해 지도감독자에게 이야기하기

만약 당신이 당신의 지도감독자나 지도감독에 대한 느낌을 인식하게 되었고, 그것들이 당신의 환자와 관련되어 있을지 궁금증이 생긴다면, 당신은 평행 과정이 있을 가능성에 대해 탐색할 수 있을 것이다.

Dr V는 그의 지도감독자가 평소보다 더 자주 지도감독을 취소하고 있다고 느끼고, 자신이 지도감독을 받기에 부족한 사람인지 궁금해졌다. 그는 이것이 그가 상의하고 있는 환자에 대한 무언가와 연결되어 있는지 궁금했는데, 그 환자는 어린 시절 아버지에게 버림받았었다. 지도감독 중, Dr V는 지도감독자가 자주 취소하는 것을 언급하고 이것이 평행 과정일 수도 있는지 궁금해한다. 치료자와 지도감독자는 이것이 맞는 것인지 탐색하기 시작한다.

역전이는 우리가 지지하기 또는 드러내기 접근을 선택하는 데 정보를 제공할 수 있다

'역전이에 주의를 기울이기'(제17장)는 언제 또 어떻게 개입해야 할지 알도록 우리에게 도움을 줄 뿐만 아니라, 기본적, 지지하기 또는 드러내기 개입 가운데 주어진 순간에 어느 것이 가장 효과적인지를 선택할 수 있도록 도움을 준다.

Mr H는 무시당한다고 느끼는 것에 대한 예민함 때문에 갑자기 일자리들을 그만두었던 32세 요리사이다. 가끔 Mr H는 늦어서 치료 시간에 맞추지 못할 때 시간을 변경하기 위해 치료자에게 전화를 걸었다. 치료 초기에는 환자의 편의를 봐 주지 않을 경우 환자가 치료를 그만둘 것에 대한 걱정 때문에 대체적으로 스케줄에 차질이 없는 한 치료 시간을 변경해 주었다. 치료 과정에서 Mr H는 강한 동맹을 발달시켰고 그의 취약점과 이것의 기원을 이해하게 되었다. 치료가 후반으로 진행된 후에, Mr H가 치료 시간 변경을 당연하게 요구하는 것이 치료자를 짜증나게 만들었다. 환자가 호전되는 가운데 치료자는 자신의 역전이가 변경된 것을 스스로 알게 되었다. 치료자는 자신의 역전이가 변경되었다는 새로 발견된 이해를 사용하여 "예전에는 치료 시간을 자주 변경해 드릴 수 있었는데, 제가 더 이상 당신의 편의를 봐 드리지 못하고 취소하신 치료 시간의 치료비를 지불하셔야 한다면 어떻게 느끼실지 궁금하군요."라고 말함으로써 환자의 행동을 직면시키기 시작했다.

따라서 역전이는 환자의 요구에 초기 선택으로 지지적인 접근을 사용하도록 알려 주었으며, 역전이의 변경은 환자가 조금 더 드러내기 유형의 개입을 감당할 수 있다는 것을 알려 주었다.

우리는 이제까지 감정, 자유 연상, 저항, 전이, 역전이와 같은 정신역동적 치료의 근본적인 요소를 검토해 보았다—무의식적인 갈등과 공상에 어떻게 접근하는지 이해하는 데 이 요소들을 결합할 준비를 마쳤다.

권장 활동

다음 장면들과 질문들을 생각해 보자.

1. Ms A는 9월 11일 세계무역센터 공격에 대한 그녀의 반응을 말하면서, 아침에 집에서 일하러 갈 준비를 하는 동안 라디오를 통해 그 사건을 듣게 되었다고 치료자에게 전했다. 그녀는 재빠르게 지인들 가운데 타워 안이나 또는 근접한 곳에서 일하는 사람이 있는지 생각해 보았고, 딱히 위험에 처한 사람은 생각나지 않았다. 그녀는 이 사건에 직접적으로 영향을 받은 사람들을 생각할 때 슬픔과 상실감을 느낀다고 말했다. 환자가 말하는 가운데 치료자는 집에서 기르는 강아지가 혼자 있는 것과 자기가 집에 올 때까지 산책을 나가지 못하는 것에 대해 죄책감을 느끼고 있다는 것을 알았다.

   a. 역전이는 무엇인가?
   b. 그것은 일치적 역전이인가 아니면 상보적인가?
   c. 치료자가 어떻게 개입할 수 있는가?

해설

역전이에서 치료자 역시 혼자 아파트에 있는 자신의 강아지를 연상했으며, 자신에게 전적으로 의존하는 강아지의 입장을 경험했다. 치료자의 역전이는 환자의 감정과 강아지의 상상된 경험 간에 연관이 있음을 알려 줬다. 따라서 치료자의 연상은 아직 탐색되지 않은 환자의 감정에 역전이 조율을 반향시켰다. 이는 일치적 역전이이다. 그것은 치료자로 하여금 환자가 상실감과 외로움을 느꼈다는 것을 알도록 도와줄 수 있었다. 만약 치료자가 지배적으로 지지하기 방식으로 작업을 한다면, 그녀는 환자에게 다음과 같이 말해 환자의 감정에 이름을 붙여 줄 수 있다.

> 저는 당신이 이 위기 앞에서 무력하다고 느끼셨는지 궁금합니다.

만약 치료자가 좀 더 드러내기 방식으로 작업을 한다면, 그녀는 이 감정에 대한 저항을 직면시키는 것으로 시작하는 것을 선택할 수 있다.

당신은 다른 사람들의 느낌에 대해서 생각하는 것은 기억하지만, 정작 당신 자신의 느낌에 대해서는 그렇지 않군요.

2. 66세의 은퇴한 홀아비인 Mr B는, 인생의 이러한 단계로 이행하는 데 어려움을 겪고 있다. 그는 불면증, 무가치한 느낌, 자살충동에 대해 도움을 받기 위해 정신치료를 찾았다. 몇 주간의 정신치료가 지난 뒤 우울증은 나아졌지만 대부분의 시간을 어떻게 보내야 할지 여전히 고심하고 있었다. 치료자는 자신이 치료 시간에 지루해지고 졸린 것을 알게 된다.

   a. 역전이는 무엇인가?
   b. 역전이를 더 잘 이해하기 위해 치료자는 자신에게 무슨 질문들을 해야 할까?
   c. 환자가 갑자기 "이봐요 선생님, 제가 선생님을 지루하게 하는 것 같은데요?"라고 언급할 때 치료자는 뭐라고 대답할 수 있을까?

해설

지루함과 피곤함은 역전이 반응들이다. 치료자는 자신이 왜 이와 같이 Mr B에게 반응하는지 자신에게 물어보아야 한다. 치료자는 자신의 지루함이 환자가 은퇴에서 느끼는 지루함과의 일치적 동일시이거나, 환자의 어린 시절에 매우 중요했던 사람과의 상보적 동일시이거나, 환자가 무의식 중에 치료자에게 자신의 지루함과 공허함을 투사하는 투사적 동일시이거나, 환자가 경험하는 무언가에 치료자가 불편하다는 신호이거나, 치료자가 환자에게 공감하는 데 어려움을 겪고 있다는 신호로 고려해 볼 수 있다. 이러한 질문들에 대한 치료자의 답변이 어떤가에 따라 치료자는 그의 개입을 결정하는 데 이러한 이해를 사용한다. 만약 Mr B가 치료자가 지루해하는 것에 대해 질문할 경우, 치료자는 "당신이 저를 지루하게 한다는 당신의 느낌에 대해 더 얘기해 주세요." 또는 "제가 지루해한다는 당신의 생각이 혹시 당신이 느끼는 것에 대해 무언가를 우리에게 말해 주고 있는 것은 아닌지 궁금하군요."라는 말로 직면시킬 수 있다.

3. 39세 기혼 여성인 Ms C는 지난 5년 동안 불임으로 인해 힘겨운 시간을 보내고 있었다. 9개월 전, 시험관 아기를 두 번째 만에 성공해서 쌍둥이를 임신하게 됐다. 그녀의 치료자는 이 임신 과정을 지켜보며 함께 기뻐하였다. 예정일이 다가오자, 환자는 흥분되기도 하면서, 과도하게 관여하는 어머니와 경계를

어떻게 지켜야 할지 걱정한다. 그녀는 어머니가 관여하는 수준이 그녀 자신의 가족이 생긴다는 기분을 방해하게 될까 봐 두려워한다. 제왕절개 수술 예정일 전 마지막 치료 시간이 끝나고 문을 나서면서, Ms C는 지나가듯이 "또 연락드릴게요."라고 말한다. 수 주가 지나고 치료자는 그녀가 환자로부터 아무 소식을 듣지 못했음을 깨닫는다. 그녀는 모든 것이 잘되고 있는지 걱정이 되기 시작하면서 어떻게 연락해야 할지 생각해 본다. 몇 가지를 생각해 본 후, 그녀는 아무런 생각 없이 환자의 소셜 미디어 페이지를 보면서 환자의 아기 사진을 보고 있는 자신을 발견한다. 그녀는 기쁨에 겨워 Ms C에게 축하 전화를 하기로 결정한다. Ms C는 치료자가 축하 전화를 준 것에 고마워하면서도, 출산한 것을 어떻게 알게 되었는지 묻는다.

a. 환자는 전이를 보이고 있는가?
b. 당신은 환자의 전이를 어떻게 묘사하겠는가?
c. 치료자는 역전이를 보이고 있는가?
d. 우리는 이 치료에서 일어나고 있는 것을 무엇이라고 부를 수 있는가?
e. 정신치료에서 우리는 이것을 어떻게 다룰 수 있는가?

해설

치료자에게 쌍둥이 출산을 알리지 않은 것은 아마도 부정적, 모성 전이(그녀가 어머니에게 하듯이 치료자와 거리를 두기 원함)의 행동화였을 것이다. 이것은 치료자에게 역전이 불안을 일으켰고, 소외감을 느끼게 했으며, 지나친 궁금증을 유발했다. 치료자는 인터넷상에서 환자를 찾아보고 전화를 먼저 함으로써 평상시의 치료 틀을 벗어나 행동했다. 대화를 나누며, 환자는 침범당한 느낌이 들면서, 그녀가 치료자에게 출산에 대해 이야기하지 않았음을 기억해 냈다. 이것은 **재연**이다. 즉, 환자와 치료자 모두 전이/역전이 관계에서 무언가 행동화를 하고 있다. 환자가 치료로 돌아왔을 때, 환자의 느낌에 대해 길게 이야기를 나누고, 환자와 치료자의 경험 모두에 대한 마음 헤아리기를 격려하며, 환자의 어머니에 대한 두려움에 관하여 발달력상의 연결을 그려 보는 것은 좋은 생각이 될 것이다. 뿐만 아니라, 치료자에게 '연락을 하겠다'는 인상을 심어 줌으로써 환자가 이 재연에 어떻게 원인 제공을 했는지에 대해 이야기하는 것은 환자가 이 역동을 만들어 내는 데 어떻게 원인 제공을 하고 있는지 볼 수 있도록 돕는 차원에서 중요할 것이다.

참고문헌

1. Gabbard, G. O. (2010). *Long-Term Psychodynamic Psychotherapy: A Basic Text*, 2nd ed. American Psychiatric Publishing, Washington, DC, pp. 11-12.
2. Racker, H. (1957). The meaning and uses of countertransference. *Psychoanalytic Quarterly, 26,* 303-357.
3. Searles, H. (1995). The informational value of the supervisor's emotional experiences. *Psychiatry, 18,* 135-146.
4. Auchincloss, E. L., and Samberg, E. (1990). *Psychoanalytic Terms and Concepts*. Yale University Press, New Haven, pp. 76-77.
5. Safran, J. D., and Muran, J. C. (2000). *Negotiating the Therapeutic Alliance: A Relational Treatment Guide*. Guilford Press, New York.
6. Bateman, A., Fonagy, P., and Allen, J. G. (2009). *Theory and practice of mentalization-based therapy, in Textbook of Psychotherapeutic Treatments* (ed. G.O. Gabbard). American Psychiatric Publishing, Washington, DC, pp. 775-776.
7. Bateman, A., and Fonagy, P. (2007). The use of transference in dynamic psychotherapy. *American Journal of Psychiatry, 164,* 4 (letter to the editor).

한국 문화를 바탕으로 한 주석

역전이란 말은 전이와 똑같은 현상입니다. 다만, 치료자의 느낌이 환자에게 투사된다는 방향만 다를 뿐입니다. 역전이는 환자에 대한 치료자의 느낌의 총합인데 무의식적, 의식적 모두를 포함합니다. 어디에나 편재해 있다는 말은 전이의 경우와 마찬가지로 늘 존재하는 것입니다. 정신분석의 초창기에는 역전이를 없애려고 노력했다 합니다. 하지만 지금은 역전이를 활용하여 환자를 빠르고 쉽게 파악할 수 있고 접근방법을 다양하게 선택할 수 있어서 역전이의 파악은 정신치료에서 중요한 과제가 되었습니다.

Cabaniss는 이 책에서 자신의 특기인 분류하고 정리하기 작업을 하였습니다. 예를 들면, 지도감독자에 대하여 느끼는 역전이를 평행과정(parallel process)이라고 이름을 붙였고, 우리가 역전이로 인하여 환자에게 행동으로 나타내는 것을 재연(enactment)이라고 이름 붙였습니다. 또한 역전이를 유형별로 분류하여 우리가 일반적으로 환자에게 갖는 역전이를 일치적 역전이(concordant countertransfefence)라 하였고, 치료자가 환자의 과거 경험 속의 인물과 동일시할 경우를 상보적 역전이(complementary countertransference)라고 나누었습니다. 이렇게 역전이를 하나하나 나누어 이름을 붙여 파악해 나가는 것은 전형적인 서양의 사고방식입니다. 또한 재연을 설명할 때 전이-역전이가 관련되어 재연이 일어난다면 이것을 전이-역전이 패러다임(transference-countertransfefence paradigm)이라고 명명하였습니다.

그런데 동양 문화권에서는 역전이 현상을 대할 때 직관적으로 한꺼번에 파악합니다. 대표적으로 소암 선생이 역전이를 취급하는 방법은 서양식으로 쪼개어 이해하려고 노력하기보다는 밑바닥으로 내려가 한꺼번에 전체를 뒤집어 바꾸려는 식입니다. 소암 선생은 먼저 서양에서 말하는 역전이에 대해 누구보다도 잘 알고 있습니다. 그런데 해법으로는 서양식으로 일일이 대응하는 것보다는 치료자 자신의 문제를 잘 알아야 한다고 한마디로 정리합니다. 그리고 역전이를 '걸리는 것'이라고 한국말로 번역을 해 줍니다. 한국 문화에 이해가 많은 사람이라면 이렇게 '마음에 걸리는 것'이라는 말을 들으면 그것이 무엇을 말하는지 금방 아주 쉽게 이해를 할 수 있습니다. 하지만 한국 문화에 대해 잘 모르는 한국 사람에게는 이것조차 어려운 일이 될 수 있습니다. 이렇게 한국식으로 해석을 해 주어도 이해를 할 수 없는 사람들은 소암 선생을 기피하고 거부하여 방어기제를 사용하여 나름대로 마음 편히 지내려고 노력합니다. 하지만 소암 선생은 계속 설명합니다. 동양의 유불선(儒佛仙)은 처음부터 끝까지 역전이를 없애는 것이 목표라 합니다. 그리고 다른 사람을 치료하려는 노력보다 자기 자신을 치료하는 것이 핵심이라고 합니다. 즉, 자기가 바른 사람이 되어야 가만히 있어도 저절로 남을 돕는 것이 된다고 합니다.

조금 가슴 뜨끔한 이야기지만 서양에서도 치료자는 자기 인격 이상으로 환자를 치료할 수 없다는 말이 있듯이 치료자가 제대로 되어 있지 않으면서 환자를 치료하겠다고 덤비는 것은 말이 안 되는 일이라는 것입니다. 그래서 심지어는 '치료자도 환자이고 환자도 환자이다'라는 표현을 합니다. '상대방은 환자이고 나는 환자가 아니다'라는 생각은 지극히 비현실적입니다. 이것은 자기가 정신치료를 받아보면 금방 알 수 있는 일입니다. 소암 선생의 치료 장면을 옆에서 보면 '환자가 나보다 낫다'는 생각을 할 때가 많습니다. 이것이 바로 현실입니다. 그래서 치료자는 늘 자기 자신을 갈고 닦아야 합니다. 그래서 환자를 볼 때도 그 환자를 보면서 일어나는 나의 감정을 빨리 파악해야 합니다. 기분 나쁜 환자를 대할 때 내가 기분이 나쁘다는 사실을 빨리 파악해야 합니다. 그런데 보통 초보자들은 이것을 거꾸로 합니다. 기분 나쁘게 구는 환자를 볼 때 내가 기분이 나쁘다는 현실을 외면하고 '나는 기분이 나쁘지 않다'고 부정을 합니다. 그래야 좋은 의사라고 생각하기 때문입니다. 하지만 정말로 좋은 의사는 그 기분을 빨리 파악하여 대처를 잘하는 의사입니다. 추가로 한 가지 말만 더 소개하겠습니다. 정인설사법 사법

실귀정(正人說邪法 邪法悉歸正), 사인설정법 정법실귀사(邪人說正法 正法悉歸邪). 이 말은 정인(正人)이 하면 사법을 해도 결국에는 바르게 되고, 사인이 하면 정법이 모두 사법으로 돌아간다는 뜻으로 치료자가 바른 사람이 되는 것이 정신치료를 잘하는 비결이라는 것과 일맥상통합니다.

역전이에 대한 설명 후 Cabaniss는 다루는 기법들에 관해 설명을 하였는데 저항이나 전이를 다룰 때와 같은 방식으로 역전이를 다룹니다. 다만, 한 가지 역전이를 직접적으로 환자와 공유하는 문제는 좀 더 사려 깊게 생각해야 합니다. 물론 일반적으로 공유하지 않는 것이 맞다고 하였습니다. 다만, 가끔 우리가 어떻게 느끼는지를 말하는 몇 가지 상황이 있다고 하였습니다. 물론 특별히 역전이를 환자의 치료를 위해 말하는 때도 있겠습니다만 혹시라도 큰 제목만 보고 치료자가 환자에게 자기의 마음을 고백해도 된다고 오해하는 독자가 있을까 봐 노파심에 다른 경우의 예를 들어 한마디만 말하겠습니다. 고백을 한다는 것은 일반적으로 좋은 의미로 사용됩니다. 하지만 어떨 때는 고백을 하는 것이 상대방을 위한 것이 아니라 자신의 부담을 상대방에게 떠넘기는 경우도 있습니다. 실제로 신혼여행 후 좀 더 가까워졌다고 안심하여 과거의 자신의 애정행각을 고백하는 경우가 있습니다. 자기로서는 마음의 부담을 더는 일이지만 상대방에게는 청천벽력과 같은 충격을 주어 헤어지는 일도 있습니다. 역전이의 고백이 치료자의 부담을 환자에게 넘겨 버리는 일이 되는 경우는 피해야 할 것입니다.

제**23**장

무의식적 갈등과 방어

주요 개념

무의식적 공상(unconscious fantasy)은 한 사람의 무의식, 욕동을 일으키는 행동 그리고 특징적인 방어들의 형성에 스며드는 소망 또는 두려움이다.

연결된 무의식적 공상들의 군집을 **콤플렉스**(complexes)라고 부른다.

무의식적 갈등은 서로 대립하는 무의식적 공상들이 충돌할 때 발생한다. 이것은 불안을 일으키며, 그 불안을 감소시키기 위해 방어를 촉발시킨다.

일차 이득은 방어가 성공적으로 무의식적 갈등을 약화시켜 불안이 감소되는 것이다.

이차 이득은 방어 또는 증상이 그 사람의 삶에 주는 이익이다.

불안, 감정, 착오 행위(parapraxes, 실수), 불일치, 마디점(nodal point)에 귀를 기울이는 것은 무의식적 갈등을 감지하는 가장 좋은 방법이다.

지지하기 개입에서 우리는 환자들이 불안을 다룰 수 있는 새롭고 더 적응적인 방식을 적용하는 것을 돕기 위해 건강한 방어를 확인하고 강화시킨다.

드러내기 개입에서 우리는 환자들이 그들의 갈등과 그들이 사용하는 방어를 의식하도록 도와 그들이 좀 더 적응적인 방어를 선택할 수 있도록 한다.

당신이 북부 지역의 드넓은 숲을 담당하는 소방 감독관이라고 상상해 보자. 수천 에이커에 펼쳐진 고요한 나무들 사이에 일어난 화재를 찾는 것이 당신의 의무이다. 당신에게는 감시탑과 헬리콥터가 있다. 당신은 어디에서부터 시작해야 할까? 어디에 문제가 있는지 당신은 어떻게 알 수 있을까? 당신은 연기와 그 냄새를 찾아봐야 한다. 왜? 당신은 연기가 나는 곳에 불이 있다는 것을 알기 때문이다. 그것만이 당신의 유일한 단서이다.

무의식적 갈등을 찾는 정신역동적 정신치료자도 이와 마찬가지이다. 마음은 방대하고 갈등은 숨겨져 있다(무의식). 지도는 없다. 어디를 봐야 할까? 알다시피 연기가 나는 곳에 불이 있다. 여기서 연기는 **불안**이다. 막대기 두 개를 맞비비면 열을 얻는다. 대립하는 두 개의 무의식적 공상을 문지르면 불안이 생겨난다. 물론 어떤 사람은 다른 사람들보다 불안을 더 잘 견디어 낼 수 있으며, 모든 불안이 정신 내적 갈등에서 비롯된 것은 아니다. 하지만 당신이 대하게 될 대다수의 불안 뒤에는 어떤 종류의 정신 내적 갈등이 존재할 가능성이 크다.

정신 내적 갈등이란 무엇인가

정신 내적 갈등은 대립되는 두 개의 무의식적 공상이 충돌할 때 일어나는 것이다[1]. 무의식적 공상은 한 사람의 마음 안에 존재하는 무의식적 소망이거나 두려움이다. 어떤 사람들은 생각하기를 공상은 늘 우리가 원하는 것이라고 한다—우리는 환자에게 공상이 우리가 원하는 것이거나 두려워하는 것일 수 있음을 알도록 도와줄 수 있다. 무의식적 공상에 대해 생각하는 한 가지 방식은 그것들이 우리 마음에 거주하는 문장들이거나 이야기들이라는 것이다. '아버지'는 한 단어일 뿐이다—그 자체만으로는 무의식적 공상이 아니다. '내 아버지가 나를 사랑해 주었으면 좋겠다'가 인식 밖에 있을 경우 그것은 무의식적 공상이다. 마음이 있는 것만큼 많은 무의식적 공상이 있지만, 다음은 몇 가지 무의식적 공상의 흔한 예들이다.

나는 보살핌을 받고 싶다.

나는 버림받고 싶지 않다.

나는 사랑받기를 좋아한다.

나는 강해지고 싶다.

나는 다른 사람이 없으면 완전하게 느껴지지 않는다.

나는 통제받아야 한다는 것이 두렵다.

보살핌을 받을 때 사랑을 받는 느낌이다.

내 스스로를 보살펴야 할 때 혼자인 느낌이다.

콤플렉스

관련된 무의식적 공상들의 군집들을 **콤플렉스(complexes)**라고 부른다. 가장 유명한 콤플렉스 중 하나는 전통적으로 오이디푸스 콤플렉스(Oedipus complex)라고 부르는 것으로, 중기 아동기 시기(3~6세)에 나타난다[2]. 이는 관련된 무의식적 공상들의 군집에 불과하다. 이성애자인 어린 소녀라면 그것은 다음과 같을 것이다.

> 나는 아버지를 사랑하고 아버지를 독차지하고 싶다. 나의 어머니가 나의 아버지를 차지했다. 나는 어머니를 사라지게 해서 아버지를 차지했으면 좋겠다. 하지만 내가 어머니를 공격하면 어머니가 재공격하여 내가 위험에 처할 수 있다. 나는 또한 어머니를 사랑하고 필요로 한다(이성애자인 소년은 이와 반대이며, 동성애자인 자녀들은 같은 성을 원한다).

Freud는 모든 사람이 오이디푸스 콤플렉스를 가졌다고 생각했다. 이런 무의식적 갈등은 대부분의 사람에게 잠재적인 것으로 보인다. 어떤 흔해 보이는 몇 가지 공상이 있다. 하지만 모든 사람은 독특한 무의식적 공상과 콤플렉스를 갖고 있다. 성인이 되면 대부분 사람의 공상과 콤플렉스는 상당히 고정된다—새로운 것을 형성하고 예전 것을 버릴 수도 있지만, 주요 무의식적 콤플렉스는 시간이 흘러도 사람들에게 비교적 안정적으로 남아 있다. 우리는 이것을 직감적으로 안다. 우리가 어떤 사람은 버림받는 문제에 휘둘리고 또 어떤 사람은 힘에 집착한다고 할 때, 우리는 안정적이고 핵심적인 공상들에 대해 말하는 것이다. 이러한 **공상들을 이해하는 것은 한 사람이 방어, 대인관계, 자기지각의 관점에서 어떻게 움직이는지에 대해 우리가 이해하고자 할 때 중심적 역할을 한다**.

공상들에 대한 한 가지—그것들은 서로 충돌한다. 그리고 그다음에 문제가 뒤따른다.

공상 ← → 공상 혹은 소망 ← → 두려움

↓ ↓

불안 불안

↓ ↓

방어 방어

예를 들어, 한 사람이 다음과 같이 두 가지 공상을 가지고 있다고 하자. '난 보살핌을 받을 때 사랑을 받는다고 느낀다'와 '다른 사람이 필요 없을 때 난 강한 사람처럼 느낀다' 이 두 공상은 아주 강하고 당신이 하려고 하면 180°만큼이나 서로에게서 멀리 떨어져 있게 할 수 있다. 사람들은 일차원적이지 않다—즉, 사람들은 반드시 양립되지 않을지라도 많은 것을 원한다. 이 사람은 강렬한 느낌과 사랑받는 느낌 모두를 얻고 싶어 하며, 그의 소망들은 전혀 양립할 수 없어 보인다. 만약 두 가지 공상이 휴면 중이거나 둘이 동시에 활성화되지 않는다면, 잠시 동안은 괜찮을 수도 있다. 하지만 둘이 한꺼번에 활성화되면 문제가 일어난다.

예를 들어, Mr A에게 이 두 가지 공상이 있다고 해 보자.

> 어릴 적에 아버지가 가족을 버리고 집을 떠난 Mr A는 28세 동성애자 남성이다. 그는 휴가 중에 32세 동성애자 B를 만나 사랑에 빠지고 사귀기 시작했다. 그의 애인이 보살펴 주고 세심하게 배려해 주자 Mr A는 기쁘고 사랑을 받는다고 느낀다. 무의식적 공상 1('난 보살핌을 받을 때 사랑을 받는다고 느낀다')이 강력하게 작용하고 있다. 하지만 Mr A와 그의 애인은 다른 도시에 살고 있으며 휴가가 끝나자 각자 집으로 돌아갔다. 이메일과 전화로 자주 연락해도 Mr A는 B가 자신만큼 신경 써 주지 않는다고 느끼며, B가 하루 종일 연락하지 않는 날은 화를 내기 시작했다. 그는 불안을 느꼈고 불면증이 생겼다. B가 전화를 걸어도 짜증을 내기 시작했고, 냉담해졌고, 누군가를 만나기에는 너무 바쁘다고 판단하였으며, 결국 B와 헤어졌다. 직장으로 복귀한 뒤에 그는 관계 때문에 시간을 빼앗기지 않아 오히려 잘됐다고 생각했다.

무슨 일이 일어났는가? Mr A가 B에게 점점 의존하게 되면서 B의 관심과 보살핌을 필요로 하는 자신이 나약하다고 느끼게 만드는 무의식적 공상 2('다른 사람이 필요 없을 때 난 강한 사람처럼 느낀다')가 가동되었다. 이는 Mr A의 인식에 있지 않았기 때문에 갈등은 무의식적이었고 결과는 불안이었다.

불안 뒤에 다른 무언가가 일어나는 것에 주목해 보자—Mr A는 냉담해졌고 관계를 지속하기에는 너무 바쁘다고 결정을 내렸다. 이는 Mr A가 방어 또는 일련의 방어들(반동 형성과 합리화의 일부 조합)을 작동시키기 시작했음을 의미한다. 무의식적 갈등에 의해 불안이 생겨날 때, 마음은 방어들을 작동시킨다. 무의식적 공상들과 마찬가지로, 자아가 작동시키는 방어들 또한 특징적이 된다. 다른 말로 사람들은 시간이 지나면서 반복적으로 같은 방어를 사용하는 경향이 있다.

Mr A와 같은 경우, 그가 사랑을 받는다는 느낌을 제공한 보살핌이 위협을 당하자 그의 의존의 느낌이 그를 나약하다고 느끼게 했고 불안이 발생하였다. 모든 사람이 이것에 대해 갈등을 겪지는 않는다—어쩌면 Mr A가 어릴 적에 버림받았던 경험이 특히 그가 보살핌을 필요로 한다는 것을 알았을 때 나약해지는 느낌에 대해 더욱 취약하게 만들었을 수도 있다. 갈등은 불안으로 이끌고, 불안은 방어를 촉발시킨다.

Mr A가 사용하는 이 특정한 방어는 그에게 일차 이득과 이차 이득 모두를 제공한다[3]. 일차 이득은 방어가 성공적으로 무의식적 갈등을 약화시킬 때 불안의 감소가 일어나는 것이다. 일차 이득은 Mr A가 강하다고 느끼기 위해 의존적인 느낌을 억압하기 때문에 더 이상 예전만큼 불안해하지 않는 것이다. 따라서 갈등이 더 이상 힘을 발휘하지 못하고 그리 많지 않은 불안이 발생한다. 이차 이득은 방어 또는 증상이 그 사람에게 주는 이득을 말한다—이 사례에서, 이차 이득은 Mr A가 관계에서 자유롭기 때문에 더 효율적으로 일할 수 있다는 것이다. Mr A에게 무의식적 공상이 지속적으로 존재하고 있지만, 관계가 사라지자 공상들은 더 이상 활성화되지 않고 갈등도 휴면 상태가 된다.

그래서 무의식적 공상들이 충돌하면 무의식적 갈등을 초래하고, 불안을 일으키고, (무의식적으로) 방어를 사용하게 만든다. 방어는 불안을 감소시키지만 그에 대한 **대가를 치른다**. Mr A는 그의 애인의 보살핌을 받는 것에 100% 확신이 들지 않으면 관계에 어려움을 겪는다—만약 당신이 현실의 사람들과 만나기를 원한다면 이는 매우 높은 비용이 아닐 수 없다.

우리는 환자들이 '조금 더 적은 비용을 지불'할 수 있도록 한두 가지 방식으로 그들을 도울 수 있다. 잘 기능하고 있는 사람들에게는 그들의 무의식적 공상, 갈등, 방어를 드러냄으로써 그들이 더 유연한 방어를 개발하고, 타인과의 대인관계를 향상시키고, 자기존중감을 더 잘 관리할 수 있도록 도울 수 있다. 이러한 능력이 없는 사람들에게는 건강한 방어 방법을 확인하고 향상시키며, 불안을 다루는 새롭고 더 적응적인 방식을 제안하기 위해 그들의 무의식적 사고 과정에 대한 우리의 이해를 사용할 수 있다. 정신역동적 정신치료에서, 무엇이 사람들에게 불안, 문제, 증상을 일으키는지 사람들이 인식하는 것을 돕기 위하여 우리는 불안에서 방어로 그리고 궁극적으로는 무의식적 갈등과 공상으로 거슬러 올라가서 작업을 한다.

기법

듣기

여기에는 무의식적 공상, 무의식적 갈등, 방어 등에 귀를 기울여야 할 것들이 많다.

무의식적 공상에 귀를 기울이기

주된 감정, 주된 전이, 주된 역전이에 귀를 기울이는 것과 같이, 우리는 치료 시간에 주요 무의식적 공상에 귀를 기울인다. 우리는 환자의 두려움, 소망, 타인과의 대인관계에 대해 들으며 주된 무의식적 공상에 귀를 기울인다. 그리고 우리는 유사하게 들리는 스토리에 주목하기 시작한다. 우리가 감정에 귀를 기울일 때 우리는 '지금 환자는 무엇을 느끼는가?'라고 생각한다. 무의식적 공상에 귀를 기울일 때 우리는 '지금 환자는 무엇을 원하거나 두려워하는가?'라고 생각한다. 무의식적인 것을 들으려면 숨겨진 스토리—즉, 스토리 뒤에 있는 스토리에 귀를 기울이라. 이는 마치 당신이 어느 한 방식으로 그것을 살펴볼 때는 한 그림을 보지만 다른 방식으로 그것에 초점을 맞추면 당신은 또 다른 숨겨진 장면을 보는 것과 같은 착시 현상과도 같다.

환자들은 아주 많은 이야기를 전하지만 그중에서 무의식적 공상인 이야기들은 짧고 어린아이 같은 면이 있다. 기능이 좀 더 약해진 환자는 이러한 이야기들이 대체적으로 표면에 근접해 있지만, 기능이 더 강한 환자들의 경우에 이 이야기들은 대부분 숨겨져 있다. 이렇듯 더 높은 수준으로 기능하는 환자는 자신의 어린아이 같은 소망과 두려움을 창피해하고 수치스러워하지만, 공상들은 여전히 거기에 있다. 만약 당신이 성인에게서 어린아이와 같은 이야기를 듣게 된다면, 당신은 무의식적 공상을 들을 가능성이 크다.

> 28세 여성이 치료자에게 말한다. "저는 어머니가 돌아가신 뒤 아버지가 빨리 재혼하신 것에 대해 왜 그렇게 아버지에게 화가 나는지 모르겠어요. 아버지는 정말 좋으신 분이고 어머니를 오랫동안 돌보신 만큼 충분히 행복해질 권리가 있어요. Marsha도 좋은 사람이에요. 하지만 저는 그분들이 제 아이가 태어난 뒤에 결혼식을 준비하시길 바랐어요—저는 그게 왜 그렇게 제게 많은 차이가 있는지 모르겠지만, 그건 그래요. 참 우습죠—두 분이 제게 어떤 도움을 줄 것도 아닌데 말이죠."

여기에서 의식적인 이야기는 28세인 여성이 아버지가 행복해지길 바라면서 아버지에 대한 자신의 분노 때문에 혼란을 겪고 있다. 하지만 숨겨진 이야기는 그녀가 아버지의 첫 번째(또는 유일한) 우선순위가 되길 원하는 것이다. 환자는 이 이야기가 어린아이 같은 소망이라는 점에서 수치스러움을 느껴 이 이야기를 억압했다(인식 밖으로 밀어냄–무의식적으로 만듦). 출산을 앞둔 성인 여성이 무엇 때문에 아버지를 독차지하고 싶을까? 왜 아버지가 아버지 자신을 돌보기보다 그녀를 돌봐 주기를 바랄까? 이유는 사실 우리 모두 어릴 적부터 지속되는 소망이 있기 때문이다. 만약 우리가 어렸을 때 이 소망들이 제대로 충족되지 못할 경우, 이 소망들은 집요해지고 해소되지 않을 수 있다. 소아기에는 완벽하게 적합했던 소망이 성인기까지 지속되어 수치스러움을 일으키면 그것이 해소되지 못했다고 말하고, 성숙한 관계의 세계로 나아가려는 성인의 노력을 혼란스럽게 할 수 있다. 정신역동적 정신치료는 그런 것들을 돕기 위해 설계된 것이다.

무의식적 갈등에 귀를 기울이기

화재가 난 곳을 찾는 소방 감독관처럼, 우리는 방어에 대한 증거로서 의식적인 내용과 그것들 아래에 있는 무의식적 갈등을 듣는다. 이는 불안, 새로운 감정, 부조화 등에 귀를 기울이는 것을 포함하는데—이것은 표면 아래에 갈등이 있다는 힌트를 준다.

- 불안에 귀를 기울이기: 우리가 불안에 귀를 기울일 때 다음과 같은 것에 귀를 기울인다는 것을 기억하라.
  - 불안에 대한 명백한 진술
  - 실내에서 불안한 행동: 안절부절못하고, 과민하고, 시계를 보는 것
  - 치료실 밖에서 나타나는 불안한 행동: 식이장애, 수면 문제, 과민함, 미루는 버릇, 집중하기 어려움, 충동성, 손상된 판단력 같은 것
  - 불안몽(anxiety dream)
- 감정에 귀를 기울이기: 어떠한 감정의 변화도 불안이 있다는 단서가 될 수 있다. 과민성, 우울한 기분 또는 갑작스럽게 기분이 고조되는 것조차도 불안과 갈등을 나타내는 것일 수 있다.
- 불일치에 귀를 기울이기: 갈등이 불일치를 일으키는 것은 당연한 일이다. 활동적인 두 개가 서로 대립할 경우 이는 온갖 종류의 부조화를 가져오게 된다. 경험과 일치하지 않는 감정(생일 파티에서 우는 것), 생각과 일치하지 않는 감정(사랑하는 사람을 생각할 때 우울한 느낌을 갖는 것), 서로 일치하지 않는 생각들(추수감사절에 양가 부모가 모이면 결국 다툴 것을 알면서도 양쪽을 초대하는 것이 좋다고 생각하는 것) 등이다.
- 착오 행위에 귀를 기울이기: 착오 행위(parapraxes, 말 실수)는 억압된 생각 또는 느낌이 대화 중에 무심코 '튀어나오는 것'이다(제16장을 참고하시오). 이는 무의식적 갈등의 존재에 대한 훌륭한 단서이다. 예를 들어, 상사와 어려움을 겪고 있는 한 남성이 다음과 같이 말한다.

  > 어제 아버지와 통화하는데—아 참, 제 상사요.

  이 착오 행위는 상사로부터 겪는 어려움이 그의 아버지에 대한 무의식적 공상과 갈등에 관련되어 있음을 보여 준다.
- 꿈에 귀를 기울이기: 불안몽은 불안과 무의식적 갈등의 존재에 대한 신호이다. 이런 꿈의 해석은 우리가 주된 공상과 그에 동반하는 갈등을 이해하는 데 도움을 준다.

방어에 귀를 기울이기

치료에서 저항은 방어이기 때문에, 저항의 존재는 우리가 방어를 듣고 있는 것을 의미한다. 차단, 침묵, 지각—이 모두는 좋은 단서들이다. 치료의 시작 단계에서는 어떤 생각과 행동이 방어인지 분간하기 어려울 수 있지만, 당신이 환자의 패턴에 대해 이해를 하게 되면 이는 더 쉬워진다. 예를 들어, 치료 과정에서 처음으로 당신이 휴가를 떠날 때 환자가 과민해진다면, 이것을 방어로 인식하지 않겠지만, 만약 이 일이 몇 번이고 되풀이될 경우 과민성의 방어적 본질이 분명해진다.

돌이켜 생각하기

이제 우리가 환자의 무의식적 주파수에 조율하였다면, 우리는 주된 무의식적 공상들과 무의식적 갈등의 요소들과 주된 방어들을 확인하기 시작할 수 있다. 우리는 이를 위해 우리가 가장 자주 듣게 되는 것과 주된 감정과 가장 많이 연결된 것이 무엇인지 생각한다. 우리는 주된 무의식적 공상을 한두 문장으로 요약할 수 있어야 한다. 우리는 어떤 유형의 공상이 가장 두드러지는지 생각해야 한다. 가령, 이것은 소망, 두려움, 또는 자신에 대해 생각하는 방식이 될 수 있다. 우리는 대립하는 공상들을 확인하는 가운데 무의식적 갈등을 해체하기 시작할 수 있다. 그리고 마침내 우리는 두드러진 방어들을 확인한다.

최근 이 나라에 이민 오게 된 한 남성이 수면의 어려움과 모호한 복통을 호소하며 치료자를 찾아왔다. 그는 다음과 같이 말한다.

> 제가 바라는 것은 아이들이 잘되는 게 전부예요. 그게 다예요. 그래서 제가 여기 오게 됐어요. 제 딸은 아주 똑똑하죠—저는 그 아이가 좋은 대학에 들어가길 바라요. 제가 그것 때문에 택시를 몰고 있죠. 당신이 알다시피, 제 나라에서 저는 기술자로 훈련받았지만 아무래도 좋아요. 제 나라로 돌아가 기술자로 있기보다는 여기 있으며 이것을 하고 싶어요. 저는 제 자신의 진로에 대해서는 신경 쓰지 않아요. 그런데 제가 아프다면, 전혀 일을 못하게 될 것이고 이민 온 게 아무 의미가 없어지게 돼요.

표면의 이야기는 자녀들을 위해 그 자신의 진로를 희생시킨 한 남성에 대한 것이다. 하지만 그가 상관 없다고 하는 반복적인 주장의 본질은 무의식적 갈등의 존재를 암시한다. 그의 공상, 갈등, 방어는 다음과 같을 수 있다.

- 무의식적 공상: 난 성공하고 싶다. 나는 나의 지능이 인정받고 칭송받는 것을 원한다.
- 무의식적 갈등: 나는 나 자신을 위해 이런 것들을 원한다. 하지만 내가 내 자신을 위해 원하는 것과 내 자녀들을 위해 원하는 것 모두를 가질 수는 없다.
- 방어: 반동 형성, 신체화

이제 이 모든 것을 가지고 무엇을 할 수 있을까? 종종 우리는 무의식적 내용을 많이 듣게 되지만, 그것은 표면 아래 아주 멀고 매우 깊은 곳에 있다. 제17장에 나온 선택과 준비 원칙을 기억해 보자. 우리가 무의식적 내용을 들었다고 해서 우리가 그것을 사용할 수 있다는 것을 의미하는 것은 아님을 기억하는 것이 중요하다. 우리는 이를 기억하고 있다가 표면에 근접해질 때까지 기다리지만, 만약에 그것이 깊은 곳에 있을 경우 우리의 개입은 그것을 건드릴 수 없을 것이다. 더 좋지 않은 것은, 그들이 저항을 증가시켜 무의식적 내용을 의식에 접근하지 못하도록 만들 수 있다. 전과 같이, 우리는 주된 감정이 우리를 표면으로 안내하도록 해야 한다. 우리는 의식으로 부드럽게 끌어올 수 있는—표면 바로 밑에 있는 무의식적 요소를 고르기를 원한다. 여기 이런 무의식적 자료의 층을 이루는 다음 사례가 있다.

외도한 경험이 많은 아버지를 둔 38세 여성이 아이를 가지고 싶지만 자신의 임신 가능성에 대한 극심한 공포에 빠져서 찾아왔다. 당신이 환자가 이에 대해 걱정한 지 오래되었냐고 물어보자, 그녀는 친구가 조기 폐경이 되었다는 소식을 들은 뒤부터 두려움이 증가했다는 것을 알게 된다. 그녀는 치료실에서 흐느끼면서, 생리 주기가 불규칙한 것으로 볼 때 분명 같은 문제일 것이라고 확신하기 때문에 의사에게 찾아가 건강 진단을 받기가 두렵다고 말한다. 그녀는 의사를 찾아가는 것에 대해 자주 공포를 느낀다고 인정한다. 당신이 그녀에게 관계에 대해 물어보자, 그녀는 아내가 다른 주에 거주하고 있는 50세 기혼인 남자 친구를 매우 사랑한다고 말한다. 그녀는 남자 친구가 아내를 떠나리라는 것은 기정 사실이나 다름없다고 말한다. 당신이 과거 관계들에 대해 물어보자 그녀는 과민해졌지만, 그녀의 예전 남자 친구도 결혼한 사람이었다고 말한다.

돌이켜 생각하기: 여기에는 많은 무의식적 공상, 무의식적 갈등, 방어가 작동하고 있다.

- **표면**에서 볼 때, 그녀는 의사에게 가는 것을 두려워하는 증상을 가졌다. 이는 주된 감정인 불안을 동반한다. 조기 개입—질문—은 무의식적으로 연결된 것(친구의 조기 폐경)을 인식으로 가져온다. 이는 이 문제가 표면에 가깝고 다룰 준비가 되어 있음을 보여 주는 단서이다.
- **더 깊은** 단계에서, 불임에 대한 그녀의 두려움을 50세 유부남인 남자 친구가 아내를 떠나 자신과 새 가족을 꾸밀 가능성을 부정하려는 것과 관련시킬 수 있다. 어쩌면 실은 남자 친구가 아내를 떠나지 않을까 봐 생겨난 두려움으로부터 방어하기 위해 친구의 불임 소식으로 공황 상태에 빠진 게 아닐까 궁금할 수 있다. 남자 친구가 자신을 선택해 주길 바라는 그녀의 소망과 남자 친구가 빨리 아내를 떠나지 않음으로써 그녀가 더 나이 들기 전에 아이를 갖지 못하는 것 때문에 남자 친구에게 느끼는 분노가 서로 대립하는 것이 무의식적 갈등을 초래한다고 볼 수 있다. 이것은 불안을 일으킬 수 있고, 그녀의 방어는 그녀가 친구와 동일시함으로써 불안을 옮기는 것일 수도 있다. 그녀의 불임이 문제가 될 경우, 아이를 갖지 못하는 것이 남자 친구의 잘못이 아닌 자신의 잘못(그녀의 신체적 결함)이 된다. 이 방어는 그녀로 하여금 남자 친구를 향한 그녀의 분노를 인식 밖으로 밀어내도록 해 준다. 이러한 공식화가 사실일 수도 있다. 그러나 환자의 방어적인 태도는 그것이 표면에 있지 않았음을 명확하게 보여 준다.
- **가장 깊은** 단계에서, 바람을 피우는 아버지에 대한 갈등과 이를 인식 밖으로 밀어내려는 방어가 아버지와 같은 사람을 남자 친구로 선택하게 만드는 결과를 가져왔을 수 있다. 당신은 이것을 곧바로 생각할 수도 있었겠으나, 이를 지금 언급하기에는 너무 깊은 곳에 있다.

이러한 방식으로, 우리는 표면에 가장 가까운 것들을 선택하기 위해 우리가 듣는 무의식적 요소들을 돌이켜 생각한다. 전과 같이 우리는 우리의 과거 경험, 이론들, 치료적 동맹에 대한 이해와 환자의 치료 단계를 주의해서 사용함으로써 우리를 안내하도록 할 수 있다. 예를 들어, 환자와 치료자 사이에 높은 수준의 신뢰가 있을 경우, 환자의 약간 방어적인 면에 실망할 필요가 없으며, 처음에 환자가 편안해했던 정도보다 조금 더 깊이 들어가 볼 수 있다.

개입하기

기본적 개입

우리가 전에 언급했던 것과 같이, 방어에는 다 이유가 있다—그것들은 종종 아주 깊은 곳에서 느끼는 놀라움이나 수치스러움으로 가득 찬 느낌을 막아 준다. 이는 우리가 개입을 시작하면서 매우 존중하는 자세로 대해야 함을 의미한다. 가장 중요한 점은 천천히 시작해야 한다는 것이고, 기본적 개입은 이렇게 하는 것을 도와줄 것이다. **질문, 자유 연상에 대한 요구, 공감적인 발언**은 당신의 환자들이 무의식적 공상, 갈등, 방어를 가리키는 단서들을 내포하고 있는 그들의 세부적인 삶에 대해 말할 수 있도록 도와줄 것이다. 여기 몇 가지 예가 있다.

환자 #1 저는 새로운 직장으로 옮겨야 할지 아니면 그냥 그대로 있어야 할지 잘 모르겠어요.

치료자 새로운 직장에서 들어온 제안에 대해 더 말씀해 주실 수 있으세요? 그것에 대한 무엇이 매력적이었나요?

환자 #2 저는 Clara를 정말 좋아하지만 그녀에게 전화를 걸지 못하겠어요.

치료자 당신은 그녀에게 전화해야겠다는 생각을 언제 마지막으로 하셨나요?

환자 #2 어젯밤이요.

치료자 당신이 생각했던 그 순간으로 되돌아갈 수 있으세요? 당신은 무슨 생각들을 했었나요?

이 두 상황에서, 치료자는 무의식적 공상 또는 갈등과 연결되어 있을 만한 것들을 듣는다. 첫 개입은 환자가 말을 더 하도록 고안된 개방형 질문들이어야 한다.

지지하기 기법

우리는 적응적 방어를 강화시키고자 할 때 지지하기 기법을 사용하고 부적응적인 방어에는 대안을 제시한다. 우리가 환자의 기능이 지속적 또는 일시적으로 약화되었다고 추측할 때, 우리는 일반적으로 무의식적 공상 또는 갈등을 탐색하는 것을 격려하지 않는다. 왜냐하면 이것이 그들의 불안을 증가시키고 혼란에 빠뜨릴 수 있기 때문이다.

모든 방어는 불편한 감정과 이와 연관된 갈등들로부터 사람을 보호하지만 그것들이 외부 세계의 현실을 외면하거나, 느낌을 차단하거나, 관계들을 와해하는 정도는 다르다[4]. 방어들이 환경의 현실적인 제약을 고려하고 부정적인 사회적 결과를 최소화하는 가운데 소망 또는 요구에 대해 약간의 표현과 만족을 허용해 줄 때 그것들은 적응을 가장 잘한다. 다음 예를 고려해 보자.

> Mr C는 사랑받고 보호받고 싶어 하지만 사람들이 자신을 무시할까 봐 두려워한다. 그가 이 갈등과 연관된 고통, 분노, 가치 없음 등의 기분으로부터 자신을 보호하기 위해 그가 사용할 만한 다양한 방어가 있다.

- 그는 다른 사람들을 **평가절하**할 수 있다("누가 그들을 필요로 해? 나는 나 자신을 돌볼 수 있어!"). 하지만 다른 사람들은 그가 '시비를 걸 것'으로 보고 그를 피할 것이다.
- 그는 사랑받고 싶은 갈망과 함께 분노를 묻어 버릴 수 있지만(감정의 고립), 보살핌받고 싶은 그의 소망은 만족되지 못한 상태로 남을 것이다.
- 그는, 예를 들면 커피 주문 순서를 틀려 버리는 바리스타 같이 사소한 성가시게 하는 일들로 상처의 방향을 바뀌게 할 수 있다(이동).
- 그는 여자 친구를 사귀지 못하더라도, 미식축구 팀에서 유명한 쿼터백이 되고 동기들이 보내는 찬사의 주인공이 되기 위해 그의 분노를 미식축구에 집중하는 것으로 돌릴 수 있다(승화).
- 그는 사회복지학과에 들어가기로 결정을 내린 뒤 다른 사람들을 돌보는 데 자신을 헌신할 수 있으며(이타주의)—이것이 간접적인 경험일지라도—즐길 수 있을 뿐만 아니라 그의 자기존중감도 높여 줄 것이다.

각각의 해결책은 서로 다른 '적응적인' 가치를 지니고 있다. 이 남자와 지지적으로 작업할 경우, 당신은 현재 일어나고 있는 무의식적 공상과 갈등에 대한 단서에 **귀를 기울이고**, 불편한 감정을 관리하기 위해 그가 사용하는 방어들을 돌이켜 생각하고, 그가 자신을 방어하기에 더 적응적인 방식을 찾도록 도와줄 필요가 있다면 개입한다.

방어에 지지적으로 개입하는 것은 다음 세 부분의 과정이다.

1. **방어를 확인하기:** 다룰 필요가 있는 문제 행동에 부드럽고 요령 있게 환자의 집중을 향하게 한다.
2. **'비용'을 확인하기:** 행동으로 비롯될 수 있는 부정적인 결과를 환자에게 설명해 준다.
3. **대안을 확인하기:** 더 건강하고, '비용이 덜 드는' 행동들을 격려한다.

그 순간 환자의 필요에 따라, 우리는 여기서 설명한 각각의 세 가지 단계에 공급하기 개입이나 보조하기 개입 또는 이 둘 모두를 사용할 수 있다. 이를 설명하기 위해 보살핌받기를 원하지만 다른 사람이 자신을 무시하는 것을 두려워하는 Mr C를 고려해 보자.

Mr C는 대인관계에서 지각된 실망감 때문에 자주 업신여김, 상처받음과 분노를 느끼지만, 이 정서들을 인정하거나 견디는 것을 어려워하며, 그 밑에 놓인 갈망은 말할 것도 없다. 그는 자신의 분노를 **투사하는** 것으로 그것을 방어하며, 결과적으로 종종 당신을 포함한 다른 사람들로부터 억울하게 공격을 받는 것처럼 느낀다. 그의 투덜거리고 남을 탓하는 행동이 직장 동료들을 짜증나게 만들 뿐만 아니라 그를 비웃게 만드는 원인을 제공했고, 이로 인해 그는 더욱 외면당하고 씁쓸한 기분이 들게 되었다. 여기 치료 초기에 나눈 대화 내용의 일부분이 있다.

Mr C 오늘 아침에 전 커피를 마시러 직원 라운지에 갔는데, Jim과 Karen이 그곳에서 이야기를 나누고 있었어요. 둘의 표정이 저를 정말 화나게 만들었어요. 제 말 뜻은, 그들이 직접 말하지는 않았지만 제가 사라져 주길 바라는 눈치였어요. 모두 그 둘 사이가 뭔가 심상치 않다는 걸 알아요.

치료자 두 사람이 사귄다면 둘만 있기를 바라는 게 사실일 수도 있지만 다른 사람이 무슨 생각을 하는지 정확하게 알기란 어렵다고 봐요. 특히 어떤 것을 직접적으로 말하지도 않았을 경우에요. 그 둘이 당신을 쳐다본 다른 이유를 생각해

볼 수 있나요? (정당함을 인정하기, 정신건강 교육, 현실검증하기)

Mr C (어깨를 으쓱하면서) 잘 모르겠어요.

치료자 어쩌면 누가 들어왔는지 그저 궁금했을 수도 있지요. 타당하다고 생각하시나요? (현실검증하기)

Mr C 네, 그럴 수도 있겠네요.

치료자 그래서 무슨 일이 있었나요? (질문)

Mr C 제 생각에 그들이 제가 떠나기를 바라는 것 같아서, 저는 조금 큰 목소리로 "제가 뭐 방해했나요?"라고 말했어요. 약간 비꼬듯이요. 그리고 "알다시피 라운지는 모두에게 열려 있어요."라고 일러 줬어요. 전 차별 대우를 받지 않을 심산이었죠. 그랬더니 Jim이 "기분 좀 풀지 않을래요? 우린 단지 커피를 마시고 있었어요."라고 말했어요. 그리고 Karen이 옆에서 머리를 흔들면서 제가 마치 미쳤다는 듯이 낄낄댔어요.

치료자 당신이 방해를 하는지 물어봤던 첫 번째 직감이 좋았던 것 같아요. 하지만 빈정대지 않았다면 좀 더 부드럽게 그 상황을 이어 갈 수 있었을 것 같아요. 당신이 지금처럼 속상하고 화가 나지 않도록 이러한 문제들을 함께 작업할 수 있습니다. 이렇게까지 고통스럽지 않을 수 있어요. (칭찬, 조언, 명백하게 참여하기, 공감하기)

Mr C 좋아요. 선생님이 100% 옳은지는 모르겠지만, 노력해 볼 가치가 있네요.

이 사례에서, Mr C의 치료자는 그가 부정하면서도, 인정받고 싶고 보살핌받고 싶은 갈망을 듣고 있다. 치료자는 환자가 다들 자기를 무시할 것이라는, 또는 더 안 좋게는 다른 사람들에게 사랑받을 자격이 없다는 무의식적 확신을 듣고 있다. 이러한 무의식적 소망들과 두려움들이 Mr C가 견디기 어렵다고 하는 분노, 시기심, 자격 없음, 좌절 등의 느낌을 불러일으킨다. 치료자는 이것을 Mr C가 이러한 감정들로부터 자신을 지키기 위해 사용한 방어들—주로 부적응적 투사—로부터 추론한다. 이 방어들을 통해 Mr C는 다른 사람들의 거절과 배신으로부터 그 자신을 보호했지만, 외톨이로 남겨지고 기피대상이 되는 큰 대가를 치러야 했다. 주목할 점은, 치료자가 Mr C의 인식 밖에 있는 이런 느낌, 공상, 갈등을 Mr C가 직면하지 않도록 조심하고 있다는 것이다. 치료는 아직 충분히 여물지 않았고, 치료적 동맹은 빈약하며, Mr C는 아직 자신을 관찰하거나 그의 방어들이 해석될 경우 밀려올 수 있는 강력한 느낌들을 견딜 만한 능력이 발달되지 않은 상태이다. 치료자는 현명하게 처음 언급할 내용으로—분노를 투사하는 경향이 있는—Mr C의 가장 '부적응적'인 방어를 선택했다. 왜냐하면 이것이 그의 관계에 가장 파괴적일 것이기 때문이다. 그 뒤에, 공감과 칭찬을 통해 직접적인 지원을 제공하는 가운데, 치료자는 공급하기 개입과 보조하기 개입을 혼합하여 Mr C가 행동에 주목하도록 세심하게 이끌어 주었고, 그의 잘못된 지각을 현실검증하고, 더 적응적인 대안을 제안했다.

드러내기 기법

우리가 누군가에게 더 적응적인 선택을 내릴 수 있도록 사람들을 풀어 주기 위해 그들의 무의식적 공상, 갈등, 방어를 인식하게 만들기를 원할 때 우리는 드러내기 기법을 선택한다.

우리가 이 내용을 드러내기 위해 개입할 때 몇 가지 목표가 있다.

- 무의식적 공상을 드러내기: 안전한 환경에서 이렇게 하는 것은 그것들을 이해하고, 그것들에 대해 덜 수치스러워하며, 그것들에 얽매이지 않은 상태에서 선택을 할 수 있게 돕는다.
- 무의식적 갈등을 드러내기: 무의식적 갈등은 사람을 마비시킨다. 해소되지 못할 경우, 그것들은 불안과 정체로 야기된 엄청난 병적 상태로 몰고 간다. 그리고 불안을 감소시키는 대신 문제 행동의 패턴들과 불만족스러운 관계라는 막대한 대가를 치르는 더 '값비싼' 방어기제를 활성화시킨다. 무의식적 갈등의 해석을 통해(사람들이 인식하게 하여) 사람들이 더 유연하고 적응적인 방어기제를 사용하여 그것들을 해결하도록 돕는다.
- 무의식적 방어를 드러내기: 무의식적 방어들은 융통성이 없고 문제를 일으키는 경향이 있다. 그것들이 표면으로 드러난 후에야 비로소 사람들은 더 건강하게 기능하고 더 만족스러운 대인관계를 유지할 수 있도록 이차적 사고 과정을 통해 그들의 특징적인 방어 패턴에 변화를 줄 수 있다.

더 적응적인 방어 기능을 촉진하기 위하여 무의식적 공상과 방어를 드러내는 것은 정신역동적 정신치료에서 필수적인 부분이지만, 우리가 매우 천천히 또 조심스럽게 이를 진행해야 함을 기억하는 것이 중요하다. 이러한 갈등과 공상이 무의식적인 것에는 다 이유가 있다—그것들은 불안과 불편한 감정들을 유발한다. 방어는 나쁜 것이 아니다. 사실, 필요하다. 방어는 불안을 조절하고 무수한 방식으로 우리 자신을 보호해 준다. 우리는 방어를 없애기 위해 해석하는 것이 아니라, 오히려 우리는 환자들이 비용을 덜 치르는 방법으로 자신들을 보호할 수 있도록 하기 위하여 해석을 하는 것이다.

방어와 무의식적 공상과 연결된 수치스러움에 대해 존중해 줘야 함을 아는 가운데 우리는 서서히 앞으로 진행해 나간다. 우리가 표면에 충분히 가까운 내용을 선택하고(선택 원칙), 환자가 무의식적인 내용에 대해 알아 가면서 불가피하게 따라오는 불안을 다룰 수 있다고 생각할 때(준비 원칙), 우리는 해석하는 과정을 시작한다(직면, 명료화, 해석). 치료 초기에 우리가 하는 대부분의 일은 해석을 통해 의식에 이를 수 있는 무언가를 확실하게 확보할 때까지 질문하고, 직면하고 명료화시키는 것이다. 빨리 해석하지 못한다고 해서 걱정할 필요는 없다—그것은 아마도 당신이 신중하고, 존중하며, 환자의 독특한 무의식적 내용을 이해하려고 노력하고 있음을 의미할 것이다. 더 나아가, 해석의 순서 각각은 그 자체가 끝이 아니다—그것은 진정한 변화를 가져오기 위해 **훈습 과정**에서 반복되고 또 반복될 것이다(제29장을 참고하시오).

여기에 몇 개의 사례가 있다. 설명을 위해 사례들을 압축하였다. 현실에서는 무의식적 내용이 명확하게 드러나기까지 더 많은 치료 시간에 걸쳐서 해석하는 과정이 연장될 수 있다.

무의식적 공상의 해석

환자는 32세 여성으로 지난 3년 동안 33세인 남자 친구와 동거해 왔다.

환자 어제 저녁에 제 생일을 맞아서 Marcus가 저를 아주 근사한 식당에 데리고 갔어요. 저는 여러 달 동안 그곳에 가고 싶었어요. 훌륭했어요—정말 낭만적이었죠. 최근에 새로 산 드레스를 입었는데—저는 꽤 괜찮아 보였고—모든 게 완벽했어요—그런데 그날 밤 침대에서 그저 울기 시작했어요. 제 자신이 정말 한심하게 느껴졌어요—그날 저녁은 훌륭했고, 그는 아주 좋은 사람이고 그가 저를 사랑하는 것을 알아요.

치료자 그 저녁 식사에 대해서나 그 이후에 무슨 일이 일어났는지 더 얘기해 주시겠어요? (질문)

환자 (몹시 화내면서) 아무 일도 없었어요! 그게 참 이상해요. 우리는 함께 집에 걸어 오면서—도중에 집 근처에 생긴 괜찮은 카페에 들러서 커피도 마셨어요. 집에 왔을 때는 탁자 위에 포장된 상자가 있었어요. 그가 거기에 어떻게 가져다 놨는지는 모르겠지만 캐시미어 스웨터였어요. 그이는 정말 사려 깊은 사람이에요. 쇼핑하는 것도 안 좋아하고 제가 좋아하는 깜찍한 매장에 들어가는 걸 끔찍하게 싫어하는데 그가 쇼핑했다니 정말 사려 깊은 일이에요. 그런 굉장히 멋진 사람과 있다니—전 정말 운이 좋은 사람인데—왜 이렇게 화가 나죠?

치료자 당신은 사려 깊은 선물이라고 했지만, 당신이 그것을 좋다고는 말하지 않았네요. (직면)

환자 그걸 어떻게 안 좋아하겠어요? 저를 위해 사 온 것이고 선물을 고르느라 신경 썼다는 것을 알아요. 제가 이걸 좋아하는지 싫어하는지 생각하는 건 제가 이기적인 거예요. (울먹임) 그런데요, 아시다시피 두 주 전에 그이와 백화점에 가서 어떤 매장에 들렀을 때 제 마음에 쏙 든 스웨터를 봤어요. 아무런 이유 없이 그냥 집어서 사들고 나오기에는 너무 비싸서 그저 감탄만 했어요. 글쎄요, 그이가 그 스웨터를 사 오길 바랐지만 그러질 않았네요. 그이가 사 온 것도 괜찮지만 색상이 제게 썩 어울리지는 않아요. 쇼핑이나 스타일에 있어서는 정말 대책이 없어요. 많이 노력하지만 그이에게는 어울리지 않는 것 같아요. Cliff(그녀의 전 남자 친구)는 정말 기발했어요—그는 내가 원하는 것을 정확하게 짐작해요—그건 마치 마술 같아요. 그런 일이 꼭 나타나요. 나는 생일 전에 불안했던 적이 전혀 없었어요. 그는 무엇을 살 것인지 정확히 알았어요. 그러나 그는 많은 다른 면에 있어서는 멍청이였어요.

치료자 그 다른 스웨터가 정말 가지고 싶었으면 말할 수도 있었을 것 같은데요. (직면)

환자 하지만 그렇게 되면 의미가 없잖아요. 그건 선물이 아니죠. 남자 친구에게 제 원고를 읽어 달라고 들볶았던 것과 같아지는걸요. 그는 제 말을 들어줬고 도움도 되었지만, 그가 먼저 원해서 해야 한다고 생각해요.

치료자 그 두 가지 경우 모두에서 그렇네요. 스웨터도 그렇고 원고도 그렇고 당신은 그가 스스로 생각해 내지 않으면 화가 나는군요. (명료화)

환자 맞아요—바로 그거예요—그런데 그건 불공평하잖아요. 남자 친구는 원고를 읽어 주었고 제게 사랑이 넘치는 생일이 되게 해 주었으니 얼마나 멋진 사람이에요—그렇지만 그게 절 불안하게 해요—남자 친구가 Cliff처럼 저를 이해해 주는지 모르겠어요. (더 울먹임)

치료자 남자 친구가 당신 마음을 읽을 수 있어야 당신은 사랑받고 있다고 느끼는 것이군요. 만약 물어봐야 알 수 있다면 사랑받고 있지 않다고 느끼는 것이군요. (해석)

환자 그게 사실이지만 바보같이 들려요. 아무도 사람 마음을 읽을 순 없잖아요. 제 어머니도 결코 그렇지 못했는걸요—어머니는 항상 자기가 원하는 대로만 저를 이해해 줬어요.

이 사례에서 환자는 '만약 누군가가 당신을 사랑한다면, 당신이 원하는 것을 알고 당신이 말하지 않아도 그것을 준다'는 무의식적 공상을 가지고 있다. 그녀는 성인이고, 사람들이 다른 사람의 마음을 읽을 수 없다는 것과 누군가가 당신의 모든 소망을 예측할 수 없어도 당신을 사랑할 수 있다는 것을 알고 있다—하지만 이것이 **핵심 공상(core fantasy)**이다. 그녀가 Marcus와 좋은 관계를 맺을 수 있었음에도 불구하고, 이 공상이 작동하여 완전히 멋진 저녁 시간이 될 수 있었을 것을 망쳐 버렸다. 선물을 한 그의 '실수'는 그녀가 '이해받지 못했다'고 느끼게 하고, 무의식적 공상은 그녀가 덜 사랑받고 있다고 느끼게 한다. 치료자의 기법과 관련하여, 무의식적 공상이 작용하고 있다는 최초의 단서들은 환자의 불안과 불일치한 감정(멋진 생일날 화가 난 것)이다. 치료자는 더 알기 원하고 그래서 **질문**을 한다—이렇게 하는 것은 표면에 가장 가까운 것이 무엇인지 알 수 있도록 도움을 준다. 세세한 사항을 아는 것이 비결임을 기억하자. 치료자는 불일치에 대해서 두 번 **직면**시켰고, 그때 환자는 또 다른 비슷한 경우를 기억해 냈는데, 치료자는 그것들을 가져와 초점을 맞추며 **명료화**시킨다.

일단 무의식적 공상이 표면 가까이에 있다는 것을 환자의 감정이 가리키면, 치료자는 해석하려고 한다. 우리는 이것이 해석이라는 것을 안다. 왜냐하면 우리는 이것을 '왜냐하면 도식'에 따라 쓸 수 있기 때문이다.

당신은 당신이 원했던 것을 요구하지 않았다. 그래서 실망하였다.	—왜냐하면—	당신은 누군가가 당신의 마음을 읽을 수 있을 때에만 사랑받는다고 느낀다.

환자는 더 많은 감정을 갖고 있고, 해석이 시기적으로 잘 맞았고 올바른 수준에 맞추어졌다는 것을 가리키는 더 깊고 발달에 대한 연상을 보탠다. 바라는 것은 이 공상을 안전한 치료적 관계 안에서 드러내는 것이 그녀가 덜 수치스럽게 느끼고, 받아들이고, 이해하고, 미래에는 이것을 더 잘 조절할 수 있도록 해서, 가능하면 이를 해소까지 할 수 있도록 돕는 것이다.

무의식적 갈등의 해석

환자는 최근에 큰 승진을 제안받은 35세 남성이다. 그는 2년간 50세 남성 치료자에게 치료를 받아 왔다.

환자 전 40세 전에 부사장이 될 거예요. 하! 제 아버지는 절대 부사장이 못 되셨지요—굉장히 그 자리를 탐내셨던지라 눈 앞에 아른거릴 정도셨어요. 그것에 대해 아주 씁쓸해하셨죠. 다른 사람들이 어떻게 받아들일지는 모르겠어요—그들이 절 그다지 좋아하는 것 같지는 않아요. 직장에서 일이 수월하게 풀리는 것은 다 여기서 선생님과 치료하는 것 덕분이에요. 그 말은 더 많은 돈을 의미하기도 하지요. 선생님에게 돈에 대한 이야기를 꺼내는 게 늘 어색해요—선생님이 얼마나 버는지 또 저보다 더 또는 덜 버는지 모르니까요.

치료자 그것에 대한 당신의 생각은 무엇입니까? (**질문, 연상을 요구**)

환자 아, 잘 모르겠어요—제가 일하는 분야에 속한 사람들이 선생님이 속한 분야에서 일하는 사람들보다 돈을 더 많이 벌지요—선생님은 전문가이고 잘 아실텐데, 뭐가 큰 문제인지 모르겠군요.

치료자 하지만 당신이 제게 돈을 더 많이 번다는 말을 할 때 조금 불안해하셨던 것 같은데요. (**직면**)

환자 당연하죠—일상적인 대화에서 사람들은 이런 것을 말하지 않아요. 알아요, 알아요. 이게 일상적인 대화는 아니지만—그래도 두 사람이고 선생님이 더 나이가 많은데—선생님이 기분 나쁘거나 그러실 수 있잖아요.

치료자 당신이 생각하기에 제 느낌이 어떨지에 대해 더 이야기해 주실 수 있어요? (**질문**)

환자 (불만스러워하면서) 제가 뭘 말해야 하죠? 네, 좋아요. 제가 돈을 더 많이 번다고 말하면 선생님이 제 치료비를 올릴 것 같아서 조금은 걱정했어요. 선생님이 제게 굉장히 많은 도움이 되어 주셨기 때문에 이런 말을 하는 게 미안해지지만, 치료 외에 제가 이 여분의 돈을 쓰고 싶은 다른 것들이 많아요.

치료자 당신의 한 부분은 제게 당신에게 일어난 좋은 일들을 말해 주고 싶어 하지만 또 다른 부분은 그것을 제게 숨기고 싶어 하는군요. (**무의식적 갈등의 직면**)

환자 그런 것 같아요. 아버지에게도 돈 이야기를 할 수가 없어요—액수만큼은요. 아버지는 엄청 화를 내실 거예요—부모님이 지금 경제난을 겪고 계신데—제가 도와드려야 한다면 그동안 힘들게 일했던 모든 게 수포로 돌아갈까 봐 걱정이 돼요.

치료자 그러니까 당신은 제가 당신 때문에 기뻐해 주었으면 좋겠으면서도 당신 아버지가 그럴까 봐 두려워하는 것처럼 제가 당신의 돈을 가져감으로써 당신에게 상처를 줄까 봐 두려워하시는군요—어쩌면 제가 당신의 성공을 질투한다고 생각하시기 때문일지도 모르겠군요. (**해석**)

환자 선생님이 그러지 않을 거라고 알고 있어요—선생님은 늘 제게 공정하게 대해 줬어요—하지만 거기에는 두려움이 있죠. 그것 때문에 선생님으로부터 제 자신을 보호하려 하고 조금 두렵기도 해요.

이 사례에서 환자는 그가 치료자를 포함하여 다른 사람들과 일을 잘하고 신뢰를 쌓는 것을 어렵게 하는 무의식적 갈등을 가지고 있다. 그는 치료자가 자신 때문에 행복할 것이라는 공상을 가지고 있고 치료자가 질투한 나머지 자신을 공격하여 상처 입힐 것(돈을 가져갈 것)이라는 다른 반대되는 공상도 가지고 있다. 환자는 치료자의 반응에 대해 걱정한 뒤, 다시 되돌린다. 이러한 불일치는 갈등을 알리는 신호이고 치료자는 이것을 직면시킨다. 직면은 치료자가 갈등에 초점을 맞추도록 해 준다. 결국, 치료자는 무의식적 갈등을 해석한다. 여기 '왜냐하면 도식'을 보자.

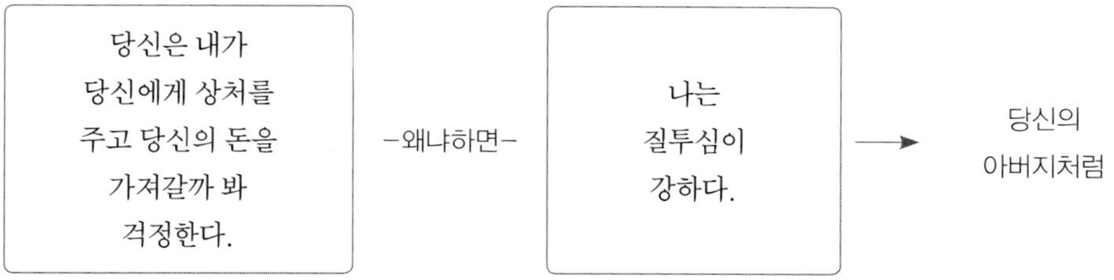

이것은 갈등에 있어서 초기 관계가 갈등의 원인 중 일부분을 차지한다는 가설을 포함하기 때문에 전이 해석과 발달에 대한 해석 모두에 해당된다.

방어의 해석(방어 분석)

환자는 39세 여성 치료자에게 3년간 치료를 받아온 68세 남성이다. 2주간의 여름 휴가가 끝난 뒤 갖게 된 첫 치료 시간이다.

환자 선생님 휴가 동안 저는 또 한 번 괜찮았어요. 치료로부터 휴식을 얻는 게 좋았고 제 회계사도 지출을 줄이는 것에 동의했어요. 저는 늘 왜 힘이 들 것이라고 생각하는지 모르겠어요. 전 계속해서 약을 복용했고 제가 생각한 만큼 불안하지 않았어요.

치료자 당연히 괜찮으셨죠—제가 떠나기 전에 우리가 얘기를 나눴던 것처럼 위기였던 시기는 지나갔어요. (**정당함을 인정하기, 직면**)

환자 그런데 전 왜 계속 일주일에 두 번씩 여기에 오는 거죠? 휴가 기간에 일주일에 한 번만 와도 되지 않을까 생각해 봤어요. 선생님은 제게 굉장히 도움이 되었죠. 저는 우리가 이야기를 나눌 수 있는 많은 것이 있다는 것을 알아요—이번 여름에 분노를 폭발한 적은 없었지만 Janet(아내)과 제가 완벽하다고는 할 수 없어요—아내가 수술을 받은 후 여태까지 성관계를 갖지 않았어요—이게 영원히 갈까요? 하지만 그것에 대한 제 느낌을 말한다고 무슨 쓸모가 있겠어요.

치료자 아내와 어떤 일이 일어나는지 더 이야기해 줄 수 있으세요? (**질문**)

환자 주제를 바꾸지 말아 주세요—제가 치료와 예약 시간에 대해 말하고 있잖아요. 작년에도 이런 식으로 지쳤던 것처럼 똑같이 느꼈던 것을 기억해요—또다시 시작해야 되는 건가요? Janet과 전 늙었어요—그래 봐야 무슨 소용 있나요?

치료자 당신은 작년에도 제 휴가 뒤에 이런 식으로 느끼셨던 게 사실이지만—그것에 대해 다른 느낌은 없으세요? (**명료화**)

환자 한참 떠났다가 그 많은 주를 선생님과 또 힘겹게 치료를 하며 다시 한번 선생님에 대한 신뢰를 쌓아 가야 한다는 게 참 어렵네요. 가끔 이것을 하기에는 이제는 제가 너무 나이가 많고 그만두고 싶다고 느껴요. 너무 어려워요.

치료자 휴가 뒤에 저와 관계를 다시 형성하는 과정이 어렵기 때문에, 당신은 멀어지고, 우리 둘 사이에 거리를 둠으로써 떨어져 있는 기간들을 덜 고통스럽게 하려는 성향을 보이고 있어요. (해석)

환자 만약 선생님이 약물 처방만 한다면 훨씬 쉽겠죠. 선생님이 휴가를 갈 때 전 힘들어져요. 휴가는 가셔야겠지만, 이곳에 오는 것을 많이 의지하게 됐어요…….

치료자 그리고 제게도요. (해석)

환자 그건 말하기가 더 어렵군요.

이 사례에서 환자는 무의식적 갈등을 가지고 있다. 그는 치료자에게 의지하고 있고 치료자에게 강렬한 느낌을 가지고 있지만, 의존심은 너무나 고통스럽기 때문에 견딜 수 없을 것이라고 느낀다. 이것이 불안을 야기시키고 그는 감정의 부정, 합리화, 행동화를 어느 정도 조합하여 방어한다. "나는 치료자가 필요 없고 그렇게 되면 비용이 덜 드니까, 일주일에 한 번으로 횟수를 줄여서 좀 벗어나야겠다." 환자가 허물어지지 않기 위해서 자신은 실제로 치료자가 필요하지 않다고 말할 때 방어가 처음으로 머리를 들기 시작한다—치료자는 치료자가 이전에 이것에 대해 동의했다는 것을 그에게 상기시키며 이러한 불일치를 직면시킨다. 환자가 작년에도 동일하게 느꼈던 것을 기억해 냈을 때, 치료자는 명료화할 수 있다. 환자가 감정을 표현하자, 치료자는 환자가 방어의 해석에 대한 준비가 되어 있다고 느낀다. 환자는 방어를 인정하였지만, 여전히 치료자에게 '선생님'이라고 하지 않고 '이 방'이라고 말함으로써 거리를 두면서 방어를 사용하고 있다. 치료자가 다음으로 개입한 것을 주목하자. "그리고 제게도요."는 짧기는 해도 방어 해석이다. 서로 잘 아는 사람들 사이에서는 그것이 지름길이다. 당신이 '왜냐하면 도식'에 맞춰서 이러한 해석들을 할 수 있는지 보라.

방어에 대한 지지하기와 드러내기 작업을 비교하기

방어를 다루는 데 있어서 지지하기와 드러내기의 목적 간에 **중요한 차이점**을 요약하자면 다음과 같다.

- 우리가 **지지하기**를 할 때, 적응적인 방어들을 확인하고 격려하면서, 한편으로 문제에 대한 대안책을 제시한다.

- 우리가 **드러내기**를 할 때, 기저에 있는 공상과 갈등을 드러내고 더 적응적인 선택을 하기 위하여 환자가 점차 방어를 의식화하도록 돕는다.

무의식적 공상과 갈등을 추적하는 또 다른 방법은 **꿈**의 탐색을 통하는 것이다. 이것은 다음 장의 주제이다.

권장 활동

1. 방어

이 남성이 사용하고 있는 방어는 무엇인가? 방어를 활용하여 그를 돕고자 하는 목표는 무엇이겠는가? 만약 당신이 주로 지지하기를 하고 있다면 무엇이라고 말하겠는가? 만약 당신이 주로 드러내기를 하고 있다면 무엇이라고 말하겠는가?

늦어서 죄송합니다. 전 정말로 오늘 Cindy와 깨진 것에 대해서 선생님에게 이야기하고 싶었는데 왜 제 시간에 도착하지 못했는지 도통 이유를 모르겠어요. 그건 분명히 옳은 일이었어요. 분명히 말이에요. 일단 그녀가 Bob에게 쓴 편지를 제가 발견했거든요—빼도 박도 못할 일이죠. 분명히 옳은 일을 한 거예요. 전 편안해졌어요—정말로 그래요. 지금 발견했으니 천만다행이죠. 휴. 제 엄마에게 있었던 일을 봐봐요—엄마는 아빠가 어떤 사람인지 너무나 늦게 알게 됐어요—자식이 태어나고 나서야 말이에요. 또 속이 뒤틀리네요—뭐 과민성 대장증후군 같은 거예요. 선생님은 이게 심각한 거라고 생각하세요? 혹시나 제가 크론병을 앓고 있는 게 아닌지 걱정돼요. 지난밤에는 혼자 TV를 봤어요. 스포츠 방송을 다시 볼 수 있다는 게 정말 좋아요. 더 이상 그녀가 항상 틀어 놓던 음식 채널을 보지 않아도 돼요.

해설

방어 회피(치료 시간에 늦게 옴)
합리화(양가감정이 있음에도 불구하고 옳은 일이었다고 스스로 확신함)
신체화(그의 느낌을 신체 증상과 관련하여 경험함)

목표—지지하기—신체 증상에 대한 걱정을 줄이기 위해 이별에 대한 느낌을 정상화시킨다. "당신이 내린 결정에 대해 괜찮다고 느끼신다니 다행이네요. 하지만 당신이 옳은 일을 했다고 느낀다 하더라도, 이별은 힘든 일이죠. 아마도 당신이 속이 그렇게 불편했던 이유일지 모르겠어요."

드러내기—그 결정을 내리는 것에 대한 갈등을 방어가 숨겨 버림으로써, 증상까지 이어지게 된다는 것에 대해 직면시킨다. "당신이 아주 여러 번이고 확실하다고 말할 때면 저는 당신이 이야기를 꺼내기에 더 힘든 또 다른 느낌들은 없는지 궁금해지네요. 아마도 당신이 오늘 늦게 온 이유들 중 하나이겠지요. 어떤 면에서 당신은 양가감정에 대해 더 이야기하고 싶지는 않았겠네요."

2. 무의식적 공상

다음 32세 남자 환자의 치료 시간 중 시작할 때의 독백을 읽고 작동될 수 있는 세 가지 무의식적 공상을 쓰시오.

> 저는 아내가 잠자는 모습에 대한 저만의 생각을 가지고 있어요—제가 아침에 나올 때 아내는 미소를 지으며 자고 있었죠. 전 우리 둘만의 둥지를 틀고 있다는 느낌이 들었어요. 아내는 보살핌을 받고—안전하고—애완견이 그녀 발치에 있고 그녀는 침대 속에 포근하게 감싸 안겨 있죠. 저는 이곳에 오기 위해 아침 일찍 출발해야 했어요. 저는 자전거를 타고 왔어요—저는 이번 주말에 자전거를 완전히 분해했지만 고쳤지요—저는 정말 뿌듯했어요. 이제 제가 스스로 고칠 수 있다는 것을 알았어요. 저는 지난번 치료 시간에 선생님이 제가 어머니를 다르게 대한다고 말했던 것을 생각해 봤어요. 선생님이 그렇게 말했을 때 제가 방어적으로 느끼지 않았던 것을 알았어요. 저는 '멋진데.' 하며 마치 '와. 선생님이 정말 도움되는 요점을 끄집어내는구나.'라고 생각했죠. 하지만 또 저는 '어쩌면 그것이 선생님의 기법이겠다.'라고 생각했어요. 그것은 제가 발전하는 중이라는 것을 저에게 말하여 선생님이 저를 돕는다는 것을 제가 알도록 하는 것이지요.

해설

몇 가지 가능한 무의식적 공상들은 다음과 같다.

나는 나의 가족을 돌볼 때 기분이 좋다.

나는 남성적이라고 느낄 때 기분이 좋다.
사람들은 보통 다른 속셈이 없다면 친절하게 말하지 않는다.
아마도 선생님은 나의 치료자이기 때문에 나를 걱정해 줄 뿐일 것이다.

참고문헌

1. Brenner, C. (1982). *The Mind in Conflict.* International Universities Press, New York, pp. 55-71.
2. Freud, S. (1916). Introductory lectures on psycho-analysis, in *The Standard Edition of the Complete Psychological Works of Sigmund Freud (1915-1916), Introductory lectures on psycho-analysis (Parts I and II),* Vol. XV. Hogarth Press, London, p. 207.
3. Freud, S. (1917). Introductory lectures on psycho-analysis, in *The Standard Edition of the Complete Psychological Works of Sigmund Freud (1916-1917): Introductory Lectures on Psycho-Analysis (Part III),* Vol. 16. Hogarth Press, London, p. 384.
4. Vaillant, G.E. (1977). *Adaptation to Life, Little.* Brown, Boston.

한국 문화를 바탕으로 한 주석

정신분석의 두 가지 기본적인 가설 중 하나가 '무의식이 있다'는 무의식의 존재입니다. 사람은 어린 시절부터 공상을 할 수 있습니다. 그런데 성장함에 따라 그 공상들은 현실과 거리가 생기게 됩니다. 그러면 그런 공상들은 없어지는 것이 아니라, 생각을 하지 않게 됩니다. 왜냐하면 평소에 의식하지 않아야 일상생활을 잘할 수 있기 때문입니다. 이런 과정을 거쳐 의식하지 않는 상태에서 공상이 존재하게 될 때 그것을 무의식적 공상이라 합니다. 그런데 문제는 평상시 자기 자신은 자신의 무의식적 공상을 알지 못한다는 것입니다. 알지 못하지만, 속에서 자기도 모르게 작동을 해서 여러 가지 문제가 생기는 것입니다. 만약에 수도를 하든지 정신치료를 하여 그런 무의식적 공상들을 알게 되면 그동안 말썽을 일으켰던 현실 생활 속 문제들의 정체가 드러나면서 저절로 해결됩니다. 이 장에서는 무의식적 공상들이 문제를 일으키는 과정을 우리가 이해하기 쉽도록 설명해 놓았습니다. 우리가 콤플렉스라고 부르는 것은 이런 무의식적 공상들의 군집을 말하는 것입니다. 그런데 무의식적 공상들이 서로 대립하고 충돌하는 경우가 생깁니다. 이렇게 충돌하게 돼서 곤란해지는 경우를 우리는 갈등이라고 합니다. 갈등이 무의식적인 수준에서 일어나니 무의식적인 갈등이라고 합니다. 나무 막대기를 부딪치며 문질러 댔을 때 연기가 나고 불이 나는 것처럼 이렇게 갈등 상황에서 두 개의 무의식적 공상이 부딪치며 서로 문질러 대면 연기가 나듯이 불안이 발생합니다. 이런 불안에 대처하는 것이 방어기제를 사용하는 방어입니다. 이렇게 방어로 인하여 나타나는 현상을 우리는 객관적으로 관찰하여 정신과적인 '증상'이라고 말합니다. 그리고 그 증상들이 견디기 힘들 정도로 문제가 되면 치료를 시작하게 됩니다. 이때 약물치료나 정신치료를 사용하는데, 예를 들면 통증을 빨리 가라앉히려고 진통제를 쓰듯이 약을 사용하여 증상을 완화하는 것이 약물치료이고 무의식에서 일어나는 현상을 하나하나 찾아들어가 해결하려는 것이 정신치료입니다. 정신치료의 과정은 환자의 무의식적 공상, 갈등, 방어를 드러나게 해서 좀 더 유연한 '조금 더 적은 비용'으로 효율적인 방어를 개발하고, 대인관계를 향상시키고, 자기존중감을 관리할 수 있게 도와주는 것입니다. 그렇게 도와주는 방법은 ① 듣기, ② 돌이켜 생각하기, ③ 개입이라는 기본적인 방식을 사용하는 것입니다.

지금까지 설명한 것이 서양 문화를 바탕으로 한 정신치료의 방법이고 이제부터는 똑같은 문제를 대할 때 동양 문화에서는 이런 현상들을 어떻게 다루어 왔는지 알아보겠습니다. 특히 불교에서는 무의식적 공상의 한가운데 있는 것을 갈애(渴愛)라고 하였고 인생의 고통은 갈애에서 생긴다고 하였습니다. 갈애란 사랑을 갈구하는 마음입니다. 서양에서도 이것을 파악하여 사랑받고 싶은 마음이라 하고 이런 욕구가 있는데 그것은 결코 충족될 수 없는 욕구(insatiable need)라고 하였습니다. 이렇게 바라는 것이 이루어지지 않으면 화가 나는데 그것을 적개심이라고 표현합니다. 이러한 현상을 사랑과 미움이라는 말이나 애증이라는 말로 표현합니다. 사랑을 갈구하는 심정은 의존심이라는 말과 공통점이 많습니다. 어린아이는 어른에게 의존해야 살아갈 수 있기 때문에 당연히 어른에게 의존할 수밖에 없는 것입니다. 갓난아이가 어른을 보고 방긋방긋 웃는 것을 사회적 미소(social smile)라고 말하는데 이것의 목적은 바로 사랑받기 위한 행동 그 자체입니다. 어머니는 예쁘게 웃는 아이에게 젖을 주고 사랑을 베풀어 줍니다. 이러한 의존심은 아이가 살아남기 위해 반드시 가져야만 하는 마음가짐입니다. 아이가 의존심이 없어 엄마를 찾지 않고, 사랑받고 싶은 마음이 없어 사랑받을 행동을 하지 않으면 아이는 죽습니다.

충분히 사랑받고, 의존을 충족한 아이는 성장하면서 서서히 갈애와 의존심에서 벗어나게 됩니다만 실제로 이것을 완벽하게 벗어나는 사람은 없습니다. 다만, 정도의 차이가 있을 뿐입니다. 충족이 안 되어 적개심이 많이 쌓인 사람일수록 그것을 방어하기 위해 사용하는 방어기제가 더 미숙하고, 그 결과로 생기는 문제를 다루는 데 더 많은 에너지를 사용하여 다른 일에 사용할 에너지의 여력이 없어집니다. 예를 들면, 고민을 많이 하느라 공부할 기운이 빠지는 것입니다. 또한 이런 현상이 인격의 성숙도에 영향을 끼치면 성숙한 사람과 미성숙한 사람으로 점점 격차가 벌어지며 평생을 살아가게 됩니다.

동양에서는 이러한 인생의 불가피한 고통에 대한 해결책으로 마음의 정화(purification of mind)를 요구합니다. 마음을 정화하기 위해서는 자신의 마음에 무엇이 있는지 알아야 합니다. 불교에서는 이것을 자심반조(自心返照)라고 합니다. 도정신치료에서 강조하는 핵심감정을 파악하는 것이 자신을 아는 지름길입니다. 하지만 스스로 할 수는 없고 치료자의 도움을 받아야 합니다.

이 장을 차분히 읽으며 이해하신 분들은 느끼시겠지만 저자는 무의식적인 갈등을 다룰 때 표면에서 멀리 떨어져 있는 것은 함부로 건드리지 말라고 누차 강조합니다. 이 점에 대해 저는 120% 동의합니다. 게다가 서양 말투를 우리 말로 소화하지 못한 상태에서 그대로 흉내 낸다면 그 결과는 참혹할 것입니다. 특히 시간에 쫓기는 일상적인 외래 진료 시에는 역동적 접근을 하는 것조차 어려울 때가 있습니다.

과거를 탐색하는 것이 어떤 환자에게는 신선하고 호기심을 일으켜 병원에 오는 강력한 동기 유발을 하는 경우가 있지만, 어떤 환자는 과거의 이야기를 꺼내는 것조차 부담스러워하는 경우도 있습니다.

김광일 교수님은 우리 문화에 적합한 정신과 진료를 언급하였는데, 무속신앙의 경향이 있는 유형, 한방 개념이 있는 유형, 도 지향적인 유형으로 분류하였습니다. 무속신앙의 경향이 있는 환자들은 치료자가 무당이나 점술가처럼 좋은 말이나 직접적인 지시를 하는 것을 선호합니다. 그래서 "마음고생이 많았군요." "가족들이 잘해 줘야겠어요." "이 약을 먹어야 낫습니다." 등 직관적인 진단과 강력한 지시를 하는 접근법이 유용합니다. 즉, 정신건강 교육 등 기본적 개입만이 가능합니다. 한방 개념이 있는 유형의 환자들은 갈등을 신체로 투사하는 경향이 많아 무의식을 인식하기가 어렵습니다. 이들에게는 공급하기나 보조하기 등의 지지하기 개입이 유용합니다. 도 지향적인 개념을 가진 환자들은 자기성찰의 능력이 있기 때문에 드러내기 개입이 가능합니다. 그런데 현실에서도 의사가 권위를 갖고 지도해 주기를 바라는 환자들이 매우 많습니다. 따라서 모든 환자에게 드러내기 개입을 할 수는 없습니다. 환자의 자아 강도를 파악하여 그 수준에 맞게 기본적 개입, 지지하기 개입, 드러내기 개입을 선택해야겠습니다.

제**24**장

꿈

주요 개념

임상 경험에 따르면, 꿈은 우리에게 무의식으로 통하는 창을 제공한다.

꿈 스토리는 환자가 기억하고 보고하는 것을 말한다. **꿈 연상**은 꿈 스토리를 그것에 연관된 무의식적 요소들과 연결 지을 수 있도록 돕는다.

우리는 한 사람이 꿈에 대해 말하기 직전이나 그 직후에 이야기하는 모든 것을 꿈에 대한 연상으로 생각한다.

꿈은 꿈꾸는 사람의 최근 과거로부터의 요소들로 구성되어 있다고 생각할 수 있는데 그것은 관련된 기억 그리고 무의식적 공상과 연결된다.

지지하기 양식이 지배적인 작업을 할 때, 우리는 일반적으로 환자들이 꿈을 보고하도록 격려하지는 않는다. 환자가 자연스럽게 그것들을 꺼낸다면, 우리는 꿈 스토리를 이용하여 환자로 하여금 정신적 삶의 표면에 있는 문제들과 걱정들을 알도록 돕는다.

드러내기 양식이 지배적인 작업을 할 때, 우리는 꿈 속에 있는 내용을 이용하여 환자가 자신의 무의식적인 마음, 감정, 전이, 공상, 관계 그리고 자기지각에 대해 알 수 있도록 도울 수 있다.

정신역동적 정신치료의 기법 중에서 '꿈의 해석'만큼 겁나면서도 낭만적인 것은 없다. 그렇다고 꿈에 대해 작업하는 것을 두려워하지 말라. 꿈과 그에 관련된 연상은 그저 환자의 마음에서 나오는 산물이다. 그것들은 흥미롭고 재미있으며 대체로 환자가 말하는 다른 어떠한 것들보다도 더 무의식적인 내용에 더 가깝다. 수련생들은 종종 환자들과 꿈에 대해서 이야기하기 위해서 꿈이 의미하는 바를 '알아야' 한다고 느낀다. 사실 꿈이 의미하는 것을 항상 '안다'는 생각은 왜곡된 것이다. 우리가 아는 것은 꿈이 무의식적인 마음에서 나온 것이고 우리가 인식 바깥에 있는 생각과 느낌에 대해 알 수 있도록 돕는다는 것이다.

꿈은 정신역동 이론의 역사에서 특별한 위치를 차지하고 있다. 많은 사람에게 Freud의 대표작으로 알려져 있는 『꿈의 해석(The Interpretation of Dreams)』(1900)은 꿈의 탐색을 통해 마음이 작동하는 법을 설명하려는 시도였다[1]. Freud가 꿈을 "무의식에 이르는 왕도"라고 불렀을 때, 그는 꿈에 대해 듣는 것은 무의식적인 내용에 이르는 직접적인 통로를 제공한다는 뜻으로 말하였다. 그는 모든 꿈은—심지어 불안의 꿈마저—무의식적인 소망을 충족시키기 위해서 꾼다고 믿었다. Freud의 모델에 따르면, 무의식적 소망이 꿈 꾸기 24~48시간 전에 일어났던 무언가를 통해 의식에 '편승하는 것'이다. 그것을 **주간잔재물(day residue)**이라고 부르는데[2], 이는 지각, 인상, 느낌 혹은 생각일 수 있다. 주간잔재물은 의식으로 받아들일 수 없는 무의식적 내용(**잠재몽, latent dream**)을 자석처럼 꿈으로 끌어당긴다고 생각되고 있다. **꿈 작업(dream work)**은 압축, 이동, 상징화(제2장을 보시오)와 같은 일차 과정의 특성을 사용하여 잠재몽이 이야기(**발현몽, manifest dream**)를 갖출 수 있도록 변형되는 과정이라고 생각되고 있다[3].

> 부모에게 여전히 재정적으로 의지하는 36세 남성이 아버지를 향한 분노를 의식적으로 인정하지 못하고 있다. 그는 한 젊은 변호사가 상사와 언성을 높이며 부딪히는 모습이 나오는 영화를 봤다. 그날 밤, 그는 상사를 연기한 배우와 싸우는 꿈을 꾸었다. 치료 시간에 그는 전에는 의식적으로 인정하지 못하던 아버지에 대한 느낌과 꿈을 연결시킨다.

이 사례에서, 영화는 주간잔재물로서 아버지를 향한 환자의 분노와 연관된 상황을 보여 주고 있다. 이것은 이동을 통해 꿈으로 가는 길을 찾는다. 치료에서 그는 그의 느낌을 아버지와의 관계와 연결하기 위해 되돌아가 작업한다.

오늘날 대부분의 정신역동적 정신치료자는 꿈이 소망의 성취라고 믿지도 않고, 꿈이 무의식에서 소망에 의해 발생한 것이라고 믿지도 않는다. 일부 신경생물학자들은 꿈이 기억을 공고히 하기 위해 사용된다고 믿는다. 그러나 꿈의 원인은 불투명한 채로 남아 있는 것이 사실이다[4]. 그럼에도 꿈은 우리 마음의 더 깊은 곳에서 기원한 요소들로 구성되어 있는 것으로 보이고, 임상 경험은 꿈 작업을 통하여 우리가 치료자로서 우리 환자들과 그들의 무의식적 생각, 느낌, 공상을 이해할 수 있도록 돕는다는 것을 알려 준다[5]. 우리가 무의식적인 내용에 다가가려고 노력하는 한, 꿈이 무의식으로 들어가는 유일한 창이 되어 주기 때문에 꿈 작업은 정신역동적 정신치료 기법의 초석으로 자리 잡고 있다.

이번 장에서, 우리는 꿈의 두 가지 측면에 대해 다룰 것이다.

- **꿈 스토리**, 이는 환자가 기억하고 보고하는 것을 말한다.
- **꿈 연상**, 이는 꿈 스토리를 그와 연관된 무의식적 요소들에 연결시키는 것을 말한다.

꿈 작업에서는 두 가지 모두가 중요하다.

기법

듣기

환자가 우리에게 말하는 것들 가운데, 우리는 무의식에 대해 이해하기 위해서 꿈을 듣는다. 우리는 관련된 무의식적 요소들을 이해하기 위해 환자가 말하는 **꿈 스토리**와 **꿈 연상** 모두를 듣는다.

꿈 스토리 듣기

첫 번째, 우리는 **두루 듣기**를 사용하여 초점을 맞추지 않은 상태로 꿈 스토리가 우리에게 들려오도록 한다. 그다음, 우리는 꿈의 특정한 요소들을 들을 때 **걸러 내고**

초점을 맞춘다.

기분과 감정에 귀를 기울이기

이것은 우리에게 표면 가장 가까이에 있는 꿈의 부분에 대한 좋은 정보를 주기 때문에, 우리가 어떻게 그리고 언제 개입해야 하는지를 선택할 수 있도록 안내해 준다. 만약 환자가 꿈속의 기분에 대해 자연스럽게 보고하지 않는다면, 다음처럼 질문하는 것이 좋다.

> 한 젊은 여성이 숲속에서 야생 동물들에게 쫓기는 꿈을 꾸었다. 치료자는 이런 꿈이 두려웠을 것이라고 생각했지만, 이것을 추측하기보다는 환자에게 꿈에 대한 느낌에 대해 물어봤다. 치료자의 예상과는 달리, 환자는 흥분되고 자유로웠다고 말했다. 그때 치료자는 두려움이 인식으로 덜 접근해 있는 것은 아닌지 궁금해하며 이 느낌에 대해 더 물어봤다.

명료한 지점들을 듣기

꿈 스토리는 일반적으로 모호하고 뒤죽박죽이다. "이상한 꿈을 꿨어요……. 정말로 기억이 나진 않는데요……. 아마도 성이었던 것 같아요……. 잘 모르겠어요……." 그러나 종종 우리의 주의를 끄는 명료한 요소들이 있다.

> 꿈을 꿨어요. 어딘지 모르겠지만 거대한 파랑새가 제 머리 위를 맴돌았어요. 다른 것들은 별로 기억이 나지 않지만, 그 새는 뚜렷이 기억나네요.

이 요소들은 중요하기 때문에 귀를 기울여야 하는데, 이것들은 종종 환자가 더 깊은 내용을 연상하는 데 도움을 준다.

스토리 자체를 듣기

꿈 스토리 자체에 대해 듣는 것을 잊지 말아야 한다. 날아 다니는 꿈인가? 여행하는 것? 불안한 상황? 낭만적인 주제? 비록 환자가 스토리를 이해하지 못한다 하더라도, 이는 아마도 그들의 현재 혹은 과거 경험 속 유사한 스토리와 연관될 것이다. 예를 들어, 만약 치료 초기에 환자가 여행을 출발하는 꿈을 꾼다면, 이것은 치료의 '여정'을 시작하는 것과 연관될 수 있다. 또한 이것은 당신이 꿈의 주요 주제에 귀를 기울이는 데 도움이 될 수 있다.

꿈 연상 듣기

꿈이 신성하게 만들어지고 미래의 일들에 대한 예언이라고 생각될 당시에는, 꿈에 대한 요소들을 설명하는 해몽 서적들이 매우 흔했다. 요셉이 파라오의 예지몽을 해석한 일화를 생각해 보라. 고대에는 '해독(decoding)'하는 방법을 사용했기 때문에 연상은 필수적이지 않았다. 상징이 의미를 부여하는 것이었다. 『꿈의 해석(Interpretation of Dreams)』에서 Freud는 이러한 생각을 비판하고 대신 꿈의 의미는 연상을 통해서 찾을 수 있다고 제안하였다. 꿈에 대해 들을 때 연상에 주의를 집중하는 것은 여전히 훌륭한 기법적인 조언으로 남아 있다. 다른 두 사람의 꿈에 나타나는 같은 요소들도 굉장히 다른 것을 의미할 수 있다—오직 연상만이 우리에게 의미를 찾게 해 준다. 다음 사례들을 살펴보자.

> 35세 여성 치료자에게 정신치료를 받는 23세 여성이 다음과 같이 꾼 꿈을 말했다.
> "우리는 당신의 진료실 안에 있었지만 이 진료실이 아니었어요. 그 방은 좀 더 거실 같았고 우리는 커피를 마시고 있었어요. 치료 시간을 갖는다는 느낌보다는 수다 떠는 듯했고 기분 좋았어요."
> 연상: 환자는 전 날 굉장히 감정에 사로잡힌 치료 시간을 가진 뒤 치료자가 추스릴 수 있는 시간을 제공해 준 것에 대해 기분이 좋았다고 했다. 이로 인해 치료 시간이 몇 분 길어졌고, 환자는 이를 치료자가 그녀를 보살펴 주는 것을 시사한다고 느꼈다.

> 35세 여성 치료자에게 정신치료를 받고 있는 19세 남성이 다음과 같은 꿈을 꾸었다.
> "당신 진료실에 왔지만 달랐어요. 제 생각에는 당신 집이었던 것 같아요. 당신은 우리가 치료 시간에 대해 말하지 않아도 된다고 말하더니 최근에 당신이 본 영화에 대해 말하기 시작했어요. 그리고 제 생각에 다른 누군가가 있었던 것 같은데, 잘 모르겠어요."
> 연상: 환자는 치료자가 최근에 임신한 것을 눈치챘고, 치료자가 아기에 대한 걱정 때문에 그들의 치료에서 주의를 딴 데로 돌릴까 봐 걱정했다.

이 꿈들의 스토리는 서로 비슷하다—각각에서 환자는 치료자와 더 격식 없는 환경 속에 있다. 그러나 첫 번째에서는 상징적 변화가 친근감을 표상하는 반면, 두 번째에서는 거리감을 표상하고 있다.

꿈 자체는 별개의 이야기라 하더라도, 우리는 환자가 꿈에 대해 이야기하기 직전 혹은 직후에 말하는 모든 것은 그것에 대한 연상으로 간주해야 한다. 다음의 꿈과 연상을 살펴보자.

> 오늘 치료비를 가져오는 것을 깜박해서 죄송해요. 다음 주에 가져올게요. 아, 잊어버릴 뻔했어요. 지난밤에 꿈을 꿨어요. 정말 예상 밖의 꿈이에요. 무슨 뜻인지도 모르겠어요. 전 차 안에 있었는데, 뒷좌석에 타고 있었고 문은 모두 잠겨 있었어요. 누군가 앞좌석에 타더니 시동을 걸었지만 전 우리가 어디로 가는지 몰랐어요. 그게 무엇에 관한 것이든, 어쨌든 그것에 대해 말하고 싶진 않아요. 당신에게 제 직장에 대해서 말해야겠어요. 제 상사는 정말 골칫거리예요. 지난번 상사는 저를 자유롭게 했는데 지금은 독립성이 없는 느낌이에요.

환자가 이의를 제기하더라도, 꿈 이야기 뒤에 바로 뒤따라 나오는 내용은 통제당하는 것에 대한 것이고, 꿈은 통제하지 못하는 상황에 대한 것이다. 그렇게 꿈의 주된 주제와 즉각적으로 이어지는 연상은 연결되어 있다. 이와 유사하게 꿈에 앞서 나오는 전이 내용물은 이 주제와도 연결되어 있을 것이다. 치료비를 깜박하고 안 가져온 것이 치료자에 의해서 통제당하고 있다는 기분과 관련되어 있을까? 꿈 주변에 있는 모든 내용이 마치 어떤 방식으로 꿈과 연결되어 있다고 생각하며 들을 때 꿈에 대한 모든 것을 배운다.

연결과 마디점에 귀를 기울이기

연상뿐만 아니라, 다음과 같이 다른 내용과의 연결에 귀를 기울이기를 통해서 도움을 받을 수 있다.

- 치료 시간에서 꿈이 보고된 시점
- 꿈을 둘러싼 내용과 관련되어 있는 것처럼 보이는 꿈에 나오는 단어들
- 주변 내용과 관련되어 있는 것처럼 보이는 꿈에 나오는 주제들
- 주변 내용과 관련되어 있는 것처럼 보이는 꿈에 나오는 개념들

이전과 같이, 마디점(nodal point)을 듣는 기법은 분명한 점들(points)뿐만 아니라, 반복되는 단어와 상징들을 듣는 것을 포함한다.

돌이켜 생각하기

일단 꿈이 우리에게 밀려오게 허용한다면, 우리는 돌이켜 생각함으로써 그것이 무의식적 내용과 어떻게 연결되어 있는지 이해하려고 노력해야 한다. 이것은 개입하기에 대한 우리의 치료 전략을 안내해 줄 것이다. 우리는 꿈속의 요소들이 무의식적 느낌, 두려움, 공상을 표상하거나 연결되어 있다고 생각한다. 항상 그렇듯이, 우리는 선택의 원칙을 이용하여 마디점과 주된 주제를 확인하려고 노력하는 동시에 표면에 있는 것과 깊은 곳에 있는 것에 대해 생각하려고 한다. 우리에게 최선의 안내 도구는 정서와 반복적이면서 명료한 요소들이다. 준비의 원칙은 개입 시기와 관련하여 도움이 된다.

일차 과정을 이해하기

우리가 꿈을 '해독'하는 것에 대해서 더 이상 생각해 보지 않는다 하더라도, 꿈 내용은 **일차 과정**(primary process) 사고로 구성되어 있기 때문에 이해하기 어렵다(제2장을 보시오). 일차 과정이 어떻게 작동하는지 이해하기 위해서는 꿈 요소가 나타내려고 하는 것이 무엇인지 고려하는 게 중요하다. 여기 꿈과 관련하여 일차 과정 사고의 세 가지 기본적인 특성에 대한 리뷰가 있다.

압축

무의식적 요소들과 연관된 두 가지가 결합하여 하나의 꿈 요소를 형성한다.

> "한 여성에 대해 꿈을 꿨어요. 그녀는 제 과거 여자 친구와 비슷하게 생겼지만, 어머니가 대학생일 때 찍은 사진과도 비슷했어요."

'어머니/과거 여자 친구'의 결합은 이 두 사람이 꿈꾸는 사람의 마음속에서 연결되어 있다는 것을 암시하는 압축이다.

이동

꿈 스토리에서 한 요소는 어떤 무의식적인 것을 의미한다.

> 한 50세 남성이 조직검사 결과를 받기 전 날 꾼 꿈을 말했다.
> “사법고시를 봐야 하는데 늦게 도착하는 꿈을 꿨어요.”

여기서 미래에 할 ‘검사’에 대한 불안이 과거의 ‘시험’에 대한 이야기로 이동되었다.

상징화

꿈 스토리에서 한 요소는 사람, 소망, 생각 혹은 상상과 같은 어떤 무의식적인 것을 상징한다.

> 정신치료를 끝내기까지 두 달 남은 한 여성이 꾼 꿈을 말했다.
> “전 비행기를 타기 위해 공항에서 혼자 기다리고 있었어요……. 여행을 떠나기가 두려웠어요.”

이 꿈에서 ‘혼자 여행을 가는’ 것은 미래에 치료자 없이 지내는 것에 대한 환자의 기분을 상징화할 것이다.

공통적인 꿈 주제들

비록 각각의 꿈이 독특하다 할지라도, 여러 공통적인 무의식적 요소들에 대해 생각하는 것은 꿈을 돌이켜 생각할 때 도움이 된다.

- 전이 주제(transference themes): 정신역동적 정신치료에서 치료자에 대한 생각과 느낌은 자주 정신치료 환자의 꿈에서 표상으로 나타난다. 만약 당신이 초심자라면, 당신이 환자의 꿈에 나타나기에 ‘충분히 중요하다’고 상상하는 것이 쉽지는 않겠지만, 실제로는 의심의 여지없이 그럴 것이다. 당신이 꿈에 대해 돌이켜 생각할 때, 종종 전이와의 관련성을 발견하게 될 것이다. 당신은 그때 선택과 준비의 원칙을 사용하여 이들 관련성이 충분히 표면에 있어 드러내기 개입을 통해 추적해 나갈 수 있을지 결정한다.

- **무의식적 공상**(unconscious fantasies): 우리가 더 이상 꿈이 무의식적 소망에 의해 만들어진다고 믿지 않는다 하더라도, 꿈 안에는 무의식적 공상이 넘쳐난다. 사랑하는 사람이 죽는 꿈을 꾸었지만, 사랑하는 사람에 대해 공격적인 감정을 부정하는 한 사람을 생각해 보자—이것은 두려움을 반영하는 한편, 무의식적인 공격적 공상을 반영하는 것일 수도 있다.
- **관계의 표상**(representations of relationships): 꿈은 종종 다른 사람들을 포함하고 중요한 인물들과 환자와의 관계에 대한 중요한 단서를 담고 있다. 혹은 적어도 그런 관계들에 대한 환자의 **인식**을 포함한다. 꿈에서 관계가 표상되는 방식에 대해 생각할 때는 이동의 잠재성에 주의를 기울여야 한다. '내 상사'에 대한 꿈은 보통 단순히 상사에 대한 것이 아니라 더 초기, 연관된 관계와 그것이 환자에게서 불러일으키는 느낌에 대한 것일 수 있다.
- **자기지각**(self-perceptions): 흔히 꿈은 환자가 자기 자신에 대해서 어떻게 생각하는지를 우리가 이해하는 데 도움을 준다. 꿈꾸는 사람은 꿈에서 어디에든지 존재할 수 있음을 기억하자. 만약 환자가 꿈 스토리에서 자신의 모습으로 나타나지 않았다고 해서 놀라지 말라. 꿈꾸는 사람 자신이 정말로 꿈에서 나타났을 때, 이것은 사실 그 자신을 표상한다고 확신해도 좋다. 여기 꿈꾸는 사람이 이동된 방식으로 표상되는 자기인식 꿈의 흥미로운 예를 살펴보자.

아버지와 어려운 관계를 가진 35세 남성이 50세인 남성 치료자에게 정신역동적 정신치료를 받아 왔다. 그는 다음과 같은 꿈을 보고했다. "꿈에 당신과 제가 집을 칠하고 있었어요. 당신은 한 소년을 어린 조수로 두고 있었는데 그가 우리와 함께 있는 게 아주 자연스러웠어요." 환자의 첫 번째 연상이 치료자가 자녀들을 두었는가였지만, 그의 아버지가 전혀 해 주지 못했던 방식으로 한 남자로서 자신에 대해 좋은 기분을 가질 수 있도록 치료자가 도와준 것에 대해 말했다. 이 연상을 돌이켜 생각하는 가운데, 치료자는 그 어린 조수가 환자 자신에 대한 이동이고 치료자를 아버지로 두고 싶어 하는 환자의 소망을 상징하는 것이 아닌지 궁금했다.

구조화 자원을 활용하기

꿈을 돌이켜 생각하는 것은 과거력과 공식화를 고려하는 것도 포함한다. 또한 우리는 다른 사람의 꿈에 대한 우리 자신의 경험을 조심스럽게 사용하여 우리가 돌이켜 생각하는 것을 이끌 수 있다.

> 자녀를 갖는 것에 관심 없다고 꾸준히 말해 온 38세인 미혼 여성이 갑자기 뚱뚱해지거나 내장에 문제가 생기는 꿈을 꾸었다.

이 여성이 의식적으로 그렇지 않다고 말한다 하더라도 아이를 갖는 것에 대한 무의식적인 생각을 가지고 있다고 상상하는 것은 비약이 아니다. 여기에서는 조심하는 것이 가장 중요하다. 우리는 우리의 가설을 이끌어 나가기 위해 다른 사람들과의 과거 경험을 사용할 수 있기는 하지만, 이것이 각 환자 저마다의 독특한 연상에 대해 듣는 것을 대체할 수는 없다.

개입

기본적 개입

정신건강 교육/꿈의 해석에 관한 설명

일반적으로 우리가 꿈에 대하여 하는 최초의 개입은 환자에게 꿈을 어떻게 작업해 나가는지 가르치는 것이다. 많은 사람은 꿈 스토리가 전체 꿈이고, 이전에 치료 경험이 없는 많은 환자는 자신의 꿈이 혼란스럽고 예측 불가능하다고 생각한다. 환자들은 자주 우리에게 꿈이 의미하는 것을 '잘 모르겠다'고 하고, 종종 꿈을 보고하기 전에 꿈이 '관련이 없다'고 한다. 치료의 초기에 우리는 환자들에게 다음과 같은 것들을 알려 준다.

- 꿈은 인식 바깥에서 어떠한 일들이 일어나는지 설명할 수 있도록 도와줄 수 있기 때문에, 꿈에 대해서 기억하고 말하려고 노력하는 것이 치료에서 매우 유용하다.
- 꿈이 '한 가지' 의미만 가진 것은 아니다. 오히려 우리가 의식 밖에 있는 연관된 주제에 대해 이해할 수 있도록 돕는다. 그래서 환자가 그것이 무슨 '의미'인지 모를지라도, 환자가 가져오는 어떠한 꿈이든 이야기하는 것이 좋다.
- 꿈을 이해하려고 노력할 때, 꿈 이야기 자체보다도 꿈의 다양한 요소를 연상하

는 것이 더 중요하다.

예를 들어, 다음 1개월째 치료를 받아 온 32세 여성 환자의 발췌문을 생각해 보자.

환자 전날 꿈을 꾸었는데 무슨 뜻인지 모르겠어요. 제 생각에 호수 위에서 무슨 보트 같은 것을 타고 있었던 것 같은데—네, 보트예요—호숫가에서 자연 재해가 발생하고 있었어요. 저는 볼 수는 있었지만 그 안에 있지는 않았어요. 아마도 해일이거나 지진이었던 것 같아요. 그리고 전 화장실 안에 갇혀 있었는데 위로 올라타 넘을 수 있을지 고민하고 있었어요. 정말 이상해요. 왜 보트의 화장실에 대한 꿈을 꿨을까요?

치료자 아침에 일어나서 기억하는 '스토리'는 대부분 이상하고 일관성이 없어 보이고 또 꿈이 무엇을 '의미'하는지 알기도 어렵죠. 정신치료에서 우리가 꿈을 다룰 때 이에 접근하는 가장 적합한 방법은 단순하게 여러 다른 이미지들 또는 꿈의 조각들을 떠올리고 생각나는 대로 말하는 거예요. 예를 들어, 이 꿈에서 호수 위에 있었을 때 또는 화장실에 갇혔을 때 무슨 생각이 떠올랐는지 궁금합니다.

환자 제가 유일하게 기억하는 보트는 부두 위에 있는 삼촌 보트예요. 저는 사촌들과 그 보트를 타는 것을 좋아했어요. 제 숙모와 삼촌은 아주 좋으신 분들이에요. 그분들은 제 부모님보다 더 여유로우셨고, 부모님처럼 싸우지도 않으셨어요. 저는 늘 침대에 누워 두 분이 저를 입양해 주기를 바라기도 했어요.

이 사례에서 꿈의 공상적 이야기는 환자를 혼란스럽게 한다. 그러나 일단 치료자가 그녀에게 연상할 수 있도록 돕자, 환자는 내용으로 더 깊이 들어갈 수 있다. 아마도 환자는 상징적으로 부모의 결혼을 부두 위에서의 재난으로 묘사했을 것이다. 잠시 후 환자는 재촉하지 않아도 꿈 요소들에 관한 연상을 해 나가기 시작한다.

질문하기 그리고 연상을 요구하기

만약 환자가 즉각적으로 꿈에 대해 연상하지 않는다면, 당신은 그렇게 할 수 있도록 재촉할 수 있다. 먼저, 개방형 질문을 한다.

꿈에 대해 어떤 생각이 떠오르시나요?

그때 당신은 더 구체적으로 그들의 기분이나 꿈의 다른 요소들에 대해 질문할 수 있다.

당신은 꿈 속에서 어떤 기분이 들었습니까?
러시아에 있던 것에 대해 어떤 생각이 떠오르시나요?
여름 캠프에 관한 꿈에서 어떤 생각이 드시나요?

경험이 많은 환자라도 때로는 연상을 이끌어 낼 것 같은 요소를 놓칠 수 있다. 이런 경우에는—물어보자! 꿈의 중심적인 요소를 말하지 않는 것은 아마도 저항일 수 있어서, 연상 자체에 대해 생각하는 것만큼 저항에 대해서도 생각하는 것이 중요하다. 저항과 관련된 언급을 할지, 아니면 내용과 관련된 언급을 할지 선택하는 것은 다시 한번 선택의 원칙을 필요로 한다. 예를 들어, 환자가 사막에서 기타만 든 채로 버려지는 꿈에 대해서 말하고 계속 기타 이야기만 한다고 하자. 기타에 대한 연상은 표면 감정에 가깝다고 할 수 있다. 아니면 환자가 버려진 혹은 비참한 느낌에 대해 이야기하는 것을 피하기 위해 기타에 대한 이야기만 하는 것일 수도 있다. 우리는 이것을 돌이켜 생각하여 선택의 원칙을 사용하고 개입할 시점을 선택하게 된다. 우리는 꿈 작업과 관련하여 저항을 직면시키는 것에 대하여 나중에 더 다룰 것이다.

지지하기 개입

우리가 무의식적 내용을 드러내기 위해 꿈 요소를 사용하는 것이 불안을 증가시키고 잠재적으로 와해시킬 수 있다고 생각할 때, 우리는 꿈을 가지고 하는 작업에서 지지하기 개입을 사용한다.

일반적으로 우리는 약해진 기능을 가진 환자가 꿈을 보고하도록 격려하지는 않는다. 왜냐하면 무의식적인 내용을 드러내는 것은 환자 스스로에 대해 더 잘 이해할 수 있도록 돕기보다는 불안을 높일 수도 있기 때문이다[6, 7]. 이런 환자들이 꿈을 자발적으로 보고할 때, 그 순간 우리는 그들이 꿈을 탐색하며 드러나는 느낌을 견뎌 낼 수 있는지를 판단해야 한다. 예를 들어, 손상된 현실검증력을 갖고 있는 환자는 꿈을 통해 암시되는 무의식적 두려움과 공상으로 깊이 탐색해 들어가는 것이 매우 무섭다는 것을 알게 될 수도 있다. 이와 비슷하게 분노 충동을 통제하는 데 어려움을 겪는 사람에게는 그의 아버지의 장례식에 관한 꿈을 연상시키는 것이 도움이 되지 않을 수도 있다. 그런 환자가 내켜하지 않으면서도 꿈을 말한다면, 우리는 종종 저항을 직면시키지 않고 꿈을 지지적으로 우회함으로써 오히려 환자가 회피하는 것을 존중해 준다. 우리는 또한 꿈을 들으면서 환자의 무의식과 연결 가능한 것들을 돌이켜 생각한다. 그러나 그때 의식적인 관심을 다루기 위해 발현몽의 요소를 사용한다.

조현병을 앓고 있는 한 젊은 남성이 급성 정신병적 와해로 인해 전날 강제 입원한 뒤, 치료자를 처음 만났다.

치료자 밤에 편안하게 지내셨기를 바랍니다. 가끔 처음 입원한 날 밤은 병원에서 자는 게 쉽진 않지요. (돌보기, 위로하기)

환자 지금 농담하세요? 머릿속에 밤새도록 그 영화들을 틀어 주면 어떻게 자겠어요?

치료자 그러면 매우 화가 나고 무섭겠지요. 혹시 그게 꿈이었을 가능성은 없을까요? (공감하기, 감정에 이름 붙이기, 같이 현실검증하기)

환자 그것들이 날 괴롭혀요.

치료자 그것에 대해 이야기해 보세요. 낮에 이런 것을 이야기하면 덜 무섭죠. (격려, 안심시키기)

환자 전 음식과 물도 없이 감옥에 갇혀 있었어요. 간수들이 저를 고문하려고 왔어요. 하지만 전 총 한 자루를 찾았어요. 전 제가 괜찮을 것이라고 생각했죠. 하지만 제가 총을 쏘는 순간, 그저 클릭 소리만 나고 아무런 일도 일어나지 않았어요(몸서리치면서).

치료자 정말 끔찍하게 들리는군요. 많은 사람에게 병원에 입원하는 것이 감옥에 갇히는 것으로 느껴질 수 있다는 것을 이해합니다. 문에는 자물쇠가 달려 있고, 당신의 소지품을 가져가니까요……. (공감, 정당함을 인정하기, 해석하기)

환자 제가 그렇게 느껴요. 여기서 빨리 나갔으면 좋겠어요. 최소한 선생님은 이해하시는군요.

환자는 여전히 놀라게 한 꿈에 대해 반추하고 그것이 그의 피해 망상의 한 부분이 되었기 때문에, 치료자는 동맹을 형성하고 현실검증을 돕는 목적으로 그것에 대해 작업하기로 결심한다. 꿈에서 암시되는 전반적인 감정과 주제를 돌이켜 생각하는 것을 통해, 치료자는 꿈 스토리를 환자가 강제로 입원하게 된 것에 대한 두려움과 걱정에 연결하는 대안적인 설명을 제공하면서, 꿈에 대한 이러한 이해를 이용할 수 있다. 꿈을 더 탐색하지 않고서도 환자를 이끌어 주고, 불안을 감소시키며, 환자의 경험을 정리할 수 있다.

드러내기 개입

환자가 꿈을 이용하여 자신의 무의식과 자기 자신에 대해 더 잘 알게 될 수 있다고 생각할 때 우리는 드러내기 개입을 선택한다. 우리의 드러내기 개입은 꿈 스토리로 표상되거나 연결될 수 있는 무의식적 요소들에 대한 가설에 대한 의사소통하는 것을 목표로 한다.

저항의 직면

보고된 꿈에 대해 이야기하지 않는 것은 흔한 저항이다. 환자가 꿈을 이야기하고 다시 꿈 이야기로 되돌아오지 않을 때, 당신은 단순히 "저는 당신이 제게 이야기했던 꿈에 대해서 돌아와 말하지 않는다는 것을 알게 되었습니다."라고 말함으로써 쉽게 저항에 직면시킬 수 있다. 이것은 환자가 꿈에 대해 더 말하도록 촉진시키지만, 저항에 대해 잊지 말아야 한다—의심할 여지없이 거기에는 그럴 만한 이유가 있는 것이다. 또한 환자가 꿈 이후로 말하는 무엇이든 간에 그것은 꿈에 대한 연상임을 기억하자—즉, 꿈에 대해 직접적으로 이야기하지 않는다고 해서 항상 저항은 아니다. 일반적으로, 도움이 될 만한 연상을 듣기 위해서 저항에 직면시키기 전에 환자에게 어느 정도의 시간은 주어야 한다.

직면/명료화/해석

모든 해석과 같이, 꿈 작업은 과정이다. 환자가 더 깊은 이해와 감정에 이르도록 하는 좋은 '구성'이 필요한 것이다. 이 과정은 치료 단계에 따라 변화한다. 환자와 치료적 동맹을 발달시키고 환자와 공유한 경험이 많이 쌓일수록 직면과 명료화를 통하여 길을 닦을 필요가 없이 해석으로 곧바로 뛰어들어 갈 수가 있다. 그러나 좋은 기법의 발달은 직면과 명료화를 동반한 실행(practice)을 필요로 한다. 직면과 명료화가 꿈에 대한 무의식적 연상을 밝히기 전까지 우리는 보통 해석을 감행할 만큼 꿈에 대해서 충분히 이해하지 못한다.

항상 그렇듯이, **직면**에는 환자가 자신의 마음에 관심을 두게 하려는 의도가 있다. 꿈 해석에서 직면은 종종 다음과 같이 들린다.

> 꿈에서 제왕나비가 나온 사실을 어떻게 생각하시나요?

우리도 그것이 왜 거기에 나왔는지 어떤지 모른다—우리는 그저 환자가 특정한 요소에 대한 꿈을 꾸었다는 사실에 그의 관심을 갖게 할 뿐이다.

명료화는 꿈의 요소가 전에 일어났었다는 것을 지적하는 것이고, 다른 무의식적인 내용과 가능한 연결성이 있는지 제안하는 것이다.

> 당신은 여행을 가려고 할 때 자주 할아버지에 관한 꿈을 꾸었습니다.

마지막으로, **해석**은 꿈의 무의식적 토대에 대한 가설을 제공한다. 여기에 꿈을 보고하는 사례로 직면, 명료화, 해석이 나온다.

환자 제가 바라던 것은 Fred와 약혼하는 것이었지만, 그가 제게 반지를 주고 나서부터 모든 게 편치 않은 느낌이에요. 왜 그런지 모르겠어요. 전 그이를 사랑하고 다른 사람에게 관심이 없는데 기분이 영 좋지 않아요. 제가 다른 생각을 하고 있는 건가요? 결혼식 준비하는 것 때문에 어머니가 전화를 했는데 전 그저 잠만 자고 싶었어요. 어머니는 굉장히 신경을 써 주시지만 저보다 결혼식에 더 관심이 있는 것 같아요. 아, 어젯밤 이상한 꿈을 꿨어요. 타당성이 없어 보이긴 해요. 제 생일에 고양이를 선물로 받았고 쓰다듬어 주고 있는데 갑자기 사나운 것처럼 크게 변했지만 여전히 집고양이였어요. 정말 이상했어요. 다른 부분들도 있었던 것 같은데 기억이 안 나요. 제가 또 약물 처방을 받아야 하는 게 아닌가 생각해요. 제가 우울증에 걸린 건가요? 제 친구는 결혼 전에 약물 처방을 받았어요. 심지어 결혼식 당일에도요.

치료자 당신은 꿈 얘기에서 벗어났는데 그것에 대해 어떤 생각이 떠오르나요? (**저항의 직면**)

환자 별로 없어요. 단순히 이상한 꿈 같아요. 저는 고양이를 키우지도 않는걸요. 한때 키우긴 했어요. 제가 아주 어렸을 때 키웠는데 그 고양이를 사랑했어요. 제 고양이였는데 정말 사랑스러웠고, 제 침대 위에서 잤어요. 하지만 거실 가구를 긁어서 없애야 했어요.

치료자 누가 그 결정을 내렸죠? **(질문)**

환자 어머니요. 전 울고 또 울었어요. 제가 아마 일곱 살 정도였을 거예요. 그 뒤로는 다른 애완동물을 들이지 않았어요. Fred가 고양이를 키우고 싶어 할지 궁금하네요.

치료자 꿈에서는 어떤 기분이었나요? **(질문)**

환자 흠. 잘 모르겠지만 제 생각에는 제가 혼란스러웠던 것 같아요. 제 생각에는 사랑스러운 고양이였지만 무섭기도 했어요. 마치 저를 공격할 것처럼요. 어쨌든 결혼식 준비를 계속 진행해야겠지요. 어머니는 늘 전화하면서 절 닦달해요. 어머니가 옳아요. 저는 준비해야 해요. 어머니 친구분들은 결혼식 올렸던 장소에 대해 많은 정보를 가지고 계세요. 아니 어머니 친구분들 자녀 결혼식이요. 하지만 전 도시에서 결혼식을 올리고 싶어요.

치료자 이 꿈에 대해 얘기하면서 어머니에 대해 몇 번 언급했어요. 그것에 대해 어떤 생각이 떠오르시나요? **(명료화)**

환자 전 어머니가 좋은 뜻으로 그런다는 것을 알아요. 또 결혼식 비용을 다 대 주시는걸요. 하지만 저를 미치게 만들기도 해요. 제 결혼식이잖아요, 그렇지 않나요? 하지만 그렇게 말하는 게 불편하기도 해요. 부모님이 결혼할 때는 돈이 없었고 어머니는 한 푼도 없었어요. 그리고 최근에 두 분이 다투고 있고요…….

치료자 어쩌면 꿈에 나온 고양이가 어머니일 수도 있겠군요. 사랑스럽지만 한편으로는 당신을 공격할까 봐 두려운 거지요. 어쩌면 약혼 이후에 별다른 감동이 없었던 이유가 결혼식을 준비하는 과정에서 당신에게 위험하게 다가오는 어머니의 무서운 모습이 드러나는 것에 대한 두려움과 관련이 있지 않나 하는 생각이 드는군요. **(해석)**

환자 어머니는 항상 제가 가진 것을 무엇이든지 갖길 원하세요. 저는 제가 가진 유리한 점을 어머니가 가지지 못했다는 걸 알아요. 하지만 어머니는 제 옷, 액세서리를 따라 하시고, 제 생각에 이 결혼식까지 뺏을까 봐 제가 두려워하는 것 같아요. 어쩌면 그이와 저 둘이 눈이 맞아 달아나야 할지도 모르겠어요.

이 장면에서 환자는 꿈을 꺼내 놓고, 말하고, 그런 다음 어려운 내용 때문에 표류한다. 치료자는 이것을 아직 알지 못하고 단지 듣기만 한다. 저항이 이 어려움에 관한 최초의 단서이기 때문에 치료자는 돌이켜 생각하기 시작한다. 치료자가 **연상을 요구**하자 어머니와 연결되어 있고 갈등을 일으키는 느낌과 관련된 초기 기억이 나온다. 치료자는 이것을 돌이켜 생각하고 마디점—즉, 어머니에 대해 듣기 시작한다. 치료자가 그때 마디점에 대해 **명료화**하자 환자는 치료자가 해석할 수 있는 지점까지 내용과 감정이 깊게 들어간다. 치료자는 꿈속의 고양이가 환자의 어머니를 상징하는 것이 아닌지 가정한다—다정해 보이지만, 무언가 사납고 무서운 어떤 것으로 변할 수 있는 것. 사납고 무서운 부분은 의식으로 완전히 올라오지는 않았지만 환자가 감지한 어머니의 질투를 표상한다. 어머니의 질투에 관한 환자의 기분을 방어하기 위해 결국 '불편한' 기분과 결혼식에 관심 없다는 증상이 생겨난 것이다. 상징은 '작동되었다'. 왜냐하면 그것은 어머니와 연결되었기 때문이다—집에 있는 어머니 같은 '집'고양이 그리고 어머니가 그것을 남에게 주었기 때문에 어머니와 연결되었다. 해석은 감정이 올라오고 더 깊이 이해하도록 했기 때문에 성공적이었다. 꿈은 그대로 처리가 진행되었다. 우리는 '불편한' 느낌과 결혼에 대한 무관심이 이 해석적 작업 이후에 누그러질 것이라고 추론할 수 있다. 그렇지만 이해가 고착화되기 전까지는 **훈습**을 통해서 반복되어야 할 수도 있다.

이제 우리는 감정, 저항, 전이, 역전이, 무의식적 공상과 갈등, 꿈에 관련된 지지하기와 드러내기 기법에 대해 논의해 왔다. 전체 치료를 살펴보고 치료자가 듣고, 돌이켜 생각하고, 개입하는 방식을 고려해 보자.

권장 활동

다음 꿈을 읽고 학습 질문을 고려해 보시오.

어젯밤에 꿈을 꾸었어요. 자동차에 대한 것이었어요. 제 생각에 제가 그 차 안에 타고 있었는데 차가 작은 간선도로 곁에 멈춰 버렸어요. 어두웠어요. 한참 만에 또 다른 차가 다가오더니 배터리에 연결시켜 시동을 걸 수 있었고 전조등이 들어왔어요.

만약 우울증에서 회복되고 있고 정신치료가 환자에게 큰 도움이 되지 않았다고 느끼는 40세 여성 환자의 꿈이라면 어떠하겠는가? 당신은 그녀가 당신에게 꿈 이야기를 할 때 무슨 생각이 들겠는가? 당신은 무엇을 말하겠는가? 이 꿈이 전이와 어떻게 연관되어 있는가?

해설

만약 우울증에서 회복되고 있는 40세 여성 환자가 꾼 꿈이라면, 아마도 자동차는 그녀를 상징할 것이다—고장났지만 치료라는 배터리 연결로 시동이 걸렸다. 당신은 이렇게 말할 수 있다.

> 당신이 자동차처럼 느끼는 것은 아닌지 궁금합니다. 당신이 우울했을 때 다시 시작할 수 없다고 생각했는데 치료로 인해 다시 시동이 켜진 느낌이 든 것이 아닐까요. **(해석)**

치료자는 그녀에게 배터리 연결을 해 준 자동차일 수도 있다. 이 생각을 탐색하려는 개입은 다음과 같다.

> 꿈에 또 다른 차가 나오는데, 누가 운전했을 거라는 생각이 드나요? **(연상의 요구)**

만약 환자에게 드러내기 개입을 사용할 수 없다면, 당신은 그녀가 기분이 나아진 것을 이해하는 것을 도울 수 있도록 꿈에 나오는 상징성을 사용할 수 있다.

> 굉장히 긍정적인 꿈 같군요. 당신이 느낌이 좋아지기 시작하는 것을 보면 이해가 됩니다. 새롭게 시작하는 것처럼요. **(긍정적 생각을 제공하기, 감정에 이름 붙이기)**

참고문헌

1. Freud, S. (1900). The Interpretation of Dreams, in *The Standard Edition of the Complete Psychological Works of Sigmund Freud (1900): The Interpretation of Dreams (First Part)*, Vol. 4. Hogarth Press, London, pp. ix–627.
2. Freud, S. (1905). Jokes and their relation to the unconscious, in *The Standard Edition of the Complete Psychological Works of Sigmund Freud* Vol. 8. Hogarth Press, London, pp. 1–247, 160.

3. Freud, S. (1916). Introductory lectures on psycho-analysis, in *The Standard Edition of the Complete Psychological Works of Sigmund Freud (1915-1916): Introductory Lectures on Psycho-analysis (Parts I and II)*, Vol. 15. Hogarth Press, London, p. 120.
4. Stickgold, R., Hobson, J. A., Fosse, R., et al. (2001). Sleep, learning, and dreams: Off-line memory reprocessing. *Science, 294*(5544), 1052-1057.
5. Schlesinger, H. (2003). *The Texture of Treatment.* Analytic Press, Hillsdale, NJ, p. 109.
6. Werman, D. (1978). The use of dreams in psychotherapy. *Journal of the Canadian Psychiatric Association, 23,* 153-158.
7. Werman, D. (1984). The place of the dream in supportive psychotherapy, in *The Practice of Supportive Psychotherapy.* Brunner/Mazel, New York, pp. 151-155.

한국 문화를 바탕으로 한 주석

이미 Sigmund Freud가 꿈은 "무의식에 이르는 왕도"라고 선언을 했기 때문에 정신치료를 하는 사람은 꿈에 대해 반드시 통달해야 한다는 막연한 목표가 있습니다. 하지만 초보자들이 꿈을 대하려면 몹시 부담스럽습니다. 정신치료에 관한 책을 몇 권 읽었지만, 완전히 이해하며 읽었다고 자신 있게 말할 수 없는 판국에 꿈까지 공부하자니 앞날이 아득할 뿐입니다. 최소한 Sigmund Freud의 『꿈의 해석』 정도는 통달해야 한다는 부담감을 떨쳐 버리기 힘듭니다. 그리고 실제로 수련 과정 중에 꿈에 대해서는 그리 집중적으로 다루지 않기 때문에 꿈을 이야기하자면 껄끄러울 수밖에 없습니다. 이런 입장에서 Cabaniss 특유의 요약, 정리를 꿈이라는 주제에도 적용한 이 장은 앞으로 꿈을 다룰 초보자들에게는 큰 도움이 됩니다. 그래서 반복이 되긴 하지만 Cabaniss가 설명한 내용을 다시 한번 생각하며 정리해 보겠습니다. '발현몽은 꿈의 스토리이고 잠재몽은 꿈 뒤에 있는 무의식적인 내용이다'라고 간단히 줄여 준 점은 참 고마운 일입니다. 그리고 꿈 스토리는 환자가 기억하고 보고하는 것이고, 꿈 연상은 그것에 연관된 무의식적인 요소들과 연결 지을 수 있도록 돕는 일이라는 점도 깔끔한 정리입니다. 그리고 나머지 설명들도 중요하기 때문에 다시 한번 나열해 보겠습니다. '꿈에 대해 말하기 직전이나 그 직후에 이야기하는 모든 것을 꿈에 대한 연상으로 생각하라' '꿈은 환자의 최근 과거로부터의 요소들로 구성되어 있고 그것은 관련된 기억과 무의식적 공상으로 연결된다' '지지하기 치료에서는 꿈의 보고를 적극적으로 격려하지 않고 환자가 자연스럽게 얘기한다면 꿈 스토리를 이용하여 삶의 표면에 있는 문제들과 걱정들을 알도록 돕는다' '드러내기 치료에서는 꿈속의 내용을 이용하여 환자의 무의식적인 마음, 감정, 전이, 공상, 관계, 그리고 자기지각에 대해 알 수 있게 돕는다' 등이 있습니다. Cabaniss는 꿈에 대해서도 '듣기/돌이켜 생각하기/개입'의 기법을 사용해서 접근하는 방법을 보여 주고 있습니다. 물론, 전이나 저항, 역전이 등을 다룰 때와 내용에서는 당연히 차이가 있지만, 형식이 같다는 점은 우리가 길을 잃어버렸을 때 쉽게 제자리로 돌아올 수 있게 해 줍니다. 마지막으로 정리를 하자면 꿈에 대한 해석은 꿈에 대한 연상을 통하는 것만이 의의가 있고 그때 감정의 맥을 따라가야 길을 잃지 않는다는 점입니다.

서양에서도 과거에는 꿈을 예지몽으로 받아들이고 성경에서도 요셉이 꿈에 대해 해석을 하였으며 나중에는 왕의 꿈을 잘 해석하여 총리의 자리에 오른다는 내용처럼 꿈의 내용을 특별한 재주로 잘 알아맞히는 것이 일반적인 일이었습니다. 하지만 Sigmund Freud가 『꿈의 해석』이라는 저서를 통해 꿈을 분석하면서 꿈을 다루는 여러 가지 방식이 등장하였고 C. G. Jung은 자유 연상보다는 확충의 방법을 써서 꿈을 다루었습니다. 반면, 동양에서는 꿈을 지식 또는 개념적으로 다루지는 않습니다. 도정신치료에서는 꿈에 나타나는 핵심감정을 환자에게 알려 주어 무의식적으로 자신에게 불리한 행동을 반복하는 행위를 깨닫고 벗어나게 도와줍니다. 동양사상에서는 꿈과 현실을 구별하는 것조차 쉽지 않다며 장자(莊子)는 제물론(齊物論)에서 그 유명한 나비의 꿈 우화를 말하였습니다. 불교에서는 대혜선사의 서장(書狀)에서 애응지물(碍膺之物)을 제거하면 몽교일여(夢覺一如)가 된다고 합니다. 이것은 보통 사람들은 눈을 뜨고 있을 때는 어느 정도 현실을 보다가 꿈에서는 엉뚱한 망상 세계에서 살게 되는데 마음을 정화하면 꿈에서나 현실에서나 다 같이 현실 속에서 산다는 말입니다. 즉, 꿈에서 사는 것과 현실 속에 사는 것의 내용이 같다면 착각 없이 산다는 얘기입니다. 좀 어려운 말이기는 하지만 동양에서는 꿈을 지식적으로 분석하는 것은 없고 다만 마음을 닦을수록 꿈에 잡생각들이 엉뚱한 모습으로 나타나는 일이 줄어든다는 것을 말합니다.

현실적으로 동양적인 꿈에 대한 궁극적인 경지에 도달하는 것은 이 책의 범위를 벗어나는 일이고 지금은 지식적이고 객관적이긴 하지만 그런 식으로라도 무의식에 접근하는 서양식의 방법을 익히는 것이 도움이 될 것입니다.

제5부 복습 활동: '마이크로프로세스 상황'—치료에서 상황 이해하기

여기까지 당신은 많은 것을 배웠을 것이다—환자를 어떻게 평가하는지, 어떻게 듣고 돌이켜 생각하고 개입하는지, 치료 중에 나타나는 다른 주제들을 가지고 어떻게 작업해 나가는지. 그러한 방법들을 가지고, 당신은 새로운 기술들을 실행해 볼 수 있도록 도와주는 연습을 해 왔을 것이다. 많은 방식으로 그것들은 당신이 환자들과의 관계에서 나타나는 매 순간 상호작용을 해석할 수 있는 능력을 통합한다. 진행하는 모든 것에 대해 의식화하는 것이 정신역동적 정신치료를 성공적으로 시행하는 데 필수적이다. 환자들과 만나며 생기는 어떠한 상황에서든지, 당신은 다음 내용들을 기술할 수 있어야 한다.

- 무엇을 듣는가
- 치료적 전략을 선택하기 위해 들은 것을 어떻게 돌이켜 생각할 것인가
- 당신이 사용한 개입은 무엇이고 그것이 어떻게 작동했다고 생각하는가

그리고 당신은 다음 내용들을 확인할 수 있어야 한다.

1. 지배적인 감정
2. 지배적인 저항
3. 지배적인 전이
4. 지배적인 역전이
5. 지배적인 무의식적 공상
6. 당신의 주된 기법 방식(드러내기 혹은 지지하기)
7. 당신의 치료적 전략과 당신은 그것이 어떻게 작동했다고 생각하는가

만약 당신이 이렇게 할 수 있다면, 정신역동적 정신치료자가 되는 길을 잘 걷고 있는 것이다. 당신은 이것을 '마이크로프로세스 상황'이라고 쓸 수 있는데, 이는 우리에게 치료 상황의 이야기를 말해 줄 뿐만 아니라, 당신이 하는 듣기, 돌이켜 생각하기, 개입하기 과정을 기술해 준다[1]. 이는 상기 모든 요소를 포함해야만 한다. 앞의 요소들(1~7)을 다음 마이크로프로세스 상황에서 확인할 수 있는지 살펴보자.

35세 기혼 남성인 Mr B는 아프리카계 미국인 변호사이고 내게서 정신치료를 3년간 받아 오고 있었는데, 지난 수요일 그는 치료 시간인 오후 5시 45분에 와서, 정말로 오기 싫었지만 왜 그런지 모르겠다고 말했다. 그는 보통 치료에 오는 것을 기다렸는데 오늘은 치료를 취소하려고 전화하려 했다고 했다. 그러더니 그는 그다음으로 넘어가서 자신의 최근 변호 사례에 대해서 굉장히 자세히 기술하기 시작했다.

환자가 말하는 동안, 나는 변호 사례에 대한 내용에 대해 매우 지겨워지고 마음이 집중되지 않기 시작하고 있다는 것을 알아챘다. 이 환자는 평소에 꽤 열심히 했기 때문에, 나는 왜 그러는지 의아했고 환자가 치료에 대한 그의 느낌에 대해 말하는 것에 저항하고 있을 것이라고 생각했다. 나는 이 저항을 직면하기로 결정하고, "당신은 치료에 오고 싶지 않았다고 말했는데, 이후로는 변호 사례에 대해서만 이야기를 하시네요."라고 말했다.

"그 변호 사례가 마음 속에 떠올랐는걸요." 환자가 대답했다. "저와 함께 일하고 있는 동업자가 저를 정말 힘들게 해요. 전 밤이고 주말이고 거기에 있거든요. 전 치료를 끝낸 뒤에도 밤에 돌아가야만 해요."

나는 그 시간이 나의 마지막 진료 시간이었는데도 불구하고 마치 내가 치료 시간을 더 늦게 잡아 줄 수도 있었는데 그러지 않은 것 같이 느껴져 즉각적으로 기분이 나빠졌다. 나는 왜 그렇게 기분이 나쁘고 의아했을까? 나는 치료 시간에 오지 않으려는 소망과 동업자에 대한 그의 느낌이 서로 관련(아마도 이동된 전이) 있을 것이라고 생각했지만 그 연관성을 이해하지 못했다. 나는 Mr B가 다음에 무엇을 말할지 그저 기다리며 지켜보기로 결정했다.

잠시 멈춘 후, 환자가 말했다. "이 변호 사례에서 절 미치게 하는 것은 우리 둘—두 동료—이 일하고 있다는 것이에요. 전 조사하느라 뼈빠지게 일하고 있는데, 다른 친구는 재판장에서 보조석에 앉으려고 하거든요. 불공평해요. 전 그 친구가 백인이라서 그런다는 생각이 들어요."

그가 이렇게 말하자마자 나는 다시 기분이 나빠졌다. 내가 백인이기 때문일까? 나는 궁금해졌다. 나는 그가 말하고 있는 것이 사실인지 고려해 보고, 직접적으로 그를 공감하고 싶은 충동이 생겨났다. 나는 충분히 알지 못하였고, 충동이야말로 내가 완전히 이해하지 못했던 역전이 감정의 결과라는 것을 인정했다. 나는 내 자신이 백인이라는 것을 다시 생각해 냈고, 어떻게 그렇게 된 것인지는 알 수 없지만 동업자에 대한 그의 분노가 나와 관련이 있을 것이라고 다시 생각했다.

나는 치료의 처음으로 돌아가기로 결정해서 다시 이렇게 말함으로써 잠재적인 저항을 직면시켰다. "당신은 치료가 끝난 후에 일하러 돌아가야 한다고 말했는데요. 오늘 저녁에 오고 싶지 않았던 것에 대해 마음에 떠오르는 것이 또 없는지 저는 궁금합니다."

"아니요, 그렇게 생각 안 해요." 그가 말했다. "그렇지만 아마 선생님도 이렇게 늦게까지 일하고 싶진 않겠지요. 선생님은 오랜 시간 일을 하잖아요. 월요일 아침 일찍 여기 와서 쉬지도 않고 연달아 환자를 보잖아요. 선생님은 아마 오늘 이 시간 밤에 끝나고 집에 가고 싶으시겠지요."

이것은 흥미로운 전환이었고, 나는 왜 그가 갑자기 나에 대해 걱정할까? 그리고 무엇이 나의 죄책감과 관련이 있을까 하는 생각이 들었다.

Mr B는 치료 중에 일어나는 것들에 대해서 더 분명하게 알기 시작했기 때문에, 나는 좀 더 연상을 요구하기를 선택했다. "제가 환자를 연달아 보는 것에 대해 어떤가요?" 내가 물었다.

"글쎄요." 환자가 말했다. "제가 대학교에서 제 치료자를 보았을 때, 거기에는 문이 두 개가 있었어요. 하나는 들어오는 것이고, 다른 하나는 나가는 것이었어요. 그렇게 해서 제 앞에 누가 있고 뒤에 누가 있는지 모르게 하는 것이죠. 전 그것이 더 좋았어요. 여기서는 제가 들어가기 전에 진료실에 누가 나오는지, 제 뒤에 누가 기다리는지 항상 볼 수가 있어요. 만약 선생님이 환자를 그렇게 빽빽하게 보지 않으신다면, 저도 결코 몰랐겠지요."

그때 나는 지난 2주 동안 Mr B가 들어오기 전에 그와 나이가 비슷한 금발의 백인 남성과 치료를 새로 시작했다는 것을 알았다. 법률사무소의 동업자와 나의 죄책감이 드는 전이 감정에 연결고리가 있었다. 그는 내가 이 백인 남성을 치료하는 것을 그가 보게 만든 것에 대해 화가 나 있었다.

그러나 이 분노가 표면 근처에 있는가? Mr B는 백인을 선호하는 동업자를 향한 자신의 분노를 어느 정도 알아챌 수 있었지만, 그는 내가 너무 열심히 일한다는 걱정과 나를 향한 분노를 누그러뜨릴 필요가 있었다. 나는 나에 대한 분노가 너무 깊은 곳에 있어서 아직 다룰 수가 없다고 결정했다. 그러나 환자가 전이로 인해 치료를 건너뛰려고 했기 때문에, 나 또한 내 자신이 전이와 관련된 무언가를 다뤄야만 한다는 것을 알았다. 내가 해석할 준비가 되었을까? 치료 시간이 15분 밖에 남지 않았다. 그리고 그는 이것에 대해 더 이야기하려는 것처럼 보였다. 그래서 나는 시도해 보기로 결정했다. 그가 새로운 환자를 보고 싶지 않았기 때문에 치료에 오고 싶지 않았다는 전체적인 해석을 해야만 할까? 나는 새로운 환자에 대해 말하는 것에 대한 저항을 직면시키면서 더 천천히 시작하기로 결정했다.

"아마도 당신은 진료실에서 나오는 누군가를 본 것에 대한 생각을 하시네요." 나는 모험을 한 것이다.

그는 잠시 멈추더니 말했다. "전 대기실을 거의 쳐다보지는 않아요. 전 잡지만 계속 보고 있거든요. 그런데 지난번 제가 여기 왔을 때, 그 사람이 절 지나치면서 나가기 전에 화장실로 들어가더라고요. 제가 쳐다봐야만 했어요. 머리부터 발끝까지 Brooks Brothers 상표 옷이더라고요. 전 저런 타입을 알아요. 대학생 때 게임이 끝난 후에 우리를 기다리곤 했던 사교 클럽 친구들 말이에요. 그리고 선생님 진료실에서도 있다니, 바로 여기 의자에 말이에요!"

나는 그가 가까이 왔다고 생각하고, 해석을 하기로 결정했다. "아마도 당신은 그 환자를 보고 싶지가 않아서 오늘 치료받으러 오고 싶지가 않았던 것 같군요."

천장을 쳐다보면서, 환자가 말했다. "전 가슴 큰 여자가 제 앞으로 오는 건 좋아했어요. 그건 괜찮죠. 그런데 저 남자는요, 이젠 아마도 매주 그 사람을 봐야만 하겠지요."

나는 그때, 그가 질투하고 있고 마치 동업자가 다른 동료를 더 선호하는 것처럼 내가 환자보다도 백인 사교 클럽 남자를 더 선호한다고 생각한다는 것을 알게 되었다. 또한 나는 내 죄책감이 환자들을 연달아 보는 것에 둔감했다는 생각과 관련이 있고 만약 내가 이것을 이해했다면 환자의 인종, 여성, 백인 남성, 그리고 나와의 관계에 대해서 더 잘 알게 될 수 있겠다는 생각과 관련이 있다는 것을 깨달았다. 그러나 시간이 다 되었기 때문에 다음 주까지 기다려야 할 것이다.

해설

- 지배적인 감정—분노
- 지배적인 저항—치료를 빼먹은 것에 대해 생각하기, 일에 대해 이야기하기
- 지배적인 전이—삼자 관계, 모성, 애정
- 지배적인 역전이—죄책감
- 지배적인 무의식적 공상—"흑인이기 때문에 난 항상 백인에게 무시당할 것이다."
- 주된 기법 방식—드러내기
- 치료적 전략—치료자는 그녀가 저항에 대한 직면과 자기 자신의 역전이로부터 알게 된 것을 활용하여 전이 생각과 느낌을 드러낸다. 이것은 그 내용을 더 심화시켜서 환자가 무의식적 공상과 느낌을 연결시킬 수 있게 했다.

당신이 시행하고 있는 치료에서 순간적으로 이렇게 할 수 있는지 살펴보자. 당신

이 자신의 기분을 이해하면 할수록 더 잘하게 될 것이다. 만약 도움이 필요하다면 동료, 지도감독자 혹은 당신의 치료자와 논의하기 바란다. 만약 한 순간을 이해할 수 있다면, 당신은 전체 치료를 이해하기 위하여 그것들을 함께 엮을 수 있다. 일단 이렇게 하는 것에 익숙해지면, 그런 일은 당신과 당신의 환자들이 그들의 무의식적 생각과 기분을 알게 되는 데 있어서 자동적으로 일어나게 될 것이다.

[교육자 참고사항—이것은 정신역동적 기법을 평가하기에 좋은 방법이다. 또한 인터랙티브 비디오 리뷰로도 가능하다. 둘 다 부록 2에 있는 마이크로프로세스 평가지를 활용하여 평가할 수 있다. 이에 대한 더 자세한 것은 부록 1의 교육자 지침을 보길 바란다.]

참고문헌

1. Cabaniss, D. L., Havel, L. K., Berger, S., Deo, A., and Arbuckle, M. R. (2015). The Microprocess Moment: A tool for evaluating skills in psychodynamic psychotherapy. *Academic Psychiatry*, doi: 10.1007/s40596-015-0450-6.

제6부

치료 목표를 달성하기

주요 개념

정신역동적 정신치료의 주요 목표는 다음과 같다.

- 자기지각과 자기존중감 규제의 향상
- 다른 사람과의 관계를 향상
- 외부와 내부 자극에 적응하는 방식들의 향상
- 인지 기능의 향상

지지하기와 드러내기 전략 모두 이들 목표를 달성하는 데 사용된다.

지금까지 이 매뉴얼의 앞부분에서 당신은 다음과 같은 것들을 어떻게 할지 배웠다.

- 정신역동적 정신치료를 위해 환자를 평가하기
- 치료를 시작하기
- 환자가 하는 말을 듣고, 당신이 들은 것을 돌이켜 생각하고, 지지하고 드러내는 개입을 하기
- 감정, 저항, 전이, 역전이, 갈등, 공상, 방어, 꿈 등에 반응하기 위해 듣기, 돌이켜 생각하기, 개입 등을 사용하기

당신은 이제 이 기법들을 사용하여 환자가 자신의 치료 목표를 달성할 수 있도록 도울 준비가 된 것이다. 이것이 치료의 중반에 행해지는 주된 작업이다. 앞으로 네 개의 장은 제5부에서 소개된 기법들을 정신역동적 정신치료의 네 가지 주요 목표에 적용함으로써 당신이 배운 것을 확고히 다지는 데 도움이 될 것이다.

- 자기지각과 자기존중감 규제의 향상
- 다른 사람과의 관계를 향상
- 특징적인 적응하기 방식들의 향상
- 인지 기능의 향상

제25장

자기지각과 자기존중감 규제의 향상

주요 개념

자기지각은 사람들이 세상에서 어떻게 기능하는지 결정하는 중요한 역할을 한다.

자기지각과 자기존중감을 규제하는 능력을 향상시키는 것은 정신역동적 정신치료의 주요 목표이다.

자기지각은 무의식적이기도 하다.

더 현실적인 자기지각을 개발하는 것은 사람들에게 다음과 같은 점에 도움을 준다.

- 자기존중감 규제 향상
- 자신의 능력과 한계에 대한 더 나은 이해

지지하기 기법은 더 약한 기능을 가진 환자가 그들의 자기상(sense of self)을 강화하고 자기존중감 규제를 향상시킬 수 있도록 돕는다.

드러내기 기법은 더 강한 기능을 가진 환자가 무의식적인 자기지각을 의식으로 만들게 함으로써 도움을 줄 수 있다.

문제들은 자기지각을 왜곡하기도 하고, 이것은 정신역동적 정신치료에서 재작업될 수 있다.

우리의 자기존중감에 있어서, 인생은 전쟁터와 같다. 우리는 날마다 우리의 자기상에 크고 작은 타격(blows)을 받고 있다. 우리를 무시하는 가게 점원, 우리를 비난하는 상사, 늙어 가는 얼굴과 불거져 나오는 옆구리살을 보여 주는 거울 등 모두 우리 자신에 대해 좋게 생각하는 우리 능력을 무수히 공격해 온다. 자기존중감을 키워 주는 능력은 우리가 인생을 여행하면서 날마다 우리에게 펀치를 날리는 가운데 기능할 수 있게 해 주는 핵심이다. 만약 우리가 자신에 대해서 나쁘게 생각한다면, 지속적으로 혹은 급성적으로 우리는 제대로 기능하지 못하게 된다. 우리의 다른 자아 기능이 약해지면서, 우리는 감정과 불안을 참아 내거나, 능력과 약점에 대해 현실적인 평가를 하거나, 판단을 하고 충동을 통제하고 이완하는 이러한 것들을 제대로 못하게 된다. 어떤 사람들에게는 단기적인 기반으로 일어나기도 하지만, 다른 사람에게는 지속적인 문제이다. 다음 사례를 생각해 보자.

> 사람들이 좋아하고 전반적으로 자신에 대해 좋게 생각하는 성공적인 30세 건축가인 Mr A는 한 회의에서 그의 계획이 부적절하고 다시 세워야 한다는 말을 들었다. 그는 배가 아프기 시작했고 화장실에 다녀오겠다며 양해를 구했다. 화장실에 있는 동안 그는 거울을 쳐다보면서 자신이 늙었다는 생각을 했다. 그날 밤 데이트에 나가 즐거운 시간을 보냈지만 여성이 자신에게 관심을 갖지 않을까 봐 걱정했다. 그다음 날 그는 다시 자기 자신으로 돌아온 기분이었고, 계획서를 재작성했으며, 주말에 친구들과 함께 자전거 여행을 즐겼다.

> 세 권의 꽤 괜찮은 책을 출판한 50세 여성 작가인 Ms B는 편집장에게 원고를 거절당했다. 그녀는 걸려 온 전화를 받지 않았고 집에서 폭음을 하기 시작했다. 그녀는 다시는 글을 쓸 수 없을 것이라고 판단했고, 정신과적 도움을 찾지도 않은 채로 6개월 동안 우울증에 빠져 지냈다.

Mr A와 Ms B 모두 직업에서 자기존중감을 획득해 왔는데 자기상에 타격을 받았다. 이러한 타격은 자기규제 능력을 엉망으로 만들었다. 둘 다 자신에 대한 인식이 바뀌었고, 불안과 감정을 규제하는 능력이 붕괴되었으며, 무질서한 행동을 했다. 그러나 Mr A는 빠르게 스스로를 바로잡고 일과 사회 생활을 지속해 나아가서 다음날

바로 자기 자신으로 돌아왔다. 이와 반대로, Ms B는 수개월 동안 우울증에 빠져 버렸다. 자기존중감의 타격에 대한 사람의 반응은 다음 두 가지 주요 요인에 따른다.

- 타격의 강도
- 자기존중감을 규제하는 개인의 기저에 있는 능력

예를 들어, 건강한 자기상을 가지고 있는 사람도 주요 신체 질환이나 애정 관계의 배신, 해고, 이민과 같은 파격적인 타격이라면 기능의 커다란 상실로 고통받을 수 있다. 다른 한편으로 취약한 자기상을 가진 사람은 비난이나 쉽게 고칠 수 있는 신체적 문제와 같이 약한 타격에 대한 반응으로도 동요될 수 있다.

견고한 자기상은 자신에 대해 좋은 느낌을 가지고 있는 능력뿐만 아니라 자신의 능력과 한계에 대해 현실적으로 판단하는 능력, 그리고 자기존중감 위협에도 스스로 바로 설 수 있는 능력이 특징이다[1]. 비록 우리가 사람들이 어떻게 자기 자신의 지각과 자기존중감 관리 능력을 개발하는지 정확히 알 수는 없지만, 타고난 특성과 중요한 초기 보호자와의 상호작용의 결합에 의한 결과라는 것은 이해가 된다. 즉, 천성과 양육(nature and nurture)이다[2]. 우리는 기질을 바꿀 수는 없지만, 사람들에게 새로운 관계, 즉 치료자와의 관계 속에서 자기상에 대해서 재평가할 수 있는 기회를 제공해 줄 수 있다.

자기평가와 자기존중감 관리

자기평가의 문제는 자기지각의 왜곡과 자기존중감 관리의 어려움을 야기시킬 수 있다는 것이다[3]. 이것은 두 방향으로 나뉠 수 있다. 어떤 사람은 자신의 능력을 과대평가하고, 반면 어떤 사람들은 과소평가한다. 여기 두 가지 사례가 있다.

> Ms C는 이런 일들을 할 시간이 없음에도 불구하고 사친회에서 주관하는 모든 모금 행사에 자원하지 않으면 죄책감을 느꼈다. 결국 그녀는 지치고 분개하게 되었다.

Ms C는 자기 자신에 대해 지나치게 엄격하다. 이것은 그녀가 무리를 하지 않으면

게으르다는 왜곡된 자기지각으로 이끌어 간다. 정신역동적 정신치료는 자기 자신에 대해서 지나치게 엄격한 사람들이 더 현실적인 자기지각을 할 수 있도록 돕는 데 매우 효과적이다.

> 영상학과를 졸업한 지 일 년이 지난 후, Mr D는 메이저 헐리우드 영화 스튜디오에서 자신을 알아봐 주지 못한다며 낙담해 있다.

> Mr D는 자신의 능력을 과대평가하고 있다. 정신역동적 정신치료는 그가 자기존중감을 더 효과적으로 관리하는 것을 도와 자신의 상황을 더 현실적으로 보도록 도울 수 있다.

목표

제2장에서 논의한 것과 같이, 사람들로 하여금 자신에 대해 새로운 방식으로 생각하는 법과 자기존중감을 규제하는 새로운 방식을 개발하도록 돕는 것이 정신역동적 정신치료의 일차적 목표이다. 그 사람의 기능에 따라 우리는 주로 지지하기나 드러내기 기법을 사용한다. 우리의 희망은 환자가 더욱 적응적인 방식으로 자기존중감을 규제할 수 있도록 하는 것이고, 직장이나 사회 생활, 정서적 생활에서 기능을 개선시키는 것이다. 이어지는 절에서 다음과 같은 것들을 개관할 것이다.

- 자기지각과 자기존중감 규제와 연관된 문제를 어떻게 인식할 것인가?
- 이러한 문제를 개선시키는 치료적 전략들

문제를 인식하기

자기지각과 자기존중감 규제 문제를 가지고 있는 어떤 사람은 자신의 빈약한 자기상을 부풀리고, 과장되고, 비현실적인 자신의 지각으로 대체하는 반면, 또 어떤 사람은 확실히 더 빈약한 자기존중감을 갖고 있다. 다음 사례들을 고려해 보자.

Ms E는 자신이 가게에서 최고의, 심지어 주인보다도 나은 판매원이라고 생각했다. 그런데 연말 성과표를 받은 뒤 마음에 들지 않자 2주 동안 가게에 나타나지 않았고, 동료들에게 분노에 찬 이메일을 보냈으며, 간헐적으로 자살 기도를 했다.

Mr F는 다른 사람들에 비해서 자신의 의견이 중요하지 않다고 생각해서 회의 시간에 거의 말을 하지 않았다. 그런데 불만족스러운 연말 성과표를 받자 그는 우울해졌고 몇 주 동안 사회적 관계를 멀리했으나, 그것은 이미 그가 자신의 실적에 대해 알고 있는 것의 증거라고 생각했다.

두 사람 모두 타격에 대한 반응으로 자기존중감을 조절하는 데 부적응적인 방식을 가지고 있다. 그러나 한 사람은 과장하는 것을 사용하는 반면, 다른 사람은 우울증에 빠진다. 따라서 우리가 왜곡된 자기지각과 관련된 증거에 귀를 기울일 때, 과장하는 것과 지나치게 낮은 자기존중감 모두에 조율해야 한다. 분노, 우울, 사회적 철수, 정서적인 자기비난과 충동적 행동은 흔하면서도 자기상을 지탱하려고 시도하는 부적응적인 방식이다. 치료자도 해당되는데 남들보다 '잘난 체하는 것'은 자기존중감에 대한 타격에 대해 일시적으로 자신을 더 낫게 느끼게 할 수 있다. 다음은 정신역동적 정신치료를 받는 환자의 사례이다.

제 상사는 정말 망나니예요. 그는 저만 빼고 부서에 속한 거의 모든 사람을 승진시켜 줬어요. 그는 인재가 코 앞에 다가와도 못 알아볼 사람이에요. 그건 그렇고, 당신은 티슈가 또 동이 났네요. 그런 건 정말 전문가답지 못해요. 당신은 진료실을 꾸미는 것을 지금보다 더 노력해야 돼요.

이 환자는 그의 치료자를 비판함으로써 그의 자기상을 일시적으로 증대시키고 있다. 반대의 극단으로, 치료자나 다른 사람을 과도하게 이상화하는 것 또한 자기존중감 규제에 문제가 있다는 신호이다.

우리는 또한 환자들이 자신의 능력과 한계에 대해 현실적인 감각을 갖고 있는지 없는지 이해하길 원한다. 왜곡된 자기상을 갖게 되면 중대한 손상으로 이어지게 되고 긍정적인 자기존중을 유지하려고 사람들에게 정서적으로 비용이 드는 '가짜 겉치레'를 요구하기도 한다. 여기 이에 대해 말해 주는 몇 가지 사례가 있다.

Mr G는 대학을 졸업하지 못했고, 경영자로서의 자질이 부족함에도 불구하고 가족이 운영하는 기업에서 고위급의 임원으로 일했다. 그의 아버지가 죽고 난 뒤, 그는 자신이 회사를 잘못 관리해서 겪은 재정적인 낭패를 직원들의 책임으로 돌렸다. 거의 대부분의 직원이 불만스러워하면서 떠났지만, Mr G는 여전히 회사 문제에 대한 어떠한 책임감도 받아들일 수 없는 상태였다. 그는 갈수록 억울해하고, 화를 내고, 사회적으로 외톨이가 되어 갔다.

60세 미혼 여성인 Ms H는 '좋은 노래 연주회를 잡지 못한다'는 것 때문에 우울한 기분을 보이며 치료자를 찾아왔다. 그녀는 40년 동안 가스펠 가수로 활동해 왔고 20대에 한 번은 레코드 녹음을 했었다고 말했다. 그 이후로 그녀는 계속해서 레코드 계약을 맺으려고 노력해 왔다. 그녀는 억울해하면서 "많은 사람이 관심을 보였지만 그들은 지금 재능 있는 사람을 찾지 않고 성적 매력을 찾아요."라고 말했다. 방과 후 노래 강사 자리를 제안받았지만 이를 거절하며 '한물간 사람들에게나 맞는 자리'라고 했다. 그녀는 공개적으로 노래를 안 한 지 몇 년이 되었고 재정난을 겪고 있었지만, 그럼에도 파산 신청을 거부한다.

Mr I는 광고업체인 그의 직업에서 사기가 저하된 느낌이다. 그는 여러 창조적인 생각을 가지고 있지만, 이를 공유하는 것을 너무 두려워한 나머지 보조적인 변두리 역할로 밀려나고 말았다.

이런 환자들의 경우, 자신의 능력과 한계를 현실적으로 평가하지 못하는 것은 직업 생활, 사회 생활, 정서 생활과 같은 삶의 모든 측면에 불리하게 영향을 미친다. 이것에 귀를 기울이는 것은 우리가 자기지각의 왜곡과 자기존중감 관리의 어려움을 알아차리는 데 도움을 준다. 여기 당신이 이런 문제들을 선별하는 데 도움을 주는 몇 가지 질문이 있다.

당신은 자신이 어떤 사람이라고 소개합니까?

당신은 다른 사람들이 당신에 대해 말하는 것을 어떻게 생각합니까?

당신은 다른 사람들이 당신에게 자신감이 있다고 말할 것이라고 생각합니까? 아니면 그렇지 않을 것이라고 생각합니까?

당신은 자신의 강점과 문제에 대해서 다른 사람들에게 어떻게 설명합니까?

당신의 자기존중감을 확실히 흔들어 놓은 일이 언제 마지막으로 일어났습니까? 당신은 그것을 어떻게 다루었습니까?

당신은 부모가 당신에게 지지적이라고(이었다고) 생각합니까? 부모가 어떻게 그것을 보여 주었습니까?[4]

왜곡된 자기지각은 종종 신체상, 지능, 인기 혹은 직업적 성과의 왜곡된 평가를 포함한다. 이러한 어떤 영역의 이야기에서라도 사람들이 자신을 보는 방식에 대한 정보를 찾아낼 수 있다.

치료적 전략

우리는 어떻게 사람들이 자신에 대해 더 현실적으로 지각할 수 있도록 도울 수 있을까? 우리의 가설은 다음과 같다.

- 무의식적인 자기지각은 사람들이 자신의 능력이나 한계를 현실적으로 생각하는 데 객관적 정보를 사용하지 못하게 방해한다.

매우 똑똑한 학생인 Ms J는 아버지가 그녀에게 형제자매들 가운데 '지적으로 가장 열등하다'고 말했음에도 불구하고 아버지를 이상화한다. 그녀는 이를 사실로 인정하고 학업에서 성공할 수 없으리라고 믿는다. 대학교에서 가장훌륭한 논문으로 상을 받았음에도 불구하고, 그녀가 가진 능력에 대한 지각을 재평가하는 데 이를 사용하지 못한다.

- 비현실적인 자기지각은 사람들이 자기존중감에 타격을 겪었을 경우 자신을 바로잡는 데 어려움을 겪게 한다.

Mr K는 훌륭한 운동 선수라는 말을 늘 들어 왔다. 그는 약간 작은 신장에도 불구하고 고등학교 미식축구 팀에서 매우 잘했다. 그가 대학교 팀에 들어가지 못하자, 그는 그 이유가 다른 학생들이 더 나은 자격을 갖추었기 때문이라는 것을 인정하지 못했다. 대신에 그는 감독에게 화가 났고, 코치가 차별하고 있다고 생각했다.

- 사람들로 하여금 왜곡된 자기지각을 알게 하는 것은 그들이 스스로를 더 정확하게 평가하고 자기존중감을 더 쉽게 규제할 수 있게 도와준다. 우리는 보통 자기상이 인생의 초기에 발달된다고 생각하기 때문에, 우리에게는 자기지각에 대해 재작업하는 것이 발달을 재활성화시키는 방식이라고 여겨질 수 있다. 우리는 이것을 지지하기와 드러내기 전략으로 다룰 수 있다.

지지하기 전략

자기존중감 관리는 종종 지지를 필요로 한다. 우리는 환자가 스스로 할 수 없거나, 아니면 자신의 왜곡된 인지를 탐색하려는 노력을 견뎌 낼 수 없을 때 직접적으로 자기존중감을 지지하기로 선택한다. 공급하기와 보조하기 개입 모두 도움이 된다. 예를 들어, 아주 낮은 자기존중감을 가지고 있는 환자는 정기적으로 칭찬과 격려와 같이 격려-유형 개입을 필요로 할 것이다. 자신에게 지나치게 엄격한 환자들은 잘못된 지각을 교정하는 것과 죄책감을 줄이도록 고안된 언급에 의해 도움을 받을 수가 있다. 만약 환자가 스스로 이러한 작업을 어느 정도 할 수 있다면, 협력적 개입을 통해 현실검증력처럼 치료자와 환자가 사고 패턴을 재고하도록 하여 새로운 자기지각의 발달을 촉진시킬 수 있다. 여기 공급하기와 보조하기 개입을 모두 사용하는 사례가 있다.

Mr L은 28세 작가로서 그의 직업에 불만을 느껴 정신치료를 받아 왔다. Mr L은 자신의 직업이 '내가 늘 꿈꿔 오던 직업'인 한 잡지사의 전속기자이지만, 그는 자신이 '사기꾼'이라는 '끔찍한' 느낌에 사로잡혀 있다. 그는 "아버지가 이 직장을 얻어 주신거나 마찬가지예요. 아버지께서 전화를 하지 않으셨으면 그들은 제 이력서를 거들떠 보지도 않았을 거예요."라고 설명했다. 그의 상사는 과제물을 제때 끝내라고 그에게 '잔소리'를 했다. Mr L은 "그가 나를 귀찮게 한다"고 말했다. Mr L은 자기불신과 "마치 제가 실패하기를 원하는 것 같아요."라며 시간을 충분히 갖고 자신을 더 지도감독해 주지 않는 상사에 대한 억울함이 서로 엇갈렸다. 그는 컴퓨터 앞에서 마비된 것처럼 느꼈고, 밤에는 '진정하고 잠을 청하기 위해' 마리화나를 피웠다. 최근에 그는 "집에서 컴퓨터의 빈 화면을 쳐다보는 것을 견딜 수 없었어요. 그것은 네온사인에 '낙오자'라고 깜박거리는 것 같았어요."라며 술집에 드나들기 시작했다.

다음은 초기 평가 시간으로부터 어느 정도 진행한 뒤의 면담 내용이다.

Mr L 전 실패자예요. 도대체 뭘 쓰지를 못하겠어요. 화면을 뚫어져라 봐도 어떤 것도 나오질 않아요. 전 절대 좋은 작가가 되지 못할 거예요.

치료자 당신이 한 번도 마음에 드는 글을 써 보지 않았다는 말인가요? (**직면**)

Mr L 아니요. 몇몇 좋은 글을 쓰긴 했어요. 하지만 이 남자가 저를 잡을 심산이에요.

치료자 당신의 상사인 편집인의 행동에 대해 다르게 생각해 볼 여지는 없을까요? (**같이 현실검증하기**)

Mr L 제가 없다고 말했잖아요. 전 못 쓰겠고, 그는 저를 해고시킬 거예요.

치료자 당신이 글을 쓰는 데 어려움을 겪게 만드는 요소가 무엇인지 생각해 보는 게 도움이 되지 않을까 합니다. (**같이 합동하여 질문하기**)

Mr L 수면 문제가 아주 커요. 전 지쳤어요.

치료자 그렇겠어요. 제 생각에는 당신이 우울해지지 않았나 생각합니다. 우울증은 수면, 작업, 집중을 방해하지요. 우울증을 치료하면 많은 도움이 될 겁니다. 또 마리화나 피우는 문제가 있는데, 그것이 집중하는 능력을 저해시킬 수 있어요. (**공감하기, 정당함을 인정하기, 정신건강 교육**)

Mr L 그렇게 연결해서 생각해 보지 못했네요. 제가 어떻게 하면 좋을까요?

치료자 제 생각에는 우울증을 치료하고 마리화나를 끊으면 당신의 글 쓰는 능력에 아주 큰 변화를 가져올 것이라고 봐요. 또 많은 작가가 동료와 함께 일하거나 작가 모임을 활용하여 마감 내에 마치도록 도움을 받아요. 제가 느끼기에 당신이 다시 글을 쓰기 시작하면, 당신의 일과 자신에 대한 느낌이 한결 나아질 것이라고 봅니다. (**긍정을 제공하기, 정신건강 교육, 제안**)

Mr L 좋은 생각이네요. 충분히 노력해 볼 만한 가치가 있는 것 같아요.

치료자는 자기존중감 문제에 대해 듣는다—환자는 자신을 결코 어떤 것도 이루지 못하는 '실패자'라고 여긴다. 그러나 치료자는 더 많은 이야기가 있을 것이라고 추측한다—Mr L이 아버지의 연줄에만 의지해서 유명한 잡지사에 취직했을지도 모른다는 이야기는 미심쩍어 보인다. 치료자는 이런 왜곡을 직면시키고 그의 상사가 그를 잡으려고 한다는 환자의 주장에 현실검증을 하기로 결정한다. 그러나 환자는 가능한 무의식적인 내용에 대해 생각하게 해 주는 이런 개입들 중 어느 것도 사용할 수가 없다. 그때 치료자는 방식을 바꾸어 공감과 정신건강 교육을 사용하여 이 시점에서 환자가 글을 쓸 수 있는 능력에 영향을 미칠 수 있는 어려움들에 대해 다룬다. 이것은 환자의 관심을 끌고 그가 자신의 현재 자기존중감을 향상시키는 방법에 대해 생각하도록 돕는다.

다음 사례에서, 치료자는 자기존중감 취약성을 다루기 위해 치료자를 향한 환자의 느낌에 반응한다.

Ms M은 40세 간호사로 지난 4년 동안 직장을 세 번이나 옮겼다. 전문직과 개인적인 삶에 끊임없이 불만족스러운 그녀는 자신의 능력과 재능을 다른 사람들이 알아봐 주지 못한다고 느끼고, 무시당하고 비판당한다고 느끼면 극도로 예민해져서, 화를 내거나 차갑게 돌아서 버리는 것으로 반응한다. 주목할 것은 그녀의 어머니가 강제 수용소 생존자였는데 Ms M은 그녀를 '기쁨이 없고' 만성적으로 우울했다고 기술했다. 초기 치료 시간에, 치료자는 어머니를 향한 Ms M의 분노를 다룬다.

Ms M (화가 난 목소리로) 지난번에 제가 직장을 그만둔 결정에 대해서 선생님이 저한테 했던 말 때문에 전 정말로 짜증이 났어요. 선생님은 제가 간호 과장하고 불화가 생기는데 일조할 만한 것을 했다고 생각하는지 물으셨잖아요. 그 사람은 자신감이 부족한 사람이라서 누군가가 자기보다 더 똑똑한 걸 감당 못하지요.

치료자 제가 그 질문을 했을 때 당신은 어떻게 느끼셨는지 제게 더 이야기해 주시겠어요? (**질문**)

Ms M 선생님이 정말로 제 상황을 이해하지 못하고 계시구나 하는 느낌이 들었어요. 게다가 선생님은 제가 똑똑하다고 생각하지 않으신 것 같고요. 선생님도 제 편은 아닌 것 같아요. (눈물 흘리기 시작하며) 선생님은 제가 치료받는 얼간이 같은 의사들과는 다르다고 생각했어요.

치료자 제 질문 때문에 화가 났다니 미안합니다. 제가 이해하지 못해서 비판적이었다고 느끼셨을 게 분명하다는 걸 알겠어요. 제가 일부러 그런 것은 절대 아니에요. (**공감하기, 위로하기, 공감적 실패를 확인하기**)

Ms M 그러면 선생님은 왜 제가 뭔가 잘못한 것처럼 물으셨어요? 전 그저 제 일을 했을 뿐이고, 제가 직장에서 다른 사람들보다 더 완벽주의자라는 게 제 잘못은 아니잖아요. 전 간호학과를 일등으로 졸업했는데, 제 수준에 맞지 않는 사람들과 함께 일한다는 게 정말 짜증나요.

치료자 우아, 당신이 일등이었다는 건 처음 들어요. 대단하군요. 전 정말로 당신이 자신에 대해 기준을 높게 잡은 줄로만 알았거든요. 그러니 사람들이 당신이 하는 일의 가치를 알아주지 못할 때 짜증이 날 만하지요. (**칭찬하기, 공감하기, 정당함을 인정하기**)

Ms M 맞아요. 전 종종 제게 맞는 가치를 인정받기보다, 사람들이 제가 과시한다고만 생각한다고 느끼거든요.

치료자는 환자에게 치료자의 마지막 개입에 대한 환자의 반응을 더 질문하기 시작한다. Ms M은 단순히 화난 느낌이 아니라 이해받지 못하고 지지받지 못함을 느낀다고 표현한다. 치료자는 Ms M의 자기상이 너무 불안정해서 당장은 드러내기 전략이 도움이 되지 않겠다고 느꼈기 때문에, 지지하기 개입—공감, 칭찬, 정당함을 인정, 위로—을 사용하여 훼손된 치료적 동맹을 회복시키고 Ms M의 자기존중감을 끌어올리도록 돕는다. 치료자는 Ms M이 그녀가 갈망하는 공감적 존중과 칭찬을 정신적 충격을 받아 온 어머니로부터 받지 못했다는 발달적 모델에 의지한다. 치료자가 이러한 것들을 공급하자, Ms M은 더욱 자기성찰적이 될 수 있었다.

드러내기 전략

우리는 환자가 자신의 왜곡된 자기지각을 더 잘 알 수 있도록 돕기 위해 모든 드러내기 기법을 사용할 수 있다. 이것은 그들이 보다 더 현실적인 자기상을 발달시키도록 돕는다. 여기 몇 가지 사례가 있다.

방어를 해석하기

Mr N은 28세 작가로서 그의 직업에 불만을 느껴 정신치료를 받아 왔다. Mr N은 한 잡지사에서 전속기자로 일하면서 그의 편집인과 함께 공동저자로서 몇몇 성공적인 기사를 썼다. 그의 동료들은 Mr N이 이 기사들을 거의 혼자서 썼다는 것을 알고는 그에게 혼자서 기사를 써 보라고 격려했다. 그가 이를 시도하려고 하자, 그는 자신에 대한 의구심과 작가의 절필감(writer's block)에 시달렸다. Mr N의 아버지는 전에 매우 성공한 배우로서 자신의 초기 성공에 대한 이야기는 끊임없이 할 수 있는 반면, 아들의 이야기들을 읽기에는 시간이 부족했다.

Mr N 전 실패자예요. 도대체 뭘 쓰지를 못하겠어요. 컴퓨터 화면을 뚫어져라 봐도 어떤 것도 나오질 않아요. 전 절대 좋은 작가가 되지 못할 거예요.

치료자 그것 참 흥미롭네요. 당신이 편집자와 기사를 썼을 때는 이게 전혀 문제가 되지 않았으니 말이에요. **(직면)**

Mr N 당신 말이 맞아요. 그때는 정말 다르게 느껴졌어요. 모두 그 기사를 사랑했죠. 그들이 생각하는 만큼 아주 좋은 기사인지는 확신이 안 가지만요. 제 편집자는 좋아했어요. 하지만 그는 야단법석을 떨진 않았어요. 그는 퓰리처상을 받은 적이 있어요. 그는 20년 전 저명한 저널리스트였죠. 모두 저를 격려해 줬지만 그는 그러지 않았어요. 어쩌면 그는 그의 반응에 신중할지도 모른다는 생각을 했어요. 하지만 좋은 멘토들은 그렇지 않나요?

치료자 제가 생각하기에 당신이 이 새로운 기사를 쓰는 것을 어려워하는 이유가 당신의 편집자가 화낼까 봐 걱정하기 때문이 아닌가 합니다. **(해석)**

Mr N 그가 이것 때문에 화낸다고 생각하는 게 우습지만, 그가 사무실에 있는 것을 보는 것 자체가 고통스럽다는 생각을 할 때가 있어요. 그는 불행해 보여요. 전 그가 한때 젊은 작가였을 때를 상상할 수 있어요. 이제 전속 기자로 있는 사람들은 젊고 서로 어울리는데 그는 그저 묵묵히 과제를 끝내고 자기 퓰리처상에 대해서 얘기할 뿐이에요.

치료자 당신 아버지와 약간 비슷한 것 같군요. **(발달상의 요소에 대한 해석)**

Mr N 네, 그런 것 같아요. 옛날 일들을 말하는 것이요. 하지만 그가 저도 잘되기를 바라 주었으면 해요…….

Mr L의 경우, 치료자는 환자의 자기존중감 문제에 대해 듣는다—환자는 자신을 결코 어떤 것도 이루지 못하는 '실패자'로 지각한다. 그러나 치료자는 환자가 글 쓰는 능력이 있다는 것을 알고 환자가 자신에 대한 능력을 지각하는 것과 객관적인 증거 사이에 존재하는 불일치를 **직면**시킨다. 이것은 저항을 무너뜨리는 것으로 이끈다—환자는 상황을 바라보는 대안적인 방식에 대한 생각을 말한다. 그는 또한 편집자에 대해서 언급한다. 치료자는 환자의 문제가 편집자와 관련이 있는지 궁금해지자, 해석을 시도해 본다. 비록 환자가 상황을 바라보는 대안적인 방식에 대해 생각하는 데 어려움을 겪고 있지만, 그의 감정과 유머의 사용은 이것이 바로 표면 아래 있음을 의미한다. 이제 발달상의 연결이 접근 가능해지고, 치료자는 발달상에 대한 해석을 하여 환자가 상황을 이해할 수 있도록 더 깊이 나아간다.

이 경우에서, 우리는 Mr N의 왜곡된 자기이미지가 아마도 방어일 수 있다고 추측한다. 그 자신의 성공에 대해 걱정하는 것은 아버지를 위협할 수도 있기 때문에, Mr N은 무의식적으로 그의 재능을 숨기고 자신을 실제보다도 능력이 부족하다고 여기기 시작했는지도 모른다. 이 방어를 드러내는 것은 Mr N이 왜 그가 이렇게 하는지 이해하고, 그리고 그다음에 그의 재능을 보여 주는 것을 덜 두렵게 느끼도록 할 수 있다. 치료자는 이 드러내기 과정이 앞으로의 치료 시간에서도 지속될 것을 알고 있다. 치료자의 희망은 환자가 자신의 능력을 낮게 평가할 때만 편집인/아버지가 그를 지도할/사랑할 것이라는 환자의 무의식적 공상을 이해하는 능력을 기르는 것이 환자로 하여금 자신의 능력을 더 현실적으로 바라보고 왜곡된 자기지각을 고치도록 돕는 것이다.

전이의 해석

왜곡된 자기지각은 필수불가결하게 전이에서부터 나오기 때문에, 전이의 해석은 종종 환자가 자신에 대해서 생각하는 재작업 방식에 있어서 아주 좋은 전략이 된다. 한 예로서, Ms O를 보도록 하자.

Ms O는 자기 주장을 하는 것에 대한 어려움 때문에 치료자에게 자문을 받으려고 찾아왔다. 치료하는 동안, 그녀는 대부분 자기반성적이었고 치료자와 그녀의 관계에 대해 의논할 수 있다. 최근에 그녀는 업무 회의 때문에 치료 시간을 취소해야 했고 일정 변경을 요구하지 않았다. 다음은 몇 주 후의 치료 시간의 일부분이다.

Ms O 참, 지난밤에 꾼 꿈이 기억났어요. 전부 기억하진 못해요. 치료 시간 중이었고—여긴 아니었지만—선생님 진료실이었어요. 그런데 선생님이 아는 많은 사람이 모여 있었어요. 전 우리 모두가 선생님의 환자였는지 분간할 수 없었지만 그때 저는 제 치료 시간이 아닐지도 모르겠다는 생각을 했어요. 어쩌면 좀 더 파티 같았어요. 그게 제가 기억하는 전부예요.

치료자 꿈에 대해서 마음에 그 밖에 또 무엇인가 떠오르나요? (**연상을 요구**)

Ms O 그곳에 많은 사람이 모여 있었던 것이 이상했어요. 여기서 전 거의 아무도 본 적이 없어요. 간혹 제 앞이나 뒤에 오는 사람들뿐이죠. 선생님은 환자를 보는 중간에 휴식을 갖지 않을 정도로 정말 열심히 일해요. 어떻게 그렇게 하시는지 모르겠어요. 선생님은 매우 바쁜 사람이죠. 전 선생님과 일주일에 두 번 만날 수 있다는 게 행운이라고 생각해요. 월요일에 제 다음에 오는 사람이 새로 왔다는 것을 알게 됐어요. 최소한 전에는 그 환자가 그 시간에 온 적은 없었죠. 저는 선생님이 매 주마다 얼마나 많은 새로운 환자를 보는지 궁금해요. 그래서 선생님이 제 치료 시간을 변경하는 게 어려울 것이라고 생각했어요.

치료자 흥미롭군요. 그때 시간 변경에 대해 요구하지 않았죠. 사실상 저는 당신이 시간 변경을 해 달라고 요구했던 기억이 전혀 없어요. 이에 대한 생각이 더 있나요? (**직면/명료화**)

Ms O 아니요. 전 절대 그러지 않아요. 제 말 뜻은, 제가 오지 못하는 것은 제 잘못이라는 거죠. 저 때문에 시간 변경을 요구하면 죄책감이 들 것 같아요.

치료자 하지만 당신의 꿈과 꿈에 대한 당신의 생각이 이런 것에 대해 다른 느낌이 있다고 암시하고 있어요. 당신이 시간을 변경해 달라고 요구하지 않았던 이유가 어쩌면 당신이 다른 사람들만큼 제게 중요하지 않을까 봐 두려워했던 것 같군요. (**해석**)

Ms O 불공평한 것 같아서요. 선생님은 제게 많은 것을 제공해 주고, 제 문제들도 그렇게 끔찍하지는 않아요. 어쩌면 그 새로운 환자는 아주 큰 문제가 있을 수 있죠. 그리고 저는 여태까지 어느 누구도 저를 위해서 큰 희생을 치른 적이 없어요……. 하지만 선생님은 그렇게 해 주실 수 있다고 말하는 것 같군요.

치료자는 꿈과 명백한 전이에 대한 언급을 듣는다. 그는 일정하게 나오는 오류에 주목한다. "선생님 진료실이었어요, 선생님의 진료실이 아니었어요, 제 치료 시간이었어요. 제 치료 시간이 아니었어요." 이것들은 치료자에 대해 갈등을 겪는 무의식적인 생각과 느낌에 대한 힌트를 준다. 치료자는 저항의 의미(빼먹은 치료 시간에 대해 의논하지 않는 것)가 치료자에 대한 느낌과 관련이 있는지 궁금해한다. 그는 드러내기 작업을 시작할 수 있겠다고 생각하여 꿈과 관련된 **연상을 요구**하기 시작한다. 환자는 그때 빼먹은 치료 시간과 치료자가 다른 환자들 때문에 너무 바빠서 시간을 조정할 수 없을 것이라는 공상이 마음 속에 떠올랐다. 치료자는 이것이 표면에 충분히 가까이 있고 감정이 가득 차 있다고 판단하여, 환자가 시간을 조정하고 싶은 소망을 꺼내지 않았다는 사실을 **직면**하기로 선택한다. 뿐만 아니라 그는 이것이 전에도 있었다는 것을 회상하고, 이것들을 함께 묶어서 **명료화**한다. 환자는 직면을 저항하고, 치료자는 이것이 그녀가 자기 자신에 대해 너무 엄격하게 판단하는 경향이 있을 뿐만 아니라 그녀가 치료자에게 시간을 바꾸겠다고 요청할 만한 가치가 없다고 느끼는 느낌의 표현일지 모른다고 생각한다. 그러니 꿈과 꿈에 대한 연상은 환자가 이것에 대한 느낌을 갖고 있고, 그녀는 치료자가 그녀보다 다른 환자를 더 선호한다고 느낄지 모른다는 것을 암시한다. 치료자는 이것이 표면에 충분히 가까이 있어서 **해석**해 보기로 결정한다. 이것은 환자가 치료적 관계에 대한 새로운 생각을 드러낼 수 있게 해 준다.

이 사례에서, Ms O의 자기존중감 문제는 다른 사람들이 그녀를 위하여 그들의 방식을 벗어나지 않을 것이라는 가정으로 이어진다. 이 때문에 그녀는 치료자에게 그녀가 치료 시간을 변경할 수 있을지 요구하지 못했고 아마도 자기 주장을 어려워하는 것과 연결될 가능성이 있다. 이것은 치료자와 환자 사이에서 실시간으로 일어난다. 환자는—그녀가 인생의 대부분의 사람에게 그랬던 것처럼—치료자가 자신이 요구했던 것을 들어주지 않을 것이라고 가정한다. 그러나 치료자가 이것이 반드시 적절한 가정은 아니라고 지적하자, 환자는 자신을 대안적인 관점에서 볼 수 있게 된다. 우리의 전략이 주로 드러내기라면, 우리는 이것에 환자의 주의를 환기시킨다. 만약 우리가 주로 지지하기 기법을 사용하고 있다면 우리는 단지 그렇게 되도록 내버려 둘 수도 있다.

이 사례들은 환자의 자기존중감 관리와 자기지각을 향상시키도록 돕는 지지하기와 드러내기 기법을 우리가 어떻게 사용하는지 보여 주고 있다. 이제 계속해서 관계를 향상시키기 위해서 이 기법들을 어떻게 사용하는지에 대해 생각해 보도록 하자.

참고문헌

1. Kohut, H., and Wolff, E. S. (1978). The disorders of the self and their treatment, an outline. *International Journal of Psychoanalysis, 59,* 414.
2. Stern, D. (1985). *The Interpersonal World of the Infant: A View from Psychoanalysis and Developmental Psychology.* Basic Books, New York, pp. 3-12.
3. Jacobson, E. (1964). *The Self and the Object World.* International Universities Press, New York, pp. 141-155.
4. Herman, J. L. (1992). *Trauma and Recovery.* Basic Books, New York, p. 111.

한국 문화를 바탕으로 한 주석

『카바니스의 정신역동적 공식화』에서 제시하는 기술하기의 영역에서 그 사람의 패턴을 파악할 때는 다섯 가지 영역으로 구분하여 파악하는데 이렇게 다섯 가지 영역별로 그 사람을 평가해야 그 사람의 패턴에 대해 모두 알고 정확하게 기술할 수 있게 되는 것입니다. 그 다섯 가지는 ① 자기, ② 관계, ③ 적응하기, ④ 인지, ⑤ 일과 놀이입니다.

이 중 자기에 대한 패턴이란 자기지각과 자기존중감 규제 능력을 말하는데 이것을 향상시키는 것이 정신치료의 목표 중 한 가지 영역입니다. 환자는 자기지각이 왜곡되어 있고 그래서 자기존중감도 약화되어 있습니다. 그래서 자신에 대해 새로 생각하는 법과 자기존중감을 규제하는 새로운 방식을 개발하도록 돕는 것이 정신치료의 일차적 목표입니다. 치료적 전략은 왜곡된 자기지각을 알도록 도와주고 그들이 자신을 정확하게 평가하고 자기존중감을 더 쉽게 규제하도록 도와주는 것인데 이렇게 재작업을 하는 것을 '발달을 재활성화'시키는 방식이라고 합니다. 기법은 앞에서 계속 소개되었던 지지하기 전략과 드러내기 전략을 사용하는 것입니다.

이러한 세분화된 치료법과는 달리 환자가 자기 자신에 대해 알도록 도와주는 여러 방법이 있습니다. 수도(修道)를 하는 것이 자신을 들여다보는 대표적인 방법인데 혼자서는 힘들고 지도자의 도움을 받아야 합니다. 그러나 현실에서 올바른 지도자를 만나는 것이 그리 쉬운 일은 아니고 엉터리 지도자를 만나는 경우도 무수히 많습니다. 정신치료에서도 어떤 정신치료자를 만나느냐 하는 것이 가장 중요합니다.

올바른 정신치료자를 만나게 된다면 치료자는 환자로 하여금 안심하고 자기 마음을 드러나게 해서 진정한 자기를 직면하게 합니다. 이런 과정에서 환자의 왜곡인 전이와 치료자의 왜곡인 역전이가 해결되면 치료자와 환자 사이에서 완전한 공감이 이루어집니다. 즉, 주객일치, 주객합일의 상태가 됩니다. 이 관계는 치료자의 인격에 의해 만들어지는데 치료자의 공감적인 지각과 응답이 환자를 해방시키고 안전하게 느껴서 불안이나 위협이 없이 성장을 다시 할 수 있는 분위기를 만들어 주는 것입니다. 훌륭한 치료자는 환자와의 첫 만남에서도 깊은 공감이 이루어지는 경우가 많습니다. 치료자와 이러한 관계를 경험하게 되면 자기를 지각할 때 왜곡을 할 필요가 없이 안심하고 있는 그대로 자신을 인정하게 됩니다. 또한 자신이 무한한 문제점이 있는 존재임에도 불구하고 치료자에 의해 한 인간으로서 인정받고 공감받을 수 있는 귀중한 존재라는 경험을 하면 자기존중감은 치료자에게 존중받은 만큼 향상됩니다.

자기지각이 변하고 자기존중감이 향상되는 경우는 기독교의 찬송가에서도 그 사례를 볼 수 있습니다. 〈Amazing Grace〉라는 곡인데 과거 오바마 대통령이 불행을 당한 지역을 찾아 지역주민들을 위로해 주기 위해 불러 많은 사람에게 감동을 준 찬송가이기도 합니다. 영어 가사는 'Amazing grace how sweet the sound that saved a wretch like me'라고 시작합니다만 한국어로 번역된 가사를 보면 아주 미세하지만 중요한 차이를 느낄 수 있습니다. 한국어로는 '나 같은 죄인 살리신 주 은혜 놀라워'입니다. 한국어 가사만 놓고 보면 '나 같은 죄인'이라는 표현은 자기지각이 이미 이루어진 후에만 나올 수 있는 고백입니다. 사실 이러한 깨달음까지 가는 과정은 그리 쉬운 것은 아닙니다만 진정으로 이러한 자기지각을 한 제대로 된 신앙인이 많이 있습니다. 그런데 죄인이라고 고백을 한 후에 죄인을 살리신 주의 은혜라는 과정이 따라옵니다. 죽어 마땅한 죄인인데 아직도 살아 있으니 그것이 하나님의 은혜로 인한 것이라는 뜻이고 그러한 은혜를 받은 사람의 자기존중감은 자기 한 사람에 대한 자신감을 넘어 남을 위해 봉사할 수 있는 경지까지 이르는 자기존중감입니다. 단순한 영어의 번역이 아니라 자신의 체험으로 그 뜻을 이해한 후 고백하는 의역이라 가슴에 와닿습니다.

오늘날의 스승과 제자 사이는 엄밀히 말해서 올바른 배움을 주고받는 관계라고 하기 어렵습니다. 시험을 봐서 어느 정도의 성적만 되면 입학하여 아무 선생에게나 배우게 되고, 학원에서는 등록만 하면 원하는 선생에게 배울 수 있게 하는데, 학생이 선생을 선택하는 잘못된 현상입니다. 하지만 옛날에는 스승과 제자란 관계는 스승이 가르침을 받을 자격이 있는 사람인지 파악하고 자격이 된다고 판단되어야 제자로 받아들이는 관계였습니다. 그래서 옛날이야기 중에는 소림사에서 달마대사에게 배움을 청하기 위하여 한쪽 팔을 베어 버린 혜가 스님의 일화도 있습니다. 올바른 스승에게 배우기 위한 과정이 그만큼 쉽지 않다는 얘기입니다.

제**26**장

다른 사람들과의 관계를 향상시키기

주요 개념

대부분의 사람에게 있어, 다른 사람들과 의미 있는 관계를 맺는 능력은 세상에서 살아가는 방식을 구성하는 데 있어서 매우 중요하다.

정신역동적 정신치료의 주요 목표는 사람들이 다른 사람들과 상호 간에 만족스러운 관계를 형성하도록 돕는 것이다.

지지하기 개입은 공감, 마음 헤아리기, 사회적 신호 이해의 문제로부터 기인한 관계의 어려움이 있는 환자들을 돕는다.

드러내기 개입은 관계 형성하는 능력을 손상시키는 무의식적 공상/타인에 대한 기대로부터 기인한 관계의 어려움이 있는 환자들을 돕는다.

어떤 사람들은 정말로 혼자 있는 것을 더 좋아할지라도, 대부분의 사람은 다른 사람들과 상호작용하며 시간을 보낼 때 삶이 더 풍부해진다고 느낀다. 우리가 사랑하는 사람, 동료, 친구, 가족과 갖는 관계의 종류들이 모두 다르다 하더라도, 그것들은 모두 중요하다. 사람들은 일반적으로 돌봄을 받고 또 돌보아 주는 사람들이 있기를 원한다. 그러나 사람들에게는 서로 간에 자신들이 기대하는 만큼 만족스러운 관계를 갖지 못하는 이유가 많이 있다.

목표

관계를 형성하는 데 어려움을 겪는 것은 사람들이 정신치료를 찾는 주요 이유 중 하나이다. 그리고 정신역동적 정신치료는 이러한 것에 좋은 치료법이다. 관계 형성에 어려움을 겪는 문제를 가진 사람들을 돕는 것이 정신역동적 정신치료의 주요 목표이다.

문제를 인식하기

관계에서 생기는 문제는 모든 형태와 크기를 갖추고 나타난다. 다음에서 관계에 문제가 있다는 신호를 보내 주는 주소들(chief complaints)을 몇 가지 소개한다.

직장에서 좀처럼 사람들과 어울리지 못하겠어요.

좋은 남자들을 찾아보기가 힘들어요.

그녀와 사귄 지 2년이 되어 가지만 결혼하고 싶은지는 모르겠어요.

어머니 때문에 미칠 것 같아요.

제게는 아주 친한 친구가 없어요.

딸은 저와 더 이상 말하지 않으려고 해요.

외로움, 책임의 문제, 사랑하는 사람에 대한 불만, 잦은 다툼, 다른 사람들에 대한 실망 등 모든 것이 대인관계에 어려움이 있다는 것을 가리킨다. 누구든지 한 사람 혹은 다른 사람들과 문제가 있을 수 있지만, 만약 한 개인이 지속적으로 관계에서 어려움을 겪고 있다면, 우리는 이 문제들이 그들의 정서적인 기능과 관련된 지속적인 문제 때문에 생겨날 가능성이 있다는 것에 대해서 주의를 기울여야 한다.

일반적으로 한 사람이 대인관계의 어려움을 가지고 있는지 인식하는 것은 어렵지 않다. 어려운 것은 그 문제를 정의 내리는 것이다. 어떤 사람은 관계를 형성할 수는 있지만, 무의식적 공상과 기대 때문에 일부하고는 어려움을 겪을 수 있다. 다른 한편으로 또 어떤 사람은 성공적인 관계를 형성하는 데 필요한 기술이 부족하다. 이 두 가지 종류의 문제들을 살펴보도록 하자.

다른 사람에 대한 무의식적 기대와 공상

사람들은 성장하면서, 자신의 환경 속에서 갖게 된 중요한 사람들과의 초기 상호작용이 평생 동안 다른 사람들과 상호작용하는 방식에 영향을 미쳐 지워지지 않는 자국을 남긴다. 사랑과 보살핌을 잘 받아 온 사람은 다른 사람들에게서도 그런 것들을 기대하는 것을 배우게 되는 반면, 학대받거나 방임되었던 사람은 부당한 대우를 기대하는 것을 배우게 된다[1]. 비록 그 사람들이 이런 기대들을 의식적으로 아는 것은 아닐지라도, 그것들은 그들이 형성하는 모든 상호작용에 영향을 미친다. 다음 사례를 고려해 보자.

> Mr A는 위탁가정에서 자랐다. 한 가족에게 익숙해질 즈음 다른 곳으로 옮겨졌다. 그가 성인이 된 후, 그는 사귀던 여자 친구들이 먼저 헤어지자고 하기 전에 그가 먼저 떠나는 패턴이 생겼다. 그는 이성관계에서 불만족스러운 느낌을 토로했다.

> Ms B의 어머니는 집에 있으면서 Ms B가 필요로 하는 모든 것에 주의를 기울였다. Ms B는 그녀의 남편이 가끔 혼자 밖에 나가 친구들과 어울리고 싶어 하는 것에 화를 냈다. 그녀는 조혼에 대한 환멸을 느껴 치료자를 찾아왔다.

Mr A와 Ms B 모두 그들의 초기 관계가 성인기 관계에 영향을 미치고 있지만, 다른 방식으로 작용하고 있다. Mr A는 이별의 고통을 피하기 위해 먼저 떠나는 것을 배웠기에 버림받을 것을 기대하게 된다. Ms B는 어머니가 그녀에게 그랬던 것과 동일한 방식으로 남편이 그녀에게 주의를 기울일 것을 기대하고 남편이 그렇게 하지 않을 때는 실망하게 된다. 비록 우리는 이것을 명백하게 볼 수 있을지라도, 이들의 주소는 그들의 현재 문제가 과거의 관계로부터 영향을 받는다는 것을 완전히 모르고 있다는 것을 시사한다. 이러한 기대들을 인식할 수 있도록 해 주는 것은 두 사람으로 하여금 그들이 현재 겪는 문제들을 더 잘 이해할 수 있도록 도울 수 있다.

우리는 우리의 과거에 사람들과의 관계에서 일어났던 것들로부터 영향을 받지만, 또한 우리가 기대했던 것들이 일어날 것이라는 것에 의해 영향을 받기도 한다. 인생 초기의 사람들에 대한 공상은 지속적으로 무의식에 자리 잡고 성인기 관계에서의 선택에 영향을 미친다. 여기 몇 가지 사례가 있다.

Dr C의 아버지는 굉장히 비판적이었고, Dr C를 칭찬할 때가 드물었다. 젊은 소아과 의사인 Dr C는 주중 100시간을 일하고 절대 도움을 요청하지 않는다. 그가 일에 늘 몰두해 있는 것 때문에 동거인이 떠나겠다고 한 문제로 치료자를 찾아왔다.

Ms D의 아버지는 대담한 운동선수였고 딸인 그녀를 가끔 스키와 하이킹 여행에 데려가곤 했다. 하지만 전체적으로 보면 류마티스 관절염으로 장애가 있고 수줍음을 타는 어머니와 주로 시간을 보냈다. Ms D는 약혼에 대한 혼란스러움 때문에 치료자를 찾아왔다. 그녀는 약혼남을 사랑하지만 그가 충분히 '남자답지' 못하다고 걱정한다.

Dr C와 Ms D 모두 인생 초기의 사람들에 대한 공상을 가지고 있다. Dr C는 아버지/권위상이 결국 그를 칭찬하게 될 것이라는 공상을 가지고 있다. Ms D는 실망스러웠던 아버지와 달리 그녀의 이상화된 측면을 소유하고 있는 남자에 대한 공상을 가지고 있다. 환자가 그것을 인식하든 아니든 간에, 이 공상들은 성인이 되어 살면서도 다른 사람들과의 사이에서 환자의 선택, 감정, 행동에 영향을 미친다.

모든 무의식적 공상에 대해 말하자면, 이것들은 수치심, 불안 혹은 강렬한 불쾌감을 유발하기 때문에 인식 밖에 자리 잡고 있다. 만약 사람들이 무의식적 욕구를 알지 못한다면, 그들은 서로 간에 만족스러운 관계를 맺으려 하는 사람들을 선택할 수가 없다. 예를 들어, 사람들에게는 의식적으로는 독립적이고 자율적이고 싶은 소망이 있지만 무의식적으로는 돌봄을 받고 싶은 소망이 있다. 혹은 어떤 사람들은 의식적으로는 양육을 받고 싶어 하는 소망이 있지만 무의식적으로는 칭찬받을 가치가 없다고 느끼고 거절을 기대하게 된다. 둘 중 어느 경우이든, 그들은 자신을 빠르게 실망시키는 돌봐 주지 않는 배우자를 지속적으로 선택할 수도 있다. 우리는 대인관계에서의 기대가 객관적인 정보와 맞지 않는다면 다른 사람들에 대한 무의식적 기대와 공상이 작동하고 있다는 것을 알게 될 것이다. 두 가지 예를 들면, 여자 친구가 계속 결혼에 대한 힌트를 주고 있다는 사실에도 불구하고 여자 친구가 결국 떠날 것이라고 항상 걱정하는 남자와, 계속해서 직장에서 승진하는데도 불구하고 상사가 자신을 해고하고 싶어 한다고 확신하는 여자의 경우이다.

사회적 기능의 문제

어떤 사람은 다른 사람들과 어떻게 상호작용해야 하는지 알면서도 무의식적인 기대와 공상 때문에 그렇게 할 수 있는 능력이 방해받는 반면, 또 어떤 사람들은 그들의 기능에 결함이 있기 때문에 관계를 형성할 수가 없다[2]. 우리는 다른 사람들과 관계를 형성하는 능력을 기능의 필수적 차원이라고 여기지만, 건강한 관계에 필수적인 중요한 하위 기능들이 있다. 여기 몇 가지 사례가 있다.

공감의 능력

제13장에서 논의한 것과 같이, 공감은 다른 사람의 시선을 통해 삶을 바라보는 능력으로 정의될 수 있다. 우리는 만족스럽고 건강한 관계를 형성하기 위하여 이렇게 할 수 있어야만 한다. 이것이 없다면, 우리는 다른 사람들이 세상을 어떻게 보는지 이해할 수가 없다. 공감은 우리로 하여금 사랑하는 사람을 어떻게 돌봐야 하는지, 친구들이 어려움에 빠졌을 때 어떻게 위로해야 하는지 그리고 대인관계에서 언쟁이 있을 때 어떻게 해결할 수 있는지를 알 수 있도록 돕는다. 공감이 부족한 사람은 보통 자기도취적이고 권위적이며 감정적으로 냉담하다. 이러한 모든 특성은 다른 사람들과 관계를 맺는 능력에 손상을 입힌다.

Mr E는 퇴근 후 집에 와서 아내의 하루가 어땠는지 물어보지 않고 사무실의 역학 관계에 대해 끊임없이 말한다. 그는 아내가 그를 왜 '둔감하다'고 하는지 이해하지 못하고, 자기의 일이 '아이들을 하루 종일 돌보는 것보다 더 스트레스가 많다고' 말한다.

Mr E는 공감이 부족하기 때문에 아내의 경험을 이해할 수가 없고, 그들의 관계를 위태롭게 만들 수 있다.

사회적 신호를 읽는 능력

사람들은 상호작용할 때, 서로에게 자신의 관심의 정도와 선호하는 신체적 · 감정적 거리를 반영하고, 언제 어떻게 그 상호작용이 끝나기를 원하는지를 알려 주는 언어적 · 비언어적 신호를 주고받는다. 만약 누군가가 이러한 신호를 읽는 것에 어려움이 있다면, 그들은 관계를 맺어 나가는 데 어려움을 겪을 수밖에 없다.

> Ms F는 직장에서 왜 더 많은 친구를 사귀는지 이해할 수 없다. 그녀는 자신이 아주 좋은 친구라고 설명한다. 그녀는 자기가 좋아하는 누군가를 만나면 '늘 시간을 내줄 수 있고', 자주 전화를 걸고 함께 시간을 보내기 위해 최대한 많이 만나기를 원한다고 했다. 그녀는 주위에 있는 사람들이 '가볍고' 몇 주 지나면 '사라지는 것' 같다고 말했다.

Ms F는 그녀가 새 친구들에게 너무 졸라 대기 때문에 그들과 의미 있는 관계를 유지할 수 없다는 것을 이해할 수 없다.

기질적 수줍음

우리가 항상 이유를 이해하는 것은 아니지만, 어떤 사람들은 다른 사람들보다 너무 앞서 나간다. 우리는 사람의 수줍음이 억제의 결과인지, 아니면 불안장애(사회불안장애와 같은)인지 궁금해하기도 하지만, 만약 과거력을 살펴봤을 때 그 사람이 사람들 사이에서 내성적인 모습이 있어 왔다면, 그 원인이 기질적인 것일 수 있다.

> Ms G는 9학년(중 3) 때 전학한 후, 다른 학생들 사이에 앉으려고 용기를 내기까지 5개월 동안 혼자서 점심을 먹었다. 이제 20대인 그녀는 기업 구내식당에서 같은 문제를 겪고 있다.

C 치료적 전략

우리가 환자들의 관계를 향상시키는 데 도움을 주는 중요한 방법 중 한 가지는 그들이 우리와 새로운 관계를 맺도록 하는 것이다. 비록 치료의 틀로 인해 그 경계에 한계가 있을지언정, 치료적 관계는 우리 환자들에게 굉장히 중요하다. 많은 사람에게 치료자와의 관계는 무언가 완전히 새로운 것을 선사한다. 인생에서 처음으로, 그들은 한결같이 믿을 만하고, 잘 들어 주며, 판단하지 않고, 감정을 잘 받아 주고, 부정적인 감정을 견뎌 주고, 도움을 주려 하는 한 사람을 만나는 것이다. 이와 같은 관계가 존재한다는 생각은 그동안 다른 사람에게 가졌던 편견을 버리고 그 관계가 재현될 수 있겠다는 가능성을 열어 준다. 지지하기 방식으로 작업할 때, 그 관계의 존재 자체만으로 치료적일 수 있다. 드러내기 방식으로 작업할 때는, 새로운 관계가 기존의 기대를 바꾸는 방식을 설명할 수 있다.

치료적 관계 그 자체와 더불어, 관계를 향상시키는 데 도움을 주는 지지하기와 드러내기 전략들이 있다.

지지하기 전략

만약 우리가 어떤 사람의 관계 문제가 사회적 기능의 결함에서 기원한 것이라고 생각한다면, 그때 우리의 개입은 결여된 기능을 공급하거나 약해진 기능을 도와주는 것이 목표가 되어야 한다.

관계 향상을 위한 공급하기 개입

- 환자에게 다른 사람들과 상호작용하고 사회적 신호를 이해하기 위한 기본적인 지침에 대해 조언하기

세 번 전화했는데도 응답이 없으면, 그녀가 관심 없을 가능성이 크지요.

당신은 자신과 그녀에게 매우 큰 압박을 가하고 있어요. 관계에서 큰 결정을 내리기 전에 서로를 더 잘 알아 가도록 자신에게 시간을 허락하면 더 잘할 수 있으리라 생각해요.

- 환자가 다른 사람의 행동과 의도에 대한 잘못된 지각을 교정하기

왜 당신이 해고당할 것이라고 생각하는지 모르겠어요. 최근에 당신 상사가 봉급을 올려 주지 않았나요?

그녀가 말한 것에 대해 너무 깊이 생각하는 것 같아요.

제가 보기에 진행되는 것에 대해 더 합리적인 설명이 있을 것 같아요. 예를 들어, 그가 당신에게 화가 난 것이 아니라 다른 이유 때문에 기분이 나쁠 가능성이 있지 않을까요?

- 적응적인 방어와 행동을 강화하기

당신이 화가 폭발할 것 같을 때 방을 나가는 것은 올바른 선택이었어요.

점심 시간에 운동하는 것은 아주 좋은 생각이었어요. 퇴근 후 집에 갔을 때 남편에게 화를 덜 내는 데 도움이 되는 것 같아요.

- 부적응적인 방어와 행동에 대해 대안을 제시하기

어떤 사람들에게는 퇴근 후 술 한 잔 하는 것이 긴장을 해소하는 데 도움이 될지 모르겠지만, 당신에게는 오히려 뚜껑을 여는 꼴이 되는 것 같아요. 그리고 결국 아내와 아이들과 싸우게 되지요……. 어쩌면 퇴근한 뒤 조용히 앉아서 신문을 읽는 게 도움이 될 것 같아요.

아들에게 고함을 지르고 싶은 충동이 있을 때 누군가에게 연락을 취할 필요가 있을 거라고 생각해요. 친구에게 전화하기 좋은 시간이 될 거예요.

관계와 관련된 약해진 기능을 보조하기

모델링: 우리가 환자들과 상호작용하는 것을 통해 다른 사람들과 어떻게 상호작용하는지 모델링해 준다.

- 공감적으로 듣고 이해를 보여 주는 것
- 마음 헤아리기: 치료자(혹은 다른 사람들)가 어떻게 생각하거나 느낄지를 상상하도록 돕는 것으로, 다음과 같은 질문들은 이렇게 되도록 촉진시키고 공감을 발달시키는 데 도움을 준다.

당신이 그 일을 했을 때 제가/그들이 어떻게 느꼈을 것이라고 생각하나요?

당신에게 말할 때 제가 마치 무슨 잘못된 말이나 행동을 쉽게 하게 될까 봐 저는 조심하는 느낌이 듭니다.

제가 느끼기에 당신은 지금 위축된 것 같아요.

• 당신의 행동에 대한 책임을 수용하고 사과하기

이것 때문에 당신의 기분에 상처를 주었다면 미안합니다.

당신이 제게 전화를 건 것이 또 다른 치료 시간을 원했다는 것을 나타내는 것인지 몰랐어요. 제가 그걸 놓쳤네요.

협력하기: 우리는 환자가 다른 사람과의 관계를 향상시킬 수 있는 방식에 대해 같이 충분히 생각하는 것을 통해 협력할 수 있다. 여기 몇 가지 사례가 있다.

• 상호작용에 대해 생각하고 지각하는 대안적인 방법을 같이 탐색하기

그가 당신을 공격하려고 했던 것이 확실한가요? 그것만이 일어난 일에 대한 유일한 설명인가요?

아이들 내려 주는 장소에서 Patty와 Susan이 당신에게 차갑게 대했다고 하지만, 그 둘이 지난주에 당신의 딸을 데리고 플레이-데이트(play-date)[1]에 오라고 두 번 초청하지 않았던가요? 그것은 당신에게 무엇을 말해 주나요?

• 의도한 행동의 결과에 대해 같이 충분히 생각하기

상사에게 호통치면 그가 어떻게 반응할까요? 그와 사이가 틀어지는 것에 준비되었나요? 당신의 불만을 말하기 위해 상사에게 덜 위험하게 접근할 수 있는 방법은 없을까요?

드러내기 전략

우리는 환자에게 다른 사람들에 대한 무의식적인 기대와 공상을 다음에 대해 그

1) 역자 주: 아이들이 함께 놀 수 있도록 부모끼리 정한 약속

들과 이야기 나눔으로써 드러낼 수 있다.

- 그들의 삶에서 다른 사람과의 관계
- 우리와의 관계

우리 환자가 다른 사람들과 맺는 관계의 측면들을 해석하기

환자들은 다른 사람들과의 관계에 대해서 논의하는 데 많은 시간을 보낸다. 환자의 대인관계 기능에 무의식적 기대나 공상이 영향을 미치는 증거에 대해 우리가 듣는다고 생각할 때, 우리는 환자의 관계를 돕기 위해 그 내용을 드러내려는 노력을 할 수 있다.

35세 여성인 Ms H는 난독증으로 진단받은 이후 저명한 학자인 아버지에게 더 이상 관심을 받지 못한다고 지각했다. 수년간 그녀는 친구들과 남자 친구들이 그녀의 다양한 '결핍' 때문에 자신을 거부할까 봐 걱정해 왔다. 그녀는 20대 때 큰 낭종이 생겨 한쪽 난소를 제거했다. 그녀는 이성관계를 지속하는 데 어려움이 있었지만, 현재 점점 깊어지면서 결혼까지 바라보는 관계에 있다. Ms H는 남자 친구인 Calvin이 배려심이 있고 다정하지만, 그에게 난소가 하나밖에 없다고 말하는 것을 '두려워한다'. 다음은 치료 시간에 이것이 나타나는 순간이다.

Ms H 오늘 우리는 저의 친구들과 브런치를 먹었는데 그들은 모두 아이가 있어요. Calvin은 아이들을 사랑하고 애들을 다루는 데 무척 능숙하죠. 그 후에 그는 특히 다정하게 대하면서 자기가 좋아하는 아기 이름에 대해서 말하기 시작했어요. 제가 난소가 하나밖에 없다고 그이에게 실제로 말해야 하는 것을 믿을 수가 없어요. 그이가 알고 나면 저와 헤어질 거예요.

치료자 무엇 때문에 그렇게 생각하나요? (**직면**)

Ms H 전 결함이 있어요. (그녀가 울기 시작한다) 그가 정상적으로 아기를 가질 수 있는 아내를 얻을 수 있는데 결함 있는 아내를 가질 이유가 있나요?

치료자 하지만 당신이 이 관계에 대해 말한 것을 들어 볼 때 그가 당신을 무척 사랑하는 것 같습니다. 그래서 말인데요, 혹시 그가 당신과 헤어질 것에 대한 두려움이 당신이 다른 사람들과의 관계에서 겪었던 걱정과 관련이 있는지 궁금합니

다. (**안심시키기, 명료화**)

Ms H 선생님이 하시는 말이 무슨 말인지 알고 이해해요. 그리고 이게 제가 임신하는 것과 무관할지 누가 알겠어요. 하지만 이것 때문에 전 히스테리 상태인데다가 이 문제가 저희 관계를 끝내 버릴 것 같은 느낌이 들어요.

치료자 제 생각에는 아버지가 당신을 거부했던 것처럼 그가 거부할 것이라고 예상하고 있기 때문에 걱정하는 것 같아요. 하지만 Calvin에게는 그런 모습을 전혀 찾아 볼 수 없는데요. (**발달상의 해석, 안심시키기**)

Ms H 다른 방식으로 생각하는 게 저에게는 너무 어려워요. 하지만 사실은 그이가 제 아버지와는 전혀 다르다는 거예요. 단지 전 그이를 잃게 될까 봐 너무 겁이 나요.

치료자는 패턴이 깨지는 것을 듣는다—Ms H는 관계가 잘 유지될 것이라고 생각하는 것처럼 들리는데 그때 갑자기 관계가 끝날 것이라고 생각한다고 말한다. 치료자는 감정에 대해 충분히 들었기 때문에 불일치를 **직면시키기**로 결정한다. 이것은 환자에게서 더욱 느낌을 불러일으킨다('결함이 있다'는 말이 증거이다). 치료자는 그녀에게 결함이 있다는 느낌이 깊이 자리 잡고 있고 직면시키기 어려울 것이라고 추측한다. 치료자는 또한 그녀가 다른 사람으로부터 거절당하는 것을 걱정해 왔다는 것을 알고 있다. 그는 **현실검증력**을 유지할 수 있도록 약간 **안심**을 시켜 주기 시작하고, 이후에 남자 친구에 대한 Ms H의 걱정을 과거의 두려움과 묶으며 **명료화**를 한다. 환자는 비록 지속적으로 고조된 감정이 존재함에도 불구하고, 이 명료화를 고려하고 그녀의 관점에 의문을 제기할 수 있었다. 결국, **발달상의 해석**은 Ms H가 남자 친구를 잃을 것이라는 두려움이 현재 상황의 현실에 기반을 둔 것이라기보다는 어린 시절 아버지와의 관계에 기반을 둔 관계에 대한 무의식적 기대와 연관되었다는 생각을 고려하게 되었다.

우리 환자가 우리와 맺는 관계(전이)의 측면들을 해석하기

전이를 해석하는 것은 사람들이 다른 사람에 대한 무의식적 기대에 대해 재작업을 하도록 돕는 가장 강력한 방식 중 하나가 될 수 있다. 환자는 당신에게 다른 사람들과 겪는 어려움에 대해 무척이나 많이 이야기할 것이다. 그러나 관계에서의 어려움이 당신과의 치료 중에 일어나면 당신은 바로 눈 앞에서 볼 수 있다. 이 상황을 잘

못 지각할 가능성은 매우 낮다. 두 상황들 사이에서의 차이점에 대하여 생각해 보자.

> Ms I는 남자친구가 그녀에게 전혀 신경을 안 써 준다고 지속적으로 불만을 토로한다. 그녀는 그가 자기도취적이고 거만하다고 말한다.
>
> Ms J는 당신이 치료 시간 중에 시계를 힐끗 쳐다보는 걸 보니 그녀에게 집중하지 않는 것이 틀림없다고 말한다.

당신은 Ms I의 남자 친구를 모르기 때문에, 무엇이 그녀를 불만스럽게 했는지 모를 것이다. 그러나 Ms J가 당신에게 불평할 때, 당신은 어떠한 상황인지 알고 있다. Ms J가 그렇게 낮은 역치를 가지고 있는 것은 의심할 여지 없이 그녀의 관계에 영향을 미치는데 이는 아마도 과거 관계로부터 기인한 기대 때문일 것이다. 현재의 관계를 향상시키기 위해 다른 사람들에 대한 그녀의 기대의 왜곡을 보도록 돕는 것이 이 분야에서 우리 작업의 목표이다. 여기 우리가 이것을 어떻게 행하는지 보여 주는 사례가 있다.

> 44세 남성인 Mr K는 직장에서 동료들 사이에 어려움을 겪어서 치료자를 찾아왔다. 다소 고약한 면이 있는 Mr K는 동료들이 그를 '헐뜯으며' 그에게 비협조적으로 대할 것을 예상하게 되었다고 말했다. 다음 치료 시간에 치료자는 평소답지 않게 5분 늦게 치료를 시작했다. 다음은 45분 치료 시간 가운데 마지막 15분 동안 나눈 내용이다.

Mr K 제 생각에는 제가 해야 할 말을 다한 것 같아요. 전 지금 연료가 다 떨어진 느낌이에요.

치료자 당신에게 흔치 않은 모습이네요. 방금 무슨 일이 일어났나요? **(직면)**

Mr K 모르겠어요. 치료 시간이 거의 끝날 무렵이 되었고 오늘은 치료 시간이 짧아지겠다는 것은 알아요.

치료자 그러니까 당신은 제가 5분 늦게 시작해서 오늘은 치료 시간을 잃게 된다고 예상하는군요. **(해석)**

Mr K 네, 그런 것 같아요. 선생님이 평상시에 그런 방식으로 일하지 않는데도 말이에요. 여기 앉아서 그걸 생각하다 보니 자꾸 화가 났던 것 같아요. 직장에서도 이런 일이 일어나요.

치료자는 Mr K가 아무것도 말할 것이 없다는 저항을 기억해 두고 이를 직면시킨다. 치료자는 치료가 늦게 시작했기 때문에 더 짧아질 것이라는 환자의 기대에 대해 듣고, 이것은 다른 사람에 대한 무의식적인 기대의 산물이라고 해석한다. 이것은 환자의 무의식적 공상에 대한 그의 이해를 더 깊게 해 준다. 그들의 치료적 관계 내에서 이것을 보는 것은 다음의 내용에 도움이 된다.

- 치료자가 환자의 무의식적인 기대를 이해하고,
- 환자가 이러한 패턴을 인식하고 자신의 환경에서 사람들에 대해 현실적으로 다른 기대를 할 수 있을 것이라는 상상을 시작한다.

희망하는 것은 Mr K가 치료자는 환자의 환경에서 만나는 사람들로부터 환자가 일반적으로 예상하는 대로 행동하지 않을 것이라고 보기 때문에, 다른 사람들에 대한 무의식적인 기대를 점진적으로 재작업할 수 있게 되는 것이다. 자기지각이 변화하면서, 이것을 발달을 재활성하기(reactivating development)라고 개념화할 수 있다.

지금까지 우리는 자기존중감 규제와 다른 사람들과의 관계를 향상시키기 위한 기법을 사용하는 방식에 대해 탐색해 왔다. 그것들을 활용하여 스트레스에 적응하는 특징적인 방식으로 옮겨 가 보도록 하자.

참고문헌

1. Herman, J. L. (1992). *Trauma and Recovery*. Basic Books, New York, p. 111.
2. Winston, A., Rosenthal, R., and Pinsker, H. (2004). *Introduction to Supportive Psychotherapy*. American Psychiatric Publishing, Washington, DC, p. 6.
3. Kagan, J., Snidman, N., and Arcus, D. (1995). The role of temperament in social development. *Annals of the New York Academy of Sciences, 771*, 485-490.

한국 문화를 바탕으로 한 주석

『카바니스의 정신역동적 공식화』에서 패턴을 파악하는 두 번째 영역이 관계입니다. 그래서 정신치료로 패턴을 변화시키려면 관계 영역을 향상시키는 것은 중요한 과제입니다. 실제로 환자들이 치료를 받으려 결심을 하게 된 많은 이유 중 중요한 것이 대인관계에서 생기는 어려움 때문입니다. 그래서 이런 대인관계에만 집중적으로 초점을 맞추어 치료하는 것이 필요했기 때문에 대인관계 정신치료(interpersonal psychotherapy)라는 치료법이 개발되었습니다. 이렇게 마치 새로운 방법인 것처럼 알려졌지만, 출발점이 비슷한 것이 또 있습니다. 예를 들면, 정신분석을 전체적으로 다 한다는 것이 현실적으로 쉽지 않으니 그중 생각을 바꾸는 방법만 따로 떼어 내어 발전시킨 것이 인지치료인 것과 마찬가지인 형태입니다. 어쨌든 환자가 치료를 받으러 오는 주소가 대인관계인 경우가 많으니 어쩌면 지금 장이 현실적으로 가장 많이 활용될지도 모르겠습니다.

다른 치료영역에서도 마찬가지겠지만 특히 대인관계 문제점의 출발은 크게 두 가지로 나눌 수 있습니다. 하나는 0~3세 사이에 필요한 기능들이 제공되지 못한 결함이 있기 때문이고, 다른 하나는 3~6세 사이에 무의식적 공상들 간의 갈등으로 인하여 어른이 돼서도 과거의 미숙한 방어기제를 지속적으로 사용하는 경우입니다. 0~3세 사이에 사회적 기능의 결함이 있는 환자들에게는 지지하기 전략을 사용할 수밖에 없는데 이들은 공감 능력 결핍, 사회적 신호를 읽는 능력 결핍, 기질적 수줍음 등이 문제가 됩니다. 그래서 치료자와 관계를 맺는 것 자체만으로도 큰 도움을 받을 수 있습니다. 전략적으로는 결핍된 기능을 공급하거나 약해진 기능을 도와주는 방법을 쓸 수 있습니다. 환자들에 따라 다르겠지만 구체적인 도움의 예로는 조언하기, 잘못된 지각을 교정하기, 적응적인 방어와 행동을 강화하기, 대안을 제시하기, 모델링, 협력하기 등이 있습니다. 결핍은 없었는데 3~6세 사이에 다른 사람에 대한 무의식적인 기대와 공상이 갈등을 일으켜 대인관계에 문제를 일으키는 사람들을 대할 때 객관적인 정보와 대인관계에서의 기대가 맞지 않는다면 무의식적인 기대와 공상이 작동하고 있다는 증거가 됩니다. 이런 경우에는 드러내기 전략을 사용할 수 있습니다. 가장 흔한 것은 다른 사람들과 맺는 관계의 측면을 직면, 명료화, 해석의 단계를 거쳐 자신의 무의식적 공상과 갈등을 깨달아 이제는 과거의 패턴을 사용하지 않게 되는 것입니다. 또 한 가지 정신분석이 전이 신경증을 만들어 그것을 치료한다는 말이 있는 것처럼 환자가 치료자와 맺는 관계에서 발생하는 어려움을 바로 눈앞에서 보면서 직면, 명료화, 해석을 할 수 있습니다. 이런 무의식적인 기대에 대한 재작업도 '발달을 재활성화시키기(reactivating development)'라고 말할 수 있습니다.

이 장에서는 대인관계의 문제점을 해결하는 방법을 하나하나 자세히 설명해 놓았는데 실전에서는 이러한 것들이 순서대로 나오고 해결하는 것이 아니라 한꺼번에 작동하기도 하고 순서가 바뀌기도 합니다. 시중에 특히 미국에서는 자기개발서(self-help book)가 부지기수로 많이 나와 있습니다. 우리나라 고속도로 휴게소에도 조그마한 서점들이 있는데 대인관계 잘하기란 부류의 책들이 특히 많습니다. 그만큼 일반인들도 대인관계를 잘하기 위한 것에 관심이 많다는 증거이기도 합니다. 어쩌면 대인관계라는 것이 의학만의 문제가 아닌 세상 사는 모든 영역에서 필요하기 때문이기도 합니다. 저도 개인적으로 치료를 통해 대인관계의 여러 가지 측면에 새로운 발견을 하였고, 도움을 받을 때도 어떨 때는 지지적으로, 어떨 때는 분석적으로 다양하게 받았습니다. 하지만 아직 성인의 경지에는 결코 도달할 수 없는 수준의 차이가 있기 때문에 지금도 하루하루 자신을 들여다보는 노력을 하는 중입니다. 하지만 치료를 받는 중 번개 속에서 찰나적으로 무언가를 본 경험을 하였기 때문에 비록 개인적으로 종교는 다르지만, 불교의 십우도에서 말하는 깨달음의 과정을 시행착오를 거치면서도 찾아가고 있습니다. 다른 종교에 관해 공부해 보는 것도 나의 종교 생활에 도움이 됩니다. 소암 선생이 동서문화의 비교에서 동양의 자비, 인에 해당하는 것이 서양에서는 공감, 사랑, 신의 은총이라는 말에는 전적으로 동의합니다.

제**27**장

스트레스에 대한 적응을 향상시키기

주요 개념

- 스트레스는 우리의 일상적인 작동 방식을 압도하는 것을 말한다. 그것은 불안이나 충동처럼 우리 내부에서 올 수도 있고, 아니면 정신적 외상이나 재정적 압박처럼 우리 외부에서 올 수도 있다.
- 우리 모두는 스트레스에 대처하는 특징적인 방식들을 갖고 있는데, 이것들 중 일부는 다른 것들보다 더 적응적이다.
- 우리는 스트레스에 적응하기 위해서 의식적 그리고 무의식적 대처기제를 사용한다. 우리는 무의식적 대처기제를 **방어(defenses)**라고 부른다.
- 우리가 스트레스에 특징적으로 적응하는 방식을 향상시키는 것이 정신역동적 정신치료의 주요 목표이다.

스트레스는 우리의 일상적인 작동 방식을 압도하는 것을 말한다. 제4장에서 다루었듯이, 우리가 기능하는 방식에 스트레스를 가하는 것들은 우리 내부(불안이나 충동과 같이)에서 올 수도 있고 혹은 우리 외부(정신적 외상이나 재정적 압박과 같이)에서 올 수도 있다.

내부적 스트레스	외부적 스트레스
불안	정신적 외상
감정	방임
발달적 압력	관계 문제
의학적 질환	직업/재정적 스트레스

사람들은 스트레스 수준이 너무 높거나(가령, 조증 상태일 때 혹은 실직되었을 때), 스트레스를 다루는 것에 지속적인 어려움을 갖고 있을 때(가령, 감정 관리를 할 수 없거나 실행 기능 문제가 있을 때) 스트레스에 적응하는 데 문제를 겪을 수 있다. 사람들이 스트레스에 적절하게 적응하도록 돕는 것이 정신역동적 정신치료의 주요 치료적 목표이다[1-3].

의식적 그리고 무의식적인 대처기제

모든 시스템은 저마다 스트레스를 다루는 특징적인 방식을 가지고 있다. 전기 시스템은 과열될 때 정지되도록 프로그래밍되어 있고, 동물들은 죽은 척하고, 배고픈 아이는 운다. 우리의 마음 또한 스트레스를 다루는 여러 방식이 있는데, 이들 중 일부는 다른 것들보다 더 적응적이다.

우리가 스트레스에 적응하는 것은 의식적이거나 무의식적일 수 있다. 때때로 우리는 의식적으로 우리 자신에게 이렇게 말한다. "그건 내게 너무 벅차다—나는 지금 당장 그것에 대해 생각할 수 없다." 그러나 이러한 적응은 많은 경우 무의식적이어서 우리가 인식하지 못한 채로 행동으로 나타난다. 무의식적 적응은 종종 **방어기제**라고 불리기도 한다(제4장과 제23장 참조). 방어기제는 인식하지 못하는 가운데 작동하여 우리가 감당할 수 있는 능력을 넘어설 정도로 위협이 되는 외부적 스트레스뿐만 아니라, 내부적 불안과 우리를 압도하는 느낌으로부터 보호할 수 있도록 돕는다.

방어는 어떤 방식으로 부적응적이 될 수 있는가

종종 우리가 스트레스에 적응하는 특징적인 방식들은 바로 그 자체가 병을 유발하기도 한다. 예를 들어, 대중 앞에서 불안해지는 사람들은 특징적으로 다른 사람들을 피하게 되고, 만성적인 외로움으로 이어지게 된다. 혹은 극심한 정신적 외상을 겪은 사람들은 많은 경우에 생각하는 것, 느끼는 것, 다른 사람들과의 의미 있는 지속적인 상호작용을 하는 능력이 붕괴되며 해리 현상을 보인다.

누군가의 대처 전략을 바꾸려 하기 전에, 성인에게서 문제를 일으키는 방어라 하더라도 아동에게는 적응적일 수 있음을 기억하는 것이 중요하다[4]. 분열(splitting)은 아이들이 지독하게 부적절한 부모에게서 좋은 느낌을 유지할 수 있도록 해 주고, 해리(dissociation)는 작은 학대 피해자들에게 극도의 공포로부터 방어막이 되어 준다. 방어에 대해 작업하는 동안 이것을 마음에 새겨 두도록 하자. 이는 당신의 환자들이 고질적인 작동 방식을 바꾸려 할 때 겪는 어려움을 공감하도록 도와준다. 환자들 또한 이것을 이해하는 것이 유익하다—당신은 어떻게 설명할지 다음과 같이 실험해 볼 수 있다.

> 저는 당신이 남편과 말다툼할 때면 말이 없어지는 경향에 대해 우리가 작업하는 것이 중요하다고 생각해요. 이것 때문에 당신 남편은 당신이 그에게 관심이 없다고 느끼게 해서 서로가 문제를 해결하기 어렵게 만들어요. 하지만 이것은 당신이 어린 시절부터 줄곧 그래 왔던 것이고, 당신 어머니가 잔소리할 때에는 정말로 도움이 됐었지요. 즉, 그때에는 당신에게 도움이 됐겠지만 지금은 당신에게 문제가 되고 있어요.

당신이 치료를 진행하면서 부적응적인 방어에 대해 이와 같이 생각하는 것은 당신과 당신 환자들에게 도움이 될 것이다.

검토하면, 방어가 부적응적이 되는 몇 가지 방식이 있다.

- **방어는 정신적 에너지를 허비할 수 있다:** 때때로, 우리가 스스로를 내부적 · 외부적 스트레스에 압도당하는 것을 막기 위해 사용하는 방법들은 너무 많은 정신적 에너지를 필요로 하기 때문에 우리는 다른 필수적 기능을 사용할 수 없을 정도로 고갈되어 버린다. 그 예로 **해리**와 **투사**가 있다.
- **방어는 서로 간에 만족스러운 관계를 가질 수 있는 능력을 방해한다:** 만약 우리가 압도당하는 것을 피하는 유일한 방법이 **분열**이라면—즉, 어떤 사람들은 완전히 선하고 또 어떤 사람들은 완전히 악하다고 보는 것—우리는 만족스러운 관계를 희생하는 대가를 치르면서라도 내부적 스트레스 부담을 줄이려고 할 것이다. 이러한 것은 **분열**, **이상화**, **평가 절하**, 그리고 **투사적 동일시**에서 일어난다.
- **방어는 느낌을 경험하는 능력을 방해한다:** 우리가 느끼는 것이 무엇인지 아는 것은 우리 스스로를 알고 다른 사람들과 관계를 맺는 능력에 있어서 핵심이기 때문에, 우리에게서 느낌을 끊어 버리는 방어들(**감정의 고립**과 **지식화**와 같이) 그리고 특정한 느낌을 과장시켜서 다른 것들을 다루지 못하게 하는 방어들(**과도한 정서화**와 같이)은 많은 영역에서 기능에 문제를 일으킬 수 있다.
- **방어는 너무 완고할 수 있다:** 모든 시스템은 순간순간마다 환경이 변화하는 것에 반응하여 적응을 바꿀 수 있는 능력을 가질 필요가 있다. 방어 또한 마찬가지이다. 상황에 상관없이 같은 방어만 사용하는 것은 매우 부적응적일 수 있다.
- **방어는 자기파괴적일 수 있다:** 우리가 우리 스스로를 보호하기 위해 사용하는 바로 그 방법들이 종종 자신을 해롭게 할 수 있다. 폭식하고 토하거나 배설하는 것, 자해, 무분별한 성행위와 같이 **행동화하는** 행위들이 그러한 예이다. 그것들은 일시적으로 불안이나 압도된 감정을 경감시킬 수 있겠지만, 잠재적으로 위험하고 해롭게 하는 방식으로도 작용한다.
- **방어는 신체적 고통을 유발할 수 있다:** **신체화**와 **전환**은 정서적 스트레스를 신체적 고통으로 바꾸어 다루는 것으로, 종종 극심한 병적인 상태로 이끈다.

목표

정신역동적 정신치료의 일차적 목표는 사람들로 하여금 내부적 · 외부적 자극에 더 효과적으로 적응하도록 돕는 것이다[5–8]. 다시 말하자면, 이러한 적응 혹은 대처기제들은 의식적이거나 혹은 무의식적일 수 있다—그것들이 무의식적으로 작동할 때만 우리는 방어라고 부른다.

문제를 인식하기

우리는 사람들이 부적응적인 대처기제를 사용하고 있다는 것을 어떻게 인식할 수 있는가

여기 이러한 문제를 인식할 수 있는 몇 가지 단서가 있다.

증상

증상이 있다는 것은 사람들이 적응하는 데 문제를 겪고 있다는 확실한 신호이다. 식이 문제, 불안과 기분 증상, 신체적 증상, 감각과 공포 증상들이 전형적인 예이다.

> Mr A는 관계를 형성하지 못하는 것을 호소하면서도 수년간 검사했지만 신체적 원인을 찾을 수 없는 피로로부터 벗어나기 위해 모든 시간을 들여 이 의사, 저 의사를 찾아다닌다.

때때로 이 증상들은 약물과 같은 다른 치료의 기준에 맞기도 한다.

고통

불행과 고통의 주관적 느낌은 종종 그 사람이 적응적인 방식으로 스트레스를 다루지 못한다는 것을 의미한다.

> Ms B는 남자 친구가 밤에 전화하지 않으면 매번 폭식한 뒤 울면서 잠이 들었다.

다른 사람과의 관계 문제

적응의 문제는 종종 사람들에게 성공적인 관계를 형성하는 능력에 손상을 입힌다. 그래서 관계에서의 문제는 스트레스를 다루는 특징적인 양식이 부적응적이라는 좋은 단서가 될 수 있다.

Mr C는 재정적으로 가족을 부양할 수 있는 직업을 유지하지 못해 심란해했다. 그는 '반항'하는 행동 때문에 세 번 해고당했지만, 무슨 일이 일어난 것인지 이해할 수 없었다.

역전이

평가하는 동안 환자를 향한 (긍정적인 혹은 부정적인) 의미 있는 초기의 느낌은 두드러지게 분열을 기반으로 한 방어를 발견하는 매우 좋은 방식이 될 수 있다.

첫 번째 치료 시간에 Ms D는 치료자 Mr Z에게 말하기를, 자신이 상담받은 치료자 중에 가장 똑똑한 치료자라고 했다. 치료자는 잠시 동안 기분이 좋았지만, 혹시 Ms D가 자신을 이상화하는 것은 아닌지 궁금했다. 처음에 Mr Z는 Ms D를 치료하는 것에 기대감이 부풀어 올랐지만, 몇 시간이 지나자 그녀가 그를 과도하게 이상화하고 있음을 깨달았다.

치료적 전략

드러내기와 지지하기 전략 모두 환자가 스트레스에 적응하는 방식을 개선시키도록 도울 수 있다. 가장 먼저 해야 할 순서는 적응에 문제가 있음을 인식하도록 돕는 것이다. 사람들에게 대처기제가 부적응적이라고 이야기해 주는 것은 그렇게 효과적이지 않다. 환자가 당신과 함께 그 결론에 이르도록 돕는 것이 훨씬 더 효과적이다. 먼저, 환자로 하여금 그것들에 관심을 갖도록 해 주는 불일치나 부조화를 직면시킬 기회를 찾으라.

당신이 직장에서 아무런 문제가 없다고 말한 것은 알지만, 이번 해에만 세 번 해고당했다고 하셨죠. 당신이 눈치 채기 어려웠던 어떤 일이 어려움을 겪게 만드는 것은 아닐까요?

여기서 치료자는 '직장에서 아무런 문제가 없다'는 것과 '한 해에만 세 번 해고당했다'는 것을 나란히 놓고서 문제가 있을 가능성에 환자가 관심을 갖도록 하고 있다. 여기 또 다른 예가 있다.

당신은 새 직업이 다루기에 쉽다고 했지만 그 일을 시작하면서 18kg이 쪘다고 했죠.

이에 대해 무슨 생각이 떠오르시나요?

일단 환자에게 불일치에 대해 관심을 갖게 했을 때, 그 상황을 더 자세히 보기 위해서 당신은 **협력적 개입**을 사용할 수 있다.

따라서 당신이 하는 무언가가 관계를 유지하기 어렵게 하는 데 기여하는 것 같습니다. 함께 이를 살펴봅시다. 당신의 최근 관계로부터 시작해 봅시다. 당신이 언쟁에 관련 됐을 만한 뭔가를 했을 것이라고 생각할 수 있습니까?

이것은 치료적 동맹을 촉진하고, 그것은 항상 중요하지만 특히 당신이 환자가 부적응적인 방어를 인식할 만큼 충분히 받아들일 수 있도록 격려할 때에 더욱 중요하다. **방어는 우리의 보호 장치라는 것을 기억하라**—그것들이 부적응적일 수도 있지만, 우리는 그것을 필요로 한다. 우리는 환자가 보호용 대처 전략 없이 떠나는 것을 원하지 않으며, 이 과정에서 가능한 한 고통을 덜 일으킬 수 있도록 이러한 작업을 서서히 해 나가기를 원한다.

일단 환자가 문제가 있다는 것을 이해했을 때, 우리는 그들이 스트레스를 다루는 방식을 향상시키도록 진행해 나갈 수 있다. 우리의 목표는 그들이 덜 적응적인 방어에 의지하는 것을 줄이고 더 적응적인 방어의 사용을 늘리는 것이다. 때때로 이것은 환자가 이미 사용하고 있는 기제의 강화를 포함하고, 때로는 환자가 완전히 새로운 전략을 시도해 보도록 돕는 것을 포함한다. 환자의 강점과 어려움에 따라, 지지하기가 될 수도 있고 드러내기가 될 수도 있다.

지지하기 전략

여기에서는 공급하기와 보조하기 개입 모두 도움이 된다. 우리가 공급할 때, 우리는 환자가 스스로 새로운 적응 방식을 생각해 낼 수 없다고 가정한다. 지속적인 기반에서든, 지금 이 순간이든 말이다. 부적응적인 패턴을 **좌절시키기**와 적응적인 패턴을 **강화하기**는 다음과 같을 수 있다.

와, 어제 저녁 식사 시간에 부정적인 언급을 참는 것으로 얼마나 큰 변화를 가져왔나 보세요. 당신을 포함해서 다들 더 나은 시간을 보낸 듯합니다.

이것은 또한 칭찬하는 것이다—더 과한 칭찬조차도 어떤 환자에게는 필수적일 수 있다.

당신은 참 수고하셨어요. 올해를 좋게 지내기 위해 아들과 이야기를 해 오셨죠. 그건 진정한 변화예요.

만약 환자에게 더 적응적인 새로운 해결책이 생겨날 수 없다면, 제안하기나 충고하기가 도움이 될 수 있다.

이것을 한번 해 보시죠. 다음에 며느리가 당신이 살림하는 것을 비판하기 시작하면 그냥 방에서 나가 보세요.

감각 규제의 어려움이 있는 여성과의 대화를 살펴보자.

환자 전철을 타야 할 때와 같은 경우 가끔 귀마개를 사용해요. 하지만 사무실에서는 고객들의 말을 들어야 하고 전화를 받아야 돼요.

치료자 그러면 환경이 당신에게 더 견딜 만하도록 바꾸기 위해 창의성을 발휘해서 다른 방법들을 생각해 봐야겠군요. 어둡고 조용한 방에 잠시 누워 있는 것은 어떤가요? 아니면 화장실에서 조금 더 시간을 지체하면서 전등과 소음을 몇 분간 피하는 방법은요? (분명하게 참여하기, 제안)

정신건강 교육은 이럴 때 종종 도움이 된다.

대부분의 사람이 스트레스를 받은 날 과식하지 않는 것은 어려운 일이죠. 많은 사람은 독서나 몸을 이완시켜 주는 목욕과 같이 다른 종류의 활동으로 대체하는 것이 도움이 된다고 생각해요.

스트레스를 더 적응적으로 대처할 수 있는 능력이 어느 정도 있는 사람들에게는 보조해 주는 것만 필요할 때가 있다. 같이 합동하여 질문하기와 결과를 충분히 생각하기와 같은 협력적 개입이 매우 효과적일 수 있다.

치료자 이제 우리는 당신이 뭔가 일을 끝내려고 할 때 직장 동료가 사생활에 대해 말하기 시작하는 것이 당신을 짜증나게 만든다는 것을 알았어요. 그리고 우리는 그에게 소리를 지르는 것이 오히려 당신의 부서에서 당신을 인기 없게 만든다는 것도 알았어요. 이제 함께 그가 또 그런 일을 반복할 때 어떻게 대처해야 할지 생각해 봅시다. (**같이 합동하여 질문하기**)

환자 그를 무시하는 것은 어떨까요?

치료자 그건 확실히 덜 불안하긴 하지만 장기적으로 봤을 때 어떨 것 같나요? (**결과를 충분히 생각하기**)

일반적으로 환자들은 직접 하고 싶어 하기 때문에 보조하기 개입이 훨씬 더 '만족스럽다'. 따라서 당신은 거기서 시작하면 되고 만약에 필요하면 그때 공급하라.

다음은 적응을 향상시키기 위해 지지를 사용하는 예이다.

Mr E는 55세 남성으로 직장에서 어려움을 주소로 찾아왔다.

Mr E 전 제 상사가 저를 해고시키고 싶어 한다는 것을 알고 있지요. 그 사람은 저한테 형편없는 일만 시키고 말도 안 되는 기한을 정해 놓아서 제가 지킬 수도 없으니 저를 잘라 버릴 거예요.

치료자 당신이 그 사람에게 화가 난 것처럼 들리는군요. (**직면**)

Mr E 아니요, 전 괜찮아요. 하지만 그 사람은 절 감당하지 못하지요.

치료자 와, 그것 참 정말로 어려운 상황인 것 같네요. 하지만 그 사람이 당신보고 발표를 잘했다고 말하지 않았나요? (**공감하기, 재구성하기**)

Mr E 맞아요. 하지만 절 버리기 위한 것이었겠죠.

치료자 이 자리에서만이라도, 당신의 상사가 어떻게 행동해 오고 있었는지 다른 식으로 이해할 수 있는지 함께 생각해 보도록 하지요. (**사고의 대안 방식을 같이 탐색하기**)

Mr E는 상사에 대한 분노와 업무량에 대한 불안과 같이 직장에서 받고 있는 강렬한 느낌을 견뎌 낼 수 없기 때문에, 그 대신 투사를 사용한다. 치료자는 직면을 시도해 보지만, Mr E가 더 적응적인 방어를 사용할 수 있도록 지지하기 기법으로 돌아선다.

드러내기 전략

드러내기 전략의 목표는 부적응적인 방어를 의식화하여 환자가 다음과 같이 할 수 있게 하는 것이다.

- 자신이 무엇을 하고 있는지 알고
- 더 적응적인 방식으로 압도하는 감정과 불안을 다루기 시작하는 것

다음은 방어를 다루기 위해 드러내기 전략을 사용하는 사례이다.

환자는 30세 여성 내과 의사로 40세 여성 치료자와 주 2회 정신치료 중에 있다. 그녀는 관계에서의 어려움을 호소했다. 환자는 얼마 전 남자 친구와 헤어졌다.

Ms F 전 다시 불면증이 생겨서, 주말 동안 제 스스로 트라조돈 처방을 했어요. 계속 Phil 생각이 나서 잠을 잘 수가 없어요. 전 너무 비참해요.

치료자 당신이 처방했다고요? **(직면)**

Ms F 네—토요일이었어요. 전 선생님께 방해가 되고 싶지 않았어요. 전에도 그렇게 받았었지요. 제가 그렇게 했을 때, 생각이 들었어요—선생님한테 전화해야 할까? 하지만 그때 생각했지요, 만약 인후통이 생겼다면 나 스스로 항생제를 처방했을 거야—이 약은 왜 안 되겠어? 하지만 그때 전 우리가 그것에 대해 이야기해야 했다는 것을 알았어요. 전 그게 별일 아닌 것처럼 느껴요. 그리고 선생님은 이런 것 때문에 전화 받지 말고 주말을 누리셔야죠.

치료자 내게 전화할 수 있다는 생각에 대해 더 자세히 이야기해 주겠어요? **(직면)**

Ms F 전 절대로 선생님께 방해가 되고 싶지 않아요. 전화도 거의 하지 않지요. 제가 예약을 취소할 때만 해요. 그리고 선생님 자동응답기에는 선생님 사무실 전화번호만 남겨져 있어서 주말에는 선생님이 사무실에 계시지 않다는 것을 알아

요. 최소한 저는 선생님이 주말에 사무실에 계시지 않다고 생각하거든요. 선생님은 아마 그때 선생님 가족과 함께 계시겠지요—선생님 자녀분하고요—전 모르지만요.

치료자 절 방해하고 싶지 않다고만 하시는데, 이번 주말에 당신은 너무 슬펐던 것처럼 들려요. (**직면**)

Ms F 전요. 정말 슬펐어요. 하지만 선생님이 뭘 해 주실 수 있겠어요? 제가 전화를 걸었다 하더라도 선생님께서 "곧 갈게요."라고 하실 수도 없었을 거잖아요. 우리가 시간을 더 보낼 것도 아니었고요. 전 일주일에 두 번 45분 동안 여기서 선생님을 보는 걸요. 전 이해해요.

치료자 하지만 어쩌면 당신은 가끔씩 제가 그것보다 더 자주 만날 수 있기를 바라잖아요. (**직면**)

Ms F 아마도요. 하지만 그럴 수는 없는 거잖아요. 그리고 저는 제 여동생이 하듯이 제 자신을 부끄럽게 만들진 않을 거예요. 제 어머니는 항상 여동생에게 달려가세요—항상 그런 식이었죠—동생은 항상 문제 덩어리였어요. 꼭 그렇게 해 주실 필요는 없어요.

치료자 제가 당신을 위해 처방을 해 주는 것조차도 당신은 당신 여동생처럼 챙겨 줘야 하는 사람처럼 느끼게 하는군요. (**해석**)

Ms F (한숨 쉬며) 그래요, 그게 말이 안 된다는 걸 저도 알아요. 하지만 그런 기분이 들긴 해요. 제게 선생님이 그렇게 해 주실 필요는 없지만, 꼭 그런 뜻은 아닌 것 같아요.

Ms F는 치료자로부터 관심받기를 원하지만, 이 욕구는 그녀가 마치 자신의 여동생처럼 챙겨 줘야 하는 사람이 된 것 같이 느끼게 한다. 그래서 그녀는 자신을 불편하게 만드는 느낌들로부터 거리를 두기 위해 무의식적으로 다양한 방어를 사용한다. 그녀는 스스로 처방을 함으로써 **행동화**하고, 치료자가 그녀에게 관심을 주길 바라는 욕구를 **부정**하며, 그녀는 결코 치료자를 귀찮게 하기 싫다고 주장할 때 **반동 형성**을 사용한다. 이 방어들에 대해 천천히 직면시키면서, 치료자는 Ms F가 그녀의 갈등과 양가감정을 알아차릴 수 있도록 돕는다. 궁극적으로, 치료자는 Ms F가 사용하는 부적응적인 방어를 해석할 수 있게 되어, 그녀에게 어려운 느낌과 갈망에 접근할 수 있도록 해 준다. 그녀가 가진 느낌에 더욱 접근할수록, 그녀는 스스로 다른 사람들에게 관심받고 싶다는 욕구를 더 편하게 받아들일 수 있게 되어, 전반적인 관계를 향상시킬 수 있다.

적응은 우리가 정신역동적 정신치료를 통해 향상시키려고 목표로 삼는 유일한 자아기능이다. 계속해서 다음 장을 통해 여러 가지 다른 기능을 고찰해 보자.

참고문헌

1. Cohler, B. J. (1987). *Adversity, resilience and the study of lives, in The Invulnerable Child* (eds. A. J. Anthony and B. J. Cohler), Guilford Press, New York, pp. 372–378.
2. Appelbaum, A. (2005). Supportive psychotherapy. *The American Psychiatric Textbook of Personality Disorders* (eds. J. M. Oldham, A. E. Skodol, and D. S. Bender), American Psychiatric Publishing, Washington, DC, p. 335.
3. White, R. W. (1974). Strategies of adaptation: An attempt at systematic description, in *Coping and Adaptation* (eds. G. V. Coelho, D. A. Hamburg, and J. E. Adams), Basic Books, New York.
4. Schlesinger, H. (2003). *The Texture of Treatment.* Analytic Press, Hillsdale, NJ, p. 37.
5. Greenson, R. R. (1967). *The Technique and Practice of Psychoanalysis,* Vol. 1. International Universities Press, New York, p. 29.
6. Freud, A. (1946). *The Ego and The Mechanisms of Defense,* International Universities Press, New York, pp. 45–70.
7. Vaillant, G. E. (1976). Natural history of male psychological health, V: Relation of choice of ego mechanisms of defense to adult adjustment. *Archives of General Psychiatry, 33,* 535–545.
8. Caligor, E., Kernberg, O. F., and Clarkin, J. F. (2007). *Handbook of Dynamic Psychotherapy for Higher Level Personality Pathology,* American Psychiatric Publishing, Washington, DC, pp. 24–31, 76, 86.

한국 문화를 바탕으로 한 주석

정신역동적 공식화에서 패턴을 파악하는 세 번째 영역이 적응입니다.

대부분 스트레스는 외부, 내부 자극에서 오고 스트레스에 적응하기 위하여 의식적, 무의식적 대처를 하는데 무의식적 대처기제를 방어(defense)라고 합니다. 무의식적인 방어가 부적응적일 때 지나친 에너지의 낭비, 관계를 희생시키는 일 등 우리에게 손해 나는 일들을 저지르고 나중에 후회하게 됩니다. 그리고 이렇게 손해되는 행위는 무의식적인 대처에서 기인하기 때문에 후회하면서도 반복하게 됩니다. '정신건강은 자기에게 유리하게 행동하는 것'이라는 기준으로 보면 분명히 건강하지 못한 것입니다. 그래서 정신역동적 정신치료의 일차목표는 이러한 스트레스에 더욱더 효과적으로 적응하도록 돕는 것입니다.

스트레스를 다루려면 스트레스가 어디에 있는지부터 찾아야 합니다. 대부분은 자신의 증상이나 고통으로 나타납니다. 그리고 다른 사람과의 관계 문제에서도 부적응적인 방어가 문제가 되며 우리는 우리의 역전이를 보며 이것을 알아차릴 수 있습니다.

치료적 전략은 적응에 문제가 있다는 것을 인식시키는 것이 가장 먼저 해야 할 일인데 대처기제가 부적응적이라고 말해 주는 것은 효과가 없고 치료자와 함께 그러한 결론에 도달하도록 이끌어 주는 것이 낫습니다.

치료 전략은 지지하기와 드러내기 두 가지를 다 사용할 수 있는데 드러내기는 직면, 명료화, 해석이라는 전형적인 방법을 사용하면 됩니다. 실제로 많이 사용하는 것은 지지하기 전략인데 경우에 따라 여러 방법을 다양한 정도로 사용할 수 있습니다. 이 책에서도 부적응적 패턴을 좌절시키기, 적응적인 패턴을 강화시키기라는 두 종류의 큰 틀 안에서 사안에 따라 칭찬, 제안하기, 충고하기, 참여하기, 정신건강 교육, 같이 협동하여 질문하기, 결과를 충분히 생각하기, 공감하기, 재구성하기, 사고의 대안방식을 같이 탐색하기 등 무궁무진한 방법을 동원하여 지지하기를 시도합니다.

이러한 기본적인 교과서적인 원칙 이외에도 스트레스에 대한 적응을 향상시키는 일은 특히 문화권에 따라 그 시대에 걸맞은 방법을 사용하는 것이 가장 효과적입니다. 치료자가 어린아이의 수준에 맞추라는 말이 어린아이의 말투를 사용하라는 것이 아닌 것처럼 환자의 배경에 따라 주파수를 맞추어야 합니다. 스트레스에 대한 적응을 도와주는 일은 특히 동양의 지혜를 많이 알수록 유리합니다. 그중 가장 기본적인 것은 스트레스를 대할 때 일반인들이 생각하는 것과는 다른 시각을 제시하는 것입니다. 지나치게 승진에 집착하여 스트레스를 받는 직장인에게는 고위직에 올라간 사람이 무조건 좋기만 한 것이 아니라 갖가지 질병을 얻어 생명을 단축한 사례를 알려 주는 것도 큰 위안과 동시에 새로운 목표 설정에 도움이 됩니다. "새로 이사했는데 멀리서 들리는 기차 소리 때문에 잠을 못 자겠다"고 불평하는 사람에게는 "어떤 사람은 천둥과 번개가 쳐도 모르고 자는 사람도 있더라"고 슬쩍 지나치며 하는 말 한마디에 자기를 되돌이켜 보고 불평을 그치며 안심하고 잘 자게 됩니다. 스스로 분노를 조절하려고 '나도 그런 적이 있었지.' 하며 상대방을 용서하려고 애쓰는 사람에게는 염화시중의 미소처럼 그걸 이해한다는 치료자의 비언어적인 긍정적인 표정도 환자의 스트레스 적응에 도움이 됩니다. 앞에서 방어기제가 부적응적이라고 직접 이야기해 주는 것은 도움이 되지 않는다고 하였듯이 환자가 현재 사용하는 비적응적인 방어기제를 없애려고 하는 것은 마치 허리가 아파 어쩔 수 없이 지팡이를 짚고 있는 사람에게 보기 흉하다고 지팡이를 빼앗아 버리는 것과 마찬가지입니다. 더 적응적인 방어기제를 사용할 줄 알게 되면 과거에 사용하던 구태의연하고 비효율적인 방어기제는 저절로 버리게 됩니다. 스트레스에 대한 적응 역시 다른 패턴의 변화처럼 치료자와의 관계에 의해 저절로 향상됩니다. 지금 우리는 설명을 하기 위하여 환자의 패턴을 다섯 가지로 나누어 일일이 대처 방법을 설명하지만 각 패턴에 대한 대처 방법이 따로따로 있는 것은 아닙니다. 치료자의 인격으로 동토에 떨고 있는 환자에게 봄을 가져다주는 것이라는 말은 봄이 오면 만물이 변하는 것처럼 치료자의 영향력으로 환자의 여러 가지 측면에서 변화가 일어날 수 있다는 말입니다.

제**28**장

인지 기능을 향상시키기

주요 개념

정신역동적 정신치료의 주요 목표는 성찰 능력, 현실검증력, 감정 관리, 판단력/충동통제, 문제해결 능력, 의사결정 능력, 조직화 능력과 같은 인지 기능을 향상시키는 것이다.

드러내기와 지지하기 전략 모두 사용될 수 있다.

한 사람이 이들 기능을 수행'할 수 있다'거나 혹은 '할 수 없다' 여부를 결정하는 것은 드러내기를 할지 혹은 지지하기를 할지 선택하는 데 필수적이다.

우리가 정신역동적 정신치료의 목표에 대해서 생각할 때, 일반적으로 자기존중감, 관계, 스트레스에 대한 적응을 향상시키는 것이 떠오른다. 그러나 인지 기능을 잊어서는 안 된다! 우리가 우리 마음에 대해 개념화를 어떻게 하는지, 생각을 어떻게 조직화하는지, 현실검증을 어떻게 하는지가 우리가 일을 하고, 사랑을 하고, 즐기는 데 있어서 거대한 차이를 만든다—그리고 정신역동적 정신치료가 도움이 될 수 있다.

그들이 할 수 있는가 아니면 할 수 없는가

인지 기능과 관련하여 누군가를 돕기로 할 때, 우리는 환자들이 전반적으로 특정 기능에 대한 능력은 있지만 무의식적 요인들로 인해 그것을 사용하는 능력이 '막혀' 있는지, 혹은 그들에게 그 기능에 대한 능력 자체가 부족한지 어느 정도 판단을 해야만 한다. 전통적으로 이것은 갈등 대 결핍의 문제로 생각되어 왔다. 만약 어떤 사람이 기능을 수행할 능력을 가지고는 있는데 그것이 막혀 있다면 이것은 **갈등**에 의한 문제라고 생각되고, 반면에 만약 기능을 수행할 능력이 부족하다면, 이것은 **결핍**에 의한 문제라고 생각된다[1]. 그러나 우리는 갈등보다도 감정, 공상, 방어와 같은 무의식적인 문제가 기능 손상의 원인이 된다는 것을 알고 있고, 특정한 기능을 수행할 능력이 있는 사람들이 때로는 단기간의 스트레스(가령, 의학적 질환, 정신과적 증후군 그리고 일시적으로 과도한 환경) 때문에 가끔 그것을 사용하는 능력을 일시적으로 상실할 수 있음을 안다. 그래서 '그들이 할 수 있는가?' 혹은 '그들이 할 수 없는가?'와 같은 용어를 통해 한 사람의 인지 기능을 평가하는 것은 이런 문제들에 대해 생각할 수 있는 더 좋은 방식이 될 수 있다.

성공한 사업가인 45세 Mr A는 아버지가 죽은 뒤 얼마 지나지 않아 치료자를 찾아왔다. 그는 재산에 대한 유언 집행자로 지명되었지만 아버지의 재무를 정리할 기분이 아니었다. 아버지가 죽기 전 Mr A는 아버지가 '재정이 바닥나도록 허술하게 경영한 것'과 자녀들에게 이를 정리하는 짐을 지운 것에 대해 아버지에게 화가 나 있었다. 현재 Mr A는 주의력 결핍장애에 걸린 것은 아닌지 걱정했고 각성제[1)]가 필요한 것은 아닌지 고민했다. 그의 과거력을 조사한 결과, 치료자는 그가 직장에서 어려움 없이 재정적 업무를 잘 정리할 수 있었고 유일하게 아버지 재산을 다룰 때에만 문제가 일어났다는 것을 알았다. 치료자는 그가 재무를 정리할 능력은 있지만, 아버지와 아버지의 죽음에 대한 무의식적인 느낌이 이 특정한 상황에서 그렇게 할 수 없도록 방해하고 있다고 추측했다.

이 사례에서, 우리는 Mr A가 그의 재정 문제를 정리할 수 있다는 것을 안다. 왜냐하면

- 과거에는 그에게 있어서 결코 어려움이 되는 분야가 아니었고
- 그는 현재 삶의 다른 부분에서 두드러진 어려움 없이 정리하는 기술을 사용하고 있다.

아버지에 대한 그의 무의식적인 감정이 그로 하여금 제한된 삶의 영역에서 평상시에 제대로 하던 재정 정리 능력을 사용할 수 없게 한다. 만약 그렇다면 드러내기 전략이 알맞을 것이다. 이제 Mr B의 예를 통해 반대되는 경우를 생각해 보자.

45세 작가인 Mr B는 집을 잃을 것에 대한 두려움 때문에 치료를 받으러 왔다. 그는 두 번째 주택 담보 대출을 받았고 매달 할부금을 갚지 못하고 있는 상황이다. 그의 예산을 물어보자, 그는 한 번도 예산을 세워 본 적이 없고 그의 지출에 맞게 매달 얼마를 벌어야 하는지 전혀 생각한 적이 없다는 것을 알았다. 과거력을 통해 그가 평생 동안 휴가를 계획해 본 적이 없거나 주말에 시간을 관리하는 것을 포함한 여러 가지 면에서 미리 계획하는 것에 어려움을 겪는다는 것을 알게 되었다. 그는 어렸을 적에 학습장애를 진단받았다고 생각되지만 어떤 종류인지는 확실하지 않다.

Mr B는 재정을 정리할 수 없다. 그의 과거력을 보면 삶의 어떤 부분에서도 이렇게 할 수 있었던 적이 한 번도 없었다. 이것은 지속적인 약점의 영역이라는 것을 시사한다. 지지하기 전략이 알맞을 것이다. 마지막으로, Mr C의 상황을 살펴보자.

1) 역자 주: 의학적으로는 주의력 결핍장애(Attention-Deficit Hyperactivity Disorder: ADHD)에 사용하는 약물

45세 고등학교 교장인 Mr C는 이혼을 하는 과정에서 치료자를 찾아와 주요 우울증을 호소했다. 20년간의 결혼 생활 끝에 아내가 그의 가장 친한 친구를 따라 떠나 버렸다. 그는 엄청난 충격을 받았고 불면증, 무감동증 증상을 보였으며, 체중이 7kg나 빠졌다. 그는 자녀를 잃을까 봐 두려워했지만, 아직까지 변호사를 고용하고 의뢰비를 지불하지도 못할 만큼 자신을 추스리지 못하고 있었다. 사실은 그가 늘 가족 재정을 담당하고 있었지만, 세 달 동안 청구서에 대해 전혀 지불하지 않았고, 최근에는 미납으로 인해 전기가 끊긴 상태이다.

이것은 훨씬 더 애매모호한 상황이다. 분명히 Mr C는 과거에 재정을 정리할 능력을 가지고 있었다. 그런데 지금은 무슨 일이 있어난 것인가? 무의식적인 생각과 느낌이 Mr C가 근본적으로 가지고 있는 재정 정리에 대한 훌륭한 능력을 사용할 수 없게 만드는 것일까? 우울, 불안, 아니면 급성 애도 반응이 그의 정리하는 기술을 막아버린 걸까? 지금 이 순간 우리가 아는 것은, Mr C가 이런 필수적인 기능을 사용할 수가 없고, 이것 때문에 능력을 제대로 발휘하지 못하는 상황에 빠졌다는 것이다. 당분간 우리는 Mr C의 구조화 능력이 지지를 필요로 하고 특정한 필수 기능을 수행할 수 없다고 추정해야만 한다.

목표

사람들이 인지 기능을 향상시키도록 돕는 것이 정신역동적 정신치료의 주요 목표이다. 사람들이 이 영역에서 어려움을 갖고 있을 때, 우리는 새로운 능력을 개발하거나 약해진 기능을 강화시키도록 도울 수 있다. 사람들이 무의식적인 문제로 인해 정상적인 기능을 평상시처럼 가용할 수 없을 때, 우리는 그들을 막고 있는 '장애물을 거두고' 가지고 있는 능력을 발휘하도록 도울 수 있다.

문제를 인식하기

어떤 사람이 특정한 방식으로 기능을 수행할 수 있을지 없을지 어떻게 말할 수 있을까? 여기에 이것을 구별해 내는 몇 가지 전략이 있다.

문제가 전반적인가 선별적인가

이것은 아마도 그 사람이 기능을 사용할 수 있는지, 아니면 사용할 수 없는지 판단하는 최선의 지표일 것이다. 환자가 다른 사람에겐 다 하는데 어머니에게만 답신을 안 하는가? 그는 모든 상황에서 잘 판단하는데 값비싼 신발을 살 때에만 그렇지 못하는가? 그는 총각 파티 빼고는 모든 것을 잘 준비하는가? 이러한 상황은 특정한 기능을 사용하는 능력이 있지만, 무의식적인 요인이 막고 있다는 것을 시사한다. 다음과 같은 질문들은 당신이 이것을 판단하는 데 도움을 줄 수 있다.

> 당신에게 문제가 되지 않던 상황들이 있나요?
>
> 당신이 불안하거나/지치거나/우울하거나/모르는 사람들과 함께 있을 때 이것을 할 수 없다는 것을 아시나요?
>
> 어려워도 당신은 이것을 해낼 수 있도록 하는 전략들을 세워 뒀나요?

문제가 오래된 것인가 아니면 최근에 생긴 것인가

만약 사람들에게 그 문제가 아동기 혹은 청소년기에 시작되었다면, 그것은 무의식적인 감정, 공상 혹은 갈등에 의한 것이라기보다는 기능 자체의 부족일 가능성이 높다. 이것은 인지 영역에 있는 많은 문제에 있어서 사실이나, 충동통제와 판단력과 같은 다른 기능에도 또한 사실일 수 있다. 여기 대조적인 두 가지 사례가 있다.

> Mr D는 시간을 잘 활용하지 못해서 직장을 잃을 위기에 처했다. 그는 전에는 고급 자문 위원이었고, 규모가 큰 다기관 프로젝트를 관리할 수 있었다. 강제 해고가 거대하게 휩쓸고 가면서 Mr D가 직장을 잃은 뒤, 그는 어쩔 수 없이 훨씬 낮은 급의 직장에 다녀야 했다. 그는 상사를 업신여겼고, 업무 시간에 무기력하게 느꼈다.

Mr D는 최근에 시간 관리를 잘하지 못하였지만 과거에는 이쪽 영역에서 잘 수행했었다. 그가 이전에 온전하게 하던 시간 관리 기술을 무의식적인 느낌이 방해하고 있다는 충분한 증거가 있다.

Mr E는 시간을 잘 활용하지 못해서 직장을 잃을 위기에 처해 있다. 그는 어릴 적부터 이런 어려움을 겪었다. 그는 고등학교와 대학교 시절 내내 장기적인 프로젝트를 처리 가능한 규모의 과제로 세분화시키는 데 도움을 주는 과외 교사를 두었다. 그는 짧게 각성제를 복용했지만 그렇게 하기에는 '이미 성장하였고' '스스로 하기'를 원했다. 현재 첫 번째 직장에서 그는 혼자서 관리하는 것에 어려움을 겪고 있으며, 많은 프로젝트가 밀리는 바람에 상사를 피해 다닌다.

Mr E는 아동기 때부터 시간을 관리하는 데 어려움이 있었다는 강력한 증거가 있다. 어떤 일들을 수행할 수 없을 것이라는 불안은 과거에 도움 없이 일을 수행한 적이 결코 없었기 때문에 꽤 근거가 있는 것이다. 불행히도 그의 현실적인 한계를 인정하고, 과거에 그에게 꽤 도움이 되었던 대처 기술들을 사용하고, 도움을 요청하기보다는, 그는 필요한 도움을 거절하고 상사를 피해 다니는 것과 같은 부적응적인 방식의 대처를 사용하고 있다.

문제가 다른 종류의 정신과적 증상과 연관되어 있는가

다양한 기능이 어떻게 발달하는지 아무도 정확히 알 수 없지만, 기분장애와 불안장애, 물질 남용, 다른 정신과적 증후군들과 같은 문제들은 이 능력들이 어떻게 발달하는지, 그리고 시간이 흐르면서 그것들이 얼마나 잘 작동하는지 둘 모두에서 역할을 할 수 있다는 것은 분명해 보인다[2]. 예를 들어, 만약 젊은 남자의 경우 초기 청소년기에 양극성 장애가 발생하였다면, 아마 성인기가 되어서 기분장애가 잘 통제되고 있을 때조차도 이러한 영역에서 지속적인 어려움을 경험할 것이다. 10대는 대부분 사람의 감정규제능력과 충동통제능력이 발달하고 그것을 발휘하는 중대한 시기이기 때문이다. 환자의 기능에 있는 명백한 어려움이 악화된 것인지, 다른 정신과적 문제가 있는 상태에서 생겨난 것인지 판단하는 것은 그 사람이 기본적으로 가진 기능을 수행'할 수 있는지' 아니면 '할 수 없는지'를 당신이 결정하는 데 도움을 줄 수 있다.

평소에 굉장히 결단력 있는 Mr F는 우울해지면 선택을 내리지 못한다. 이는 그와 치료자가 재발의 조기 증상을 나타내는 지표로 사용한다.

보통 때 Ms G는 매우 책임감 있는 어머니이지만, 그녀가 불안해지면 아이들을 방과 후 데리러 가는 것을 잊어버리기도 하고 평소보다 더 늦게 아이들이 밖에서 놀다 오게 하는 것처럼 자녀들에 대한 판단력이 손상된다.

다시 한번 공황 발작이 오는 것을 두려워하는 Mr H는 중요한 업무 회의에 끝까지 참석하지 못하고 방을 뛰쳐 나왔다. 그가 두려움에 사로잡히면 그의 충동통제는 손상된다.

이 사례들에서 일련의 증상들이 관련된 것을 이해하는 것은 그 사람이 가진 기능을 수행'할 수 있는지' 아니면 '할 수 없는지' 평가하는 데 필수적이다.

치료적 전략

당신의 치료적 전략은 그 사람이 가진 기능을 수행할 수 있는가 아니면 할 수 없는가를 결정하는 것에 따라 달라질 것이다. 일반적으로, 드러내기 전략은 무의식적인 문제가 끼어들었을 때 기능을 막고 있는 '장애물을 없애는 것'에 도움을 줄 것이고, 반면 지지하기 전략은 약해진 기능을 거들거나, 결핍된 기능을 공급하도록 도울 것이다.

이번 장에서, 우리는 수많은 인지 기능들과 관련하여 이러한 접근에 대해 기술할 것이다.

- 성찰 능력
- 현실검증력
- 판단력/충동통제(윤리적 판단력 포함)
- 감정 관리하기
- 조직화하기, 계획하기, 문제해결능력

우리가 이런 각각의 영역을 탐색할 때, 치료적 전략에 대한 의사결정 능력 연마를 시작하기 위해 다음 질문들에 대해 생각해 보도록 하자.

- 기능에 있는 문제가 전반적인가 아니면 선별적인가?
- 문제가 오래 지속되어 왔는가? 아니면 최근에 생긴 것인가?
- 문제가 다른 종류의 정신과적 증상들과 연관이 있는가?
- 환자가 치료자로부터 최소한의 도움만 받고 기능을 훈련할 수 있는가? 아니면 환자가 잃어버린 능력을 훈련하기 위해서 치료자가 '공급해' 주거나 '보조해' 주는 것을 필요로 하는가?

성찰 능력

모든 정신역동적 정신치료에서, 지지적인 치료가 대부분을 차지하는 경우라도, 우리는 항상 환자의 자기이해를 강화시키는 데 관심을 둔다. 그러나 제3장에서 논의하였듯이, 어떤 사람은 마음속에 무의식적 요소가 있다는 것을 쉽게 개념화할 수 있는 반면, 또 어떤 사람은 그렇지 못하다. 환자들이 그들의 정신 기능에 대해 생각하는 방식을 치료자가 평가하는 것은 어떤 종류의 기법이 가장 적합할지 결정하는 데 필수적이다. 드러내기 기법에는 환자가 적어도 자신의 내면 정신 생활을 돌이켜 생각할 수 있는 기본 능력이 필요한 반면, 지지하기 개입은 이러한 능력을 개발하거나 강화시키도록 도울 수 있다. 여기 성찰 능력과 관련된 두 가지 사례가 있다.

기저의 우울증 가능성을 평가하기 위하여 내과의사가 진료의뢰를 한 Ms I는 10세 미만의 세 자녀를 둔 36세 기혼 여성이다. Ms I는 곧바로 여러 전문가를 찾아다니며 치료하려고 했던 두통, 허리와 목의 통증, '끔찍한' 월경 전 증후군을 포함한 신체적 증상을 장황하게 늘어놓기 시작했다. 이러한 증상들은 일 년 전 아이를 출산하고 나서부터 시작됐으며, 현재는 아이들을 돌보기에 매우 힘든 지경까지 이르렀다. 다음은 첫 면담에서 나눈 대화 내용이다.

Ms I 제 주치의는 제가 항우울제가 필요하다고 생각해요.

치료자 어떻게 생각하세요? **(질문)**

Ms I 제 생각에 전 통증이 있을 뿐이에요.

치료자 지금 통증을 일으킬 만한 어떤 것이 있다고 생각하세요? **(질문)**

Ms I 제가 어떻게 알겠어요? 전 의사가 아니에요. 사람들은 그것이 무엇인지 알 수 없겠지만, 어쨌든 뭔가가 있어요. 제 머리에서 일어나는 게 아니에요.

치료자 무척 어려우셨을 것 같아요. 어떤 상황이나 하루 중 고통이 더 나아지거나 또는 심해졌던 적이 언제였는지 알 수 있으세요? (**공감하기, 질문**)

Ms I 아침에 제일 심해요. 아침 식사 챙겨 주고, 아이들을 학교에 보내는데 그것도 계속 아기를 안은 채로요…….

치료자 스트레스가 정말 치솟겠어요……. 당신의 내과의사가 이미 말해 줬을지도 모르는데, 스트레스는 실제로 근육 긴장을 증가시키고 교감신경계의 활동을 자극시켜서 통증을 악화시킬 수 있습니다. (**공감하기, 정당함을 인정하기, 정보 주기**)

Ms O 그건 몰랐어요. 제가 느끼는 건 통증뿐이지만, 선생님 말처럼 아마 스트레스가 증상을 악화시키는 것 같아요.

치료자는 그녀의 신체적 증상에 대한 집착이 막내 아이를 출산하면서 생긴 받아들일 수 없는 분노 감정에 대한 방어일 것이라고 추측한다. 그러나 치료자는 당분간 Ms I가 단지 그녀의 느낌에 이름을 붙이고 생활에서 일어나는 일들에 대한 정서적 반응을 표현하도록 돕는 것이 필요하다고 인식한다. 그는 그녀의 신체적 문제에 관한 어려움들에 대해 이야기함으로써 방어를 '받아들이는 것'으로부터 시작하기로 결정하는 한편, 그녀가 새로운 방식으로 사물을 바라보도록 돕기 위해 노력한다. 이것이 그녀의 자기 인식을 증가시키는 첫 단계이다.

Ms J는 어느 대학원에 입학해야 할지 '결정을 내릴 수 없어' 치료자를 찾아온 32세 여성이다. 그녀는 아주 좋은 두 가지 제안을 받았고 이틀 안에 선택을 내려야 하기 때문에 '공황 상태'에 빠졌다고 했다. 평상시에 그녀는 결정을 잘 내리지만, 이번에는 그녀를 '미치게 만든다'고 말했다. 첫 번째 치료 시간에 그녀는 '장단점' 목록이 적힌 다량의 종이를 꺼냈다. 그녀는 학위 과정을 들을 수 있는 한 도시에 2년 사귄 남자 친구가 거주한다고 말했다. 하지만 그녀는 "그게 문제가 아니에요."라고 강조했다. 다음은 치료 시간 내용의 일부분이다.

Ms J A 대학원은 훨씬 좋은 기숙사가 있지만 연구 인건비는 B 대학원이 훨씬 좋아요. 아! 전 이렇게 계속 쳇바퀴를 돌고 있어요.

치료자 첫바퀴요? (직면)

Ms J 네. 이제 곧 결정을 내릴 만하면 다른 무언가가 떠오르고 저는 계획을 다시 잡기 시작해요. 저 때문에 남자 친구도 이 문제에 대해 미치려고 해요. 이 문제로 몇 시간씩 전화 통화를 했어요.

치료자 그도 의견이 있나요? (질문)

Ms J 아니요. 그는 정말 신중하죠. 그건 좋은 거죠. 그는 이 모든 것을 저와 제가 원하는 것 중심으로 결정하는 것에 대해 완전히 위임해요. 그게 가장 좋아요. 그이가 관여하는 건 제가 좋아하지 않을 것 같아요. 절대로 안 돼요.

치료자 '안 된다'는 표현을 많이 사용하시네요. 그가 어떤 의견을 비쳐 주길 바라는 가능성은 없나요? (직면)

Ms J 진심으로 안 되기 때문에 안 된다고 말한 거예요. 전 교육을 받았고, 독립적인 여성이고 제 진로가 우선순위예요. 맞지 않나요?

치료자 당연히 그건 당신에게 달렸어요. 하지만 제가 궁금한 점은 혹시 당신이 그것에 대해 다른 여러 느낌을 갖고 있지 않을까 하는 것이에요. 당신의 일부분은 독립적이길 원하지만, 다른 부분은 남자 친구가 정말로 당신과 함께 있기를 원한다고 느끼고 싶어 할 것 같아요. (직면)

Ms J (눈물) 전 서른 두 살이에요! 더 젊어지지 않을 거란 말이에요! 제가 박사학위를 받으려면 최소한 6년은 걸릴 거예요. 그때 전 서른 여덟 살이에요. 어쩌면 그이는 그런 걸 별로 신경 안 쓰는 것 같아요.

치료자 가족을 꾸리는 것을 말씀하시나요? (직면)

Ms J 그게 저한테 중요하다는 게 정말 싫지만, 그런 것 같아요.

치료자 어쩌면 그가 당신과 함께 있기 위해 좀 더 적극적이지 않은 것 때문에 얼마나 고통스러운지 생각하기보다는 학위 과정들의 '장단점'의 측면에서 고민하는 게 훨씬 쉬웠겠죠. (해석)

Ms J (의자에 기대 앉아서) 인정하기 어렵지만 맞는 말 같아요. 기숙사가 어떻게 생겼는지 제가 알 게 뭐예요?

이 경우에, 환자는 전반적으로 결정을 잘 내릴 수 있기에, 치료자는 무언가 인식 밖에 있는 것 때문에 Ms J가 상황을 너무 구체적으로만 생각하게 된다고 가설을 세운다. 종합해 보면 그들은 Ms J의 자기 인식 능력이 무의식적인 생각과 느낌에 의해

막혀 있다는 것을 발견한다. 그녀가 이것을 볼 수 있도록 돕는 것이 자기 상황에 대해서 더 잘 성찰할 수 있는 능력을 회복할 수 있게 한다.

현실검증력

당신이 현실검증력에 손상을 입었다고 해서 정신병적 질환이 생기는 것은 아니다. 두드러지게 정신병적이지 않은 인격장애 환자들도 **부정**이나 **투사**와 같이 현실을 둔감하게 만드는 방어의 사용과 관련된 잘못된 지각이나 왜곡을 갖기도 한다(제4장 참조). 그러한 방어들은 경계성 인격장애 환자들에게서 흔히 보이지만, 일반적으로 높은 수준의 방어를 사용하는 환자들이 사용하기도 한다. 여기 현실검증력에 장애가 있는 두 환자의 사례가 있다.

37세 미혼이고 무직인 Mr K는 조현병을 앓고 있다. 그는 4남 중 맏이인데 동생 세 명은 의사이다. Mr K는 막내 동생이 우수연구자상을 받았다는 소식을 접하자, 갑자기 항정신병 약물을 중단하고 지금은 심하게 망상적인 상태로 병원에 입원했다. 다음은 입원하여 병력 조사를 하는 가운데 나눈 대화이다.

치료자 병원에 왜 입원하셨는지 얘기해 주시겠어요? (**질문**)

Mr K (불안하게 주변을 둘러보더니 숨을 죽이고 중얼거린다) 터스키기(Tuskegee) 실험이요.

치료자 당신이 무슨 말을 의미하는지 이해할 만큼 당신을 잘 알지 못하지만, 응급실에 있는 의사들에게 터스키기 실험과 같은 것이 당신에게 일어날까 봐 두려워하고 있다는 말을 들었어요. (**관심과 이해를 보여 주기, 같이 합동하여 질문**)

Mr K 그들은 제 뇌를 원해요. 전 굉장히 특이한 장애를 가지고 있어요. 이건 제 동생의 생각이었어요. 그는 의사들에게 제가 아무런 의미 없는 말을 한다고 했어요.

치료자 제 생각에는 당신이 약물 복용을 끊고 또 다시 혼란스러워하는 것을 동생이 걱정하는 것 같아요. 그럴 가능성이 있다고는 생각하지 않으세요? (**잘못된 지각 교정하기, 생각의 대안 방식을 같이 탐색하기**)

Mr K 뭐라고요? 아……. 전 더 이상 필요 없어요……. 필요한가요?

이 상황에서, 현실검증력의 장애는 환자가 약을 끊으면서 유발된 오랫동안 앓아 온 정신질환의 급성 악화 때문일 가능성이 가장 높다. 치료자는 Mr K가 약물 복용을 잘 따르지 않는 것은 그의 동생이 상을 받은 것에 대한 무의식적 반응이 동기가 되었을지도 모르고, 그의 '희귀'하고 특별한 환자 연구에 대한 편집증적이고 과대한 망상은 실패와 질투에 대한 고통스러운 감정을 보상하려는 것일 수 있다고 가정한다. 그러나 치료자는 적어도 지금 이 순간, Mr K가 현실과 망상을 분별할 수 **없기** 때문에 지지하기 개입이 가장 도움이 될 것이라고 돌이켜 생각한다.

18세의 고등학교 3학년인 Ms L은 졸업식까지 2주를 앞두고 있다. 그녀는 보통 새 학년이 시작할 때마다 악화되는 불안과 우울 증상, 간헐적인 자살 사고, 폭식 때문에 정신치료를 받아 온 지 3년이 되었다. 그녀는 치료자와 강한 동맹을 형성했고, 치료에서 도움을 받아 기능을 매우 잘해 왔다. 지난 고등학교 3년 동안 그녀는 다시 학교에 적응하는 데 아무런 문제가 없었고 대학 입시를 준비하는 과정도 두드러진 문제나 어려움 없이 순조롭게 지나갔다. 최근 일주일 전까지만 해도 그녀는 안정적이고 차분해 보였기에, 치료자는 그녀의 부모로부터 Ms L이 '편집증적'이라는 '응급' 메시지를 전달받을 때 어느 정도의 놀라움과 약간의 불안감을 느꼈다. 환자가 신체적 질환이 있었거나 약물을 남용하지 않았다는 확신을 가진 후 치료자는 다음 치료 시간에 그녀와 다음과 같은 대화를 나눈다.

Ms L　(흐느끼며 울면서) 선생님이 미워요! 제가 선생님을 화나게 만들었고 선생님은 저를 없앨 기회만을 기다려 왔다는 것을 알아요!

치료자　당신은 정말로 확실히 제게 화가 났군요. 잠시 흥분을 가라앉히고 우리 둘 사이에 무슨 일이 일어났는지 이해해 보도록 합시다. 언제부터 저에 대해 이런 생각들을 하기 시작했나요? (**감정에 이름 붙이기, 흥분 가라앉히기, 분명하게 참여하기, 같이 현실검증하기**)

Ms L　(짜증내면서) 모르겠어요. 며칠 전이요. 학년 말 댄스파티 후에요.

치료자　댄스파티 어땠나요? (**질문**)

Ms L　끔찍했어요. 완전 엉터리예요. 저랑 같이 가기로 한 남자애가 저를 차 버렸어요. 혼자 집에 오는데 이상한 느낌이 들었어요. 마치 제가 제 몸을 이탈한 것처럼요. 모두 저를 미워하는데, 특히 선생님이 그런 것 같았어요. 그리고 마치 이 모든 일이 일어나기를 선생님이 기다린 것만 같았어요. (울면서) 저는 미쳐 버릴 것 같아요.

치료자 당신과 제가 알듯이 당신이 스트레스를 많이 받으면 좀 멍해질 수 있다는 것을 알지요. 그렇죠? 몇 년 전 여름에 해외 여행을 가기 전에 이런 일이 일어났던 것을 기억해요? 잊어버렸을 수도 있지만, 당신은 자신에게 그것에 대해 끝까지 이야기했고 그 일은 오래 가지 않았지요. 지금 무엇이 당신에게 스트레스를 주는지 생각해 봤나요? (**명료화, 환자의 능력 상기시키기, 낙관을 제공하기, 질문**)

Ms L 모든 게 부질없어 보여요. 댄스파티는 끔찍했어요. 댄스파티를 정말 기대했는데, 그곳에 도착하니까 모든 게 가짜로 보였어요. 모두 2주 뒤면 떠나는데 뭐하러 큰 파티를 열고 행복한 척하는지 모르겠어요.

치료자 당신은 두 달 뒤에 집을 떠날 예정이지요. 뭔가 비현실적인 일이 당신에게 일어날 것이기 때문에 어떤 일들이 비현실적으로 다가오는 게 아닌가 싶어요. 그 뜻은 당신의 친구들, 당신 가족, 저를 떠나는 것을 의미하죠. 제 생각에는 그것이 당신이 인식하는 것 이상으로 더 당신을 화나게 만드는 것 같아요. (**해석**)

Ms L 제가 여기를 떠난다니 믿을 수가 없어요. 선생님, 선생님 덕분에 이 한 해 동안 제가 무너지지 않을 수 있었어요. 선생님 없이 제가 어떻게 할 수 있을까요?

이 사례에서, Ms L은 정신병적 질환을 갖고 있지는 않지만 고등학교 졸업, 집을 멀리 떠남, 치료자와 치료를 끝냄, 대학 입학과 같이 많은 중요한 시점에서 현실검증력을 유지하는 데 어려움을 경험하고 있다. 그녀는 과거에도 이와 같은 변화와 이별로 어려움을 겪었다. 그녀의 치료자는 갑작스럽게 와해되고 편집증적 생각이 떠오르는 이유가 될 만한 최근 약물 사용이나 의학적 문제 혹은 다른 정신과적 문제가 없었다는 것을 재빨리 확인한다. 치료자는 그녀의 현실검증력 문제가 부모, 치료자와 이별해야 한다는 무의식적 불안과 관련이 있을 것이라는 확신이 자연스럽게 들었다. 그리고 여기에는 여전히 부모와 치료자를 필요로 하며 의지하고 있다는 것에 대한 수치심과 분노 등 갈등을 일으키는 느낌이 동반되어 있다. 그러나 치료자는 Ms L이 힘든 느낌을 탐색하기 위해 먼저 그녀가 안전하게 느끼도록 하고, 압도하는 그녀의 감정을 가라앉히고 그것에 대한 편집증적 지각을 완화시키도록 도와줄 필요가 있다는 것을 안다.

사람들이 현실검증을 할 수 있는 데는 등급이 있다는 것을 명심하자. Mr K는 현실검증을 전혀 할 수 없고 치료자가 그 능력을 공급할 필요가 있다. Ms L은 스트레스 상황에서 편집증적이 되었고, 그녀와 치료자가 그녀의 평정을 잃게 만든 무의식적 요인들을 드러낼 수 있기 전에, 치료자는 그녀가 현실검증력을 발휘할 수 있도록 보조해 줄 필요가 있다. 두 사례 모두에서 치료자는 부드럽고 세련되게 환자가 다음과 같은 것을 할 수 있도록 도우려고 한다는 것에 주목하자.

- 그들이 잘못 지각하고 있는 것들을 인식하도록 하고
- 더 유연한 방식으로 대안적인 관점을 고려하도록 한다.

판단력과 충동통제

건전한 판단력을 가진 사람은 자기 행동의 결과를 예상하고, 다른 사람들이 어떻게 반응할지를 예측하며, 필요하면 자신을 제어하고, 쉽게 적응하고, 계획을 다시 생각하는 능력을 가지고 있다. 따라서 건전한 판단력은 건전한 충동통제를 필요로 하고, 판단력을 향상시키는 것은 종종 충동을 감소시키는 것과 밀접한 관련이 있다. 손상된 판단력과 충동통제로 인해 결국 생명을 위태롭게 하는 상황까지 이어질 때, 우리는 직접적으로 개입하는 것이 필요하기도 하다(예: 환자를 입원시키거나 환자에게 안전한 피임 도구 사용을 가르칠 수 있다. 제10장 참조). 그러나 손상된 판단력과 충동통제가 직접적으로 환자나 다른 사람 혹은 치료를 위험에 빠뜨리는 것이 아닐 때, 우리의 목표는 지지하기나 드러내기 기법을 사용하여 이들 기능들의 향상을 돕는 것이 된다. 여기 손상된 판단력과 충동통제 문제를 가진 두 명의 환자 사례가 있다. 첫 번째 사례에서 치료자는 대부분 지지하기 기법(공급하기와 보조하기)을 사용하여 불안정한 능력을 강화시키는 반면, 두 번째 사례에서 치료자는 지지하기와 드러내기를 모두 사용한다.

28세 라디오 광고 판매원인 Mr M은 아버지의 권유로 치료자를 찾아왔다. 그는 "전 제 직장이 지긋지긋하고, 아버지는 제 집세 내주는 데 신물을 내세요. 아버지는 제가 잘할 때는 관심이 없으면서 왜 신경을 쓰는지 이해 못하겠어요."라고 말했다. Mr M은 자신이 새로운 직장을 다니기 시작할 때는 큰 열정을 보이다가 금방 지겨워하고 그만두거나 해고를 당하는 패턴이 있다고 설명한다. 몇 년 만에 취직한 그의 세 번째 직장에 출근한 지 몇 개월 만에 그는 벌써 '하루 종일 전화기로 징징대는 고객들을 상대하는 것에 질렸다'. 그는 이번 주 초반에 그의 세 달치 판매 목표보다 현저히 미달되었고 이번 달만 벌써 여섯 번 지각했다고 상사가 언급하는 바람에 그만두고 나올 뻔했다고 치료자에게 말한다.

Mr M 전 상사에게 "일이나 잘하시죠."라고 말하고 싶었어요. 그는 비난만 하지 제게 도움을 주지 않아요.

치료자 저런, 정말 힘드시겠어요. 요즘 인력 시장은 어떤가요? (공감하기, 질문, 같이 결과를 충분히 생각하기)

Mr M 무척 안 좋아요. 이 직장을 구하는 데 세 달 동안 다섯 번의 면접을 거쳐야 했어요.

치료자 그러면 그만두게 될 경우 당신은 다시 바깥에 내몰리게 되겠네요. (계속해서 결과를 충분히 생각하기)

Mr M 그 상황에서는 그런 생각을 하지 않게 돼요. 제가 몹시 좌절감을 느낄 때는 그런 생각이 들지 않아요.

치료자 저도 알아요. 이런 상황에서 사용 가능한 전략들을 함께 세워 봅시다. (같이 문제를 해결하기)

치료자는 환자가 아버지와의 관계를 상사에게서 벌이는 것은 아닌지 궁금했고, 따라서 무의식적인 요인이 그의 잘못된 판단을 일으키는 것은 아닌가 생각했다. 그러나 세 가지 준비 단계(제17장 참조)—동맹의 상태(지금까지 존재하지 않은), 환자의 현재 기능(약해진) 그리고 치료의 단계(첫 만남)—뿐만 아니라 환자가 직장을 잃을 위험에 처해 있다는 사실을 고려했을 때, 동맹을 수립하고 Mr K의 불안정한 판단력과 충동통제를 바로 세워 주는 것에 초점을 맞추기 위해 무의식적 갈등을 지지적으로 우회하기로 결정한다.

Ms N은 42세의 결혼한 회사 간부인데 그녀의 남편은 최근에 자기가 외도를 했고 이혼을 원한다고 선언했다. Ms N은 여전히 충격을 받은 상태이고, 그녀의 친구와 가족, 특히 "그는 네 아버지처럼 기회주의자야."라고 말하며 그녀의 남편을 좋아하지 않았던 어머니에게 말하기에는 너무 수치스럽게 느꼈다. 해외 여행 건으로 공항으로 향하던 중 Ms N은 회사 최고 경영자와 함께 택시를 타고 가면서 추파를 던지기 시작했다. 친구들은 평소 그녀가 결정을 내리기까지 '지나치게 생각'할 정도로 굉장히 조심스러워하는 경향이 있다고 여겼지만, 그녀는 회사 동료인 그 남자에게 술 한 잔 하자며 호텔 방에 초대한 뒤 결국 그와 함께 밤을 보냈다. 여행을 다녀온 뒤 Ms N은 전 치료자에게 연락했다. 다음은 첫 약속 시간에 나눈 대화이다.

Ms N 이 일이 통제 불능이 되어 가고 있어요! 제가 끝내야 한다는 것을 알아요. 그는 결혼했어요! 하지만 매번 그의 목소리를 들을 때마다 제 자신을 어떻게 할 수 없어요. 제가 왜 이런 일을 하죠?

치료자 그것에 대해 어떤 생각이 드나요? (**직면**)

Ms N 그는 똑똑해요. 그는 잘생겼어요. 그는 제가 성적으로 매력 있는 여자처럼 느끼게 해 줘요.

치료자 아……. 하지만 제 생각에는 당신이 그것에 대해 더 복잡한 느낌을 갖고 있는 것 같은데요. (**질문, 직면**)

Ms N 네, 미쳤어요! 상사와 자다니요? 제가 정신이 나갔나 봐요. 계속해서 제 자신에게 "연락하지 마."라고 말하고 있지만 어느 새 그에게 전화를 걸고 있어요.

치료자 요즘이 당신에게는 아주 힘든 시기였어요. 당신이 이 관계에 집중하고 있다는 것은 알겠어요. 하지만 나는 당신 남편이 떠난 뒤 당신을 보지 못했어요. (**공감하기, 직면**)

Ms N (울음을 터뜨리며) 정말 수치스러운 느낌이에요! 또다시요!

치료자 또다시요? 이 상황이 여전히 당신이 당신 남편에 대해 느끼는 감정과 관련되어 있는 것 같이 들리는군요. (**명료화**)

Ms N 모르겠어요. 선생님은 분명 '그녀가 또 한 번 그런 일을 하다니 믿기지 않아!'라고 생각하겠죠.

치료자 당신 남편의 배신은 정말 충격적이었어요. 어쩌면 당신 상사를 유혹하는 것이 당신 어머니처럼 희생당하지 않고 당신이 통제하고 있다는 느낌을 받는 한 가지 방법이었을 수도 있죠. (**발달상의 요소에 대한 해석**)

Ms N 선생님 말씀은 제가 원하면 상황을 통제할 수 있다는 것이군요. 그 사람의 전화 때문만은 아니네요.

최근의 상황을 보면, 그녀의 자기존중감에 수치스러운 타격을 받았는데 이것은 평상시에 나무랄 데 없는 판단력을 갖고 자기 통제를 해 오던 여성이 갑자기 잘못되고 위험한 방식으로 행동하기 시작한다. 그녀의 치료자는 지지하기와 드러내기 개입을 혼용하여 그녀의 행동이 그녀 자신과 다른 사람들로부터 숨겨 왔던 무의식적 생각과 느낌에 연결되어 있다는 방식을 이해하기 시작하도록 돕는다.

과거에는 **초자아기능**의 일부분으로 생각되었던 윤리적 판단력 또한 정신역동적 정신치료를 통해 작업할 수 있다. 우리는 종종 과도하게 도덕적인 환자들이 융통성 없이 견지하고 있는 가치관의 의미를 이해할 수 있게 해 주어 그들이 다른 사람들과 더 나은 관계를 맺고 자신에게는 덜 엄격하도록 길을 열어 준다(제25장을 보시오). 그러나 안타깝게도 정신역동적 정신치료는 일반적으로 연약한 윤리적 판단력은 거의 향상시키지 못한다[3].

감정 관리

때때로, 우리 자신의 감정이 우리에게 가장 큰 스트레스가 된다. 분노, 두려움, 성적 느낌, 수치심은 그것들을 감당할 수 있는 능력을 넘어서서, 우리가 기능하는 모든 측면에 영향을 미친다. 그래서 감정을 관리하는 능력이 우리 자신에 대해 생각하고 관계를 맺는 방식에 있어서 매우 중요하다. 우리가 논의해 온 다른 기능들처럼, 감정 관리는 급성으로 혹은 지속적으로 약화될 수 있고, 어떤 환경에서 무의식적 요인들에 의해 방해받을 수 있다. 여기에 이 중요한 기능을 향상시키기 위해 지지하기와 드러내기 전략의 활용을 보여 주는 두 가지 예시가 있다.

Mr O는 28세 남성으로 분노 관리 문제로 내원했다.

Mr O 러시아워 때 버스에 타고 있었어요—버스는 만원이었고 전 기둥만 붙잡고 있었지요—그때 제 뒤에 있던 그 남자가 막 밀치기 시작했어요. 전 머리 끝까지 정신줄을 놓아 버리고는 뒤돌아 서서 그 사람에게 소리지르기 시작했어요. "야 이 ××××!" 사람들이 저를 쳐다보더라고요. 전 온몸이 떨렸어요. 전 제 자신이 무서웠어요.

치료자 그래요, 당신이 그렇게까지 화가 났는데도, 물리적으로 어떠한 행동도 하지 않았다는 것은 정말 잘한 일이에요. 그런 상황을 어떻게 대처해야 하는지 더 좋은 방법이 있을지 우리 한번 생각해 보도록 하지요. 당신이 헤드폰을 끼고 있었다고 했나요? (해석하기, 같이 합동하여 문제를 해결하기)

Mr O　아, 아니요. 끼는 것을 깜박했어요.

치료자　괜찮아요. 그렇지만 제 생각에 그게 도움이 됐을 거예요. 다음에 만원 버스에 타게 된다면, 아주 차분하게 해 줄 만한 것을 듣도록 해 봐요. (안심시키기, 제안하기)

여기서 지지하기 기법이 더 적응적으로 감정 관리하는 방법을 지지해 주는 데 도움이 되었다. Ms P와 대조해 보도록 하자.

Ms P는 45세 여성으로 14세 딸이 있다.

Ms P　저는 평소엔 꽤 차분한데, 딸이 그 노래를 틀기만 하면 곧바로 뚜껑이 열려 버려요!

치료자　그 느낌에 대해서 더 자세히 말씀해 주시겠어요? (직면)

Ms P　전 실제로 딸이 듣는 그런 종류의 음악 말이에요. 그건 꼭 딸이 제 말을 들을 필요가 없다는 걸 보여 주고 싶어서 음악을 듣는 것처럼 느껴져요.

치료자　그 생각에 관한 무언가가 당신을 정말로 힘들게 하는군요. (직면)

Ms P　그래요. 제 오빠도 똑같았어요. 공부도 전혀 하지 않았지요. 저는 했지만요. 그렇게 오빠는 제가 공부하는 걸 방해하려고 음악을 크게 틀었어요. 그런데도 어머니는 아무 말씀도 하지 않으셨지요.

Ms P의 경우, 감정 관리의 어려움은 어떤 상황에 제한적이고 특정한 대인관계 문제와 연관이 있기 때문에, 드러내기가 도움이 될 수 있다.

조직화하기, 계획하기, 의사결정하기, 문제해결하기

어떤 환자는 평생 동안 조직화하기, 주의력, 계획하기, 의사결정하기와 같은 기본적인 인지 기능에 어려움을 겪기도 한다. 이러한 환자들은 종종 우선순위 정하기,

작업을 제 시간에 시작하고 끝내기, 과업을 끊임없이 지속하기, 장기간의 프로젝트를 완료하기, 문제해결하기 그리고 미래를 계획하기 등에서 어려움을 경험한다[4]. 인지에 이런 종류의 어려움을 가지고 있는 환자들은, 일반적으로 적어도 초기에, 기능을 강화하는 것을 목표로 하는 지지하기 접근을 더 많이 사용하여 이득을 보게 된다. 그러나 만약 무의식적 느낌이 온전한 인지 기술을 전반적으로 방해하고 있다는 확실한 증거가 있다면, 드러내기 접근을 더 많이 사용하는 것이 도움이 될 수 있다. 여기에 두 사례가 있다. 첫 번째 환자의 문제는 더욱 전반적이고 지속적인 경우이고, 반면 두 번째는 좀 더 선별적이고 최근 생활 스트레스에 자극을 받아 발생한 무의식적 갈등과 명백하게 연관된 경우이다.

대학교 1학년 성적에서 낙제점을 받아 휴학할 것을 고려해 보라는 말을 들은 Mr Q는 18세 대학생이다. 그의 부모는 치료자를 찾아와 아들이 도움을 받고 그가 다시 '정신을 차리고 되돌아와' 나머지 학기를 마칠 수 있기를 원했다. 부모는 Mr Q가 만성적으로 가만히 있지 못하고 침착하지 못하며 쉴새 없이 말하고, 11학년과 12학년 동안 제때 리포트를 작성하고 대학 지원서를 완성하기 위해서 과외 교사의 도움을 필요로 했다고 말했다. 그는 새 학기가 시작하면서 스스로 해내는 것에 굉장히 긍정적이었지만, 지금 그는 모든 과목에서 매우 뒤처진 상태이다. 치료자의 진료실에서 Mr Q는 공황 상태에 빠져서 이번 학기를 마무리 하기에는 너무 지쳐 있지만 '기가 죽어서' 부모님과 함께 집에 돌아가는 것은 상상할 수도 없다고 말했다. 치료자가 모든 과거력을 조사하고 Mr Q의 증상을 평가한 뒤, 치료자와 환자는 다음과 같은 말을 주고받는다.

Mr Q (불안한 듯 다리를 떨며 손가락으로 머리를 넘긴다) 뭘 해야 할지 모르겠어요. 전 오도 가도 못하겠어요.

치료자 당신이 오도 가도 못하겠다고요? (**직면**)

Mr Q 이번 학기를 마무리하지 못할 것 같아요. 하지만 제가 그만두면 고등학교 친구들이 겨울 방학에 돌아왔을 때 그 애들에게 뭐라고 말해야 하죠? 제가 전설적인 실패자라고요?

치료자 그렇게 볼 수도 있고, 아니면 주변 사람들에게 당신이 여태까지 받았던 도움보다 더 많은 도움이 필요하다는 것을 말해 주려고 노력했었다고 말할 수 있죠. 당신 학업을 방해하는 요소들을 생각해 봄으로써 당신을 도울 수 있는 가

장 좋은 계획을 세워 보기로 합시다. (**긍정적 해석, 분명하게 참여하기, 같이 합동하여 질문하기**)

Mr Q (밝아지면서) 선생님 말이 맞아요. 선생님은 뭘 권하시겠어요?

치료자 우선 정리하는 데 있어서 과외 교사나 도움을 지속적으로 필요로 하는 것을 수치스러워할 필요가 전혀 없어요. 학생들뿐만 아니라 얼마나 많은 사람이 이것을 필요로 하는지 알면 놀랄 거예요. 당신에게 주의력 결핍장애가 있는지 자문을 받아 봐야 할 것 같아요. 당신에게 나타나는 여러 가지 증상에는 약물치료가 정말 도움이 될 수 있어요. 그런 후에 당신이 겪는 몇 가지 어려움을 다루도록 합시다. 당신과 먼저 다룰 만한 것이……. 마지막 과제 중에 어려움을 겪었던 것이 무엇인가요? (**안심시키기, 정당함을 인정하기, 일반화하기, 프로젝트를 같이 합동으로 작업하기**)

Mr Q 역사 프로젝트가 정말 어려웠어요. 그런 것들이 저를 정말 미치게 해요. 어디서부터 시작해야 할지 몰라서 그저 무더기 속에 묻어 버려요.

치료자 좋아요. 거기서 시작하는 게 좋겠군요. 당신이 과제를 받으면 제일 먼저 무엇을 하는지 얘기해 봅시다. (**칭찬하기, 같이 합동하여 질문하기**)

부모에게서 얻은 과거력은 오랫동안 진단받지 않은 주의력 결핍장애가 있을 것이라는 치료자의 첫인상과 일치한다. 치료자는 Mr Q가 부모의 지지와 지도 없이 대학 수준의 작업을 직면했을 때, 그는 학업 스케줄을 정리하거나 시간을 효과적으로 관리할 수가 없었다. 적절한 자원들을 정돈하고 도움을 요청하는 대신, Mr Q는 학교 과제들을 회피하였다. 치료자는 공급하기와 보조하기 기법을 모두 사용하여 Mr Q의 조직화와 시간 관리 문제를 다루는 한편 이와 동시에 그의 자기존중감을 강화시켜야 하는 어려운 과업에 접근하고 있다.

'나는 나의 시간을 잘 관리하지 못하는 것 같다'는 이유로 직장을 잃을 위기에 처한 59세 Ms R은 세 명의 성인 자녀를 두고 최근에 미망인이 된 어머니이다. 그녀는 한때 매우 인기 있는 조직 심리 상담사였고 복잡하고 다면적인 책임들을 감당할 수 있었다고 설명한다. 하지만 대대적으로 강제해고가 휩쓸고 지나가면서 그녀가 직장을 잃은 뒤, 그녀는 부득이하게 훨씬 낮은 급의 직장에서 상당히 적은 봉급을 받으며 일할 수밖에 없었다. Ms R은 무기력하게 느끼며 업무 시간에 산만해지고, 자주 딴 생각이 떠오르고, 상사에게 제때 보고

하는 것에 어려움을 겪고 있다.

Ms R 일 년 전만 해도 이런 일은 눈 가리고, 팔 하나는 등 뒤에 묶여 있어도 할 수 있었어요. 가끔 제가 알츠하이머 병이 생기는 건 아닌가 생각해요.

치료자 나는 당신 기억에 어떤 문제도 발견하지 못했지만, 혹시 시간관리를 하고, 고지서를 지불하고, 병원 예약 시간들을 계획하고, 휴가 계획을 세우는 것과 같이 당신 삶의 다른 부분들을 정리정돈 하는 데 문제를 겪고 계신 건 아닌가요? (**안심시키기, 질문**)

Ms R 별로요. 그래서 정말 이상해요. 일상생활은 괜찮은데 직장에만 오면 마치 검은 베일에 싸이는 것 같아요.

치료자 검은 베일이요? (**직면**)

Ms R 검은 베일……. 마치 제 자신의 장례식장에 가는 기분이에요!(웃음)

치료자 하긴 최근에 당신은 많은 것을 잃었죠. (**공감하기, 명료화**)

Ms R Jerry가 죽은 지 딱 일 년 됐어요. (눈물을 흘리며) 그이가 아직 살아 있었다면 이런 형편없는 직장에 다니지 않아도 됐을 거예요.

치료자 그를 정말 그리워하는군요. 하지만 당신 스스로 자신을 보살펴야 한다는 것에 화가 났을 거라는 생각이 드네요. 제가 느끼기에는 이것과 당신이 직장에서 겪는 어려움이 연결되어 있지 않을까 합니다. (**공감하기, 감정에 이름 붙이기, 해석**)

Ms R 그이가 무척 그립기 때문에 그이에게 화를 내기 싫지만, 선택권이라도 있었으면 좋겠는데 그런 게 전혀 없어요.

Ms R의 '검은 베일' 비유는 치료자에게 남편의 죽음에 대한 무의식적 느낌이 그녀가 겪고 있는 현재 어려움과 관련이 있을 것이라는 것을 암시한다. 직면 후에, 치료자는 Ms R의 무의식적 분노가 직장에서 일을 잘할 수 있는 능력을 방해하고 있는 방식에 대해 해석할 수 있게 됐다.

비록 우리가 치료적 목표에 대해 이번 장에서 소개했던 사례들이 꽤 짧은 편이지만, 지속적인 변화를 위해서는 종종 많은 반복이 필요하다. 우리는 이 과정을 훈습이라고 부르는데, 이것이 다음 장의 주제이다.

참고문헌

1. Pine, F. (1990). The concept of ego deficit, in *Drive, Ego, Object, Self,* Basic Books, New York, pp. 198-231.
2. Bjorklund, P. (2000). Assessing ego strength: Spinning straw into gold. *Perspectives in Psychiatric Care, 36*(1), 14-23.
3. Gibbon, S., Duggan, C., Stoffers, J., et al. (2010). Psychological interventions for antisocial personality disorder. *Cochrane Database of Systematic Reviews 16*(6): CD007668. doi: 10.1002/14651858.CD007668.pub2
4. Loring, D.W. (ed.) (1999). *INS Dictionary of Neuropsychology.* Oxford University Press, New York, pp. 1-2.

한국 문화를 바탕으로 한 주석

『카바니스의 정신역동적 공식화』에서 패턴을 파악하는 네 번째 영역이 인지입니다.

요즘 인지 기능 장애라는 말은 치매를 연상시키기 쉽지만, 정신역동적 정신치료에서는 더 넓은 범위의 인지 기능에 대해 말하는데 인지 능력이 어려서부터 결핍되어 있었는지 아니면 정상적으로 작동하던 인지 기능이 갈등으로 인하여 제 기능을 못하는지 두 가지로 나누어 생각하였습니다. 여기에서 말하는 인지 기능의 종류는 성찰 능력, 현실검증력, 감정관리, 판단력/충동통제, 조직화 능력, 의사결정 능력, 문제해결 능력 등을 말합니다. 우선, 결핍에 의한 문제인지를 파악하는 것이 중요합니다. 이때에는 문제가 전반적인지, 선택적인지에 따라 구분할 수 있고 오래된 것인지 최근에 생긴 것인지에 따라 구분할 수 있습니다. 물론 결핍과 갈등의 중간단계로 문제가 다른 종류의 정신과적 증상과 연관이 되어 있는지도 판단해야 합니다. 결핍으로 인한 인지 기능의 문제해결은 지지하기 개입을 해야 합니다. 능력을 개발하거나 강화시키는 방법입니다. 하지만 환자가 갈등으로 인하여 일시적인 인지 기능의 문제가 생겼을 때는 드러내기 기법을 사용할 수 있는데 이때에도 환자는 적어도 자신의 내면 정신세계를 돌이켜 생각할 수 있는 기본 능력이 필요합니다.

우리나라의 수련병원에서 저년차 전공의에게는 신경증이나 인격장애 등의 환자보다는 정신병(psychosis) 환자가 배정되는 일이 일반적입니다. 기본적인 정신병리를 배워나가야 하는 과정이므로 입원환자의 경우 직접적으로 노출되는 정신병리를 그대로 볼 수 있어 눈에 보이는 대로 파악하기 쉽기 때문입니다. 이와 대조적으로 신경증이나 인격장애 환자들의 경우에는 어느 정도의 방어기제가 작동하므로 무의식을 직접 볼 수가 없습니다. 그래서 무의식을 찾아 들어가려면 어느 정도의 수련이 필요하므로 고년차가 환자를 맡아야 합니다. 그런데 문제는 입원했던 환자들이 어느 정도 회복되었을 때입니다. 입원 중 맡았던 환자를 계속 외래에서 정신치료를 하게 될 경우는 그래도 나은 편이지만 인지 기능이 떨어진 환자를 저년차가 맡기에는 무리가 있습니다. 외래에서 정신치료를 처음 시작하려면 저년차일수록 신경증이나 인격장애 환자를 담당하는 것이 인지 기능이 떨어진 환자를 대하는 것보다 훨씬 유리합니다.

정신병리가 심한 환자의 경우에는 결핍된 인지 기능을 공급하거나 약해진 기능을 도와주는 지지하기 치료가 필요한데 이럴 때는 치료자의 많은 경험이 필요합니다. 정신병리가 그리 심하지 않은 환자의 경우에는 갈등이 있지만, 자신의 무의식을 들여다볼 수 있는 능력이 있으므로 드러내기 치료를 하는 것이 가능합니다. 이렇게 기능을 할 수 있는 환자이기 때문에 치료자의 입장에서는 좀 더 안전합니다.

우리나라 현실에서는 자의든 타의든 저년차가 인지 기능이 떨어진 환자를 맡는 경우가 많은데 이런 경향은 개선되어야 합니다.

실제 인지 기능의 결핍이 있는 환자를 다루는 것은 어린아이를 키우는 심정으로 장기적인 안목으로 대해야 하고 가족의 협조가 필수적입니다. 치료비를 내는 문제부터 병원에 혼자 올 것인지 보호자와 같이 올 것인지 결정하는 문제 등 아주 세세한 부분까지 일일이 지도편달을 해야 합니다. 가족 중에는 기다려 주는 가족도 있지만 조급해하는 가족도 있으므로 가족들에 대한 정신건강 교육도 꼭 필요합니다. 선천적이 아니라 아주 어린 시절의 결핍 때문에 성장이 안 되어 인지 기능에 장애가 있는 환자라면 어렵지만 실낱같은 희망도 있습니다. 왜냐하면 그런 경우 환자는 그 가족의 정신병리를 혼자 떠맡은 그 집안의 대표선수 격인 속죄양 입장입니다. 온 가족이 환자의 성장 과정에서 발생한 정신병리를 인정하고 환자에게 정말로 미안한 마음을 갖고 속죄하는 심정으로 꾸준히 협조한다면 환자는 비록 늦기는 하였지만, 다시 어느 정도 성장할 수도 있습니다.

일시적인 사정으로 인지 기능에 지장이 생긴 환자들은 치료자와 관계를 맺는 것만으로도 스스로 헤쳐 나갈 수 있는 경우도 있고, 무의식을 인정할 수 있는 환자라면 직면, 명료화, 해석 등으로 다시 기능을 회복할 수 있습니다. 하지만 이것 또한 그리 쉬운 과정은 아니고 실패와 실수를 거치게 되며 치료자의 능력이 향상됨에 따라 가끔은 좋아지는 경우도 있습니다. 대개 이런 경우를 성공한 사례발표의 자료로 내놓기 때문에 남들은 다 저렇게 치료를 잘한다고 오해할 수 있으나 제가 아는 범위 내에서 실제로는 성공보다 실패하는 경우가 더 많습니다.

추가로 Cabaniss는『카바니스의 정신역동적 공식화』에서 패턴을 파악하는 다섯 번째 영역을 일과 놀이라고 하였는데 이 책에는 그 부분이 빠져 있습니다. 아마도 3판이 나온다면 일과 놀이 부분을 추가할지도 모르겠습니다. Sigmund Freud도 정신건강의 정의를 '사랑하고 일하는 것'이라고 했는데 최근에는 많은 사람이 여기에 놀이를 추가하였습니다. 아마도 최근 사회가 과도한 업무성과를 강요하며 소위 workaholic을 양산하기 때문에 이에 대한 경고의 의미로 놀이의 중요성을 강조한 것 같습니다. 놀이가 중요한 이유는 어떻게 놀지 아는 사람들은 건강한 정서적 생활을 하고, 더 성공적으로 나이가 들어갈 것이기 때문입니다. 따라서 일과 놀이는 그 사람의 발달 수준, 교육, 재능, 한계와 잘 맞아야 하고, 일과 놀이가 편하고 즐거워야 합니다. 그리고 일과 놀이가 자신과 다른 가족을 돌보기에 적합해야 정신적으로 건강하다고 할 수 있습니다. 문화적으로 용인될 만한 것이어야 함은 물론입니다.

짧은 역사의 이민자 문화로서 문제가 있는 미국은 물론 최근 우리나라는 초고속 성장을 해 왔기 때문에 일과 놀이가 건강한 모습을 갖추었다고 말하기 힘듭니다. 한때 미국은 재미없는 천국, 한국은 재미있는 지옥이라는 말이 있었습니다. 외국 문화에 익숙한 사람들이 한국의 일과 놀이 문화에 대해 질려 버리는 경우를 많이 봅니다. 경제적 초고속 성장의 부작용인 그림자는 반드시 있기 마련입니다. 하지만 원래 우리 문화는 5,000년 전부터 역사적으로 일과 놀이가 타의 모범이 되었습니다. 긴 안목으로 보았을 때 최근 100년 전의 일제 식민지 시절 동안 우리 문화의 전통은 거의 단절되었습니다. 최근 들어 서서히 복구되어 가는 기미가 보이는데 온고이지신(溫故而知新)이라는 말처럼 우리의 고대 문화사부터 우리의 본모습을 되돌이켜 본다면 올바른 방향으로 좋은 전통의 맥을 회복하여 새롭게 발전시키는 데 도움이 될 것입니다.

제7부

훈습과 끝내기

주요 개념

정신역동적 정신치료의 후반부는 **중간**과 **끝내기**이다.

중기 동안 환자와 치료자는 함께 작업하면서 치료 중 반복적으로 나타나는 핵심 문제를 다룸으로써 지속적인 변화에 점진적으로 영향을 줄 것이다. 이것을 **훈습**이라고 부른다.

끝내기는 정신역동적 정신치료의 최종 단계로서, 치료의 끝을 나타내고 치료자가 이 단계에 적합한 특정한 기법을 사용하는 것이 요구된다.

치료를 시작할 때 특정한 기법을 요구하듯이, 중간과 끝내기 단계도 마찬가지이다. 보통 치료의 가장 긴 단계로서, 중간 단계에 환자와 치료자는 강한 동맹을 맺고 함께 작업을 해 나간다. 이때는 우리가 제6부에서 논의했던 모든 치료 목표를 다루는 시간이다. 끝내기는 강렬한 느낌과 퇴행, 애도, 공고화가 이뤄지는 시기이다. 다음 장들에서 우리는 이 단계들에 대해 고찰하고, 특히 당신의 기법을 언제 어떻게 수정할지에 특별히 집중할 것이다. 제30장 뒤에 있는 제6부와 제7부를 위한 복습 활동을 참고하자.

제**29**장

훈습

주요 개념

만약 당신이 이렇게 할 수 있다면, 정신역동적 정신 기능의 몇 가지 측면들을 변화시키는 3단계 과정으로 생각할 수 있다. 이 단계들은 다음과 같은 순으로 진행한다.

- 1단계: **문제 자체** 혹은 문제의 원인에 대한 제한된 인식
- 2단계: **인식 증가**와 새로운 방식으로 기능하는 **연습**
- 3단계: 생각, 느낌 혹은 행동의 **지속적인 변화**

이러한 변화들은 자기상, 관계, 스트레스에 대한 적응, 인지 기능, 일과 놀이와 같은 기능의 모든 영역에서 나타난다.

정신역동적 정신치료에서, 우리는 지속적인 변화가 생길 때까지 동일한 문제를 작업하고 재작업하는 점진적인 과정을 통해 이러한 변화가 시간이 지나면서 서서히 일어나기를 기대한다.

훈습이란 무엇인가

당신은 당신 행동의 한 측면이라도 바꾸어 보려고 노력한 적이 있는가? 건강한 음식만 먹기, 운동을 규칙적으로 하기와 같이 수년에 걸쳐 당신이 새해에 결심을 했던 것들을 떠올려 보자. 대부분은 새해 첫날 점심을 먹으러 갈 때 이미 시들해져 버린다. 그렇다면 자기 자신, 다른 사람들과의 관계, 스트레스에 대한 반응과 같이 습관적인 방식을 변화시키려고 노력하는 사람들이 있다고 상상해 보자. 이는 매우 힘든 일이다. 성인이 되면서, 우리는 인생을 통해 특징적인 패턴의 생각과 행동을 완성시켜 왔는데, 그만큼 그것들을 변화시키려는 노력은 아무리 해도 힘든 일이다. 비록 아직은 정신치료가 우리의 신경 회로를 어떻게 변화시키는지 정확히 알지 못한다 할지라도, 분명한 것은 그러한 변화에는 시간이 걸린다는 것이다[1]. 이와 같이 점진적인 과정을 **훈습**이라고 부르고 이것은 정신역동적 정신치료의 핵심이다[2, 3].

우리가 주로 드러내기 방식으로 작업하든 지지하기 방식으로 작업하든지 간에, 우리는 훈습을 정신역동적 정신치료에서 변화가 일어나는 방식이라고 생각할 수 있다. 기적 같은 정신치료적 직관적인 진실 파악(epiphanies)은 〈스펠바운드(Spellbound)〉[1]라는 영화에서 잘 보여 주고 있다. 사람들이 왜 자신들이 그렇게 행동하는지를 어느 한 환상적인 순간에 실감하고 그것이 영원히 변화된다는 것이 이 영화의 내용이다. 비록 사람들이 찰나의 통찰력을 갖더라도, 이것들이 생각하는 패턴, 자신과 타인에게 관계 맺는 방식 혹은 스트레스에 반응하는 습관적인 패턴을 지속적으로 변화시키는 것은 거의 불가능하다.

저항과 마찬가지로 이것이 점진적인 과정이라는 사실이 장애물로 생각되지는 않는다. 오히려 느린 속도를 이해하고 받아들이는 것이 성공을 위해 필수적이고 근본적이다. 다음에 나오는 치료자와 지도감독자 사이의 대화를 고찰해 보자.

치료자 Mr A가 또다시 직장에서 자신에게 파괴적으로 행동한다는 것을 믿을 수가 없어요! 우리는 치료 시간에 수없이 이것에 대해 말했어요. 정말 좌절스러운 것은 그가 이제는 자신의 행동을 돌아볼 수 있음에도 불구하고 그

1) 역자 주: 1945년도 Alfred Hitchcook 감독의 영화

가 불안하면 여전히 상사를 화나게 만든다는 거예요. 이게 고쳐질 수 있을까요?

지도감독자 당연하죠. 정신역동적 정신치료에서는 이렇게 움직이고 변화해요. 몇 개월 전만 해도 Mr A는 자신의 행동을 되돌아볼 줄 몰랐어요. 이런 패턴이 반복되면서 당신은 이 문제를 지속적으로 다룰 수 있을 것이고 그도 점차적으로 그의 행동을 변화시킬 거예요.

실패에 의미를 둘 것이 아니라, 이것이 바로 과정이 작동되는 방식이다. 이것을 실감하는 것이 치료자가 되는 방법을 배우는 데 있어서 근본적인 것이다. 뿐만 아니라 이것은 우리가 이런 종류의 느린 변화를 맞닥뜨릴 때 반드시 겪게 되는 역전이 좌절의 감정에 도움을 준다. 걷기, 읽기, 운동을 배울 때 처음부터 잘하는 사람은 없듯이, 그것에 대해 생각하는 좋은 방식은 잘할 때까지 지속적으로 반복하는 것이 필요한 **연습**이라고 생각하는 것이다. 정신역동적 정신치료도 마찬가지이다. 몇 번이고 계속해서 동일한 문제에 대하여 작업을 하는 것은 시간이 갈수록 새로운 방식의 생각과 행동이 자동적으로 될 수 있게 환자가 연습하도록 도움을 준다.

훈습은 다음 3단계를 가졌다고 생각할 수 있다.

1단계: 문제 자체 혹은 문제의 원인에 대한 제한된 인식

2단계: 문제 자체 혹은 문제의 원인에 대한 인식 증진 그리고/혹은 새로운 방식으로 기능하는 연습

3단계: 생각과 행동 패턴에서 지속적인 변화

인식 증가는 때때로 통찰(insight)이라고 불리고 정신역동적 정신치료는 때때로 통찰지향적 정신치료(insight-oriented psychotherapy)라고 불린다[4]. 그러나 이런 방식으로 훈습을 바라보는 것은, 통찰이 도움이 되기는 하지만 그것이 실제로 지속적인 변화에 이르는 중간역일 뿐임을 실감하게 해 준다. 뿐만 아니라 어떤 변화는 눈에 띄는 통찰 없이도 일어난다. 정신역동적 정신치료를 바라보는 보다 더 현대적인 관점에서 통찰은 변화를 촉진시킬 수 있는 한 가지이다. 하지만 치료자와의 관계나 치료의 품어 주는 기능과 같은 치료의 다른 측면도 역시 **경험**할 수 있다[5].

우리에게 훈습이란 최초 만남부터 끝내기를 넘어서까지 전반적인 정신역동적 정

신치료를 통하여 지속적으로 일어나는 학습 과정이라고 생각할 수 있다. 서로 다른 문제들에 대한 훈습은 서로 다른 속도로 일어난다. 예를 들어, 한 사람이 자기 자신을 보는 관점에 지속적이고 깊은 변화를 경험한다 하더라도, 그것은 다른 사람들에 대해 그들이 기대하는 것의 변화보다 뒤늦게 나타날 것이다. 우리가 훈습의 단계를 인식하는 것은 환자가 이 순간까지 그들에게 뿌리 박혀 있었던 생각과 행동의 패턴을 변화시키기 위해 노력할 때, 우리가 환자들에게 적절히 대응하도록 도울 것이다.

기법

듣기

우리는 훈습의 다른 단계에서 무엇을 듣는가? 무엇에 귀를 기울이는가?

1단계: 제한된 인식

이 초기 단계에서 사람은 문제가 있다는 것조차도 모르거나 혹은 내부적 원인들에 대해서 매우 제한적으로만 알고 있다. 다음은 두 상황이 어떻게 나타나는지 보여준다. 이 두 상황이 어떻게 나타나는지 다음 사례에서 찾아보도록 하자.

문제에 대한 제한된 인식

Mr B 다음 달까지 기다렸다가 치료비를 내도 될까요? 그렇게 해 주시면 정말 감사하겠습니다. 왜냐하면 이 달에 새 차를 사고 싶은데 제 수중에 있는 현금을 모두 끌어다가 계약금을 내야 하거든요.

치료자 그 요구는 두 가지 이유로 흥미롭군요. 첫째로 치료를 시작하면서 우리가 동의한 바와 다르고, 둘째로 청구서를 제때 지불하지 못하는 어려움 때문에 예전에도 치료를 중단해야 했죠.

Mr B 그건 제 전 치료자가 융통성이 없었기 때문이에요. 선생님도 마찬가지인 것 같군요.

여기서 환자는 삶의 다른 측면에서 가지고 있는 문제를 분명하게 반복하는 방식으로 치료의 틀을 위협하고 있다. 치료자는 이러한 행동을 직면시키지만 환자는 그것이 문제인지를 전혀 모른다.

문제의 원인에 대한 제한된 인식

Ms C 전 왜 관계를 맺지 못할까요? 제 친구들은 모두 결혼하는데 전 세 번째 데이트까지도 못 가요. 두 번째 데이트는 참 좋았다고 생각했는데 말이죠. 정말 짜증나요!

치료자 마지막 데이트 상황을 오해했던 것은 아니었을까요?

Ms C 어쩌면요. 하지만 제가 그랬을 만한 이유가 떠오르지 않아요. 뭔가 단단히 잘못됐지만 뭐가 문제인지 전혀 모르겠어요.

Mr B와 달리, Ms C는 자신에게 문제가 있다는 것을 알고 있다—이 경우는 관계에서—그러나 그녀는 왜 그러는지 모른다. 다시 말하자면, 치료자는 문제를 직면시키지만, Ms C는 원인에 대해 깊이 인식할 만한 능력이 거의 없다.

우리가 이 단계에 와 있다는 것을 알기 위해 귀를 기울여야 하는 것은 무엇인가?

- **감정**: 좌절, 분노, 절망, 불신과 같은 감정이 이 단계에서는 전형적이다. 또한 환자가 자신의 어려움을 인식하는 것을 거절하는 것 같을 때 완고하고 고집스러워 보일 수 있다.
- **제한된 연상 능력**: 이 단계에서 우리가 환자가 더 깊이 연상할 수 있도록 청해 보지만 "내가 '그것에 대해 더 말해도 될까요?'라고 하신 말씀은 무슨 뜻인가요? 무슨 할 말이 있나요? 제 남자 친구는 멍청이예요."와 같이 종종 얕은 반응으로 돌아오기도 한다.
- **저항**: 두드러진 저항은 이 단계에서 언제나 나타난다. 저항은 치료하는 동안 인식을 못하도록 막는 마음의 방식이기 때문에, 우리는 이것을 환자가 1단계에 머무는 방식이라고 생각할 수 있다. 침묵부터 지각까지, 모든 종류의 저항에 귀를 기울여야 한다.
- **외현화**: 인식 부족의 좋은 표시는 환자들이 외부 원인으로부터 문제가 온다고 주장하는 것이다. "제가 항상 늦는 것은 이 나라 대중교통 시스템이 엉망이라서 그래요." "여자들은 변덕이 심해요. 그게 제 모든 관계가 실패하는 이유죠."

"제 모든 결혼 생활의 문제는 시어머니가 핵심이에요." 등이 그 예이다.

- **역전이**: 우리가 환자를 도울 수 있다는 것에 대한 우리 스스로의 좌절, 짜증, 절망들 역시 이 단계의 잠재적인 표시이다.
- **패턴**: 패턴에 귀를 기울이는 것은 훈습 과정 중 이 단계에서 매우 중요하다.

Ms D는 치료자에게 논문 지도 교수가 자신을 불공평하게 대한다며 불만을 토로했다. 치료자는 지난주에 그녀의 임대주가 그녀 이웃사람의 아파트에서 물 새는 것을 제일 먼저 고쳐 줬다는 사실에 대해 그녀가 불평했던 것을 기억했다.

2단계: 인식의 증진과 연습

환자가 자신의 문제에 대한 인식이 점차 증진되고 새로운 방식으로 기능하는 연습을 시작한다는 단서들은 다음과 같다.

- **통찰**: 통찰은 문제 그리고/혹은 원인에 대한 증진된 자기 인식으로 표시된다. "저는 ~을 실감했어요." "저는 ~을 이제 알아내기 시작했어요." "이제 ~이 저에게 이해되기 시작했어요."와 같이 시작되는 문장들은 모두 통찰이 발전하고 있다는 좋은 표시이다.
- **지속되는 좌절**: 통찰이 급성장할지라도 이 단계에서는 종종 '낡은' 습관적 생각이나 행동 패턴의 지속이 특징이다. 사실상 증진된 통찰과 낡은 행동의 지속 사이의 불일치는 이 단계에서 필수불가결한 요소이다. 여기 몇 가지 사례가 있다.

어젯밤 어머니와 이야기를 나누던 중 어머니가 단지 저의 성질을 건드리는 것인 줄은 알았지만 어머니에게 짜증 나는 것은 어쩔 수가 없었어요.

어젯밤 술집에서 그 여자를 유혹할 때 느낌이 달랐어요. 그 당시 그 여자를 보면서 엮이면 좋지 않을 사람이라는 것을 알았죠. 하지만 그만두지 않았어요.

치료 시간보다 30분 늦게 일어났을 때 어제 우리가 나눈 대화 때문에 화가 나서 그랬다는 것을 알았어요.

이 환자들은 통찰은 가지고 있지만, 여전히 행동은 바뀌지 않고 있다.

- **수치심과 우울증**: 증진된 통찰은 종종 환자들이 문제되는 생각과 행동에 직면했을 때 수치심을 일으킨다. 퇴행의 징후와는 다르게 이 고통스러운 감정들은 일반적으로 환자가 진전하고 있고 스스로가 무의식적이고 부적응적인 패턴을 더 잘 알아 가려고 한다는 신호이다.

Mr E는 자신의 도발적인 행동이 그의 형과 멀어지게 된 이유라는 것을 알고 난 뒤 우울해졌다.

- **불안과 두려움**: 무언가 새로운 것을 해 보기 시작하는 것은 항상 양가감정을 불러일으키고, 불안도 그것의 일부분이다.
- **흥분**: 또한 증진된 통찰은 마치 환자가 터널 끝의 희미한 빛을 본 것처럼, 흥분과 정복감을 느끼게 해 준다.

Ms F는 목표 설정을 다루는 그들의 작업이 자신의 삶의 다른 부분에 얼마나 도움이 될 수 있는지 실감하게 된 것을 치료자에 말하면서 만족스럽고 뿌듯해 보였다.

- **낡은 그리고 새로운 패턴**: 이 단계는 낡은 그리고 새로운 패턴의 모자이크이다. 발전은 직선적으로 이뤄지지 않는다는 것을 기억하라. 환자가 생각하고 행동하는 것을 새로운 방식으로 시도해 본 뒤에도 종종 그들의 진부한 패턴으로 다시 돌아간다. 이것들을 퇴행이라고 생각할 필요는 없다. 전진과 후진을 왔다 갔다 하는 것은 이 단계의 핵심적인 부분이다.

3단계: 생각과 행동 패턴에서 지속적인 변화

변화가 일어난 것을 알려면 우리는 무엇에 귀를 기울여야 하는가?

- **화려한 과시는 없음(No fanfare)**: 변화는 보통은 조용하게 일어난다. 부적응적 패턴의 생각, 행동과 관련된 고조된 감정/불안 상태와는 반대로 환자들은 종종 뒤늦게 변화를 알아차린다. 그들은 새로운 방식으로 행동하고 있다는 것을 실

감하며 자주 놀라게 되고, 그래서 우리는 그것에 대해 주의 깊게 귀를 기울여야 한다.

오랜 시간 치료를 받으면서도 보모에게 아들을 맡기는 것에 대해 강박적으로 걱정해 오던 Ms G는 주말 동안 남편과 여행을 다녀올 멋진 계획을 치료자에게 보고했다. 치료자가 그녀에게 아들을 두고 떠나서 걱정됐냐고 물어보자, 그녀는 신중하게 육아를 조정하긴 했지만 전혀 그것에 대해 걱정하지 않았음을 그제서야 알게 되었다.

- **이전에 감정이 고조되었던 주제에 대해 감소된 불안과 감정:** 앞서 언급했듯이 그것은 이전에 크게 감정이 고조되었던 것들에 대해 종종 생기는 감정의 결핍인데, 우리는 그것에 귀를 기울여야만 한다.
- **역전이:** 우리의 환자가 변한 것을 알게 되면 우리는 종종 자랑스러운 기분이 든다. 우리가 오랜 기간 함께 일해 온 사람과의 임박한 이별을 예상할 때처럼 끝내기로 가게 만드는 변화 또한 종종 상실감을 불러일으킬 수 있다.

돌이켜 생각하기

우리가 훈습에 대해 돌이켜 생각할 때 어느 단계의 과정에 있는지에 대해 생각하려고 노력한다. 우리가 듣고 있는 불안이 통찰의 결핍 혹은 무언가 새로운 것을 할 때 동반하는 두려움의 표시일까? 환자가 변화하는 과정을 견디고 있을까? 아니면 우리가 그들의 기능을 지지해 줄 필요가 있을까? 환자의 진전에 관한 관찰을 공유하는 것이 과정에 도움이 될까? 아니면 방해가 될까? 항상 그렇듯이 선택의 원칙은 당신이 결정을 내리는 데 도움을 줄 수 있다. 감정, 표면적 내용 그리고 당신의 역전이에 가까이 머무르는 것이 환자가 어떻게 느끼는지 이해하는 데 도움을 줄 것이다. 그러나 이 점에서는 준비의 원칙과 환자와 당신 간의 그동안 치료 경력이 최선의 지침이 될 것이다. 당신은 치료의 과정 중 어디에 있는가? 이것이 한동안 당신이 작업해 오던 그 어떤 것인가? 환자가 그것에 대해 이야기하는 방식이 새롭게 들리는가? 통찰의 수준이 증진된 것처럼 들리는가? 항상 그렇듯이 매 순간 환자의 기능을 이해하는 것은 당신이 지지할 것인지 혹은 드러낼 것인지 결정하는 데 도움을 줄 것이다. 여기 두 가지 상반되는 사례가 있다.

> Ms H는 불안이 고조된 상태에서 세 번째 정신치료 시간에 왔다. "지난주에 나누었던 이야기를 근거로 했을 때, 부모님이 저를 완전히 망쳐 놨다는 것을 알게 되었고 부모님께 직면하기로 했어요. 두 분은 제게 소리를 지른 뒤 전화를 끊었는데 전 지금 엉망이 됐어요."

이 사례에서 환자와 치료자는 이 주제나 다른 어떠한 것에 대한 경험이 거의 없다. 통찰은 미숙해 보이고, 행동 또한 그러하며, 이 환자로서는 견딜 수 없는 불안이 생겨났다. 치료자는 그가 들은 것에 대해 돌이켜 생각한 후, 환자가 여전히 인식의 제한된 단계에 있는 것 같다고 판단한다.

> 3년 동안 정신치료를 받아 온 Mr I는 치료 시간에 와서 "오늘 불안한 느낌이 드는데, 지난 치료 시간이 끝나고 선생님에게 화가 나 있었다는 것을 알았기 때문이에요. 집에 도착했을 때 이런 감정을 알아차렸고 걱정됐지만, 어느 정도 시간이 흐르고 나니 제가 불안해지더라도 이것을 선생님과 의논해야겠다는 생각을 했어요."라고 말했다.

여기서 치료적 동맹은 강렬해 보이고, 치료에서 다루어 온 영역은 광범위했다. 치료자는 무언가 새로운 일이 일어났다는 것을 알았고, 보통은 치료자에 대한 부정적인 감정을 논의하는 것을 꺼려했던 환자인데, 불안이 생김에도 불구하고 그렇게 하려고 노력한다. 치료자는 환자의 인식이 증진된 단계에 있다고 판단한다.

개입하기

비록 우리가 훈습을 촉진시키려는 목적으로 특정한 개입에 대한 개요를 설명하더라도, 치료자가 이 과정을 진척시키기 위해 할 수 있는 가장 중요한 것 중 하나는 **인내**하는 것이다. 생각과 행동의 습관적인 양식을 바꾸는 것에 대해 사람들이 겪는 엄청난 어려움을 존중하는 가운데 이 책에서 기술한 지지하기 또는 드러내기 개입을 반복하는 것이야말로 궁극적으로 환자들의 기능에 지속적인 변화를 가져오는데 도움을 줄 것이다. 환자의 부모나 코치와 같이, 치료자는 처음부터 이러한 반복이 과정의 일부분이라고 예상해야만 한다. 즉, 그것들은 치료의 예상되는 한 측면인 것이지, 환자의 완고함이나 치료자의 무능함의 결과가 아니다. 이러한 태도는 치료적 작용 기전에 대한 이해를 알려 주는 것뿐만 아니라(제2장), 역전이 좌절과 전이 수치심을 줄이는 데 도움이 된다.

다음 사례를 읽으면서, 반복의 필요성을 당신의 환자에게 전달하는 최선의 방식들에 대해 생각해 보자.

Mr J 전 또 마찬가지로 면접을 망치고 있었어요. 무슨 일이 벌어지고 있는지 알고 있었지만 상대편이 너무 망나니 같아서 저도 어쩔 수 없었어요.

치료자 치료를 시작한 후 같은 일이 세 번 일어났어요. 계속 그렇게 하다가는 직장을 얻을 수 없을 거예요. 우리는 그 문제를 다루는 것이 낫겠어요.

이 치료자는 환자의 패턴을 이해는 하지만, 치료자의 개입은 좌절에서 비롯된 것이다. 치료자는 화가 난 것처럼 보이고 환자가 잘 조절하지 못하는 무언가에 대해서 환자를 비난한다. 여기 또 다른 가능한 개입이 있다.

치료자 굉장히 좌절되는 상황이었던 것 같군요. 하지만 이번에는 당신이 무슨 일이 일어나는지 알고 있었기 때문에 예전과 같지 않았어요. 다음번에 당신을 돕기 위해 무슨 일이 일어났는지 더욱 잘 살펴볼 수 있도록 면접에 대해서 좀 더 이야기해 주세요.

이 개입은 훈습을 촉진시키기 위해서 기본적인 지지하기와 드러내기 개입을 비판단적인 방식으로 포함한다. 이는 환자의 감정적 경험에 대해 정당함을 인정해 주고, 환자가 무언가 새로운 것을 했다는 사실을 확인시키고, 한층 더 연상을 요구하며, 협력적 과정으로 초대한다.

훈습에서 우리의 개입의 목적은 환자로 하여금 시간이 가면서 지지를 내면화하여 기능을 지지하는 것이거나, 혹은 무의식적 과정을 점차 의식적으로 만들어 새로운 적응이 습관화되도록 하는 것일 수 있다.

지지하기 개입

환자가 새로운 방식으로 생각하고 행동하려는 시도를 격려하고 칭찬하는 것이 이 과정에서 대단히 도움이 된다. 이 개입들은 꽤 다양하다.

> 이번에 시험을 치른 뒤 스스로 폭식을 멈출 수 있었다니 정말 대단해요.

> 오늘 어머니에 대해 이야기하는 방식은 꽤 새롭고 그것은 당신의 생각에 진정한 변화가 왔다는 것을 보여 줍니다.

당신이 지지하기를 하든 드러내기를 하든 환자의 기능이 변화하는 방식에 주의를 기울이는 것은 도움이 된다. 이러한 목표를 진전시키는 것이라면 어떠한 공급하기 개입도 사용할 수 있다. 보조하기 개입도 이 과정에 도움이 될 수 있다.

> 그 프로젝트를 다루는 당신의 방식에 실제적인 변화가 일어난 것이 보입니다. 이 접근 방법이 얼마나 새로운 것인지 당신이 이해하는 것을 돕기 위해 당신이 어떻게 그 일을 했는지 살펴봅시다.

이것은 환자들이 스스로의 발전을 이해하고 구성요소로 분해하도록 돕는 것을 목표로 하는 **협력적 개입**이다.

드러내기 개입

새로운 방식의 생각과 행동을 **직면**하고 **명료화**하는 것은 환자들이 마음속에서 일어나는 변화에 관심을 갖도록 돕는다.

환자 저는 그가 받을 때까지 전화를 걸고 싶었지만 참았어요.
치료자 당신은 기다렸군요. 그것은 당신에게 새로운 모습이에요.
환자 맞아요. 몰랐지만, 그렇게 했어요. 작년에는 기다리지 못했어요.

치료자가 환자의 새로운 행동을 **직면**시키는 것은 연상을 불러일으키며, 또 무언가 새로운 것—즉, 변화의 실현—을 드러내는 것을 촉진시킨다.

많은 종류의 **해석**도 이 과정을 도울 수 있다. 여기에서 종종 변화에 대한 저항의 해석이 중요한데, 변화를 인식하는 것에 대한 저항의 해석 또한 그러하다. 여기 두 가지 사례가 있다. 첫 번째는 변화에 대한 저항이 강조되고 있다.

> 당신으로서는 어머니에게 대하던 방식과는 다르게 행동하는 것을 상상하기 어렵기 때문에 당신 자신이 상사에게 새로운 방식으로 대하는 것을 생각하는 것이 당신에게는 어렵군요.

다음 해석은 변화를 인식하는 것에 대한 저항이 강조되고 있다.

> 어머니와 다르게 대하는 것이 어머니를 배신하는 것이라고 걱정하기 때문에 상사를 대하는 당신의 새로운 방식을 아는 것이 당신에게는 어렵군요.

모든 환자는 자신이 진전하고 있다는 것을 알 필요가 있다. 당신이 드러내든 혹은 지지하든, 환자가 자신이 변화되고 있고 또한 치료자인 당신이 그것을 인식하고 있다는 것을 알도록 해 주는 것이 중요하다. 언제 충분한 변화가 일어났고 끝내기를 할 준비가 되었다는 것을 어떻게 알 수 있을까? 이것이 다음 장에서 다룰 주제이다.

권장 활동

다음 각 환자 사례는 어떤 단계의 훈습이라고 생각하고 그 이유는 무엇인가?

1. Ms A: 제가 또 다시 아버지에게 걸려들었다는 걸 믿을 수가 없어요! 대체 우리가 이걸 얼마나 많이 얘기해 온 거였죠? 3개월 전에, 아버지는 제게 아이들 여름 캠프 비용을 대 주시기로 말씀하셨어요—아버지는 돈이 있다고 했고 그게 그분의 자랑거리였죠—그래서 등록했거든요. 제가 바보인가요? 지금 아이들은 들떠 있고 이제 3주 남았는데 아버지는 전화해서 경기가 안 좋아 돈이 없다고 하시네요. 전 정말 우울해요—지금도요—전 어제 하루 종일 침대 밖을 나가지 않았어요. 아이들에게 면목도 없고 저와 남편은 그 비용을 낼 여력이 안 돼요. 언제 쯤에야 이렇게 안 하게 될까요?

해설

이것은 2단계처럼 보인다. 인식 증가와 연습. Ms A는 아버지와 엮이는 패턴을 인식하지만, 여전히 그것을 피하는 데 어려움을 겪는데, 아마도 그녀는 이번에는 다를 것이라는 소망을 계속 갖고 있기 때문이다. 뿐만 아니라, 그녀는 여전히 이런 일이 있으면 심하게 우울해진다.

2. Ms B: 전 지난 2주 동안 소개팅을 세 번 나갔는데 한 번도 다음 약속을 잡지 못했어요. 저한테 무슨 문제가 있는 걸까요? 전 정말로 모든 게 괜찮았다고 느꼈는데 말이에요—다들 헤어질 때도 괜찮았어요. 남자들은 친절하고 배려심도 깊어 보였어요—전 계속 이야기했고 정말로 편하다고 느꼈어요. 모두 놀랄 정도로 저한테 관심을 보였고 제가 하는 말들에 관심을 갖는 것처럼 보였으니, 전 완전히 헷갈려요. 지난밤엔 술을 더 마시지 않을 수가 없었어요—너무나 화가 나요.

해설

Ms B는 1단계에 있다. 제한된 인식에 해당한다. 그녀는 패턴을 인식하지 않고, 문제에 대해 다른 사람에게로 원인을 돌리며, 부적응적인 대처 전략을 사용한다. 그녀의 말에 따르면, 대화 중 혼자서만 말을 하고 정작 소개팅에는 거의 관심을 보이지 않는 것으로 보아 그녀는 다른 사람들에 대한 공감이 제한적일 수도 있지만, 이 때문에 관계에서 어려움을 유발하게 된다는 것을 인식하지 못한다.

3. Mr C: Jack이 대학 졸업반이라 오늘 집을 떠났어요. 전 아들이 보고 싶어지겠지만, 그래도 오늘은 괜찮았어요—전 아들을 공항에 내려 주고 돌아와서 Carmen과 저녁 식사를 했어요—우리는 근사한 저녁 시간을 보냈지요. 우리가 와인 한 잔씩 하고 있을 때, 아내는 Jack이 처음 집을 떠나던 날 제가 얼마나 힘들어했는지 그때를 떠올렸어요. 우습지요—전 꼭 아주 오래된 과거처럼 기억이 나요. Carmen과 저는 토요일에 푸에르토리코로 떠나요—아이들이 집에 있던 9월이었다면 절대 그렇게는 못했을 거예요.

해설

Mr C는 3단계에 있다. 지속적인 변화에 해당한다. 그의 아들과의 관계에 대해 많은 작업을 해 온 이후, Mr C는 이제 불안을 느끼지 않고 이별할 수 있다. 그는 낡은 행동을 기억할 수 있지만, 이미 먼 과거 일처럼 보인다. 그는 지나친 축하나 칭찬을 받을 필요 없이 이러한 변화를 알아차릴 수 있다고 보고한다.

참고문헌

1. Kandel, E. R. (1979). Psychotherapy and the single synapse: The impact of psychiatric thought on neurobiological research. *New England Journal of Medicine, 301*(19), 1028-1036.
2. Sandler, J., Dare, C., Holder, A., et al. (1973). *The Patient and the Analyst.* International Universities Press, Madison, WI, pp. 121-127.
3. Greenson, R. R. (1965). The problem of working through. *Drives, Affects, Behavior* (ed. M. Schur), International Universities Press, Madison, WI, pp. 277-314.
4. Moore, B. E., and Fine, B. D. (1990). *Psychoanalytic Terms and Concepts.* American Psychoanalytic Association, New York, p. 99.
5. Gabbard, G. O. (2005). *Psychodynamic Psychiatry in Clinical Practice,* 4thed., American Psychiatric Publishing, Washington, DC, pp. 109-112.

한국 문화를 바탕으로 한 주석

훈습이라는 단어는 불교에서 사용하는 단어이기는 하나 우리에게는 익숙하고 문제 해결이 다 되는 것을 기정사실로 받아들이는 느낌이 있습니다. 하지만 영어의 'working through'는 아직 해결이 보장되지 않고 계속 꾸준히 연습해야 하는 책임감을 느끼게 합니다. 그래서 working through를 3단계로 나누어 설명합니다. 1단계는 문제에 대한 제한된 인식, 2단계는 인식이 증가하여 새로운 방식으로 연습하는 것, 3단계는 생각, 행동, 느낌의 지속적인 변화로 나누어 생각합니다. 그래서 1단계인 제한된 범위 내에서라도 인식을 하기 위해서는 감정 파악, 제한된 연상 능력을 인정하기, 저항이 생기는 것은 당연하다는 것을 강조하기, 이와 더불어 환자들이 자기 문제로 받아들이지 않고 외부 원인으로 돌려 버리는 외현화를 자주 한다는 점, 역전이가 발생할 수 있다는 점, 패턴에 주의를 기울여야 한다는 점 등을 강조합니다. 그런데 이러한 것들은 이미 앞에서 많이 다루었기 때문에 새삼스러울 것은 없습니다. 다만, 이 단계를 이야기하지 않고 지나가는 것은 논리의 비약으로 비춰질 수 있으므로 서양식 사고방식으로는 꼭 언급을 해야 하는 것 같습니다.

하지만 우리는 통찰이라 하면 인식의 증진과 연습이라는 2단계를 생각하게 됩니다. 어렵게 통찰을 하게 되면 환자는 불확실하던 사실을 확실하게 인정하게 됩니다. 그런데 통찰에서 모든 것이 끝나는 것은 아니고 다시 과거의 습관이 나오면서 환자는 지속되는 좌절을 경험합니다. 또한 통찰이 증진되었을 때 기쁨을 느끼는 경우도 있지만, 치료자의 전폭적인 지지가 부족하면 많은 환자는 문제되는 생각과 행동에 직면했을 때 수치심과 우울증을 겪게 됩니다. 또한 불안과 두려움, 흥분과 정복감도 동반합니다. 하지만 아직도 낡은 패턴과 새로운 패턴은 번갈아 나타납니다. 3단계는 생각과 행동 패턴의 지속적인 변화가 유지되는 것을 말합니다. 이때는 화려한 과시는 없고 고조되었던 감정과 불안이 감소합니다. 이러한 훈습은 치료 중기에서부터 끝날 때까지 지속됩니다.

우리나라의 경우 소암 선생에게 치료받았던 사람들의 경우를 보면 보통 7~8회 때 큰 깨달음이 온다고 합니다. 어떤 사람은 크게 대오각성한 적은 없지만 20회쯤 되니 어느새 달라진 자신을 발견하게 된다고 합니다. 제대로 치료받으면 대개 20회 내에 자신의 문제를 90% 정도는 깨닫게 된다고 합니다. 그 후로는 훈습의 연속입니다. 전진과 후퇴를 반복하기도 하고, 이제는 통찰을 얻었으니 지금 끝내도 되지 않나 하는 유혹도 생기고, 전이는 부정적인 전이와 긍정적인 전이가 밀물과 썰물처럼 오가기도 합니다. 하지만 여기서 치료를 중단하지 않고 지속하는 이유는 일상생활에서 늘 문제가 발생하기 때문입니다. 날씨가 좋더라도 언제나 해만 나는 날은 없습니다. 오히려 매일 해만 난다면 모든 생명체는 죽게 됩니다. 비도 오고 바람도 불고, 흐린 날도 있고 갠 날도 있고 가끔은 우박과 번개와 천둥으로 놀라기도 하듯이 세상 사는 일은 쉽지 않습니다. 그래서 치료는 1~2년을 지나 10~20년 지속하게 됩니다. 치료자를 떠나 혼자 헤쳐 나갈 수 있으면 치료를 끝내도 된다고 알고 있지만 제가 20여 년간 치료를 받아 온 이유는 혼자 고민하는 것보다는 소암 선생과 의논하는 것이 그만한 가치가 있다고 판단했기 때문입니다. 저와 같은 과정을 거치는 동료들이 꽤 있는데 아마도 소암 선생만큼의 인격 성숙이 덜 되었기 때문에 소암 선생 정도의 인격 성숙을 목표로 꾸준히 치료를 받는 것이라고 생각합니다. 이러한 과정이 훈습이라는 것은 분명하지만 이렇게 오래 하는 치료는 그동안 논란이 되어 왔던 '정신분석의 종결이 가능한가?'라는 정신분석의 숙명적인 의문과도 연결됩니다.

소암 선생이 아닌 다른 치료자에게 치료받는 환자들도 꽤 오랜 시간 치료를 하기도 합니다. 치료자에 대한 의존심도 작용했을 수 있겠지만, 장기간 치료를 했다면 의존심 문제도 이미 다루었을 것이고 이렇게 계속 치료하는 것이 자신에게 이득이 더 크다고 판단했기 때문일 것입니다.

저는 개인적으로 정신치료가 불교에서 말하는 돈오돈수(頓悟頓修)와 돈오점수(頓悟漸修) 중 돈오점수에 해당된다고 봅니다. 즉, 한번 깨달았다고 모든 것이 바뀐다기보다는 한번 깨달았더라도 곧 잊어버릴 수 있기 때문에 반복해서 익혀야 한다는 쪽에 가깝습니다.

제30장

끝내기

주요 개념

끝내기(때때로 종결로 불림)는 정신역동적 정신치료의 마지막 단계이다. 끝내기의 주요 작업은 다음과 같다.

- 목표를 공고히 하기
- 치료를 재검토하기
- 변화에 대한 현실적인 평가
- 미래에 대해 계획하기(필요시 치료를 포함)
- 작별

끝내기 단계는 보통 치료의 기간에 비례한다.

'끝을 맺고' 종료하고자 하는 소망을 돌이켜 생각하면서, 끝내기 단계 동안에 기법은 바뀐다.

끝내기는 강력한 전이와 역전이의 시간이 될 수도 있다.

어떤 것이든 매우 강렬했던 경험을 끝내는 것은 어려운 일이다. 대학 졸업을 생각해 보라. 4년간 어려운 일들을 마친 후 학생들과 교수들은 의식 절차에 모여서 축하와 슬픔을 표현하고, 미래를 기대하고 과거를 돌아보며, 발전과 퇴행을 떠올린다. 이러한 전통은 그 과정에서 필수적인 부분이고, 통과의 중요한 순간을 특징짓기 위해 계획된 것이다. 정신역동적 정신치료의 끝내기에서도 마찬가지이다. 환자와 치료자 두 사람이 함께 작업을 한 지 수 주에서 수개월, 심지어 수년이 흐른 뒤에, 작별을 고해야 하는 시간이다. 이러한 기간은 졸업의 많은 양상을 공유하고 그만큼 기념하는 것이 아주 중요하다.

우리는 다음과 같이 끝내기의 여러 측면에 대해 논의할 것이다.

- 우리는 정신역동적 정신치료의 끝내기 시기 또는 끝내기 여부를 어떻게 결정하는가?
- 끝내기 단계 동안에 무슨 일이 일어나는가?
- 끝내기를 할 때 우리는 우리의 기법들을 어떻게 바꾸는가?
- 전형적인 전이와 역전이 반응에는 어떤 것들이 있는가?

우리는 정신역동적 정신치료를 언제 끝낼지 어떻게 결정하는가

정신역동적 정신치료의 목표에 대해 생각하는 것이 치료를 언제 끝낼지 결정하는 최선의 방식이다[1, 2]. 비록 목표가 환자마다 다를지라도, 우리는 일반적으로 어느 정도 공통적인 목표에 대해 생각할 수 있다.

- 개선된 증상: 환자가 치료를 받으러 오게 된 증상들의 호전은 언제 끝내기를 해야 할지에 대해 생각하는 데 있어서 두말할 필요 없이 중요하다.
- 개선된 자기상: 확신과 자기상의 증진이 핵심인데, 이는 한 사람의 능력과 한계에 대한 일관된 현실적 평가를 말한다.
- 개선된 다른 사람과의 관계: 이것은 환자의 관계에 대한 무의식적인 기대가 바뀌

는 것뿐만 아니라 치료 안팎에서 더욱 건강한 관계를 통해 증명될 수 있다.

- 개선된 적응: 종종 정신역동적 정신치료의 주요 목표로서, 여기에는 방어적 유연성의 증진뿐만 아니라 더 적응적 방어의 사용이 포함된다.
- 개선된 성찰 능력: 이것은 끝내기를 위한 필수 조건으로, 즉 환자들이 스스로를 해석할 수 있을 때 떠날 준비가 되었다는 것이다. 비록 지금은 우리가 정신역동적 정신치료에서의 변화는 통찰 이상의 것이라고 생각하지만, 여전히 자기 관찰 능력의 증진은 끝내기가 가까워 왔음을 가리키는 것이다.
- 개선된 일과 놀이: 가장 중요한 것으로, 우리는 환자들이 더 나은, 더 만족스러운 삶을 영위하길 원한다. 여기에는 일을 하고 즐길 수 있는 능력이 포함된다. 개선된 성기능, 향상된 창의성, 그리고 이완 능력의 증진이 모두 이 부분에 해당될 수 있다.
- 독립심의 증진: 많은 환자, 특히 취약하고 의존적인 사람들은 치료를 통해 좋아진 것들이 치료를 끝낸 후에 사라지게 될 것이라는 공상을 갖고 있다. 좋아진 것들이 치료를 지속했기 때문이라고 생각하기보다는 자기 자신이 이루어 냈다고 받아들이는 것이 끝내기를 할 준비가 되었다는 신호이다.

치료자나 환자가 끝내기에 대한 주제를 꺼낼 수 있다. 환자들이 이 주제를 먼저 얘기할 때는 이에 대한 소망의 동기를 이해하는 것이 중요하다. 예를 들어, 치료 초기에 너무 의존하게 되는 것을 회피하기 위해 또는 고통스러운 감정을 드러내는 것을 회피하기 위해 떠나고 싶어 하는 것은 저항일 수 있다. 끝내기를 요구할 때 이것이 저항인지 아니면 끝내기에 적당한 시기인지 알기 위해서는 충분한 시간과 경험이 필요하다. 하지만 다음과 같은 몇 가지 경험과 상식에 근거한 규칙들이 도움이 될 것이다.

- 치료 기간이 얼마나 되었는가? 정신역동적 정신치료를 받은 지 몇 주 또는 몇 개월일 경우 저항의 가능성을 고려해야 한다. 이러한 치료는 오랜 시간이 걸리는 만큼 치료를 이제 막 시작했는데 환자가 끝내기에 대해 말할 경우는 이것이 나온 이유를 이해하려고 노력해야 한다. 치료를 시작하면서 환자가 '건강으로 도피'라고 불리는, 자신의 모든 문제가 해결된 것 같은 느낌을 받을 수 있다. 이러한 경우, 우리는 좋은 느낌을 인정하는 동시에 이것이 바로 더 많은 탐색과 변

화가 시작하는 단계라고 제안할 수 있다. '장기 치료'가 처음에는 흥분될 수 있으나, 곧 '장기'가 크게 다가오면서 환자에게 압박감을 줄 수 있다. 당신이 장거리 하이킹을 시작할 때의 흥분과 대비하여 6~7시간 뒤에 느끼는 피로를 생각해 보면 당신은 환자의 좌절에 공감할 수 있고, 지속적인 변화를 가져오려면 시간이 걸린다고 환자에게 상기시켜 줄 수 있다. 우리의 목표는 일반적으로 평생 동안의 행동 패턴을 변화시키는 것이므로, "당신이 알다시피 이러한 패턴을 형성하는 데 34년이 걸렸는데, 당신이 그것을 단기간에 변화시킨다면 우리는 깜짝 놀랄 거예요!"와 같은 말이 도움이 된다. 동시에 가끔 환자들은 몇 번의 치료만으로도 도움을 얻을 수 있다는 것을 잊지 말아야 한다.

- 어떤 배경에서 끝내기를 의논하고 있는가? 만약 환자가 뭔가 고통스러운 것을 탐색하자마자 끝내기에 대해 말하기 시작하거나 치료의 전후관계에서 새로운 관계를 형성할 때 끝내기를 원할 경우 저항에 대해 생각하라.
- 치료를 끝내기를 원할 때 환자는 어떻게 말하는가? 이 상황에서 환자에게 끝내기에 대한 생각이나 끝내고 싶어 하는 이유를 물어보는 것이 당신 기법의 중점을 차지한다. 시간과 경제적인 부담이 대부분 부분적으로 사실이기는 하나, 다른 두려움이나 불안을 숨기는 것일 수도 있다.
- 환자의 감정은 무엇인가? 환자가 당신에게 화를 내는가? 그가 무시하는가? 당신과 정신역동적 정신치료가 잘 이루어진 환자들은 대부분 끝내기에 대해서도 양가감정을 품는다. 그들은 대체적으로 고마워하고, '자신의 힘으로 해 보기'에 열정을 보이지만 또 한편으로는 당신을 그리워할 것을 안다. 만약 당신이 이러한 종류의 삼차원성(three-dimensionality)을 감지하지 못한다면, 이는 끝낼 시간이 아닐지도 모른다.
- 당신의 역전이는 무엇인가? 당신이 환자에게 화가 났는가? 그가 치료를 지속하지 않겠다는 것에 안도하는가? 당신이 속상하거나 중간에 방해를 받는다고 느끼는가? 만약 그렇다면, 단순히 끝내기를 원하는 것보다는 더 많은 것이 포함되었을 수 있다. 대부분 환자와 좋은 관계를 형성한 치료자는 환자와 상호 보완적인 양가감정을 지닌다—여기에는 치료가 잘 이루어졌다는 자부심과 함께 상실에 대한 예상이 따른다. 9월에 대학교로 돌아가기 전에 방학 동안 자녀와 여행을 다니는 부모를 생각해 보자. 만약 이것이 당신이 느끼는 감정이 아니라면, 환자가 실제로는 끝내기를 할 준비가 되지 않았다고 고려해 볼 수 있다.

다음은 끝내기에 대해서 생각할 때 어떻게 듣고, 돌이켜 생각하고, 개입해야 하는지를 보여 준다.

- 듣기: 감정에 귀를 기울이고 끝내기에 관한 생각과 관련된 사고, 느낌, 공상에 대한 더 많은 정보를 얻기 위해 질문하라. 환자들은 자주 도움이 될 만한 끝내기에 관련된 꿈을 꾼다. 예를 들어, 무엇으로부터 탈출하기 위한 꿈과 대비하여 사랑했던 친족이 떠나는 슬픈 꿈은 끝내기를 할 준비에 대한 다른 의미를 나타낼 수 있다.
- 돌이켜 생각하기: 표면에 가장 가까운 것이 무엇인지 또 주된 감정은 무엇인지 결정하기 위해 당신이 여태까지 들은 것을 조사 분류해 보라. 당신이 듣는 이야기가 방어적이어서 작업이 심화되는 것에 대한 저항과 관련 있는지 생각해 보라.
- 개입: 우리는 언제나 환자가 끝내기를 원하는 소망을 심각하게 받아들여야 하며, 단순히 '그것을 해석'해서는 안 된다. 만약 결국에 환자가 지금은 끝내기를 할 시간이 아니라는 것에 동의한다면, 당신은 환자가 마음을 바꾸는 것에 체면을 손상하지 않는 방식을 제공하는 것이 좋다. 만일 당신이 환자가 끝내기를 원하는 것이 저항이라고 생각한다면 당신은 결국 이를 해석하고 말 것이다.

가끔 당신이 환자들에게 준비되었다고 생각하기 전에 그들은 끝내기를 원할 것이다. 아마도 당신은 저항이 적극적으로 일어나고 있거나, 환자가 작업을 할 일이 더 있다고 생각할 것이다. 당신은 끝내기에 대한 소망을 탐색하고 그러고 나서 저항을 부드럽게 직면하고 해석하도록 최선을 다해야 한다.

환자 여기에 언제까지 일주일에 두 번 와야 하죠? 전 훨씬 기분이 나아졌고 아침에 여기 오는 게 너무 힘들어요.

치료자 확실히 당신에게 변화가 왔어요. 하지만 제가 느끼기에 당신이 Maya를 만나기 시작하면서 부쩍 치료를 중단하고 싶은 소망에 대해 얘기를 많이 하는 것 같군요. (**공감적 언급, 직면**)

환자 어쩌면요. 제가 선생님을 만난다는 것을 그녀가 알지 않았으면 해요.

여기서 치료자는 좋은 감정들은 인정하는 한편, 환자가 끝내기를 원하는 것을 그의 새로운 여자 친구에게 그가 치료를 받는다고 이야기하는 잠재적인 수치심과 연결시킨다.

어떤 경우, 치료를 멈추고 싶은 소망은 실제로 사람들 그리고 관계에 대해 견고하게 자리 잡은 기대의 표현이다. 예를 들어, 다른 사람들이 자신을 속이거나 자신이 원하는 것을 못하게 한다고 생각하는 환자는 종종 전이가 깊어질수록 떠나고 싶어 안달할 것이다. 이러한 환자에게는 이 상황이 치료에서 가장 중요한 부분일 수 있고 따라서 치료자가 이해하고 여지를 남겨 두고 해석하는 것이 매우 중요하다.

환자 제가 여기에 갇힌 느낌이에요. 제가 선생님을 떠나기 원해도 선생님은 절 보내지 않을 것 같아요.

치료자 보내지 않는다고요? (**직면**)

환자 네. 마치 제가 이 상황을 전혀 통제할 수 없는 것처럼요.

치료자 당신은 당연히 언제든지 원할 때 치료를 멈출 수 있어요. 하지만 당신이 여자 친구에게도 같은 느낌을 갖고 있다는 사실이 놀랍군요. (**공감적 언급과 명료화**)

환자 모든 것을 그녀에게 맞춰 줘야 해요. 우리가 진지한 사이가 되면서 그녀가 우리의 주말 계획을 전부 세워요. 만약 하루 저녁 제가 친구들과 나가고 싶어 하면 어떻게 될까요?

치료자 어쩌면 당신은 제게도 같은 식으로 느끼는 것 같네요. (**전이 해석**)

이 상황에서 끝내기에 대한 소망은 누군가에게 가까워지면 자주성의 상실을 의미할 것이라는 환자 특유의 예상과 유사하다.

환자에게 치료를 지속하라고 약간의 격려를 하는 것은 규칙을 어기는 것이 아니다. 만약 환자들이 떠나려 하고 당신은 그것이 좋은 생각이 아니라고 본다면, 당신이 의식적으로 전이와 역전이 느낌이 작동하고 있을 것이라고 알고 있는 한 당신은 그들에게 그대로 있어야만 한다고 말할 수 있다. 예를 들어, 치료자가 환자에게 애정 어린 감정을 가지고 있거나, 아니면 치료를 충분히 잘하지 못했다는 죄책감 때문에 치료자는 환자에게 끝내지 말자고 설득하려 노력할 수가 있다. 수입이 줄거나 아니면 연수평점과 같이 현실적인 요소들 또한 이런 상황에서 치료자의 역전이에 불을 붙이게 된다. 역전이 감정이 끝내기에 대한 당신의 생각들을 불러일으킬 가능성에 대해 경계하는 것은 상황을 가능한 최선의 방식으로 다루는 데 있어서 핵심이다. 이것에 대해 극도로 강한 감정을 갖거나 환자와 힘겨루기를 하려 든다면 그 사례는 지도감독자나 동료와 논의할 필요가 있다는 신호임에 틀림없다.

치료자가 환자들에게 끝내는 것보다는 치료를 지속해야 한다고 제안할 때 환자는 긍정적이든 부정적이든 강하게 반응하기 쉽다. 이러한 느낌을 탐색하는 것은 환자들로 하여금 전이에 대해 더 깊게 이해할 수 있게 해 준다.

42세 남성인 Mr A는 그가 일을 마무리 짓든 안 짓든 부모님이 상관하지 않는다고 느꼈다. 치료를 받은 지 2년 만에 그는 치료를 끝내기를 강력히 주장했다. 다음은 그 시점에서 나눈 내용이다.

Mr A 이제 끝낼래요. 전 충분히 변했고 남은 인생 동안 할 일이 아주 많이 남았어요.

치료자 이제서야 당신이 처음에 여기 왔을 때 겪던 문제들을 다루기 시작했는데, 지금 이런 말이 나와 놀랐습니다. 저는 지금이야말로 치료에 있어서 당신에게 중요한 시기이고 치료를 지속하면 도움이 될 것이라고 생각합니다. 이것에 대해 당신은 어떻게 생각하세요?

Mr A 선생님이 무슨 걱정이세요? 선생님은 얼마든지 다른 사람으로 빈 시간을 채울 수 있을 테고, 그들은 저보다 돈을 더 낼 수도 있잖아요.

치료자 제 생각에는 당신이 제가 당신 부모님처럼 당신이 지속하든 안 하든 상관하지 않는다고 생각하시는 것 같아요.

Mr A 선생님 말이 맞아요. 두 분은 절대 상관 안 하셨죠. 전 중간에 여러 가지 일을 그만뒀는데 두 분의 골프 시작 시간을 방해하지만 않으면 상관하지 않으셨어요.

Mr A는 치료를 계속 받기로 결정했다. 다음은 6개월 뒤에 치료 시간에 나눈 대화 내용이다.

Mr A 어젯밤 꿈에 우리가 치료를 마쳤는데 선생님이 5분만 더 있으라고 부탁했어요.

치료자 그것에 대해 어떤 생각이 들었나요?

Mr A 아침에 생각해 봤는데 전에 선생님께서 제가 치료를 계속 받는 게 중요하다고 말씀하셨던 치료 시간이 생각났어요. 전 잘못된 시기에 거의 그만둘 뻔했어요. 선생님이 그렇게 말해 줘서 놀랐어요.

치료자 당신에게 새롭게 느껴졌을 거예요. 당신은 부모님이 당신이 그만두든 그렇지 않든 별로 신경 쓰지 않는다고 늘 느꼈죠.

Mr A 네. 그것 때문에 선생님이 중요시하는 것을 이해 못할 뻔했어요.

이 사례에서, Mr A와 치료자가 치료를 지속해야 한다는 제안에 대한 Mr A의 반응을 끝끝내 탐색하고 이해했던 방식이 전이와 환자의 타인에 대한 기대에 중요한 변화를 가져왔다.

만약 이 기법들이 효과가 없고 환자들이 여전히 치료를 그만두고 싶어 한다면, 그때는 그렇게 해 준다—다만, 당신 생각에 이것이 안전한 선택이라는 전제가 있어야 한다. 여기 두 가지 유형의 끝내기가 있다.

- 상호 간의 끝내기(bilateral endings): 치료자와 환자는 목표가 달성되었고 치료를 끝낼 준비가 되었음에 동의한다. 시간이 제한된 치료에서는 치료를 시작할 때 이것을 정해 놓는다. 시간 제한이 없는 치료에서는 치료하는 동안 결정된다.
- 일방적인 끝내기(unilateral endings): 치료자 혹은 환자가 어떤 이유에서 치료를 끝낸다. 이것은 수련생으로서 수련 프로그램을 끝냈기 때문일 수 있고, 혹은 환자가 이사를 가기 때문일 수도 있다[3].

인생과 치료는 길다—가끔씩 환자들은 그들이 돌아오고 싶어 한다는 것을 생각해 내기 위해 떠나야만 한다. 만약 당신이 그들의 소망을 존중해 주면서 보호와 관심을 보여 준다면, 그들은 더 쉽게 돌아올 수 있다. 항상 환자에게 당신의 문이 열려 있다는 것을 알려 줘야 한다. 끝내기가 일방적일 때도 말이다.

끝내기 단계는 얼마나 길어야 하는가

끝내기 단계의 길이는 일반적으로 치료의 길이에 비례해야 한다. 즉, 7년 동안의 치료였다면 끝내기 단계는 1년이 되고, 반면 1년 동안의 치료였다면 수개월이면 충분할 것이다. 끝내기 단계를 계획하는 것은 환자들에게 되돌아보고, 애도하고, 작별할 충분한 시간을 주는 것이다[4]. 함께 실제 날짜를 잡는 것은 끝을 분명한 현실로 받아들이게 하고 이 단계를 촉진한다.

기법

끝내기 단계 동안에 듣기

끝내기 단계는 치료자와 환자가 치료를 끝내기로 결정할 때 시작된다. 일방적인 끝내기(unilateral ending)의 경우에 이것은 정해진 기한(수련생 근무 기간의 끝 혹은 환자의 졸업과 같이)으로 인해 치료를 끝내야 할 때 일어난다. 상호 간의 끝내기(bilateral ending)인 경우, 그 시기는 그들이 끝내기에 좋은 시간이라고 결정하는 때이다. 무엇이 그것을 부추겼든 간에, 끝내기 단계는 끝맺는 시간이다. 이것은 나머지 치료들과는 매우 다른데, 이때 우리의 전체적인 기법적 접근은 이용 가능성을 터놓기 위해 고안되어 있다. 우리가 항상 어느 정도의 개방성을 지향한다 하더라도, 끝내기 단계 중에는 당신이 해결할 수 있는 적절한 시간을 갖지 못해서 다른 방식으로 다뤄야 할 일들이 생겨난다. 그럼에도 중요한 작업이 이 시간 동안에 일어난다.

끝내기의 몇 가지 전형적인 것들이 있다. 그것들에 대하여 아는 것은 이렇게 감정이 가득 찬 단계에서 당신이 듣는 것을 도와줄 것이다.

퇴행

여지없이, 환자들은 끝내기 단계에서 지난 수개월 혹은 수년 동안 볼 수 없었던 증상 및 전이발현으로 퇴행한다. 이것은 미숙한 치료자들을 당황하게 만드는데, 그들은 이것이 환자들이 끝내기를 할 준비가 되지 않았다고 걱정할 수도 있다. 거꾸로 그것은 이 단계의 명백한 특징이기도 하다. 시작 단계 동안에 지각했던 환자가 갑자기 다시 지각하기 시작할 것이다. 또는 지불 방법이나 취소 방침에 대해 수년 동안 별 말 없던 환자가 그것들에 대해 불평하기 시작할 것이다. 퇴행과 다른 감정들을 가릴 수 있는 방식을 예측하는 것은 끝내기 단계 동안 당신이 '그것을 듣도록' 도와줄 수 있다.

Ms B는 치료 첫 일 년 동안 그녀에 대한 치료자의 관심을 의심스러운 눈초리로 바라보다가 결국 그를 신뢰하게 되었고, 끝내기 단계에서 그녀는 치료자가 진심으로 그녀를 생각해 준 첫 번째 사람 중 한 명이라는 이야기로 대부분의 시간을 보냈다. 치료를 끝내기 3개월 전, 치료자가 평상시와 다르게 치료 시간 중에 걸려 오는 전화를 받았다. 이것에 대해 Ms B가 분노하면서 치료자의 보살핌은 '모두 가식'이었고 어쩌면 지금 바로 끝내는 것이 나을지도 모르겠다고 말하여 치료자는 놀랐다. 이것을 탐색하면서 치료자가 다른 환자들에게 더 관심을 갖고 있다는 Ms B의 공상과 다른 누군가가 '그녀의 시간'을 뺏는 것에 대한 질투가 드러났다.

애도하기

대부분의 환자는 끝내기 시점에 굉장히 슬퍼한다. 치료자는 자신이 환자들에게 얼마나 중요한 존재인지 기억하는 것이 중요하다. 이는 끝내기에서 두드러지게 나타난다. 눈물을 흘리거나 상실감을 느끼는 것은 정당하다. 가끔 이 단계에서 어떤 환자는 우울해질 수 있기 때문에 이러한 느낌이 저절로 사라진다고 할지라도 약물 처방이 필요한지 잘 살펴보아야 한다. 끝내기에 대해 생각해 보면 그것은 매우 평범하지 않은 행동이다. 두 사람은 굉장히 강렬하고 의미 있는 관계를 형성했다가 그 후에는 다시 만나지 않는다. 전에는 환자가 끝내기 후에도 치료자를 보고 싶어 하는 소망을 치료가 덜 끝난 것으로 생각해 왔었다. 그러나 지금은 환자가 삶에 스트레스를 받거나 흥분되는 상황이 있을 때 '점검'을 위해 치료자를 다시 찾아 오는 것이 매우 흔한 일이다. 환자가 약물치료를 받고 있고 치료자가 약을 처방한 사람이라면 공식적인 치료 기간은 끝났을지라도 매달 약물 처방을 받기 위해 올 수 있다. 그러나 장래에 환자가 가끔씩 방문할 가능성이 있다 할지라도 치료를 끝내는 것 자체가 환자에게는 상실이다. 치료자처럼 환자의 말을 주의 깊게 들어 준 사람이 아무도 없었을 수도 있고, 또는 환자의 삶에 규칙적으로 관심을 보인 사람이 없었을 수도 있다. 치료 덕분에 새로운 관계를 알게 되었다 할지라도, 치료자를 잃는 것은 실제적 상실이기 때문에 애도가 자연스럽고 예상되는 일이라는 것을 치료자는 기억할 필요가 있다. 실제로 만약 환자가 상실감과 애도에 대해 말하지 않는다면, 치료자는 이러한 느낌에 대한 저항을 의심해야 한다.

끝내기 단계에서 애도하게 되는 또 다른 한 가지는 어떤 것은 변화했는데 또 어떤 것들은 그렇지 않다는 점이다[3]. 무궁무진한 가능성에 대한 공상을 상실하는 것은 매우 힘겹다. 대부분 치료 끝은 사람들이 자신의 능력과 한계를 받아들이는 시간이다. 그들이 여전히 어려운 부모님을 두고 있다는 사실이나 또는 치료받는 중에 결혼한 배우자가 상상한 것만큼 공감적이지 않다는 사실은 체념감을 일으킬 수 있다. 이것은 무의식적 공상에서도 마찬가지이다. 치료가 환자의 수줍음을 완전하게 해결하지 못했다거나 스트레스를 받을 때 증상이 재발할 경우 실망스러울 수 있다. 이는 치료자에게도 매우 어려운데, 특히 환자에게 어떻게 최선의 도움을 줄 것인가에 대한 자신의 공상을 갖고 있을 경우에 더욱 그렇다. 이 시점에서는 환자와 우리가 가진 공상들을 탐색하는 것이 가장 적합한 기법이며 감정과 수반되는 실망을 인정하는 것도 마찬가지이다. 치료는 어머니의 보살핌처럼 '그 정도면 괜찮기'만 하면 된다. 따라서 실망은 불가피하다. 그 정도면 괜찮은 어머니에 대한 아이들의 실망이 아이들을 자라도록 돕는 것과 같이 치료자에 대한 환자들의 실망 또한 그렇다. 우리가 할 일은 그들이 치료자를 더 현실적으로 바라볼 수 있게 하고 끝내기 단계에서 분리하도록 돕는다.

대체 관계 찾기

상실을 예측하는 사람들이 대체할 것을 찾고 싶어 하는 것은 당연하다. 치료자는 이에 귀를 기울이는 것이 현명하다. 치료 초기와 마찬가지로 환자들이 끝내기 단계에 새로운 친구와 애인을 찾는 것은 흔한 일이다. 이를 듣고 예측하는 것은 환자의 새로운 관계들과 치료자에 대한 상실 사이의 연결을 치료자가 지적하도록 도울 수 있다. 그 연결을 이해하는 것이 환자들로 하여금 그들의 특성을 더 객관적으로 평가하도록 도와줄 수 있지만, 이것이 꼭 새로운 관계를 부인하는 것은 아니다.

끝내기 단계 동안 돌이켜 생각하기

듣기와 마찬가지로, 끝내기 단계 동안에 돌이켜 생각하는 것은 이 단계가 분명한 특징을 갖고 있음을 아는 것을 통해 도움받을 수 있다. 우리는 여전히 어디에 초점을 맞추어야 할지 생각하기 위해 선택의 원칙과 준비의 원칙을 사용하지만, 이 시기에 우리는 치료 단계에 특별히 집중을 한다. 치료 초기에 우리가 듣는 대부분의 것을 시작의 렌즈를 통해 여과시키듯이, 이제 우리는 끝내기의 렌즈를 통해 우리가 듣는 것을 여과하고 듣는 모든 것이 마치 끝내기와 관련되었다고 생각한다. 이 감정이 치료를 끝내는 것과 어떻게 관련되어 있을까? 이 꿈이 끝내기에 대한 느낌과 어떻게 관련되어 있을까? 이 새로운 관계가 치료자에 대한 상실을 어떻게 보상해 줄까? 어떻게 이 증상이 끝내기 단계 동안에 퇴행이라는 배경 속에서 옛 증상을 반복하는 것일 수 있을까? 우리가 이것이 일어날 때마다 언급하지 않을지라도, 이 시기에 우리는 끝내기와 관련된 주제를 최우선적으로 다룬다. 이것은 환자가 치료를 끝내는 것과 관련된 느낌과 공상들을 그들이 이해할 수 있도록 도울 것이기 때문이다.

끝내기 단계 동안에 Mr C는 꿈을 꾸었다. 그는 최초의 유인 화성 비행 임무를 가려는 우주비행사였다. 그의 연상은 여행에 대한 흥분으로 이어졌다. 그러나 그가 로켓에서 안전벨트를 매면서 그는 출발할 때 혼자라는 것을 알았다. 치료자는 이 꿈이 새로운 가능성에 대한 흥분과 함께 '혼자 가야 하는' 불안함이 동반된 끝내기에 대한 양가감정과 관련 있다고 돌이켜 생각하였다.

끝내기 단계 동안에 개입하기

다른 치료 단계들과 마찬가지로, 우리는 끝내기 단계 동안에 기본적, 지지하기, 그리고 드러내기 기법들을 사용한다. 끝내기의 목표가 치료를 마치는 것이므로, 우리는 해석적 언급을 관련된 주제로만 국한시키려고 노력한다. 이 시기에 환자가 새로운 분야를 끄집어 낼 경우, 우리는 일반적으로 탐색에 제한을 두어, 항상 친숙한 주제와 끝내기 작업에 연관시키려고 노력한다.

치료의 중간 단계에 있는 환자가 "마치 절벽에서 뛰어내리는 것 같은 야릇한 느낌이 들어요."라고 말한다. 치료자는 이것이 새로운 주제라는 것을 돌이켜 생각하고 "그것에 대해 더 얘기해 주시겠어요?"라고 말한다.

2주 후에 치료를 끝내려는 환자가 "마치 절벽에서 뛰어내리는 것 같은 야릇한 느낌이 들어요."라고 말한다. 치료자는 이것이 아마도 치료를 종결하는 것과 관련되어 있다고 돌이켜 생각한 뒤 "이것이 다다음 주부터는 우리가 만나지 않을 것이라는 사실과 관계가 있는 것은 아닌지 궁금하네요."라고 말한다.

치료자는 감정 또는 공상이 끝내기와 관련 있는지 확실히 하기 위하여 연상을 요구할 수 있다. 그러나 일단 이것이 확실해 보이면, 치료의 이 시점에서는 계속 연상을 펼치기보다는 끝내기와 관련짓는 것이 적절하다.

정신역동적 정신치료에서 우리는 흔히 중립적 자세를 취하고 환자의 공상과 자유 연상하는 능력을 활성화시키기 위해 칭찬이나 판단으로부터 멀리한다. 이 단계에서는 이러한 목표가 덜 필수적이기 때문에 끝내기는 중립적 자세가 어느 정도 이완될 수 있는 시간이다. 우리는 중립성이 목적이 되도록 목표로 하고 있고, 이 목적이 덜 필수적일 경우 치료자는 어느 정도 자유롭게 덜 중립적으로 될 수 있다는 것을 기억할 필요가 있다. 예를 들어, 우리는 환자들이 자신의 생각을 자유롭게 따르기를 원하기 때문에 일반적으로 환자의 자유 연상을 이끌려 하지 않는다. 그렇게 하는 것이 우리를 무의식으로 이동하도록 돕기 때문에 이것은 정신역동적 정신치료에서 드러내기를 할 때 필수적이다. 그러나 끝내기 단계의 목적은 획득한 것을 공고히 하는 것이며, 따라서 치료를 재검토하도록 환자를 이끄는 것이 중요한 기술적인 도구가 된다. 이 단계에서 치료자는 환자들이 자기 자신, 이 치료, 그리고 그들이 얻은 것을 이해하도록 적극적으로 돕는다.

환자 어젯밤 파티에서 아주 웃기는 일이 있었어요. 10야드 정도 떨어져 있던 남자가 하룻밤을 보내고 싶어 하는 게 보였어요. 그래서 전 눈을 피하고 제 여자 친구하고만 얘기를 나눴죠.

치료자 일 년 전에 사물을 보던 방식과는 매우 다르군요.

환자 맞아요. 그런 식으로 생각하지는 않았죠. 제 생각에도 변화가 생긴 것 같아요.

치료자 아주 큰 변화예요. 당신이 그 사건 속에 있을 때는 보기 어려울 수 있지요. 하지만 이 몇 주 동안 당신이 사물을 다르게 보는 방식에 대해 생각해 보는 시간을 가져 봅시다.

이런 기술적 전략은 우리가 치료 중간 단계에 사용하는 기법과는 전혀 다르며 끝내기 하는 중인 환자에게 매우 도움이 되고 공고히 해 줄 수 있다.

중립성의 어떤 면을 이완하는 것은 끝내기 단계의 기법이 조금 더 많은 유머와 상호 관계로 채워질 수 있다는 것을 의미하기도 한다. 치료의 이 단계까지 당신과 당신의 환자는 오랜 기간 동안 함께 작업을 해 왔다. 여기에는 많은 신뢰가 쌓였으며 치료적 동맹은 강하다. 이 시점에는 흔히 치료자와 환자가 여러 번 다루었던 주제를 얘기하는 방식인 '지름길'을 만들어 낸다. "다시 헌신에 대한 그 두려움이 있어요." 라는 말을 치료 초기 단계에 사용하기에는 시기상조이지만, 당신이 이 주제에 대해 수백 번 언급하였다면 당신과 환자 모두 당신이 무슨 말을 하는지 정확하게 안다. 이와 비슷하게 당신과 환자 모두 특정한 패턴을 인식할 때 예전만큼 많은 연상을 하지 않고도 당신은 꿈과 공상을 더 빨리 해석할 수 있다.

치료의 맨 마지막에 환자는 자주 우리에게 개인적인 질문을 하고 우리는 치료 초기 때보다는 약간 더 답을 해 줄 가능성이 있다. 다시 말해, 대부분의 치료 기간 동안 개인적인 질문에 답해 주지 않는 것은 자유 재량으로 하는 것이 아니다. 여기에는 기법의 이론에 근거를 둔 이유가 있다. 치료 초기에, 목표는 환자가 우리에 대한 공상을 가능한 한 넓혀 나가 전이의 발달을 조성하는 것이다. 그러나 치료가 막바지에 이르러서는, "그래서 선생님은 수련을 마치시고 어디로 가세요?"와 같이 환자가 묻는 것에 대답하지 못할 이유가 없다. 당신이 어떻게 대답할지에 대해 돌이켜 생각한다면, 왜, 무엇을 말하고 있는지 생각해야만 한다. 이 시점에서 '백지상태(blank slate)'가 될 필요는 없지만, 당신의 경계선은 지킬 필요가 있다. 이렇게 하는 것이 환자들에게도 좋은데, 환자가 당신에 대해 너무 많이 알아서 부담을 느낄 필요는 없기 때문이다. 그리고 그것은 당신에게도 좋은데, 당신도 자신의 사생활을 누려야 마땅하기 때문이다. 그래서 당신이 다음에 무엇을 할 것인지 환자가 묻는다면, 이렇게 말하게 될 것이다. "전 입원 병동에서 일하게 될 겁니다." 혹은 "저는 개원해서 치료자로 일하게 될 겁니다." 이 정도의 정보만으로도 그들에게 당신이 한 사람으로서의 인생을 살고 있고 정보 한 가지를 공유함으로써 충분히 관계를 가치 있게 여기고 있다는 것을 전달해 준다. 그러나 치료를 끝낸 환자들이 수개월이나 수년 뒤에 치료받으러 돌아올 수 있다는 것을 기억해야 한다. 일반적으로 익명성을 유지하는 것이 미래에 당신과 다시 작업해 나갈 수 있는 여지를 두도록 해 준다[4].

끝내기와 지지하기

다양한 이유에서 어떤 환자들에게는 치료를 마칠 즈음 상실에 대한 감정을 강제로 말하도록 할 수도 없고, 해서도 안 된다는 것을 인식하는 것이 중요하다. 애착을 형성하는 데 문제가 있는 환자의 경우, 치료자가 중요해졌다는 것을 인정하는 것을 견디지 못할 수도 있다. 또 다른 환자는 스스로 향상되었다고 생각할 필요가 있다.

고통스러운 감정을 관리하느라 계속 어려움을 겪는 환자들에게는 이루어 낸 것들과 치료자의 지속적인 관심과 유용성에 대해 강조하는 것 대신, 치료를 끝내는 것에 대해 환자가 가진 어려운 느낌을 치료자는 지지적으로 우회하기로 선택할 수도 있다. 어떤 상황에서는 환자가 치료를 중단할 준비가 됐다는 것을 나타낼 때까지 점차 방문 횟수를 줄여 나가거나 적어도 간헐적으로 계속 만나는 계획을 짜는 것이 유용할 수도 있다. 지속적인 신체적 질환을 앓고 있는 사람들에게는, 안정성을 유지하기 위해 치료자의 지속적인 지지가 필요하기 때문에 끝내기는 추천되지 않을 수 있다[5].

마지막 치료 시간을 연출하기

종종 환자들에게 마지막 치료 시간에 대해 어떤 생각이나 공상을 갖고 있는지 물어보는 것이 유용할 때가 있다. 어떤 환자는 당신이 자신을 안아 주기(hug)를 바라기도 하고, 다른 환자는 당신이 그렇게 할까 봐 두려워할 수도 있다. 여기에서는 이전에서와 마찬가지로 알맞은 경계선이 핵심이다. 치료자는 문에서 악수하는 것 외에 어떠한 신체적 접촉도 먼저 시작해서는 안 된다. 악수가 얼마나 의미 있는 일인지를 간과하지 말라. 환자가 안아 주고 싶은 소망에 대해 이야기하도록 하는 것은 보통 실제로 그렇게 해야만 한다기보다는 치료자와 환자 두 사람이 그 의미를 이야기 할 수 있게 해 준다. 환자는 또한 당신에게 선물을 주기도 한다(선물에 대한 더 자세한 것은 제8장을 보시오). 만약 환자가 당신에게 마지막 치료 시간을 시작할 때 선물을 준다면, 환자와 함께 그것을 열어 보고 그것에 대해 환자에게 말해 달라고 하라. 이제는 해석할 필요는 없고 그저 "감사합니다."라고 하면 된다. 다시 말하지만, 드러내기를 끝낼 시간이 온 것이다. 감사하는 마음은 아직 완전히 탐색되지 않은 공상이나 기대의 기미가 있는 것이기도 하겠지만 또한 현실이기 때문에 그대로 받아들여야 한다.

치료에 대한 당신의 생각을 나누기

많은 치료자는 마지막 치료 시간이나 마지막 몇 번의 치료 시간을 이용하여 환자들이 치료에 대한 그들의 느낌을 말하도록 한다. 이것은 종종 환자의 정서적 삶과 세상 속에서 기능할 때 일어난 변화들에 대한 생각들을 포함한다. 그것은 또한 미래에 도전이 될 만한 것들에 대한 환자의 생각들도 포함할 수 있다. 뿐만 아니라 치료에 대한 치료자의 경험에 관한 생각들도 포함할 수 있다. 여기 사례가 있다.

> 지난 몇 주 동안 당신은 이 치료 과정을 통해 변화한 것들과 그것들이 당신에게 어떠한 의미가 있는지에 대해 많은 이야기를 해 왔습니다. 그러나 이제 우리가 마치기 전에, 저 또한 그것에 대해 말하고 싶은 것이 있습니다. 당신이 여기 처음 왔을 때 당신은 관계와 직장을 잃을 위기에 있었습니다. 그리고 당신은 왜 그런 일들이 일어났는 지에 대해 많은 것을 배우게 되었습니다. 당신 자신에 대해 알아 가는 것이 당신의 관계와 삶의 여러 측면을 발전시키는 데 도움을 주었던 방식을 보는 것은 매우 놀랍고 가치 있는 일이었습니다. 우리가 논의했다시피, 미래에 일어날 일들은 당신에게 스트레스가 되고 일부 '옛날 방식'들이 다시 나타나게도 하겠지만, 저는 우리가 함께 작업한 것들이 앞으로 어떤 일들이 일어날 때 당신이 그것을 인식하도록 도와줄 것이라는 확신이 있습니다. 아마도 다시 정상궤도로 돌아오기 위해 몇 번의 치료를 받으러 여기 들르고 싶어질 때가 올지도 모릅니다. 그런 경우는 언제든지 환영입니다. 저 또한 당신의 치료자가 되어 당신을 알아 가는 것이 기쁨이었음을 당신이 아시기를 바랍니다. 그리고 우리가 함께한 작업을 통해 제가 많은 것을 배우게 되었다는 것도 말입니다.

당연히 당신이 확신을 갖지 못하는 것은 절대 말하지 말아야 한다. 그러나 당신이 말할 수 있는 것 중 긍정적인 것은 강조하려고 노력하라. 당신은 아마도 치료 전체를 통해서 환자가 당신과 맺은 관계가 현실이라는 것을 알게 도우려고 노력했을 것이다. 이제 직접 행동으로 자기 말 뜻을 보여 줄 시간이다. 현실의 관계 속에 있는 현실의 사람들이 **서로**를 떠나려고 하는 것이다—그러니 치료자 또한 작별에 관해 한마디 하는 것은 자연스러운 것이다. 다시 말하지만, 알맞은 경계선의 상황 안에서 이것을 충분히 전달할 수 있도록 말하라.

요약하자면, 끝내기 단계는 다음과 같은 특징이 있다.

- 퇴행과 애도하기와 같은 새로운 것들에 귀를 기울이기
- 환자의 말이 끝내기 작업과 어떻게 연결될 수 있는지 돌이켜 생각하기

• 얻은 것을 공고히 하기, 끝맺음, 작별 등을 촉진하는 방식으로 개입하기
• 강렬한 전이와 역전이가 일어나기 때문에, 이 시기 동안의 지도감독은 당신의 느낌을 신진대사시키도록 해 주고 경계선을 유지하면서 의미 있는 방식으로 환자와 작별하는 데 매우 도움이 될 수 있다.

권장 활동

다음을 읽고 만약 환자가 다음 상황에 있다면 당신은 어떻게 반응할 것인지 생각해 보라.

• 치료 중간 단계에 있을 때
• 치료 끝내기 단계에 있을 때

환자 #1

어젯밤에 퇴근 후 기차를 타고 집에 가는 중이었는데 캠프의 마지막 밤이 생각났어요. 아시죠, 모닥불—여름 내내 기다리는 모닥불—노래 부르기 계획 등등 말이에요. 하지만 슬프기도 해요—친해진 친구들을 일 년 동안 못 볼테니까요. 이런 일을 오랫동안 생각해 보지 못했어요.

환자 #2

오늘 저를 정말 짜증나게 하시네요. 선생님은 완전히 틀렸어요. 치료를 처음 시작했을 때 이후로 이렇게 저를 짜증나게 한 적이 없었어요. 가끔 저를 이해라도 했었는지 의심스러워요.

해설

환자 #1은 작별의 양가감정에 대한 기억을 가지고 있다. 치료 중간이라면, 왜 지금 이런 생각이 떠올랐는지 이해하기 위해 연상을 더 해 보라고 요구할 수 있다. 아니면 이 기억과 지금 환자의 삶 그리고/혹은 치료 중 일어나는 일 사이에 무슨 일시적인 관계가 있는지 직면시킬 수도 있다. 끝내기 단계라면 당신은 먼저 이 기억이 끝내기와 관련되어 떠올랐는지 고려할 것이다. 그리고 이렇게 말할 수 있다.

이 캠프에 대한 추억은 작별에 대한 양가감정입니다. 기대도 되지만 당신이 관심을 가졌던 사람들을 떠나는 것도 포함하죠. 그것이 저를 떠나는 것에 대해 당신이 느끼는 방식에 대한 무언가를 반영하는 것은 아닌지 궁금하네요.

환자 #2는 당신이 환자를 이해하지 못한다고 지각해서 화를 내고 있다. 치료 중간이라면 당신은 환자의 느낌이 정당함을 인정하고 환자에게 그것들에 대해 당신에게 더 말하라고 요구할 수 있다. 또한 당신은 이 시간에 왜 이런 느낌이 올라왔는지 생각해 볼 수도 있다. 끝내기 단계에서는 아마도 치료를 끝내는 것과 관련되었을 것이다. 그것은 완전히 훈습되지 않은 것에 대한 실망과 관련될 수도 있고, 아니면 환자의 분노는 애도와 상실의 느낌을 방어적으로 덮는 것일 수도 있다. 당신이 어떻게 반응하는지는 당연히 치료 전체에 걸쳐 환자와 맺어 온 치료적 동맹에 따라 다를 것이다. 당신이 환자를 이해했다는 것을 환자가 느낀다고 가정한다면, 당신은 이것을 퇴행이라고 여길 것이다. 특히 환자는 초기 단계부터의 당신에 대한 환자의 느낌을 언급하고 있기 때문이다. 당신은 이렇게 말할 수 있다.

오늘 당신은 제게 단단히 화가 나셨군요. 그리고 그 이유는 제가 틀려서인 것 같고요. 하지만 당신이 옳아요. 당신은 제게 오랫동안 이렇게 화를 내지는 않았죠. 혹시 이것이 우리가 단지 몇 주 동안만 더 만난다는 것에 대한 당신의 느낌과 관련될 수 있지 않을까 궁금합니다.

참고문헌

1. Gabbard, G. O. (2004). *Long-Term Psychodynamic Psychotherapy.* American Psychiatric Publishing, Washington, DC, pp. 164-165.
2. Dewald, P. A. (1969). *Psychotherapy: A Dynamic Approach,* 2nd ed. Basic Books, New York, p. 282.
3. Dewald, P. A. (1982). The clinical importance of the termination phase. *Psychoanalytic Inquiry, 2,* 441-461.
4. Gabbard, G. O. (2004). Long-*Term Psychodynamic Psychotherapy.* American Psychiatric Publishing, Washington, DC, p. 168.

5. Winston, A., Rosenthal, R., and Pinsker, H. (2004). *Introduction to Supportive Psychotherapy.* American Psychiatric Publishing, Washington, DC, pp. 78-79.

한국 문화를 바탕으로 한 주석

우리에게는 종결(termination)이라는 단어가 그리 불편하지 않지만, 서양에서는 좋지 않은 느낌인 모양입니다. 그래서 ending이라는 용어를 사용했는데 우리는 그저 비슷하게 받아들이겠습니다.

모든 일이 그렇겠지만 목표가 완성되면 끝나는 것이 일반적입니다. 그래서 정신치료를 시작하게 되었던 이유가 해소되면 끝내기를 생각하게 됩니다. 대부분 목표는 『카바니스의 정신역동적 공식화』에서 기술하기 영역에 나오는 다섯 가지 패턴 중에 문제가 있었던 부분이 어느 정도 해결되는 것입니다. 이러한 목표들이 성공적으로 잘 이루어지면 마무리를 잘하여 끝내는 것이 보통의 치료 과정입니다. 그런데 전이와 저항 때문에 치료가 중간에 끝나게 될 염려는 늘 있습니다. 그래서 이 책에서는 끝내기를 생각할 때 치료가 조기에 중단되는 것은 아닌지 알아야 하고 그럴 때 어떻게 대처해야 할지에 대해 설명을 하였습니다. 우선 치료 기간이 매우 짧았는데 종결을 원하는 환자들이 있을 수 있습니다. 대개 치료를 막 시작하였는데 환자는 너무 의존하는 것을 피하려고, 또는 고통스러운 감정을 드러내는 것을 회피하기 위하여 치료를 떠나고 싶어 합니다. 어떤 환자는 소위 '건강으로 도피'라는 모습을 보이며 이제 다 나았으니 치료를 끝내고 싶다고 하기도 합니다. 이것은 마치 항우울제를 며칠 복용하고 갑자기 상태가 좋아져 이제는 다 나았다고 고마워하는 환자를 겪을 때가 연상됩니다. 항우울제를 며칠 복용하고 기분이 좋아졌다면 경험 많은 의사는 조증(mania)으로 바뀐 현상임을 눈치채고 긴장하게 됩니다. 물론 Sigmund Freud의 초창기 시절처럼 몇 번의 만남으로 효과를 볼 수도 있지만 아무리 새로 개발한 콘크리트라도 완전히 굳으려면 시간이 필요하듯이 수십 년 굳어 온 습관이 며칠이나 몇 주 사이에 새롭게 변한다는 것은 기대할 수 없습니다. 이러한 상황에서는 환자에게 끝내기에 관한 생각과 끝내고 싶은 이유를 반드시 물어봐야 합니다.

일반적으로 충분히 치료하고 소기의 목적을 달성했다고 생각하여 끝내기 단계에 들어갈 때도 개입해야 할 일은 있습니다. 보통 끝내기의 유형에는 첫 번째로 상호 간의 끝내기가 있습니다. 단기치료에서는 미리 치료 시간을 정해 놓았기 때문에 환자와 치료자가 동시에 마음의 준비를 하고 끝내기에 대해 서로 상실과 애도의 감정을 나누게 됩니다. 시간 제한이 없었던 치료에서는 치료하는 동안에 서서히 결정을 하게 됩니다. 두 번째로 일방적인 끝내기의 유형도 있습니다. 치료자나 환자가 이직하거나 이사를 하는 등 어쩔 수 없는 이유 때문에 치료가 중단되는 경우도 있습니다. 만약 치료가 더 필요하다면 서로 상의를 하여 다른 치료자를 소개해 줄 수도 있고, 치료를 중단해도 괜찮을 것 같다면 일상적인 끝내기 과정을 겪습니다.

일반적으로 끝내기 단계는 치료의 길이에 비례한다고 합니다. 오래 치료하였으면 끝내기 과정의 기간도 충분한 시간이 필요할 것이고, 짧은 시간이었다면 그만큼 끝내기 시간도 짧아질 것입니다. 끝내기 단계에서 전형적으로 나타나는 현상이 몇 가지 있습니다. 먼저, 퇴행은 대부분 일어나는 것이 자연스러운 현상입니다. 끝낼 준비가 되어 있지 않다는 신호일 수 있지만, 오랫동안 정들었던 사람과 아무 일 없었다는 듯이 헤어진다는 것은 오히려 이상한 일입니다. 치료자는 환자의 퇴행에 대해 잘 들으며 다른 문제가 섞여 있는 것은 아닌지 잘 구별하면서 겪어 내야 합니다.

그다음 애도하기는 환자 대부분에게 나타나는 현상인데 치료자의 생각보다 환자는 정말로 슬퍼합니다. 치료를 끝낸다는 것 자체가 환자에게는 상실에 해당되기 때문입니다. 애도와 상실감에는 헤어짐 자체 외에도 치료로 모든 것을 완벽하게 해결하지 못하고 아직도 해결해야 할 부분이 남아 있다는 불안감도 한몫합니다. 그러나 치료로 모든 문제가 완벽하게 해결될 수는 없으므로 이 또한 받아들일 수밖에 없습니다. 완벽하게 치료되어 치료를 종결하는 일은 거의 없습니다. 치료자의 역전이 또한 일어날 수 있습니다. 이러한 치료자의 감정도 지극히 자연스러운 현상이고 만약 정도가 심하다면 지도감독자의 도움을 받을 수 있습니다.

끝내기 단계의 목적은 그동안 획득한 것을 공고히 하는 것입니다. 치료자는 환자들이 그동안 얻은 것을 이해하도록 적극적으로 돕습니다.

아마도 마지막 치료 시간의 순간을 어떻게 해야 할지 누구나 한 번쯤은 상상해 볼 것입니다. 경계선을 유지하는 가운데 그동안 해 온 치료에 대해 약간의 치료자의 언급도 가능합니다. 하지만 긍정적인 것을 강조하려는 노력은 필요합니다. 치료자가 작별에 대해 한마디 하는 것은 지극히 자연스러운 일이고, 조그마한 감사의 선물에 대해서는 해석할 필요 없이 그저 "감사합니다"라는 표현만 해도 됩니다. 마지막으로, 환자가 언제라도 다시 돌아올 수 있는 여지는 남겨 두어야 합니다. 실제로 다시 오는 환자들이 꽤 있으므로 다시 시작할 수도 있다는 심정으로 이별을 하는 것입니다. 치료자들의 다양한 마지막 시간을 보면 극적인 장면이 연출되기도 하지만 이게 과연 마지막 치료 시간인가 할 정도로 평상시와 다름없이 치료가 진행되고 마지막 한마디 작별 인사만 하는 경우도 꽤 있습니다.

서양에서는 정신치료가 서로 간의 계약으로 이루어지는 성격이 있으므로 입학식과 졸업식을 떠올리며 정신치료의 끝내기에 졸업식 비슷한 감정을 느낍니다. 우리나라에서도 최근에는 이런 영향을 받아 끝낸다는 홀가분함을 느끼기도 합니다. 하지만 한 가지 예로 제가 직접 확인한 사실은 아니지만, 충분히 가능성이 있는 들리는 소문 하나를 소개하겠습니다. 치료가 다 끝나고 복도에서 우연히 마주친 치료자의 냉담한 태도에서 환자는 큰 배신감을 느끼고 그동안 받은 치료에 대해 회의를 느꼈다고 합니다. 아마 서양이었다면 치료자는 형식적인 미소를 보여 주었을 것이고 환자는 그것을 당연하게 받아들였을지도 모르겠습니다. 하지만 한국에서는 그러한 끝내기가 자연스럽지 않았나 봅니다.

여기서 이와 관련된 저의 개인적인 경험을 말씀드리겠습니다. 저는 치료 시간을 맨 끝으로 배정받았기 때문에 치료가 끝난 후 가끔 소암 선생을 댁으로 운전하여 모셔다 드린 적이 있습니다. 그날도 보통 때처럼 대문 앞에 내려 드리고 운전하며 코너를 돌 때 우연히 백미러를 보게 되었습니다. 그런데 백미러에는 제가 코너를 돌아 나갈 때까지 운전해 가는 저의 뒷모습을 바라보는 소암 선생이 있었습니다. 이때 느낀 저의 감정은 더 이상 말씀드리지 않겠습니다. 요즘은 방문객이 나갈 때 엘리베이터 문이 열리기도 전에 현관문을 닫고 들어가는 경우도 있습니다. 하지만 우리 전통문화는 손님을 배웅할 때 문밖으로 나오는 것은 당연하고 언덕을 넘어갈 때까지 눈으로 배웅합니다.

저는 클리블랜드에서 슈퍼비전을 받을 때 역시 종결의 과정을 거쳤습니다. 이제는 영원히 못 만날 수 있기 때문에 기념사진도 찍고 마지막 질문도 하였고, 한국 방식으로 조그만 한국 탈 모양이 담긴 기념품을 드리고 작별 인사를 하였습니다. 그때도 Dr. Schiff는 사무실 문 앞에서 제가 현관문을 닫고 나갈 때까지 저를 지켜보고 있었습니다. 늘 같은 표정이었지만 아직도 기억에 남아 있습니다.

서양의 정신치료 종결과 달리 한국 문화를 바탕으로 한 정신치료에서는 정신치료란 수도와 같이 끝이 없는 것이며, 자기 핵심감정을 깨닫고 잊어버리지 않고 죽을 때까지 훈습을 해야 한다고 합니다. 그리고 환자 혼자의 힘으로 할 수 있다면 시험종결 내지 합의해서 종결하는 것입니다. 예를 들면, 치료의 큰 목표가 성장, 성숙의 성취라면, 치료의 현실적 목표는 성장을 향한 흐름이 정체된 곳을 뚫어서 흐름이 재개되게 하는 것입니다. 즉, 정체된 곳을 뚫는 작업은 끝이 있으나 흐름 자체에는 끝이 없다는 얘기입니다.

저는 한국에서 종결을 하지 못한 채 치료가 중단되었습니다. 20여 년간 치료를 받으며 중간중간 "나는 언제 치료를 끝내야 하나?"라는 생각을 하였습니다. 하지만 소암 선생은 종결에 관한 이야기는 전혀 없었습니다. 저 또한 종결에 대해서는 묻지도 않았습니다. 어떨 때는 귀찮기도 하였지만 몸에 열이 있는데 억지로 갔던 날도 다녀오고 나면 몸 상태가 회복되는 경험을 몇 번 하니 치료받는 것이 내 건강에 좋겠다고 생각하여 계속 치료를 받게 되었던 것입니다. 한동안 열심히 치료를 받을 때는 한번 입 안에 상처가 나면 1~2주일은 계속되던 구내염이 하루 이틀 만에 없어지는 경험도 하였습니다. 이렇게 면역기능이 상당히 좋아졌던 시기도 있었습니다. 하지만 그런 일이 매일 일어나는 것은 아닙니다. 나중에 소암 선생의 건강이 좋지 않아 "자네는 좀 쉬었다 해야겠어."라고 말씀하실 때까지는 눈이 오나 비가 오나 꾸준히 치료를 받았습니다. 어떤 동료는 "누가 치료받고 누가 치료하는 거냐?"라는 농을 할 정도였습니다. 소암 선생은 "쉬었다 하자"는 말씀의 단어 자체를 지키지는 못하셨습니다. 그렇지만 저는 아직도 언제 다시 부르실지 모른다는 마음으로 긴장을 풀지 않고 있습니다.

제6, 7부 복습 활동: '매크로프로세스 요약'
—치료에서 어떻게 변화가 나타나는지 이해하기

이제 당신이 지금까지 배운 모든 것을 한데 모아 치료에 대한 요약을 작성할 차례이다. 제5부를 마치면서 시행한 복습 활동은 마이크로프로세스(microprocess)에 초점을 맞췄다. 이번 복습 활동에서는 매크로프로세스(macroprocess)에 초점을 맞출 것이다. 마이크로프로세스는 치료적 상황마다의 활동인 반면, 매크로프로세스는 변화의 전반을 아우르는 줄거리이다. 치료 과정 중에 많은 것이 변화하는데, 그것들을 추적함으로써 전체적으로 개개인의 환자에게 어떤 일이 일어났는지 그리고 정신역동적 정신치료가 어떻게 변화를 이끌었는지 이해하는 데 도움이 된다. 매크로프로세스 요약은 다음을 추적해야 한다.

- 기능의 변화: 제5부에서 말하는 요소들(저항, 전이, 역전이, 무의식적 공상과 갈등)뿐만 아니라 제6부에서 말하는 요소들(자기경험, 관계, 스트레스에 적응하는 특징적인 방식들, 인지)이 치료 과정 중에 어떻게 변화했는가? 이러한 변화가 일어난 이유에 대한 당신의 가설은 무엇인가?
- 훈습과(해당될 경우) 끝내기: 치료는 어느 단계였는가? 당신이 언제 새로운 단계에 접어들었는지 어떻게 알았는가?
- 치료를 통한 전이와 역전이: 치료 과정 중 당신은 어떻게 했기에 그 차이를 만들었는가? 당신은 어떻게 반응했는가? 여기서 중요한 점은 당신의 이야기에 당신과 환자 모두 포함된다는 것이다. 이것은 두 사람 모두가 함께하는 여행이기 때문에, 당신의 요약에는 그것을 반영해야만 한다.

당신은 다음 매크로프로세스 요약의 사례를 읽고 나서, 다음을 확인할 수 있다.

- 각 치료 단계의 주제를 요약하고 있어야 한다.
- 치료 시간 중 일어난 일을 이해할 수 있도록 짧은 문장으로 이뤄진 마이크로프로세스가 포함되어 있어야 한다.
- 왜 그런 변화가 일어났는지에 대한 가설이 포함되어 있어야 한다. 이는 단순한 보고 이상의 것이다—어떻게 그리고 왜 변화가 일어났는지에 대한 당신의 생

각이 포함되어야 한다.

[교육자 참고사항: 이 연습 방법을 활용하여 심화 과정 학생을 평가하기 위해서는 '교육자를 위한 안내'(부록 1)를 찾아보시오.]

Dr Y는 30세 심리학 대학원생이다. 다음은 그녀가 지난 2년간 Ms B를 치료한 내용에 대한 매크로프로세스 요약이다.

Ms B는 두 아이를 가진 58세 동성애자이며, 고등학교 영어 교사로, 2년 전에 오랜 기간 파트너인 C와의 관계가 행복하지 않다며 처음 치료를 받으러 왔다. Ms B와 성공한 외과 의사인 C는 각자에게 아이가 한 명씩 있었는데 그녀는 30년 이상 같이 살아오면서 C가 그녀에게 관심이 없다고 호소했다. Ms B는 외롭고 무시당하는 것처럼 느낀다고 말했다. 첫 치료 시간은 11월이었는데, 그때는 둘째 아이(그녀가 친모였다)가 멀리 떨어진 도시의 대학에 진학한 뒤 2개월이 지난 때였다. Ms B는 슬프긴 했지만, DSM상 기분장애나 불안장애에 해당하는 증상은 아니었고, 교사 생활도 계속했다. 평가 단계 동안, Ms B는 평생에 걸쳐 자기존중감 문제가 있었고 다른 사람들이 그녀를 이해하지 못할 것이라고 짐작하는 경향이 있음이 분명하게 드러났다. 그러나 그녀는 전반적으로 더 적응적인 방어기제를 통해 스트레스를 다뤘고 자기성찰적이었다. 그녀는 안정적인 가정에서 자라기는 했지만, 항상 외롭다고 느꼈고 부모님 및 형제와 '가깝지 않다'고 느꼈다고 보고했다. 뿐만 아니라, 그녀는 고등학교에서 어려운 시절을 보냈는데, 말괄량이라고 놀림받았고 여자 대학에 입학할 때까지 동성애자임을 숨겼었다. 그녀는 C와 처음으로 장기적인 관계를 가졌는데, 지금은 더 로맨틱한 경험을 했어야 하지 않았을까 생각했다. 나는 Ms B에게 관계에 대한 결정을 내리기 전에, 그녀가 현재 느끼는 불행과 관련되어 있을지 모르는 무의식적 느낌과 그녀의 인생 초기에 대해 이해하기 위해 다른 사람들과 그녀 자신에 대한 그녀의 느낌을 탐색하자고 제안했다. 그녀는 동의했고 우리는 주 2회 정신역동적 정신치료를 시작했다.

Ms B는 평가 동안에 말이 많고 들떴었지만, 정기적으로 만나기 시작하면서 달라졌다. 첫 6개월 동안의 치료 시간은 침묵과 피상성, '할 말이 없다'는 느낌이 특징이었다. 때때로 그녀는 C가 그녀를 화나게 했던 것들을 목록으로 적어 와서, "안 그러면 잊어버리거든요."

라고 말했다. 종종 그녀는 치료 시간이 끝나갈 무렵 의자에 정자세로 앉아서, "선생님은 제가 어떻게 해야 한다고 생각하세요?"라고 물었다. 수개월 동안, 나는 내가 평가를 할 때 실수했던 것은 아닌지 궁금했는데, 왜냐하면 내가 처음에 봤던 자기성찰이 마치 증발해 버린 것처럼 보였기 때문이다. 나는 그녀가 자신이 말을 하도록 내가 이끌어 주길 원한다고 느꼈다. 그녀의 첫 꿈은, 치료 두 달이 지나서야 보고되었는데, 다음과 같은 주제들이 나타났다.

> 제가 사무실에 앉아 있을 때, 저의 가장 훌륭한 제자 중 한 명인 Jane이 들어왔어요. 저는 그 아이가 숙제에 대해 이야기하고 싶어 하는 줄 알았는데, 앉아서 입을 열었지만 아무 소리도 나오지 않았어요. 저는 그 아이가 말을 할 수 없었던 것인지 아니면 제가 들을 수 없었던 것인지는 모르겠어요. 전 그 아이가 말하는 것을 제가 꼭 알아야만 한다고 느꼈어요. 너무 고통스러웠어요.

내가 Ms B에게 그녀가 소통할 수 없었던 느낌이 익숙하게 느껴지지는 않았는지 물었을 때, 그녀는 그것을 그녀의 경험과 연결 짓지 못했다. 그때 나는 그녀가 나에게도 그런 식으로 느꼈는지 묻지는 못했지만, 나중에 지도감독을 받을 때 그 꿈은 그녀가 치료 중 나와 함께 앉아서 경험하는 무언가를 나타낼 수 있음을 깨달았다. 분명히 무언가 그녀에 대한 나의 경험을 반영하는 것이었기에, 나는 그것 역시 그녀의 어머니에 대한 그녀의 초기 경험의 어떤 것을 반영하는 것은 아니었는지 궁금했다.

나는 지도감독자의 지도를 받으면서, 이전에 정신치료를 한 번도 받은 적이 없었던 Ms B가 치료의 초기 단계 동안 더 많은 지지를 필요로 할 수 있다는 것을 또한 깨닫게 되었다. 나는 치료를 시작할 때 그녀가 연상할 때까지 기다리기보다는, 특별히 C와의 관계에 대해서 더 많은 질문을 하기 시작하면서, 그녀가 가정에서 겪는 어려움을 더 많이 공감했다. 이는 Ms B에게 생기를 불어넣어 주었고, 그녀는 의자에 더 편안히 앉아 있는 것처럼 보였다. 수 주가 지난 후, 그녀는 C의 생활에 대한 이야기를 꺼냈는데, C는 아침 일찍 병원으로 출근을 하고, 집에 늦게 퇴근한 후, 신문과 잡지에 파묻힌 채, Ms B에게는 하루 일과에 대해서 전혀 묻지 않았다. "아이들이 집에 있었을 때, 우리는 저녁 식사를 함께하려고 했지만, 그것마저도 지켜지지 못했어요." Ms B가 설명했다. "전 그저 조금만 필요한 거예요—조금의 애정, 조금의 관심. 전 이게 절대로 변하지 못할까 봐 두려워요." 추수감사절에 그녀는 아이들이 돌아오자 기뻤다. 첫째 딸은 대학 4학년생이고 둘째 아들은 1학년이었다. 그런데 결국 넷 모두 연휴 식사는 식당에서 따로 먹었다. "C나 저 모두 요리를 할 줄 몰라요." 그녀는 설명했다. "제 어머니는 식당에 얼씬도 못하게 하셨어요. 어머니는 '아이들은 망쳐 놓기만 한다'고 생각하셨으니, 전 절대 배우지 못했지요." 이것은 내가 Ms B의 부모와의 초기 관계에 대해 더 이해할 수 있는 기회를 제공해 주었다. 그녀는 어머니에 대해서 '강인하고 아름답다'고 묘사했다—'어머니는 우리를 사랑한 것보다 골프를 더 사랑'하셨던 '컨트리클럽 여성'이었다. 나는 그녀가 어머니는 남성스럽고, 운동을 잘하던 딸을 이해할 수 없었다고 느꼈을지 궁금했다. "그건 아주 절제된 표현이지요. 어머니는 제가 누구인지 전혀 모르셨어요. 저는 모범생에다가 하키팀 주장이었는데도 말이에요. 오빠는 망나니 같은 사람이었는데도 어머니에게는 보물같은 존재였지요." 그녀는 아버지에 대해 따뜻하지만 옆에는 없던 사람이라고 기술했다. "아버지가 옆에 있을 때, 저는 아버지가 관심이 많은 것처럼 느꼈지만, 아버지는 줄곧 사무실에만 계셨어요—아주 성공하셨지요." "조금은 C처럼 들리는군요." 내가 말을 꺼냈다. Ms B는 동의했고 그 두 사람이 만났을 때에도 어느 정도 인식해 왔었다고 느꼈다.

봄이 오자, 내 진료 시간은 바뀌었고 나는 Ms B와의 치료 시간을 바꿔야만 했다. 늦은 오후(학교가 끝난 뒤)에 볼 수는 없었고 대신 우리는 이른 아침에 치료를 하기 시작했다. 그녀는 그 스케줄에 맞추려니 첫 몇 주 동안 여러 차례 치료 시간에 빠졌다. 내가 결국 이것을 직면시키자, Ms B가 이전에 논의하지 않았던 전이 느낌에 대해 꺼내놓았다.

치료자 우리가 치료 시간을 바꾼 이후로 당신은 여러 차례 치료를 빠졌던 것처럼 보이네요.

Ms B 아침에 여기 도착하는게 너무 힘들어서 그래요. 그리고 주차하는 건 정말 끔찍하고요.

치료자 당연히 여기 일찍 오는 것과 관련한 어려움들이 있겠지만, 당신은 제가 치료 시간을 바꿀 필요가 있다고 한 것에 대해 무언가 느끼는 것 또한 있다고 생각하시나요?

Ms B 전 선생님께서 진료 시간이 바뀌었다고 말씀하신 것을 알고 있어요. 하지만 전 선생님에게 그 시간을 필요로 하는 또 다른 환자가 있었을지 궁금했었다고 인정하려니 민망하네요. 아주 좋은 시간이니, 아마도 선생님께서는 다른 누군가가 그 시간을 차지하길 바라셨겠지요.

치료자 당신은 제게 그런 말을 하는게 민망한가요?

Ms B 제가 왜 신경 써야 할까요? 하지만 그렇게 돼요. 저는 선생님이 제게 관심을 갖고 있다는 것을 믿는 것이 너무 힘들어서, 이런 게 저를 더 힘들게 해요.

Ms B가 나에 대한 그녀의 느낌을 드러내 놓고 상의할 수 있었던 것은 처음이었다. 특히 내가 그녀에게 관심을 갖고 있다고 믿는 것에 대한 어려움과 내가 그녀를 좋아하는 환자로 대체할지 모른다는 그녀의 두려움 말이다. 이것에 대해 더 상의하면서, Ms B는 치료 시간에 빠지지 않고 C와의 초기 관계에 대해 더 많은 이야기를 하기 시작했다. 그들이 만났을 때, 그녀는 C가 '아주 뛰어난 의대생'이었다고 생각했고, C가 그녀에게 관심을 갖는 것에 놀랐었다. 나는 내가 "그건 당신에게 아주 중요한 것임에 틀림없어요. 특히 당신은 어머니가 당신에게 관심을 갖는다고 느끼지 않았었거든요."라고 한 말에 놀랐고, 이로 인해 치료 중 처음으로 눈물을 흘렸다. "그래요, 황홀한 일이지요. 전 어머니를 위해서라면 무엇이든 했을 거예요." 그러나 그녀는 C가 그녀에게 갖고 있는 관심의 일부는 Ms B의 어머니에 대한 '우상숭배'로부터 생겨났을지 모른다고 깨닫기 시작했다.

Ms B 전 어머니가 제게 부탁하셨었다면 차라리 무시했을 거예요.

치료자 당신은 어머니의 관심에 기뻐했지요. 하지만 당신은 그 이상의 것을 원하고 있어요. 당신도 보살핌받길 원하지요.

Ms B 아기들이나 보살핌받는 것이지요. 전 제 자신을 돌볼 수 있어요.

치료자 당연히 그러실 수 있지요—하지만 다 큰 어른이라도 자신을 보살펴 주는 누군가가 있는지 알고 싶어 해요—최소한 조금이라도요.

Ms B 전 이전에 그랬었는지조차 모르니 너무나 슬퍼져요.

Ms B는 그녀가 보살핌에 대한 갈망이 있다는 생각에 더 편안해지면서, 점차 더 슬퍼졌다. 몇 번의 치료 동안, 나는 Ms B가 주요우울장애를 앓고 있는 것은 아닌지 걱정이 되어, 수면과 식욕 관련된 증상들에 대해 물어보았다. 그녀는 내가 왜 잠과 먹는 것에 관해 묻고 있는지 그 이유에 대해 물어보았고, 나는 그녀에게 말해 주었다. 나는 이것 때문에 그녀가 훨씬 더 힘들어지지 않을지 걱정했는데도 불구하고, 실제로는 반대 효과를 가져왔다. 지도감독 중, 나는 내가 보살펴 준다는 것이 내 걱정을 통하여 그녀에게 보여 주는 것임을 깨달았다. 얼마 지나지 않아 그녀는 스스로 이것에 대한 이야기를 꺼내며, 이렇게 말했다. "저는 드디어 치료받으러 오는 것에 대해 확신이 생겨 너무 기뻐요. 전 선생님이 정말로 제 편이라는 것을 믿기 시작했거든요." 그녀의 기분은 호전되었다.

Ms B는 여름 휴가 동안, 스스로 아이들에게 집중하면서 아이들의 필요를 채워 주었다. 그녀는 아이들—특히 아들—을 얼마나 자랑스러워하는지에 대해서 그리고 아이들이 혼자서도 잘하는 모습에 대해서 이야기했다. 나는 이것이 아이들의 건강한 자기존중감, 그녀와 C가 아이들을 도와 발전시켜 주었던 그 무언가 때문이라고 말했다. "전 기분이 좋지 않아요. 그게 절 질투나게 하거든요." 그녀는 말했다. "우리는 아이들을 있는 그대로 받아들이고 있어요—하지만 제 부모님과 저 사이는 그렇지가 않았어요." 그녀는 많은 치료 시간을 남자아이들에게 관심을 갖는 다른 여자아이들처럼 되고 싶다는 욕구와 남들과 다르다는 지속적인 느낌에 대해 논의하면서 보냈다. 그녀는 머뭇거리며 C에게 더 많은 것을 요구하기 시작하였고 C가 그녀가 생각했던 것보다 더 가까워지고 있음에 놀랐다. 예를 들어, 8월에 가족 휴가를 계획하면서, Ms B는 평소보다 더 강하게 한 가지 계획에 대해 주장하였고 C는 동의하였다. 이것 때문에 나는 Ms B의 낯선 느낌 중 일부가 C에게서 멀어지려 한 것의 결과는 아닌지 그녀에게 궁금해졌고, 이는 그녀에게 새롭게 관심을 불러일으키는 생각이었다.

우리가 치료 2년차에 접어들면서, 나는 치료 시간에서 얼마나 많이 달라진 일이 있는지 알아챘다. Ms B는 치료 시간에 스스로 먼저 시작하였고, 연상을 충분히 하면서 더 적극적으로 바뀌었다. 나는 이러한 변화에 대해 Ms B에게 언급하였고, 그녀는 인정하면서 이렇게 말했다. "맞아요. 기분이 더 나아졌어요. 전 직장에서도 변화를 느낄 수 있어요. 하지만 아이들이 돌아가고 나니 전 다시 C에게 화가 나더라고요." 나는 그녀가 '예전처럼' C에게 화가 났다고 말했지만, 실제로 전에는 그런 말조차 하지 않았었음을 직면시켰다. 그녀는 놀라면서 전에는 슬펐었지만, 이제는 화가 난다는 것을 깨달았다. "전 더 나은 대우를 받을 자격이 있어요." 그녀가 말했다. "전 똑똑한 여자이고, 좋은 선생님이자, 훌륭한 엄마예요. 그녀(C)가 그것을 깨달아야 해요."

1월이 되자, Ms B는 독서 모임 여성들 중 한 명에게 푹 빠져 버렸다. 그녀는 모임에 갈 때 무슨 옷을 입고 가야 할지 '야단법석'을 떨고 있다는 것을 깨달았다. 이는 '그녀가 한 번도 해 본 적이 없는 것'이었다. 그녀는 그 여성에게 커피를 부탁하였고, 결코 그녀의 감정을 내비친 적이 한 번도 없었는데도 불구하고, 수개월 동안 그 여성도 자신에게 감정이 있지 않을까 공상을 갖고 있었다. 이 무렵, 나는 그녀가 치료 시간에도 다르게 옷을 입고 오고, 머리를 더 긴 스타일로 기르고 있음을 알아차렸다. 지도감독 중 녹화 영상을 볼 때, 내 지도감독자는 그녀의 헤어스타일이 나와 무척 닮아 보인다고 언급했다. 내 지도감독자와 나는 함께 전이 이동에 대해 궁금증이 들었다. 그녀가 나를 동일시하는 것일까, 아니면 애정 전이일까? 나는 이것에 대해 당장 답하지는 못했지만, 여러 차례 치료 시간 이후, 내가 Ms B에게 도움이 되었을 것이라고 언급하고 나서, 그녀는 "저는 선생님 남편이 선생님께 감사할 줄 알기 바라요."라고 말했다. 다음 대화는 그때 우리가 나눈 내용이다.

치료자 그 생각에 대해 더 자세히 이야기해 보시겠어요?

Ms B 선생님은 훌륭한 사람이에요. 너무 따뜻하고, 똑똑하고요. 선생님은 훌륭한 배우자가 틀림없어요.

치료자 당신이 제 배우자라면 어땠을지 생각해 본 적이 있나요?

Ms B 가끔은요. 당연히, 선생님은 저보다 훨씬 어리고, 아마도 동성연애도 하지 않으시잖아요, 하지만 전 혼자 생각하곤 해요. 만약 내가 C 대신에 선생님 같은 사람을 만났으면 어땠을까? 내 인생은 어떻게 됐을까?

흥미롭게도, Ms B는 C 또한 그녀 외모의 변화를 알아챘다고 보고하기 시작했다. 우리는 그녀가 어떤 이유로 자신을 돌보지 않았던 것인지 함께 궁금증이 생겼다. Ms B는 아마도 그녀의 주체성을 지키기 위해서 말괄량이 같은 외모를 유지할 필요가 있었던 것이라고 말했지만, 그녀는 섹시하다고 느끼지 못하게 스스로가 막았다는 것을 깨달았다. 그녀는 어머니의 화려한 외모 그리고 결코 어머니와 상대가 되지 못한다는 느낌에 대해 연상했다. 그녀와 C는 점점 더 성적으로 친밀해지기 시작했고, Ms B는 아이들이 어렸을 때 했던 것처럼 '야간 데이트'를 가져야겠다고 결심했다. 나는 그 전이가 여성으로서의 나와 동일시—사실 그녀가 어머니와는 할 수 없었던 방식으로 나와 경쟁할 수 있었던 그녀의 느낌—와 애정 전이 모두라는 것을 깨달았다. 그 전이에 머무르는 것은, 우리 둘 모두에게 불편한 것이었지만, Ms B가 그녀의 성적인 억압을 훈습하고, 그녀 자신을 성적인 여성으로 성장시키며, 그녀의 관계를 개선시키는 데 도움을 주었다.

치료의 마지막 단계는 Ms B의 슬픔이 되돌아온 것으로 특징지어졌다. 3월이 되자, 나는 Ms B에게 6월이면 수련을 끝마치기 때문에 클리닉을 떠나게 된다고 이야기했다. 그녀는 우리의 초기 치료 시간을 수없이 그리워했지만, 곧바로 이는 아마도 끝내는 것에 대한 그녀의 느낌과 관련이 있을 것이라고 깨달았다. 나는 그 말에 동의했고, 그녀가 자신의 행동을 얼마나 잘 분석하고 있는지 언급해 주었다. 비록 이것이 그녀로 하여금 우리 작업에 대해 좋게 느끼게 해 주긴 했지만, 그녀는 얼마 지나지 않아 C와 크게 다투게 되고 그 관계에 대한 그녀의 느낌이 되살아났다.

Ms B　C랑 사이가 나아지긴 했지만, 아주 좋아질 것 같진 않아요. 선생님이 없으면 또 그녀(C)와 어떻게 지내야 하죠? 끝나지 않았으면 좋겠어요.

치료자　우리가 함께한 작업은 당신에게 아주 중요했고, 많은 것이 변했어요. 하지만 치료를 끝내야 하는 상황에, 저는 당신이 저를 아직도 필요로 한다는 것을 얼마나 절실하게 느끼는지 제게 보여 주기 위해서 C와의 위기를 만들었다는 생각이 들어요. 그렇다 해도, 실제로 당신은 잘 해내고 있어요.

Ms B　아! 쉽지 않네요. 저는 정말 C를 사랑하지만, 그녀(C)는 결코 완벽하지 못할 거예요. (웃으며) 전 저도 그렇지 못하다는 생각이 들어요.

마지막 치료 시간이 가까워지면서, 우리는 치료 동안 있었던 일들에 대해 돌아보았다. Ms B는 그녀의 부모님에 대해, 지금은 어느 정도 다른 느낌을 갖게 되었지만, 생각해 보는 데 더 많은 시간을 보내지 못해 애석해했다. 그녀는 부모님을 그녀의 딸 졸업식에 초대했고, 그녀의 어머니가 아이들에게 상당히 따뜻한 분이라는 것을 알게 되었다. 이것은 그녀를 놀랍게 하면서도 혼란스럽게 했고 어머니에 대한 그녀의 인식에 궁금증이 들게 했다. 나는 그녀가 스스로 자기 자신에게 나에 대한 수많은 감정을 갖게 하였고, 이로 인해 그녀가 인생 속에서 만나는 많은 사람에 대해 더 풍부하게 이해할 수 있게 되었다고 언급하였다. 마지막 치료 시간에, 그녀는 내게 앞으로의 계획에 대해 물어보았고, 나는 그녀에게 가까운 주에 있는 대학에서 일을 하게 됐다고 이야기하였다. 그녀는 감사를 표하고 내게 잘 지내라고 인사했다. 나는 내가 그녀에게서 얼마나 많이 배우게 되었는지를 그녀에게 이야기했고, 나 또한 치료뿐만 아니라 많은 도움을 받았던 지독감독까지 끝내게 되어 애석하였다. 우리는 악수를 하고 인사를 나누었다.

제31장

계속해서 배우기

지금까지 당신은 정신역동적 정신치료에 대해 엄청난 분량을 배워 왔다. 환자를 평가하고 치료를 시작하는 것을 배웠고, 환자가 말하는 것을 듣기, 당신이 들은 것을 돌이켜 생각하기, 무의식적인 생각과 느낌, 공상을 드러내거나 약해진 기능을 지지하기 위해 개입하기 그리고 자기존중감과 다른 사람과의 관계, 적응하는 특징적인 방식의 향상과 같은 중요한 치료적 목표를 달성하기 위하여 이러한 도구들을 사용하는 것을 배웠다. 이제 당신은 이러한 기술을 당신의 진료실, 사무실, 병실 혹은 당신이 일하는 어느 곳이든 가져가서 정신역동적 정신치료자가 되기 위한 과정을 지속해 나갈 수 있다. 이러한 작업을 한다는 것은 매일 무언가 새로운 것을 배운다는 것을 의미한다. 각각의 환자들은 새로운 도전을 제시한다. 각각의 치료는 우리에게 새로운 것들을 가르쳐 준다. 결국 우리는 우리의 지도감독자, 우리의 환자 그리고 우리 자신에게서 배운다.

당신의 지도감독자에게 배우기

당신이 이 매뉴얼을 읽고 배운 것들을 보충하는 최선의 방법은 정신역동적 정신치료를 당신의 환자들에게 시행하는 것이다. 이것을 하는 중에 당신은 지도감독을 통해 많은 도움을 받을 것이다. 많은 유형의 지도감독자들이 있다. 수련생들은 일반적으로 한두 명의 지도감독자에게 배정된다. 그들 중 일부는 경험이 많은 정신치료자이겠지만, 정신역동적 정신치료가 전문 분야일 수도 있고 아닐 수도 있다. 대학원생은 때때로 개인 지도감독을 찾거나 동료들에게 사례를 발표하기도 한다. 여러 가지 방식을 통해 지도감독은 당신이 정신역동적 정신치료를 배워 나가는 것을 강화시켜 준다. 첫째, 경험이 도움이 된다. 당신 자신의 경험을 축적하기 전까지는 지도감독자의 전문 지식에 기댈 수 있다. 둘째, 사례를 다른 사람과 논의하는 것은 사례에 대해 돌이켜 생각할 수 있도록 촉진시킬 것이다. 이것은 경험이 더 많은 사람 혹은 한 명 이상의 동료들과 함께할 수 있을 것이다. 당신이 한 사례에 너무 밀착해 있다면 자신의 역전이를 항상 정확하게는 평가할 수 없기 때문에 신뢰하는 선생님이나 동료들에게 이야기하는 것은 매우 가치 있는 일이다. 당신이 수련을 끝마친 뒤라 할지라도, 특히 어려운 사례를 가지고 도움을 요청하기 위해 지도감독자를 찾는 것을 항상 편하게 여겨야 한다.

당신의 작업을 지도감독자와 공유하는 여러 가지 방식이 있다. 만약 당신이 치료 시간을 비디오로 녹화할 수 있고(환자의 동의를 구하고) 그것들을 당신의 지도감독자와 시청한다면, 당신은 지도감독을 최대한으로 활용하게 될 것이다. 비디오는 당신과 환자가 실제로 말하는 내용뿐만 아니라 모든 비언어적 소통까지 녹화한다. 한번에 작은 일부만 시청하고, 멈춘 후 당신이 들은 것, 당신이 어떻게 돌이켜 생각했는지, 당신의 치료 전략을 어떻게 선택했는지, 그리고 어떤 개입을 했는지에 대해 분석한다. 마찬가지로 환자의 동의를 구하고 만든 오디오 녹음 또한 도움이 될 수 있다. 만약 당신이 녹화나 녹음을 할 수 없다면, 사례를 놓고 일반적인 논의를 하는 것도 말 그대로 대화 내용을 기록한 노트를 검토하는 것만큼이나 도움이 될 수 있다. 당신과 당신의 지도감독자는 특정한 상황에서 무엇이 가장 효과적일지에 대해 논의할 수 있다. 만약 대화 내용을 기록한다면, 치료 시간이 끝난 후 당신이 말한 내용과 녹음될 수 없었던 것을 포함하였는지 검토해 보아야 한다.

당신이 작업을 공유하더라도, 주도적인 수련생이 되는 것이 지도감독에서 많은 것을 얻는 데 도움이 될 것이다. 수련생은 지도감독자가 거기서 '무엇을 해야 할지 말해 주기' 위해 있다고 너무 자주 생각한다. 지지하기 개입에서 '공급하기와 보조하기'와 유사하게, 때때로 지도감독자가 제안을 하긴 하지만 일반적으로 협력적 모델이 가장 도움이 된다. 만약 당신이 지도감독자라면, 당신은 수련 경험의 목표를 분명히 하여 협력을 촉진시킬 수 있다. 이 매뉴얼에서 소개하는 다양한 모델은 당신이 지도감독을 구조화하는 데 도움이 될 것이다.

- 평가와 공식화를 위해: 기술하기/검토하기/연결하기 모델(『카바니스의 정신역동적 공식화』를 참고하시오)
- 기법을 위해: 듣기/돌이켜 생각하기/개입 모델, 선택과 준비의 원칙 그리고 드러내기와 지지하기 개입의 개념

만약 당신이 지도감독을 받는 사람이라면, 다음과 같은 질문을 통해 이 매뉴얼에서 당신이 배운 것들을 당신의 지도감독자와 공유하도록 노력하라.

- 환자가 그렇게 말할 때 선생님은 무엇을 들으셨습니까?
- 선생님은 그것을 어떻게 돌이켜 생각하시겠습니까?
- 선생님은 무슨 말을 할지 어떻게 선택하시겠습니까?
- 선생님은 제가 말한 것에 대해 어떻게 생각하십니까?
- 저는 거기서 무슨 말을 해야 할지 혼란스러웠습니다. 우리가 그 순간에 집중할 수 있을까요?
- 선생님은 그것을 어떤 종류의 개입이라고 부르시겠습니까?

다음은 치료자와 그녀의 지도감독자 간의 지도감독 시간 중 일부분이다.

40세인 여성 치료자는 2년간 28세 남성을 일주일에 두 번 정신역동적 정신치료를 했다. 마지막 몇 주 동안 그녀는 이 환자의 치료 시간이 별로 기다려지지 않았다.

치료자 흥미롭네요. 평소에 전 이 환자를 치료하는 것을 즐거워했는데, 마지막 몇 주 동안 그렇게 느껴지지 않았어요. 심지어 지난주에 한번은 '맙소사, 오늘 월요일이네. Mr A가 오는 날이잖아.'라고 생각했어요. 그런데 무슨 일이 일어나는 건지 잘 모르겠어요.

지도감독자 의논하기에 아주 훌륭한 소재예요. 그의 삶이나 치료에서 뭔가 일어나고 있다는 예감이 드나요?

치료자 아니요. 그게 이상해요. 실제로 그는 치료에서 더욱 심도 있게 작업하고 더 잘 통한다고 느끼고 있어요. 그게 바로 우리가 작업을 해 오던 것이에요.

지도감독자 몇몇 과정을 들어 보면서 무슨 일이 일어나고 있는지 살펴봅시다. 당신이

그렇게 느낀 한 치료 시간을 골라 몇 가지 내용을 읽어 주시겠어요?

치료자 좋아요. 이건 어제 치료 시간에 있었던 내용이에요.

환자 이제 막 몰입하는 것 같아요. 모든 치료 시간이 기다려져요. 매일 올 수 있기를 정말 바랐어요. 한번은 꿈에서 마치 대기실 작은 골방에 침대가 있었던 것처럼 당신의 대기실에서 제가 자고 있었어요.

치료자 꿈에 대해서 더 이야기해 주시겠어요?

환자 정말 아늑했어요. 마치 선생님이 저를 재워 줄 것 같았어요.

지도감독자 잠시 여기서 멈춰 봅시다. 이 내용에서 무엇을 듣고 또 그것에 대해 어떻게 돌이켜 생각했나요?

치료자 꿈에 '재워 준다'는 말이 어린 시절로 되돌아가서 나온 말 같은데, 어쩌면 그의 어머니처럼 제가 돌봐 주기를 바라는 무의식적 공상과 관련 있다고 생각해요. 하지만 우리는 그의 어머니가 매우 방임적이었다는 것을 알죠. 치료 시간에 그의 표면 감정은 흥분이었어요. 마치 저와 가까워진 것에 대해 무척 들뜬 것같이요.

지도감독자 저도 그런 게 보이네요. 당신 환자는 쉴 틈 없이 당신에게 많은 것을 원한다고 말하고 있고 상징적으로 '함께 살' 준비까지 되어 있는데, 어쩌면 당신은 그것으로부터 멀어지려는 것일 수도 있죠.

치료자 선생님도 알다시피 전 이미 아이가 두 명이 있어요. 또 다른 한 명은 필요 없어요! 그가 실제로 또 다른 아이가 될 일은 없겠지만 어쩌면 제가 그렇게 느끼고 있는지도 모르겠어요.

지도감독자 바로 그거예요. 최근에 당신이 그에 대해 겪는 어려움에 도달한 것 같고 또 환자에 대해서도 많은 것을 알게 된 것 같아요.

여기서 지도감독자는 치료자가 자신의 역전이에 대해 더 알게 되도록 도울 수 있었다. 치료자가 자신의 감정을 솔직하게 의논할 수 있는 능력이 이 과정의 핵심이다. 듣기/돌이켜 생각하기/개입 방법은 지도감독 중에도 역시 효과적일 수 있다는 것에 주목하자.

당신이 수업에서 배우고 있는 것이나 이 매뉴얼에서 배우고 있는 것을 당신의 지도감독자와 주고받는다면 둘이 함께 이해하는 '내용이 같게' 도와줄 것이고 지도감독 경험을 더욱 강화시켜 줄 것이다.

환자로부터 배우기

옛 격언 중에 '당신의 환자가 당신의 최고 지도감독자이다'는 말이 있다. 많은 면에서 이것은 맞는 말이다. 각각의 환자는 당신에게 사람들에 대해, 자신의 적응에 대해, 강점과 어려움에 대해 새로운 것들을 가르쳐 줄 것이다. 각각의 치료적 관계는 환자를 가장 잘 도우려면 어떻게 환자와 상호작용해야 하는지에 대해 당신에게 가르쳐 줄 것이다. 만약 당신이 너무 깊이 있는 것에 초점을 맞춘다면, 환자는 어떤 방식으로든 스스로를 방어하는 것으로 반응할 것이다. 만약 당신이 이것에 집중한다면, 바로 매 순간순간을 토대로 당신 자신을 쉽게 바로잡을 수 있다. 다음 사례를 보자.

환자 선생님이 늦게 시작한 데다 추가로 시간을 내주지 않아 지난 치료 시간이 끝날 때 화가 났어요.

치료자 저는 당신에게 당신 어머니가 당신보다 형에게 더 집중했고 당신이 속은 느낌이 들게 했던 방식을 기억나게 했죠.

환자 그러거나 말거나요. 전 지금 선생님에 대해 말하고 있어요. 저희 어머니가 지난번에 여기 계셨던 게 아니잖아요. 선생님이 있었죠.

치료자 맞아요. 당신이 이 이야기를 꺼내서 다행이에요. 당신이 가진 느낌에 대해 더 이야기해 주시겠어요?

이 환자는 탁월한 지도감독자이다. 감정은 전이 상태에 있었고, 치료자는 발달상의 해석에 초점을 맞추고 있었다. 방어적으로 되게 할 때가 아니다—만약 당신이 환자가 하는 말에 귀를 기울인다면 당신은 환자가 가장 중요하게 느끼고 있는 것에 다시 초점을 맞출 수 있다.

자신으로부터 배우기

궁극적으로 자신을 이해하는 것은 정신역동적 정신치료자로서 당신이 작업해 나갈 때 최선의 도구가 될 것이다. 치료 시간 동안 당신의 느낌과 반응을 어느 정도로 알아차리는지는 환자를 돕는 당신의 능력과 직접적으로 상관관계가 있을 것이다. 당신이 정신역동적 정신치료에서 환자를 치료하기 전에 어느 정도의 자기 인식 과정을 완수해야 한다고 생각할 필요는 없다. 그저 당신이 환자들로부터 계속 배우는 것처럼, 이 직업을 갖고 있는 동안 자신으로부터 그리고 자신에 대해 계속해서 배우게 될 것이다. 그렇긴 하지만 당신이 수련 초기에 있든지 혹은 그 과정 중에 있든지, 자신으로부터 배우는 능력을 향상시키기 위해 스스로 개인 정신치료를 받는 것은 도움이 될 것이다. 어떤 치료자들은 이것을 당연한 일로 받아들이지만, 다른 사람들은 치료자로서 성숙하면서 마주하는 특별한 어려움에 대한 반응으로 각자의 치료를 찾는다. 정신분석가를 수련시키는 많은 프로그램과 같이 어떤 수련 프로그램은 교육적 경험의 부분으로 개인 치료 혹은 정신분석을 요구한다. 개인 치료가 도움이 될 수 있다는 근거에는 대부분의 또는 당신의 모든 환자에게 느끼는 강한 부정적 혹은 긍정적 느낌들, 당신의 일과 관련된 지나친 불안 혹은 우울, 경계선을 침범하려는 경향 등이 포함된다. 당신이 환자에게 하는 것처럼, 치료자들은 당신에게 당신의 일과 삶을 향상시킬 신뢰할 수 있는 치료를 제공할 것이다.

개인 치료를 받든 안 받든, 지속적인 자기성찰이 핵심이다. 우리 모두 바쁘기는 하지만 시간을 내어 우리의 작업을 돌이켜 생각하는 것은 매우 가치 있는 일이다. 치료 중에도 그렇고, 치료 시간들 사이에서도 마찬가지인 사실인데—우리는 종종 몹시 '무언가를 말하고' 싶어서 우리는 늘 그 순간 무엇이 일어나는지 환자와 함께 생각할 시간을 갖지 못한다. 이렇게 돌이켜 생각하는 순간은 유용한 시간이고 당신을 능숙한 정신역동적 정신치료자에서 탁월한 정신역동적 정신치료자로 바꾸어 놓을 것이다.

끝내기

사람들은 태초부터 의미를 찾아 왔다. 정신역동적 정신치료는 사람들로 하여금 자신들 안에서 의미를 찾도록 도와준다. 의미—존재하지만 인식 밖에 있는 의미이다. 이러한 탐구는 항상 사람들과 관련이 있고 그들이 스스로의 삶을 어떻게 이해하는지와 관련이 있다. 정신역동적 정신치료자로서 여행을 계속하면서 다른 사람으로부터 배우고, 환자들로부터 배우고, 자기 자신으로부터 배우자

한국 문화를 바탕으로 한 주석

정신치료자가 되는 것의 장단점은 분명하고 이 두 가지는 서로 섞여 있습니다. 단점은 배우기 어렵고, 한번에 다 배울 수 있는 것이 아니며 오랜 시간 노력과 경험이 필요하다는 점입니다. 장점 또한 단점에서 유래하기도 합니다. 배우기 어렵기 때문에 아무나 쉽게 달려들지 못한다는 점이 희소가치를 높여서 치료자로서의 자기존중감을 증진시킬 수 있습니다. 또한 배움에 끝이 없기 때문에 공부를 하면 할수록 자신의 실력이 아주 조금씩 향상되는 경험을 하게 되어 늘 새로운 도전 정신을 자극하고 때로는 지치더라도 그동안 공부한 것이 아까워 쉽게 버리지 못합니다. 그래서 모든 의학에서 배움의 끝이 없긴 하지만 정신치료야말로 'mission impossible'이라는 말이 잘 어울립니다. 치료받는 과정에도 해당되는 이야기지만 배우는 과정도 비슷합니다. 등산할 때 중간에 너무 힘들고 앞에는 계속 올라가야 하는 길이 있을 때 포기하고 싶은 생각이 듭니다. 하지만 이때 그동안 올라온 길을 내려다보면 어느새 이만큼 올라왔다는 사실을 알게 되고 이제 포기하기는 아까워 계속 올라갈 각오를 다지게 되는 것과 비슷합니다.

Cabaniss는 계속 배우는 길을 세 가지로 정리하였습니다. 첫 번째는 역시 지도감독자에게 배우기입니다. 비디오나 오디오 녹화물을 이용하기도 하고 요약한 내용을 이용하기도 하고 중간중간 간단히 궁금한 점을 물어보기도 합니다. 정신역동적 공식화를 기본 틀로 사용하면 배우는 사람이나 지도감독하는 사람이 서로 같은 도구를 사용하기 때문에 의사소통이 잘됩니다. 게다가 기법으로 듣기/돌이켜 생각하기/개입이라는 공통분모를 사용하면 더더욱 편리하고 선택과 준비의 원칙도 공통으로 생각하기 편합니다. 그리고 개입의 과정을 기본적 개입, 지지하기 개입, 드러내기 개입으로 분류하면 공통언어를 서로 완벽하게 구사하는 격이 되어 지도받는 효율이 극대화될 것입니다.

모든 의학 분야에서도 적용되는 사실이지만 환자로부터 배우는 과정이야말로 실전을 통해서 실력을 쌓아 가는 방법입니다. 편한 환자는 편한 환자대로 불편한 환자는 불편한 환자대로 우리에게 경험을 쌓게 해 줍니다. 그래서 많은 의사는 책을 쓸 때 맨 앞에 환자들로부터 배운 점에 대한 감사의 글을 꼭 씁니다.

마지막으로, 자신으로부터 배우기도 중요한 배움의 출처라고 강조합니다. 자신을 이해하는 것이 치료에서 최선의 도구라는 것은 널리 알려진 진실입니다. 하지만 이것은 스스로 해야 하는 일이기에 경험이 없는 초보자로서는 가장 난감한 주문일 것입니다. Cabaniss는 환자를 치료하기 전에 어느 정도의 자기 인식 과정을 완수해야 한다고 생각할 필요가 없다고 하였습니다. 하지만 이 말을 오해하지 않기를 바랍니다. 이 말은 위로의 말 내지는 좀 나쁘게 표현하면 유인하는 말로 받아들이는 것이 정확합니다. 바로 뒤에 자신으로부터 배우는 능력을 향상시키기 위하여 스스로 개인 정신치료를 받는 것이 도움이 된다고 분명히 써 놓았습니다. 실제 베를린 정신분석연구소에서 제시하는 세 가지 교육시스템 중 하나가 개인분석입니다. 그리고 제 개인적인 의견으로는 개인치료를 받아 보는 것이 가장 중요하고 특히 누구에게 받았느냐가 결정적입니다. 의사자격증을 받았더라도 똑같은 의사가 아니듯이 외국 사람들도 공인된 정신분석가 자격증을 받았더라도 실력은 천차만별입니다. 그래서 외국인들도 누구에게 분석을 받았다는 것을 은근히 자랑합니다. 저 역시 실력 있는 분에게 정신치료를 받기를 원했습니다. 그래서 존경하는 스승님께 누구에게 정신치료를 받는 게 좋을지 의논하였습니다. 스승님께서는 "제대로 배우려면 대가에게 배워야지."라고 하시며 소암 선생을 소개해 주셨습니다. 그때만 해도 정신치료계에 대해 몰랐고 그저 떠도는 소문만 듣고 있던 시절이었습니다. 저의 기대와는 180도 다른 대답에 6개월간 고민하다 '그래도 스승님 말씀 듣고 잘못된 게 하나도 없지.'라는 믿음으로 우여곡절 끝에 소암 선생을 만나게 되었습니다.

그리고 Cabaniss가 마지막으로 제시한 '자신으로부터 배우기'란 이 책에서는 간단히 언급하였지만, 사실은 엄청난 자기성찰을 요구하는 서막에 해당합니다. 궁극적으로는 성인(聖人)의 경지를 요구하는 무시무시한 말이기 때문입니다. 그것은 이 책의 범위를 벗어나는 내용이므로 여기에서 그치겠습니다.

부록 1

『카바니스의 정신역동적 정신치료: 임상 매뉴얼』의 사용법-교육자를 위한 안내

『카바니스의 정신역동적 정신치료: 임상 매뉴얼』은 상담, 간호, 심리학, 정신과, 사회복지, 정신역동적 정신치료 대학원 프로그램과 같은 모든 정신건강 분야에 종사하는 수련생들에게 정신역동적 정신치료를 교육하기 위한 교과서로 쓰일 수 있는 치료 매뉴얼이다. 교육자들 또한 이 매뉴얼이 중국어, 한국어, 페르시아어로 번역되었다는 것을 알아 둘 필요가 있다. 이 교육자를 위한 안내에서 우리는 이 매뉴얼을 교재로 활용하는 것뿐만 아니라 정신역동적 정신치료를 교육하기 위해 먼저 몇 가지 기본적인 원칙을 소개하고, 이어서 추천 학습 목표, 세미나, 읽을 거리, 평가 도구를 제공한다.

정신역동적 정신치료 교육을 위한 기본적인 원칙들

Y 모델

우리는 정신역동적 정신치료자가 되기 위해 배우는 것은 발달 과정이라고 믿는다. 학생들은 먼저 근본적인 것들을 배울 필요가 있는데, 이를 기반으로 더 복잡한 기법들을 익힐 수 있다. 우리는 정신치료적 기법이 공통 술기를 기반으로 하여 다른 치료의 특정 술기들로 뻗어 나가는 것으로 개념화한 Y 모델[1]에 기초하여 우리의 정신역동학 커리큘럼과 이 책의 구조를 모델로 삼았다.

핵심 개념과 기법은 대략 모든 정신치료적 기법의 일부분인 **공통 요인**에 가깝고

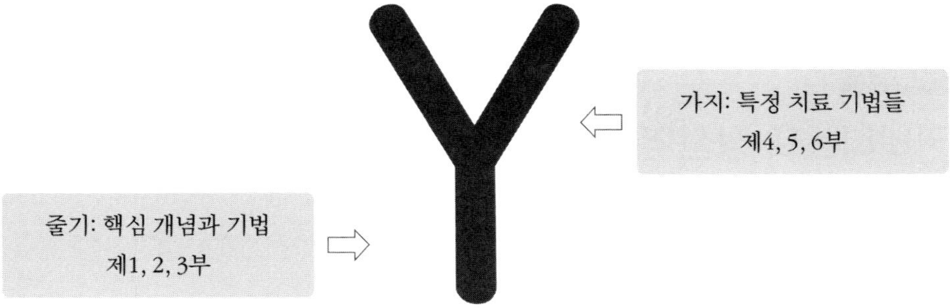

좋은 치료적 결과와 상관관계가 있다[2]. 우리는 정신치료를 공부하는 학생들이 정신역동적 기법과 같이 더 특화된 정신치료 기법들을 배우기 **전에** 치료적 동맹 수립하기, 공감적으로 듣기, 치료적 틀과 경계선을 세우기와 같은 핵심 기법들을 사용하는 방법을 배워야 한다고 확신한다. 이러한 발달적 순서는 Accreditation Council for Graduate Medical Education(ACGME)에서 말하는 정신과 전공의들을 위한 학습 목표와 궤를 같이한다[3]. 따라서 우리는 기초반 수련생들에게 핵심 개념을 가르치기 위해서 이 책의 제1, 2, 3부를 활용하고 고급반 수련생들에게 정신역동적 정신치료의 특정 기법을 가르치기 위해서 제4, 5, 6부를 활용한다.

또한 Y 모델은 정신역동적 정신치료 교육을 학생들의 일반 정신치료 커리큘럼에 쉽게 적용시킬 수 있도록 해 준다. 한 가지 정신치료를 다른 치료들과 구분 짓는 것은 요즘 시대에 맞지 않고, 조화로운 방식으로 다른 정신치료적 기법들을 가르치는 것은 학생들이 다양한 기법과 공식화가 서로 유사하면서도 동시에 독특한 차이점이 있다는 것을 이해하는 데 도움이 된다. 이것은 수련을 더욱 향상시키고 학생들이 그들의 환자를 가장 잘 치료하기 위해서 서로 다른 종류의 치료를 언제 그리고 어떻게 권고해야 하는지 이해하는 데 도움이 된다. 수련 프로그램에서 정신치료 교육의 전반을 감독하는 정신치료 수련 책임자 같은 교수진을 보유하는 것은 이러한 과정을 보장할 수 있는 한 가지 방법이다.

기법과 공식화를 함께 가르치기

공식화가 빠진 기법은 어둠 속에서 과녁을 맞히는 것과 같다. 공식화에 기초를 둔 기법만이 제대로 목표를 세우고 체계적으로 치료적 목표를 달성할 수 있다. 따라서 우리는 기법과 공식화를 차례로 가르친다. 이 책에서도 공식화에 대해서 짧게 다루기는 하나, 우리의 자매 도서인,『카바니스의 정신역동적 공식화』가 이 근본적인 기술을 제대로 배우는 데 꼭 필요하다. 이 교육자 안내에서 우리는 통합 발달적 순서에 맞춰 이 책들을 함께 언제 어떻게 사용할지 소개한다.

거꾸로 교실

성인 학습 이론을 기초로 하여 우리는 모든 정신치료 교육과 지도감독에서 능동 학습 기법을 권장한다. 우리는 사람들이 이 책을 통해서 '강의'하고 있다는 소식을 들을 때면 마음이 아프다. 우리 매뉴얼은 특별히 '거꾸로 교실(The flipped classroom)' 학습 모델을 촉진시키는 것을 목표로 한다. 각 장은 짧고, 소화하기 쉬우며, 주요 개념을 서두로 두었다. 한 개 혹은(최대로) 두 개의 장을 예습시키고, 수업 시작 몇 분 동안 그 내용을 짧게 훑어본 후, 각 자료에 기초해서 능동 학습 기법을 시작한다. 각 장의 뒷부분에 있는 '권장 활동'이 이러한 목적으로 사용될 수 있고, 지도자가 충분히 이해하게 됐다면 스스로 더 많은 것을 만들어 낼 수 있다. 사례들을 가지고 작업하기 위해서 두 개 혹은 세 개의 그룹으로 나누어 수업을 진행하고, 수업 중 발표할 짧은 대화를 만들거나 공식화를 제시한다. 만약 학생들이 자신들의 작업을 비디오로 녹화해 왔다면, (적절한 동의 이후) 각 장면을 보여 주어 지도자가 수업 중 가르치고 있는 개념들을 설명해 준다. 잘된 학생의 작업을 보여 주는 것은 학생들에게 자신도 이렇게 할 수 있다는 것을 상기시켜 주기 때문에 종종 전문가의 비디오를 보여 주는 것보다 낫다. 우리는 계속해서 한 가지 사례만 발표하는 것은 그다지 유용하지 않다는 것을 발견하였는데, 이는 발표하고 있지 않은 모든 사람에게 수동적 학습만을 촉진시키고 기술들을 제대로 가르쳐 주지 못하기 때문이다.

운용과 평가 방법

이 매뉴얼에서 기술의 운용은 자연히 평가 기법을 제시하고 있다. 각 세미나가 끝날 때 글쓰기 과제를 내는 것을 주저하지 말자. 이는 지도자가 학생들을 평가하고 지도자의 수업이 학습 목표를 달성했는지 확인하는 데 도움이 될 것이다. 우리는 이 교육자 안내에서 모든 수준의 학생들에게 학습 목표와 평가 기법을 제시하고 있다.

교육과정과 연구실

마지막으로, 우리는 교육 강사와 지도감독자가 정신치료를 가르치기 위해 함께 협동하여 작업할 필요가 있다고 확신한다[4]. 흔히, 지도감독자는 세미나와 단절되어 동떨어진 채로 작업하다 보니, 결국 학생들은 이러한 상황에서 너무나 다른 것을 배우게 된다. 아무리 잘해도 이것은 일관되지 못한 학습으로 이어지게 되고, 최악의 경우에 혼란을 가중시켜 학생들이 그만두게 된다. 이 매뉴얼뿐만 아니라『카바니스의 정신역동적 공식화』를 지도감독자와 함께 읽어 당신의 모든 강사가 같은 지식을 공유할 때, 학습을 증진시키고 통합 정신역동 팀을 만들어 낼 수가 있다. 우리의 자료들은 수련받은 정신분석가는 물론 이 분야 전문 수련을 받지 않은 교직원에 이르기까지 모든 지도감독자가 이용할 수 있도록 저술되었다. 지도감독자와 정기적인 소통(가령, 이메일을 통해)을 하여 학생들이 수업에서 배우고 있는 것을 알려 준다면 이는 지도감독자가 그들의 수련생이 어느 학습 단계에 있는지 알게 해 주고 임상 자료 중에서 교육할 만한 순간들을 찾는 데 도움이 된다[5]. 또한 우리는 특정 교육반을 담당하는 지도감독자를 훈련시킬 때에도 추천한다 — 예를 들어, 초급 교육반의 지도감독자에게는 공통 요인을 강조하는 반면, 중급반, 심화반의 지도감독자에게는 특정 기법(당연히 공통 요인은 필수)을 강조해야 한다. 특정 지도감독자 수준에 맞춘 교직원 계발 워크숍이 이러한 목적을 달성하는 데 도움이 될 수 있다. 어떤 교사가 초등학교 3학년 학생을 더 잘 가르치는 반면 다른 교사는 고등학교 학생을 잘 가르치는 것처럼, 어떤 지도감독자는 초급반에서 탁월할 수 있지만 또 다른 지도감독자는 고급반에서 능력 발휘를 할 수 있다. 관찰과 학습 평가, 지도감독 선호도를 통해 당신의 지도감독자를 이해하는 것은 당신이 지도감독자를 선택할 때 충분히 숙지하고 결정할 수 있게 도와준다.

권장 교과과정 자료들

이미 언급하였듯이, 우리는 정신역동적 정신치료의 교육과 학습에 있어서 발달적 접근을 권장한다. 한번에 모든 것을 가르칠 수 없기 때문에, 우리는 이 매뉴얼을 단 한 번의 교과과정에서 그대로 읽어 나가기만 하는 것은 권장하지 않는다. 당신이 매뉴얼을 사용하는 교과과정을 계획하는 데 도움이 될 수 있도록, 우리는 초급반, 중급반, 심화반 학습자들을 구분지어 기술한다. 교육자가 그들의 기존 학습 프로그램에 도입해 올 수 있다 하더라도, 이것을 다른 정신건강 프로그램으로 가져올 때 어떻게 해야 하는지에 관해 〈표 1〉에 일부 소개한다.

〈표 1〉 학습자 수준에 관한 안내

학습자 수준	정신건강전문 분야	학년
초급	사회복지 심리학 전문간호사 정신과 대학원생 정신치료	1학년 학생 초급 수련생 1년차 전공의 1, 2년차
중급	사회복지 심리학 전문간호사 정신과 대학원생 정신치료	2학년 학생 고급 수련생, 박사과정 1년차 전공의 3년차
심화	사회복지 심리학 전문간호사 정신과 대학원생 정신치료	대학원 과정 인턴, 박사후 과정 2년차 전공의 3년차 혹은 4년차

초급 학습자

초급 학습자들은 Y 모델 중 분명 줄기에 해당한다. 이들은 일반적으로 위기에 처한 환자들을 보고 클리닉이나 응급실, 입원 병동, 자문-협진 체계 속에서 일하는 경우가 많다. 보통 정신치료를 가르치기에 최적인 상황들이고 특히 공통 요인에 주안점을 둔다면 정신역동적 정신치료를 가르치기에 최적이다. 그래서 우리는 초급 학습자들에게 핵심 개념과 술기를 강조한다. 이 책이 정신역동적 정신치료에 관한 매뉴얼이기는 하지만, 우리는 일반적으로 정신치료를 소개할 때 우리 책의 많은 내용을 사용한다.

권장 학습 목표

초급 학습자들은 다음을 할 수 있게 될 것이다.

- 정신치료가 무엇이고 모든 임상 상황에서 어떻게 사용될 수 있는지에 관해 소견을 말한다.
- 정신치료를 위해 DSM 진단, 기능 평가, 초기 공식화의 작성을 포함하여 환자를 평가한다.
- 목표를 설정하고, 사전 동의에 대해 고지하며, 치료적 틀과 경계선을 세우고, 치료적 동맹을 견고히 한다.
- 듣기, 돌이켜 생각하기, 개입하기와 같은 정신역동적 정신치료의 기본적인 기술들에 대해서 논의한다.
- 환자들에게 지지하기 개입을 사용한다.

권장 세미나

정신치료에 대한 개론

이것은 수련을 이제 막 시작할 때 가르칠 수 있고 평가, 목표 설정, 틀과 경계선 설정, 기법적 중립성, 공감적 청취, 초기 공식화, 치료 계획과 같은 정신치료의 핵심 기법 대부분을 다루어야 한다. 우리는 학생들에게 그들이 과거력을 청취하고 퇴원 계획을 세우고 있을 때조차도 항상 정신치료를 하고 있는 것이라고 가르친다. 우리는 학생들에게 '정신치료를 받고 있는 환자들'뿐만 아니라 그들이 치료하고 있는 모든 환자에 대해 상의해야 한다고 권장한다. 제2부와 제3부에서 기술된 모든 내용이 이것을 가르치기에 적당하다. 제12장 '우리에 대한 환자의 느낌과 환자에 대한 우리의 느낌'에서 전이와 역전이라는 용어를 사용하고 있지 않다는 것을 주목하자. 이는 의도적인 것인데, 우리가 이러한 개념들이 정신역동적 정신치료를 초월하는 것이라고 믿기 때문이다. 전이와 역전이에 대한 특정한 정신역동적 활용은 제5부에서 다루었다.

정신역동적 정신치료에 대한 개론

일단 핵심 개념을 배우고 나면, 초급 학습자들은 정신역동적 정신치료의 기본에 대해 배우기 시작할 수 있다. 그 어떤 가정도 세우지 말라—대학에서 읽었던 Freud에 대한 지식이 당신의 정신건강 수련생에게 환자를 치료하는 데 있어서 거의 도움이 되지 않는다. 우리는 학생들이 기본적인 개념을 제대로 이해하게 될 때 행복해한다는 것을 알기에, 처음부터 시작하도록 한다. 이것은 일반적으로 정신역동적 정신치료 대학원 과정에 있는 학습자에게조차도 적용될 수 있다. 우리는 이 단계에 듣기, 돌이켜 생각하기, 개입하기를 가르치고, 여기에 학생들이 현재 치료하고 있는 환자들에게 적용할 수 있는 지지하기 기법에 주안점을 둔다. 이 내용은 제1부와 제4부가 가장 적합하다. 비록 우리가 학생들에게 치료적 권고를 위해 초기 공식화를 새롭게 작성해 보라고 주문하더라도(제5장), 이 단계에서 공식화와 관련하여 주안점을 두어야 하는 것은 문제와 그 사람의 패턴을 기술하는 것이다. 『카바니스의 정신역동적 공식화』 책의 제4장부터 제8장까지의 내용이 이 작업에 적합하다.

권장 평가 도구들

당신의 학생들에게 다섯 가지 영역에서의 성격적 기능과 특징적 방어를 기술하여 짧은 이야기로 구성된 성격에 관한 간단한 평가를 작성하도록 해서 그 능력을 평가하도록 하자. 당신이 학생들의 환자들에게 친숙하다면, 이것을 그 환자들에게 똑같이 써 보게 하라고 할 수도 있다. 학생들에게 한 페이지 분량의 초기 공식화를 작성하게 하고 지도감독자와 이것에 관해 논의하라고 권하도록 하자. 만약 당신의 학생들이 임상 진료를 비디오로 녹화했다면, 당신은 학생들이 AADPRT Milestone Assessment for Psychotherapy(A-MAP)로 공통 요인을 활용할 줄 아는지 평가할 수 있다. 이에 대한 자료는 www.aadprt.org에서 얻을 수 있다.

중급 학습자

일단 학생들이 핵심 정신치료 기법과 정신역동적 정신치료의 기초를 기반으로 하였다면, 정신역동적 정신치료를 포함한 다양한 정신치료에 관한 세미나에 참석할 준비가 된 것이다. 이 단계의 수련 중에 있다면, 아마도 이들은 외래로 방문하는 환자를 정신역동적 정신치료를 이용하여 치료하고 있을 것이다.

권장 학습 목표

중급 학습자는 다음을 할 수 있게 될 것이다.

- 정신역동적 정신치료에서 감정, 저항, 전이, 역전이, 무의식적 갈등과 방어, 꿈에 대해 다루면서 듣기, 돌이켜 생각하기, 개입하기를 한다.
- 드러내기와 지지하기 개입을 사용하고, 치료적 전략을 설명한다.
- 정신역동적 정신치료에서 기술하기/검토하기/연결하기 방법을 사용하여 환자에 대한 정신역동적 공식화를 작성한다.

권장 세미나

정신역동적 기법

이것은 우리가 정신역동적 기법을 가르칠 때, 제5부의 내용들을 기초로 한 세미나이다. 우리는 지지적 정신치료와 정신역동적 정신치료를 따로 개별적인 학습 과정으로 가르치기보다, 드러내기와 지지하기 기법을 동시에 가르치기를 권고한다. 이것은 우리 학생들이 이 두 기법 사이를 끊임없이 오가며 사용하고자 하는 능력과 의지에 거대한 차이를 낳게 된다. 드러내기와 지지하기가 제대로 통합된 정신역동적 정신치료 학습 과정을 가르치기 위해서 교육자들에게 두 기법을 함께 가르칠 시간이 요구된다. 예를 들어, 전이에 대한 세미나는 반드시 전이의 해석뿐만 아니라 전이의 관리 또한 포함해야 한다[6].

정신역동적 공식화

초급 수준에서 시작했던 작업에 검토하기와 연결하기를 덧붙여 지속해 나가는 것이다. 『카바니스의 정신역동적 공식화』 책의 내용 중 제9~12장이 이것을 가르치기에 적합하다. 마음에 관한 정신역동적 모델 또한 이 시점에 가르칠 수 있다(『카바니스의 정신역동적 공식화』 제13~18장).

권장 평가 도구들

이제는 마이크로프로세스(microprocess), 혹은 치료에서 '관점의 차이'에 대해 검토할 시간이다. 제5부 복습 활동인 '마이크로프로세스 상황'은 당신의 학생들이 정신역동적 정신치료에서 듣기, 돌이켜 생각하기, 개입하기를 할 수 있는지 볼 수 있는 좋은 방법이다. 이 과정을 보조하기 위해 사례를 활용하면서, 학생들이 들은 것을 특정하고, 선택과 준비의 원칙에 따라 치료 전략을 어떻게 선택하게 되었는지 설명하며, 어떤 개입이었는지 명명하는 등 치료 중 상황에 대해 기록할 수 있다. 이것을 수업 중 발표하는 것은 동료 간 학습을 증진시키는 재미있고도 생산적인 방법이다. 만약 학생들이 임상 진료를 비디오로 녹화했다면, '비디오 검토'를 하라. 녹화 내용 중 15분을 함께 시청하고 다시 학생들에게 어떻게 듣고, 돌이켜 생각하고, 개입했는지에 대해 이야기하도록 시킨다. 부록 2의 요약표는 작성된 '마이크로프로세스 상황'과 비디오 검토 모두에 활용될 수 있다.

심화 학습자

이 수련 단계에 도달했다면, 당신의 학생들은 정신역동적 정신치료에 있어 공통 요인들에 대해 능수능란하고 듣기, 돌이켜 생각하기, 개입하기를 제대로 수행할 수 있다. 이제 그들이 학습한 것을 견고히 하기 시작할 수 있고, 심화 주제에 대해 다룰 수 있으며, 정신분석, 마음 헤아리기 기반 정신치료 그리고 전이 중심 정신치료와 같은 정신역동적 치료에서 심화 수련을 고려해 볼 만하다. 또한 이 영역에서 초급 학습자들을 가르치기 시작할 수 있다.

권장 학습 목표

심화 학습자는 다음을 할 수 있게 될 것이다.

- 정신역동적 정신치료에서 개인 혹은 그룹 지도감독을 지속적으로 받으며 학습을 견고히 한다.
- 정신역동적 정신치료에서 그들의 환자들이 치료적 목표 달성까지 변화하는 방식을 기술한다.
- 훈습의 단계를 기술하고 해당 환자가 속해 있는 단계를 기술한다.
- 교착 상태에 있거나 애정 전이, 종결과 같이 복잡한 임상 상황에 그들이 가진 지식과 기술을 적용시킨다.
- 정신역동적 정신치료와 신경과학에서의 연구 결과 사이의 연결점을 이해한다.

- 초급 학습자들에게 정신치료와 정신역동적 지식과 기술을 가르친다.
- 마음에 관한 정신역동적 모델에 대해 더 심도 있게 탐색하고 이를 임상 상황에 적용시킨다.

권장 세미나

심화 정신역동적 기법

학생들은 지금 정도면 어느 정도 이 방법으로 환자들을 치료해 오고 있을 것이기 때문에, 시간이 흐르면서 어떻게 변화하는지에 초점을 맞출 준비가 되어 있다. 훈습과 종결은 좋은 주제가 되고, 우리가 치료적 목표를 어떻게 충족시키고 있는지에 대한 논의도 마찬가지이다(제6부와 제7부). 학생들은 교착상태, 애정 전이와 같이 한층 더 심화된 주제 또한 배울 수 있고, 종종 정신역동적 이론과 기법에 대한 추가적인 서적에도 관심을 둔다(부록 마지막에 있는 권장 서적을 보시오).

정신역동적 정신치료와 신경과학

이상적으로, 심화 학습자들은 정신역동적 정신치료가 현대 기초 신경과학과 인지 신경과학의 관점으로 어떻게 이해될 수 있는지에 관한 최신 지견을 배워야 한다(부록 마지막에 있는 권장 서적을 보시오).

세부 정신역동 기법

배울 수 있는 선생님들이 있다면, 이 단계에 있는 학생들은 단기 역동 치료, 마음헤아리기 기반 치료, 공황 중심 정신치료, 전이 중심 정신치료(transference-focused psychotherapy: TFP)와 같은 세부 정신역동 기법들에 관한 세미나를 통해 도움을 받을 수 있다. 이러한 기법들을 배우는 것은 학생의 치료 도구를 확장시킬 뿐만 아니라, 핵심 기법들에 대한 학습을 견고히 해 준다. 부록 마지막에 있는 추천 서적은 대부분 구하기 쉽기 때문에 정식 세미나를 접하기 어려운 학생들에게 활용될 수 있을 것이다.

권장 평가 도구들

이제 당신의 학생들이 치료적 목표 달성과 훈습에 대해 이해했는지 평가하기 위해 매크로프로세스(macroprocess) 혹은 전체적인 치료 과정에 초점을 맞출 시간이다. 제7부의 복습 활동('매크로프로세스 요약')이 여기에 부합하는 내용이다. '마이크로프로세스 상황'에서처럼, 당신의 학생들은 자기 환자들에 대해 작성할 때 표본으로서 이 매뉴얼의 사례를 활용할 수 있다. 지도감독자들이 이러한 연습을 돕도록 적극 권장한다. Cabaniss와 Graver의 'Mapping the Macroprocess'를 참조하면 학생들이 치료의 흐름을 개념화하는 데 유용할 것이다[7]. 다시 말하지만, 개인정보를 제거한 내용을 가지고 동료들과 공유하는 것은 동료 간 학습을 고취시키고 학생들에게 더 많은 환자 경험을 제공해 준다.

기타 권장 서적

심화 기법과 이론

Auchincloss, E. L. (2015). *The Psychoanalytic Model of the Mind.* American Psychiatric Press, Washington, DC.

Mitchell, S. A., and Black, M. J. (1995). *Freud and Beyond: A History of Modern Psychoanalytic Thought.* Basic Books, New York.

Schlesinger, H. J. (2003). *The Texture of Treatment: On the Matter of Psychoanalytic Technique.* Analytic Press, Hillsdale, NJ.

정신역동적 정신치료와 신경과학

Demasio, A. (2010). *Self Comes to Mind: Constructing the Conscious Brain.* Vintage Books, New York.

Kandel, E. R. (2005). *Psychiatry, Psychoanalysis, and the New Biology of the Mind.* American Psychiatric Press, Washington, DC.

LeDoux, J. (2002). *Synaptic Self: How Our Brains Become Who We Are.* Penguin Books, New York.

세부 정신역동적 기법들

Marmor, J. (1979). Short term dynamic psychotherapy. *American Journal of Psychiatry, 136,* 149–155.

Milrod, B., Busch, F., Cooper, A., et al. (1997). *Manual of Panic-Focused Psychodynamic Psychotherapy.* American Psychiatric Press, Washington, DC.

Yeomans, F. E., Clarkin, J. F., and Kernberg, O. F. (2002). *A Primer of Transference-Focused Psychotherapy for the Borderline Patient.* Jason Aronson, Lanham, MD.

부록 1 참고문헌

1. Plakun, E., Sudak, D., and Goldberg, D. (2009). The Y model: An integrated, evidence-based approach to teaching psychotherapy competencies. *Journal of Psychiatric Practice, 1,* 5–11.
2. DeFife, J. A., and Hilsenroth, M. J. (2011). Starting off on the right foot: Common factor elements in early psychotherapy process. *Journal of Psychotherapy Integration, 21*(2), 172–191.
3. The Psychiatry Milestones Project, A Joint Initiative of the Accreditation Council for Graduate Medical Education and the American Board of Psychiatry and Neurology. July 2015. http://acgme.org/acgmeweb/Portals/0/PDFs/Milestones/PsychiatryMilestones.pdf, accessed January 2016.
4. Cabaniss, D. L., and Arbuckle, M. A. (2011). Course and lab: A new model for supervision. *Academic Psychiatry, 35,* 220–225.
5. Havinghurst, R. J. (1953). *Human Development and Education.* Longmans, Green, Oxford.
6. Cabaniss, D. L., Arbuckle, M. A., and Douglas, C. J. (2010). Beyond the supportive-expressive continuum: An integrated approach to psychodynamic psychotherapy in clinical practice. *Focus, 8*(1), 25–31.
7. Cabaniss, D. L., and Graver, R. (2008). Mapping the Macroprocess, *Journal of the American Psychoanalytic Association, 56,* 1249–1260.

부록 2

마이크로프로세스 상황과 비디오 검토의 평가 서식

전공의 성명:

정신역동적 기술:	발표 내용	해설
듣기: 감정		
저항		
전이		
역전이		
무의식적 주제		
돌이켜 생각하기: 선택의 원칙 활용에 대한 논의(표면에서부터 깊은 곳으로, 감정을 따라가기, 역전이에 주의를 기울이기)		
준비의 원칙 활용에 대한 논의(치료 단계, 동맹 상태, 현재 기능 정도)		
개입하기: 드러내기 그리고/혹은 지지하기 개입의 활용		
개입을 명명하기		

Cabaniss, D. L., Havel, L. K., Berger, S., Deo A., and Arbuckle, M. A. (2015). The Microprocess Moment: A tool for evaluating skills in psychodynamic psychotherapy, *Academic Psychiatry,* Dec 8, Epub ahead of press에서 Springer 허가하에 재인용함.

부록 3

정신역동적 정신치료 평가 후 교육 자료—'PEPPER'

다음은 (앞에 언급된) PEPPER라고 불리는 정신역동적 정신치료에 관한 짧은 정신건강교육 자료이다. 당신은 이것을 사전 동의 과정(제7장을 보시오) 중 당신의 환자들에게 활용할 수 있다. 이 도구는 원래 주 2회 정신치료를 받는 환자들을 위해 고안되었다. 환자가 오는 빈도에 맞춰 이를 수정할 수 있다.

당신이 자신의 문제와 목표를 포함하여 치료자와 이야기 나눈 것들을 토대로, 당신과 치료자는 정신역동적 정신치료라고 불리는 치료를 하기로 결정하였습니다. 이 양식은 당신에게 정신역동적 정신치료가 무엇이고 그것이 어떻게 효과를 발휘하게 되는지에 관한 정보를 제공해 줄 것입니다. 당신은 이 정보를 잘 숙지하시고 이 치료를 통해 기대되는 것이 무엇이고 이것을 최대한으로 활용하기 위해 어떻게 해야 할지 당신의 치료자와 상의하시기 바랍니다.

정신역동적 정신치료란 당신이 인식하지 못하는 생각과 느낌이 불안, 우울, 빈약한 자기 존중감, 관계 문제와 같이 다양한 문제를 유발할 수 있다는 발상을 기반으로 한 면담 치료입니다. 우리가 이렇게 고통스럽거나 괴로운 생각과 느낌을 다루는 한 가지 방법은 그것들을 의식 밖으로 밀어내는 것입니다—즉, 그것들을 무의식적으로 만드는 것입니다. 그러나 우리가 그것들에 대해서 생각하고 있지 않더라도, 이러한 무의식적인 생각과 느낌은 우리가 생각하고, 느끼고, 행동하는 데 영향을 미칩니다. 예를 들어, 당신이 사랑하는 사람에게 분노 감정을 느끼는 것은 그렇게 해서는 안 된다고 생각하기 때문에 쉽지 않은 일입니다. 그럼에도 그것들은 지속적으로 당신의 관계에 영향을 미치게 됩니다.

앞으로 수 주에 걸쳐, 당신과 치료자는 당신에게 맞추어 목표를 세우게 될 것이지만, 이는 당신이 자신에 대해 어떻게 느끼는지, 당신이 다른 사람들과 어떻게 관계를 맺는지, 당신이 스트레스에 어떻게 대처하는지 이러한 것들을 향상시키기 위한 정신역동적 정신치료의 일반적인 목표이기도 합니다. 이 목표를 달성하기 위해, 당신과 치료자는 함께 작업하면서 당신이 어려움을 겪게 되고, 행복감을 느끼지 못하게 하며, 자신에 대해 좋게 느끼지 못하고, 당신의 직업과 관계에 만족을 누리지 못하게 하는 무의식적인 생각과 느낌을 더 잘 인식하게 되도록 도울 것입니다. 또한 당신은 일상생활에서 경험하는 스트레스뿐만 아니라 고통스러운 생각과 느낌을 다룰 때 더 새롭고 건강한 방식을 만들 수 있도록 작업을 할 것입니다.

정신역동적 정신치료에서, 당신은 무의식적인 생각과 느낌을 더 잘 인식하기 위해서 여러 가지를 하게 될 것입니다.

- **마음속에 떠오르는 것을 이야기하는 것**은 당신이 인식하고 있는 생각들로부터 관련은 있지만 인식하지 못하고 있던 생각들로 옮겨 가는 데 도움이 됩니다. 이렇게 하는 것이 쉽지는 않지만, 당신의 치료자는 당신이 스스로가 자유롭게 이야기하지 못하고 있다는 것을 알아차리도록 도울 것입니다.
- **당신의 생각이 아니라 느낌에 대해 이야기하는 것**은 당신이 자신의 느낌이 무엇인지 더 잘 인식하는 데 도움이 됩니다. 숨겨진 느낌에 대해 이야기하는 것만으로도 도움이 될 수 있습니다.
- **꿈과 공상에 대해 이야기 하는 것**은 무의식적인 생각과 느낌이 의식으로 나오는 데 도움이 됩니다. 공상은 당신의 소망과 백일몽일 뿐만 아니라, 동시에 당신이 자신과 다른 사람들에 대해 기저에 갖고 있는 것이고 흔히 무의식적인 생각이기도 합니다. 그것들에 대해 알게 되는 것이 당신 자신과 다른 사람들에 대해 새로운 방식으로 이해하게 되는 데 도움이 될 것입니다.
- **당신이 치료자에 대해 갖는 생각과 느낌에 대해 이야기하는 것**—맞습니다. 오타가 아닙니다—우리는 당신이 치료자에 대해 어떻게 느끼는지 이야기하길 바랍니다. 이러한 느낌을 전이라고 부릅니다. 이러한 느낌에 대해 치료자에게 직접적으로 이야기하는 것이 부자연스럽게 보일지라도, 그것들에 대해 알게 되는 것은 당신이 다른 사람들에 대해 생각하고 느끼는 방식을 더 잘 이해할 수 있도록 도울 것이고 당신의 관계 형성 능력을 향상시키는 데도 도움이 될 것입니다.

- 당신의 삶 전체, 특히 어린 시절의 사람들과 사건들에 대해 이야기하는 것은 당신이 생의 초기 생각과 느낌들에 대해 기억해 내는 데 도움이 됩니다. 이것은 당신이 현재 삶 속에서 만나는 사람들과 상황들에 대해 갖는 느낌이 어린 시절 가졌던 느낌과 연관될 수 있기 때문에 중요합니다. 또한 당신의 삶에 대해 그리고 당신이 어떻게 지금의 자신이 되었는지에 대해 새로운 방식으로 생각하는 것은 당신이 자신과 다른 사람들에 대해 생각하는 방식을 변화시킬 수 있습니다.

당신이 자신의 무의식적 생각과 느낌을 인식하게 된다면, 문제를 유발하던 패턴들을 이해하게 될 것이고, 시간이 흐르면서 자신에 대한 생각과 스트레스에 대한 대처, 관계 형성에 있어서 새로운 방법들을 터득하게 될 것입니다.

정신역동적 정신치료에 대해 자주 묻는 질문들

왜 정신역동적 정신치료(psychodynamic psychotherapy)라고 부릅니까? 정신(psych)은 마음을 뜻하고, 역동(dynamic)은 움직이는 힘을 지칭합니다. 당신의 생각과 느낌은 정신적 힘이라고 생각할 수 있습니다. 그것들은 끊임없이 움직이고 서로 갈등을 낳기도 합니다. 이러한 힘과 갈등에 대해 아는 것이 당신으로 하여금 왜 그렇게 생각하고, 느끼고, 행동하는지에 대해 이해할 수 있도록 해 줍니다.

이 치료는 얼마나 오랫동안 하게 됩니까? 정신역동적 정신치료는 공황장애와 같은 특정 문제를 겪을 때는 단기간에 걸쳐 시행되고, 자기존중감, 대인관계, 스트레스 대처와 같은 문제를 겪을 때는 장기간에 걸쳐 시행됩니다. 당신이 이러한 패턴들이 만들어지기까지 많은 시간이 걸린 것처럼, 변화하는 데도 시간이 필요합니다. 장기 정신치료는 1년 혹은 그 이상 할 수도 있습니다. 이는 '제한을 두지 않는' 치료로, 당신과 치료자가 설정한 목표를 달성하는 데 필요한 시간만큼 치료를 하게 된다는 것을 의미합니다. 당신이 장기적인 목표를 이루기 위해 치료를 하는 중에도, 당신과 치료자는 당신의 일상생활 중 겪는 스트레스를 다루는 것과 같이 단기적인 목표에 대해서도 동시에 작업하기도 합니다.

왜 일주일에 두 번 와야 하나요? 더 자주 올수록 당신은 많은 유형의 문제의 기저에 있는 생각과 느낌에 대해 더 잘 인식하게 됩니다. 당신이 자주 방문하지 못한다면, 대부분의 치료 시간을 지난 치료 시간 이후 있었던 일들을 보고하는 데 허비해 버리기 쉽습니다.

제 치료자가 말을 할까요? 당연하지요. 당신 혼자서 모든 작업을 하는 것도 아니고 치료자 혼자서 모든 작업을 하는 것도 아닙니다. 당신과 치료자가 함께 동반자로서 작업하게 될 것입니다. 치료자가 듣고, 받아 적고, 질문을 하는 것은 당신이 무의식적 생각과 느낌, 문제 패턴들을 인식할 수 있도록 돕기 위함입니다.

제 마음속에 떠오르는 것들은 어느 것이든 정말로 말해야 하나요? 그것이 적절하지 않은 것이어도요? 그렇습니다. 당신은 실제로 마음속에 떠오르는 것들은 무엇이든 말해야 하고 그것이 '적절하든' 아니든 판단할 필요는 없습니다. 그 '부적절한' 생각이 전에는 당신이 알지 못했던 중요한 생각이나 느낌으로 인도할 것입니다.

제 치료자에 대해 직접적으로 이야기하는 것이 낯설게 느껴집니다. 제가 부정적인 내용이라도 말해야 할까요? 맞습니다—이렇게 하는 것이 익숙하지 않은 것이긴 합니다—그러나 당신의 관계에 대해 이해하게 되는 중요한 수단이 됩니다. 예를 들어, 당신이 치료자에게 화가 난 이유에 대해 탐색하는 것은 다른 사람들에게 화가 나는 이유를 이해하는 데 도움이 됩니다. 또한 당신이 생활 속에서 다른 사람들을 대하는 더 새롭고 건강한 방법을 습득하는 데 도움이 될 것입니다.

제가 정신역동적 정신치료를 받으면서 동시에 약물을 복용해도 괜찮을까요? 당연하지요. 만약 당신과 치료자가 약물을 복용하는 게 좋겠다고 생각한다면, 당신은 동시에 두 가지 모두 할 수 있습니다. 실제로, 사람들이 이 두 가지를 같이하는 것은 매우 흔한 일입니다. 만약 당신이 우울하거나 불안하다면, 약물을 복용하는 것이 증상을 호전시키고 정신치료를 받는 데 도움을 줄 것입니다. 만약 정신치료를 받으면서 약물을 복용하고 있다면, 당신의 치료자에게 이것과 관련된 것들을 이야기하는 것이 당신이 불안하거나 우울한 느낌에 대해 이해하는 데 도움이 될 수 있습니다.

제 치료자는 저에 대한 모든 것을 알지만 전 치료자에 대해서 제대로 알지 못할 텐데 그

러면 어떻게 될까요? 당신이 치료자에 대해서 많이 아는 것이 도움이 되겠다고 생각하셨겠지만, 실제로는 그 반대입니다. 치료자에 대해서 잘 알지 못하는 것이 당신을 치료자에게 제대로 드러낼 수 있게 해 줍니다. 예를 들어, 당신이 부모님의 이혼으로 인해 크게 화가 났는데 만약 치료자가 이혼했다는 것을 알게 된다면, 당신은 치료자에게 부모님에 대해 자유롭게 이야기하는 것이 어려워질 수 있습니다. 만약 당신이 이와 같은 어려움에 빠졌다면, 치료 시간 중에 이에 대해서 논의하도록 하십시오.

이 치료를 시작함으로써, 당신은 당신의 삶이 더 나아지도록 하기 위해 스스로를 이해하려는 중요한 결정을 내린 것입니다. 상기 내용을 읽어 주셔서 감사합니다. 만약 치료에 대해서 더 궁금한 점이 있으시거든 당신의 치료자에게 주저 없이 질문하시기 바랍니다.

추천 서적

추천 서적: 제1부_ 정신역동적 정신치료란 무엇인가

서론

Gabbard, G. O. (ed.) (2005). *Psychodynamic Psychiatry in Clinical Practice*, 4th ed. American Psychiatric Publishing, Washington, DC.

Kandel, E. R. (2005). *Psychiatry, Psychoanalysis, and the New Biology of Mind*. American Psychiatric Publishing, Washington, DC.

제1장_ 움직이는 마음을 위한 치료

Mitchell, S. A., and Black, M. J. (1995). *Freud and Beyond: A History of Modern Psychoanalytic Thought*. Basic Books, New York.

Vaughan, S. C. (1998). *The Talking Cure: The Science Behind Psychotherap.*, Henry Holt, New York.

제2장_ 정신역동적 정신치료는 어떻게 작동하는가

Auchincloss, E. L. (2015). *The Psychoanalytic Model of the Mind*. American Psychiatric Publishing, Washington, DC.

Bender, S., and Messner, E. (2003). *Becoming a Therapist: What Do I Say, and Why?* Guilford Press, New York.

Bibring, G. L. (ed.) (1968). *The Teaching of Dynamic Psychiatry: A Reappraisal of the Goals and Techniques in the Teaching of Psychoanalytic Psychiatry*. International University Press, New York.

Bruch, H. (1974). *Learning Psychotherapy: Rationale and Ground Rules.* Harvard University Press, Cambridge, MA.

Caligor, E., Kernberg, O. F., and Clarkin, J. F. (2007). *Handbook of Dynamic Psychotherapy for Higher Level Personality Pathology.* American Psychiatric Publishing, Washington, DC.

Cozolino, L. (2010). *The Neuroscience of Psychotherapy.* Norton, New York.

Doidge, N. (2007). *The Brain That Changes Itself.* Penguin, New York.

Gabbard, G.O. (ed.) (2004). *Long-Term Psychodynamic Psychotherapy: A Basic Text.* American Psychiatric Publishing, Washington, DC.

Gabbard, G. O. (ed.) (2005). *Psychodynamic Psychiatry in Clinical Practice,* 4th ed. American Psychiatric Publishing, Washington, DC.

McWilliams, N. (2004). *Basic Therapy Processes in Psychoanalytic Psychotherapy: A Practitioner's Guide.* Guilford Press, New York.

Mitchell, S. A., and Black, M. J. (1996). *Freud and Beyond.* Basic Books, New York.

Storr, A. (1990). *The Art of Psychotherapy,* 2nd ed. Routledge, New York.

Ursano, R. J., Sonnenberg, S. M., and Lazar, S. G. (2004). *Concise Guide to Psychodynamic Psychotherapy: Principles and Techniques of Brief, Intermittent, and Long-Term Psychodynamic Psychotherapy,* 3rd ed, American Psychiatric Publishing, Washington, DC.

추천 서적: 제2부_ 평가

제3장_ 안전한 장소를 만들고 평가를 수행하기

Bender, S., and Messer, E. (2003). *Becoming a Therapist: What Do I Say, And Why?* Guilford Press, New York.

Greenson, R. R. (1967). *The Technique and Practice of Psychoanalysis.* International Universities Press, New York.

MacKinnon, R. A., and Yudofsky, S. C. (1991). *Principles of the Psychiatric Evaluation.* Lippincott, Williams & Wilkins, Philadelphia.

MacKinnon, R. A., Michels, R., and Buckley, P. (2006). *General principles of the interview, in The Psychiatric Interview in Clinical Practice,* 2nd ed. American Psychiatric Publishing, Washington, DC, pp. 3-77.

Winston, A., Rosenthal, A., and Pinsker, H. (2004). *Introduction to Supportive Psychotherapy.* American Psychiatric Publishing, Washington, DC.

제4장_ 기능의 영역들을 평가하기

American Psychiatric Association (2000). *Defensive functioning scale, in Diagnostic and Statistical Manual of Mental Disorders: DSM-IV-R.* American Psychiatric Association, Washington DC, pp. 807-813.

Bellak, L. (1988). *Ego Function Assessment (EFA): A Manual.* CPS, Larchmont, NY.

Bellak, L., and Goldsmith, L. A. (eds.) (1984). *The Broad Scope of Ego Function Assessment.* John Wiley & Sons, New York.

Caligor, E., Kernberg, O. F., and Clarkin, J. F., (2007). *Handbook of Dynamic Psychotherapy for Higher Level Personality Pathology.* American Psychiatric Publishing, Washington, DC.

Gabbard, G. O. (2005). *Psychodynamic Psychiatry in Clinical Practice,* 4th ed. American Psychiatric Publishing, Washington, DC.

MacKinnon, R. A., and Yudofsky, S. C. (1986). *The Psychiatric Evaluation in Clinical Practice.* Lippincott, Williams & Wilkins, Philadelphia.

Perry, J. C., and Bond, M. (2005). *Defensive functioning, in The American Psychiatric Publishing Textbook of Personality Disorders* (eds. J. M. Oldham, A. E. Skodol, and D. S. Bender). American Psychiatric Publishing, Washington, DC, pp. 523-540.

Perry, C. J., Beck, S. M., Constantinides, P., et al. (2009). Studying change in defensive functioning in psychotherapy using the defense mechanism rating scales: Four hypotheses, four cases, in *The Handbook of Evidence-Based Psychodynamic Psychotherapy* (eds. R. A. Levy and J. S. Ablon), Humana Press, New York, pp. 121-153.

Vaillant, G. E. (1977). *Adaptation to Life.* Little, Brown, Boston, MA.

Vaillant, G. E. (1992). *Ego Mechanisms of Defense: A Guide for Clinicians and Researchers.* American Psychiatric Press, Washington, DC.

제5장_ 초기 공식화

Cabaniss, D. L., Cherry, S., Douglas, C. J., Graver, R. L., and Schwartz, A. R. (2013). *Psychodynamic Formulation.* Wiley-Blackwell, Oxford.

Erikson, E. (1993). *Childhood and Society,* 2nd ed. Norton, New York.

제6장_ 정신역동적 정신치료의 적응증

Buckley, P. (2009). *Applications of individual supportive psychotherapy to psychiatric disorders, in Textbook of Psychotherapeutic Treatments* (ed. G. O. Gabbard). American Psychiatric Publishing, Washington, DC, pp. 447-463.

Leichsenring, F. (2009). *Applications of psychodynamic psychotherapy to specific disorders, in Textbook of Psychotherapeutic Treatments* (ed. G.O. Gabbard). American Psychiatric Publishing, Washington, DC, pp. 97–132.

Pinsker, H. (2002). *A Primer of Supportive Psychotherapy,* 2nd ed. Routledge, New York.

Shedler, J. (2006). *That Was Then, This Is Now: An Introduction to Contemporary Psychodynamic Therapy.* http://www.jonathanshedler.com/PDFs/Shedler%20(2006)%20That%20was%20then,%20this%20is%20now%20R9.pdf, accessed April 2016.

Ursano, R. J., and Silberman, E. K. (2004). *Psychoanalysis, psychoanalytic psychotherapy, and supportive psychotherapy, in Essentials of Clinical Psychiatry,* 2nd ed. (eds. R. E. Hales and S. C. Yudofsky). American Psychiatric Publishing, Washington, DC, pp. 899–914.

Winston, A., Rosenthal, A., and Pinsker, H. (2004). *Introduction to Supportive Psychotherapy.* American Psychiatric Publishing, Washington, DC.

추천 서적: 제3부_ 치료 시작하기

제7장_ 사전 동의와 협력적 목표 설정

Appelbaum, P. S. (1997). Informed consent to psychotherapy: Recent developments. *Psychiatric Services, 48,* 445–446.

Beahrs, J. O., and Gutheil, T. G. (2001). Informed consent in psychotherapy. *American Journal of Psychiatry, 158,* 4–10.

Croarkin, P., Berg, J., and Spira, J. (2003). Informed consent for psychotherapy: A look at therapists' understanding opinions, and practices. *American Journal of Psychotherapy, 57,* 384–400.

Roberts, L. W., Geppert, C. M., and Bailey, R. (2002). Ethics in psychiatric practice: Essential ethics skills, informed consent, the therapeutic relationship, and confidentiality. *Journal of Psychiatric Practice, 8,* 290–205.

Rutherford, B. R., Aizaga, K., Sneed, J., et al. (2007). A survey of psychiatry residents' informed consent practices. *Journal of Clinical Psychiatry, 68,* 558–565.

제8장_ 틀을 설정하기와 경계선을 수립하기

Bender, S., and Messner, E. (2003). *Becoming a Therapist: What Do I Say and Why?* Guilford Press, New York.

Bruch, H. (1974). *Learning Psychotherapy: Rationale and Ground Rules.* Harvard University Press, Cambridge, MA.

Gabbard, G. O. (2009). Professional boundaries in psychotherapy, in *Textbook of Psychotherapeutic Techniques*. American Psychiatric Publishing, Washington, DC, p. 818.

Gutheil, T. G., and Gabbard, G. O. (1993). The concept of boundaries in clinical practice: Theoretical and risk-management dimensions. American *Journal of Psychiatry, 150*(2), 188-196.

MacKinnon, R. A., Michels, R., and Buckley, P. J. (2006). *General principles of the interview, in: The Psychiatric Interview in Clinical Practice,* (ed. R. A. MacKinnon), 2nd ed. American Psychiatric Publishing, Washington, DC, pp. 3-77.

McWilliams, N. (2004). *Basic Therapy Processes in Psychoanalytic Psychotherapy: A Practitioner's Guide.* Guilford Press, New York.

McWilliams, N. (2004). Educating the patient about the therapy process, in *Psychoanalytic Psychotherapy: A Practitioner's Guide.* Guilford Press, New York, pp. 86-96.

Schlesinger, H. J. (2003). *The Texture of Treatment: On the Matter of Psychoanalytic Technique.* Analytic Press, Hillsdale, NJ.

제9장_ 치료적 동맹을 발달시키기

Bender, D. S. (2005). Therapeutic alliance, in *The American Psychiatric Publishing Textbook of Personality Disorders* (eds. J. Oldham, D. S. Bender, and A. E. Skodol). American Psychiatric Publishing, Washington, DC, pp. 405-420.

Gabbard, G. O. (2009). *Textbook of Psychotherapeutic Treatments.* American Psychiatric Publishing, Washington, DC.

Greenson, R. R. (1967). *The Technique and Practice of Psychoanalysis.* International Universities Press, New York.

Gutheil, T. G., and Havens, L. L. (1979). The therapeutic alliance: Contemporary meanings and confusions. *International Review of Psychoanalysis, 6,* 447-481.

Hilsenroth, M. J., and Cromer, T. D. (2007). Clinician interventions related to alliance during the initial interview and psychological assessment. *Psychotherapy, 44*(2), 205-218.

Horvath, A. O., and Bedi, R. P. (2002). The alliance, in *Psychotherapy Relationships That Work* (ed. J. C. Norcross). Oxford University Press, New York, pp. 37-70.

Horvath, A. O., and Luborsky, L. (1993). The role of the therapeutic alliance in psychotherapy. *Journal of Consulting and Clinical Psychology, 61*(4), 561-573.

Luborsky, L. (1976). Helping alliances in psychotherapy, in *Successful Psychotherapy* (ed. J. L. Clanghorn). Brunner/Mazel, New York.

Safran, J. D., and Muran, J. C. (2000). *Negotiating the Therapeutic Alliance: A Relational Treatment Guide.* Guilford Press, New York.

Safran, J. D., Muran, J. C., and Proskurov, B. (2009). Alliance, negotiation, and rupture resolution, in *Handbook of Evidence Based Psychodynamic Psychotherapy* (eds. R. A. Levy and J. S. Ablon). Humana Press, New York.

Sandler, J., Dare, C., and Holder, A. (1973). The treatment alliance, *in The Patient and the Analyst.* International Universities Press, New York, pp. 27-36.

제10장_ 기법적 중립성

Apfelbaum, B. (2005). Interpretive neutrality. *Journal of the American Psychoanalytic Association, 53,* 917-943.

Caligor, E., Kernberg, O. F., and Clarkin, J. F. (2007). *Handbook of Dynamic Psychotherapy for Higher-Level Personality Disorders.* American Psychiatric Publishing, Washington, DC.

Gabbard, G. O. (2004). *Long-Term Psychodynamic Psychotherapy: A Basic Text.* American Psychiatric Publishing, Washington, DC.

Greenacre, P. (1954). The role of transference: Practical considerations in relation to psychoanalytic therapy. *Journal of the American Psychoanalytic Association, 2,* 671-684.

Greenson, R. R. (1967). *The Technique and Practice of Psychoanalysis.* International Universities Press, New York.

Levy, S. T., and Inderbitzin, L. B. (1992). Neutrality, interpretation and therapeutic intent. *Journal of the American Psychoanalytic Association, 40,* 989-1011.

Schlesinger, H. J. (2003). *The Texture of Treatment: On the Matter of Psychoanalytic Technique.* Analytic Press, Hillsdale, NJ.

제11장_ 정신치료 시행하기

Barasch, A. (1999). Psychotherapy as a short story: Selection and focus in brief dynamic psychotherapy. *Journal of the American Academy of Psychoanalysis, 24*(1), 47-59.

Bender, S., and Messner, E. (2003). *Becoming a Therapist: What Do I Say and Why?* Guilford Press, New York.

Binder, J. (2004). *Key Competencies in Brief Dynamic Psychotherapy.* Guilford Press, New York.

Bruch, H. (1974). *Learning Psychotherapy: Rationale and Ground Rules.* Harvard University Press, Cambridge, MA.

Crits-Christoph, P. and Barber, J. (1991). *Handbook of Short-Term Dynamic Psychotherapy.* Basic Books, New York.

Goldstein, W. N. (1997). *A Primer for Beginning Psychotherapy.* Brunner/Mazel, New York.

MacKinnon, R. A., Michels, R., and Buckley, P. J. (2006). General principles of the interview, in *The Psychiatric Interview in Clinical Practice,* 2nd ed. (ed. R. A. MacKinnon). American Psychiatric Publishing, Washington, DC, pp. 62-63.

McWilliams, N. (2004). Basic Therapy Processes in *Psychoanalytic Psychotherapy: A Practitioner's Guide.* Guilford Press, New York, pp. 132-162.

제12장_ 우리에 대한 환자의 느낌과 환자에 대한 우리의 느낌

Caligor, E., Kernberg, O. F., and Clarkin, J. F. (2007). The basic elements of DPHP, in *Handbook of Dynamic Psychotherapy for Higher Level Personality Pathology.* American Psychiatric Publishing, Washington, DC, pp. 61-84.

Clarkin, J. F., Yeomans, F., and Kernberg, O. F. (1999). Strategies of treatment: The broad strokes, in *Psychotherapy for Borderline Personality.* John Wiley & Sons, New York, pp. 29-46.

Freud, S. (1912). The dynamics of transference, in *The Standard Edition of the Complete Psychological Works of Sigmund Freud (1911-1913), The Case of Schreber, Papers on Technique and Other Works*, Vol. XII. Hogarth Press, London, pp. 97-108.

Freud, S. (1914). Remembering, repeating and working-through (further recommendations on the technique of psycho-analysis II), in *The Standard Edition of the Complete Psychological Works of Sigmund Freud (1911-1913), The Case of Schreber, Papers on Technique and Other Works,* Vol. XII. Hogarth Press, London, pp. 145-156.

Gabbard, G. O. (2004). Assessment, indications, and formulation, in *Long-Term Psychodynamic Psychotherapy: A Basic Text.* American Psychiatric Publishing, Washington, DC, pp. 21-40.

Joseph, B. (1985). Transference: The total situation. *International Journal of Psycho-Analysis, 66,* 447-454.

Kernberg, O. F. (1965). Notes on countertransference. *Journal of the American Psychoanalytic Association, 13,* 38-56.

McWilliams, N. (2004). Educating the patient about the therapy process, in *Psychoanalytic*

Psychotherapy: A Practitioner's Guide. Guilford Press, New York, pp. 86-96.

Racker, H. (1957). The meanings and uses of countertransference. *Psychoanalytic Quarterly, 26,* 303-357.

제13장_ 공감적인 청취

Kohut, H. (1959). Introspection, empathy, and psychoanalysis: An examination of the relationship between mode of observation and theory. *Journal of the American Psychoanalytic Association, 7,* 459-483.

McWilliams, N. (2004). Basic Therapy Processes in *Psychoanalytic Psychotherapy: A Practitioner's Guide*. Guilford Press, New York, pp. 132-162.

Ornstein, P. H., and Ornstein, A. (1985). Clinical understanding and explaining: The empathic vantage point. *Progress in Self Psychology, 1,* 43-61.

Schafer, R. (1983). The psychoanalyst's empathic activity, in *The Analytic Attitude*. Basic Books, New York, pp. 34-57.

Schwaber, E. A. (1981). Empathy: A mode of analytic listening. *Psychoanalytic Inquiry, 1,* 357-392.

제14장_ 의미를 찾기

Gaylin, W. (2000). *Talk Is Not Enough: Why Psychotherapy Really Works*. Little, Brown, Boston, MA.

Nemiah, J. (1961). *Foundations of Psychopathology*. Oxford University Press, New York.

제15장_ 약물치료와 정신치료

Busch, F. N., and Sandberg, L. S. (2007). *Psychotherapy and Medication: The Challenge of Integration*. Analytic Press, New York.

Caligor, E., Kernberg, O. F., and Clarkin, J. F. (2007). Combining DPHP with medication management and other forms of treatment, in *Handbook of Dynamic Psychotherapy for Higher-Level Personality Pathology*. American Psychiatric Publishing, Washington, DC, pp. 231-246.

Fosshage, J. L. (1997). Listening/experiencing perspectives and the quest for a facilitating responsiveness. *Progress in Self Psychology, 13,* 33-55.

Gabbard, G. O. (2004). *Psychodynamic Psychiatry in Clinical Practice,* 4th ed. American Psychiatric Publishing, Washington, DC.

Kahn, D. A. (1991). Medication consultation and split treatment during psychotherapy. *Journal of the American Academy of Psychoanalysis, 19*(1), 84–98.

Luborsky, L. (1984). *Principles of Psychoanalytic Psychotherapy: A Manual for Supportive-Expressive Treatment.* Basic Books, New York.

Riba, M. B., and Balon, R. (2005). *Competency in Combining Pharmacotherapy and Psychotherapy: Integrated and Split Treatment (Core Competencies in Psychotherapy).* American Psychiatric Publishing, Washington, DC.

Roose, S. P., and Cabaniss, D. L. (2005). Psychoanalysis and psychopharmacology, in *The American Psychiatric Publishing Textbook of Psychoanalysis* (eds. E. S. Person, A. M. Cooper, and G. O. Gabbard). American Psychiatric Publishing, Washington, DC, pp. 255–266.

Sandberg, L. (1998). Analytic listening and the act of prescribing medication. *Psychoanalytic Inquiry, 18,* 621–639.

추천 서적: 제4부_ 듣기/돌이켜 생각하기/개입

제16장_ 듣는 것을 배우기

Bruch, H. (1974). *Learning Psychotherapy, Rationale and Ground Rules.* Harvard University Press, Cambridge, MA.

Charon, R. (2006). *Narrative Medicine.* Oxford Univeristy Press, New York.

Copland, A. (1985). *What to Listen for in Music.* McGraw-Hill, New York.

Freud, S. (1912). Recommendations to physicians practising psycho-analysis, in *The Standard Edition of the Complete Psychological Works of Sigmund Freud (1911-1913), The Case of Schreber, Papers on Technique and Other Works*, Vol. XII, Hogarth Press, London, pp. 109–120.

Freud, S. (1913). On beginning the treatment (further recommendations on the technique of psychoanalysis 1), in *The Standard Edition of the Complete Psychological Works of Sigmund Freud (1911-1913), The Case of Schreber, Papers on Technique and Other Works,* Vol. XII. Hogarth Press, London, pp. 121–144.

Greenson, R. (1967). The Technique and Practice of Psychoanalysis, International Universities Press, Madison, WI.

Schlesinger, H. J. (1994). How the analyst listens: The pre-stages of interpretation. *International*

Journal of Psychoanalysis, 75, 31-37.

Sullivan, H. S. (1954). *The Psychiatric Interview.* W.W. Norton, New York.

제17장_ 돌이켜 생각하는 것을 배우기

Dewald, P. A. (1964). *Psychotherapy: A Dynamic Approach.* Basic Books, New York.

Fenichel, O. (1941). *Problems of Psychoanalytic Technique.* Psychoanalytic Quarterly Press, New York.

Gabbard, G. (2004). *Long-Term Psychodynamic Psychotherapy: A Basic Text*, American Psychiatric Publishing, Washington, DC.

Schlesinger, H. J. (2003). *The Texture of Treatment: On the Matter of Psychoanalytic Technique.* Analytic Press, Hillsdale, NJ.

제18장_ 개입하는 것을 배우기

Appelbaum, A. H. (2005). Supportive psychotherapy, in *The American Psychiatric Publishing Textbook of Personality Disorders* (eds. R. E. Hales, S. C. Yudofsky, and L. W. Roberts). American Psychiatric Publishing, Washington, DC, pp. 335-346.

Douglas, C. J. (2008). Teaching supportive psychotherapy to psychiatric residents. *American Journal of Psychiatry, 165*(4), 445-452.

Gabbard, G. (2005). *Psychodynamic Psychiatry in Clinical Practice,* 4th ed. American Psychiatric Publishing, Washington, DC.

Greenson, R. (1967). *The Technique and Practice of Psychoanalysis.* International University Press, New York.

Misch, D. A. (2000). Basic strategies of dynamic supportive therapy. *Journal of Psychotherapy Practice and Research, 9,* 173-189.

Pinsker, H. (1997). *A Primer of Supportive Psychotherapy.* Analytic Press, Hillsdale, NJ.

Rockland, L. H. (1989). *Supportive Psychotherapy: A Psychodynamic Approach.* Basic Books, New York.

Rockland, L. H. (1989). Psychoanalytically oriented supportive therapy: Literature review and techniques. *Journal of the American Academy of Psychoanalysis, 17*(3), 451-462.

Rosenthal, R. N. (2009). Techniques of supportive psychotherapy, in *Textbook of Psychotherapeutic Treatments* (ed. G. O. Gabbard). American Psychiatric Publishing, Washington, DC, pp. 417-445.

Sandler, H., Dare, C., and Holder, H. (1973). *The Patient and the Analyst.* International

Universities Press, Madison, WI.

Winston, A., Rosenthal, R. N., and Pinsker, H. (2004). *Introduction to Supportive Psychotherapy* (Core Competencies in Psychotherapy). American Psychiatric Publishing, Washington, DC.

추천 서적: 제5부_ 정신역동적 정신치료를 시행하기: 기법

제19장_ 감정

Bion, W. R. (1962). *Learning from Experience*. Heinemann, London.

Caligor, E., Kernberg, O. F., and Clarkin, J. F. (2007). *Handbook of Dynamic Psychotherapy for Higher Level Personality Pathology*. American Psychiatric Publishing, Washington, DC.

Diener, M. J., and Hilsenroth, M. J. (2009). Affect focused techniques in psychodynamic psychotherapy, in *Handbook of Evidence-based Psychodynamic Psychotherapy* (eds. R. A. Levy and J. S. Ablon). Humana Press, New York, pp. 227-248.

Fenichel, O. (1941). *Problems of Psychoanalytic Technique*. Psychoanalytic Quarterly, Albany, NY.

Fonagy, P., Steele, M., Steele, H., et al. (1995). Attachment, the reflective self, and borderline states: The predictive capacity of the adult attachment interview and pathological emotional development, in *Attachment Theory: Social, Developmental and Clinical Perspectives* (eds. S. Goldberg, R. Muir, and J. Kerr). Analytic Press, Hillsdale, NJ, pp. 233-278.

Freud, S. (1893). *The psychotherapy of hysteria, in The Standard Edition of the Complete Psychological Works of Sigmund Freud (1893-1895). Studies on Hysteria,* Vol. II. Hogarth Press, London, pp. 1-305.

Kernberg, O. F. (1988). Object relations theory in clinical practice. *Psychoanalytic Quarterly, 57,* 481-504.

Klerman, G., Markowitz, J., Weissman M., et al. (2000). *Comprehensive Guide to Interpersonal Psychotherapy*. Basic Books, New York, pp. 125-129.

제20장_ 자유 연상과 저항

Freud, S. (1913). On beginning the treatment (further recommendations on the technique of psycho-analysis I), in *The Standard Edition of the Complete Psychological Works of Sigmund Freud (1911-1913), The Case of Schreber, Papers on Technique and Other*

Works, Vol. XII. Hogarth Press, London, pp. 121-144.

Gabbard, G. O. (2004). Working with resistance, in *Long Term Psychodynamic Psychotherapy.* American Psychiatric Publishing, Washington, DC.

Gabbard, G. O., and Horowitz, M. (2009). Insight, transference, interpretation and therapeutic change in the dynamic psychotherapy of borderline personality disorder. *American Journal of Psychiatry, 166*(5), 517-521.

Greenson, R. (1967). *The Technique and Practice of Psychoanalysis,* Vol. 1. International Universities Press, New York.

Hellerstein, D. J., Rosenthal, R. N., Pinsker, H., et al. (1998). A randomized prospective study comparing supportive and dynamic therapies; outcome and alliance. *Journal of Psychotherapy Practice and Research, 7*, 261-271.

Lowenstein, R. M. (1963). Some considerations on free association. *Journal of the American Psychoanalytic Association, 11*, 451-473.

MacKinnon, R. A., Michels, R., and Buckley, P. J. (2006). *The Psychiatric Interview in Clinical Practice,* 2nd ed. American Psychiatric Publishing, Washington, DC.

Sandler, J., Dare, C., and Holder, A. (1973). Resistance, in *The Patient and the Analyst.* International Universities Press, Madison, WI, pp. 71-83.

Schlesinger, H. J. (1982). Resistance as process, in *Resistance: Psychodynamic and Behavioral Approaches* (ed. P. L. Wachtel). Plenum Press, New York, pp. 25-44.

Wallerstein, R. (1989). *Forty Two Lives in Treatment: A Study of Psychoanalysis and Psychotherapy.* Guilford Press, New York.

제21장_ 전이

Bender, S., and Messer, E. (2003). Transference and countertransference, in *Becoming a Therapist: What Do I Say, and Why?* Guilford Press, New York.

Caligor, E., Kernberg, O. F., and Clarkin, J. (2007). *The techniques of DPHP, Part 2: Intervening, in Handbook of Dynamic Psychotherapy.* American Psychiatric Publishing, Washington DC, pp. 125-149.

Freud, S. (1914). Remembering, repeating and working-through (further recommendations on the technique of psycho-analysis II), in *The Standard Edition of the Complete Psychological Works of Sigmund Freud (1911-1913), The Case of Schreber, Papers on Technique and Other Works* , Vol. XII. Hogarth Press, London, pp. 145-156.

Joseph, B. (1985). Transference: The total situation. *International Journal of Psycho-Analysis,*

66, 447–454.

MacKinnon, R. A., Michels, R., and Buckley, P. J. (2006). *The Psychiatric Interview in Clinical Practice,* 2nd ed. American Psychiatric Publishing, Washington, DC.

Sandler, J., Dare, C., Holder, A. (1973). Special forms of transference, in *The Patient and the Analyst.* International Universities Press, Madison, WI, pp. 49–60.

Schwaber, E. (ed.) (1985). *The Transference in Psychotherapy: Clinical Management.* International Universities Press, New York.

제22장_ 역전이

Gabbard, G. O. (2004). Identifying and working with countertransference, in *Long Term Psychodynamic Psychotherapy.* American Psychiatric Publishing, Washington, DC, pp. 131–151.

Kernberg, O. (1965). Notes on countertransference. *Journal of the American Psychoanalytic Association, 13,* 38–56.

Michels, R., Abensour, L., Eizirik, C., et al. (eds.) (2002). *Key Papers on Countertransference.* Karnac, London.

Racker, H. (1957). The meaning and uses of countertransference. *Psychoanalytic Quarterly, 26,* 303–357.

Sandler, J. (1978). Countertransference and role responsiveness. *International Review of Psychoanalysis, 3,* 43–47.

Sandler, J., Dare, C., and Holder, A. (1973). Countertransference, in *The Patient and the Analyst.* International Universities Press, Madison, WI, pp. 61–70.

제23장_ 무의식적 갈등과 방어

Brenner, C. (1973). *An Elementary Textbook of Psychoanalysis,* rev. and exp. ed. International Universities Press, New York.

Brenner, C. (1982). *The Mind in Conflict.* International Universities Press, New York.

Tucker, S. S. (2008). Current views of the oedipal complex: Panel report. *Journal of the American Psychoanalytic Association, 56,* 263–271.

제24장_ 꿈

Freud, S. (1900). The interpretation of dreams, in *The Standard Edition of the Complete Psychological Works of Sigmund Freud (1900), The Interpretation of Dreams (1st Part),*

Vol. IV. Hogarth Press, London, pp. ix-627.

Schlesinger, H. J. (2003). *The Texture of Treatment: On the Matter of Psychoanalytic Technique.* Analytic Press, Hillsdale, NJ.

Werman, D. (1978). The use of dreams in psychotherapy. *Journal of the Canadian Psychiatric Association, 23,* 153-158.

Werman, D. S. (1984). The place of the dream in supportive psychotherapy, in *The Practice of Supportive Psychotherapy*. Brunner/Mazel, New York, pp. 151-155.

추천 서적: 제6부_ 치료 목표를 달성하기

제25장_ 자기지각과 자기존중감 규제의 향상

Kohut, H. (1976). *The Analysis of the Self: A Systematic Approach to the Psychoanalytic Treatment of Narcissistic Personality Disorders,* 4th ed. International Universities Press, New York.

Kohut, H., and Wolf, E. S. (1978). The disorders of the self and their treatment: An outline. *International Journal of Psychoanalyis, 59,* 413-425.

Pinsker, H. (1997). Self-esteem, in *A Primer of Supportive Psychotherapy.* Analytic Press, Hillsdale, NJ, pp. 39-76.

Rosenthal, R. N. (2009). Techniques of individual supportive therapy, in *Textbook of Psychotherapeutic Treatments* (ed. G. O. Gabbard). American Psychiatric Publishing, Washington, DC, pp. 427-431.

Siegel, A. M. (1996). *Heinz Kohut and the Psychology of the Self.* Routledge, London.

Stern, D. N. (1985). *The Interpersonal World of the Infant: A View from Psychoanalysis and Developmental Psychology.* Basic Books, New York.

제26장_ 다른 사람들과의 관계를 향상시키기

Caligor, E., Kernberg, O. F., and Clarkin, J. F. (2007). Internal object relations, mental organization, and subjective experience in personality pathology, *in Handbook of Dynamic Psychotherapy for Higher Level Personality Pathology.* American Psychiatric Publishing, Washington, DC, pp. 37-58.

Kernberg, O. F. (1976). *Object Relations Theory and Clinical Psychoanalysis.* Jason Aronson, New York.

Luborsky, L., and Crits-Christoph, P. (1990). *Understanding Transference: The Core Conflictual Relationship Theme Method.* Basic Books, New York.

Mitchell, S. A. (1988). *Relational Concepts in Psychoanalysis: An Integration.* Harvard University Press, Cambridge, MA.

Pinsker, H., Rosenthal, R., and McCullough, L. (1991). Dynamic supportive psychotherapy, in *Handbook of Short-Term Dynamic Psychotherapy* (eds. P. Crits-Christoph and P. Barber). Basic Books, New York, pp. 220-247.

Rosenthal, R. N., Muran, J. C., Pinsker, H., et al. (1999). Interpersonal change in brief supportive psychotherapy. *Journal of Psychotherapy Practice and Research, 8,* 55-63.

제27장_ 스트레스에 대한 적응을 향상시키기

Appelbaum, A. (2005). Supportive psychotherapy, in *The American Psychiatric Textbook of Personality Disorders* (eds. J. M. Oldham, A. E. Skodol, and D. S. Bender). American Psychiatric Publishing, Washington, DC, pp. 335-346.

Caligor, E., Kernberg, O. F., and Clarkin, J. F. (2007). A psychodynamic approach to personality pathology, in *Handbook of Dynamic Psychotherapy for Higher Level Personality Pathology.* American Psychiatric Publishing, Washington, DC, pp. 24-31.

Hartmann, H. (1958). *Ego Psychology and the Problem of Adaptation.* International Universities Press, New York.

Pinsker, H. (1997). Adaptive skills, in *A Primer of Supportive Psychotherapy.* Analytic Press, Hillsdale, NJ, pp. 115-131.

Vaillant, G. E. (1971). Theoretical hierarchy of adaptive ego mechanisms. *Psychiatry, 24,* 107-118.

Vaillant, G. E. (1977). *Adaptation to Life: How the Best and Brightest Came of Age.* Little, Brown, Boston, MA.

제28장_ 인지 기능을 향상시키기

Pinsker, H. (1997). Ego functions, in *A Primer of Supportive Psychotherapy.* Analytic Press, Hillsdale, NJ, pp. 99-114.

Werman, D. (1984). Typical situations and techniques, in *The Practice of Supportive Psychotherapy.* Brunner/Mazel, New York, pp. 98-135.

추천 서적: 제7부_ 훈습과 끝내기

제29장_ 훈습

Caligor, E., Kernberg, O. F., and Clarkin, J. F. (2007). Strategies of DPHP and the treatment setting, *in Handbook for Dynamic Psychotherapy for Higher-level Personality Pathology.* American Psychiatric Publishing, Washington, DC, pp. 97-98.

Freud, S. (1914). Remembering, repeating and working-through (further recommendations on the technique of psycho-analysis II), in *The Standard Edition of the Complete Psychological Works of Sigmund Freud (1911-1913), The Case of Schreber, Papers on Technique and Other Works,* Vol. XII. Hogarth Press, London, pp. 147-156.

Greenson, R. R. (1965). The problem of working through, in *Drives, Affects, Behavior* (ed. R. Loewenstein). International Universities Press, Madison, WI, pp. 277-314.

Greenson, R. R. (1992*). The Technique and Practice of Psychoanalysis.* A Memorial Volume to Ralph R. Greenson, Monograph 1, Vol. 2, International Universities Press, Madison, WI.

Karasu, T. B. (1977). Psychotherapies: An overview. *American Journal of Psychiatry, 134,* 851-863.

Leichsenring, F. (2009). Applications of psychodynamic psychotherapy to specific disorders, in *Textbook of Psychotherapeutic Treatments* (ed. G. O. Gabbard). American Psychiatric Publishing, Washington, DC, pp. 115-117.

Sandler, J., Dare, C., Holder, A., et al. (1992). Working through, in *The Patient and the Analyst*, 2nd ed. International Universities Press, Madison, WI, pp. 121-132.

Werman, D. S. (1988). On the mode of therapeutic action of psychoanalytic supportive psychotherapy, in *How Does Treatment Help?* International Universities Press, Madison, WI, pp. 157-167.

제30장_ 끝내기

Bender, S., and Messner, E. (2003). *Termination, in Becoming a Therapist: What Do I Say, and Why?* Guilford Press, New York, pp. 291-307.

Caligor, E., Kernberg, O. F., and Clarkin, J. F. (2007). The phases of treatment, in *Handbook for Dynamic Psychotherapy for Higher-level Personality Pathology.* American Psychiatric Publishing, Washington, DC, pp. 222-227.

Firestein, S. (1978). *Termination in Psychoanalysis.* International Universities Press, New

York.

Freud, S. (1937). Analysis terminable and interminable, in *The Standard Edition of the Complete Psychological Works of Sigmund Freud (1937-1939), Moses and Monotheism, An Outline of Psycho-Analysis and Other Works*, Vol. XXIII. Hogarth Press, London, pp. 216-243.

Gabbard, G. O. (2004). *Long-Term Psychodynamic Psychotherapy: A Basic Text.* American Psychiatric Publishing, Washington, DC.

Gabbard, G. O. (2009). Techniques of psychodynamic psychotherapy, in *Textbook of Psychotherapeutic Treatments.* American Psychiatric Publishing, Washington, DC, pp. 62-64.

Schlesinger, H. J. (2005). *Endings for beginners, in Endings and Beginnings: On Terminating Psychotherapy and Psychoanalysis.* Analytic Press, Hillsdale, NJ, pp. 89-121.

Werman, D. S. (1984). Termination and interruption, in *The Practice of Supportive Psychotherapy.* Brunner/Mazel, New York, pp. 176-181.

제31장_ 계속해서 배우기

Frawley-O'Dea, M. G., and Sarnat, J. E. (2001). *The Supervisory Relationship: A Contemporary Psychodynamic Approach.* Guilford Press, New York.

Hunter, J., and Pinsky, D. A. (1994). The supervisee's experience of supervision, in *Clinical Perspectives on Psychotherapy Supervision* (ed. S. E. Greben). American Psychiatric Publishing, Washington, DC, pp. 85-98.

Jacobs, D., David, P., and Meyer, D. J. (1995). *The Supervisory Encounter: A Guide for Teachers of Psychodynamic Psychotherapy and Psychoanalysis.* Yale University Press, New Haven.

Pine, F. (2006). If I knew then what I know now: Theme and variations. *Psychoanalytic Psychology, 23*(1), 1-7.

찾아보기

저자 소개

Deborah L. Cabaniss

Columbia University Department of Psychiatry 임상정신과 교수, 정신치료교육부장, 레지던트교육부 부장

Columbia University College of Physicians and Surgeons 버지니아 아프가 의학 교육자 아카데미 감독

Columbia University의 Presidential Award for Outstanding Teaching 수상

Columbia University Center for Psychoanalytic Training and Research 수련과 지도감독 분석가

Sabrina Cherry

Columbia University College of Physicians and Surgeons 정신의학과 임상부교수

Columbia University Center for Psychoanalytic Training and Research 수련과 지도감독 분석가

Carolyn J. Douglas

Columbia University College of Physicians and Surgeons 정신의학과 임상부교수

Weill Medical College of Cornell University 임상정신과 겸임교수

Anna Schwartz

Columbia University College of Physicians and Surgeons 정신의학과 임상부교수

Columbia University Center for Psychoanalytic Training and Research 정신역동적 정신치료 프로그램 감독

American Psychiatric Association에서 Irma Bland Teaching Award 수상

역자 소개

박용천(Park, Yong Chon)
한양대학교 의과대학 졸업, 한양대학병원 신경정신과 전문의 수료, 동 대학 박사
정신건강의학과 전문의, 신경과 전문의
미국 Cleveland Psychoanalytic Center에서 Psychoanalytic Psychotherapy 과정(2002~2003) 수료
미국 Ohio주 The University of Akron 방문교수
한양대학교 구리병원 정신건강의학과 과장
한양대학교 의과대학 정신건강의학과 주임교수
한양대학교 의과대학 부학장
한양대학교 교수평의원회의장 및 대학평의원회의장(부총장급)
현 한양대학교 의과대학 정신건강의학과 명예교수
대한신경정신의학회 이사장
대한민국 의학한림원 정회원
한국 EMDR협회 회장
한국정신치료학회 부회장
세계정신의학회(World Psychiatric Association: WPA) Zona 17 Representative
미국정신의학회(American Psychiatric Association: APA) International Distinguished Fellow
환태평양정신의학회(Pacific Rim College of Psychiatrists: PRCP) 차기회장

오대영(Oh, Dae Young)
한양대학교 의과대학 졸업
정신건강의학과 전문의
한국과학기술원(KAIST) 박사
미국 뇌신경과학회 회원
대한신경정신의학회 정회원
차의과학대학 분당차병원 정신건강의학과 조교수 역임
현 서귀포 시울정신건강의학과 원장

표지 이미지 제공

신혜연
이화여자대학교 조형예술대학 조형예술학과 박사과정 수료